第九版·2025

国家执业药师职业资格考试指南

药学专业知识（一）

国家药品监督管理局执业药师资格认证中心　组织编写

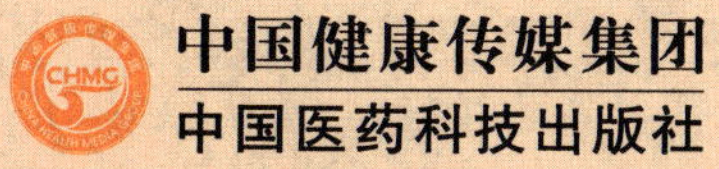

内容提要

本书是2025年国家执业药师职业资格考试指南之一，由国家药品监督管理局执业药师资格认证中心组织专家、学者编写，与《国家执业药师职业资格考试大纲（第九版）》配套使用。本书以执业药师从事药品质量管理和药学服务工作所需掌握的基本理论、基本知识和基本技能为定位，将专业基础学科进行整合。在药物与药物制剂、药品质量与质量体系和生命药学的基础上，重点围绕药物的体内过程、药物对机体的作用以及药物毒性与用药安全，同时涵盖临床典型药物的构效关系，药物剂型的特点、质量要求和临床应用等方面内容。

本书旨在帮助广大药学技术人员复习备考执业药师职业资格考试，同时对医学、药学实践工作也有很强的实用性和广泛的适用性，可供高等医药院校师生和医药专业技术人员学习参考。

图书在版编目（CIP）数据

药学专业知识(一). 2025 / 国家药品监督管理局执业药师资格认证中心组织编写. -- 9版. -- 北京：中国医药科技出版社，2025. 3（2025. 4重印）. --（国家执业药师职业资格考试指南）. -- ISBN 978-7-5214-5068-2

Ⅰ. R9

中国国家版本馆 CIP 数据核字第 2025Q59F15 号

美术编辑 陈君杞
责任编辑 张洁蕾
版式设计 友全图文

出版 **中国健康传媒集团** | 中国医药科技出版社
地址 北京市海淀区文慧园北路甲 22 号
邮编 100082
电话 发行：010－62227427 邮购：010－62236938
网址 www. cmstp. com
规格 889×1194mm $^{1}/_{16}$
印张 30 $^{1}/_{2}$
字数 872 千字
初版 2010 年 12 月第 1 版
版次 2025 年 3 月第 9 版
印次 2025 年 4 月第 2 次印刷
印刷 河北环京美印刷有限公司
经销 全国各地新华书店
书号 ISBN 978-7-5214-5068-2
定价 82.00 元

获取新书信息、投稿、为图书纠错，请扫码联系我们。

编 委 会

主　编　尤启冬

副主编　胡长平　张烜　于治国

编　者　（按姓氏笔画排序）

丁　杨　于治国　王永军

尤启冬　孙铁民　沙先谊

张　烜　罗　平　周田彦

周建平　胡长平　殷婷婕

郭小可　郭秀丽

前　言

《国家执业药师职业资格考试大纲（第九版）·2025年》由国家药品监督管理局制定，并经人力资源和社会保障部审定后公布实施。为配合新版考试大纲的实施，满足广大参考人员学习、备考和能力提升需求，更好地适应国家执业药师职业资格考试工作的发展，国家药品监督管理局执业药师资格认证中心组织专家、学者编写了《国家执业药师职业资格考试指南（第九版）·2025年》。

本套考试指南分为中药学和药学两类，共7册，涵盖国家执业药师职业资格考试的所有科目。中药学类考试科目包括中药学专业知识（一）、中药学专业知识（二）、中药学综合知识与技能、药事管理与法规；药学类考试科目包括药学专业知识（一）、药学专业知识（二）、药学综合知识与技能、药事管理与法规。药事管理与法规是两类考试的共同考试科目。

本套考试指南紧扣新版考试大纲的要求，科学反映药学学科的发展，密切关注药品监管法律法规和政策的变化，充分体现执业药师在药品质量管理和药学服务两方面的专业知识和实践技能。在编写过程中，力求客观、系统地反映新版考试大纲的考试内容和要求，实现理论知识与实践应用的紧密结合，做到"学以致用，用以促学"。

本套考试指南为国家药品监督管理局执业药师资格认证中心指定的国家执业药师职业资格考试备考用书，对参考人员具有重要的指导作用，对医学、药学实践工作也具有很强的实用性和广泛的适用性。它既是参考人员复习备考和各单位开展考前培训的必备教材，也是高等医药院校师生和医药专业技术人员的学习资料。

本套考试指南的编写和出版是在以往各版考试指南的基础上进行的修订、完善和提升。编写期间，众多专家、学者付出了辛勤的努力；同时，社会各界提供了真诚的帮助，特别是中国医药科技出版社给予了大力的支持。在此，谨向所有参与工作的专家、学者、执业药师代表以及编辑人员表示衷心的感谢！

尽管经过反复审校，书中难免存在疏漏和不足，敬请提出宝贵意见建议，以便进一步完善。

国家药品监督管理局执业药师资格认证中心

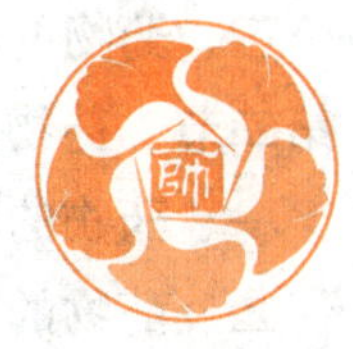

目 录

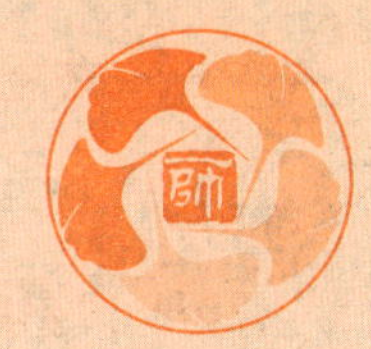

第一章　药物与药品质量体系

第一节　药物与药物制剂

药物是可以影响、改变或查明机体的生理功能及病理状态，用于预防、治疗和诊断人的疾病，有目的地调节人的生理机能的物质。

药品是指可供药用的产品。《中华人民共和国药品管理法》第二条定义“药品是指用于预防、治疗、诊断人的疾病，有目的地调节人的生理机能并规定有适应症或者功能主治、用法和用量的物质，包括化学药、中药和生物制品等。”

根据药品的定义，药物是药品发挥医疗作用的活性物质，药品是作为药用的产品，具有商品特征。

我国目前使用的药品主要有化学药、中药和生物制品。

（1）化学药　化学药是通过化学合成或者半合成的方法制得的原料药及其制剂。化学药具有明确的化学结构和药理作用机制。

化学药还包括从天然产物中提取得到的有效单体化合物，或通过发酵的方式得到的抗生素，以及通过半合成的方式得到的天然产物和半合成抗生素。

（2）中药　中药是指以中国传统医药理论指导采集、炮制、制剂，说明作用机制，指导临床应用的药物。简而言之，中药就是指在中医理论指导下，用于预防、治疗、诊断疾病并具有康复与保健作用的物质。中药主要来源于天然药及其加工品，包括植物药、动物药、矿物药及部分化学、生物制品类药物。

（3）生物制品　生物制品是指通过生物技术方法，利用微生物、细胞、生物组织或体液等生物材料制备而成的具有预防、治疗或诊断作用的医药产品。

生物制品作为一类特殊的药品，其与化学药的区别主要包括：分子量不同（生物制品分子量较大，通常 >5000Da）；生产方式不同；检验内容不同（生物制品通常需要进行生物活性检测）等。

从药品的定义和分类可以看出，药品具有以下几种特性：

（1）组成复杂性　药品既包含化学结构明确的单一成分，也包含结构复杂的混合物。其中，化学合成药物及天然产物提纯药物（如青蒿素）属于小分子单一成分药物；传统天然药物（如中药）通常为多组分混合物；生物技术药物通常为结构明确的大分子药物（如单克隆抗体）。

（2）医用专属性　药品具有显著的医学协同属性。患者需经执业医师诊断后，在医师或注册药师的专业指导下合理用药，才能达到防治疾病、保护健康的目的。

（3）质量的严格性　药品直接关系到人们的身体健康乃至生命安全，因此，必须确保药品在生产、储存和使用过程中的安全性、有效性和稳定性，避免任何可能的隐患。

药品质量具有显著的特点，与一般商品不同，药品没有质量等级之分。其他商品可分为优等品、一等品、二等品、合格品等，但这些商品均可以销售。相比之下，药品只有符合规定与不符合规定之分。不符合规定的药品可能对人体的生命健康造成危害，甚至危及生命，故不允许进入市场销售。因此，所有从事药学各领域工作的人员都必须严格树立药品质量观，坚守药品质量的生命线。

一、药物来源

（一）来自动植物的天然产物

1. 植物来源的药物

（1）天然产物直接用于药物　在20世纪60年代前，大部分的药物是来源于天然产物，而且不少药物是直接从植物中提取的，如镇痛药吗啡（morphine）是1805年从罂粟科植物罂粟中分离得到的生物碱；解痉药阿托品（atropine）是从颠茄、曼陀罗及莨菪等茄科植物中分离提取的生物碱；抗疟药奎宁（quinine）是1820年从金鸡纳树皮中提取得到的生物碱；抗高血压药物利血平（reserpine）是从萝芙木植物中提取出的生物碱；抗肿瘤药长春碱（vinblastine）和长春新碱（vincristine）均由夹竹桃科植物长春花分离得到的天然产物等。

（2）天然产物的修饰物用于药物　天然产物由于结构原因存在成药性较差、活性谱比较窄等问题。以天然产物为基础进行结构修饰得到的修饰产物或提高成药性、或扩大活性谱，得到一批临床广泛应用的药物。

青蒿素（artemisinin）是我国从中药黄花蒿中发现的抗疟有效成分。以此作为先导物，对其10位羰基经还原和结构修饰得到醚和酯类结构，如蒿甲醚（artemether）和青蒿琥酯（artesunat）活性均超过青蒿素。

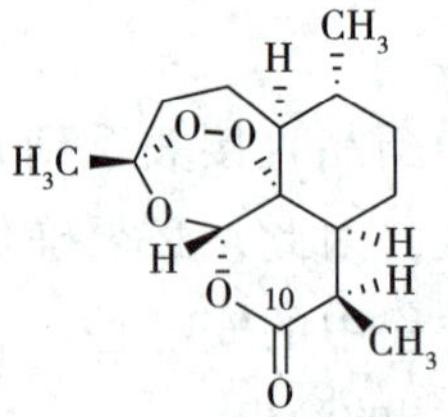

青蒿素 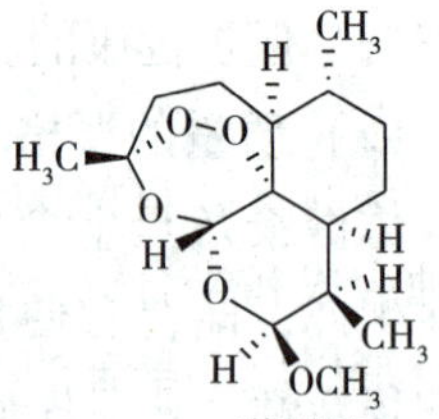　　蒿甲醚

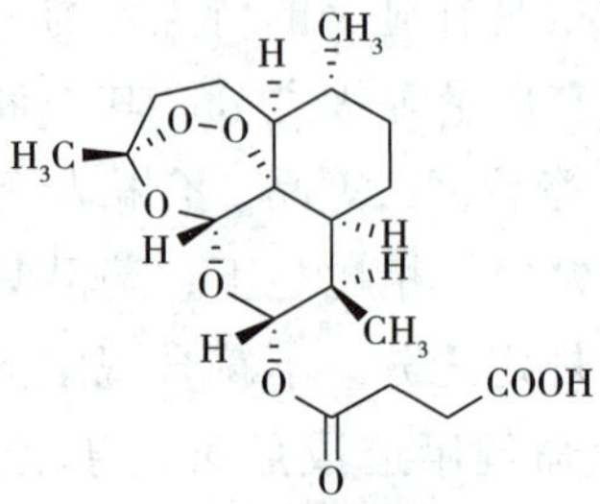

青蒿琥酯

从柳树皮中提取得到水杨苷，经水解、氧化可变为水杨酸，其药效比水杨苷更好；1859年发现合成水杨酸的廉价方法，使得水杨酸广泛用于关节炎等疾病的治疗。但是水杨酸作为药物并不成功，其酸性很强，不仅味道不佳且对胃部刺激很大；1897年通过乙酰化反应将水杨酸制成了乙酰水杨酸，也就是现在的阿司匹林（aspirin）。阿司匹林于1899年正式推向市场，很快便成为了世界上最畅销的药物之一，并由此开启了非甾体抗炎药的篇章。阿司匹林的发现距今已有120余年，但其研究从未止步。除了解热、镇痛、抗炎等作用，小剂量的阿司匹林还被作为心血管二级预防用药而广泛用于临床中。

还有其他的天然产物修饰物药物，如从植物喜树中提取的喜树碱由于溶解性差、毒性大而限制了其临床应用，以喜树碱为原型经过结构修饰得到伊立替康（irinotecan），临床上用其盐酸盐，主要用于小细胞和非小细胞肺癌、结肠癌、卵巢癌、子宫癌、恶性淋巴瘤等的治疗。拓扑替康（topotecan）是另一个半合成的水溶性喜树碱衍生物，主要用于转移性卵巢癌的治疗，对小细胞肺癌、乳腺癌、结肠癌、直肠癌的疗效也比较好。

从红豆杉树皮中分离出的紫杉醇（paclitaxel，taxol）是一种二萜化合物类的抗癌药。但由于红豆杉树生长慢且紫杉醇含量较低（约0.01%），导致紫杉醇的来源有限，同时其水溶性差也限制了临床应用。后来，在浆果紫杉（Taxus baccata）的新鲜叶子中提取得到紫杉醇的前体10-去乙酰基巴卡亭Ⅲ（10-deacetylbaccatin Ⅲ，10-DBA），含量约0.1%，以10-DBA作为先导物进行结构修饰，优化得到半合成的多西他赛（docetaxel，taxotere），不仅水溶性好，而且抗肿瘤作用比紫杉醇强1倍。

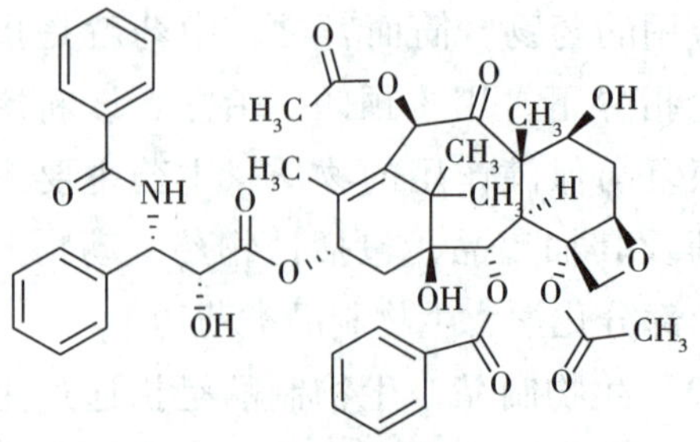

紫杉醇

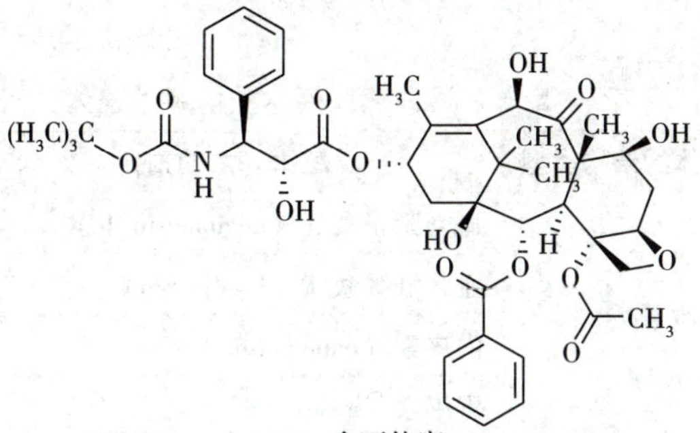

多西他赛

（3）天然产物的简化物用于药物　通常植物中有效成分含量很低，资源有限，而且大多数结构复杂，往往需要进行结构简化，保留必要的药效团结构，才能发展成为便于合成的药物。在药物化学的发展中，这种例子处处可见。

如最早从南美洲古柯中得到的麻醉活性物质可卡因（cocaine），经结构简化，除去五元环，得到β-优卡因。进一步研究发现，苯甲酸酯的结构是必需的药效团，而杂环是可以简化的，β-优卡因继续简化得到苯甲酸酯类局麻药普鲁卡因（procaine）。

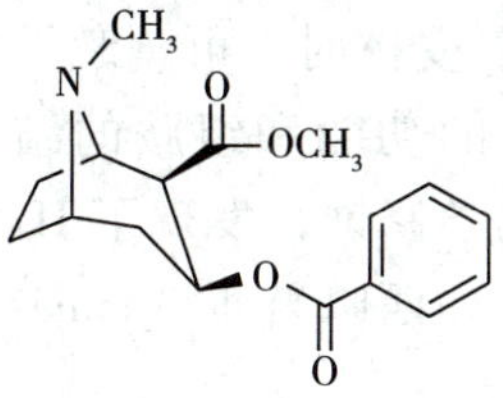

可卡因 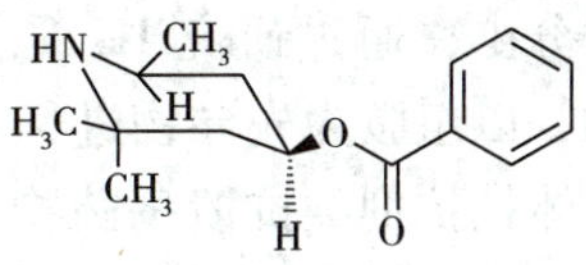　　β-优卡因

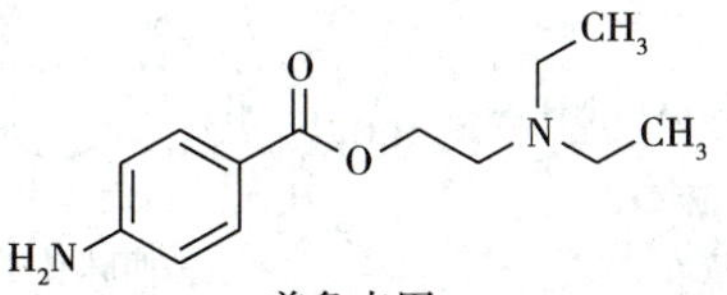

普鲁卡因

华法林（warfarin）是在从草木犀中分离出的活性成分——双香豆素基础上进行结构改造得到的。

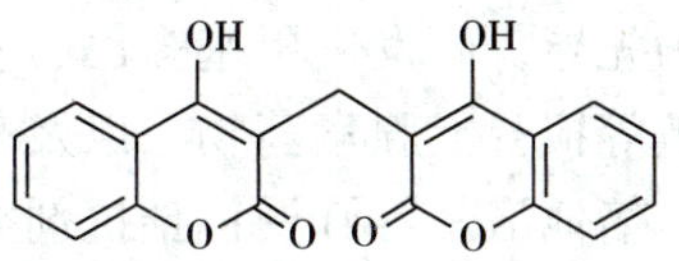

双香豆素

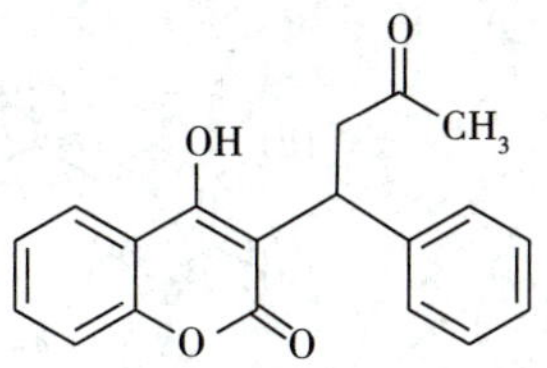

华法林

2. 动物来源药物　从动物体内发现的药物也为数不少，目前临床上使用的血管紧张素转化酶抑制剂（ACEI）是治疗高血压最为常用的药物。1965 年，Ferreira 从巴西蝮蛇的毒液中分离出的含九个氨基酸的多肽替普罗肽（teprotide），能够特异性抑制血管紧张素转化酶，因此具有降低血压的作用，但不能口服。通过对血管紧张素转化酶（ACE）肽类抑制剂的研究，结合其同工酶（羧肽酶 A）抑制剂的结构特点，首先设计并合成出可以口服的非肽类 ACEI 卡托普利（captopril）。以卡托普利为先导化合物，又开发出依那普利（enalapril）、赖诺普利（lisinopril）、雷米普利（ramipril）及福辛普利（fosinopril）等药物，它们的活性强于卡托普利，副作用小、作用时间长。

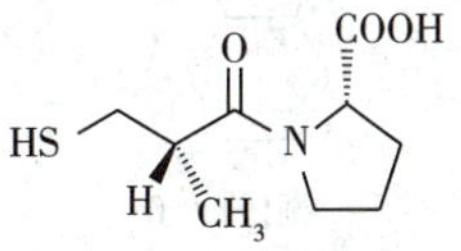

卡托普利

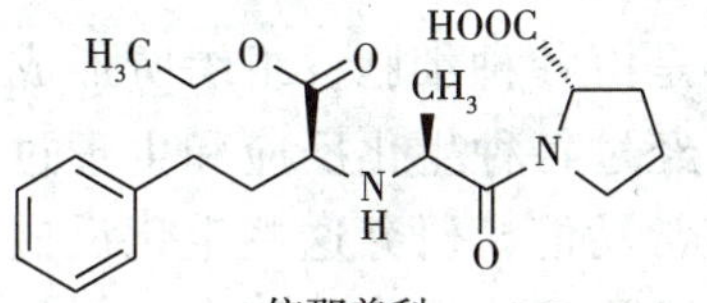

依那普利

（二）来自微生物的代谢产物

某些微生物的次级代谢产物也具有生物活性，人类已从细菌、真菌培养液中分离出很多抗生素用于临床，如青霉素、四环素、环孢菌素 A 和阿霉素等。这些抗生素既可直接作为药物，同时又是良好的先导化合物，以此发展了各种合成和半合成类的药物。

羟甲戊二酰辅酶 A（HMG-CoA）还原酶抑制剂的先导化合物的发现起源于微生物。1976 年首次从桔青霉菌的代谢产物中分离出具有抑制 HMG-CoA 还原酶活性的美伐他汀（mevastatin），相继又分离得到洛伐他汀（lovastatin），并通过半合成得到普伐他汀（provastatin）和辛伐他汀（simvastatin）。最初发现的这些药物（除普伐他汀外）均含有内酯环，属于前药，需要在体内经水解开环生成羟基酸才有活性。受其启发，将洛伐他汀的内酯环打开，结构改造得到第一个全合成的 HMG-CoA 还原酶抑制剂——氟伐他汀（fluvastatin），其侧链上的3,5-二羟基戊酸片段，与洛伐他汀开环结构类似。

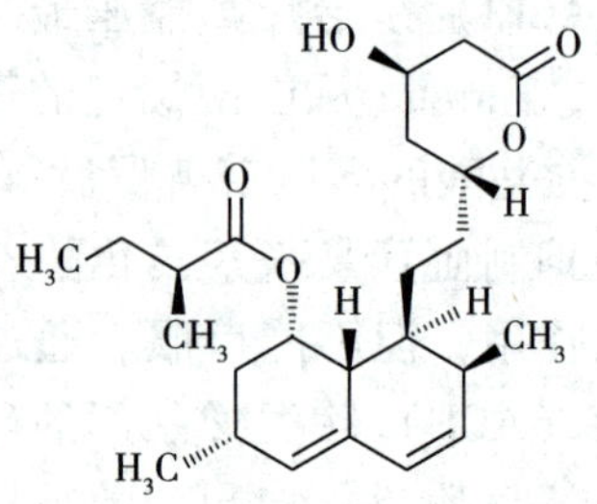

洛伐他汀

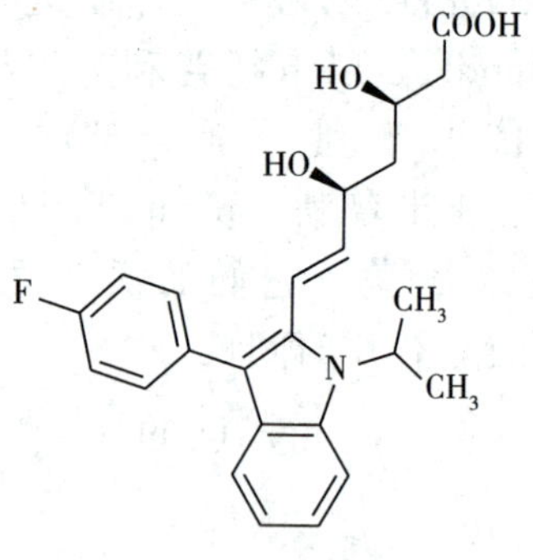

氟伐他汀

（三）来自天然配体

人体是由各种细胞、组织所形成的一个统一机体，经过各种生化反应和生理过程来调节机体的正常功能。研究这些生化反应和生理调节过程，既是新药设计的靶点，也是先导化合物的源头之一。人体内有种类繁多的内源活性物质，即天然配体，可以与体内的受体、酶等作用调节生理过程，如作用于交感神经系统的神经递质乙酰胆碱、作用于内分泌系统的胰岛素、作用于阿片受体的脑啡肽等。以这些体内的天然配体为先导物，设计了许多药物用于临床。

G-蛋白偶联受体（GPCRs）是一个蛋白质大家族，是目前重要的药物靶点之一，临床上45%的药物是以G-蛋白偶联受体为靶点。市场上多种畅销药物是这类受体的激动剂或拮抗剂，表1-1列举了部分体内与各种G-蛋白偶联受体相互作用的天然配体。

表1-1　G-蛋白偶联受体的内源性配体

配体的结构类型	配体（激动剂）
肽激素类	血管紧张素Ⅱ（angiotensin Ⅱ）
	血管舒缓激肽（bradykinin）
	内皮素（endothelin）
	胃泌素（gastrin）
胺类	肾上腺素（adrenaline）
	组胺（histamine）
酯类	乙酰胆碱（acetylcholine）
	多巴胺（dopamine）
蛋白激素类	促黄体激素（luteinizing hormone）

组胺是体内重要的天然配体之一，其通过与H_1、H_2等不同亚型的组胺受体结合，产生不同的生理活性。组胺作用于H_1受体时，可介导变态反应（过敏）发生，故以H_1受体的天然配体组胺为先导化合物，通过保留乙胺侧链，并对咪唑环部分进行改造，获得了H_1受体拮抗剂类抗过敏药。组胺作用于H_2受体时，可刺激胃酸分泌，通过研究H_2受体的功能和组胺的结构，以组胺为先导物进行化学修饰，发现了H_2受体拮抗剂类抗溃疡药物，如西咪替丁（cimetidine）。

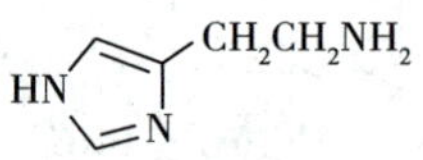

组胺 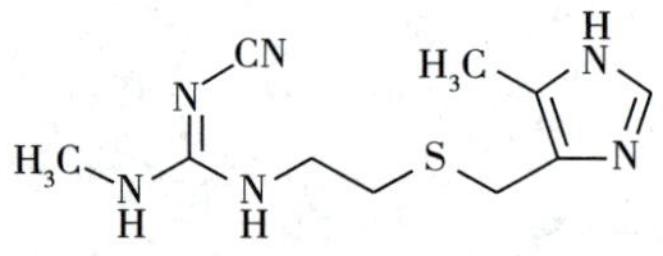　　西咪替丁

多巴胺、去甲肾上腺素和肾上腺素都是体内由L-酪氨酸为起始原料经共同的合成代谢途径得到的三种儿茶酚胺类的天然配体，通过作用于体内的肾上腺素受体后产生多种活性。以这些配体为先导，研发出甲基多巴、左旋多巴、多巴酚丁胺等拟肾上腺素药物，以及普萘洛尔、索他洛尔、倍他洛尔等β受体拮抗剂类药物。

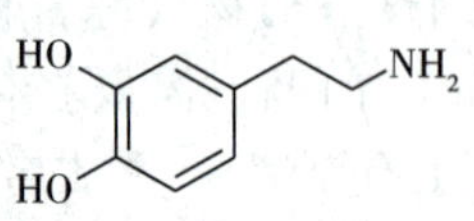

多巴胺 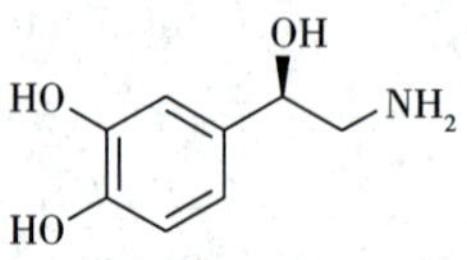　　去甲肾上腺素 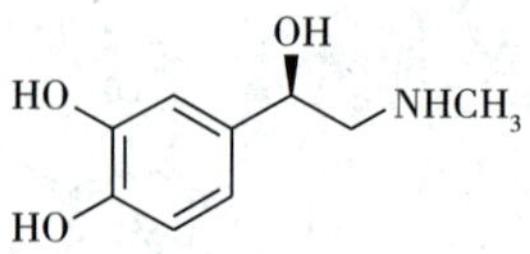　　肾上腺素

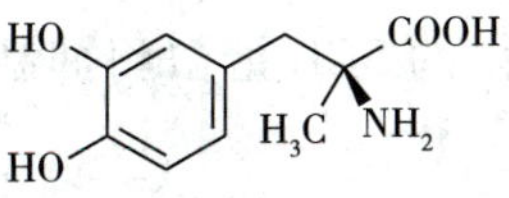

甲基多巴 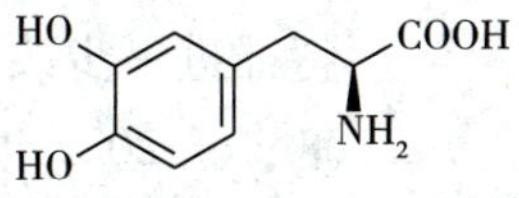　　左旋多巴 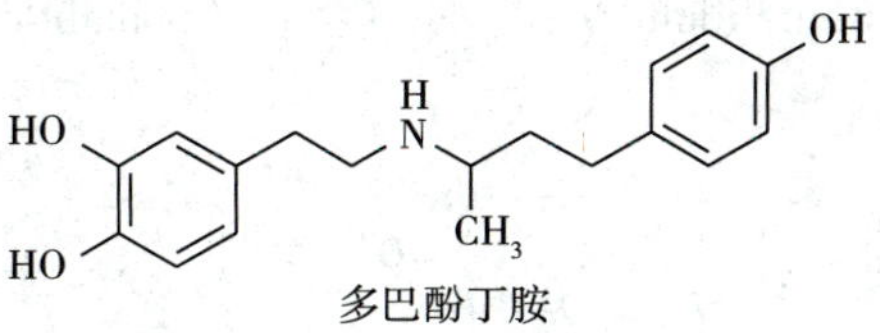　　多巴酚丁胺

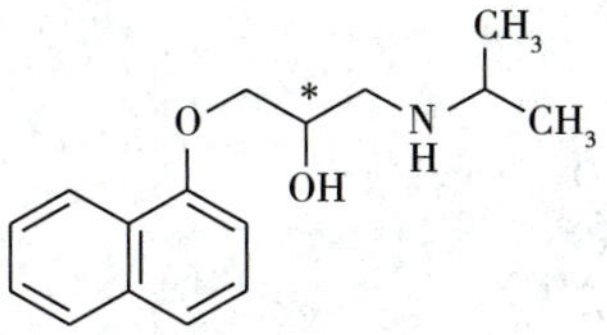

普萘洛尔 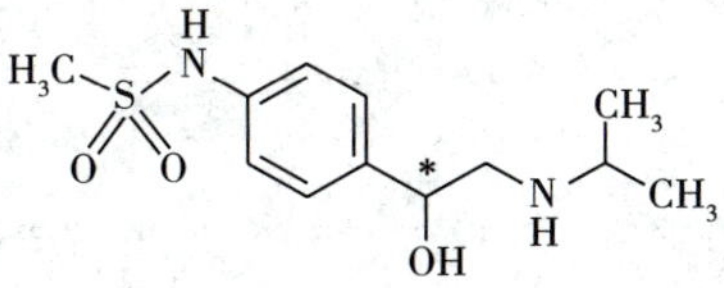　　索他洛尔 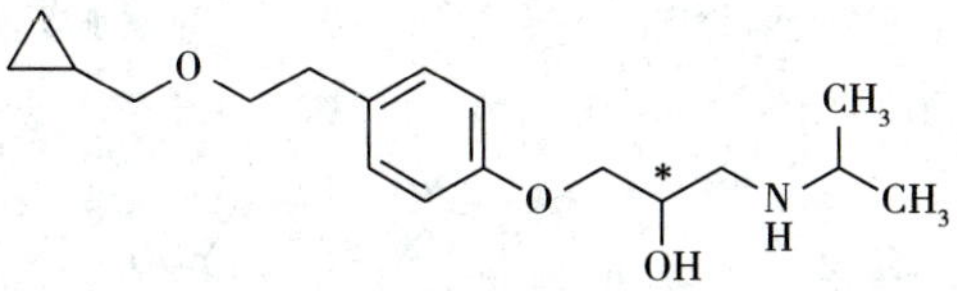　　倍他洛尔

（四）来自现有药物的改造

通过观察已上市药物的副作用，并以此为先导物进行药物设计，开发具有新治疗作用的药物，在临床上有很多成功案例。

异烟肼（isoniazid）是抗结核药物，临床医生发现部分患者服用异烟肼后出现与结核患者体征不相符的情绪高涨的副作用，引起医学界的关注。经研究后发现患者情绪高涨的副作用与异烟肼抑制单胺氧化酶的作用有关，于是以异烟肼为先导化合物，发展了单胺氧化酶抑制剂类抗抑郁药，如吗氯贝胺（moclobemide）。

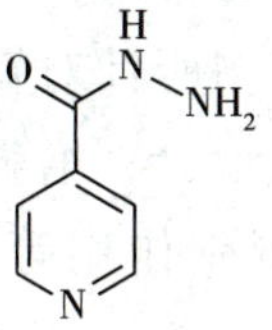

异烟肼 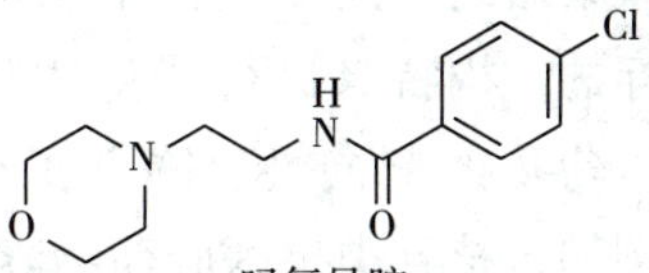　　吗氯贝胺

异丙嗪（promethazine）是抗过敏药，研究其构效关系时发现，将支链的异丙基用直链的丙基替代时，抗过敏作用下降，而精神抑制副作用增强，受此启发获得了新的先导化合物氯丙嗪（chlorpromazine）。通过进一步对氯丙嗪的取代基、侧链、三环分别进行结构改造设计，不仅开发出吩噻嗪类抗精神病药物，还开发出三环类抗抑郁药。

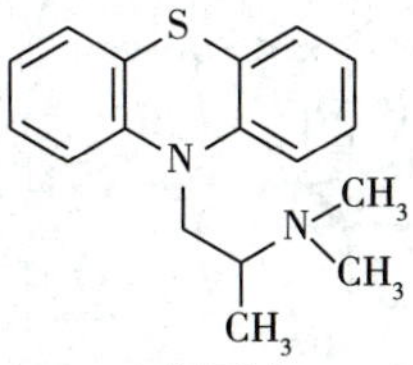

异丙嗪 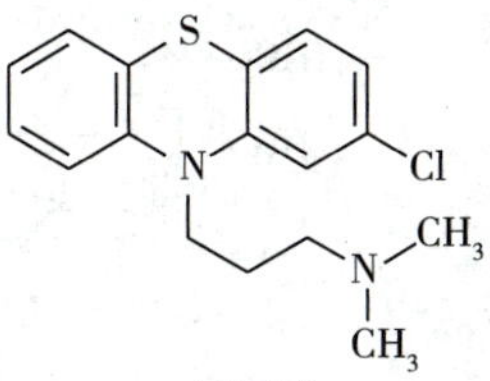　　氯丙嗪

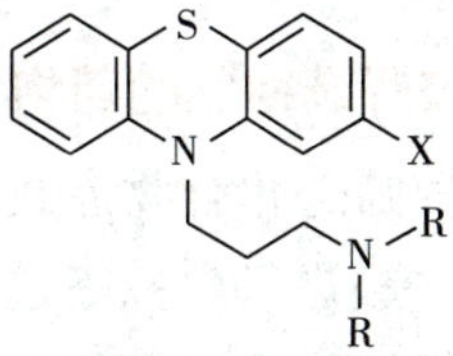

吩噻嗪类抗精神病药

在磺胺药物应用后不久，发现某些患者的尿中 Na^+、K^+ 及 pH 值都高于正常值，出现酸中毒、尿液呈碱性和中度利尿作用，究其原因是体内特别是肾脏内碳酸酐酶部分受到抑制，引起 Na^+、HCO_3^- 和水的排出所致。这促使对磺胺类化合物利尿作用的研究，发现氯噻嗪、氢氯噻嗪等噻嗪类利尿药。

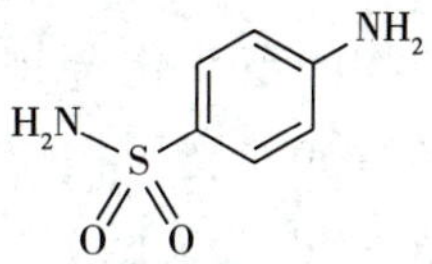

磺胺 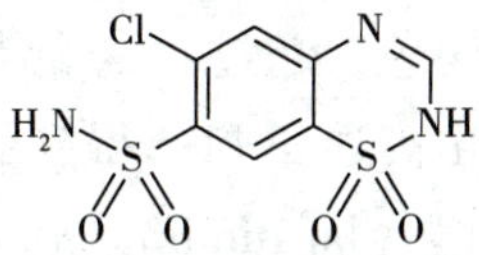　　氯噻嗪

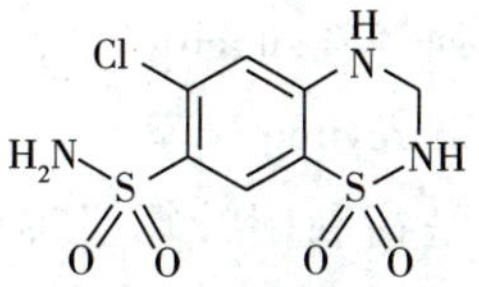

氢氯噻嗪

除副作用外，基于已上市药物进行新药理作用的拓展，也是常见的药物发现策略。如，曾在 1957 年上市的镇静剂沙利度胺（thalidomide，“反应停”），因导致胎儿严重的骨骼先天缺陷而撤市。后偶然发现它能够抑制肿瘤坏死因子 TNF-α，1998 年被批准用于治疗麻风结节性红斑；进一步又发现它具有抗血管生成作用，2006 年被批准与地塞米松联用治疗多发性骨髓瘤。且发展了一系列度胺类药物，如来那度胺

(lenalidomide)、泊马度胺（pomalidomide）等。

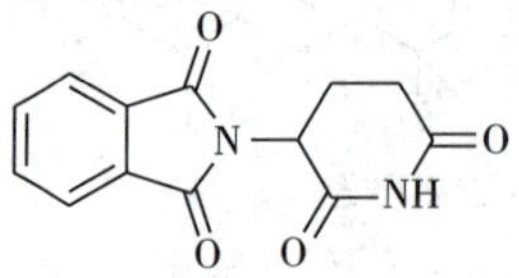

沙利度胺

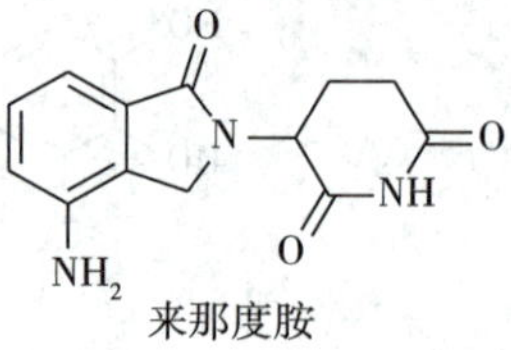

来那度胺

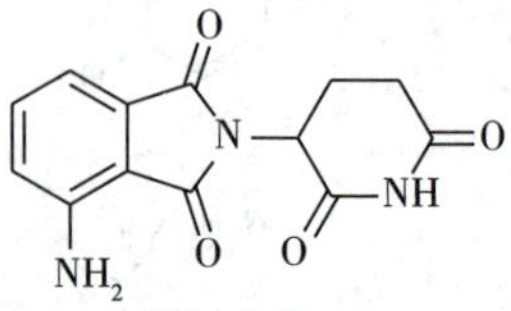

泊马度胺

（五）通过筛选得到的药物

通过高通量筛选化合物库或通过计算机辅助药物设计的方法进行虚拟筛选获得先导化合物，并以此进行结构改造进行新药的设计与开发已得到多个临床应用药物。筛选的途径主要有实体筛选及基于计算机的虚拟筛选等。

实体筛选是指用大量的化合物（化合物库）对特定的靶标蛋白或细胞等进行筛选，是发现苗头化合物的常用方法。实体筛选可以是直接对化合物库、天然产物库进行筛选（随机筛选），也可以是筛选片段库（基于片段的筛选）。高通量筛选在药物发现中扮演着不可或缺的角色，超过50%的获批药物的苗头化合物都是由高通量筛选得到的。比如抗肿瘤药物拉帕替尼（lapatinib）、达沙替尼（dasatinib,）、索拉非尼（sorafenib）、舒尼替尼（sunitinib），降血糖药物西格列汀（sitagliptin），以及抗病毒药物马拉韦罗（maraviroc）等。

虚拟筛选是指利用计算机辅助药物设计手段，依赖化合物库等已有的化合物结构，利用分子对接、定量构效关系、药效团模型等技术，筛选得到活性分子。虚拟筛选通过对大型化合物数据库进行搜索，发现可能成为先导化合物的分子。由于虚拟筛选使用的是计算机化的化合物库，这使得可供筛选的化合物数量远超传统的实体化合物库。

虚拟筛选已广泛应用于药物发现领域，例如，靶向SARS-CoV-2的抗病毒药恩赛特韦(ensitrelvir)，是通过对化合物库进行对接筛选获得的苗头分子的基础上，基于受体的药效团特征进一步改造、优化获得的3CL蛋白酶抑制剂，于2022年在日本获批上市。

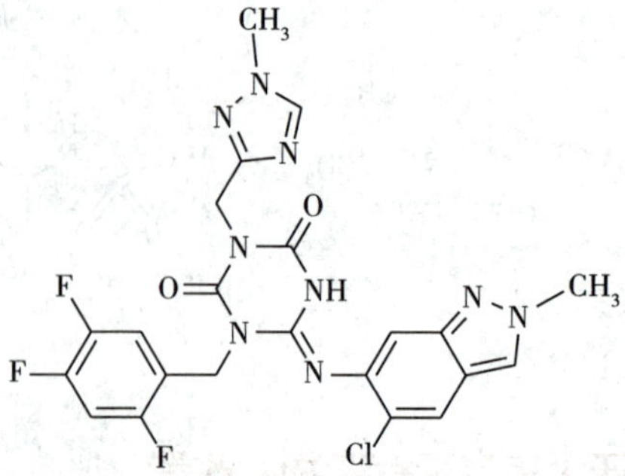

恩赛特韦

（六）通过设计得到的药物

随着生命科学和计算机科学的进展，分子力学和量子化学向药学学科的渗透，X射线晶体衍射和核磁共振技术的发展，数据库、分子图形学的应用，为研究药物与生物大分子作用的三维结构、药效构象，以及两者的作用模式、探索构效关系提供了理论依据和先进手段，使药物设计更趋于合理化。新的药物设计策略和方法不断产生和发展，例如骈合原理、前药原理、软药策略及基于过渡态的药物设计等。这些策略的发展促使科学家可根据药物所针对靶标的结构特点进行“量体裁衣”式设计，增强了药物的靶向性，降低了药物的毒副作用等。例如，核苷类抗丙肝药物索磷布韦（sofosbuvir）的发现。核苷类药物在体内需经三磷酸化后才能发挥活性，但鸟苷的一磷酸化是体内转化的限速步骤，因此通常在核苷类药物中直接引入单磷酸或磷酸酯基团。引入单磷酸的化合物1，由于其磷酸基团极性较强，不利于吸收，故通过前药策略对化合物1进行修饰，规避极性基团提高其透膜性，最终获得索磷布韦。

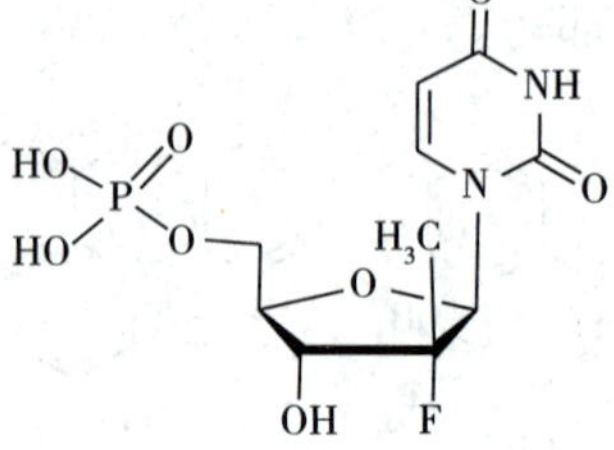

化合物1

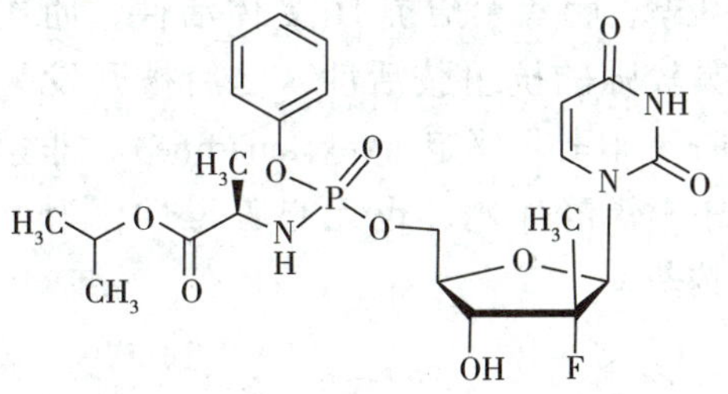

索磷布韦

（七）其他来源

1. 偶然发现 在药物化学发展历史中，通过偶然事件或意外发现发展了先导化合物和新药的例子很多。青霉素的发现就是典型的事例。1929年，英国医生Fleming发现已接种金黄色葡萄球菌的平皿被霉菌所污染，污染物邻近的细菌生长受到显著抑制。他联想到可能是霉菌的代谢产物对金黄色葡萄球菌有抑制作用，因此把这种霉菌放在培养液中培养，其培养液有明显的抑制革兰阳性菌的作用。从此揭开了青霉素研究的序幕。心血管系统疾病用药物普萘洛尔（propranolol）是β受体拮抗剂，但却是在研究β受体激动剂时意外发现的。异丙肾上腺素（isoprenaline）是常用的β受体激动剂，由于儿茶酚结构易氧化，在对其进行结构改造时，将3,4-二羟基除去，肾上腺素能活性降低，但当3,4-羟基用氯取代后得到3,4-二氯肾上腺素，可以阻断拟交感神经递质的兴奋心脏等作用，是肾上腺素受体部分激动剂。进一步用萘环替代苯环，得到丙萘洛尔（pronethalol），几乎没有拟肾上腺素作用，是完全的拮抗剂，但有致癌副作用。改变氨基醇侧链，在芳环和β碳原子插入次甲氧基，并将侧链从萘环的β位移至α位，成为芳氧丙醇胺类的普萘洛尔（propranolol）。普萘洛尔不仅没有β受体激动作用，反而具β受体拮抗作用，是第一个应用于临床的β受体拮抗剂。研究发现，芳氧丙醇胺类比苯乙醇胺类对β受体作用更强，由此，进一步研究开发了以普萘洛尔为代表的几十个芳氧丙醇胺类β受体拮抗剂，在心血管药物中占有重要的地位。

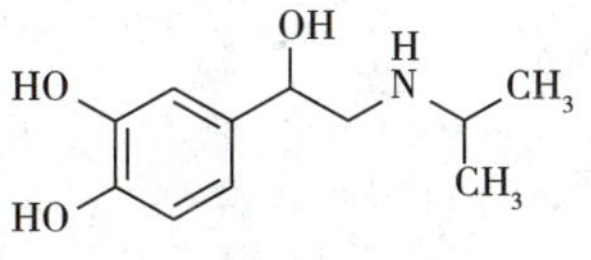

异丙肾上腺素

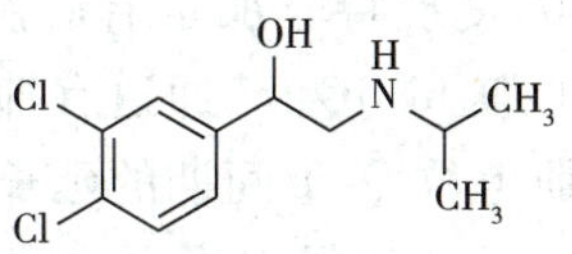

3,4-二氯肾上腺素

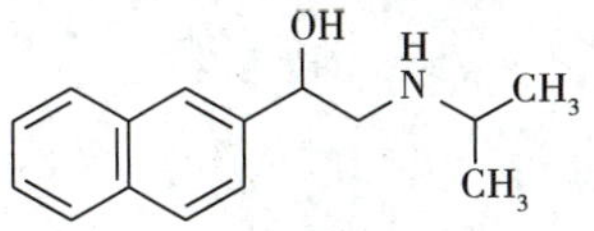

丙萘洛尔

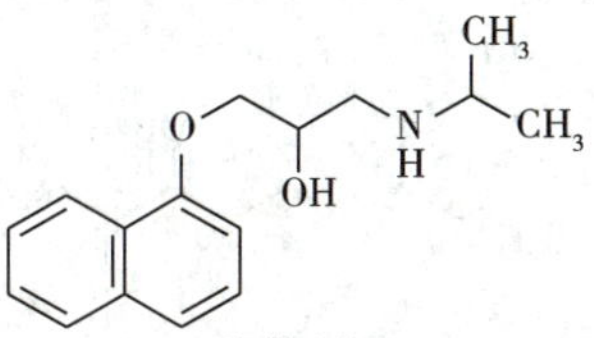

普萘洛尔

2. 从代谢产物中发现 大部分药物在体内代谢的结果主要是失活和排出体外。但有些药物却发生代谢活化或产生其他新的作用，转化为保留活性、毒副作用小的代谢物，这样的代谢产物可成为新的药物或先导化合物。最经典的例子是磺胺类药物的发现。偶氮化合物百浪多息（Prontosil）在体外抑菌实验中无活性，但注射到动物体内可以抑制葡萄球菌的感染。研究发现百浪多息在体内经肝脏细胞色素P450酶代谢成活性代谢物磺胺（sulfanilamide），成为基本抗菌药物。以磺胺为先导化合物，对氨基苯磺酰胺为基本母核，将磺酰胺氮上的氢以各种杂环取代，由此曾开发出五十多种磺胺类抗菌药。

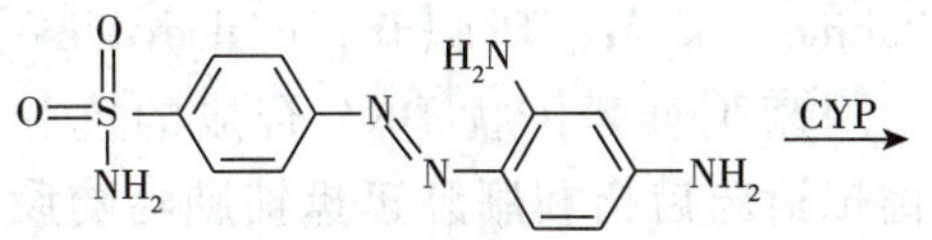

百浪多息

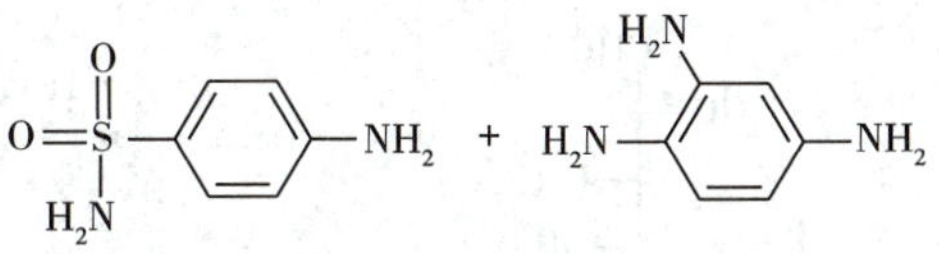

磺胺

通过药物代谢的研究常常可发现活性更强，或毒性降低的药物，这种例子也是比较多的。比如抗过敏药特非那定（terfenadine）是一个选择性外周组胺H_1受体拮抗剂，由于不进入大脑，故无中枢镇静副作用，不影响精神运动行为。但临床中发现特非那定有心脏不良反应，其原因是对心脏 hERG K^+ 通道有抑制作用，进一步引起心肌电位 Q-T 间期的延长，诱发药源性心律失常，已从市场上撤回。特非那定在体内 99.5% 很快被代谢成羧酸化合物和二苯基-4-哌啶甲醇。后者无拮抗 H_1 受体活性，而羧酸代谢物具较强的抗组胺活性，之后被开发为新的抗组胺药非索非那定（fexofenadine），非索非那定无中枢镇静作用，也无心脏毒性，为第三代抗组胺药。

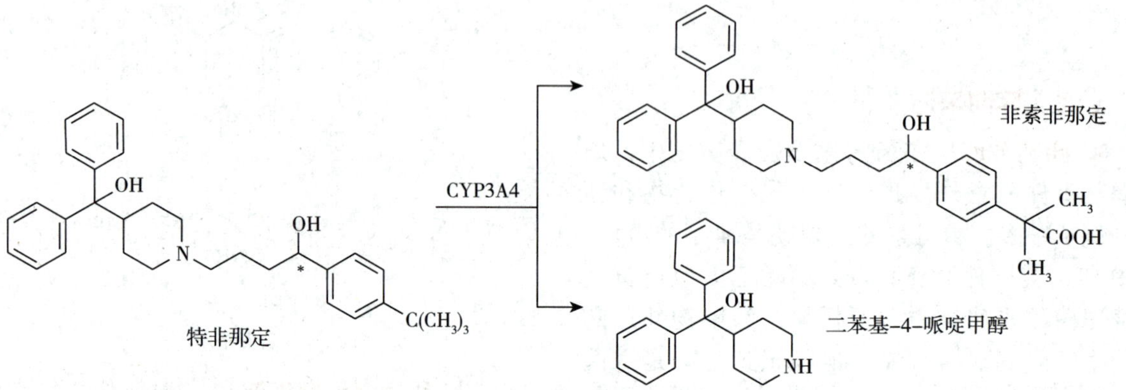

特非那定　CYP3A4　非索非那定　二苯基-4-哌啶甲醇

3. 从药物合成的中间体中发现　某些药物合成的中间体由于与目的化合物结构上有相似性，应具有类似的药理活性，是发现新的药物或先导物的途径之一。如早期在寻找抗结核药物时，Fox 设计了异烟醛与硫代氨基脲缩合合成硫代缩氨脲的衍生物的合成路线：

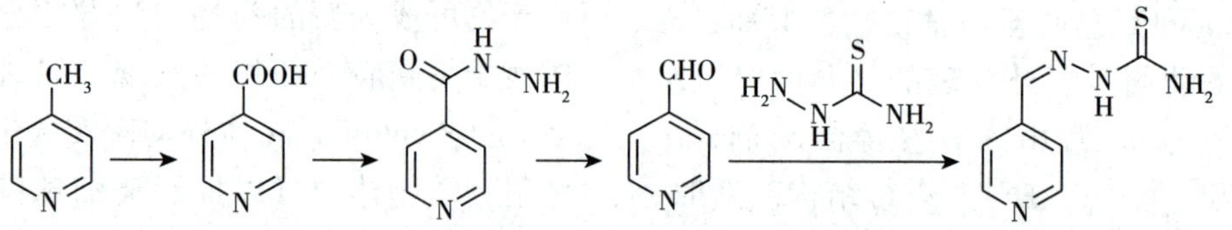

异烟肼　异烟醛　异烟醛硫代缩氨脲

在研究过程中将合成过程的中间体异烟肼同时进行药理活性实验，发现异烟肼的抗结核活性超过目标物，故放弃对目标物的研究，将异烟肼推上临床。

另一个典型的例子是抗肿瘤药物安西他滨（ancitabine，又名：环胞苷，cyclocytidine）的发现。阿糖胞苷是干扰 DNA 合成的抗肿瘤药物，由于给药后会在肝脏迅速被胞嘧啶脱氨酶催化脱去氨基，生成无活性的尿嘧啶阿糖胞苷，故作用时间很短。阿糖胞苷是以 D－阿拉伯糖为起始原料，经多步反应生成环胞苷，再用氨水开环得到。后来发现其中间体环胞苷不仅具有较强的抗肿瘤作用且副作用轻，而且在体内代谢速度比阿糖胞苷（cytarabine）慢，故作用时间长，可用于各种白血病的治疗。

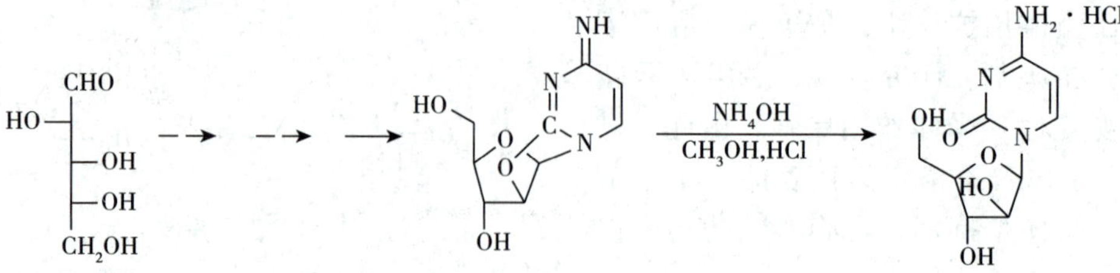

NH_4OH　CH_3OH,HCl

D-阿拉伯糖　安西他滨　阿糖胞苷

二、药物命名

1. 药品名称　每一个药品都有其特定的名称，以化学药为例，化学药品包括原料药和制剂。化学药品通常有三种类型名称：药品通用名称、化学名称和商品名称。通常的药品名称指药品通用名称。

根据命名原则，药品通用名称应科学、明确、简短，用字通俗易懂，避免引起歧义，以方便正确使用。化学药品的药品通用名称命名应避免采用可能给患者以暗示的有关药理学、解剖学、生理学、病理学或治疗学等学科的名称。

化学药品制剂名称的基本形式为“原料药名称＋给药途径＋剂型名称”；对于给药途径熟知的制剂，名称中可省略给药途径，采用简略形式，即“原料药名称＋剂型名称”。

2. 药品和药物通用名称　药品的通用名称（generic name 或 common name），是用于识别药物物质或活性成分的名称，也是药学研究人员和医务人员使用的共同名称，因此一个药物只有一个药品通用名称。

药品的英文通用名称即国际非专有名称（International Non-Proprietary Names，INN），是新药开发者在新药申请过程中向世界卫生组织（World Health Organization，WHO）提出的名称，由世界卫生组织组织专家委员会审定并推荐使用的名称；中文通用名称通常是国家药典委员会在 INN 的基础上，制定的中国药品通用名称（Chinese Approved Drug Names，CADN），中文名尽量和英文名相对应，主要采取音译、意译或音译和意译相结合，以音译为主。

通用名称在药典、产品信息、宣传材料、药品监管和科学文献中使用，不能取得专利和行政保护。药品通用名称的确定应遵循 WHO 的原则，且不能和已有的名称相同，也不能和商品名相似。药品的通用名称也是药典中使用的名称。

通常，一个 INN 由一个共同的词干（stem）和一个随机的、构造出的前缀组成。词干（stem）的选择一般体现与药理的相关性，药理学相关的物质一般使用一个共同的词干来体现它们之间的关系。具有相似药理活性的药品通用名称通常使用共同的“词干”。表 1－2 中举例了部分药品的通用名词干和通用名称。

表 1－2　部分药品通用名词干和通用名称

药品通用名词干	药品通用名称	临床用途
－鲁司特（－lukast）	扎鲁司特（zafirlukast）、孟鲁司特（montelukast）、普鲁司特（pranlukast）	抗过敏药
－斯汀（－astine）	依美斯汀（emedastine difumarate）、比拉斯汀（bilastine）、咪唑斯汀（mizolastine）	抗过敏药
－西泮（－azepam）	地西泮（diazepam）、替马西泮（temazepam）、奥沙西泮（oxazepam）	镇静催眠药
－康唑（－conazole）	酮康唑（ketoconazole）、氟康唑（fluconazole）、伊曲康唑（itraconazole）	抗真菌药
－昔布（－coxib）	塞来昔布（celecoxib）、罗非昔布（rofecoxib）、艾瑞昔布（imrecoxib）	COX_2 抑制剂类抗炎药
－地平（－dipine）	尼群地平（nitrendipine）、尼莫地平（nimodipine）、氨氯地平（amlodipine）	1,4-二氢吡啶类钙通道阻滞剂
－格列汀（－gliptin）	西格列汀（sitagliptin）、维格列汀（vildagliptin）、沙格列汀（saxagliptin）	二肽基肽酶Ⅳ抑制剂类降血糖药
－格列酮（－glitazone）	吡格列酮（pioglitazone）、罗格列酮（rosiglitazone）、恩格列酮（englitazone）	过氧化酶体增生物激活受体 γ（PPAR-γ）激动剂类降血糖药
－沙星（－oxacin）	环丙沙星（ciprofloxacin）、洛美沙星（lomefloxacin）、诺氟沙星（norfloxacin）	抗菌药

续表

药品通用名词干	药品通用名称	临床用途
-培南（-penem）	比阿培南（biapenem），亚胺培南（imipenem），法罗培南（faropenem）	抗生素
-拉唑（-prazole）	兰索拉唑（lansoprazole）、泮托拉唑（pantoprazole）、雷贝拉唑（rabeprazole）	质子泵抑制剂类抗溃疡药
-普利（-pril）	卡托普利（captopril），依那普利（enalapril），雷米普利（ramipril）	血管紧张素转化酶抑制剂类降压药
-洛芬（-profen）	布洛芬（ibuprofen），氟比洛芬（flurbiprofen），酮洛芬（ketoprofen）	非甾体抗炎药
-西林（-cillin）	氨苄西林（ampicillin）、阿莫西林（amoxicillin）、哌拉西林（piperacillin）	青霉素类抗生素
头孢-（cef-）	头孢克洛（cefaclor），头孢氨苄（cefalexin），头孢呋辛（cefuroxime）	头孢菌素类抗生素
-沙坦（-sartan）	氯沙坦（losartan）、缬沙坦（valsartan）、厄贝沙坦（irbesartan）	血管紧张素Ⅱ受体拮抗类降压药
-司琼（-setron）	昂丹司琼（ondansetron）、托烷司琼（tropisetron）、格拉司琼（granisetron）	（5-HT_3）拮抗剂类止吐药
-替丁（-tidine）	西咪替丁（cimetidine）、雷尼替丁（ranitidine）、法莫替丁（famotidine）	H_2 受体拮抗剂类抗溃疡药
-替尼（-tinib）	伊马替尼（imatinib）、吉非替尼（gefitinib）、厄洛替尼（erlotinib）	酪氨酸激酶抑制剂类抗肿瘤药
-他汀（-vastatin）	阿托伐他汀（atorvastatin）、瑞舒伐他汀（rosuvastatin）、匹伐他汀钙（pitavastatin Calcium）	羟甲戊二酰辅酶A还原酶抑制剂类降血脂药

药物制剂的通用名称一般由国家药典委员会核准，其命名原则可参见现行版《中国药典》相关的内容。

3. 药物的化学名称　对化学药来讲，每个药物都有特定的化学结构，为了准确地表述药物的化学结构，通常使用其化学名称。

药物的化学名称是根据其化学结构式来进行命名的，以一个母体为基本结构，然后将其他取代基的位置和名称标出。化学名称可参考国际纯化学和应用化学会（IUPAC）公布的有机化合物命名原则及中国化学会公布的“有机化学物质系统命名原则（1980年）”进行命名。由于美国化学文献（CA）的应用范围日益扩大，已被广泛接受，也成为药品化学命名的基本依据之一。化学命名的基本原则是从化学结构选取一特定的部分作为母体，规定母体的位次编排法，将母体以外的其他部分均视为其取代基，对于手性化合物规定其立体构型或几何构型。表1-3列出了一些药物的结构和命名。

表1-3　药物的结构和命名举例

通用名称	化学名称	化学结构	母核结构	主要用途
氨苄西林（ampicillin）	6-[D-(-)-2-氨基-苯乙酰氨基]青霉烷酸三水合物	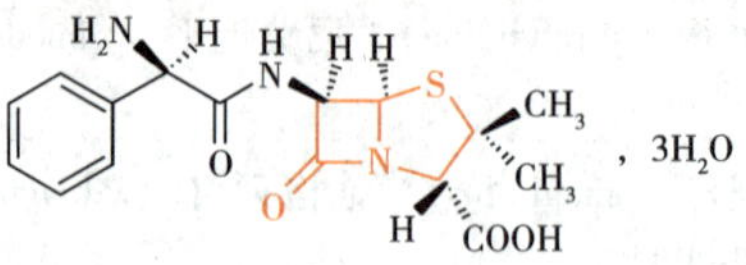 H_2N, H, H, N, H, H, S, CH_3, CH_3, O, O, N, H, COOH, , $3H_2O$	β-内酰胺环	抗生素 抗菌药物
盐酸环丙沙星（ciprofloxacin hydrochloride）	1-环丙基-6-氟-1,4-二氢-4-氧代-7-(1-哌嗪基)-3-喹啉羧酸盐酸盐一水合物	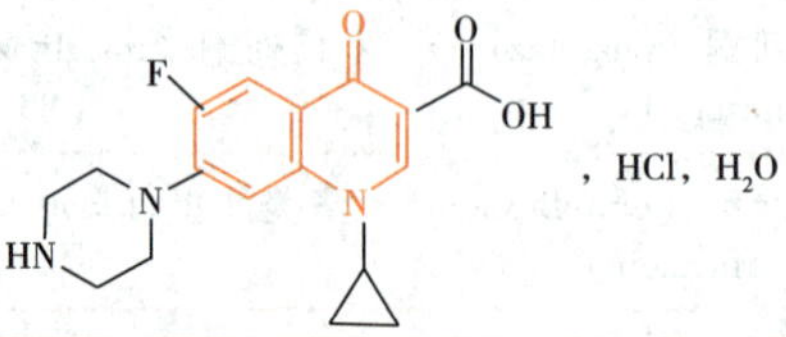 O, O, F, OH, N, N, HN, , HCl, H_2O	喹啉酮环	合成抗菌药物

续表

通用名称	化学名称	化学结构	母核结构	主要用途
地西泮 (diazepam)	1-甲基-5-苯基-7-氯-1,3-二氢-2*H*-1,4-苯并二氮杂䓬-2-酮	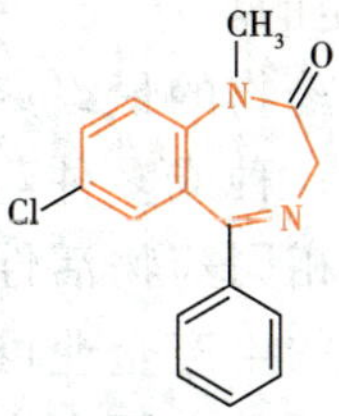	苯并二氮杂䓬环	中枢镇静药
尼群地平 (nitrendipine)	2,6-二甲基-4-(3-硝基苯基)-1,4-二氢-3,5-吡啶二甲酸甲乙酯	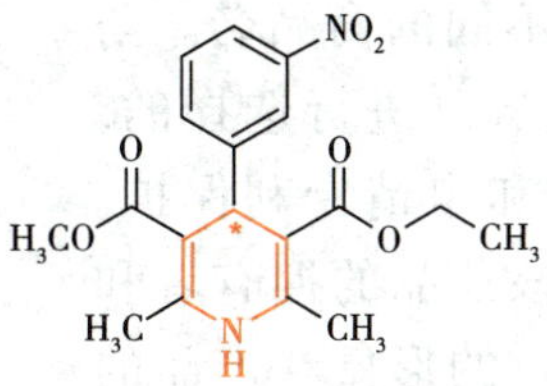	1,4-二氢吡啶环	降压药
萘普生 (naproxen)	(+)-α-甲基-6-甲氧基-2-萘乙酸	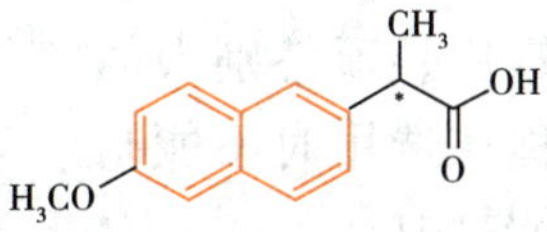	萘环	非甾体抗炎药
醋酸氢化可的松 (hydrocortisone acetate)	11*b*,17*a*,21-三羟基孕甾-4-烯-3,20-二酮-21-醋酸酯	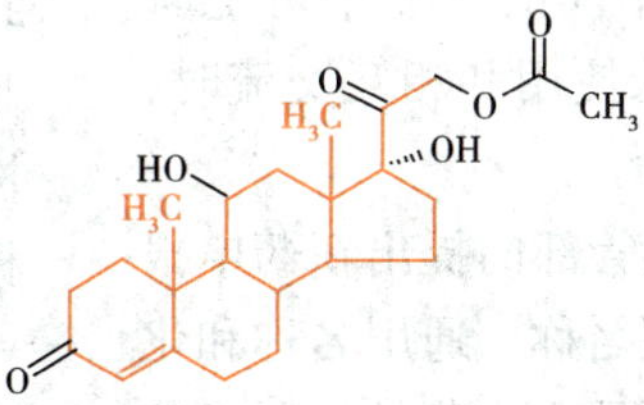	孕甾烷	肾上腺皮质激素类抗炎药
格列本脲 (glibenclamide)	*N*-[2-[4-[[[(环己氨基)羰基]氨基]磺酰基]苯基]乙基]-2-甲氧基-5-氯苯甲酰胺	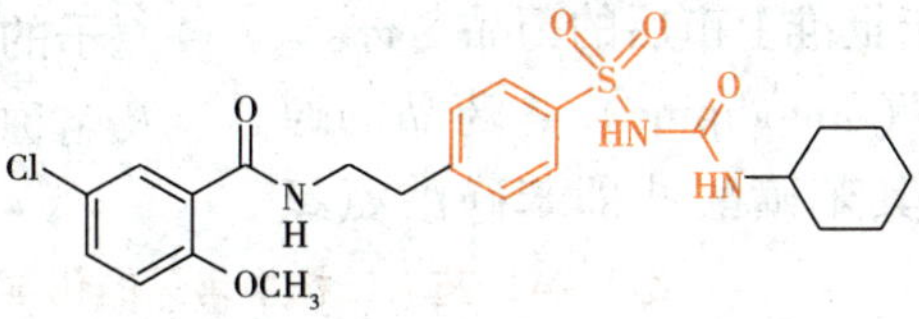	苯磺酰脲	降糖药
阿托伐他汀 (atorvastatin)	7-[2-(4-氟苯基)-3-苯基-4-(苯胺基羰基)-5-(2-异丙基)-1-吡咯基]-3,5-二羟基-庚酸	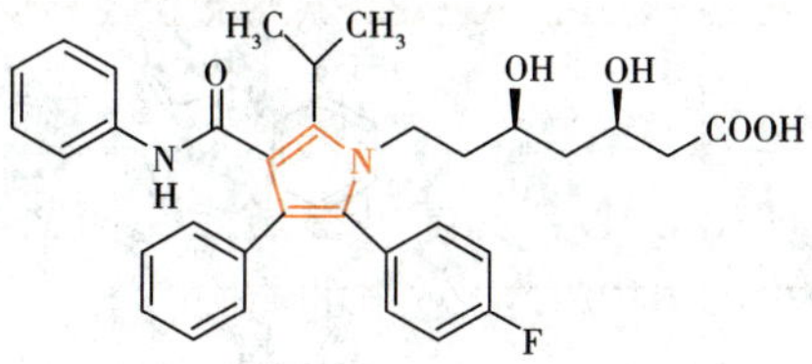	吡咯环	降血脂药
阿昔洛韦 (acyclovir)	9-(2-羟乙氧甲基)鸟嘌呤	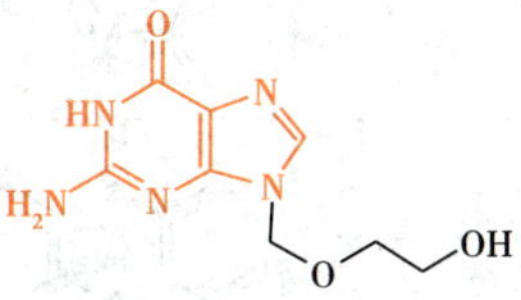	鸟嘌呤环	抗病毒药物
盐酸氯丙嗪 (chlorpromazine hydrochloride)	*N*,*N*-二甲基-2-氯-10*H*-吩噻嗪-10-丙胺盐酸盐	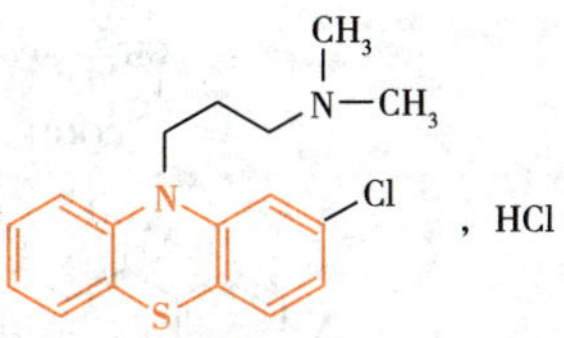 , HCl	吩噻嗪环	抗精神病药

4. 药品的商品名称　商品名称（trade name），又称为品牌名称（brand name），是由新药开发者在申报药品上市时选定的。

药品的商品名称通常是针对药物的最终产品，即剂量和剂型已确定的含有一种或多种药物活性成分的药品。因此，含有相同药物活性成分的药品在不同的国家、不同的生产企业可能以不同的商品名销售，即使在同一个国家由于生产厂商的不同也会出现不同的商品名。药品的商品名称是由制药企业自己进行选择的，它和商标一样可以进行注册和申请专利保护。这样药品的商品名称只能由该药品的拥有者和制造者使用，代表着制药企业的形象和产品的声誉。含同样活性成分的同一药品，每个企业应有自己的商品名称，不得冒用、顶替别人的药品商品名称。药品商品名称在选用时不能暗示药物的疗效和用途，且应简易顺口。

由于同一个药品，在不同的企业中可能有不同的商品名称，这在临床使用和相互交流时，可能会带来一些不便和麻烦。

新药开发者在向政府主管部门提出新药申报时需要提供药品的三种类型名称。通用名称和化学名称主要针对原料药，也是上市药品主要成分的名称，商品名称是指批准上市后的药品名称。

例如，氨氯地平（amlodipine）是药品的通用名称，临床上常用其苯磺酸盐即苯磺酸氨氯地平作为抗高血压药，苯磺酸氨氯地平的化学名为“6-甲基-2-(2-氨基乙氧基)甲基-4-(2-氯苯基)-1,4-二氢-3,5-吡啶二甲酸甲乙酯苯磺酸盐”，辉瑞（Pfizer）公司是该药品的原研企业，该公司使用的商品名为“络活喜®”。

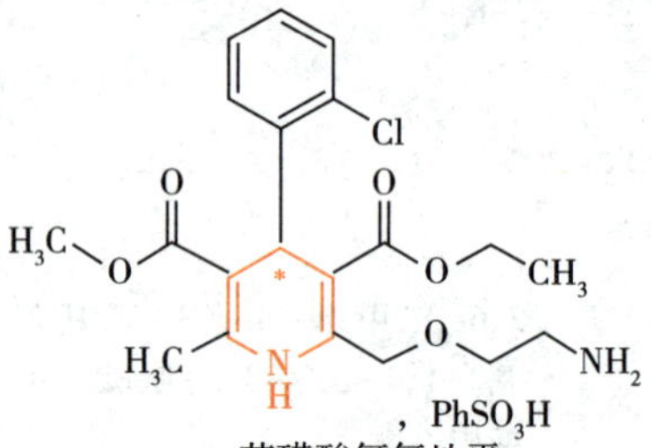

Cl
O　O
H_3C　O　*　O　CH_3
H_3C　N H　O　NH_2
, $PhSO_3H$

苯磺酸氨氯地平

5. 药物的主要化学骨架（母核）及其名称　化学合成药物中的有机药物、天然药物及其半合成药物都是有机化合物，这些药物都是由一个核心的主要骨架结构和与之相连接的基团或片段组成。骨架结构（又称母核）主要起到连接作用，将各种基团或结构片段组合在一起形成一个药物结构；在母核上各种基团或结构片段（又称为药效团）起到与药物作用靶标相互识别和结合的作用。

药物的骨架结构主要由一些含有碳氢原子的脂肪烃环、芳烃环，或含有氮、氧、硫等杂原子的杂环构成。药物结构中常见的化学骨架及名称见表1-4。

表1-4　药物结构中常见的化学骨架及名称

药物的化学骨架名称	药物的化学骨架	药物类别
苯并二氮杂䓬	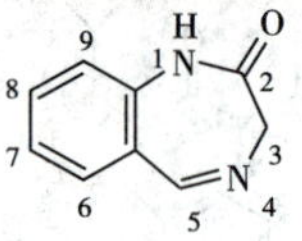 (结构式：H, 9, 1 N, O, 2, 8, 3, 7, 6, 5, N 4)	镇静催眠药
环丙二酰脲（巴比妥酸）	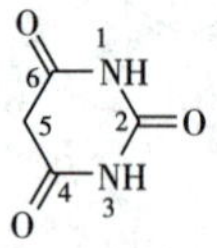 (结构式：O, 6, 1 NH, 5, 2 O, 4, NH 3, O)	抗癫痫药
吩噻嗪	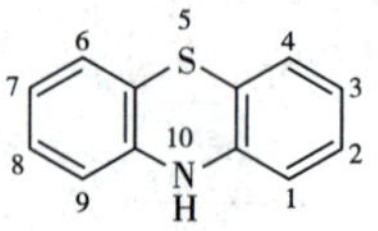 (结构式：5 S, 6, 4, 7, 3, 10, 8, 2, 9, N H, 1)	抗精神病药
芳基丙酸	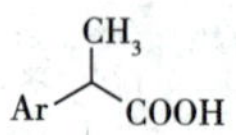 (结构式：CH_3, Ar, COOH)	非甾体抗炎药
苯乙醇胺	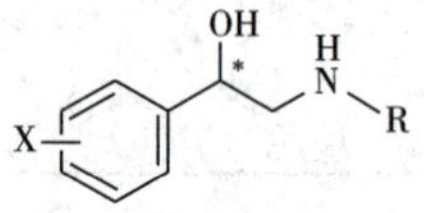 (结构式：OH, *, H N, R, X)	肾上腺素受体调控药

续表

药物的化学骨架名称	药物的化学骨架	药物类别
芳氧丙醇胺	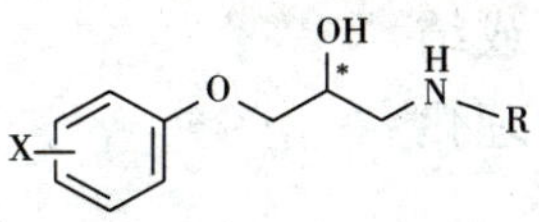	β受体拮抗剂
1,4-二氢吡啶	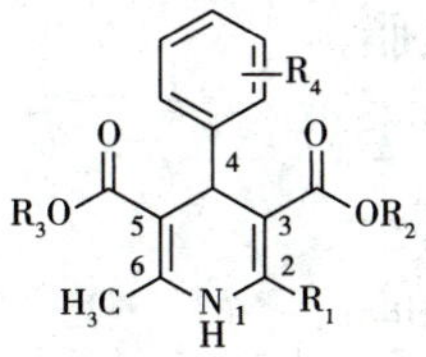	钙通道阻滞剂
孕甾烷	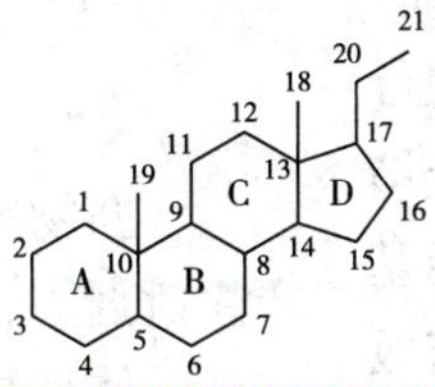	肾上腺糖皮质激素、孕激素
雄甾烷	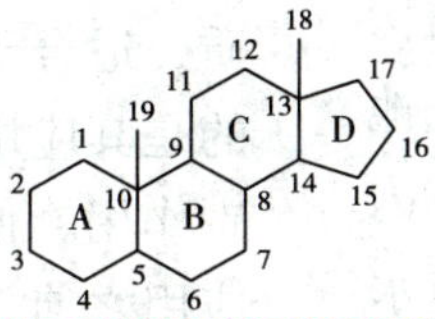	雄激素、蛋白同化激素
雌甾烷	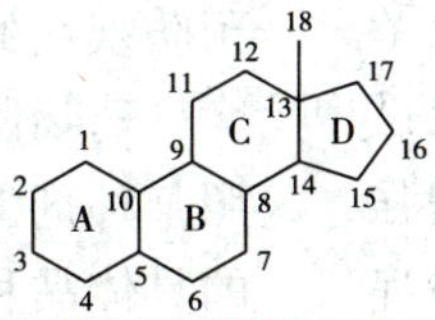	雌激素
磺酰脲	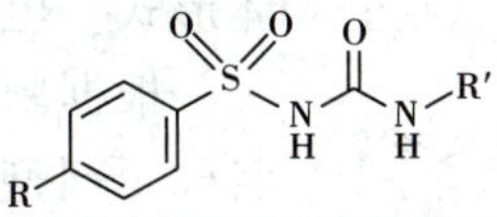	降血糖药
对氨基苯磺酰胺	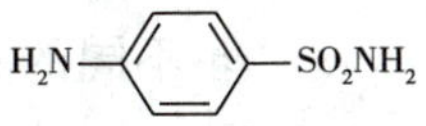 H_2N—C$_6$H$_4$—SO_2NH_2	磺胺类药
喹啉酮环	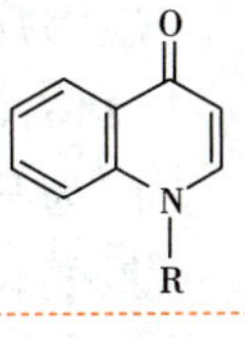	抗菌药
青霉烷	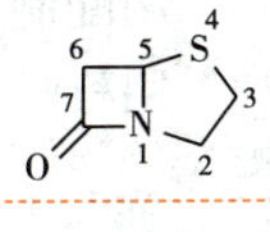	青霉素类抗菌药
头孢烯	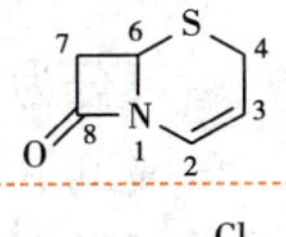	头孢类抗菌药
氮芥类	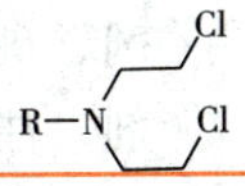	烷化剂类抗肿瘤药

母核和各种基团或结构片段的改变不仅可以直接影响其与药物的结合作用，从而影响药效或产生毒副作用；而且母核和各种基团或结构片段的结合和调整还会起到调节化合物理化性质、生物药剂学和药代动力学等作用。

羟甲戊二酰辅酶A还原酶抑制剂类降血脂药物，洛伐他汀（lovastatin）和辛伐他汀（simvastatin）的母核均是六氢萘、氟伐他汀（fluvastatin）的母核是吲哚环、阿托伐他汀（aorvastatin）的母核是吡咯环、瑞舒伐他汀（rosuvastatin）的母核是嘧啶环；尽管这些药物结构的母核不同，但都是起到支撑药效团和构建分子结构的作用。在这类药物的结构中，3,5-二羟基戊酸片段是产生酶抑制活性的必需结构（药效团），氟伐他汀、阿托伐他汀、瑞舒伐他汀结构中均含有3,5-二羟基戊酸的结构片段，洛伐他汀和辛伐他汀的结构中含有的是3-羟基-δ-内酯环的结构片段，该结构片段在体内会快速水解为3,5-二羟基戊酸的药效团。洛伐他汀、辛伐他汀、氟伐他汀、阿托伐他汀、瑞舒伐他汀结构中含有其他基团和结构片段可以起到增强药物的药效、改善溶解度、增加与酶的结合强度或是改善药代动力学性质等作用。

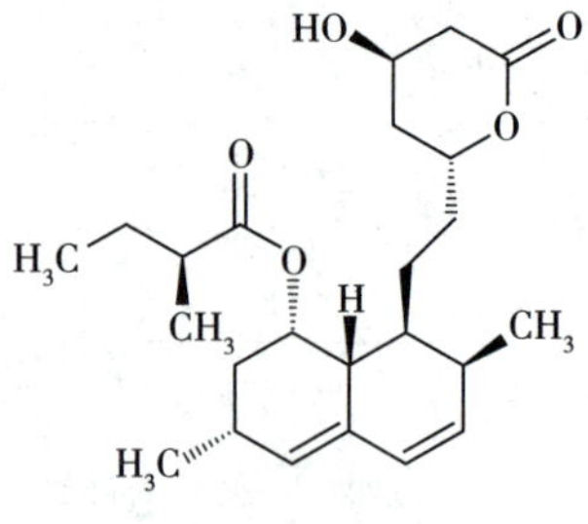

洛伐他汀

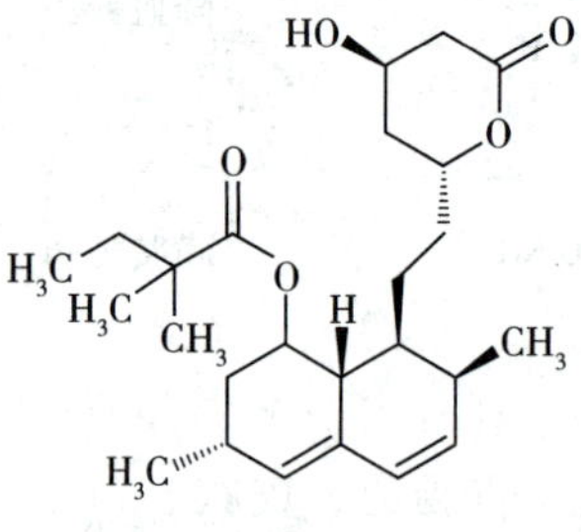

辛伐他汀

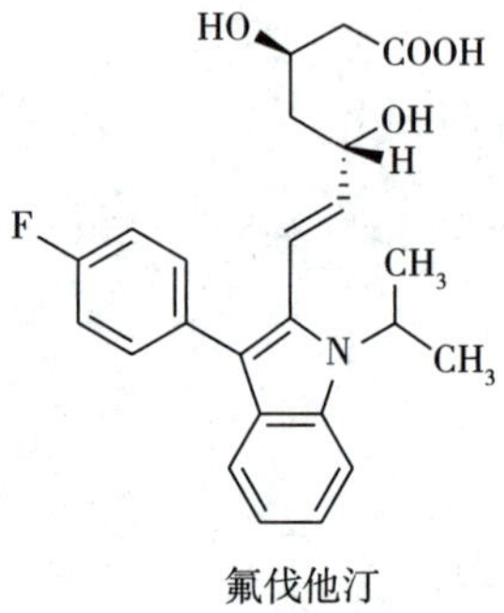

氟伐他汀

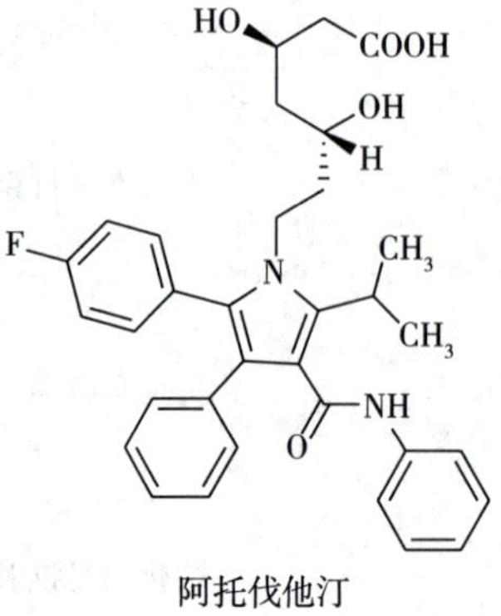

阿托伐他汀

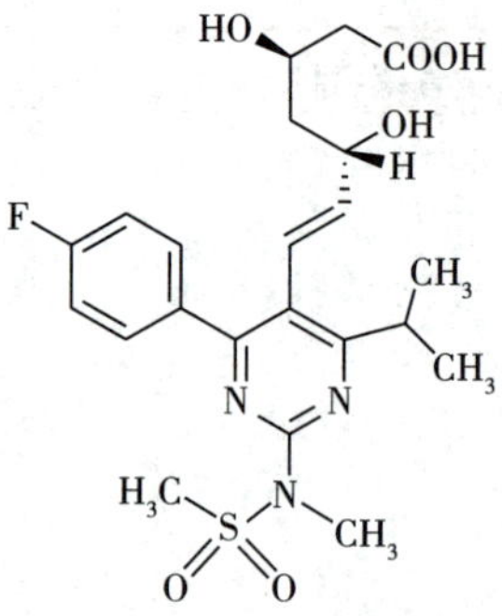

瑞舒伐他汀

三、药物剂型与制剂

（一）药物制剂与剂型的分类及其重要性

药物剂型，简称剂型，如片剂、胶囊剂、注射剂等，是药品按照不同形式进行分类的集合，体现相同类型药品所具有的共同特点和性质，适合于疾病的诊断、治疗或预防，更强调的是其应用形式，即为充分发挥药效、减少毒副作用、便于运输、使用与保存，药物在临床应用之前，一般都须制成适合于诊断、治疗和预防疾病的应用形式。

药物制剂，简称制剂，系指将原料药物按照某种剂型制成一定规格并具有一定质量标准的具体品种，是市售和临床直接用于患者的具体形式，也常称为药品。

根据制剂命名原则，制剂名称＝药物通用名称＋剂型名称，如维生素C片、阿莫西林胶囊、鱼肝油胶丸等。在各种剂型中都包含有许多不同的具体品种，这些品种都是根据《中国药典》或药品监督管理部门批准的标准、为适应治疗或预防的需要而制成的药物应用形式的具体品种。应当说明的是，凡按医师处方，专门为某一患者调制的并确切指明具体用法、用量的药剂称为方剂，方剂一般是在医院药房中调配制备的，研究方剂的调制理论、技术和应用科学称为调剂学。

1. 药物剂型的分类

（1）按形态学分类　根据物质形态分类，可分为固体剂型（如散剂、丸剂、颗粒剂、胶囊剂、片剂、栓剂等）、半固体剂型（如软膏剂、糊剂等）、液体剂型（如溶液剂、芳香水剂、注射剂等）和气体剂型（如气雾剂、部分吸入制剂等）。一般而言，形态相同的剂型，在制备特点上有相似之处。例如，液体制剂制备时多需溶解、分散等操作，半固体制剂多需熔化或研和，固体制剂多需粉碎、混合等。但剂型的形态不同，药物作用的速度也不同，如同样是口服给药，液体制剂起效最快，固体制剂则较慢。这种分类方式具有直观、明确的特点，且对药物制剂的设计、生产、贮存和应用都有一定的指导意义。不足之处是没有考虑制剂的内在特点和给药途径。

（2）按给药途径分类　将同一给药途径的剂型分为一类，紧密联系临床，能反映给药途径对剂型制备的要求。

1）经胃肠道给药剂型：此类剂型是指给药后药物经胃肠道吸收而发挥疗效。如口服溶液剂、糖浆剂、颗粒剂、胶囊剂、散剂、丸剂、片剂等。口服给药虽简单方便，但有些药物易受胃酸破坏或被肝脏代谢，引起生物利用度低的问题，有些药物对胃肠道有刺激性。

2）非经胃肠道给药剂型：此类剂型是指除胃肠道给药途径外的所有其他剂型，包括：①注射给药，如注射剂，包括静脉注射、肌内注射、皮下注射及皮内注射等。②皮肤给药，如外用溶液剂、洗剂、软膏剂、贴剂、凝胶剂等。③口腔给药，如漱口剂、含片、舌下片剂、口腔膜剂等。④鼻腔给药，如滴鼻剂、鼻用喷雾剂、鼻用粉雾剂等。⑤肺部给药，如气雾剂、吸入制剂、粉雾剂等。⑥眼部给药，如滴眼剂、眼膏剂、眼用凝胶、眼内插入剂等。⑦直肠、阴道和尿道给药，如灌肠剂、栓剂等。

此分类方法的缺点是：同一剂型因给药途径不同而分类为不同的类别。如喷雾剂，既可通过口腔给药，也可通过鼻腔、皮肤或肺部给药。又如临床上的氯化钠生理盐水，可作为注射剂，也可作为滴眼剂、滴鼻剂、灌肠剂等使用。所以此种分类方法无法体现具体剂型的内在特点。

（3）按分散体系分类　按药物的分散特性，即根据药物在分散介质中存在状态的不同及分散相在分散介质中存在的状态特征不同进行分类。主要分类有：①真溶液类，如溶液剂、糖浆剂、甘油剂、溶液型注射剂等。②胶体溶液类，如溶胶剂、胶浆剂。③乳剂类，如口服乳剂、静脉乳剂、乳膏剂等。④混悬液类，如混悬型洗剂、口服混悬剂、部分软膏剂等。⑤气体分散类，如气雾剂、喷雾剂等。⑥固体分散类，如散剂、丸剂、胶囊剂、片剂等。⑦微粒类，药物通常以不同大小的微粒呈液体或固体状态分散，主要特点是粒径一般为微米级（如微囊、微球等）或纳米级（如脂质体、纳米粒等），这类剂型能改变药物在体内的吸收、分布等方面特征，是近年来大力研发的药物靶向剂型。

按该法进行分类的缺点在于不能反映剂型的用药特点，可能会出现同一种剂型由于辅料和制法不同而属于不同的分散系统，如注射剂可以是溶液型，也可以是乳状液型、混悬型或微粒型等。

（4）按释药速度与维持时间分类　根据药物释放快慢，分为速释，普通和缓释、控释制剂等。这种分类方法能直接反映用药后药物起效的快慢和作用持续时间的长短，因而有利于合理用药。但该法无法区分剂型之间的固有属性。如注射剂和片剂都可以设计成速释和缓释产品，但两种剂型的制备工艺截然不同。

2. 药物剂型的重要性　药物制成制剂应用于人体，在人体部位中有20余种给药途径或部位，即口腔、舌下、颊部、胃肠道、直肠、子宫、阴道、尿道、耳道、鼻腔、咽喉、支气管、肺部、皮内、皮下、肌肉、静脉、动脉、皮肤、眼部等。药物剂型须根据这些给药途径的特点而制备。如眼黏膜用药途径是以液体、半固体剂型最为方便，舌下给药则应以速释制剂为主。有些剂型可以多种途径给药，如溶液剂可通过胃肠道、皮肤、口腔、鼻腔、直肠等途径给药。总之，药物剂型须与给药途径相适应。

一种药物可制成多种剂型，可用于多种给药途径，而一种药物可制成何种剂型主要由药物的性质及临床应用的需要等决定的。良好的剂型可发挥出良好的药效，剂型的重要性主要体现在以下几个方面。

（1）可改变药物的作用性质　如硫酸镁口服剂型用作泻下药，但5%注射液静脉滴注，能抑制大脑中枢神经，具有镇静、解痉作用；又如依沙吖啶的1%注射液用于中期引产，但0.1%～0.2%溶液局部涂敷有杀菌作用。

（2）可调节药物的作用速度　如注射剂、吸入气雾剂等，发挥药效很快，常用于急救；丸剂，缓释、控释制剂，植入剂等属长效制剂。医生可按疾病治疗的需要选用不同释药速度的剂型。

（3）可降低（或消除）药物的不良反应　如氨茶碱治疗哮喘效果很好，但有引起心跳加快的毒副作用，若改成栓剂则可消除这种不良反应；缓释、控释制剂可保持血药浓度平稳，从而在一定程度上降低某些药物的不良反应。

（4）可产生靶向作用　如静脉注射用脂质体是具有微粒结构的剂型，在体内能被网状内皮系统的巨噬细胞所吞噬，使药物在肝、脾等器官浓集性分布，即在肝、脾等器官发挥疗效的药物剂型。

（5）可提高药物的稳定性　同种药物制成固体制剂，其稳定性高于液体制剂，若药物易发生降解，可考虑制成固体制剂。

（6）可对疗效产生影响　固体剂型如片剂、颗粒剂、丸剂的制备工艺不同会对药效产生显著影响，药物晶型及药物粒子大小也可直接影响药物的释放，从而影响药物的治疗效果。

（二）药用辅料的分类、功能与质量要求

药用辅料系指生产药品和调配处方时所用的赋形剂和附加剂，是包含在药物制剂中、除活性成分之外、安全性方面已进行合理评估的物质；在制剂处方设计时，为解决制剂成型性、有效性、稳定性及安全性，而加入处方中的、除主药以外的一切药用物料的统称。

1. 药用辅料的分类　药用辅料种类繁多，在不同剂型中作用与功能不同，可按来源、作用和用途、给药途径等进行分类。

（1）按来源分类　依据来源不同，药用辅料可分为天然、半合成和全合成辅料。

（2）按功能和用途分类　依据功能和制剂类型不同，药用辅料可分为：①传统辅料，如口服制剂所使用的溶剂、增溶剂、助溶剂、防腐剂、矫味剂、着色剂、助悬剂、乳化剂、润湿剂、填充剂、稀释剂、黏合剂、崩解剂、润滑剂、助流剂、包衣材料、增塑剂、pH 调节剂、抗氧剂、金属离子螯合剂、渗透促进剂、增稠剂、保湿剂等。②新型功能性辅料，缓释、控释制剂和速释制剂中所用的释放调节剂，如骨架材料、包衣材料、阻滞剂等；开发微囊微球等新剂型、新系统、新制剂采用的新型辅料。

（3）按给药途径分类　药用辅料可分为口服用、注射用、黏膜用、经皮或局部给药用、经鼻或口腔吸入给药用和眼部给药用等。同一辅料可用于不同给药途径的药物制剂，且有不同的作用和用途。

2. 药用辅料的功能

（1）药用辅料的功能　药物是决定制剂疗效的决定性因素，而药物剂型对药物的应用和疗效发挥有着关键性的作用，药用辅料是制剂生产中必不可少的重要组成部分，药用辅料的功能作用如下。

1）赋形：辅料可将药物制成符合临床用药所需要的制剂形态，如液体制剂中加入的溶剂，片剂中加入的稀释剂、黏合剂等。

2）使制备过程顺利进行：如固体制剂中加入润滑剂可改善药物的粉体性质。

3）提高药物稳定性：如抗氧剂可提高易氧化药物的稳定性等。

4）提高药物疗效：如将胰酶制成肠溶衣片，不仅可使其免受胃酸破坏，还可保证其在肠道中充分发挥作用。

5）降低药物不良反应：如以硬脂酸钠和虫蜡为基质制成的芸香草油肠溶滴丸，既可掩盖药物的不良臭味，也可避免药物对胃的刺激。

6）调节药物作用：如胰蛋白酶在胰酶肠溶衣片中发挥助脂肪消化功效，而其注射液则可用于治疗胸腔积液、血栓性静脉炎和毒蛇咬伤。又如选用不同的辅料，可使制剂具有速释、缓释、靶向、生物降解等作用。

7）提高患者用药的顺应性：如口服液体制剂中加入矫味剂，可改善药物的不良口味，提高患者用药顺应性。

（2）药用辅料的应用原则

1）满足制剂成型、有效、稳定、安全、方便要求的最低用量原则：即用量恰到好处，用量最少不仅可节约原料，降低成本，更重要的是可减少用量。

2）无不良影响原则：即不降低药物疗效，不产生不良反应，不干扰制剂质量检测和

监控。

3. 药用辅料的质量要求

（1）药用辅料须符合药用要求，供注射剂用的应符合注射用质量要求。

（2）药用辅料应在使用途径和使用量下通过安全性评估，对人体无毒害作用；化学性质稳定，不易受温度、pH值、光线、保存时间等的影响；不与主药及其他辅料发生作用，不影响制剂的质量检查。

（3）药用辅料的安全性应符合要求。对制剂的生产、质量、安全性和有效性无影响，对常规试验（如性状、鉴别、检查、含量测定等）及功能性试验（如黏度等）等检查无影响。

（4）根据不同的生产工艺及用途，药用辅料的残留溶剂、微生物限度或无菌应符合要求；注射用药用辅料的热原或细菌内毒素、无菌等应符合要求。

（5）药用辅料的包装或标签上应标明产品名称、规格（型号）及贮藏要求等信息。

4. 药用辅料功能性的相关指标 《中国药典》包含药用辅料通则（0251），此外还包含药用辅料功能性相关指标指导原则（9601）。药物制剂中使用的药用辅料通常具有特定的功能性，归属不同功能类别，而对辅料功能性和制剂性能具有重要影响的物理化学性质，可称为药用辅料的功能性相关指标。如稀释剂的粒径大小可能会影响固体制剂的成型性，增稠剂的分子量高低可能会影响液体制剂的黏度，上述药用辅料的粒径和分子量指标就属于药用辅料的功能性相关指标。因此，对功能性相关指标的测定、分级和制定限度范围对保证制剂的质量具有重要意义。药用辅料功能性相关指标指导原则共涉及十九大类辅料，包括稀释剂、黏合剂、崩解剂、润滑剂、助流剂和/或抗结块剂、包衣剂或增塑剂、表面活性剂、栓剂基质、助悬剂/增稠剂、软膏基质、络合剂（螯合剂、包合剂）、保湿剂、成膜剂、冻干保护剂、干粉吸入剂载体、乳化剂、释放调节剂、压敏胶黏剂和硬化剂，以化学性质、物理性质、功能机制和功能性相关指标等四项内容分别表述。以干粉吸入剂载体为例，其功能性相关指标包括：组成、结构和纯度、结晶性、氮、水分、粒度和粒度分布、粒子形态、比表面积、固体密度、堆密度与振实密度、溶解度、粉体流动性、水吸收速率等。对辅料功能性相关指标深入了解和研究，有利于合理及有效使用各种具体辅料，为药物制剂的有效性、安全性、稳定性和可接受性提供有力保障。需要指出的是，对于单一组分化合物或功能性可以通过相应的化学手段评价的辅料，如pH调节剂、渗透压调节剂、抑菌剂、矫味剂、着色剂、抗氧剂、抛射剂等不在该指导原则中列举其功能性相关指标和评价方法。

5. 预混和共处理等新型药用辅料

（1）预混药用辅料是指两种或两种以上药用辅料通过简单物理混合成表观均一且具有一定功能的混合辅料。预混药用辅料中各个组分仍保持其独立的化学实体。共处理药用辅料系指由两种或两种以上的药用辅料经特定的物理加工工艺制得的混合辅料，以达到特定功能。

（2）预混或共处理药用辅料主要包括两类：压片类和包衣类。

1）压片类主要包括：①Cellactose 80，由75%乳糖和25%微粉状微晶纤维素组成的喷雾干燥复合物，可作为稀释剂或黏合剂，用于分散片、口崩片的制备；②Ludipress，由93.4%一水乳糖（稀释剂）、3.2% kollidon 30（黏合剂）和3.4% kollidon CL 30（崩解剂）组成，主要含有一水乳糖、聚乙烯吡咯烷酮、交联聚乙烯吡咯烷酮，可用于粉末直接压片或胶囊稀释剂；③Avicel HFE，由90%微晶纤维素和10%甘露醇组成的喷雾干燥复合物，可用于直接压制咀嚼片和多单元微丸系统；④StarLac，由85%一水乳糖和15%淀粉组成的喷雾干燥复合物，口感好，适用于咀嚼片、包衣片片芯；⑤Di-Pac，由97%蔗糖和3%糊精共结晶而成，流动性好，多用于研制咀嚼片；⑥Avicel CE-15，由85%微晶纤维素和15%瓜尔胶喷雾干燥制备，口感好，用于咀嚼片的制备。

2）包衣类主要包括：乙基纤维素水性包衣用分散体、醋酸纤维素酞酸酯水性包衣用分散体等。

（三）药品包装材料及其质量要求

1. 药品包装的相关概念 药品包装系指选

用适当的材料或容器、利用包装技术对药物制剂的半成品或成品进行分（灌）、封、装、贴签等操作，为药品提供质量保护、签定商标与说明的一种加工过程的总称。药品包装按其在流通领域中的作用可分为内包装和外包装两大类。

（1）内包装　指直接与药品接触的包装（如安瓿、注射剂瓶、铝箔等）。内包装应保证药品在生产、运输、贮存及使用过程中的质量，并便于医疗使用。药品内包装材料、容器的选择，应根据所选用药品内包装材料、容器的材质，经稳定性试验，考察其与药品的相容性。

（2）外包装　指内包装以外的包装，由里向外分为中包装和大包装。外包装应根据药品的特性选用不易破损的包装，以保证药品在运输、贮存、使用过程中的质量。

2. 药品包装的作用

（1）保护功能　药品在生产、运输、贮存与使用过程常经历较长时期，若包装不当，可能使药品的物理性质或化学性质发生改变，使药品减效、失效、产生不良反应。保护功能主要包括以下两个方面。①阻隔作用：视包装材质与包装方法不同，包装能保证容器内药物不穿透、不泄漏，也能阻隔外界的空气、光、水分、热、异物与微生物等与药品接触；②缓冲作用：药品包装具有缓冲作用，可保护药品在运输、贮存过程中，免受各种外力的震动、冲击和挤压。

（2）方便应用　药品包装应方便患者及临床使用，帮助医务工作者与患者能科学及安全用药。①标签、说明书与包装标志：标签是药品包装的重要组成部分，它是向公众科学而准确地介绍具体药品的基本内容和商品特性。药品说明书应包含有关药品的安全性、有效性等基本科学信息。包装标志是为帮助患者识别药品而设的特殊标志。非处方药药品标签、使用说明书、内包装、外包装上须印有非处方药专有标识。②便于取用和分剂量：随包装材料与包装技术的发展，药品包装呈多样化。如剂量化包装，方便患者使用，亦适合于药房发售药品；如旅行保健药盒，内装风油精、去痛片、黄连素等常用药；如冠心病急救药盒，内装硝酸甘油片、速效救心丸、麝香保心丸等。

（3）商品宣传　药品属于特殊商品，首先应重视其质量和应用；从商品性看，包装的科学化、现代化程度，一定程度上有助于显示药品的质量、生产水平，能给人以信任感、安全感，有助于营销宣传。

3. 药品包装材料的分类　药品的包装材料（简称药包材）可分别按使用方式、形状及材料组成进行分类。

（1）按使用方式分类　药包材可分为Ⅰ、Ⅱ、Ⅲ三类。

1）Ⅰ类药包材：指直接接触药品且直接使用的药品包装用材料、容器（如塑料输液瓶或袋、固体或液体药用塑料瓶等）。

2）Ⅱ类药包材：指直接接触药品，但便于清洗，在实际使用过程中，经清洗后需要并可消毒灭菌的药品包装用材料、容器（如玻璃输液瓶、输液瓶胶塞、玻璃口服液瓶等）。

3）Ⅲ类药包材：指Ⅰ、Ⅱ类以外的其他可能直接影响药品质量的药品包装用材料、容器（如输液瓶铝盖、铝塑组合盖等）。

（2）按形状分类　药包材可分为容器（如塑料滴眼剂瓶）、片材（如药用聚氯乙烯硬片）、袋（如药用复合膜袋）、塞（如丁基橡胶输液瓶塞等）、盖（如口服液瓶撕拉铝盖）等。

（3）按材料组成分类　药包材可分为金属、玻璃、塑料（热塑性、热固性高分子化合物）、橡胶（热固性高分子化合物）及上述成分的组合（如铝塑组合盖、药品包装用复合膜）等。

4. 药品包装材料的质量标准　根据药品的包装材料的特性，药品的包装材料的标准主要包含以下项目。

（1）材料的确认（鉴别）　主要确认材料的特性、防止掺杂、确认材料来源的一致性。

（2）材料的化学性能检查　检查材料在各种溶剂（如水、乙醇和正己烷）中浸出物（主要检查有害物质、低分子量物质、未反应物、制作时带入物质、添加剂等）、还原性物质、重金属、蒸发残渣、pH 值、紫外吸收度等；检查材料中特定的物质，如聚氯乙烯硬片中的氯乙烯单体、聚丙烯输液瓶中的催化剂、复合材料中的溶剂残留；检查材料加工时的添加物，如橡胶中的硫化物、聚氯乙烯膜中的增塑剂（邻苯二甲酸二辛酯）、聚丙烯输液瓶中的抗氧剂等。

（3）材料、容器的使用性能检查　容器需检查密封性、水蒸气透过量、抗跌落性、滴出量（适用于有定量功能的容器）等；片材需检查水蒸气透过量、抗拉强度、延伸率；如该材料、容器需组合使用则需检查热封强度、扭力、组合部位的尺寸等。

（4）材料、容器的生物安全检查　①微生物限度：根据该材料、容器被用于何种剂型，测定各种类微生物的量；②安全性：根据该材料、容器被用于何种剂型，需选择性检查异常毒性、溶血细胞毒性、眼刺激性、细菌内毒素等项目。

5. 常用药品包装材料及其质量要求

（1）玻璃药包材　药用玻璃亦即玻璃药包材，是玻璃制品的一个重要组成部分，其性能及质量要求均高于普通的玻璃制品，是药品包装的主要材料，如常见的安瓿、西林瓶等均是采用玻璃制备的。玻璃药包材所制备的药用容器主要的优势表现在可耐受热压终端灭菌及良好的不透性。

1）玻璃药包材的特点：①化学稳定性高，耐蚀性，与药物相容性较好，吸附小；②保护性能优良，易于密封，不透气，不透湿，有一定强度，能起到保护药品的作用；③表面光滑易于清洗，无毒无异味，安全卫生；④具有良好的耐热性和高熔点，便于消毒；⑤易于造型，品种规格多样；⑥透明性好，美观；⑦对产品商品化的适应性强；⑧价廉易得，可回收再生。

其作为包装材料的主要缺点是：易破碎；有一定耐热性，但在不耐温度时外观急剧变化；使用前需清洗、干燥，劳动强度大；与水、碱性物质长期接触或刷洗、加热灭菌，会使其内壁表面发毛或透明度降低，且能使玻璃水解，释放出的物质直接影响药物的稳定性、pH 值和透明度；相对密度大、质重，不便携带；熔制玻璃时能耗大。

2）玻璃药包材的种类及性质：根据线性热膨胀系数和三氧化硼含量的不同，结合玻璃性能要求将药用玻璃分为高硼硅玻璃、中硼硅玻璃、低硼硅玻璃和钠钙玻璃四类。

玻璃的化学稳定性主要表现在以下几个方面。

①水对玻璃的侵蚀：在抵抗水对玻璃的侵蚀时，硼硅玻璃对水的稳定性明显高于钠钙玻璃。药用玻璃材料按颗粒耐水性的不同分为Ⅰ类玻璃和Ⅲ类玻璃。Ⅰ类玻璃即为硼硅类玻璃，具有高耐水性；Ⅲ类玻璃即为钠钙类玻璃，具有中等耐水性。Ⅲ类玻璃制成容器的内表面经过中性化处理后，可达到高内表面耐水性，称为Ⅱ类玻璃容器；但要注意此类玻璃制成的输液瓶仅限于一次使用，如反复使用，在洗瓶及灌装消毒过程中极薄的富硅层会遭到破坏而导致性能下降。

②酸对玻璃的侵蚀：硅酸盐玻璃对一般酸性介质（氢氟酸和磷酸除外）具有较好的抗侵蚀能力。由于酸一般是通过酸性溶液中水的作用侵蚀玻璃，所以浓酸对玻璃的侵蚀能力低于稀酸。

③碱对玻璃的侵蚀：硅酸盐玻璃的耐碱性能远不如其耐酸性能和耐水性能。碱溶液有能力将玻璃完全溶解。

3）玻璃药包材的应用和注意事项：玻璃容器按制造方法可分为模制瓶和管制瓶。

模制玻璃容器瓶特点是价格低廉、强度高。管制瓶是用已拉制成型的各类玻璃管二次加工成型制造的产品，专门用于医药品的包装。

管制玻璃容器的特点是重量轻、器壁薄而均匀、外观透明度好，但价格较高且易破碎。模制瓶主要可用作大容量注射剂包装用的输液瓶、小容量注射剂包装用的模制注射剂瓶（或称西林瓶）和口服制剂包装用的药瓶；管制瓶则主要用作小容量注射剂包装用的安瓿、管制注射剂瓶（或称西林瓶）、预灌封注射器玻璃针管、笔式注射器玻璃套筒（或称卡氏瓶），口服液体制剂包装用的管制液体瓶。对于先前常用于装盛固体制剂的玻璃药瓶，目前已较少使用，逐步被塑料瓶替代等。

药用玻璃容器应清洁透明，以利于检查药液的可见异物、杂质及变质情况，一般药物应选用无色玻璃，当药物有避光要求时，可选择棕色透明玻璃，不宜选择其他颜色的玻璃；应具有较好的热稳定性，保证高温灭菌或冷冻干燥中不破裂；应有足够的机械强度，能耐受热压灭菌时产生的较高压力差，并避免在生产、运输和贮存过程中所造成的破损；应具有良好的临床使用性，如安瓿折断力应符合标准规定；应有一定的化学稳定性，不与药品发生影响药品质量的物质交换，如不发生玻璃脱片、不引起药液的 pH 值变化等。对生物制品、偏酸偏碱及对 pH 值敏感的注射剂，应选择 121℃ 颗粒法耐水性为 1 级及内表面耐水性为 HC1 级的药用玻璃或其他适宜的包装材料。

由于高硼硅玻璃线性热膨胀系数小，耐热冲击性能高，故制作低温冻干粉针瓶比较理想。中硼硅玻璃也称为国际中性玻璃（5.0 中性玻璃），在药包材中用途广泛，国际上注射液一般都采用中硼硅玻璃。低硼硅玻璃是我国特有的药用玻璃产品，由于这种玻璃和国际中性玻璃相比，含硼量较低，线性热膨胀系数较大，耐水性略低，故制作安瓿质量不够理想。与硼硅玻璃相比，钠钙玻璃易熔制和加工，价廉，多用于制造对耐热性、化学稳定性要求不高的玻璃制品。普通的无色玻璃具有透光性，琥珀色（棕色）玻璃瓶配方中含有铁盐，能阻止波长 470nm 以下的光透过，但要注意如药品中所含成分受铁的催化将发生反应时，则不能采用琥珀色玻璃；蓝色和绿色的玻璃容器能透过很强的紫外线，如包装光敏性药物，则不能避免药品的光学降解。

（2）塑料药包材　塑料是可塑性高分子材料的简称，由树脂和化学助剂两种主要成分组成。塑料和玻璃相比具有质轻、耐腐蚀、力学性能高、便于封口和成本低等特点，因而近年来被广泛用来包装药品。塑料药包材包括药瓶、药袋、泡罩等，具有种类多、用途广、更常见等优势。

1）塑料药包材的特点：①机械性能好，具有一定的强度、弹性、抗压、抗冲击、抗弯曲、耐摩擦、不易破碎；②化学稳定性好，对一般的酸、碱、盐及包装外部环境中的水、氧气、二氧化碳等各种化学介质均有良好的抗耐能力；③具有一定的阻隔性，选择合适的塑料材料，可阻隔气体、水分等；④质轻，其密度约为金属的 1/5、玻璃的 1/2；⑤具有良好的加工性能，便于成型、热封和复合；⑥光学性能优良，可透明也可不透明，印刷和装饰性能良好；⑦价格便宜，运输成本也较低。

其作为药用包装材料的主要缺点是：耐热性和耐寒性与玻璃相比较差，高温容易变形，低温容易变脆；强度和硬度不如金属材料高；大部分塑料包材较玻璃药包材容易透气、透湿，处方的组成中如含有挥发性药品，其可能会通过容器壁而损失；易老化；有些塑料其内部低分子物有可能渗入内装物；可吸收或吸附处方中的成分，如一些防腐剂；缺少适当的灭菌方法；通常所用的塑料助剂有十几类，如增塑剂、热稳定剂、光稳定剂、抗氧剂、润滑剂、着色剂、抗静电剂等，要注意助剂是否有毒性和刺激性；不易再生，容易造成环境污染。

2）塑料药包材的种类及性质：常用塑料包装材料的种类如下。

①聚乙烯（PE）：聚乙烯可按密度和结构的不同，分为高密度聚乙烯（HDPE）、中密度聚乙烯（MDPE）、低密度聚乙烯（LDPE）及线性低密度聚乙烯（LLDPE）等。HDPE 是相对硬和韧的材料、对化学品耐受性强、阻透性好，透明性相对较低；LDPE 柔软、透明、热封性能好，但是对气体和气味的阻透性较差；LLDPE 韧度、断裂伸长率和阻透性优于 LDPE，其厚度比低密度聚乙烯减薄 20%，可制成更薄和更柔韧的薄膜，且热封性很好。

②聚丙烯（PP）：聚丙烯是丙烯的高分子聚合物，外观与聚乙烯相似，但比聚乙烯更轻，是目前塑料中最轻的一种。其有很高的耐化学性；力学性能要优于 PE，尤其是具有较好的刚性和抗弯曲性；比 PE 更透明；防潮能力好，阻气性优于 PE，可防止异味通过；耐热性好，能耐沸水煮，可作为需高温消毒灭菌的包装材料；无味、无毒。其缺点是：耐老化性比 PE 差，常需加入一些抗氧剂；印刷性能不好；耐寒性远不如 PE，低温时很脆，不适宜在低温下使用；气密性也不良。双向拉伸的聚丙烯薄膜（BOPP）其透明性、阻隔性等均优于未拉伸的聚丙烯薄膜（CPP）。

③聚氯乙烯（PVC）：聚氯乙烯是由氯乙烯单体聚合而成。目前大量的 PVC 片材被用作片

剂、胶囊剂的铝塑泡罩包装的泡罩材料。其透明性好，强度高，印刷性优良。其缺点是：虽然PVC无毒，但氯乙烯单体有致肝癌作用，用于药品包装的PVC片材的氯乙烯单体含量不超过百万分之一；PVC耐热性较差，受热易变形，常需加入稳定剂和增塑剂，以降低加工温度和调整PVC的软硬程度，药用PVC片材应注意采用无毒助剂。

④聚偏二氯乙烯（PVDC）：聚偏二氯乙烯是偏二氯乙烯（VDC）与氯乙烯（VC）聚合而成。其透明性好，印刷性、热封性能及耐化学性能优异；最突出的特点是具备极低的透水和透氧性能，是性能极佳的高阻隔性材料。其缺点是：和PVC相比热稳定性较差；耐老化性差；其残余的偏氯乙烯单体也有毒性，长期接触有致癌和致畸作用，因而用作药品包装材料时应严格控制其质量，用于药品包装的PVDC片材其偏氯乙烯单体的含量不得超过百万分之三；由于其价格昂贵，在医药包装中主要与PE、PP等制成复合膜，充分发挥其气密性能好的特性，大大改善包装的防潮、隔氧及密封性能。

⑤聚酯（PET）：聚酯是一种含有酯键的聚合物，是一类树脂的总称。药品塑料包材中的聚酯通常指聚对苯二甲酸乙二醇酯（PET）。其具有优良的力学性能，其韧性在常用的热塑性塑料中是最大的，薄膜的拉伸强度与铝箔相似，抗冲击强度为一般薄膜的3～5倍，耐折性好，但耐撕裂强度差；耐化学性能较好，但不耐浓酸和浓碱；耐热性及耐寒性均较好；有较好的气体（氧气、二氧化碳及水汽）阻隔性，属于中等阻隔材料；透明度高、光泽性好，且对紫外线有较好的遮蔽性；无味无毒，卫生安全性好。其缺点是：在热水中煮沸易降解；不能经受高温蒸汽消毒；易带静电；热封性差。

3）塑料药包材的应用及注意事项：塑料能够做成各种规格和形状的塑料瓶和塑料袋，还能与多种包装材料复合制成高性能的复合包装材料。较柔软的包装可选择低密度聚乙烯。高密度聚乙烯及聚丙烯主要应用于要求具有一定防水性能的硬质容器，其通常对一些易溶解于低密度聚乙烯中的化学品（包括防腐剂）的耐受性强。聚酯是口服液体制剂的玻璃容器的良好替代品。输液用塑料袋使用时可依靠自身张力压迫药液滴出无需形成空气回路，可避免使用玻璃输液瓶可能造成的二次污染。药用塑料瓶具有质轻、强度高、不易破损、密封性能好、防潮、卫生，符合药品包装的特殊要求等优点，可不经清洗、烘干直接用于药品包装，是一种优良的药用包装容器，广泛用于口服固体药品（如片剂、胶囊剂、颗粒剂等）和口服液体药品（如糖浆剂等）的包装。固体药用塑料瓶生产时一般加入钛白粉或白色母粒，使瓶为白色不透明，对液体药用或需要透明的场合一般加入茶色或其他颜色母粒，使带上一定颜色以阻挡阳光。由于塑料瓶的密封性和水蒸气渗透性，对油脂性、挥发性药品使用塑料瓶包装可能会出现一些问题，如挥发性药品的逸出，塑料中的组分可能被所接触的药品溶出等。

（3）金属药包材　金属包装材料，主要是将金属压延成薄片，用于商品包装的一种材料，是传统包装材料之一。

1）金属药包材的特点：①具有优良的力学性能，其机械强度优于其他包装材料，其容器可薄壁化，不易破损，适合危险品的包装，便于携带、运输和装卸；②综合保护性能好，阻气性、防潮性、遮光性（特别是阻隔紫外线）优于其他包装材料，耐高温、耐温度与湿度变化、耐虫害，货架期长；③加工成型性能好，金属有良好的延伸性，容易加工成型，且制造工艺成熟，能连续自动化生产；④外表美观，金属表面有特殊的光泽，适应性好，便于将商品包装得外表华丽、美观，提高商品的销售价值；⑤金属易再生利用，污染小。其主要缺点是：化学稳定性差，耐腐蚀性能差；金属材料中含有的铅、锌等重金属离子可影响药品质量并危害人体健康；容器较重，能量消耗大；成本较高等。

2）金属药包材的种类及性质：金属种类很多，而包装用的金属材料主要有钢制和铝制包装材料。

①镀锡薄钢板（马口铁）：低碳薄钢板（含碳量≤0.25%）具有良好的塑性和延展性，制罐工艺性好，有优良的综合保护性能；但耐蚀性差，易生锈，镀锡后能形成钝化膜可增强抗

腐蚀能力。涂酚醛树脂可装酸性制品，涂环氧树脂可装碱性制品。

马口铁可制备成罐、盒或听，用以包装诸如原料药、中药药材的粉末、肠内营养粉、奶粉、中药材、茶叶，或作为容器装盛单独包装的制剂产品如袋装颗粒剂、或作为气雾剂罐/喷雾剂罐装盛气雾剂/喷雾剂用液体等；马口铁还可以制备成一定体积的桶或箱，用以包装原料药、中药材或其他物品。

②铝箔：铝箔是一种具有优良特性的重要包装材料，其由电解铝经压延而成，极富延展性，厚薄均匀，作为包装用铝箔厚度均在0.2mm以下。铝箔可单独使用，但更多的是与纸、玻璃纸、塑料薄膜等复合使用。经处理的铝箔有很好的延展性，加工性能好；表面镀锡或涂漆可增加其防腐性，铝表面形成的氧化铝薄膜可防止其继续氧化；其为高阻隔性材料，遮光，有较好的水分及气体阻隔性；有漂亮的金属光泽，装潢适应性好；导热性好，易于杀菌消毒；铝箔无毒，表面极为干净、卫生、任何细菌或微生物都不能在其表面生长；耐热耐寒性好。其缺点是：易被强酸强碱腐蚀；不可热封，除非经涂层或层合；材质较软，强度较低。为了适应药品包装市场的需要，彩色药用铝箔也得到了应用；主要是将各种颜色的颜料或染料均匀分散到保护剂和黏合层体系中，使药用铝箔的保护层和黏合层呈现不同的颜色。阻隔复合的铝箔要求针孔数少，且针孔孔径尽可能小。因为铝箱针孔是穿透性缺陷，影响铝箔的阻隔性能，尤其是用于药品包装，很容易使氧气光线穿透而使药品的药效降低。因铝箔容易在包装、使用过程中形成针孔而降低其阻隔性能，所以铝箔常与高分子塑料聚合物、纸或其他金属薄板等制成复合材料使用；把铝箔的屏蔽性与纸的强度、塑料的热密封性融为一体，进一步提高了作为包装材料所必需的对水汽、空气、紫外线和细菌等的屏蔽性能，大大拓宽了铝箔的应用市场。

铝箔可单独使用，利用热塑或冷塑封口软膏剂/乳膏剂/凝胶剂的软管管口，开盖使用时需去除上述铝箔封口。铝箔作为药包材更广泛的用途是制备成复合包装材料。

3）金属药包材的应用及注意事项：金属作为药包材使用主要有铝箔、金属软管、喷雾罐等三种形式。其中金属软管是一种优良的包装容器，它开启方便，可分批取用内容物，易于控制给药剂量，具有良好的重复密闭性能，并对药品有充分的保护作用，未被挤出的内装物被污染机会比其他包装方式少得多。例如具有稠度的糊剂、凝胶、乳膏或软膏，可方便地装入软管里。金属软管比塑料软管的阻隔性好，但取出部分内容物后金属软管变瘪，外观不如后者；同时金属软管还需加入树脂内壁涂层来增加化学稳定性。

（4）复合包装材料药包材　为进一步增强包装材料对现代包装的适应性，除对它们进行多方面的改进外，一个重要的方向就是发展多种复合技术，即设法将几种材料按照一定的顺序放置并采用一定的处理方法使之复合在一起，形成一种复合型的包装材料，使其同时兼具不同材料的优良性能，例如，内层材料直接与药品接触，中间层材料产生阻隔气体或水分的进入，外层具有优良的保护性能及可印刷性。

1）复合包装材料药包材的特点：①综合性能好，具有构成复合薄膜的所有单膜的性能，并具有某些特殊性能。即通过对原材料的选择、各组分分布设计和工艺条件的保证等，使原组分材料优点互补，来满足药品包装所需的各种要求和功能，提高综合保护性；②改进包装材料的耐水性、耐油性、耐药品性；③增强对气体、气味、水分、光的阻隔性；④增强对虫、尘、微生物的防护性能；⑤复合薄膜的强度均高于所有基膜强度，故其机械适应性更强，增强刚性和耐冲击性；⑥改善加工适用性，易成型、易热封、尺寸稳定并规格多样；⑦改善耐热、耐寒性能；⑧具有良好的印刷及装饰效果，且卫生可靠；⑨适于单剂量包装，方便开启并具有触动标识作用；⑩可通过选择不同复合材料及复合形式，来节省材料，降低能耗和成本。其主要缺点是其为多种材料制成，回收利用时分离困难，回收再利用性差。

2）复合包装材料药包材的种类及性质：①内层要求安全、无毒，无味，化学惰性不与包装物发生作用，具有良好的热封性或黏合性，

 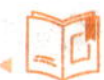

常用材料有 PE、CPP、EVA 等。②外层要求光学性能好、有优良的印刷装潢性，较强的耐热性、耐摩擦、具有较好的强度和刚性，常用的材料有 BOPET、BOPP、PT、BOPA 等。③如果要求较高的阻隔性，还可加上高阻隔的中间层或增加层数。④中间阻隔层要求能很好地阻止内外气体或液体等渗透，避光性好（透明包装除外），常用材料有铝或镀铝膜、EVOH、PVDC 等。⑤如果两种复合材料的相容性好，则可直接复合；如复合材料之间相容性较差，则需要使用适当的黏合剂。塑料与铝箔无相容性，因此必须使用黏合剂。黏合剂的品种常因复合材料的用途不同而不同。

3）复合包装材料药包材的应用与注意事项

①药品泡罩包装技术：药品泡罩包装技术是指将药品封合在用透明塑料薄片形成的泡罩与衬底之间的一种包装方法，此时单剂量药品置于泡罩中，衬底覆盖泡罩使之形成一个密闭的体系。药品的泡罩包装又称水泡眼包装，简称 PTP，是药品单剂量包装的主要形式之一，适用于片剂、胶囊、栓剂、丸剂等固体制剂药品的机械化包装。国内也有使用于膏剂的包装，但该膏剂必须是非有机溶剂型或很弱的有机溶剂型。

泡罩包装的组成：泡罩包装主要由热塑性塑料薄片和衬底组成，泡罩和衬底采取热合方式组合。我国现行的泡罩基材绝大多数为药用 PVC 硬片，也有少量使用 PVC/PVDC 复合片、PET、PE 和 PP 等材料。但是 PVC 在阻湿阻气方面性能不够理想。泡罩包装的衬底基本是药品泡罩包装用铝箔（亦称为 PTP 铝箔）。若泡罩与衬底可直接接触药品，此时，泡罩与衬底材料均应为直接接触药品的Ⅰ类药包材。

泡罩包装的特点：重量轻，运输携带方便；包装后的药品被固定在泡罩和衬底之间，在运输和贮存中可得到各种有效的保护，适用于形状复杂、怕压易碎的药品；由于铝箔阻隔性能好，PVC 亦有一定阻隔性能，同时泡罩包装本身具有的密封性，使其具有较好的阻气性、防潮性、防尘性，对药品有一定的保护作用；适于单剂量包装，药品可分别得到保护；具备触动标识和防触动性质，不存在开启后重封闭的可能，可防盗，防掺伪，保护儿童安全；内容物清晰可见，同时铝箔表面可印图案、商标说明文字等；取药方便；泡罩包装易自动化，适于工业化大生产等优点。故这种包装形式在医药领域得到广泛的应用。

泡罩包装除可采用热塑成型外，还可以采用冷冲压成型。与热成型相比，冷冲压成型具有灌装填充容易，力学稳定性好；价格相对实惠；成型过程中不必预热，节省能源等优点。

冷冲压成型泡罩，也称机械成型泡罩，是药品包装的新形式。塑料和铝箔的复合膜可在改进的泡罩设备上通过冷机械成型操作实现物理成型。其成型材料主要由基材和封盖材料组成。基材为铝塑复合膜，通常塑料在内层，铝箔在外层。封盖材料为药品泡罩包装用铝箔（PTP 铝箔）或铝塑复合膜（通常塑料在内层，铝箔在外层）。冷冲压成型泡罩包装适用于阻隔性能要求比较高的片剂、胶囊、栓剂、丸剂等药品的包装。

热带铝泡罩包装是一种专为增强铝塑泡罩包装的阻隔性能而发展起来的包装形式，相当于铝塑泡罩包装的一层“保护罩”，可对水蒸气、氧气、光线起到很好的阻隔作用，对阻隔性能要求较高的食品、药品、保健品等产品的包装而言，可尝试使用热带铝泡罩包装。通常情况下，热带铝泡罩包装是在泡罩包装的基础上，采用冷冲压成型技术，将泡罩包装的外层再包装一层铝箔。热带铝泡罩包装的特点表现在其密封性优良、外观精美，药品可独立包装，目前已受到国内包装企业和消费者的广泛关注，并被越来越多的包装企业采用。

②条形包装：条形包装也称窄条包装，是单剂量包装的另一种形式。其与泡罩包装相似，是由再生纤维素、纸、塑料、铝箔或任何它们的复合物制成的一层或两层膜片制成，常见的包材有塑料膜、纸塑膜、铝箔膜和纸铝塑复合膜，药品插入与加热平板或滚筒上的凹槽相对应的泡眼，两个内层可通过加热或压力封合，药品之间存在齿痕，形成的一种单位包装形式。取用药品时，可沿着齿痕撕开条形包装即可。其具有良好的易撕性，方便消费者取用产品；良好的气体、水汽阻隔性，保证内容物较长的

保质期；良好的降解性，有利于环保；适用于泡腾剂、胶囊等药品的包装。窄条包装的生产效率通常比泡罩包装低，所占据的容积也更大。其成本与玻璃容器相当，这主要取决于所用材料，生产速率及产品的尺寸。

此外，要注意的是泡罩和窄条包装的产品水平放置时所需起的保护作用很小。因为顶部的重量完全由产品承受。而竖直放置不仅可使包装材料的强度最大，还可消除对产品的直接挤压。纸铝塑复合膜具有良好的机械强度和防潮、防氧化性能，纸层可提供额外的强度和支撑，铝箔层有效防止水分和氧气的进入，适合运输和储存过程中对包装强度和防护性有较高要求的药品。

6. 药械组合　药械组合是指将药品和医疗器械结合在一起的产品，可作为单一产品或成套使用，通过药品和器械的协同作用，发挥优于单独使用药物或器械的治疗效果。药械组合产品主要用于更精确的给药、更有效的治疗和更方便的患者管理，尤其在慢性疾病、自我管理和高风险手术等领域得到广泛应用。

药械组合在强调“药”的治疗效果以外，也凸显“械”辅助作用，两者结合，达到最佳的治疗目的。药械组合产品在医疗技术的进步中占据着重要的地位，具有独特的优势和特点，使其在临床应用中得到广泛使用。

(1) 优势　通过局部或精确给药，提高药物生物利用度，增强疗效，如药物洗脱支架通过释放药物预防再狭窄。

局部给药可减少系统性副作用，提高患者耐受性。通过特定给药途径，药物直接作用于靶部位，降低药物对其他组织的影响。

使用方便，如智能注射器和药物释放贴剂，可提高患者使用便捷性，增加顺应性。

可根据患者需求进行定制，通过调整药物释放速率或剂量以适应个体化给药。

药物植入物和贴剂等产品可实现药物持续释放，减少患者给药频度。

(2) 特点　药械组合产品具有功能多样化、智能化、便利化、可控化等特点。

(3) 临床使用　药械组合产品主要用于治疗心血管系统疾病、呼吸系统疾病、内分泌系统疾病、神经系统疾病、疼痛、避孕与生育、肿瘤及慢性疾病等。

(4) 常见药械组合产品类型　①药物涂层装置，可通过植入或接触身体部位逐渐释放药物；②药物洗脱支架，用于冠状动脉疾病治疗，支架表面涂抗增生药物，以防止血管再狭窄；③药物涂层导管和球囊，可用于血管狭窄或阻塞的治疗，球囊扩张的同时局部释放药物，防止血管闭塞；④药物输送装置，如胰岛素注射笔，用于糖尿病患者自行注射胰岛素，如用于哮喘或慢性阻塞性肺疾病治疗的吸入器，可帮助患者将药物直接吸入肺部；⑤智能药械组合，如附带传感器，能够监测药物在体内的使用情况并向外部设备传输数据。

（四）药物制剂的稳定性

药物稳定性是指原料药及药物制剂保持其物理、化学、生物学和微生物学性质的能力。通过稳定性试验，考察药物在不同环境条件（如温度、湿度、光线等）下制剂特性随时间变化的规律，以认识和预测制剂的稳定趋势，为制剂生产、包装、贮存、运输条件的确定，以及药物和药物制剂有效期的建立提供科学依据。

药物制剂的稳定性变化一般包括化学、物理和生物学三个方面。

(1) 化学方面　指药物因水解、氧化、还原、光解、异构化、聚合、脱羧，以及药物相互作用产生的化学反应，使药物含量（或效价）、色泽产生变化。

(2) 物理方面　指制剂的物理性能发生变化，如混悬剂中药物粒子结块、结晶生长，乳剂的分层，片剂崩解时限、溶出速度的改变等。制剂物理性能的变化，不仅使制剂质量下降，还可引起化学变化和生物学变化。

(3) 生物学方面　指因微生物污染滋长，引起药物的酶败分解变质。可由内在和外在两方面因素引起。内在因素主要系指某些活性酶的作用，使某些成分酶解。其外在因素一般是指制剂因受微生物污染，引起发霉、腐败和分解，其结果可产生有毒物质，降低疗效或增加不良反应，使服用剂量不准确，甚至不能供药用，危害性极大。

1. 药物制剂的化学稳定性　药物制剂的化

学稳定性主要是药物制剂在制备、运输、贮存等过程中，药物因各种原因发生的降解过程。药物由于化学结构的不同，外界环境不同，可发生不同类型的降解反应，水解和氧化是药物降解的两个主要途径。某些药物还会发生其他如异构化、聚合、脱羧等反应。药物的降解过程较复杂，有时一种药物可能同时或相继产生两种或两种以上的降解反应。需要指出的是，药物出现化学不稳定时所生成的杂质量是较少的，通常只有百分之几以下或更低，且是长时间生产的，并非像化学领域所涉及的化学反应那样，在短时间生产大量生成物。此外，药物的化学不稳定性可通过调控某些因素，如处方因素中的pH值、离子强度或外界因素的温度、湿度等，来大大降低或减缓生成杂质的速度和程度。

（1）水解　水解是药物降解的主要途径，属于这类降解的药物主要有酯类（包括内酯）、酰胺类（包括内酰胺）等。

1）酯类药物的水解：含有酯键的药物在水溶液中或吸收水分后，易发生水解反应，在H^+、OH^-或广义酸碱的催化下，反应还可加速。

盐酸普鲁卡因的水解可作为这类药物的代表。盐酸普鲁卡因注射液易发生酯键的水解，分解成对氨基苯甲酸与二乙氨基乙醇，这两个分解产物均无明显的麻醉作用；对氨基苯甲酸还会继续发生氧化，同时在一定条件下又能发生脱羧反应，生成有毒的苯胺；苯胺和对氨基苯甲酸的氨基又都可继续被氧化，生成有色物质，这是盐酸普鲁卡因注射液变黄的主要原因。普鲁卡因的水解与溶液的pH值有关，其最稳定的pH值为3.5左右。

属于这类水解的药物还有盐酸丁卡因、盐酸可卡因、溴丙胺太林、硫酸阿托品、氢溴酸后马托品等。

酯类药物注射液水解后，生成羧酸往往使溶液的pH值下降，因此酯类药物注射液灭菌后若发生pH值下降，即提示有可能发生了水解反应。

内酯在碱性条件下易水解开环。硝酸毛果芸香碱、华法林钠均有内酯结构，可产生水解。

2）酰胺类药物的水解：酰胺类药物水解后生成酸与胺。属于酰胺类的药物有青霉素类、头孢菌素类、氯霉素、巴比妥类等。此外，如利多卡因、对乙酰氨基酚等也属于此类药物。

①青霉素和头孢菌素类：这类药物的分子中存在着不稳定的β-内酰胺环，在H^+或OH^-影响下，易裂环失效。氨苄西林在中性和酸性溶液中的水解产物为α-氨苄青霉酰胺酸。氨苄西林在水溶液中最稳定的pH值为5.8，pH 6.6时，药品的贮存半衰期$t_{1/2}$为39天。本品只宜制成固体剂型（注射用无菌粉末）。注射用氨苄西林钠在临用前可用0.9%氯化钠注射液溶解后输液，但10%葡萄糖注射液对本品有一定的影响，不建议配合使用，若两者配合使用，也不宜超过1小时。乳酸钠注射液对本品水解具有显著的催化作用，二者不能配合使用。青霉素V碳6位侧链上的苄基甲酰胺基被苯氧乙酰胺基取代，增加了稳定性，不易被胃酸破坏，可供口服，且在血中有效浓度维持时间也较长。头孢菌素类药物应用日益广泛，由于分子中同样含有β-内酰胺环，易于水解。如头孢唑林钠在酸与碱中都易水解失效，水溶液pH 4～7较稳定，在pH 4.6的缓冲溶液中药品的贮存稳定性$t_{0.9}$约为90小时（$t_{0.9}$指药物降解10%所需时间）。本品在生理盐水和5%葡萄糖注射液中，室温放置5天仍符合要求，虽然pH值略有上升，但仍在稳定pH值范围内。庆大霉素、维生素C注射液对本品稳定性无显著影响，故头孢唑林钠可与这些药物配合使用。

②氯霉素：氯霉素比青霉素类抗生素稳定，但其水溶液仍易分解，在pH 7以下，主要是酰胺水解，生成氨基物与二氯乙酸。在pH 2～7范围内，pH值对水解速度影响不大。在pH 6时最稳定，在pH 2以下或pH 8以上水解作用加速，而且在pH 8以上还有脱氯的水解作用。氯霉素水溶液120℃加热，氨基物可进一步发生分解生成对硝基苯甲醇。水溶液对光敏感，在pH 5.4暴露于日光下，变成黄色沉淀。对分解产物进行分析，结果表明可能是由于进一步发生氧化、还原和缩合反应所致。目前常用的氯霉素制剂主要是氯霉素滴眼液，处方有多种，其中氯霉素的硼酸硼砂缓冲液的pH值为6.4，

其有效期为9个月，如调整缓冲剂用量，使pH值由原来的6.4降到5.8，可使本制剂稳定性提高。氯霉素溶液可用100℃、30分钟灭菌，水解3%～4%；以同样时间115℃热压灭菌，水解达15%，故不宜采用。

③巴比妥类：也是酰胺类药物，在碱性溶液中容易水解。有些酰胺类药物，如利多卡因，邻近酰胺基有较大的基团，由于空间效应，不易水解。

3）其他药物的水解：阿糖胞苷在酸性溶液中，脱氨水解为阿糖尿苷。在碱性溶液中，嘧啶环破裂，水解速度加快。本品在pH 6.9时最稳定，水溶液经稳定性预测 $t_{0.9}$ 约为11个月，常制成注射粉针剂使用。另外，如维生素B族、地西泮、碘苷等药物的降解，也主要是由于水解作用。

对于可发生水解的药物而言，药液的pH是重要的影响因素，需通过实验筛选，确定药液最稳定的pH值。此外，离子强度也会对药物水解产生促进作用，同样需要通过处方筛选，确定无机盐的种类和用量，使药液在适宜的离子强度范围内。温度是影响药物水解的主要外界因素，需要关注制剂制备工艺过程中加热对药物水解的影响，如加热溶解、热压灭菌等，应选择适宜的温度使用范围。水分或湿度也是影响药物水解的主要外界因素，尤其是针对固体制剂，可采用密闭包装或同时添加单独包装的干燥剂包的方式予以解决。对于无法通过调控影响因素而解决药物水解问题的液体制剂而言，可尝试选择固体制剂，如片剂、胶囊、注射用药物粉末等，使药物以固体状方式存在于制剂中，以解决因水而导致的药物水解问题。

（2）氧化　氧化也是药物降解的主要途径之一。失去电子为氧化，脱氢也为氧化。药物氧化分解通常是自氧化过程，即在大气中氧的影响下进行缓慢氧化。药物的氧化过程与化学结构有关，如酚类、烯醇类、芳胺类、吡唑酮类、噻嗪类药物较易氧化。药物氧化后，不仅效价损失，而且可能产生颜色或沉淀。有些药物即使极少量被氧化，亦会色泽变深或产生不良气味，严重影响药品的质量。

1）酚类药物：这类药物分子中具有酚羟基，如肾上腺素、左旋多巴、吗啡、水杨酸钠等。

2）烯醇类药物：维生素C是这类药物的代表，分子中含有烯醇基，极易氧化，氧化过程较为复杂。在有氧条件下，先氧化成去氢抗坏血酸，然后经水解成为2,3-二酮古洛糖酸，此化合物进一步氧化为草酸与L-丁糖酸。在无氧条件下，发生脱水作用和水解作用生成呋喃甲醛和二氧化碳，由于 H^+ 的催化作用，在酸性介质中脱水作用比碱性介质快，实验中证实有二氧化碳气体产生。

3）其他类药物：芳胺类如磺胺嘧啶钠，吡唑酮类如氨基比林、安乃近，噻嗪类如盐酸氯丙嗪、盐酸异丙嗪等，这些药物都易氧化，其中有些药物氧化过程极为复杂，常生成有色物质。含有碳碳双键的药物，如维生素A或维生素D的氧化是典型的游离基链式反应。

对于可发生氧化的药物而言，空气中的氧或溶解于药液中的氧是导致药物氧化的重要影响因素，可通过在处方添加抗氧剂、添加惰性气体置换空气或去除药液中的氧、真空包装等方式加以解决。某些金属离子可催化药物的氧化，需特别关注作为杂质或外界环境引入的金属离子所产生的影响。光线也是影响药物氧化的主要外界因素，尤其是针对光敏感药物，可采用具有避光作用的包装方式予以解决；此外在制剂制备过程中，还需要注意避光操作。

（3）其他反应

1）异构化：异构化分为光学异构化和几何异构化两种。通常药物的异构化使生理活性降低甚至没有活性，所以在制备和贮存中应特别注意。

光学异构化可分为外消旋化和差向异构化。如左旋肾上腺素具有生理活性，其外消旋以后只有50%的活性，本品水溶液在pH 4左右发生外消旋化。差向异构化是指具有多个不对称碳原子的基团发生异构化的现象，例如毛果芸香碱在碱性pH时，α-碳原子差向异构化后生成异毛果芸香碱。有些药物其反式与顺式几何异构体的生理活性有差别，例如维生素A除了易氧化外，还可能发生几何异构化，其活性形式是全反式，若转化为2,6位顺式异构体，其生

理活性会降低。

2）聚合：是两个或多个分子结合在一起形成复杂分子的过程。例如氨苄西林钠的水溶液在贮存过程中能发生聚合反应，一个分子的β-内酰胺环裂开与另一个分子反应形成二聚物，此过程可继续形成高聚物。这种高聚物可诱发和导致变态反应（过敏反应）。塞替派在水溶液中易聚合失效，以聚乙二醇400为溶剂制成注射液，可避免塞替派发生聚合。

3）脱羧：对氨基水杨酸钠在光、热、水分存在的条件下很易脱羧，生成间氨基酚，后者还可进一步氧化变色。前面提到的普鲁卡因水解产物对氨基苯甲酸的脱羧也属于此类反应。

2. 影响药物制剂稳定性的因素　影响药物制剂稳定性的因素包括处方因素和外界因素。

（1）处方因素对药物制剂稳定性的影响

1）pH值的影响：许多酯类、酰胺类药物常受H^+或OH^-催化水解，这种催化作用也叫专属酸碱催化或特殊酸碱催化，此类药物的水解速度，主要由pH值决定。确定最稳定的pH值（以pH_m表示）是溶液型液体制剂处方设计中首先要解决的问题。pH_m一般是通过实验求得，在高于室温温度下测得的pH_m一般可适用于室温，不致产生很大误差。

2）广义酸碱催化的影响：按照Brönsted Lowry酸碱理论，给出质子的物质称为广义的酸，接受质子的物质称为广义的碱。有些药物也可被广义的酸碱催化水解，这种催化作用叫作广义的酸碱催化或一般酸碱催化。许多药物处方中，往往需要加入缓冲剂。常用的缓冲剂如醋酸盐、磷酸盐、枸橼酸盐、硼酸盐等，均为广义的酸碱，对某些药物的水解有催化作用。例如磷酸盐、醋酸盐缓冲剂对青霉素G水解的影响比枸橼酸盐大。一般缓冲剂的浓度越大，催化速度也越快。为了减少这种催化作用的影响，在实际生产处方中，缓冲剂应用尽可能低的浓度或选用没有催化作用的缓冲系统。

3）溶剂的影响：溶剂对药物稳定性的影响比较复杂，对药物的水解影响较大。溶剂的介电常数对离子或带电荷药物的影响可用下式表示：

$$\lg K = \lg K_\infty - \frac{K' Z_A Z_B}{\varepsilon}$$

式中，K为速度常数，ε为介电常数，K_∞为溶剂ε趋向∞时的速度常数，Z_A、Z_B为物质A和物质B所带的电荷。对于一个给定系统，在固定温度下K'是常数。因此，以$\lg K$对$1/\varepsilon$作图得一直线。如果药物离子与攻击离子的电荷相同，如OH^-催化水解苯巴比妥阴离子，则$\lg K$对$1/\varepsilon$作图所得直线的斜率是负值。在处方中采用介电常数低的溶剂将降低药物分解的速度。故苯巴比妥钠注射液用介电常数低的溶剂，例如丙二醇（60%）可使注射液稳定性提高。25℃时，其$t_{0.9}$可达1年左右；相反，若药物离子与攻击离子的电荷相反，如专属碱对带正电荷的药物催化，若采取介电常数低的溶剂，就不能达到稳定药物制剂的目的。

4）离子强度的影响：制剂处方中往往需要加入一些无机盐，如电解质调节等渗，抗氧剂防止药物的氧化，缓冲剂调节溶液pH值等。溶液的离子强度对降解速度的影响可用下式说明：

$$\lg K = \lg K_0 + 1.02 Z_A Z_B \sqrt{\mu}$$

式中，K为降解速度常数；K_0为溶液无限稀释（$\mu=0$）时的速度常数；μ为离子强度；$Z_A Z_B$为溶液中药物所带的电荷。以$\lg K$对$\sqrt{\mu}$作图可得一直线，其斜率为$1.02Z_A Z_B$，外推到$\mu=0$可求得K_0，若药物与离子带相同电荷时，斜率为正值，则降解速度随离子强度增加而增加；若药物与离子带相反电荷，斜率为负值，离子强度增加，则降解速度降低；若药物为中性分子，斜率为0，此时离子强度与降解速度无关。

5）表面活性剂的影响：一些容易水解的药物，加入表面活性剂可使其稳定性增加，例如苯佐卡因易受碱催化水解，在5%的十二烷基硫酸钠溶液中，30℃时药品的贮存半衰期$t_{1/2}$约为20小时，不加十二烷基硫酸钠时则约为1小时。这是因为表面活性剂在溶液中形成胶束，苯佐卡因增溶于胶束中，在胶束周围形成一层所谓“屏障”，阻碍OH^-进入胶束，而减少其对酯键的攻击，因而增加苯佐卡因的稳定性。但要注意，加入表面活性剂的浓度必须在临界胶束浓度以上，否则起不到增加稳定性的作用。此外，表面活性剂有时反而使某些药物分解速度加快，如聚山梨酯80使维生素D稳定性下降。故须通过实验，正确选用表面活性剂。

6）处方中基质或赋形剂的影响：一些半固体制剂，如软膏剂、霜剂中药物的稳定性与制剂处方的基质有关。一些片剂的润滑剂对乙酰水杨酸的稳定性有一定影响，因此阿司匹林片只能使用影响较小的滑石粉或硬脂酸。

（2）外界因素对药物制剂稳定性的影响

1）温度的影响：一般来说，温度升高，反应速度加快。根据Van't Hoff规则，温度每升高10℃，反应速度增加2～4倍。然而不同反应增加的倍数可能不同，故上述规则只是一个粗略的估计。Arrhenius方程描述了温度与反应速度之间的定量关系，反应速度常数的对数与热力学温度的倒数呈线性关系（斜率为负值），即随着温度升高，反应速度常数增大。它是药物稳定性预测的主要理论依据。

2）光线的影响：光是一种辐射能，光线的波长越短，能量越大，光线提供的能量可激发氧化反应，加速药物的降解。许多酚类药物在光线作用下易氧化，如肾上腺素、吗啡、苯酚、可待因等。有些药物分子受辐射（光线）作用使分子活化而产生分解，此种反应叫光化降解，其速度与系统的温度无关。这种易被光降解的物质叫光敏感物质。药物结构与光敏感性有一定的关系，如酚类和分子中有双键的药物，一般对光敏感。常见的对光敏感的药物有：硝普钠、氯丙嗪、异丙嗪、维生素B_2、氢化可的松、泼尼松、叶酸、维生素A、维生素B_1、辅酶Q_{10}、硝苯地平等。其中硝普钠对光极不稳定，临床上用5%的葡萄糖配制成0.05%的硝普钠溶液静脉滴注，在阳光下照射10分钟就分解13.5%，颜色也开始变化，同时pH值下降。室内光线条件下，本品半衰期为4小时。

3）空气（氧）的影响：大气中的氧是引起药物氧化变质的重要因素。大多数药物的氧化反应往往是含自由基的自氧化反应，少量的氧就能引发反应的开始。因此易氧化的药物在开始配制制剂时，就应控制氧含量。大气中的氧约占总体积的21.0%，氧进入制剂主要有两条途径：①由水带入，氧在水中有一定的溶解度。在平衡时，0℃为10.19ml/L，25℃为5.75ml/L，50℃为3.85ml/L，100℃几乎为0。②制剂的容器空间内留存的空气中的氧。因此，对于易氧化的品种，除去氧气是防止氧化的根本措施。

4）金属离子的影响：微量金属离子对自氧化反应有明显的催化作用，如0.2mmol/L的铜能使维生素C氧化速度增大1万倍。铜、铁、钴、镍、锌、铅等离子都有促进氧化的作用，它们主要是缩短氧化作用的诱导期，增加游离基生成的速度。制剂中微量金属离子主要来自原辅料、溶剂、容器，以及操作过程中使用的工具等。

5）湿度和水分的影响：空气湿度与物料含水量对固体药物制剂的稳定性有较大影响。水是化学反应的媒介，固体药物吸附水分后，在表面形成一层液膜，分解反应就在液膜中进行。无论是水解反应，还是氧化反应，微量的水均能加速阿司匹林、青霉素G钠盐、氨苄西林钠、对氨基水杨酸钠、硫酸亚铁等的分解。药物是否容易吸湿，取决于其临界相对湿度（CRH）的大小。例如氨苄西林钠极易吸湿，其临界相对湿度仅为47%，如果在相对湿度（RH）75%的条件下，放置24小时，可吸收水分约20%，同时粉末溶解。因此，这些原料药物的水分含量必须特别注意，一般水分含量在1%左右比较稳定，水分含量越高分解越快。

6）包装材料的影响：药物贮藏于室温环境中，主要受热、光、湿度及空气（氧）的影响。包装材料与制剂稳定性的关系十分密切，特别是直接接触药品的包装材料。玻璃、塑料、金属和橡胶均是常用的包装材料。包装设计既要考虑外界环境因素也要考虑包装材料与制剂成分的相互作用对制剂稳定性的影响，否则最稳定的处方、剂型也得不到安全有效的产品。

3. 药物制剂稳定化的方法

（1）控制外界条件　药物制剂在制备过程中，往往需要加热溶解、干燥、灭菌等操作，此时应考虑温度对药物稳定性的影响，制订合理的工艺条件。如对热不稳定的药物灭菌时，一般应选择高温短时间灭菌，灭菌后迅速冷却。那些对热特别敏感的药物，如某些抗生素、生物制品，则采用无菌操作分装或滤膜除菌，以

及冷冻干燥。在药品贮存过程中，也要根据温度对药物稳定性的影响来选择贮存条件。

（2）调节 pH 值　药液的 pH 值对药物的水解有较大影响。用适当的酸、碱或缓冲剂调节药液溶液 pH 值至 pH_m 范围。如果存在广义酸碱催化，调节 pH 值的同时，还应选择适宜的缓冲盐。固体制剂和半固体制剂中，药物若对 pH 值较敏感，在选择赋形剂或基质时也应注意。

（3）改变溶剂　在水中很不稳定的药物，可采用乙醇、丙二醇、甘油等极性溶剂，或在水溶液中加入适量的非水溶剂可延缓药物的水解，减少药物的降解速度。

（4）控制水分及湿度　固体制剂应控制水分含量，生产时应控制空气或环境相对湿度，还可通过改进工艺，减少与水分的接触时间。如采用干法制粒、流化喷雾制粒代替湿法制粒，可提高易水解药物片剂的稳定性。

（5）遮光　对光敏感的药物制剂，制备过程中要遮光操作，并采用遮光包装材料及在遮光条件下保存。如采用棕色玻璃瓶包装或在包装容器内衬垫黑纸等。

（6）驱逐氧气　将纯化水煮沸 5 分钟，可完全除去溶解的氧，但冷却后空气中的氧仍可溶入，因此，该纯化水应立即使用，或贮存于密闭的容器中。也可在纯化水中和容器空间通入惰性气体，如二氧化碳或氮气，置换其中的氧。另外，惰性气体的通入充分与否，对成品的质量影响很大，有时同一批号的注射液，色泽深浅不一，可能与通入气体的多少不同有关。对于固体制剂，为避免空气中氧的影响，也可采用充氮气或真空包装。

（7）加入抗氧剂或金属离子螯合剂　抗氧剂本身是强还原剂，遇氧后首先被氧化，消耗周围环境中的氧，从而保护药物免受氧化。抗氧剂根据其溶解性能可分为水溶性和油溶性两种。常用的水溶性抗氧剂有亚硫酸钠、亚硫酸氢钠、焦亚硫酸钠、硫代硫酸钠、硫脲、维生素 C、半胱氨酸等。常用的油溶性抗氧剂有叔丁基对羟基茴香醚（BHA）、2,6-二叔丁基对甲酚（BHT）、维生素 E 等。选用抗氧剂时应考虑药物溶液的 pH 值及其与药物间的相互作用等。焦亚硫酸钠和亚硫酸氢钠适用于弱酸性溶液；亚硫酸钠常用于偏碱性药物溶液；硫代硫酸钠在酸性药物溶液中可析出硫细颗粒沉淀，故只能用于碱性药物溶液。亚硫酸氢钠可与肾上腺素在水溶液中形成无生理活性的磺酸盐化合物；亚硫酸钠可使维生素 B_1 分解失效，亚硫酸氢盐能使氯霉素失去活性。氨基酸类抗氧剂无毒性，作为注射剂的抗氧剂尤为合适。油溶性抗氧剂适用于油溶性药物如维生素 A、维生素 D 制剂的抗氧化。

由于金属离子能催化氧化反应的进行，因此易氧化药物在制剂过程中所用的原辅料及器具均应考虑金属离子的影响，应选用纯度较高的原辅料，操作过程避免使用金属器皿，必要时还要加入金属离子螯合剂。常用的金属离子螯合剂有依地酸二钠、枸橼酸、酒石酸等，依地酸二钠最为常用，其浓度一般为 0.005% ~ 0.05%。金属离子螯合剂与抗氧剂联合使用效果更佳。

（8）稳定化的其他方法

1）改进剂型或生产工艺：①制成固体制剂，凡在水溶液中不稳定的药物，制成固体剂型可显著改善其稳定性。供口服的有片剂、胶囊剂、颗粒剂等；供注射的无菌粉针剂，是目前青霉素类、头孢菌素类抗生素的基本剂型。还可制成膜剂，如硝酸甘油制成片剂的过程中，药物的含量和均匀度均降低，将其制成膜剂，由于成膜材料聚乙烯醇对硝酸甘油的物理包覆作用使其稳定性提高。②制成微囊或包合物，采用微囊化和包合技术，可防止药物因受环境中的氧气、湿度、水分、光线的影响而降解，或因挥发性药物挥发而造成损失，从而增加药物的稳定性。如维生素 A 制成微囊后稳定性提高，维生素 C、硫酸亚铁制成微囊，可防止氧化。如易氧化的盐酸异丙嗪制成 β-环糊精包合物，稳定性较原药提高；苯佐卡因制成 β-环糊精包合物后，减小了其水解速度，提高了稳定性。③采用直接压片或包衣工艺，对于一些遇湿热不稳定的药物，可采用粉末直接压片、结晶药物压片或干法制粒压片等工艺。包衣也可改善药物对光及湿热的稳定性，如氯丙嗪、异丙嗪、对氨基水杨酸钠等，均制成包衣片；维生素 C 用微晶纤维素和乳糖直接压片并包衣，其稳定性提高。

2）制备稳定的衍生物：药物的化学结构是决定制剂稳定性的内因，不同的化学结构具有不同的稳定性。对不稳定的成分进行结构改造，如制成盐类、酯类、酰胺类或高熔点衍生物，可提高制剂的稳定性。将活性成分制成前体药物，也是提高其稳定性的一种方法。

3）加入干燥剂及改善包装：易水解的药物可与某些吸水性较强的物质混合压片，这些物质起到干燥剂的作用，吸收药物所吸附的水分，从而提高了药物的稳定性。如用3%二氧化硅作干燥剂可提高阿司匹林的稳定性。

第二节　药品质量与质量体系

一、药品质量与质量管理

（一）药品质量与质量属性

药品质量是指药品能够满足规定用途与要求所应具备的特征总和。药品质量属性是指能够反映药品质量的特性，是评价药品是否符合质量要求的指标。药品的基本质量属性包括反映药品的安全性、有效性，以及药品制备工艺质量的稳定性和均一性方面。其中，安全性和有效性是药品的生物学属性，由药品中原料药（即活性成分，API）的特性所决定，同时受到制备工艺的影响，可通过临床前的药理学与毒理学验证、药/毒代动力学试验及临床试验验证和数据分析，以及上市后的安全性监测等全面评估，确保药品能够达到预期的临床用途和治疗目标，并在治疗范围内的安全使用。供临床使用的上市药品应根据其物理、化学、生物学或微生物学性质或特征，利用指标分析方法来表征其质量属性，并通过质量标准的形式进行质量控制和监管，以确保临床用药的安全、有效和质量可控。

药品的研发应基于质量源于设计（quality by design，QbD）理念，采用基于充分的科学知识和质量风险管理的方法，根据终产品满足其特定用途所应具备的质量特性确定目标产品的质量概况（quality target product profile，QTPP），再根据 QTPP 确立研发药品的关键质量属性（critical quality attributes，CQA）。药品的 CQA 是指那些能够对药品质量产生决定性影响的特性，即当其不能满足要求时能对药品的安全性和有效性产生影响的质量属性，它们应在适当的限度、范围或分布之内，以确保预期的产品质量。

研发药品的 QTPP 是指理论上可以达到的、并将药品的安全性和有效性考虑在内的关于药品质量特性的前瞻性概述，是产品研发的设计基础。确定 QTPP 应考虑的因素包括：预期的临床用途、给药途径、剂型、处方组成和给药系统；剂量规格；容器密闭系统；适合于所研发药品剂型的 API 的释放或输送、影响药代动力学特性（如，溶出度、气动性能）的属性；适合于拟定上市产品的药品质量标准（如，无菌、纯度、稳定性、溶出度或释放度）。

研发药品的 CQA，通常与 API、辅料、中间产品和成品相关。例如，固体口服制剂的 CQA 主要指那些影响产品纯度、含量、API 释放和稳定性方面的质量属性，其他给药系统的 CQA 还包括更多的产品特定属性。例如，吸入剂的气动特性、注射剂的无菌性和透皮贴剂的黏附力等。对于 API、原材料和中间产品来说，CQA 还包括那些可能影响成品制剂 CQA 的属性（如，粒径分布、堆密度）等。以咀嚼片为例，其 CQA 除了包括通常的性状、鉴别、有关物质（含异构体杂质）、致突变杂质、元素杂质、重量差异/含量均匀度、微生物限度、含量等以外，还应包括硬度、崩解时限/溶出度，以及可能影响药物生物利用度和生物等效性的质量属性。此外，在质量研究中还应关注咀嚼片的大小、形状、厚度、口感（易吞咽性、适口性）等可能影响患者可接受性的其他质量属性。

综上所述，CQA 的全方位控制是药品研发和生产的基石，它贯穿于药品全生命周期。从非临床研究到上市后再评价，每一个生命阶段都要确保 CQA 符合预定要求。药品生产从原料采购到产品放行，每一个生产环节都需要严格遵循既定的质量控制标准，以确保到患者手中的药品是安全有效、质量可控的。

（二）药品质量标准

为使药品的质量能够满足符合其预定用途

所应具备的质量属性、确保临床用药的安全性和有效性，国家对药品制定有强制执行的药品质量标准。药品质量标准通常简称药品标准，是根据药品自身的质量属性，即理化与生物学特性，按照其来源、处方、制法（生产工艺）、运输、贮藏等条件等所制定的、由一系列检测项目及相应的分析方法和合理的可接受限度标准组成的，用以评估药品质量在复验期或货架期（有效期）内是否达到药用要求，并衡量其质量是否均一、稳定的技术要求。

1. 药品标准体系

（1）药品标准体系构成　《药品标准管理办法》明确：我国药品标准体系由国家药品标准、药品注册标准和省级中药标准构成。其中，国家药品标准包括国家药品监督管理部门颁布的《中华人民共和国药典》和“药品标准”；药品注册标准是指经药品监督管理部门核准、颁发给药品注册申请人/上市许可持有人（marketing authorization holder，MAH）的药品质量标准；省级中药标准作为国家药品标准的补充，主要收载国家药品标准未收载的、本地区临床习用的中药材和中药饮片。另外，药品生产企业的药品上市须符合其出厂放行规程要求，其质量应符合企业药品标准。

1）中国药典：《中华人民共和国药典》(Pharmacopoeia of the People's Republic of China)，简称《中国药典》(Chinese Pharmacopoeia)，英文缩写 ChP。现行版《中国药典》由一部、二部、三部、四部及其增补本组成。其中，一部收载中药，品种包括三种类型：药材和饮片；植物油脂和提取物；成方制剂和单味制剂。二部收载化学药品，品种分为两部分：第一部分收载化学药品、抗生素、生化药品及各类药物制剂（列于原料药之后）；第二部分收载放射性药物制剂。三部收载生物制品，包括：预防类、治疗类、体内诊断类和体外诊断类品种，同时还收载有生物制品相关通用技术要求。四部收载通用技术要求、药用辅料和包装材料。

2）药品注册标准：药品注册标准是指经药品注册申请人提出、由国家药品监督管理部门药品审评中心核定，国家药品监督管理部门在批准药品上市许可申请、补充申请时发给药品上市许可持有人（以下简称持有人）的经核准的质量标准（经核准药品标准），生产该药品的药品生产企业应当执行药品注册标准。药品注册标准不得低于国家药品标准的相关规定。药品注册标准的项目及其检验方法的设定，应当符合《中国药典》凡例和通用技术要求的基本要求和总体规定，以及国家药品监督管理部门发布的技术指导原则和国家药品标准编写原则。持有人应当落实药品质量主体责任，按照药品全生命周期管理的理念，持续提升和完善药品注册标准，提升药品的安全性、有效性与质量可控性。持有人应当及时关注国家药品标准制定和修订进展，对其生产药品执行的药品标准进行适用性评估，并开展相关研究工作。

3）省级中药标准：省级中药标准包括省、自治区、直辖市人民政府药品监督管理部门（简称“省级药品监督管理部门”）制定的国家药品标准没有规定的中药材标准、中药饮片炮制规范和中药配方颗粒标准。省级药品监督管理部门根据药品标准制定和修订工作需要，负责组织省级中药标准中收载使用的除国家药品标准物质以外的标准物质制备、标定、保管和分发工作。国家药品标准已收载的品种及规格涉及的省级中药标准，自国家药品标准实施后自行废止。

4）企业药品标准：《中华人民共和国药品管理法》规定：“药品生产企业应当对药品进行质量检验。不符合国家药品标准的，不得出厂”。药品生产企业应当建立药品出厂放行规程，明确出厂放行的标准、条件。即，药品生产企业应当依据国家药品标准或药品注册标准的质量规格、按照 GMP 规范要求生产药品，产品上市销售应当符合出厂放行规程。出厂放行规程规定有放行的标准和条件，其中产品质量应当符合企业依据国家药品标准或药品注册标准制定的“企业药品标准”或称“企业内控标准”。企业药品标准仅在本企业的药品生产质量管理中发挥作用，属于非法定标准。企业药品标准中的检验项目与检验方法常同于该品种的国家药品标准或药品注册标准，但指标限度的要求应当等于或高于国家药品标准或药品注册标准。例如，化学性质不稳定的药品中“氯化物”“重金属”“砷盐”“炽灼残渣”“残留溶剂”等杂质的含量在贮藏期间不易发生变化，企业药品标准的限度规定可按照国家药品标准或药品注册标准执行；“有关物质”等在运输或贮藏期间可能因环境因素，如温度、湿度、光照等发生降解而增加的杂质的限度要求应当高于国家药品标准或药品注册标准，否则其上市药品在有效期内的质量不能得到有效控制，药品的安全性和有效性不能得到保障。

（2）《中国药典》标准体系　《中国药典》由凡例、通用技术要求和品种正文组成。其中，通用技术要求包括通则和指导原则。《中国药典》标准体系是以凡例为基本要求、通则为总体规定、指导原则为技术引导、品种正文为具体要求的架构体系。

1）凡例：凡例是为正确使用《中国药典》，对品种正文和通用技术要求，以及药品质量检验和检定中有关的共性问题的统一规定和基本要求。凡例是进行药品质量检验和检定的基本原则，是《中国药典》的重要组成部分。在《中国药典》各部中列于品种正文之前。以二部凡例为例，内容包括：总则，通用技术要求，品种正文，名称与编排，项目与要求，检验方法和限度，标准品与对照品，计量，精确度，试药、试液、指示剂，动物试验，说明书、包装和标签，共12类39条，对各条内容的定义与基本要求作出统一规定，相关规定具有法定约束力。

2）通用技术要求：通用技术要求包括通则、指导原则，以及生物制品通则和相关总论等，列于《中国药典》四部。其中，通则是对药品质量指标的检测方法或原则的统一规定。

①通则：主要包括制剂通则、其他通则、通用检测方法。制剂通则系为按照药物剂型分类，针对剂型特点所规定的基本技术要求。现行版《中国药典》共收载有38种剂型，包括片剂、注射剂、胶囊剂、颗粒剂、眼用制剂、鼻用制剂、栓剂等29种现代剂型与合剂、锭剂、煎膏剂（膏滋）、胶剂、酒剂等9种传统剂型；通用检测方法系为各品种进行相同项目检验时所应采用的统一规定的设备、程序、方法及限度。

通则项目的编码以XXYY四位阿拉伯数字组成。其中，XX为类别、YY为亚类和/或条目序列：例如，“0101片剂”为制剂通则（0100）类片剂条目，规定了片剂的定义、分类、基本质量要求，以及“重量差异”“崩解时限”“发泡量”“分散均匀性”等特性检查项目及其检查方法与限度要求，以及“微生物限度”及其检查方法与限度要求。再如，“0512高效液相色谱法”为“0500色谱法”系列中液相柱色谱法亚类（0510）的第2种方法（0512），规定了高效液相色谱仪的一般要求和色谱条件（包括：色谱柱、检测器、流动相）、系统适用性试验（包括：色谱柱的理论板数、分离度、灵敏度、拖尾因子、重复性）和测定法。测定法包括定性分析法与定量分析法。其中，定性分析法包括：利用保留时间定性、利用光谱相似度定性和利用质谱检测器定性；定量分析法包括：内标法、外标法、加校正因子的主成分自身对照法、不加校正因子的主成分自身对照法和面积归一化法。另外，规定了多维色谱又称为色谱/色谱联用技术的定义与一般方法。

②指导原则：系为规范药典执行，指导药品标准制定和修订，提高药品质量控制水平所规定的非强制性的、推荐性技术要求。指导原则虽为非强制性技术要求，但原则上应当遵守，特殊情况应予以说明。例如，“9001原料药物与制剂稳定性试验指导原则”规定了稳定性试验的分类，各类试验目的与基本要求，并分别推荐了原料药物与药物制剂稳定性试验的基本方法与程序；再如“9101药品质量标准分析方法验证指导原则”规定了需要验证的分析项目[包括鉴别试验、杂质测定（限度或定量分析）、含量测定（包括特性参数和含量/效价测定，其中特性参数如：药物溶出度、释放度等）]与验证指标[包括专属性、准确度、精密度（包括重复性、中间精密度和重现性）、检测限、定量限、线性、范围和耐用性]，并推荐了具体验证方法与数据要求。

3）品种正文：品种正文为各品种项下收载的具体标准规格，系根据药物自身的理化与生物学特性，按照批准的处方来源、生产工艺、贮藏运输条件等所制定的、用以检测药品质量是否达到用药要求，并衡量其质量是否稳定均一的技术规定。品种正文是《中国药典》标准的主体，以《中国药典》二部收载品种的正文标准为例，其内容包括：品名（包括中文名、汉语拼音与英文名）、有机药物的结构式、分子式与分子量、来源或有机药物的化学名称、含量或效价规定、处方、制法、性状、鉴别、检查、含量或效价测定、类别、规格、贮藏、制剂、标注、杂质信息，共17项内容。

2. 药品标准质量要求 《中国药典》正文标准，以二部收载品种正文为例，收载的17项内容可分为三部分。①定义（definition）：涵盖药品的一般信息，包括品名（中文名、汉语拼音与英文名）、有机药物的结构式、分子式与分子量、来源或有机药物的化学名称、含量或效价规定、处方、制法；②技术规格（specifications）：系为药品标准的主体，列有药品的质量要求与检测方法，内容包括性状、鉴别、检查、含量或效价测定；③附加事项（additional requirements）：是为药品的临床合理使用与贮藏提供必要的信息与要求，主要包括类别、规格、贮藏、制剂、标注、杂质信息等。其中，技术规格为药品正文标准的基本要求，附加事项为他项要求。

（1）性状 《中国药典》性状项下记载药品的外观、臭、味、溶解度及物理常数等。

1）外观：是对药品的色泽和外表感观（包括聚集形态和特殊臭、味）的规定，其中臭与味指药品本身固有的，可供制剂开发时参考。例如，《中国药典》关于阿司匹林的性状描述为“本品为白色结晶或结晶性粉末；无臭或微带醋酸臭”；再如，《中国药典》对葡萄糖性状的描述为“本品为无色结晶或白色结晶性或颗粒性粉末；无臭，味甜”。

2）溶解度：溶解度是药品的一种物理性质。《中国药典》各品种项下选用的部分溶剂及在该溶剂中的溶解性能，可供精制或制备溶液时参考；在特定溶剂中的溶解性能需作定量控制时，在该品种检查项下另作具体规定。

标准中药品的近似溶解度可用“极易溶解”“易溶”“溶解”“略溶”“微溶”“极微溶解”“几乎不溶或不溶”等名词术语表示。《中国药典》凡例对以上术语有明确的规定。如“极易溶解”系指溶质1g（ml）能在溶剂不到1ml中溶解；“易溶”系指溶质1g（ml）能在溶剂1～不到10ml中溶解；“溶解”系指溶质1g（ml）能在溶剂10～不到30ml中溶解；“略溶”系指溶质1g（ml）能在溶剂30～不到100ml中溶解；“微溶”系指溶质1g（ml）能在溶剂100～不到1000ml中溶解；“极微溶解”系指溶质1g（ml）能在溶剂1000～不到10000中溶解；“几乎不溶”或“不溶”均系指溶质1g（ml）在溶剂10000ml中不能完全溶解。例如，《中国药典》规定阿司匹林的溶解度为：本品在乙醇中易溶，在三氯甲烷或乙醚中溶解，在水或无水乙醚中微溶；在氢氧化钠溶液或碳酸钠溶液中溶解，但同时分解。系指1g阿司匹林可溶解于1～不到10ml的乙醇，10～不到30ml的三氯甲烷或乙醚，100～不到1000ml的水或无水乙醚，10～不到30ml的氢氧化钠溶液或碳酸钠溶液。

3）物理常数：物理常数是药品的特征常数，其测定结果不仅对药品具有鉴别意义，也可反映药品的纯度，是评价药品质量的主要指标之一。《中国药典》通则0600收载有物理常数的测定方法，主要有：相对密度、馏程、熔点、凝点、比旋度、折光率、黏度、吸收系数、碘值、皂化值和酸值等。

①熔点：系指供试品在熔融时的温度，即供试品在毛细管内开始局部液化出现明显液滴（初熔）时的温度至全部液化（终熔）时的温度的范围。熔融同时分解的供试品则以供试品开始局部液化或开始产生气泡时的温度作为初熔温度，供试品固相消失全部液化时的温度作为终熔温度；遇有固相消失不明显时，应以供试品分解物开始膨胀上升时的温度作为终熔温度；某些药品无法分辨其初熔、终熔时，可以将发生突变时的温度作为熔点。初熔与终熔的温度差值称熔距。

不同药品的熔点通常是不同的，所以测定药品的熔点可以辅助鉴别该药品的真伪。药品的纯度下降会导致熔点下降、熔距增长，所以熔距值可反映供试品的化学纯度；当供试品存在多晶型现象时，在保证化学纯度的基础上，熔距值大小也可反映其晶型纯度。

例如，《中国药典》规定马来酸氯苯那敏的熔点为131.5～135℃。

②旋光度：当平面偏振光通过含有某些光学活性化合物（如具有不对称碳原子的化合物）的液体或溶液时，能引起旋光现象，使偏振光的平面向左或向右旋转。其中，偏振光平面向左（逆时针方向）旋转称为“左旋”，用符号“－”表示；向右（顺时针方向）旋转称为“右旋”，用符号“＋”表示。偏振光旋转的度数称为旋光度（α）。在一定波长与温度下，偏振光透过每1ml中含有1g旋光性物质的溶液且光路长度为1dm（10cm）时，测得的旋光度称为比旋度，以［α］表示。

光学活性物质的旋光度不仅与其化学结构有关，而且还和测定时供试品溶液的浓度、光路长度，以及测定时的温度和偏振光的波长有关。《中国药典》旋光度测定法（通则0621）规定：除另有规定外，本法系采用钠光谱的D线（589.3nm）测定旋光度，测定管长度为1dm（如使用其他管长，应进行换算），测定温度为20℃。

比旋度（或旋光度）可以用于鉴别或检查光学活性药品的纯杂程度，亦可用于测定光学活性药品的含量。

例如，《中国药典》收载的左氧氟沙星、肾上腺素、硫酸奎宁、葡萄糖、阿莫西林、氢化可的松等均在“性状”项下收载有“比旋度”；再如，《中国药典》规定，阿米卡星在水溶液（每1ml中约含20mg）中测得的比旋度为＋97°至＋105°；另外，《中国药典》采用旋光度法测定葡萄糖注射液含量：供试品稀释至每100ml约含葡萄糖10g的溶液（10%及以下规格的直接取样测定），在25℃时，依法测定旋光度，与2.0852相乘，即得供试量中含葡萄糖一水合物的重量（g）。

（2）鉴别　鉴别是指用规定的试验方法辨识药品与名称的一致性，即辨识药品的真伪，是药品质量控制的一个重要环节。鉴别项下规定的试验方法系根据反映该药品某些物理、化学或生物学特性所进行的药物鉴别，不完全代表对该药品化学结构的确证。鉴别试验为否定性试验，其主要意义在于预防和识别生产过程中的差错，如投料错误、包装错误等非主观性差错；对于人为制造的假药无法完全识别。

鉴别试验包括一般鉴别试验和特殊鉴别试验。其中，一般鉴别试验为通用方法，收载于《中国药典》通则0301；特殊鉴别试验则为各品种采用的非通用的鉴别试验，收载于各品种正文鉴别项下。

一般鉴别试验主要收载常见官能团、有机或无机酸根和金属离子的通用鉴别试验法，如水杨酸盐、丙二酰脲类、托烷生物碱类、芳香第一胺类、乳酸盐、钙盐、钠盐、酒石酸盐、钾盐、硫酸盐、氯化物、磷酸盐等的鉴别。若《中国药典》品种正文具有一般鉴别试验项下记载的化学组成或特性的，可直接引用该鉴别试验法。特殊鉴别试验收载于《中国药典》各品种正文的鉴别项下，系根据反映该药品的某些物理、化学或生物学等特性所选用的特定方法，这些方法通常不适用于其他品种的鉴别。特殊鉴别试验常用的方法包括：化学法、物理化学法和生物学方法等。其中，物理化学法主要有光谱鉴别法和色谱鉴别法。

1）化学鉴别法：根据药物的结构特征或特有官能团可与化学试剂发生颜色变化或产生荧光、产生沉淀、生成气体等具有可检视的显著特征产物的化学反应对药品进行鉴别。例如：盐酸麻黄碱在碱性条件下与硫酸铜形成蓝色配位化合物；吗啡与甲醛－硫酸试液反应显紫堇色；氢化可的松在乙醇溶液中与硫酸苯肼加热显黄色；盐酸四环素与硫酸反应显深紫色，加入三氯化铁溶液变为红棕色；维生素B_1在碱性条件下与铁氰化钾反应生成具有蓝色荧光的硫色素；维生素C可使二氯靛酚钠褪色；肾上腺素与三氯化铁试液反应则显翠绿色；葡萄糖溶液遇碱性酒石酸铜试液，即生成红色氧化亚铜（Cu_2O）沉淀；尼可刹米与氢氧化钠试液加热，即发生二乙胺臭气，能使湿润的红色石蕊试纸变蓝色。

2）光谱鉴别法：基于物质与电磁辐射作用时，测量由物质内部发生量子化的能级之间的跃迁而产生的发射、吸收或散射辐射的波长和强度进行分析的方法称为光谱法。按不同的分类方式，光谱法可分为发射光谱法、吸收光谱法、散射光谱法；或分为原子光谱法和分子光谱法；或分为能级谱，电子、振动、转动光谱，电子自旋及核自旋谱等。

分光光度法是光谱法的重要组成部分，是通过测定被测物质在特定波长处或一定波长范围内的吸光度或发光强度，对该物质进行定性和定量分析的方法。常用的分光光度法包括：紫外-可见分光光度法、红外分光光度法、荧光分光光度法、原子吸收分光光度法。《中国药典》通则0400光谱法收载的方法还用：火焰光度法、电感耦合等离子体原子发射光谱、电感耦合等离子体质谱法、拉曼光谱法、质谱法、核磁共振波谱法、X-射线衍射法和X-射线荧光光谱法。

①紫外-可见分光光度法（UV）：紫外-可见光谱为吸收光谱，物质的紫外-可见吸收光谱具有与其结构相关的特征性，紫外-可见分光光度法是在190～800nm波长范围内测定物质的吸收光谱或特定波长处的吸光度，用于药品的鉴别、杂质检查和定量测定的方法。药品鉴别常采用的方法有：

Ⅰ. 通过特定波长范围内供试品的光谱与对照品的光谱（或对照光谱）比较；

Ⅱ. 通过确定最大吸收波长（λ_{max}）或同时确定最大吸收波长与最小吸收波长（λ_{min}）；

Ⅲ. 通过测量特定浓度供试品溶液在特定波长处的吸光度（A）；

Ⅳ. 通过测量特定波长处的吸收系数（$E_{1cm}^{1\%}$）；

Ⅴ. 通过测量两个特定波长处的吸光度比值。

例如，盐酸氯丙嗪用盐酸溶液（9→1000）制成每1ml含5μg的溶液，在254nm与306nm的波长处有最大吸收，在254nm波长处的吸光度约为0.46；再如，布洛芬的0.4%氢氧化钠溶液，在265nm与273nm的波长处有最大吸收，在245nm与271nm的波长处有最小吸收，在259nm的波长处有一肩峰；又如，硝西泮的无水乙醇溶液，在220nm、260nm与310nm的波长处有最大吸收，在260nm与310nm波长处的吸光度的比值应为1.45～1.65。

②红外分光光度法（IR）：红外分光光度法是在4000～400波数（cm^{-1}）范围内测定物质的红外光吸收光谱进行分析的方法。化合物的红外吸收光谱具有人指纹一样的特征专属性，除部分光学异构体及长链烷烃同系物外，几乎没有两个化合物具有相同的红外光谱。由于红外光谱的特征性强，《中国药典》及世界各国药典广泛使用红外分光光度法，采用对照品法或标准图谱法进行比较鉴别。

3）色谱鉴别法：色谱法是一种物理或物理化学分离分析方法，系将混合物中各组分分离后在线或离线分析的方法。色谱法具有高灵敏度、高选择性、高效能、应用范围广等优点，是分析混合物的最有效手段。

色谱法根据分离原理可分为：吸附色谱法、分配色谱法、离子交换色谱法与排阻色谱法等，其中分子排阻色谱法又称凝胶色谱法；根据分离方法又可分为：纸色谱法、薄层色谱法 、柱色谱法、气相色谱法、高效液相色谱法等。用于鉴别的色谱法主要是高效液相色谱法（HPLC），以色谱图中待测成分色谱峰的保留时间（t_R）作为鉴别依据。若待测物色谱峰保留时间不够稳定，进而难以做出评价时，亦可采用薄层色谱法（TLC），以待测成分斑点的比移值（R_f）及大小和颜色进行鉴别。

采用HPLC鉴别时，直接用含量测定项下记录的色谱图进行比较，供试品溶液主峰的保留时间应与对照品溶液主峰的保留时间一致；采用TLC鉴别时，将同浓度的供试品溶液与对照品溶液，点样于同一块薄层板上、展开与检视，供试品溶液所显示主斑点的位置应与对照品溶液的主斑点位置一致，且两主斑点的大小与颜色（或荧光）的深浅也应大致相同。

4）生物学方法：利用微生物学、分子生物学方法或动物试验进行鉴别，主要用于抗生素、生化药品和生物制品的鉴别。

（3）检查 《中国药典》检查项下包括反映药品的安全性与有效性的试验方法及限度和制备工艺要求的均一性与纯度等内容，检查分为一般检查（即通用检查）与特殊检查（即个性检查）。其中，一般检查的项目及其检查方法收载于《中国药典》通则，特殊检查项目及其检查方法则收载于品种正文项下。

《中国药典》通则收载的化学药品的一般检

查项目及其检查法主要分为三类。①限量检查法：收载于通则0800，主要用于检查药品的纯度；②特性检查法：收载于通则0900，主要用于检查药品的均一性。但药品的某些特性参数常因受到药品纯度的影响而发生改变，而且某些特性参数的改变也将影响药品的安全性，如溶液澄清度、不溶性微粒、可见异物等；或影响药品的有效性，如崩解时限、溶出度与释放度、黏附力、结晶性等；③生物学检查法：收载于通则1100，主要用于评价药品的安全性，如非无菌产品（部分口服或外用制剂）的微生物限度检查法和无菌产品（如注射剂、冲洗剂等）的无菌检查法、热原或细菌内毒素检查法等。另外，《中国药典》通则还收载有关中药、生物制品与药包材的纯度与均一性、反映安全性与有效性的通用检测项目与方法，如通则2000收载中药的相关检测法、通则3000收载生物制品相关检查方法、通则4000收载药包材检测方法。

1）限量检查法：限量检查系指按规定的方法检查药品中的杂质是否超过限量规定，其检查法通常采用对照法，即以限量的杂质为对照，与供试品同法操作，通过直接比较二者的响应强度，判定供试品中该杂质的量是否超过限度。即，供试品的响应强度不超过对照的强度即为符合规定，反之即为杂质超限。限量检查是药品纯度检查的重要组成部分。纯度检查也称为杂质检查，药品中的杂质按来源可分为一般杂质和特殊杂质。

①一般杂质检查法：一般杂质是指在自然界中分布广泛、在多数药品的生产过程中容易引入的杂质，如氯化物、干燥失重或水分、炽灼残渣、重金属、砷盐、残留溶剂等。在《中国药典》通则0800收载有18种（类）一般杂质的限量检查法。其中，氯化物检查法以与硝酸银反应出现浑浊为指标；重金属系指在规定实验条件下与硫代乙酰胺或硫化钠作用显色的金属杂质，以铅（Pb）为代表，其限量通常为百万分之十（10ppm）；砷盐（As）检查法有古蔡氏法和二乙基二硫代氨基甲酸银（AgDDC）法，限量通常为百万分之一（1ppm）；干燥失重检查法主要是检查药品中微量的吸附水分，通常在105℃下干燥至恒重，减失重量限度一般为0.5%；水分测定法则适用于含水量较高或同时存在结晶水与吸附水的药品，通常采用费休氏法测定；炽灼残渣检查法是检查药品中能与硫酸生成硫酸盐的无机杂质，通常与硫酸在700～800℃炽灼至恒重后，称量其遗留的残渣量，限量通常为0.1%；残留溶剂分为三类：第1类为具有不可接受的毒性或对环境造成危害的溶剂，在药品生产中应避免使用，这类溶剂包括：苯、四氯化碳、1,2-二氯乙烷、1,1-二氯乙烯和1,1,1-三氯乙烯共5种；第2类为高毒性溶剂，在药物制剂的生产中应限制其使用，其在制剂中的残留量限度约为0.001%（10ppm）。属于这类溶剂的有甲苯、三氯甲烷、环己烷、甲醇、乙腈、四氢呋喃等；第3类为低潜在毒性的溶剂，药品生产中可正常使用，其残留量也无需严格控制，限量与干燥失重相当，均为0.5%。这类溶剂包括乙酸、丙酮、乙醇、正丁醇、乙醚、乙酸乙酯、三乙胺等。除上述三类外，有一些在药品生产中可能使用的溶剂，但因目前尚无足够NOEL（未观察到作用水平）或LOEL（观察到作用的最低水平）等数据，因而无PDE（每日允许暴露量）值，所以未列入分类的溶剂，如异辛烷、异丙醚、石油醚、三氯醋酸、三氟醋酸等溶剂，《中国药典》将这类溶剂列为第四类溶剂。残留溶剂的测定常采用气相色谱法，《中国药典》收载的方法有毛细管柱顶空进样等温法、毛细管柱顶空进样系统程序升温法和溶液直接进样法。

②特殊杂质检查法：特殊杂质是指特定药品在其生产和贮藏过程中引入的与该药品结构相关的特定杂质与非特定杂质，通常包括药物的合成起始物料及其杂质、中间体、副产物、降解产物等。特殊杂质检查法收载于各品种正文的检查项下。特殊杂质包括按规定工艺生产的药品中存在的结构明确的特定杂质（起始物料、中间体等），生产及贮藏过程中可能因不同条件发生副反应或降解反应而产生的结构不明确的非特定杂质（副产物、降解产物等）。其中，部分结构明确的特定杂质单独列项并以该化合物或其类别命名。例如，阿司匹林中的“游离水杨酸”、对乙酰氨基酚中的“对氯苯乙

酰胺”、盐酸普鲁卡因中的“对氨基苯甲酸”、异烟肼中的“游离肼”、硫酸阿托品中的“莨菪碱”、青霉素钠中的“青霉素聚合物”、肾上腺素中的“酮体”等；部分特定杂质与非特定杂质一并检查，例如对乙酰氨基酚中的“对氨基酚及有关物质”；或通称为“有关物质”一并检查，例如尼莫地平中的“有关物质”包括结构已知的杂质Ⅰ和其他未知杂质，再如盐酸四环素中的“有关物质”包括土霉素、4-差向四环素、金霉素、脱水四环素、差向脱水四环素及其他未知杂质。另外，少数特殊杂质亦有采用其他命名检查的，例如硫酸奎宁检查“其他金鸡纳碱”；再如盐酸四环素（供注射用）检查“杂质吸光度”。

2）特性检查法：特性检查系指采用适当的方法检查药品的固有理化特性是否发生改变，以及发生改变的程度。《中国药典》特性检查法项下收载的理化特性检查方法有：溶液颜色检查法、澄清度检查法、不溶性微粒检查法、可见异物检查法、崩解时限检查法、溶出度与释放度测定法、含量均匀度检查法、最低装量检查法、结晶性检查法、粒度和粒度分布测定法等17项检查或测定法。举例如下：

①崩解时限检查法：系用于检查口服固体制剂在规定条件下的崩解情况。崩解系指口服固体制剂在规定条件下全部崩解溶散或成碎粒，除不溶性包衣材料或破碎的胶囊壳外，应全部通过筛网。如有少量不能通过筛网，但已软化或轻质上漂且无硬心者，可作符合规定论。

除另有规定外，凡规定检查溶出度、释放度或分散均匀性的制剂，不再进行崩解时限检查。

以片剂为例，使用升降式崩解仪检查，检查法如下：将吊篮浸入1000ml烧杯中，并调节吊篮位置使其下降至低点时筛网距烧杯底部25mm，烧杯内盛有温度为37℃ ±1℃的水，除另有规定外，取供试品6片，分别置吊篮的玻璃管中，启动崩解仪进行检查，各片均应在15分钟内全部崩解。如有1片不能完全崩解，应另取6片复试，均应符合规定。

典型片剂亚剂型的结果判定如下：

Ⅰ. 薄膜衣片：化学药品薄膜衣片应在30分钟内全部崩解；中药薄膜衣片应在1小时内全部崩解。如有1片不能完全崩解，应另取6片复试，均应符合规定。

Ⅱ. 糖衣片：应在1小时内全部崩解。如有1片不能完全崩解，应另取6片复试，均应符合规定。

Ⅲ. 肠溶片：在盐酸溶液（9→1000）中2小时不得有裂缝、崩解或软化现象；在磷酸盐缓冲液（pH 6.8）中1小时内应全部崩解。如有1片不能完全崩解，应另取6片复试，均应符合规定。

Ⅳ. 结肠定位肠溶片：在盐酸溶液（9→1000）及pH 6.8以下的磷酸盐缓冲液中均应不得有裂缝、崩解或软化现象，在pH 7.5～8.0的磷酸盐缓冲液中1小时内应完全崩解。如有1片不能完全崩解，应另取6片复试，均应符合规定。

Ⅴ. 含片：不应在10分钟内全部崩解或溶化。如有1片不符合规定，应另取6片复试，均应符合规定。

Ⅵ. 舌下片：应在5分钟内全部崩解并溶化。如有1片不能完全崩解或溶化，应另取6片复试，均应符合规定。

Ⅶ. 可溶片：水温为20℃ ±5℃，应在3分钟内全部崩解并溶化。如有1片不能完全崩解或溶化，应另取6片复试，均应符合规定。

Ⅷ. 泡腾片：水温为20℃ ±5℃，应在5分钟内崩解（置200ml水中，即有许多气泡放出，当气体停止逸出时，片剂应溶解或分散在水中，无聚集的颗粒剩余）。如有1片不能完全崩解，应另取6片复试，均应符合规定。

Ⅸ. 口崩片：应在60秒内全部崩解并通过筛网（筛孔内径710μm）。如有1片不符合规定，应另取6片复试，均应符合规定。

另外，按片剂的装置与方法进行检查，硬胶囊应在30分钟内全部崩解；软胶囊应在1小时内全部崩解；滴丸剂应在30分钟内全部溶散。

②溶出度与释放度测定法：溶出度系指活性药物成分（API）从片剂、胶囊剂或颗粒剂等普通制剂在规定条件下溶出的速率和程度，在缓释制剂、控释制剂、肠溶制剂及透皮贴剂等调释制剂中也称释放度。

《中国药典》收载有篮法、桨法（篮法的转篮换成搅拌桨）、小杯法（桨法、溶出杯250ml）、桨碟法（桨法的溶出杯中放入用于放置贴片的不锈钢网碟）、转筒法（桨法的搅拌桨用不锈钢转筒装置替代）、流池法（通过泵和流通池输送溶出介质）和往复筒法（篮法的转篮换成往复筒），共七种方法。

③含量均匀度检查法：用于检查单剂量的固体、半固体和非均相液体制剂含量符合标示量的程度。

除另有规定外，片剂、硬胶囊剂、颗粒剂或散剂等，每一个单剂标示量小于25mg或主药含量小于每一个单剂重量25%者；药物间或药物与辅料间采用混粉工艺制成的注射用无菌粉末；内充非均相溶液的软胶囊；单剂量包装的口服混悬液、透皮贴剂和栓剂等品种项下规定含量均匀度应符合要求的制剂，均应检查含量均匀度。复方制剂仅检查符合上述条件的组分，多种维生素或微量元素一般不检查含量均匀度。

凡检查含量均匀度的制剂，一般不再检查重（装）量差异；当全部主成分均进行含量均匀度检查时，复方制剂一般亦不再检查重（装）量差异。

含量均匀度的限度，常规片剂、硬胶囊剂、颗粒剂或散剂等为15%；单剂量包装的口服混悬液、内充非均相溶液的软胶囊、胶囊型或泡囊型粉雾剂、单剂量包装的眼用、耳用、鼻用混悬剂、固体或半固体制剂为20%；透皮贴剂、栓剂为25%。

④结晶性检查法：固态物质由于内部的分子排列规律不同可分为晶态（晶体或称结晶体）和非晶态（无定形）两大类。固态物质的结晶性检查可采用偏光显微镜法、粉末X射线衍射法、差示扫描量热法或其他适用方法检查。

3）生物检查法：生物检查法主要针对无菌产品的安全性或非无菌产品的微生物限度检查，《中国药典》通则收载有无菌检查法、异常毒性检查法、热原检查法、细菌内毒素检查法、升压物质检查法、降压物质检查法、组胺类物质检查法、过敏反应检查法、溶血与凝聚检查法，以及非无菌产品微生物限度检查法等，共计14项检查法。

（4）含量或效价测定　含量或效价测定是指按规定的方法测定药物或药物制剂中有效成分的含量或生物活性（以效价表示）。

1）含量或效价限度：《中国药典》品种正文中规定的含量或效价限度，系指按规定的方法检测时有效成分含量或效价的允许范围。如采用其他方法，应将该方法与规定方法做比较试验，根据试验结果掌握使用，但在仲裁时仍以《中国药典》规定的方法为准。

对于原料药，采用“含量测定”的化学药品，其含量限度通常用有效成分所占的百分数（%）表示。此百分数，除另有注明者外，均系指重量百分数。为了能正确反映药品的含量，一般应通过检查项下的“干燥失重”或“水分”，将药品的含量换算成干燥品或无水物的含量。例如，阿司匹林含量限度规定为：按干燥品计算，含 $C_9H_8O_4$ 不得少于99.5%；再如，青霉素钠含量限度为：按干燥品计算，含 $C_{16}H_{17}N_2NaO_4S$ 不得少于96.0%。采用“含量测定”的抗生素或“效价测定”的生化药品，其含量限度均用效价单位表示。例如，采用含量测定的硫酸庆大霉素，其效价限度规定为：按无水物计算，每1mg的效价不得少于590庆大霉素单位；再如，尿激酶系从新鲜人尿中提取的一种能激活纤维蛋白溶酶原的酶，采用效价测定法定量，其效价限度规定为：每1mg蛋白中尿激酶活力不得少于12万单位。

若含量限度规定上限为100%以上时，系指用规定的分析方法测定时可能达到的数值，它为《中国药典》规定的限度或允许偏差，并非真实含有量。例如，《中国药典》规定，炔诺酮（$C_{20}H_{26}O_2$）的含量限度为：按干燥品计算，含 $C_{20}H_{26}O_2$ 应为97.0%~102.0%。并非炔诺酮的真实含量能达到102.0%，而是用高效液相色谱法，以外标法计算时，测定值可能达到102.0%，这里主要是方法和对照品含量标示值的不确定度（允许偏差）造成的。另外，当含量限度未规定上限时，系指不超过101.0%。例如，阿司匹林的含量限度规定为：按干燥品计算，含 $C_9H_8O_4$ 不得少于99.5%，并未规定上限，则阿司匹林的含量限度实际为99.0%~101.0%。

对于药物制剂，含量（效价）的限度一般用活性成分（API）含量占标示量的百分率（%）表示。例如，阿司匹林片的含量限度为：本品含阿司匹林（$C_9H_8O_4$）应为标示量的95.0%～105.0%；再如，凝血酶冻干粉为牛血或猪血中提取的凝血酶原，经激活而得的供口服或局部止血用凝血酶的无菌冻干制品，采用效价测定法定量，其效价限度规定：按无水物计算，每1mg凝血酶的活力不得少于10单位，含凝血酶应为标示量的80%～150%。

2）含量或效价测定方法：含量测定方法主要有化学分析法和仪器分析法；效价测定方法主要用生物活性测定法。其中，化学分析法为经典分析方法，包括重量分析法和容量分析法，常用容量分析法，亦称滴定分析法。《中国药典》通则<0700其他测定法>收载有电位滴定法与永停滴定法、非水溶液滴定法、氧瓶燃烧法、氮测定法等；仪器分析方法为现代分析方法，用于含量测定的仪器分析法主要包括通则0400光谱法中收载的紫外-可见分光光度法、荧光分光光度法和原子吸收分光光度法等和通则0500色谱法中收载的高效液相色谱法、离子色谱法、分子排阻色谱法和气相色谱法，以及毛细管电泳法等。其中，最常用的是紫外-可见分光光度法和高效液相色谱法；生物活性测定法是根据药品对微生物（如枯草芽孢杆菌、金黄色葡萄球菌等细菌）或生物（如鼠、兔等实验动物或猪、牛等动物组织或血清）作用的强度来测定效价的方法。这类方法的测定结果与药物作用的强度有很好的相关性，收载于通则1200的生物活性测定法共有17种。其中，抗生素测定常用的方法是"抗生素微生物检定法"。使用化学分析法和仪器分析法测定药品的含量，在药品标准中称为"含量测定"，测定结果用质量百分数（%）表示；采用抗生素微生物检定法测定抗生素的抑菌活性，称为"含量测定"，测定结果用效价单位表示；用生物学方法或酶化学方法测定生化药品的生物活性，称为"效价测定"，测定结果用效价单位表示。

药物的含量测定所采用的分析方法一般要求操作简便，结果准确、重现。但对于药品的不同剂型，其含量测定方法的选择依据有所侧重。对于化学原料药，因为纯度高、杂质少、含量限度要求高（如阿司匹林含量限度为不得少于99.5%），其含量测定通常强调结果的准确和重现，要求的测定方法具有更高的准确度和精密度。因为滴定分析法具有精密度高、准确性好的特点，是原料药含量测定的首选方法。例如，《中国药典》采用氢氧化钠滴定法测定阿司匹林原料药的含量；对于药物制剂，尤其是复方制剂，因为组分复杂、干扰物质多，故其含量测定方法更加强调方法的灵敏度和专属性或选择性。因为仪器分析法，尤其是色谱分析法因具有灵敏度高、专属性强的特点，适用于组分复杂、含量限度较宽的药物制剂的分析。所以，药物制剂，尤其是复方制剂的含量测定首选具有分离能力的色谱分析法；当制剂辅料不干扰活性成分（API）测定时也可选用光谱分析法。

用高效液相色谱法测定药物含量时，首先要按各品种正文项下要求，进行色谱系统适用性试验，即用对照品溶液或系统适用性试验溶液在规定的色谱系统进行试验，考察色谱柱的理论板数（n）、分离度（R应大于1.5）、定量限（LOQ）[信噪比（S/N）应不小于10]、拖尾因子（T）和重复性（连续进样5次，峰面积测量值的RSD应不大于2.0%）等五个参数，以确认色谱系统符合方法要求。高效液相色谱法的定量方法采用标准对照法，可以采用峰高（h）或峰面积（A）定量，但通常是以峰面积定量，只有当色谱峰的拖尾因子（T）在0.95～1.05时，方可用峰高定量；供试品含量的赋值通常采用标准对照法，即以对照品同法测定，用供试品与对照品的峰面积及对照品的标示含量值计算供试品的含量。

抗生素微生物检定法系在适宜条件下，根据量反应平行线原理设计，通过同时检测抗生素供试品与标准品对选定微生物的抑制作用，以标准品的标示效价值计算供试品效价的方法。本法包括两种方法，即管碟法和浊度法。测定结果经计算所得供试品的效价，如低于估计效价的90%或高于估计效价的110%时，应调整其估计效价，重新试验。除另有规定外，本法的可信限率不得大于5%。例如，硫酸庆大霉素的含量测定：精密称取本品适量，加灭菌水溶解并定量稀释制成每1ml中约含1000单位的溶液，照抗生素微生物检定法（通则1201）测定。可信限率不得大于7%。

【注】标准物质（reference substances）：系指供药品检验（鉴别、检查、含量或效价测定）中使用的，具有确定特性量值，用于校准设备、评价测量方法、给供试药品赋值，或者鉴别用的物质。国家药品标准物质共有五类：标准品、对照品、对照药材、对照提取物、参考品，均应按其标签或使用说明书的规定使用和贮藏。其中，标准品与对照品系供化学药品（包括抗生素与生化药品）与中药检测用的标准物质；对照药材与对照提取物系供中药检测用的标准物质；参考品系供生物制品检定用的标准物质。

标准品与对照品：系指用于鉴别、检查、含量或效价测定的标准物质。其中，标准品系指用于生物检定或效价测定的标准物质，其特性量值一般按效价单位（U）或重量单位（μg）计，以国际标准物质进行标定。例如，硫酸庆大霉素采用抗生素微生物检定法测定含量，以硫酸庆大霉素标准品作为标准物质，以其标示的效价单位值计算供试品的效价单位；对照品系指采用理化方法进行鉴别、检查或含量测定时所用的标准物质，其特性量值一般按纯度（%）计。例如，氯氮䓬片采用紫外-可见分光光度法测定含量，以氯氮䓬对照品作为标准物质，以其标示的含量值计算供试品的含量；再如，苯唑西林钠采用高效液相色谱法测定含量，以苯唑西林对照品作为标准物质，以其标示的含量值计算供试品的含量。

（5）附加事项　药品标准除了技术规格主体内容外，还有为药品的临床合理使用与贮藏提供必要的信息与要求的附加事项，主要包括类别、规格、贮藏、制剂、标注、杂质信息等他项要求。

1）规格：制剂的规格，系指每一支、片或其他每一个单位制剂中含有主药（API）的重量（或效价）或含量（%）或装量。例如，阿司匹林片“【规格】0.1g”系指每片中含阿司匹林0.1g；硫酸庆大霉素片“【规格】20mg（2万单位）”系指每片中含庆大霉素20mg或2万单位；再如，注射用糜蛋白酶“【规格】800单位”系指每支注射剂含糜蛋白酶800单位；硫酸庆大霉素注射液“【规格】1ml：20mg（2万单位）”系指每支注射液的装量为1ml、其中含庆大霉素20mg或2万单位。

复方制剂通常列有处方，一般不再标注规格。例如，复方磺胺甲噁唑片、复方铝酸铋胶囊、复方维生素C咀嚼片、复方莪术油栓、复方炔诺酮膜、复方酮康唑乳膏、复方新霉素软膏、复方樟脑酊、复方氯化钠滴眼液等均列有处方、未标注规格；另外，对于液体复方制剂则可列有处方并同时标注规格。例如，复方氨基酸注射液（18AA）列有18种氨基酸的处方量，同时标注“【规格】按总氨基酸计（1）250ml：12.5g（2）500ml：25g（3）250ml：30g”；有时，仅标注某一活性成分规格。例如，复方葡萄糖酸钙口服溶液处方每1000ml中含有葡萄糖酸钙50g和乳酸钙50g，但仅标注“【规格】每10ml含钙元素110mg”；或仅标注装量。例如，复方磺胺甲噁唑口服混悬液处方每1000ml中含有磺胺甲噁唑80g和甲氧苄啶16g，但规格仅标注装量“【规格】100ml”；复方乳酸钠葡萄糖注射液处方每1000ml中含有乳酸钠3.10g、氯化钠6.00g、氯化钾0.30g、氯化钙（二水合物）0.20g和无水葡萄糖50.0g，规格仅标注装量“【规格】500ml”；复方氯化钠注射液处方每1000ml中含有氯化钠8.5g、氯化钾0.30g和氯化钙0.33g，仅标注装量规格“【规格】（1）100ml（2）250ml（3）500ml（4）1000ml”。

2）类别：原料药或制剂的类别系按药品的主要作用与主要用途或学科的归属划分，不排除在临床实践的基础上作其他类别药物使用。例如，阿司匹林【类别】项下记载为：解热镇痛、非甾体抗炎药，抗血小板聚集药。描述了阿司匹林的主要作用和用途；再如，地塞米松磷酸钠【类别】肾上腺皮质激素药。肾上腺皮质激素药仅仅是在学科上对地塞米松磷酸钠的归属作了划分，并未说明其主要作用和用途。地塞米松磷酸钠滴眼液【类别】同地塞米松磷酸钠。其药理作用和适应证在药品说明书中列出：本品具有抗炎、抗过敏和抑制免疫等多种药理作用，用于虹膜睫状体炎、虹膜炎、角膜炎、过敏性结膜炎、眼睑炎、泪囊炎等。

3）贮藏：贮藏项下规定的贮藏条件，系为避免污染和降解而对药品包装、贮存与保管的基本要求，是依据稳定性试验结果制定。有关药品包装和贮藏的相关要求以下列名词术语表示。

①避光：系指避免日光直射。该贮藏条件为药品贮藏的基本要求，除另有规定外，药品应避光保存。基于稳定性的要求，药品的贮藏条件或要求遮光。

②遮光：系指用不透光的容器包装，例如棕色容器或适宜黑色材料包裹的无色透明、半透明容器。该贮藏条件通常应用于遇光不稳定的药品。遇光不稳定通常是易受光催化发生氧化、聚合等反应，故该类药品在贮藏时不仅要求遮光，往往同时要求密封。例如，二氢吡啶类药物遇光不稳定，硝苯地平及其片剂、苯磺酸氨氯地平及片剂均要求遮光、密封保存；再如，维生素A在空气中易氧化、遇光变质，维生素A要求遮光、充氮、密封，在凉暗处保存；维生素A软胶囊要求遮光、密封保存；维生素AD软胶囊及滴剂要求遮光、密封，在阴凉干燥处保存。另外，注射剂的包装容器（如安瓿瓶或西林瓶）因与药品直接接触，可视为注射剂的组成部分，所以注射剂（含容器）不再要求密封、仅要求密闭保存。例如，盐酸异丙嗪在空气中日久变质，盐酸异丙嗪片要求遮光、密封保存，但盐酸异丙嗪注射液要求遮光、密闭保存；再如，异烟肼遇光渐变质，异烟肼片要求遮光、密封，在干燥处保存，而注射用异烟肼要求遮光、密闭保存。

③密闭：系指将容器密闭，以防止尘土及异物进入。该包装条件为药品包装的基本要求，除另有规定外，药品应密闭保存。基于稳定性或安全性的要求，药品的贮藏可采用密封或严封保存。

④密封：系指将容器密封，以防止风化、吸潮、挥发或异物进入。该包装要求适用于具有引湿性或遇湿气易水解的药品、具有挥发性或易风化的药品的包装。例如，乙琥胺有引湿性，要求密封保存；阿洛西林钠有引湿性，要求密封、在干燥处保存；盐酸四环素略有引湿性、遇光色渐变深，盐酸四环素片及胶囊要求遮光、密封、在干燥处保存；阿司匹林遇湿气即缓缓水解，阿司匹林及其制剂均要求密封、在干燥处保存；再如，磷酸可待因有风化性，磷酸可待因及其制剂均要求遮光、密封保存；水合氯醛在空气中渐渐挥发，要求密封保存；氨茶碱易结块、在空气中吸收二氧化碳并分解成茶碱，氨茶碱及其片剂均要求遮光、密封保存；另外，片剂、胶囊剂、颗粒剂等固体口服制剂易于吸潮，除另有规定外，也应密封贮存或密封、置于干燥处贮存。

⑤熔封或严封：系指将容器熔封（如安瓿瓶熔封）或用适宜的材料严封（如西林瓶橡胶塞及铝盖严封），以防止空气与水分的侵入并防止污染。污染主要指微生物（包括热原/细菌内毒素）污染和颗粒性污染物（如，可见异物、不溶性微粒）污染。该包装要求主要应用于注射剂、冲洗剂等无菌制剂的包装，如《中国药典》制剂通则“0102 注射剂”项下规定：注射剂灌装后应尽快熔封或严封；“0128 冲洗剂”项下规定：除另有规定外，冲洗剂应严封贮存。

⑥阴凉处：系指不超过20℃，即贮藏于10～20℃的常温环境。该贮藏要求适用于对温度均较为敏感的药物及药物制剂的贮存。例如，门冬酰胺及其片剂、头孢地尼及其胶囊均要求遮光、密封、在阴凉处保存；再如，丙酸倍氯米松乳膏要求密封、在阴凉处保存。

⑦凉暗处：系指避光并不超过20℃，即贮藏于10～20℃的室内避光环境。该贮藏要求适用于对光与温度均较为敏感的药物及药物制剂的贮存。例如，头孢他啶及其注射用无菌粉末均要求密封、在凉暗处保存；再如，阿法骨化醇片和软胶囊要求遮光、密封、在凉暗干燥处保存；另外，丙酸倍氯米松吸入气雾剂要求密闭、在凉暗处保存。

⑧冷处：系指2～10℃，即贮藏于温度为2～10℃的环境，如冰箱的冷藏室。该贮藏条件通常应用于遇热不稳定的药品。例如，阿法骨化醇遇光、湿、热均易变质，要求遮光、充氮、密封、在冷处保存；再如，生化药品门冬酰胺酶（埃希）系自大肠埃希菌（*E. coli* AS 1.357）中提取制备的具有酰胺基水解作用的酶，要求遮光、密封，冷处保存；生长抑素为化学合成

的由十四个氨基酸组成的环状多肽，要求遮光、密封、在冷处保存；注射用门冬酰胺酶（埃希）与注射用生长抑素则均要求遮光、密闭，冷处保存。特别说明，生物制品的贮藏要求更为严格，《中国药典》规定于2～8℃保存和运输。例如，注射用人生长激素要求于2～8℃遮光、密闭保存和运输。个别品种甚至要求冷冻保存，例如，人胰岛素要求避光、密闭、在－15℃及以下保存和运输。

⑨常温：也称室温，系指10～30℃。除另有规定外，贮藏项下未规定贮藏温度的一般系指常温。

根据药物剂型与主要辅料的特点，《中国药典》对所收载的各种剂型分别规定了常规的，即“除另有规定外”的包装与贮存条件，分别如下：

①满足基本包装与贮存条件，即要求“密闭”和/或“避光”贮存的剂型，主要包括外用剂型及部分口服剂型和注射剂。其中，鼻用制剂、栓剂、散剂、搽剂、耳用制剂、洗剂、锭剂、膏药“应密闭贮存”（其中，栓剂应在30℃以下贮存；锭剂、膏药应置阴凉干燥处贮存）；糊剂、凝胶剂、涂剂、涂膜剂“应避光、密闭贮存”（其中，糊剂应置25℃以下贮存、不得冷冻；涂剂热敏感品种应置2～8℃保存；凝胶剂应防冻）；气雾剂“应置凉暗处贮存”；注射剂“应避光贮存”。

《中国药典》凡例明确指出：由于注射剂与眼用制剂等的包装容器均直接接触药品，可视为该制剂的组成部分，因而可写为“密闭保存”。

②要求“密封”包装（包括避光、密封，遮光、密封）贮存的剂型，主要包括口服剂型及部分局部用药剂型。其中，片剂、胶囊剂、颗粒剂、丸剂、糖浆剂、贴剂、贴膏剂、口服溶液剂/口服混悬剂/口服乳剂、植入剂、膜剂、灌肠剂、合剂、煎膏剂（膏滋）、酒剂、露剂“应密封贮存”（其中，胶囊剂温度不高于30℃；颗粒剂、糖浆剂应置干燥处贮存；口服溶液剂/口服混悬剂/口服乳剂、植入剂应避光贮存；合剂、煎膏剂、酒剂、露剂应置阴凉处贮存）；软膏剂/乳膏剂、喷雾剂、搽剂“应避光、密封贮存”（乳膏剂应置25℃以下贮存，不得冷冻）；眼用制剂、酊剂、流浸膏剂和浸膏剂“应遮光、密封贮存”（酊剂、流浸膏剂应置阴凉处贮存）。

另外，对于含挥发性或易吸潮原料药的散剂或搽剂也应密封贮存；《中国药典》制剂通则“0184胶剂”项下规定：胶剂应密闭贮存，防止受潮。

③要求“严封”包装贮存的剂型，《中国药典》制剂通则仅收载有冲洗剂一种，并规定：除另有规定外，冲洗剂应严封贮存。

上述贮存条件中，未规定贮藏温度的一般系指常温。

4）制剂：原料药正文中列出的制剂系指该品种在本版药典中收载的制剂类别。例如，阿司匹林正文的【制剂】项下列出本版药典收载的5种阿司匹林制剂：阿司匹林片、阿司匹林肠溶片、阿司匹林肠溶胶囊、阿司匹林泡腾片和阿司匹林栓。再如，地塞米松磷酸钠【制剂】（1）地塞米松磷酸钠注射液（2）地塞米松磷酸钠滴眼液。

5）标注：标注项下的规定，系指开展检定工作等所需的信息，应采取适宜的方法（如药品说明书等）注明。例如，“复方氨基酸（15）多肽（2）注射液”正文【标注】项下规定：本品使用说明书中应注明是否加亚硫酸氢钠及其处方量。以供临床使用时参考。

6）杂质信息：原料药正文中列出的杂质信息包括原料药与制剂中已知杂质的名称与结构式，系该品种按规定工艺路线生产时，其成品中可能残留、并要求加以控制的有关杂质，包括合成起始原料及其杂质，合成中间体、副产物，或其他可能残留的杂质，或在复方制剂中可能出现的新杂质。本项内容为自2015年版《中国药典》新增内容，仅有少数原料药列出该项信息。例如，《中国药典》分别列出马来酸依那普利的杂质Ⅰ和杂质Ⅱ的名称、结构式、分子式和分子量、化学名等信息；再如，乙胺利福异烟片系由利福平、异烟肼和盐酸乙胺丁醇组成的复方制剂，《中国药典》列出由异烟肼和利福平相互作用而产生的新生杂质异烟肼利福霉素腙（HYD）的结构式、分子式和分子量。

杂质Ⅰ（依那普利拉）

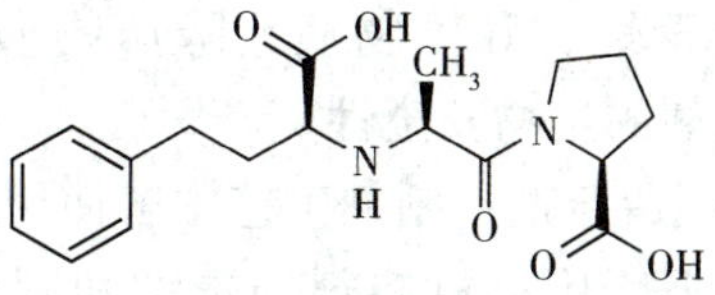

$C_{18}H_{24}N_2O_5$　348.39

N-［(*S*)-1-羧基-3-苯丙基］-L-丙氨酰-L-脯氨酸

杂质Ⅱ（依那普利双酮）

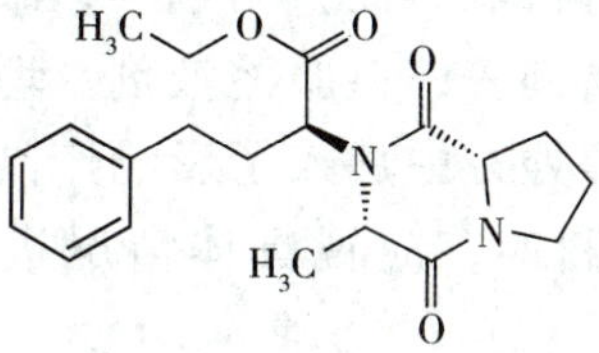

$C_{20}H_{26}N_2O_4$　358.43

(2*S*)-2-［(3*S*,8*aS*)-3-甲基-1,4-二氧代-6,7,8,8*a*-四氢-3*H*-吡咯［1,2-*a*］吡嗪-2-基］-4-苯基丁酸乙酯

异烟肼利福霉素腙（HYD）

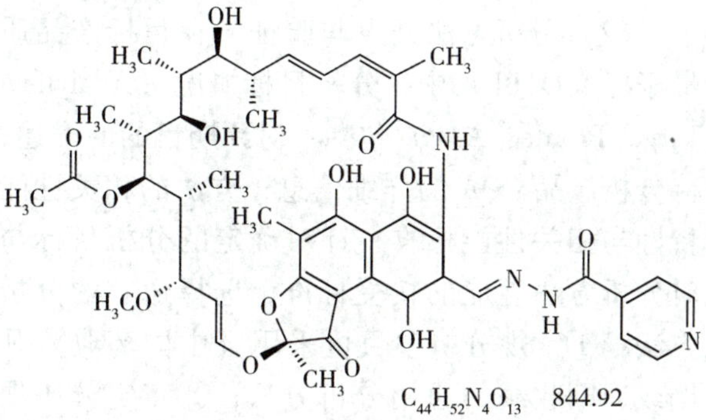

$C_{44}H_{52}N_4O_{13}$　844.92

3. 药品标准建立与变更　创新药物经历从新化学实体（New Chemical Entity，NCE）发现，到新药临床试验（Investigational New Drug，IND）申请，再到新药上市申请（New Drug Application，NDA）等过程才能获得批准上市。期间，新药临床试验IND申请时，申请人应按照国家药品监督管理部门公布的相关技术指导原则的有关要求开展研究，并按照ICH技术要求M4（人用药物注册申请通用技术文档，CTD）格式编号及项目顺序整理并提交申报资料。在完成临床试验提出药品上市注册NDA申请时，应在CTD基础上提交临床试验数据库。申请资料包含有申请人拟定的药品注册标准，标准的具体格式及规范描述参照现行版《中国药典》。所以，药品质量研究与标准制定是药物研发的主要内容之一。在药物的研发过程中需对其质量开展系统全面的研究，制订出科学、合理、可行的质量标准，并继续修订和完善，以控制产品质量，保证其在有效期内安全有效。

药品质量标准的实施只是产品质量的终点控制，药品的质量更要依赖于严格的生产过程控制，即在符合《药品生产质量管理规范》（GMP）的要求下实施生产工艺操作规程，同时进行全过程的质量控制加以保证。只有将产品的终点控制和生产的过程控制结合起来，才能全面地控制药品质量。

药品标准的建立与变更主要包括以下过程：药品质量研究、分析方法开发与验证、药品稳定性试验、标准项目及限度确定、药品标准制定、药品标准核准与变更。以上过程密切相关，相互支持。

（1）药品质量研究　质量研究是标准制定的基础，研究内容应尽可能全面。药品质量研究内容的确定，应根据所研制产品的剂型特性和关键质量属性（CQA），采用的制备工艺并结合稳定性研究结果，以使质量研究的内容能充分地反映产品质量属性及其变化规律。

1）结构确证：结构确证是确定API分子的结构式、分子式与分子量，是新药研发的基础工作。结构确证工作分为：一般项目、手性药物、药物晶型、结晶溶剂等。按照《化学药物原料药制备和结构确证研究技术指导原则》要求开展。

2）原料药质量研究的一般内容：原料药的质量研究应在确证化学结构或组分的基础上进行。原料药的一般研究项目包括性状、鉴别、检查和含量测定等几个方面。

3）制剂质量研究的一般内容：药物制剂的质量研究，通常应结合制剂的处方工艺研究进行。质量研究的内容应结合不同剂型的质量要求确定。与原料药相似，制剂的研究项目一般也包括性状、鉴别、检查和含量测定等四方面。

① 性状：制剂的性状是考察样品的外形和颜色。如片剂应描述是什么颜色的压制片或包衣片（薄膜衣或糖衣），除去包衣后片芯的颜色，以及片子的形状，如异形片（长条形、椭圆形、三角形等）；片面有无印字或刻痕或有商标记号等也应描述；硬胶囊剂应描述内容物的颜色、形状等；注射液一般为澄明液体（水溶液），但也有混悬液或黏稠性溶液，需注意对颜色的描述，还应考察贮藏过程中性状是否有

变化。

② 鉴别：通常采用较为灵敏、专属，且操作较简便、不受辅料干扰的方法对制剂进行鉴别。鉴别试验一般至少采用二种以上不同类别的方法，如化学法和 HPLC 法等。必要时对异构体药物应有专属性强的鉴别试验。

③ 检查：制剂需进行的检查项目，除应符合《中国药典》通则 <0100 制剂通则 > 项下各相应剂型的共性规定外，还应根据其特性、工艺及稳定性考察结果，制订其他的检查项目。如口服片剂、胶囊剂除按制剂通则检查外，一般还应进行溶出度、杂质等检查；缓释、控释制剂，迟释制剂，透皮吸收制剂等应进行释放度检查；小剂量制剂（主药含量低）应进行含量均匀度检查；注射剂应进行 pH 值、颜色（或溶液的颜色）、杂质检查，注射用粉末或冻干品还应检查干燥失重或水分，大体积注射液检查重金属与不溶性微粒等。注射剂，尤其是大容量注射剂为直接进入体内的无菌制剂，所以注射剂的安全性尤为重要，因此注射剂的研发应按照《药物注射剂研发技术指导意见》要求执行。以下对未列入制剂通则的部分检查项目做一些说明。

Ⅰ. 溶出度与释放度：溶出度与释放度是一种模拟口服固体制剂在胃肠道中的崩解和溶出的体外试验方法，它是评价药物制剂质量的一个重要指标。溶出度与释放度研究应测定至少三批样品，考察其溶出或释放曲线和溶出或释放均一性。并对迟释制剂的释药模式（零级、一级、Higuchi 方程等）进行分析。

Ⅱ. 杂质：制剂应对工艺过程与贮藏过程中产生的杂质进行考察。杂质的含义与原料药相同，但制剂中杂质的考察重点是降解产物。

Ⅲ. 脆碎度：脆碎度是用于检查非包衣片、包衣片片芯的脆碎情况及其物理强度的指标，如压碎强度等。非包衣片、包衣片的片芯应进行此项考察。

Ⅳ. pH 值：pH 值是注射剂必须检查的项目。其他液体制剂，如口服溶液等一般亦应进行 pH 值的检查。

Ⅴ. 异常毒性、升压物质、降压物质：应符合《化学药品注射剂基本技术要求》，必要时按照《中国药典》通则 <1100 生物检查法 > 依法进行异常毒性、升压物质、降压物质的研究，确保注射剂的生物安全性。

Ⅵ. 残留溶剂：制剂工艺中若使用了有机溶剂，应根据所用有机溶剂的毒性和制剂的日用量，照原料药项下方法进行残留溶剂的检查。

Ⅶ. 其他：静脉注射剂处方中加有抗氧剂、抑菌剂、稳定剂和增（助）溶剂等，眼用制剂处方中加有防腐剂等，口服溶液剂、埋植剂和黏膜给药制剂等处方中加入了影响产品安全性和有效性的辅料时，应视具体情况进行定量研究。

④ 含量（效价）测定：通常应采用专属、准确的方法对药物制剂的含量（效价）进行测定。

（2）分析方法开发与验证　在目标产品质量概况（QTPP）中，分析目标概况（Analytical Target Profile，ATP）包括：对预期目的的描述；待分析产品 CQA 的详细信息；方法的相关性能特性与相关性能标准。针对确定的分析目标与对分析方法性能的接受标准，选择适宜的分析方法：①常规分析项目可采用《中国药典》凡例或通则收载的通用分析方法；②特定分析项目可选择经修订后的《中国药典》中同类品种正文标准项下收载的方法，或委托有资质的第三方开发的方法，或依据通用分析技术（如 HPLC）自行开发的方法。

1）分析方法的开发：在分析方法拟定后，视不同情况在可报告范围内，以规定的专属性/选择性、准确度和/或精密度性能标准，采用拟定方法对分析物进行测定，以考察拟定方法的可行性；同时，大多数分析方法都应在开发期间进行耐用性评价，通过有意改变分析方法参数来对耐用性进行检测。在预期使用范围内可能对方法性能产生影响的参数，应予以研究。对于开发期间已经进行了耐用性评价，在方法验证期间无需进行重复评价。验证研究数据（例如中间精密度）可用作耐用性评价的补充。

分析方法开发过程和要求可参阅 ICH 协调指导原则 Q14《分析方法开发》和《化学药物质量控制分析方法验证技术指导原则》。

2）通用分析方法的使用：对于常规分析项

目，如溶解度、熔点、旋光度或比旋度、吸收系数、凝点、馏程、相对密度、折光率、黏度、碘值、酸值、皂化值、羟值、pH 值、水分、干燥失重、粒度、重金属、炽灼残渣、砷盐、氯化物、硫酸盐、溶液的澄清度与颜色、崩解时限、热原、细菌内毒素、微生物限度、异常毒性、升压物质、降压物质、不溶性微粒、融变时限、重（装）量差异等，可直接使用《中国药典》凡例和通则收载的通用方法。同时，应考虑待分析药品的特殊情况，注意药典方法的适用性，以及杂质、辅料等对试验结果的影响等问题。必要时，可对方法的操作步骤等做适当的修订，以适应待分析药品的需要，但修订方法需要有相应的试验数据或文献支持。

3）分析方法的确认、转移或验证：针对待分析药品的特定分析方法，如鉴别、杂质检查、残留溶剂检查、元素杂质检查、制剂的溶出度或释放度检查，以及含量测定方法；或对于常规分析项目，采用了与《中国药典》不同的方法等，应根据具体情况进行分析方法的确认、转移或验证，以证实方法的可靠性。其中：①分析方法确认（analytical method verification）是指首次使用法定分析方法时，由现有的分析人员或实验室对分析方法中关键的验证指标进行有选择性的考察，以证明方法对所分析样品的适用性，同时证明分析人员有能力使用该法定分析方法。《中国药典》通则 <9099 分析方法确认指导原则 > 推荐了确认过程和确认原则、考察指标、确认豁免等确认要求；②分析方法转移（analytical method transfer）是一个文件记录和实验确认的过程，目的是证明一个实验室（方法接收实验室）在采用另一实验室（方法建立实验室）建立并经过验证的非法定方法分析样品时，该实验室有能力成功地操作该方法，分析结果与方法建立实验室分析结果一致。分析方法转移是保证不同实验室之间获得一致、可靠和准确分析结果的一个重要环节，同时也是对实验室分析能力的一个重要评估。《中国药典》通则 <9100 分析方法转移指导原则 > 总结了可能存在的分析方法转移类型、要素、方案、方法和报告的内容等可供参考；③分析方法验证（analytical method validation）的目的是证明分析方法符合相应分析目的，使用一组适当的性能特性及相关性能标准（可能根据分析方法的预期用途和所选特定技术而有所不同）描述目的。在建立药品质量标准、变更药品生产工艺或制剂组分、修订原分析方法时，需对分析方法进行验证。ICH 协调指导原则 Q2 < 分析方法验证 > 和《中国药典》通则 <9101 分析方法验证指导原则 > 可供参考。

（3）药品稳定性试验　药品稳定性试验的目的是考察原料药物或药物制剂在温度、湿度、光线的影响下随时间变化的规律，为药品的生产、包装、贮存、运输条件提供科学依据，同时通过试验建立药品的有效期。稳定性试验包括影响因素试验、加速试验与长期试验。《中国药典》通则 <9001 原料药物与制剂稳定性试验指导原则 > 与 ICH 协调指导原则 Q1A《稳定性试验：新原料药和制剂的稳定性试验》和 Q1E《稳定性试验：稳定性数据的评价》可供参考。

药物制剂稳定性研究首先应查阅原料药物稳定性有关资料，特别应了解温度、湿度、光线对原料药物稳定性的影响，并在处方筛选与工艺设计过程中，根据主药与辅料性质，参考原料药物的试验方法，进行影响因素试验、加速试验与长期试验。

1）影响因素试验：影响因素试验包括高温试验（温度高于加速试验 10℃以上，如 50℃或 60℃）、高湿试验（相对湿度 90% ±5%）与强光照射试验（照度为 4500lx ± 500lx，可选用相似于 D65/ID65 发射标准的光源或同时暴露于冷白荧光灯和近紫外光灯下）。高温试验考察时间点应基于原料药本身的稳定性及影响因素试验条件下的变化趋势设置，通常可设定为 0 天、5 天、10 天、30 天等；高湿试验与强光照射试验的时间点为 0 天、5 天、10 天，其中强光照射试验光源总照度不低于 1.2×10^6 lx · h，近紫外光灯能量不低于 200W · h/m^2，按稳定性重点考察项目（表 1 - 5）检测。对于需冷冻保存的中间产物或药物制剂，应验证其在多次反复冻融条件下产品质量的变化情况。另外，影响因素试验法也适用于考察药物与药物、药物与辅料、药物与其直接接触的包装容器间的相容性试验。

2）加速试验：供试品在温度 40℃ ±2℃、

相对湿度75% ±5%的条件下放置6个月。所用设备应能控制温度±2℃、相对湿度±5%，并能对真实温度与湿度进行监测。在至少包括初始和末次的3个时间点（如0个月、3个月、6个月）取样，按稳定性重点考察项目（表1-5）检测。如在25℃±2℃、相对湿度为60% ±5%，条件下进行长期试验，当加速试验6个月中任何时间点的质量发生了显著变化，则应进行中间条件试验。中间条件为30℃±2℃、相对湿度为65% ±5%，建议的考察时间为12个月，应包括所有的稳定性重点考察项目，检测至少包括初始和末次等的4个时间点（如0个月、6个月、9个月、12个月）。溶液剂、混悬剂、乳剂、注射液等含有水性介质的制剂可不要求相对湿度。试验所用设备与原料药物相同。

对温度特别敏感的药品，预计只能在冰箱（5℃±3℃）内保存使用，此类药物制剂的加速试验，可在温度25℃±2℃、相对湿度60% ±5%的条件下进行，时间为6个月。

对拟冷冻贮藏的药品，应对1批样品在5℃±3℃或25℃±2℃条件下放置适当时间进行试验，以了解短期偏离标签贮藏条件（如运输或搬运时）对药物制剂的影响。

乳剂、混悬剂、软膏剂、乳膏剂、糊剂、凝胶剂、眼膏剂、栓剂、气雾剂、泡腾片及泡腾颗粒剂宜直接采用温度30℃±2℃、相对湿度65% ±5%的条件进行试验，其他要求与上述相同。

对于包装在半透性容器中的药品，例如低密度聚乙烯制备的输液袋、塑料安瓿、眼用制剂容器等，则应在温度40℃±2℃、相对湿度25% ±5%的条件（可用$CH_3COOK \cdot 1.5H_2O$饱和溶液）进行试验。

3）长期试验：市售包装，在温度25℃±2℃、相对湿度60% ±5%的条件（北方气候）下放置12个月，或在温度30℃±2℃、相对湿度65% ±5%的条件（南方气候）下放置12个月。至于上述两种条件选择哪一种由研究者确定。每3个月取样一次，分别于0个月、3个月、6个月、9个月、12个月取样，按稳定性重点考察项目（表1-5）进行测定。12个月以后，仍需继续考察，分别于18个月、24个月、36个月取样进行检测。将结果与0个月比较，以确定药品的有效期。

由于实测数据的分散性，一般应按95%可信限进行统计分析，得出合理的有效期。如3批统计分析结果差别较小，则取其平均值为有效期限。若差别较大，则取其最短的为有效期。数据表明很稳定的药品，不作统计分析。

对温度特别敏感、拟在冰箱中贮藏的药品，长期试验可在温度5℃±3℃的条件下放置12个月，按上述时间要求进行检测，12个月以后，仍需按规定继续考察，制订在低温贮存条件下的有效期。

对拟冷冻贮藏的药品，长期试验可在温度-20℃±5℃的条件下至少放置12个月，货架期应根据长期试验放置条件下实际时间的数据而定。

对于包装在半透性容器中的药品，则应在温度25℃±2℃、相对湿度40% ±5%，或温度30℃±2℃、相对湿度35% ±5%的条件进行试验，至于上述两种条件选择哪一种由研究者确定。

对于所有制剂，应充分考虑运输路线、交通工具、距离、时间、条件（温度、湿度、振动情况等）、产品包装（外包装、内包装等）、产品放置和温度监控情况（监控器的数量、位置等）等对产品质量的影响。

此外，有些药物制剂还应考察临用时配制和使用过程中的稳定性。

表1-5 原料药物及制剂稳定性重点考察项目参考表

原料药及剂型	稳定性重点考察项目	原料药及剂型	稳定性重点考察项目
原料药	性状、熔点、含量、有关物质、吸湿性，以及根据品种性质选定的考察项目	乳膏剂	性状、均匀性、含量、粒度、有关物质、分层现象

续表

原料药及剂型	稳定性重点考察项目	原料药及剂型	稳定性重点考察项目
片剂	性状、含量、有关物质、崩解时限或溶出度或释放度	软膏剂	性状、均匀性、含量、粒度、有关物质
胶囊剂	性状、含量、有关物质、崩解时限或溶出度或释放度、水分	口服乳剂	性状、含量、分层现象、有关物质
注射剂	性状、含量、pH 值、可见异物、不溶性微粒、有关物质，应考察无菌	口服混悬剂	性状、含量、沉降体积比、有关物质、再分散性
眼用制剂	如为溶液，应考察性状、可见异物、含量、pH 值、有关物质；如为混悬液，还应考察粒度、再分散性；洗眼剂还应考察无菌；眼丸剂应考察粒度与无菌	气雾剂（非定量）	不同放置方位（正、倒、水平）有关物质、揿射速率、揿出总量、泄漏率

（4）标准项目及限度确定　可参阅《化学药物质量标准建立的规范化过程技术指导原则》和 ICH 协调指导原则 Q6A《质量标准：新原料药和新药制剂的检测方法和可接受标准：化学药物》。

1）标准项目确定的一般原则：质量标准检测项目的设置既要有通用性，又要有针对性（针对产品的特定项目），并能灵敏地反映产品的质量变化状况。

药物制剂检测项目的设置：

① 通用项目。（a）性状：应对剂型进行定性描述（如，大小、形状、颜色），如果在生产或贮藏中任何一项发生变化，应进行调查，并采取相应的措施。（b）鉴别：制剂的鉴别应采用其所含原料药的鉴别，因其能区别可能存在的结构相近化合物。（c）含量测定：制剂的含量测定应采用专属性强，能反映产品规格（含量）稳定性的方法。在许多情况下可能使用与原料药相同的方法（如 HPLC）分别测定 API 含量和杂质含量。如果含量均匀度的方法也适用于含量测定，制剂的含量均匀度的结果可用于制剂定量。（d）杂质：杂质包括有机杂质（降解产物）、残留溶剂和元素杂质。原料药降解产生的和该制剂在生产过程中产生的有机杂质均应在制剂中监测。应对单个特定降解产物（包括已鉴定的和未鉴定的）及总降解产物的可接受限度进行规定。

② 特定项目：特定的制剂中应增加一些额外的检测项目和可接受标准。以口服固体制剂为例，如片剂（素片和包衣片）和硬胶囊需考虑的检测项目包括以下内容。（a）溶出度：口服固体制剂的质量标准中通常包括 API 从制剂中释放的测定。对常释制剂而言，通常进行单点测定即可；对调释制剂，应建立合适的试验条件和取样方法。例如，对缓释制剂应采用多时间点取样；对迟释制剂，应采用二阶段试验（连续或平行使用不同的释放介质）。（b）崩解：对于在生理范围内属于高溶解性的 API（在 pH 1.2～6.8，“剂量”除以“溶解度”所得的体积小于 250ml），如其制剂能快速溶出（在 pH 1.2、4.0 和 6.8 条件下，15 分钟内溶出度大于 80%），一般可用崩解试验替代溶出度试验。当崩解与溶出度有很好的相关性或崩解比溶出度检测更具有区分能力时，崩解试验就更为合适。在这种情况下，一般不必进行溶出度试验［如，《咀嚼片（化学药品）质量属性研究技术指导原则（试行）》：对于不适用或者有充分依据支持不必进行溶出度试验的咀嚼片，建议结合研究结果制定崩解时限的合理控制策略］。（c）硬度/脆碎度：通常硬度/脆碎度检测作为过程控制，这种情况下质量标准中通常不必包括这些项目。如果硬度和/或脆碎度对制剂质量有重要影响（如咀嚼片，其 CQA 主要包括：硬度、崩解时限和溶出度），则应在质量标准中制定相应的可接受标准。（d）单位剂量均匀度：包括重量差异和制剂中 API 的含量均匀度两种概念，但质量标准中通常只列入其中之一，均应采用《中国药典》方法测定。如合适，这些项目可进行过程检测，但在质量标准中仍应列入可接受标准。对于超过了允许用重量差异检验均匀度界限的制剂（如 API 含量小于 25mg，或相对含量小于 25% 的片剂）采用重量差异检查时，申报者

应该在药物开发阶段就证明制剂是足够均匀的。(e) 水分：必要时，应进行水分测定。应根据结晶水或吸附水对制剂产生影响的数据确定可接受标准。在某些情况下，做干燥失重即可，但建议首选专属的水分测定方法（如费休氏法）。

2）标准限度确定的一般原则：质量标准限度的确定首先应基于对药品安全性和有效性的考虑，并应考虑分析方法的误差。在保证产品安全有效的前提下，可以考虑生产工艺的实际情况，以及兼顾流通和使用过程的影响。必须注意工业化生产规模产品与进行安全性、有效性研究样品质量的一致性，也就是说，实际生产产品的质量不能低于安全性和有效性试验样品的质量，否则要重新进行安全性和有效性的评价。

质量标准中需要确定限度的项目主要包括：主药（API）的含量；与纯度有关的性状项，如旋光度或比旋度、熔点等；纯度检查项，包括影响产品安全性的项目，如有关物质、残留溶剂、元素杂质等；与产品品质有关检查项，如酸碱度、溶液的澄清度与颜色、溶出度、释放度等。

《中国药典》对一些常规检查项的方法和限度已作了规定，如氯化物、硫酸盐、重金属、炽灼残渣、砷盐等一般杂质的限度检查法和溶出度、释放度等反映制剂特性的特性检查法；对与产品品质有关的项目，其限度应尽量体现工艺的稳定性，并考虑测定方法的误差；对有关物质、残留溶剂和元素杂质检查，ICH 协调指导原则有基本的限度要求，具体情况还应考虑杂质毒性、给药途径、给药剂量和临床使用情况等。具体要求可参阅《化学药物杂质研究技术指导原则》《化学药物有机溶剂残留量研究技术指导原则》等研究技术指导原则，以及相关的 ICH 协调指导原则。对化学结构不清楚的或尚未完全清楚的杂质，因没有合适的理化方法，可采用《中国药典》通用技术要求规定的适宜的方法对其进行控制，如异常毒性、热原或细菌内毒素、升压物质、降压物质检查等。限度应按照《中国药典》的规定及临床用药情况确定。

（5）药品标准制定　药品注册申请人提交的药品注册标准（草案）为药品标准的品种正文部分（不含凡例和通则部分），主要由检测项目、分析方法和限度规定等内容组成。

1）药品标准的制定原则：质量标准的制定应考虑：①科学性。检测项目应在科学翔实的质量研究基础上，依据研究药品的目标产品质量概况（QTPP），充分考虑产品的特性与质量目标，科学地设定相关的检测项目。②可行性。质量标准中所用的分析检测方法应经过合规的方法确认或验证，并且具有方法实施的可行性。③合理性。根据质量研究与稳定性试验结果，以及生产、运输、储存和使用各个环节的影响，并充分考虑药品的安全有效与质量可控，合理地确定检测项目的可接受限度。制订出科学、可行、合理，并能反映产品质量属性及其变化的质量标准，有效地控制产品批间质量的一致性及验证生产工艺的稳定性。④规范性。质量标准的撰写格式和用语应规范。⑤关联性。在质量标准制定时，还应考虑原料药和其制剂质量标准的关联性。

2）药品标准的撰写格式：质量标准应按《化学药品生产工艺和质量标准通用格式和撰写指南》要求，参照现行版《中国药典》和《国家药品标准工作手册》的格式和用语规范撰写，注意用词准确、语言简练、逻辑严谨，避免产生误解或歧义。

3）药品标准的起草说明：质量标准的起草说明是对质量标准的注释，应详述质量标准中各检测项目设置及限度确定的依据（注意列出有关的研究数据、实测数据和文献数据），以及部分研究项目不列入质量标准的理由等。该部分内容也是对质量控制研究和质量标准制定工作的总结，如采用检测方法的原理、方法确认或验证、实际测定结果及综合评价等。质量标准的起草说明还是今后执行和修订药品标准的重要参考资料。

（6）药品标准核准与变更

1）审核与批准：根据《药品注册管理办法》规定：①药品注册申请人（简称申请人）完成支持药物临床试验的药学、药理毒理学等研究后，可提出药物临床试验申请，并按照申

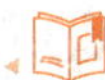

报资料要求提交相关研究资料。②申请人完成支持药品上市注册的药学、药理毒理学和药物临床试验等研究，确定质量标准，完成商业规模生产工艺验证，并做好接受药品注册核查检验的准备后，可提出药品上市许可申请，并按照申报资料要求提交相关研究资料。药品审评中心应当按要求对已经形式审查合格予以受理的药品上市许可申请进行审评。审评过程中基于风险启动药品注册核查、检验。药品审评中心根据药品注册申报资料、核查结果、检验结果等，对药品的安全性、有效性和质量可控性等进行综合审评。综合审评结论通过的，批准药品上市，发给药品注册证书。申请人取得药品注册证书后，为药品上市许可持有人。③申请人完成支持药品上市的药学相关研究，确定质量标准，并完成商业规模生产工艺验证后，可以在药品注册申请受理前向中国食品药品检定研究院（以下简称“中检院”）或者省、自治区、直辖市药品监督管理部门提出药品注册检验（前置注册检验）；申请人未在药品注册申请受理前提出药品注册检验的，在药品注册申请受理后一定时间内由国家药品监督管理局药品审评中心启动药品注册检验。药品注册检验，包括标准复核和样品检验。与国家药品标准收载的同品种药品使用的检验项目和检验方法一致的，可以不进行标准复核，只进行样品检验。

根据药品注册工作程序规定，国家药品监督管理局药品审评中心根据中检院出具的技术审评意见和药品审核查验中心出具的现场核查报告及检验报告等，审核资料的完整性、合规性和真实性，综合评估后提出审核意见，提交国家药品监督管理局审核、批准。国家药品监督管理局在审批药品时，对药品的质量标准、生产工艺、标签和说明书一并核准。

2）变更及变更原则：药品标准的修订完善过程通常要伴随着产品的整个生命周期。随着药品研发的进程及上市后研究，对产品质量属性认识的不断深入、生产工艺的稳定和产品质量数据的积累，以及临床监测数据的反馈，药品注册申请人或上市许可持有人应对药品质量控制项目及其检测方法和限度标准进行必要的修订，并提出补充申请或备案，使药品标准持续满足药品安全、有效和质量可控的既定目标。标准修订原则主要应考虑：①持续改进。持有人应持续改进药品标准，使其检测项目和限度标准更趋合理，能更客观、全面及灵敏地反映产品的质量及其变化规律，使之能有效地控制产品质量。②实践验证。通过实践验证药品标准中所用检测方法的可行性和稳定性。③技术驱动。随着检测技术的发展，持续改进或优化检测方法，使之更成熟、更稳定、操作更简便，以提高药品标准的质量。④市场需求。由于动物与人的种属差异，以及临床试验病例有限且时间不够充分，使一些不良反应在临床试验阶段未能充分暴露，根据药品上市后的不良反应监测数据，对新增不良反应的原因进行综合分析。如与产品的质量（如杂质含量）有关，则应进行相关的研究（如改进处方工艺及贮存条件等），提高杂质限度要求，修订完善药品标准。⑤工艺变更。产品上市后，若发生影响其质量控制的变更，持有人应进行相应的质量研究和标准修订工作。例如，原料药生产工艺发生变更，制剂处方中的辅料或制剂生产工艺发生变更，变更制剂所用原料药的供应商、增加规格、变更生产场地，或注册标准自身的变更。

（三）药品质量检验

药品质量检验简称药品检验，主要指药品监督检验机构依据国家药品标准或药品注册标准对上市药品质量的检查检验，其中包括对申请上市注册药品开展的药品注册检验。另外，药品生产企业在药品生产过程中的过程控制检验与产品出厂的放行检验也是药品质量管理的重要环节。

1. 检查检验　根据检验目的和处理方法，检查检验可分为抽查检验、注册检验、指定检验和复验等。

（1）抽查检验　药品质量抽查检验是对上市后药品监管的技术手段，应当遵循科学、规范、合法、公正原则。药品监督管理部门设置或者确定的药品检验机构，承担药品质量抽查检验所需的检验任务。根据监管目的，一般可分为监督抽检和评价抽检。

1）监督抽检：是指药品监督管理部门根据监管需要对质量可疑药品进行的抽查检验。

2）评价抽检：是指药品监督管理部门为评价某类或一定区域药品质量状况而开展的抽查检验。

（2）注册检验　药品注册检验包括标准复核和样品检验。

1）标准复核：是指对申请人申报药品标准中设定项目的科学性、检验方法的可行性、质控指标的合理性等进行的实验室评估。

2）样品检验：是指按照申请人申报或者药品审评中心核定的药品质量标准对样品进行的实验室检验。

（3）指定检验　指国家法律或国家药品监督管理部门规定某些药品在销售前或进口时，必须经过指定的药品检验机构检验，检验合格的才准予销售或进口的强制性药品检验。指定检验的药品包括：①首次在中国销售的药品；②国家药品监督管理部门规定的生物制品；③国务院规定的其他药品。

（4）复验　复核检验简称复验，以示与注册检验的区别。当被检单位对检验结果有异议的，可向原药品检验机构或者上一级药品监督管理部门设置或者指定的药品检验机构申请复验，也可以直接向国家药品监督管理部门设置或者指定的药品检验机构，如中国食品药品检定研究院申请复验。

2. 放行检验　放行检验是药品生产企业为确保产品符合预定质量属性，允许原辅料进厂验收；中间产品进入下一生产工序；或产品进入市场销售而进行的质量检验。放行检验包括原辅料检验、中间产品的过程检验和产品质量检验。

（1）原辅料检验　对于来自供应商或自产的生产用物料，包括药物制剂生产用的原料药（API）和辅料［产品中除 API 以外的其他组分，参见本章第一节 三、“（二）药用辅料的分类、功能与质量要求”］，以及生产工艺用物料，如注射剂生产无菌工艺用的滤材、纯化水、注射用水等，在进厂入库或投入药品生产之前，应取样并按照药品放行规程规定的相关标准进行质量检验，作为产品放行的依据。

另外，药品包装材料（简称药包材）在进厂入库与投入生产之前，也应取样检验并符合相关标准规定。

（2）中间产品的过程检验　药品生产工艺的关键控制节点（critical control points，CCPs），通过关键工艺参数（critical process parameter，CPP）控制辅助过程检验确保产品关键质量参数（CQA）符合预定目标。某些过程检验结果也可以作为产品放行的依据。例如，注射液为无菌制剂，注射液半成品的生物负荷监测，以防因微生物负荷超限，而使后续的无菌过滤、灌封或灌封、灭菌工序失败；又如，水分是片剂 CQA，压片前的颗粒或半成品应控制水分，以适应制片工艺的需要，防止片剂在贮存期间发霉、变质。再如，咀嚼片应具有适宜的硬度，既便于目标患者人群咀嚼和吞咽，又能承受生产、包装、运输、分发等过程中的外力冲击以避免磨损或破碎。此外，咀嚼片不能因硬度过高使得患者难以嚼碎而选择直接吞咽，一般建议平均硬度控制在 12kgf/kp 或 120N 以下，并关注各片之间的硬度应在合理的变化范围内，以保证产品质量的均一性。

（3）产品质量检验　产品检验即为出厂放行检验。在药品生产过程中，成品在执行完最后的生产工艺后，即在与之直接接触容器包装（如注射液的灌封安瓿灭菌或片剂的铝塑包装）、并不再进一步加工后，即可取样并按企业药品标准及其操作规程检验，并评价产品质量作为放行的依据。确保每一批出厂放行的产品符合国家药品标准或药品注册标准。

3. 异常检验结果调查　异常检验结果（out of specification，OOS）最早来自药品生产企业，主要是指在药品生产过程中，起始原料、中间产物和终产品检验分析结果超出了质量标准规定限度范围的情况。

（1）OOS 定义　随着监管科学的发展，OOS 概念也由最初的“不合格结果”这一特定范围逐渐向广义延伸。目前美国 FDA、英国 MHRA 和欧盟 EDQM 颁布的 OOS 调查指导原则中，所提及的 OOS 均为广义的 OOS 概念，即指一切与质量标准规定或期望结果之间具有明显差异的“非正常”检验结果。既包含了 OOS，还包含了超趋势结果（out of trend results，OOT 结果）和异常检验结果（atypical/aberrant/anomalous results）。

1）不合格检验结果：检验结果不符合质量标准规定的限度范围。所指的质量标准可以是企业的内控标准或申报标准，也可以是国家药品标准或药品监督管理部门核准颁发的药品注册标准。

2）不符合趋势的检验结果：不符合趋势的检验结果一般会出现在产品稳定性考察中。主要是指在稳定性试验中，检验结果仍然符合质量标准规定的限度要求，但与预期的稳定性趋势不相符合，或者检验结果与之前批次的稳定性结果趋势不相匹配。对于药品质控实验室来说，不符合趋势结果一般是指对某个特定的生产企业的某个特定品种积累一定历史检验数据的基础上，发现某个/某些批次的检验结果与前期数据所呈现趋势不相匹配。进而提示我们实验室的质量管理体系的某个环节可能出现了问题，或者该批次产品可能出现了问题。

3）异常检验结果：指检验结果仍然符合标准规定，但呈现异常、有疑问或者与预期值存在显著偏离。

（2）OOS 调查　出现 OOS 后，药品生产企业要对 OOS 结果进行全面详细调查，找出具体原因，以决定如何处置 OOS 产品，并针对原因制定并落实整改和预防措施（corrective action and preventative action，CAPA），提高生产水平，保证产品质量。

随着药品监管机构力量的加强，国家药品质量控制实验室对上市后药品质量进行抽样监测成为重要的监管手段和措施。在监管机构实验室大量的检验工作中，也会出现很多 OOS 结果（即不合格结果）。药品的质量控制实验室和药品生产企业对 OOS 结果调查的侧重点有所不同，出现 OOS 结果后，质量控制实验室是假定产品不存在质量问题，对实验室本次检验的各个环节（人、机、料、法、环等）进行详细调查，以期发现实验室质量管理体系方面的缺陷，找出原因，进一步提高实验室质量管理水平和检验检测能力，保证检验结果的准确可靠。对于药品生产企业，除对 QC 实验室进行全面调查外，如证实并非 QC 实验室的质量管理体系存在缺陷，还需进一步对问题产品的整个生产环节进行详细调查，以找出原因，提高产品质量。

（四）药品质量管理

1. 质量管理模式　企业质量管理模式可以分为三类：质量控制模式、质量保证模式和全面质量管理模式。这是质量管理的三个层次，也是企业质量管理发展的三个阶段。

（1）质量控制模式　在企业管理的初级阶段，质量管理的目标是减少质量问题，主要通过检验和修正产品质量问题实现，即在产品的生产中发现问题、解决问题，并防止问题再出现。例如，质量管理部门通过对生产的过程监控和产品的抽样检验，发现异常检验结果（OOS）或过程出现偏差后，通过调查原因，制定、实施并跟踪纠正预防措施（CAPA），以保证产品质量的稳定，这种质量管理的初级模式是被动防御模式。

（2）质量保证模式　也称统计质量控制模式，是企业管理的发展阶段，质量管理的目标是减少质量问题发生的可能性，主要通过建立质量保证体系来预防质量问题的发生。例如，质量管理部门通过对生产过程进行控制，即在生产过程定期抽查关键中间产品、成品质量，运用统计学原理设置警戒限和行动限，并通过质量控制图发现或检查生产过程是否出现质量异常趋势（OOT）或异常数据，以便及时发现并消除其原因，防止 OOS 及偏差的产生。在这个阶段，企业开始转变为主动管理模式，注重预防而非纠正。同时，制定质量目标和计划，明确质量管理的责任和权限；定期对质量管理体系进行审核，确保其有效性；通过数据分析和改进措施，不断提升产品的质量和质量管理水平。

（3）全面质量管理模式　企业管理发展的高级阶段，是以质量为中心，强调全员参与、全过程控制和全面改进的管理方式和理念。全面质量管理模式的主要目标是实现产品质量和与之相关的所有生产和经营活动的全面的科学管理，是将质量管理融入到企业的日常运营中。此阶段，企业将质量管理视为企业的战略工作，并将企业的质量管理与企业的发展目标相结合。产品质量的定义不仅仅是产品服务质量，还应包括与产品相关活动的质量；而且产品的质量不仅由设计者、制造者和检验者决定，而应获得市场和用户的认可。应将以用户为中心的思想贯穿于企业的整个业务流程中，即从市场调查、产品设计、研发、生产、检验、仓储、销售及售后服务，各环节牢固树立“质量第一、用户至上”理念。质量管理也不只是质量管理部门的工作，而应成为全体员工的职责范畴，实现全员参与和全面持续改进。通过建立完善的质量管理体系，提高产品质量的稳定性和可靠性。

2. 全面质量管理

（1）全面质量管理范围　药品生产的过程控制和终端产品的质量检验，包括药品生产企业的产品放行检验和药品监管机构的市场抽查检验，是保证药品外延化学质量属性的有效手段。为确保药品内在生物学质量属性，除严格控制其化学质量属性外，更应强调药品全生命周期的科学管理，包括药品研发、生产、销售和临床使用等全生命周期各阶段的全面质量管理（total quality management，TQM）。世界上著名的药源性伤害事件——沙利度胺事件（也称反应停事件）是由于研发过程的有效性和安全性试验不充分导致。这一事件对全球药品上市前审批和上市后监管相关制度的建设具有重要推动作用，它催生了新药的上市前必须做安全性和有效性评价、必须通过良好的临床试验验证的要求，这也促进了现代药物评审程序的建立，开启了现代药物的监管模式。

国家药品监督管理局（NMPA）及药品审评中心（CDE）均发布有各项法律、规章（办法）、规范和研究技术指导原则，对药品全生命周期的各个阶段实现全面质量管理，如，《中华人民共和国药品管理法》；《药品注册管理办法》《医疗机构制剂注册管理办法》《药品生产质量监督管理办法》《药品经营和使用质量监督管理办法》；《药物非临床研究质量管理规范》（GLP）、《药品临床试验管理规范》（GCP）、《药品生产质量管理规范》（GMP）、《医疗机构制剂配制质量管理规范》（GPP）、《药品经营质量管理规范》（GSP）、《药物警戒质量管理规范》（GVP）；以及《化学药物制剂研究基本技术指导原则》《化学药物质量控制分析方法验证技术指导原则》《化学药物质量标准建立的规范化过程技术指导原则》等。

（2）全面质量管理内容　全面质量管理是对产品质量及影响产品质量的所有活动进行科学管理的综合过程，其核心目标是确保产品满足客户或其他相关方的要求，同时持续改进质量管理体系，以提高产品的市场竞争力和客户满意度。

全面质量管理包括制定质量方针、确定质量目标，并通过质量策划、质量控制、质量保证和质量改进等一系列活动来实现这些目标。

1）质量策划与设计：基于质量源于设计（QbD）原理，确保产品在设计阶段就满足预定的质量要求。采用基于充分的科学知识和质量风险管理的方法，明确目标产品的质量概况（QTPP）、确立目标产品的关键质量属性（CQA）、评估潜在风险，并为实现这一目标制定详细的计划。质量策划还应考虑客户需求、市场趋势、技术可行性等因素，以确保产品能满足市场需求。致力于制定质量目标，并规定必要的运行过程和相关资源，以确保质量目标的实现。

2）质量控制与保证：主要目的是通过建立和运行质量保证体系，确保生产过程符合法律法规要求、产品满足预定的质量标准要求。在此过程中应致力于生产人员、生产设施设备、生产物料、工艺过程、环境保障等满足规范（如 GMP）要求，并通过过程控制和中间产品与成品的检测结果，审核和采取措施来确保生产的产品满足预定质量标准要求。这是一个确保产品质量的持续过程，包括对生产过程的监控和产品的检测，以确保其符合既定的质量标准。同时，通过建立和运行内部与外部质量保证体系，旨在使人们确信有能力满足规定的质量要求，从而增强用户和第三方的信任感。

3）质量改进与创新：致力于增强满足质量要求的能力，是全面质量管理的核心之一。这是一个持续改进的过程，要求组织不断追求卓越，通过反馈机制和问题分析并寻求改进空间，以提高组织整体质量和效率，实现可持续发展。

二、药品质量管理体系

（一）国际质量体系

1. 国际协调组织　国际标准化组织（International Organization for Standardization，ISO）与国际人用药品注册技术协调会（The International Council for Harmonisation of Technical Requirements for Registration of Pharmaceuticals for Human Use，ICH）分别为标准化与药品注册管理的国际协调组织。其中，ISO 成立于 1947 年，由各国标准化团体（ISO 成员团体）组成的世界性联合会，其技术委员会负责世界上除电工领域外的标准化活动，为不同领域制定通用的国际标准，是目前全球最具权威的国际标准化机构。中国国家标准化管理委员会于 1978 年加入 ISO，2008 年正式成为 ISO 理事会常任理事。ICH 于 1990 年由欧盟、美国和日本的药品注册部门与制药行业协会，即欧洲药品管理局（EMA）、欧洲制药工业协会联合会（EFPIA）、美国食品药品管理局（FDA）、美国药物研究和生产联合会（PRMA）、日本厚生劳动省（MHW）和日本制药工业协会（JPMA）共六方共同发起的，以加强对药品的研发、生产、销售、进口等的审批管理，是目前全球最具权威的药品全生命周期管理规范与技术指南的国际协调组织。国家药品监督管理局（NMPA）于 2017 年正式成为 ICH 全球第 8 个监管机构成员，并于 2018 年当选为 ICH 管理委员会成员。

2. ISO 质量体系 ISO 宗旨是在世界范围内促进标准化进程，以利于国际的物资交流和服务，并扩大在知识、科学、技术和经济方面的合作。其主要活动是制定和发布国际标准，协调世界范围内的标准化工作，以及与其他国际组织，如国际电工标准化组织——国际电工委员会（IEC）合作，共同研究有关标准化问题。ISO 的质量认证原理被世界贸易组织（WTO）普遍接受，我国于 1992 年宣布等同采用 ISO 9000 系列标准，形成国标 GB/T 19000 系列标准。

ISO 9000 系列标准是由 ISO 发布的质量管理体系的国际标准，是指导企业、机构或其他组织（以下简称“组织”）建立并有效运行质量管理体系的技术要求和指南。通过基于 ISO 9000 系列标准的质量管理体系认证，证实组织建立并有效运行了质量管理体系，具有稳定提供满足顾客要求及适用法律法规要求的产品和服务的能力。ISO 9000 质量体系认证是由国家或政府认可的组织以 ISO 9000 系列质量体系标准为依据实施的第三方认证活动。

（1）ISO 9000 系列标准的特点 ①具有通用性和灵活性：标准规定的所有要求是通用的，标准适用于各种类型、不同规模和提供不同产品和服务的组织。而且质量体系要素可根据需要进行合理的剪裁和增删，要素的实施程度和证实程度可以适当调整。②运用过程方法：以系统管理思想架构完善的质量体系，并对质量体系形成的全过程（全生命周期）进行控制，确保质量体系的全面和有效运行。③强调实践性：要求组织的质量体系文件与实践活动相对应，所有影响质量的活动均应有文件规定支持，所有文件的规定均须严格执行，所有执行的情况均须有客观真实的证据加以证实，并有一定的可追溯性。④强调人的关键作用：质量体系中各部门的职责和权限有明确的划分和协调，确保能高效、有序地开展各项活动；强调管理层应制定有明确的质量方针和质量目标，并通过定期的管理评审了解体系运行情况，及时采取措施，以确保体系始终处于良好的运行状态；同时强调全员参与，加强人员培训，树立员工的质量意识并提升员工的素质和能力，以满足工作的要求。⑤强调预防措施：要求组织采取纠正及预防措施（CAPA），以避免产生不合格产品，或消除产生不合格产品的潜在风险因素，防止再次产生不合格产品，从而降低成本。⑥强调持续改进：要求组织建立审核及监督机制，对管理体系进行持续优化，保持系统的健康和可持续性达到对企业的管理及运作不断改进和完善的目的。⑦强调文化管理：以保证管理系统运行的正规性、连续性。

（2）ISO 9000 系列核心标准 ISO 9000 系列标准包括 ISO 9000、ISO 9001、ISO 9004 和 ISO 19011。

1）ISO 9000《质量管理体系—基础和术语》：表述了质量管理体系的基本知识，为质量管理体系的其他标准奠定了基础。该标准旨在帮助使用者理解质量管理的基本概念、原则和术语，以便能够有效和高效地实施质量管理体系，并实现质量管理体系其他标准的价值。

2）ISO 9001《质量管理体系—要求》：规定质量管理体系要求，用于证实组织具有稳定提供满足顾客要求及适用法律法规要求的产品和服务的能力，目的在于增强顾客满意度。

3）ISO 9004《质量管理体系—组织的质量—实现持续成功指南》：提供质量管理体系的有效性和效率的指南。该标准与 ISO 9000 阐述的质量管理原则相一致，为组织增强其实现持续成功的能力提供了自我评价工具，是企业进行自我评价和质量改进的有力保障。

4）ISO 19011《管理体系审核指南》：提供了管理体系审核的指南，包括审核原则、审核方案管理和管理体系的审核实施，以及评价参与审核过程的人员能力的指南。本标准适用于需要策划和实施管理体系内部审核、外部审核和需要管理审核方案的所有组织。

3. ICH 质量体系　ICH 的组建是为了寻求解决国际存在的不统一的规定和认识，通过协调逐步取得一致，为药品的研发与审批上市制定一个统一的国际性指导标准，以保证药品的安全性、有效性和质量可控性，体现保护公共健康的管理责任。当前，我国的各项药品管理规范和指导原则，均参照 ICH 原则制订，使我国的药品研发与注册逐步与国际接轨并达到国际水平。

（1）ICH 标准分类　ICH 发布的技术标准和规范分为 4 类，分别涉及药品的安全（safety）、有效（efficacy）、质量（quality）和多学科（multidisciplinary）综合论题，分别以英文首字母标识。其中，S 为有关安全性文本、E 为有关有效性文本、Q 为有关质量的文本、M 为涉及多学科综合性技术文本。标识字母后以阿拉伯数字表示文本顺序号，在顺序号后加字母为多个同类文本的区分。

1）安全（safety）：包括药理试验、毒理试验、药代动力学试验和毒代动力学试验等内容，通过协调取得共识后制定的文件以“S”标识，如：S6《生物制品的临床前安全性评价指导原则》。

2）有效（efficacy）：包括临床试验中的设计、研究、安全与报告、GCP 等内容，文件以“E”标识，如：E6《药物临床试验管理规范》。

3）质量（quality）：包括稳定性试验、分析方法验证、杂质研究、质量标准、原料药 GMP 等内容，文件以“Q”标识，如：Q1A《稳定性试验：新原料药和制剂的稳定性试验》、Q3B《新药制剂中的杂质》、Q7《原料药的生产质量管理规范指南》、Q9《质量风险管理》、Q10《药品质量体系》、Q12《产品生命周期管理的技术和法规考虑》。

4）综合学科（multidisciplinary）：包括术语、管理通讯等内容，如药品注册申请通用技术资料（common technical document，CTD）的格式要求。文件以“M”标识，如：M3《支持药物进行临床试验和上市的非临床安全性研究指导原则》、M10《生物分析方法验证和研究样品分析》。

（2）药品质量体系　ICH Q10《药品质量体系》是基于国际标准化组织（ISO）质量理念阐述的一个有效的药品质量体系的综合模型，适用于《药品生产质量管理规范》（GMP），可在产品生命周期的不同阶段实施。ICH Q10 中适用于生产场地的大部分内容已在区域性 GMP 要求中规定。ICH Q10 无意在现行法规之外增加新的要求。因此，ICH Q10 中对现行的区域性 GMP 要求的补充内容是非强制性的。

ICH Q10 表明了工业界和监管机构从公众健康利益出发为提高全球药品质量和供应对建立有效药品质量体系的共同支持。在整个产品生命周期内实施 ICH Q10 将促进创新和持续改进，并加强药品研发和生产之间的联系。

1）适用范围：本指导原则适用于贯穿产品整个生命周期的、支持原料药（API）与制剂研发和生产的各个系统，亦适用于生物技术和生物制品。

本指导原则涵盖了新产品和已上市产品在其生命周期中下列各阶段的技术活动：药品研发（原料药、制剂研发；生产工艺开发放大；分析方法开发）、技术转移（研发向生产转移、生产和检测地点转移）、商业生产［物料采购和控制；厂房、公用设施和设备的准备；生产（包括包装和贴签）；质量控制和保证；放行；贮存；分发］、产品终止（文件保存、留样、后续的产品评估和报告）。

2）ICH Q10 与区域性 GMP 要求、ISO 标准以及 ICH Q7 之间的关系：区域性 GMP 要求、ICH Q7《原料药的生产质量管理规范指南》和 ISO 9000《质量管理体系》指南构成了 ICH Q10 的基础。为达到本文中所述的目标，ICH Q10 通过阐述明确而具体的质量体系要素和管理职责扩充了 GMP。ICH Q10 为贯穿产品生命周期的药品质量体系提供了统一的模型，该模型可同区域性 GMP 共同使用。

区域性 GMP 没有明确产品生命周期的所有阶段（如研发）。本指导原则中阐述的质量体系要素和管理职责旨在鼓励在（产品）生命周期的每个阶段使用基于科学和风险的方法，从而促进贯穿整个产品生命周期的持续改进。

3）ICH Q10 与监管方法之间的关系：针对特定产品或生产企业的监管方法应与对产品和工艺的理解程度、质量风险管理的结果，以及药品质量体系的有效性相适应。在监管机构对生产场所的检查中，一般可对药品质量体系执行的有效性做出评价。

4）ICH Q10 的目标：Q10 模型的实施应达到以下三个主要目标，以补充和强化区域性 GMP 要求。

①确保产品实现：建立、实施和维护一个体系，保证交付使用的产品具有适宜的质量属性，以满足患者、卫生保健专业人员、监管机构（包括符合已批准的监管文件），以及其他内部和外部客户的要求。

②建立和保持受控状态：开发并使用能有效监测和控制工艺过程和产品质量的系统，从而保证工艺的持续适用性和工艺能力。质量风险管理有助于识别监测和控制系统。

③推动持续改进：明确和实施适当的（措施）提升产品质量、改进工艺、降低变异性、进行创新和强化药品质量体系，以提高始终满足质量要求的能力。质量风险管理有助于识别可持续改进的领域，并区分其优先次序。

5）知识管理和质量风险管理：知识管理和质量风险管理的运用将使公司能够有效、成功地实施 ICH Q10。

①知识管理：产品和工艺知识管理应贯穿于产品的整个商业生命周期，即从研发直至（并包括）产品终止。例如，运用科学方法进行的研发活动为理解产品和工艺提供知识。知识管理是收集、分析、储存和传递关于产品、生产工艺及组分信息的系统性方法。知识的来源包括但不限于已有的知识（公开或内部的文献）、药品开发研究资料、技术转移、整个产品生命周期内的工艺验证研究、生产经验、创新、持续改进和变更管理。

②质量风险管理：质量风险管理是构成有效药品质量体系不可或缺的部分，它可以提供一种主动的方法来识别、科学评估和控制潜在的质量风险。在整个产品生命周期内，它能促进工艺性能和产品质量的持续改进。

6）设计和内容的考虑

①药品质量体系的设计、建立和文件编制应良好构建，且清晰明了，以保证理解和执行的一致性。

②要认识到产品生命周期的各个阶段的不同目标和可用的知识，相应于不同阶段以适当的方式运用 ICH Q10 的要素。

③在开发一个新的药品质量体系或对已有的体系进行完善时，应考虑公司此项活动的规模和复杂程度。药品质量体系的设计应包括适当的风险管理原则。当药品质量体系的一些方面是整个公司层面的，而其他方面仅针对特定生产场所时，药品质量体系的有效性通常应在生产场所层面予以证明。

④为保证外包活动和外购物料的质量，药品质量体系应包含适当的程序、资源和职责。

⑤应在药品质量体系中明确管理职责。

⑥药品质量体系应包含下列要素：工艺性能和产品质量监测、纠正和预防措施、变更管理和管理回顾。

⑦应在药品质量体系中明确绩效指标，并用于监测药品质量体系内程序的有效性。

7）质量手册：应建立质量手册或同等的文件，其中应包含对药品质量体系的阐述。阐述的内容包括：①质量方针。②药品质量体系的范围。③确定药品质量体系的程序，以及它们的顺序、联系和相互依赖的关系。过程图和流程图可作为有用的工具，有助于以直观的方式描述药品质量体系的程序。④药品质量体系中的管理职责。

（二）质量体系要素

质量体系要素包括：①质量监测系统；②纠正和预防系统；③变更管理系统；④管理回顾系统。

在药品质量体系中应采用与产品生命周期的每个阶段，包括药品研发、技术转移、商业生产和产品终止，相适应的方式运用这些要素，并认识到每个阶段的差异和不同目标。在整个产品生命周期内，鼓励企业提出创新方法并评估这些方法对提高产品质量的作用。

1. 质量监测系统　药品生产企业应设计并运行工艺性能和产品质量的监测系统，以确保维持受控状态。有效的监测系统可保证持续的工艺和控制能力，以生产出符合预期质量要求的产品和确定持续改进的范围。工艺性能和产品质量监测系统应包括以下内容。

（1）控制策略　运用质量风险管理来建立控制策略，包括与原料药和制剂生产用的物料与组分、厂房和设备运行条件、过程控制、成品质量标准等相关的参数和特性，以及相应的监控方法和频次。控制策略应有助于获得及时的反馈，以及适当的纠正和预防措施。

（2）适用工具　提供衡量和分析控制策略中所确定参数和属性的工具（如数据管理和统计工具）。

（3）控制参数　分析控制策略中所确定的参数和属性，以确保在受控状态下持续运行。

（4）变异来源　识别影响工艺性能和产品质量的变异来源，以便进行潜在的持续改进活动来减少或控制变异。

（5）质量反馈　包括来自内部和外部对产品质量的反馈，如投诉、拒收、不合格品、召回、偏差、审计，以及监管机构的检查和调查结果。

（6）创新推进　提供知识来增加对工艺的理解，充实设计空间（当已建立时）并推进创新方法运用于工艺验证。

2. 纠正和预防系统　药品生产企业应具有实施纠正和预防措施（CAPA）的系统，来应对投诉、产品拒收、不合格品、召回、偏差、审计、监管机构的检查和调查结果，以及工艺性能和产品质量监测的趋势。应以确定根本原因为目的，采用结构化的调查方法。根据ICH Q9《质量风险管理》，调查的力度、形式和文件应与风险程度相匹配。CAPA方法应实现产品和工艺改进并增强对产品和工艺的理解。

3. 变更管理系统　创新、持续改进、工艺性能和产品质量监测结果，以及CAPA均会导致变更。为正确评估、批准和实施这些变更，企业应具备有效的变更管理系统。变更管理程序的形式在初次申报前和申报后通常是不同的，根据区域性法规要求可能需要按监管要求申报。

变更管理系统可确保及时有效地开展持续改进，它应高度保证不会产生非预期的变更后果。

变更管理系统应包括如下内容，并与生命周期的不同阶段相适应。

（1）变更评估工具　应使用质量风险管理来评估拟进行的变更，评估的程度和形式应与风险程度相匹配。

（2）变更评估方法　应结合上市许可评估拟进行的变更，包括设计空间（如已确定时）和/或对当前产品和工艺的理解。应评估是否需要根据区域性法规要求变更申报文件。在设计空间内的操作变化不视为变更，但基于药品质量体系的观点，所有变更均应采用企业的变更管理系统进行评估。

（3）变更评估标准　为确保变更在技术上是合理的，应由来自相关领域（如药品研发、生产、质量、法规事务和医学）的具有相应专业知识的专家团队来对拟进行的变更开展评估。应对拟进行的变更设定预期的评价标准。

（4）变更后再评估　变更实施后，还应开展评价以确认是否达到了变更的目的，且未对产品质量造成不良影响。

4. 管理回顾系统　工艺性能和产品质量的管理回顾应保证在药品全生命周期内的工艺性能和产品质量均得到管理。根据企业规模和复杂程度，管理回顾可以是不同管理级别的一系列的回顾分析，它应包括及时有效的沟通和上传程序，以将相应的质量问题提交给高级管理层进行评估分析。

（1）管理回顾范围　管理回顾系统应包括：

1）监管机构的检查和调查、审计和其他评估以及对监管机构作出的承诺。

2）定期的质量回顾，可包括：①衡量顾客的满意度，如产品质量投诉和召回；②工艺性能和产品质量监测的结论；③工艺和产品变更的有效性，如由 CAPA 引发的变更。

3）以往管理回顾的所有追踪措施。

（2）管理回顾措施　管理回顾系统应确定适当的措施，如：①对生产工艺和产品的改进；②提供、培训和/或调整各种资源；③收集和传递知识。

（三）质量管理体系构建

ISO 9000 系列标准建议的质量管理体系建立和实施步骤包括：①确定顾客和其他相关方的需求和期望；②建立组织的质量方针和质量目标；③确定实现质量目标必须的过程和职责；④确定和提供实现质量目标必须的资源；⑤规定测量每个过程的有效性和效率的方法；⑥应用这些测量方法确定每个过程的有效性和效率；⑦确定防止不合格并消除原因的措施；⑧建立和应用持续改进质量管理体系的过程。采用上述方法的组织对其过程能力和产品质量树立信心，为持续改进提供基础，从而增强客户和其他相关方满意并使组织成功。

1. 质量管理体系构成　药品质量管理体系是药品相关企业的基石，应基于国际公认标准和区域药品质量管理规范（GMP）原则建立，旨在通过系统化和规范化的方法来控制药品生产的全过程，确保药品符合预定的质量标准及法律法规的要求。

构建并实施一个高效的药品质量管理体系可以从以下几个方面着手。

（1）组织架构与职责　企业应建立清晰的组织架构，明确各级管理层的职责与权限，确保质量管理体系的有效运行。

1）最高管理者：负责制定质量方针和质量目标；为质量管理体系的运行和改进提供必要的资源支持；定期进行管理评审，评估体系的有效性，确保体系持续改进；承诺企业所有活动符合产品上市区域的监管法规和 GMP 要求。

2）质量受权人：促进质量管理体系的建立、实施和维护，并确保质量管理体系建设适用法律/法规或规范及顾客的要求；负责评估和汇报质量管理体系的有效性，并且向最高管理者提出改进建议；确保每批已放行产品的生产、检验均符合相关法规、药品注册要求和质量标准。

3）质量负责人：确保管理体系所需的过程得到建立和保持；组织领导内审，组织质量管理体系有效运行并予以保持；负责审批管理程序文件。

4）质量管理部：作为质量管理的核心部门，负责制定、维护质量管理体系文件，监督执行，处理质量问题。

5）生产部：负责按照既定工艺规程进行生产，执行生产过程中的质量控制措施。

6）供应链部：负责供应商的选择、评估与审计，以及物料的采购、储存与分发。

7）质量检验部：负责物料、中间产品和产品的放行检验，以及产品稳定性考察，确保产品符合质量标准。

（2）质量管理体系文件　文件是药品质量管理体系的重要组成部分，是证明质量管理体系的有效运行及产品符合质量标准的客观证据。企业应建立全面的质量管理体系文件，包括所有与药品生产、质量控制和安全管理相关的文件，并确保文件时效性、准确性和可追溯性。文件涵盖质量手册、程序文件、作业指导书及记录等，为质量管理体系的运行提供指导和依据，以及各项质量活动的凭据和证明。

1）质量手册：概述质量方针、质量目标、组织结构，以及资源管理、客户关系、产品实现、测量/分析/改进、文件管理等方面的管理流程。

2）程序文件：包括管理标准（SMP）文件、技术标准（STP）文件，详细规定各项质量活动的执行程序，如供应商管理、物料管理、生产控制、质量检验等。

3）作业指导书：操作标准（SOP）文件，为具体操作提供详细指导，确保操作一致性和准确性。

4）记录管理：所有与质量相关的活动均需有详细记录，以便追溯与审计。

（3）供应商与物料管理　供应商与物料管

理是药品质量管理的关键环节。企业应建立完善的供应商与物料管理制度，对供应商进行严格筛选、评估和审计，确保物料来源的可靠性；同时，确保物料的采购、验收、存储、发放和使用等过程符合法律法规，物料质量符合标准。

1）供应商选择：基于质量、价格、服务等标准，选择符合要求的供应商，建立合格供应商名单。

2）审计与评估：定期对供应商进行质量审计，评估其质量管理体系的有效性，以达到供应商始终提供质量合格产品能力的确认。

3）物料接收与储存：对到货物料进行质量检查，按照规定条件进行储存，防止污染、交叉污染和混淆。

（4）生产过程控制　过程控制是质量管理体系的重要环节。企业应实施严格的生产过程控制，以确保产品的生产过程符合法律法规要求，同时确保产品的质量始终保持稳定和一致。

1）关键公用设施验证：关键公用设施包括净化空调系统、制药用水系统和压缩空气系统，应满足环境和产能的预定要求，并通过验证确保设施处于良好的运行状态。

2）设备验证：性能满足工艺要求的设备是保障药品生产质量的重要物质基础。企业应选用符合 GMP 要素的生产设备，并通过确认和验证确保设备处于良好的运行状态。

3）工艺验证：生产工艺是药品生产的指导和依据，也是确保产品质量和安全的核心。企业应对生产工艺进行验证，确认其能够稳定地生产出符合质量标准的产品。

4）关键点控制（CCP）与中间产品监测：CCP 和中间产品质量是生产过程中影响产品质量属性的关键环节，需要严格监测和控制。企业应识别并监控生产过程中 CCP，并对中间产品进行监测，采取预防措施防止偏差发生，确保产品符合既定质量标准。任何和工艺规程相关的偏差、OOS 应记录并且根据偏差、OOS 标准程序处理。

5）卫生、清洁与消毒：人员进出控制区应符合卫生要求并经确认；同时，确保生产设备和环境符合清洁与消毒要求并经验证，防止污染，为药品生产提供适宜的条件。

（5）产品检验与放行　质量管理是质量管理体系的核心。企业应实施严格的质量检验程序，确保每批产品均符合质量标准后放行。

1）检验标准：依据国家标准和注册标准制定企业内控标准及操作规程，包括检验项目与限度标准和详细的操作方法及其技术要求。

2）样品管理：应规范样品的采集、保存、运输和处理，确保检验结果的准确、可靠。

3）检测设备的确认与校验：检测设备应评估确认必要性和级别，并经确认和定期校验。

4）分析方法的验证：分析方法应评估确认/验证范围，并按照批准的方案进行确认或验证。任何对已验证分析方法的改变应该按照变更程序管理。

5）质量检验：应对成品进行质量检验，包括外观检查、理化检验、生物学检验等，确保每一批产品均符合质量标准。

6）放行程序：所有批次产品须经质量检验部门审核无误后，方可放行销售。

7）稳定性考察：应制定稳定性考察计划，并进行稳定性试验，确定产品的稳定性特征与储存有效期。

（6）持续改进与 CAPA 机制　建立持续改进机制，对发现的问题及时采取纠正与预防措施（CAPA）。

1）质量回顾：定期对产品、生产过程、客户投诉等进行回顾分析，识别改进机会，内容包括但不限于：物料质量回顾；产品质量标准回顾；生产工艺分析；偏差回顾；OOS 回顾；产品稳定性考察回顾；拒绝批次回顾；变更控制回顾；验证回顾；环境监测回顾；委托加工、委托检验回顾；不良反应回顾；产品召回与退货回顾；产品质量的投诉回顾。

2）CAPA 管理：对发现的问题进行深入的调查，制定并实施 CAPA 计划，跟踪验证效果：①CAPA 管理范围包括：来源于客户的投诉、产品缺陷、召回、生产偏差、实验室 OOS、自检、外部审计（包括政府检查）、工艺性能和产品质量监测趋势、变更控制、产品年度回顾等活动中发现问题所采取的措施。整改措施的深度和形式应与风险评估的级别相适应。②CAPA 管理流程包括：识别、评估、调查、分析问题；制定、执行 CAPA 计划；CAPA 跟踪；CAPA 关闭。

3）变更控制：变更控制是确保质量管理稳定性和持续性的重要手段。应建立完善的变更控制制度，对影响药品质量的变更进行严格的管理和控制。通过对变更的评估、审核和实施等过程进行规范化管理，降低变更对药品质量的影响。

（7）风险管理与合规体系　风险管理是保障药品质量和安全的重要措施。应建立完善的风险管理制度，并实施全面的风险管理，确保药品生产全过程符合法律法规要求。

1）风险评估：对可能影响产品质量的风险因素进行识别、评估和控制。通过对风险的预防和控制，降低药品质量问题的发生概率，保障患者的用药安全。常用的风险评估工具有失效模式与影响分析（FMEA）和风险评估矩阵（RAM）。

2）合规性检查：定期对生产活动进行合规性检查，确保符合 GMP 等法规要求。

（8）药品追溯与召回机制　建立药品追溯系统，确保在必要时能迅速、准确地召回产品。

1）追溯系统：利用信息化手段建立药品追溯体系，进行药品信息追溯管理。记录药品生产、流通、使用等关键信息，确保药品的全生命周期的可追溯性。

2）召回程序：制定召回预案，明确召回范围、流程、责任人及沟通机制，确保在发现问题时能迅速启动召回程序。

2. 质量管理体系实现　PDCA 是指管理程序的四个阶段性环节，即：策划（plane）、实施（do）、检查（check）和处置（action），是一种获得广泛应用的质量管理方式，能够应用于所有的过程和整个质量体系的管理。

在质量体系的管理活动中，整个质量体系及体系中各过程和过程中包含的各项活动均可按照策划、执行策划、监视执行过程和检查效果、必要时采取措施或启动下一个 PDCA。通过这种工作方式，经过不断的 PDCA 循环，建立科学、严谨的质量管理体系，并推动质量管理体系的持续改进，使得质量体系得到有效管理，并获得良好效率。

（1）质量体系的策划与建立　质量源于设计，策划是 PDCA 的 P 环节，是 PDCA 的核心。根据顾客的要求和企业的方针，质量体系的目标及其过程，确定实现结果所需要的资源，并找出存在的问题和瓶颈，采用 SWOT 方法（优势、弱势、机遇和威胁）分析，识别和应对风险和机遇。药品生产企业实施 GMP 质量管理，策划并建立质量管理体系包括以下步骤。

1）制定质量方针与目标：企业的最高管理者应充分理解和掌握 GMP 原则和要求，全面参与策划活动，分析企业的特点与现状，制定与企业环境相适应、与战略方向相一致的质量方针和质量目标。

2）确定体系的过程与相互关系：确定质量管理体系所需过程及其作用与相互关系，明确并承诺提供符合 GMP 规范要求，以及为达成质量目标进行的各管理过程的资源需求，包括有效实施质量管理体系、运行并控制其过程所需的相关人员；厂房、车间和关键公用设施（净化空调系统、制药用水系统、压缩空气系统），以及关键生产和检验设备等基础设备及软件配置。

3）建立风险管理制度：识别和应对潜在的风险，建立预防机制，以确保质量管理体系能够实现其预期目标。风险的应对可选择：①规避风险；②为寻求机遇承担风险；③消除风险源；④改变风险的可能性或后果；⑤分担风险；⑥通过信息充分的决策而保留风险。

4）建立文件管理体系：文件体系是质量管理体系的重要组成部分，文件的制定与管理也是策划的重要内容。体系过程相关活动管理的标准化和文件化，是质量管理体系建立的标志。质量管理文件应该设置不同层次的文件体系以保证质量体系的有效运行。文件包括 GMP 管理要求的文件和确保质量管理体系有效性所需的文件。文件分为三个层次：质量方针和质量目标、标准类文件、记录类文件。

①文件的分类：标准类文件分为以下三类。（a）技术标准文件（STP）：生产和质量管理需要遵循的含有技术指标的文件，由国家、地方、行业（或企业）所颁布、制定的技术性规范、准则、规定、办法、标准、规程等书面文件，包括工艺规程、质量标准、验证或确认文件、

稳定性考察等。(b) 管理标准文件（SMP）：以工作为对象，为明确管理职能、划清工作范围和权限、规范管理工作过程而制定的制度、规定、方法等书面文件，强调“应该”怎么做。包括各个系统的管理规程等。(c) 操作标准文件（SOP）：以人为对象，为明确工作方法及内容、操作要求及步骤而制定的规程、程序、方法等书面文件，突出“如何”做，包括设备操作规程、检验操作规程、岗位操作规程等。记录类文件是反映企业在药品生产、质量管理实际工作中执行情况及结果的文件，对标准类文件起到支持性作用。记录类文件主要分为过程记录、台账记录及标记（凭证）。

②文件的管理：质量管理体系和 GMP 要求的文件应受控管理，以确保在需要的场合和时机均可获得并适用，并予以妥善保护（如防止泄密、不当使用或缺失）。对于企业确定策划和运行质量管理体系所必须的、来自外部的文件，企业应当适当识别并予以控制。对于保留的、作为符合性证据的文件应予以保护，防止非预期的更改。受控文件应有受控管理程序，包括：(a) 文件的分发、访问、检索和使用；(b) 文件的保存和防护，包括保持可读性；(c) 文件的更改控制（如版本控制）；(d) 文件的存档和处置（如文件收回、销毁等）。

(2) 质量体系的运行　质量体系的建设是 PDCA 的 D 环节，即实施环节。当质量体系策划完成并形成标准文件后，即进入策划实施阶段。应根据文件要求，设计具体的执行方法、实施方案和计划布局，再根据设计和布局，进行具体运作、实施计划中的内容。如生产工艺验证，在验证计划实施前首先应明确相关岗位人员的责任和任务，组织员工学习并理解法律法规和实施方案（工艺验证方案等）及操作规程（生产工艺规程、设备操作规程等）文件，培训各类相关岗位人员，尤其是关键岗位人员，使其熟悉和掌握法规要求和各自的岗位操作技能；研究分析实施过程中可能存在风险并制定预防和应对突发事件（包括偏差、OOS 等）的措施。实施过程必须有良好的沟通和交流，以及信息反馈渠道，以便企业的最高管理者和有关员工都能及时了解质量体系的运行状况，确保实施顺利进行。

(3) 质量体系的审核　质量体系的审核是 PDCA 的 C 环节，即检查环节。检查实施策划的结果。这一环节的重要性在于监测和评估实施的有效性，并为质量体系提供了持续改进的机制。审核包括内部审核和外部审核。内部审核如企业内部的管理评审或管理回顾；外部审核如监管机构的注册核查和 GMP 符合性检查，或调查、审计和其他评估等。根据质量方针、质量目标、GMP 管理要求和所策划的活动，对过程及形成的产品进行监控和检测并报告结果，确定质量管理体系的有效性和效率。除对产品及其形成过程的质量检查外，应进行以下相关检查。

1) 体系运行概况：企业内部通过年度管理评审或因重大事件临时管理评审，或监管机构通过现场核查，对质量管理体系运行的有效性进行评审。通过评估、分析以下反映质量体系运行有效性的指标，发现质量管理体系可能存在的系统性的缺陷或趋势。如：①分析客户投诉情况；②偏差所反映的缺陷或系统性问题；③影响质量管理体系的变更及其实施效果；④外部信息分析；⑤自我评估活动（如风险分析、趋势分析、内部审计）；⑥外部评估活动（如客户审计、当局审计、认证机构审计）等。

2) 人员及其培训情况：应对企业各层次、各岗位人员，尤其是关键岗位人员，如企业负责人、质量负责人、质量受权人和生产负责人等人员的资质、能力、经验等，按要求进行审查、培训（包括内部和外部培训）和考核。应检查培训计划的制订和实施情况，以及培训过程的记录和效果的考核评价情况。

(4) 质量体系的改进　质量体系的改进是 PDCA 的 A 环节，即处置环节。是对检查的结果进行处置。处置是 PDCA 的最后环节，也可能是启动下一轮 PDCA 的触发环节。经对检查结果的审核，必要时采取措施，以提高管理效率。成功的经验应加以肯定并引入标准化和制度化。对于审核中发现的问题应加以总结并查找原因，及时采取纠正和预防措施（CAPA）以消除、规避或降低风险至可接受水平，并跟踪验证效果、修订标准类文件，包括技术标准和管理标准文件，以便今后的执行和推广。对于重大或不能解决的问题（即风险不可接受、规避、消除或降低），则应重新策划，启动下一轮PDCA。

1）查找原因：对在审核或其他环节发现的问题应及时分析查找原因。常用风险评估工具，如：鱼骨图（因果图）、排列图、控制图、故障树分析图（FTA）、故障模式及影响分析（FMEA）等帮助分析查找原因，尤其是对于可能导致严重问题的潜在原因分析，经常配合使用数理统计技术。

2）CAPA 评估：在实施 CAPA 措施前需对措施进行评估。采用风险评估的方法，评价 CAPA 的必要性和有效性，以及对体系的影响。如：能够采取立即纠正措施解决发生的问题，无需建立 CAPA 计划，进行管理。在文件中记录相关的决定和适当的跟踪确认后，CAPA 即可关闭；再如：当变更成为 CAPA 的一部分时，执行企业变更控制程序。

3）预期验证：措施的实施应进行预期验证。实施改进措施预期质量体系的有效性和/或效率能够获得提升，对预期效果的验证则是对质量体系在新水平上的运行状况的分析，以确定 CAPA 措施的有效性和可行性，为下一个PDCA计划提供支持。

3. 质量管理体系持续改进　ICH Q10 阐述了为管理和持续改进药品质量体系而应实施的措施。

（1）药品质量体系的管理回顾　管理应有正式程序来定期回顾分析药品质量体系。

回顾分析应包括：

1）衡量是否达到药品质量体系的目的。

2）评估绩效指标，该指标可用于监测药品质量体系中程序的有效性，例如：①投诉、偏差、CAPA 和变更管理程序；②对外包活动的反馈；③自评估程序，包括风险评估、趋势分析和审计；④外部评估，如监管机构的检查和调查结果，以及客户审计。

（2）影响药品质量体系的内部和外部因素的监测　管理监测的因素可包括：

1）可能影响药品质量体系的新法规、指导原则和质量缺陷。

2）可能强化药品质量体系的创新。

3）商业环境和目标的改变。

4）产品所有权的变更。

（3）管理回顾和监测的结果　对药品质量体系的管理回顾分析，以及对内部和外部因素监测的结果可包括：

1）对药品质量体系及相关程序的改进。

2）资源的分配或再分配和/或人员培训。

3）对质量方针和质量目标的修订。

4）对管理回顾分析的结果及措施予以文件记录并进行及时、有效的沟通，包括将适当的问题上传到高级管理层。

三、药品质量管理原则

（一）ISO 质量管理原则

ISO 9000 标准推荐以下八项质量管理原则。①以顾客为关注焦点：组织依存于其客户。因此组织应理解顾客当前和未来的需求，满足顾客要求并争取超越顾客期望。②领导作用：领导者确立本组织统一的宗旨和方向，他们应该创造并保持使员工能充分参与实现组织目标的内部环境。③全员参与：各级人员是组织之本。只有他们的充分参与，才能使他们的才干为组织获益。④过程方法：将相关的活动和资源作为过程进行管理，可以更高效地得到期望的结果。⑤管理的系统方法：识别、理解和管理作为体系的互相关联的过程，有助于组织实现其目标的效率和有效性。⑥（持续）改进：组织总体业绩的持续改进，应是组织的一个永恒的目标。⑦循证决策：有效决策是建立在数据和信息分析基础上；⑧关系管理：组织与其供应方是相互依存的，互利的关系可增强双方创造价值的能力。

（二）药品质量管理原则

ISO 9000 标准从宏观上、从管理学角度提出了质量管理八项原则，通过遵循这些原则，组织可以不断提高产品质量和服务水平，赢得顾客的信任和忠诚，从而实现长期的成果和持续的发展。药品作为一种特殊商品，其安全性和有效性作为关键质量属性直接关系到顾客（患者）的健康和生命安全。药品生产或经营质量管理目标是确保药品的关键质量属性受控。即，质量符合药品标准、过程符合法律法规。

药品生产或经营质量管理的核心要求是行动有依据、过程有记录、事前有评估、事后有回顾。药品质量管理在参照 ISO 9000 标准八项原则的基础上，结合行业领域的特殊性，应遵循以下基本原则。

1. 依法合规原则 药品生产及经营活动应遵循国家药品相关法律、法规和规章制度，依法合规地开展各项活动。药品生产或经营企业的各项活动应符合《中华人民共和国药品管理法》《药品注册管理办法》《药品生产质量管理规范》或《药品经营质量管理办法》等有关法律法规的要求，应当采取有效的质量控制措施，以保证对药品采购、生产、储存、运输等环节的质量管理和追溯。

2. 产品安全原则 产品安全包括质量安全和生产安全，即药品生产和经营企业应当依据国家相关标准和规定，制定并执行质量控制标准（包括原辅料、中间产品和成品的质量控制标准），确保药品质量符合标准要求，保证其安全性、有效性和稳定性的质量属性，以及纯度与均一性的工艺特性受控，同时注重环境、人员卫生、操作流程等方面的安全标准，防止药品污染、交叉污染、混淆和差错，尤其是无菌产品的无菌保障，确保生产全过程安全可控。

3. 全员参与原则 各级人员是组织之本，整个组织内各级胜任、经授权并积极参与的人员，是提高组织创造和提供价值能力的必要条件。为了有效和高效地管理组织，各级人员得到尊重并积极参与其中是极其重要的。通过表彰、授权和提高能力，促进在实现组织的质量目标过程中的全员积极参与。全员参与原则鼓励企业内的所有员工参与到质量管理体系中来。这个原则强调团队合作和跨部门协作，以实现质量目标。通过鼓励员工参与，企业可以提高员工的士气和满意度，同时提高产品质量。

4. 风险防控原则 定期对药品全生命周期（研发、生产、经营活动）中可能出现的产品质量与合规性等风险进行充分的评估（原辅料的关键质量属性，生产、检验、仓储与运输设备关键性能指标等的风险评估），并采取必要的风险管控措施，即制定相应的纠正与预防措施（CAPA），实现风险管控前置，确保药品的生产、经营活动及产品质量的稳定性和可靠性。

风险管理是一个系统过程，用以协调、促进和提升针对风险做出的科学决策。企业应制定质量风险管理规程及风险管理工具（FMEA）管理规程，强调风险管理流程的关键所在是沟通。

质量风险管理流程包括以下步骤：①风险评估，即对风险的产生及其危害的识别、分析和评价，并形成风险评估报告；②风险控制，包括作出决策来降低和/或接受风险；③沟通，在风险管理过程中沟通是关键所在，决策部门和其他人员之间可以在任何阶段交换和共享有关风险和风险管理信息；④风险回顾，是促进质量体系持续改进的关键一环。应定期（至少每年一次）进行质量风险的审核回顾。

物料的风险评估是识别高风险项的重要手段。以物料的风险评估为例，可以包括以下几个方面。

（1）物料来源评估 评估供应商的可靠性、资质和信誉，了解物料生产过程、质量控制措施等。

（2）物料质量特性评估 对物料的物理、化学、生物等质量特性进行评估，了解其对产品质量的影响。

（3）物料使用风险评估 评估物料在使用过程中可能带来哪些风险，如操作难度、安全性等。

（4）建立高风险物料识别机制

1）制定高风险物料清单：根据物料的风险评估结果，制定高风险物料清单，明确哪些物料需要特别关注和控制。

2）建立专门的质量控制点：对于高风险物料设立专门的质量控制点，如复验期为 6 个月的物料，额外增加 3 个月一次的有关物质检查等。进行更加严格的质量检验和监控。

3）加强供应商管理：对提供高风险物料的供应商进行更加严格的管理和审核，确保其产品质量和供应稳定性。

5. 持续改进原则 组织总体业绩的持续改进，应是组织的一个永恒的目标。持续改进原则强调在产品或服务的整个生命周期内进行持续改进。通过质量分析、审计、培训等手段，不断提高质量管理水平，确保产品质量和服务水平的持续稳定，以满足不断变化的客户需求。

持续改进通常遵循 PDCA 循环原则，持续改进包括以下方面。

1）定期回顾和分析高风险物料清单：随着生产工艺、市场需求和供应链环境的变化，高风险物料种类和数量也可能发生变化。因此，需要定期回顾和更新高风险物料清单。

2）持续改进质量控制措施：针对识别出的高风险项，制定并实施相应的质量控制措施，并持续跟踪其效果。根据实施效果进行必要的调整和改进。

成功的组织持续关注改进。改进对于组织保持当前的绩效水平，对其内、外部条件的变化做出反应，并创造新的机会，都是非常必要的。

另外，不良反应监测（上市后药品质量管理）和信息追溯管理（对药品生产、流通、使用等全过程进行信息记录和管理，确保药品的全生命周期的可追溯性）也是药品质量管理的重要环节。

（于治国　尤启冬　郭小可　张　烜）

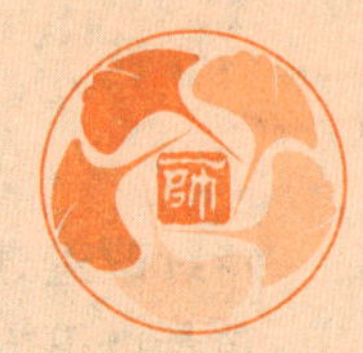

第二章 生命药学

第一节 人体生物分子的结构与功能

一、细胞的结构与功能

细胞（cell）是构成人体最基本的结构和功能单位。人体各器官和系统的功能活动都与构成该器官和系统的细胞群体密不可分。一种细胞类型主要执行一种特定的功能，有的细胞类型也可执行多种功能，但某些功能活动是所有细胞类型或某些细胞群体所共有。例如，所有细胞类型都具有物质跨膜转运功能、信号转导功能和生物电现象；各种肌细胞都具有收缩功能。

（一）细胞的基本结构

细胞的结构一般由细胞膜、细胞质和细胞核三部分组成，其中细胞质又由基质、细胞器和包含物组成。

1. 细胞膜 细胞膜（cell membrane）是分隔细胞内容物和细胞周围环境的一层膜结构。细胞膜和细胞器的膜结构及其化学组成基本相同，主要由脂质、蛋白质及少量糖类物质组成；其中，蛋白质和脂质比例在不同细胞类型差异很大。关于各种化学成分在膜中排列的形式，目前广为接受的是辛格（Singer）和尼克森（Nicholson）1972 年提出的液态镶嵌模型（fluid mosaic model）学说。该学说认为，液态脂质双层构成膜的基本构架，不同结构和功能的蛋白质镶嵌在其中，糖类分子与脂质、蛋白结合后附在质膜的外表面（图 2－1）。

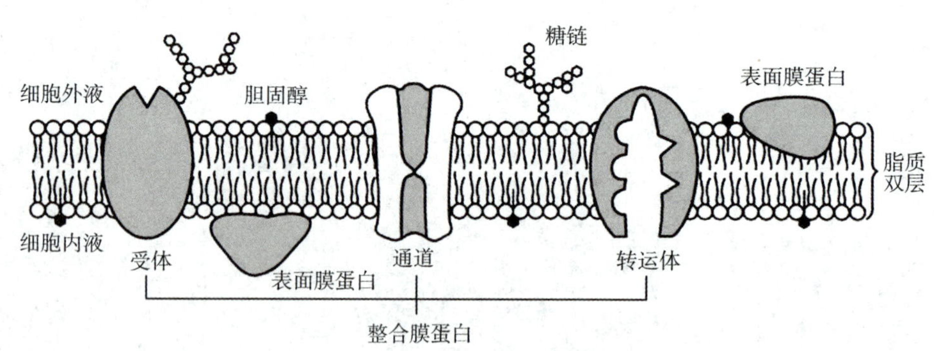

图 2－1 细胞膜液态镶嵌模型示意图

膜脂质主要由磷脂（phospholipid）、胆固醇（cholesterol）和少量糖脂（glycolipid）构成。在大多数细胞的膜脂质中，磷脂占总量的 70% 以上，胆固醇不超过 30%，糖脂不超过 10%。细胞膜脂质分子具有亲水性和疏水性，这种双嗜特性使之在质膜中以脂质双层（lipid bilayer）的形式存在，即两层脂质分子的亲水端分别朝向细胞外液或胞质，疏水的脂肪酸烃链则彼此相对，形成膜内部的疏水区。质膜的疏水区是水，以及水溶性物质如葡萄糖和各种带电离子的天然屏障，但脂溶性物质如氧气、二氧化碳及乙醇等则很容易穿透。脂质双层在力学上的稳定性和流动性，使细胞能够承受相当大的张力和形变而不至于破裂。膜脂质的流动性还可使嵌入的膜蛋白发生侧向移动、聚集和相互作用。细胞的许多基本活动，如膜蛋白的相互作用、膜泡运输、细胞的运动和分裂、细胞间连接的形成等都有赖于质膜保持适当的流动性。

膜蛋白根据其在膜上的存在方式，可分为表面膜蛋白（peripheral membrane protein）和整合膜蛋白（integral membrane protein）两类（图2-1）。表面膜蛋白约占膜蛋白总量的20%～30%，主要附着于细胞膜的内表面，如膜骨架蛋白和锚定蛋白。整合膜蛋白约占膜蛋白总量的70%～80%，以其肽链一次或反复多次穿越膜脂质双层为特征。一般来说，与物质跨膜转运功能和受体功能有关的蛋白都属于整合膜蛋白，如载体、通道、离子泵、G蛋白偶联受体等。也有一些整合膜蛋白作为黏附分子（adhesion molecule）在细胞与基质、细胞与细胞之间发挥作用。功能蛋白质分子在质膜中的位置分布存在区域特性，与细胞完成其特殊功能有关。例如，骨骼肌细胞膜上的N_2型乙酰胆碱受体通常集中在终板膜上，与神经肌肉之间的信息传递有关。

细胞膜中的糖类主要是一些寡糖和多糖链，以共价键的形式与膜蛋白或膜脂质结合而形成糖蛋白（glycoprotein）或糖脂（glycolipid）。大多数整合膜蛋白都是糖蛋白，近1/10的膜脂质是糖脂。许多糖类带有负电荷，使细胞表面呈现负电性，从而排斥带有负电荷的物质与其接触；许多糖类可作为分子标记发挥受体或抗原的功能。

2. 细胞质 细胞质（cytoplasm）主要成分是水、蛋白质、糖、类脂质、无机盐等，为一种半透明胶状溶液，其中悬浮着一些细胞器和包含物。细胞器是细胞进行功能活动的基本结构，如线粒体、内质网、高尔基复合体、溶酶体和中心体等。包含物是细胞内暂时储存的营养物质和代谢产物，如糖原、脂肪滴和色素颗粒等。

线粒体（mitochondria）是由内、外两层生物膜形成的圆形或椭圆形的囊状结构，是细胞内能量储存和供给的场所。在不同类型的细胞或同一细胞在不同的病理生理状况下，其形态、大小和数目都不相同。内质网（endoplasmic reticulum）是由一层生物膜围成的管状、泡状和囊状结构，相互连接形成一个连续的内腔相通的膜性管道系统，分为粗面内质网（有核糖体附着）和滑面内质网（无核糖体附着），粗面内质网具有合成和运送蛋白质的功能，滑面内质网是一种多功能结构，其主要功能是合成脂类和固醇。高尔基复合体（golgicomplex）是由生物膜构成的扁平囊泡状膜性网状系统，其功能与蛋白质进行加工修饰（如糖基化）、分类和定向运输，以及细胞的分泌活动有关。溶酶体（lysosome）是一种囊状小体，外面是一层生物膜，内含多种酸性水解酶，能分解消化蛋白质、肽、糖、中性脂质、糖脂、糖蛋白、核酸等多种物质，是细胞内重要的消化器官。中心体（centrosome）由位于中央的中心粒和位于其周围的一圈染色较深的特殊细胞基质（称中心球）共同组成，其功能与细胞分裂有关。

3. 细胞核 细胞核（cell nucleus）的主要功能是储存遗传信息，控制细胞代谢、分化和增殖活动。人体内除成熟红细胞外，所有细胞都有细胞核。一般每个细胞都有1个细胞核，少数有2个或2个以上细胞核，如骨骼肌（亦称横纹肌）细胞的核，可多达100～200个。细胞核多为圆形或椭圆形、少数呈杆状或分支状。处于间期的细胞，细胞核由核膜、核仁、染色质及核液构成；在细胞分裂期，核膜和核仁消失，染色质凝缩并反复螺旋、折叠为染色体。核膜（nuclear membrane）是细胞核表面的一层薄膜，由生物膜组成，具有选择性渗透作用。核仁（nucleolus）是细胞核内的球状小体，其化学成分是核糖核酸及碱性蛋白质，其功能主要涉及核糖体的生物发生，该过程包括rRNA的合成。染色质（chromatin）是间期细胞核中能被碱性染料着色的物质；在细胞有丝分裂时，染色质纤维反复螺旋、折叠成为粗棒状染色体（chromosome）。染色质或染色体是由DNA和碱性蛋白组成。DNA能自我复制并能控制细胞内蛋白质的合成，是细胞的重要遗传物质。核液是在光镜下见到的透明液态物质，又称核基质，其化学组成为水、酶、氨基酸和脂类等。

（二）细胞的基本功能

1. 细胞膜的物质转运功能 细胞膜的脂质双层既是一个天然屏障，又能选择性地进行物质转运，以满足细胞的正常生命活动。细胞用于物质转运的能量约占细胞耗能总量的2/3，对于理化性质不同的物质，细胞膜具有不同的转运机制。物质跨膜转运的方式分为非载体转运（non-carrier mediated transport）、载体转运（carrier-mediated transport）和膜动转运（membrane moving transport）。非载体转运包括滤过（filtration）和单纯扩散（simple diffusion），属于被动转运（passive transport）。载体转运是指细胞膜上的转运蛋白（transporter）与物质结合，并载运物质到膜另一侧的过程，包括主动转运（active transport）与易化扩散（facilitated diffusion）。膜动转运是指大分子物质通过膜的运动而转运，包括胞饮（pinocytosis）和胞吐（exocytosis）。细胞膜物质转运的特点及影响因素详见“第三章 第二节 一、药物的跨膜转运”。

2. 细胞的信号转导功能　细胞的信号转导（signal transduction）是指生物学信息（兴奋或抑制）在细胞间或细胞内转换和传递，并产生生物效应的过程，通常指跨膜信号转导（transmembrane signal transduction），即生物活性物质（激素、神经递质、细胞因子等）通过受体或离子通道的作用而激活或抑制细胞功能的过程。一般把参与完成信号转导的化学物质称为信号分子（signal molecule），专司生物信息携带功能的小分子物质称为信使分子（messenger molecule），完成信号转导的信号分子链称为信号转导通路（signal transduction pathway，signaling pathway）。因此，细胞信号转导的核心在于通过特定信号转导通路进行生物信息的细胞内转换与传递过程，并可涉及对相关功能蛋白质的基因表达过程的调控。

在信号转导通路中，受体（receptor）是指细胞中具有接受和转导信息功能的蛋白质。在细胞膜中的受体称为胞膜受体（membrane receptor），在胞质内和核内的受体分别称为胞质受体和核受体。能与受体发生特异性结合的活性物质称为配体（ligand）。依据膜受体的特性可分为多种通路，主要是离子通道型受体、G-蛋白偶联受体、酶联型受体（包括酪氨酸激酶受体、酪氨酸激酶结合型受体、鸟苷酸环化酶受体、丝氨酸/苏氨酸激酶受体）和招募型受体介导的信号转导。另一类是脂溶性配体通过单纯扩散进入细胞内，直接与胞质受体或核受体结合而发挥作用，通常通过影响基因表达而产生效应，称为细胞内受体介导的信号转导。大部分膜受体介导的信号转导通路亦可改变转录因子活性而影响基因表达。

细胞还可以主动向胞外分泌外泌体（exosome），通过直接与“受体”细胞融合方式水平转移功能性 mRNA、microRNA 和蛋白质到“受体”细胞而改变细胞的功能。在细胞内也存在直接由细胞内功能区隔触发或传播的信号转导通路，如胞内分泌（intracrine）的成纤维细胞生长因子 FGF1 和 FGF2 及白细胞介素 IL-1，即直接在细胞内发挥信号转导作用。在细胞外也存在着基质-细胞、细胞-细胞相互作用信号转导通路。

（三）细胞的生物电现象

生物体在生命活动时常伴随电现象，称为生物电（bioelectricity）。细胞生物电是由一些带电离子（如 Na^+、K^+、Cl^-、Ca^{2+} 等）跨膜流动而产生的，表现为一定的跨膜电位（transmembrane potential），简称膜电位（membrane potential）。在不同条件下，膜电位呈现不同的表现形式，包括静息状态下相对平稳的静息电位，受到一定强度刺激时迅速产生并可向远处传播的动作电位，还有局限于受刺激局部细胞膜并具有等级性的局部电位。所有活细胞都具有静息电位，而动作电位则仅见于神经细胞、肌细胞和部分腺细胞。临床上的心电图、脑电图、肌电图、胃肠电图和视网膜电图等是在器官水平上记录到的生物电，是在细胞生物电活动基础上发生总和的结果。

1. 静息电位　静息状态下存在于细胞膜内外两侧的电位差，称为静息电位（resting potential）。通常将静息时细胞膜两侧存在的内负外正不均匀的电荷分布状态称为极化（polarization）。当细胞受到刺激时，静息电位可发生改变。静息电位形成的基本原因是细胞在静息状态即存在的带电离子的跨膜转运，而离子的跨膜转运取决于该离子膜两侧的浓度差和膜对其通透性。静息电位的产生机制如下。①细胞膜两侧离子的浓度差与平衡电位：细胞膜两侧离子的浓度差是引起离子跨膜扩散的直接动力，该浓度差由细胞膜中离子泵（主要是钠泵和钙泵）的活动所形成和维持。平衡电位（equilibrium potential）是指离子净扩散量为零时的跨膜电位差。②静息时细胞膜对离子的通透性：细胞膜中存在持续开放的非门控钾通道，静息状态下细胞膜对 K^+ 的通透性最高，如神经细胞膜中的钾漏通道、心肌细胞膜中的内向整流性钾通道，因此，静息电位接近钾平衡电位（E_K）。③钠泵的生电作用：钠泵通过主动转运维持细胞膜两侧 Na^+ 和 K^+ 的浓度差，为 Na^+ 和 K^+ 的跨膜扩散奠定基础。每分解一分子 ATP，钠泵可使 3 个 Na^+ 移出胞外，同时 2 个 K^+ 移入胞内，有一个净正电荷移至膜外，结果使膜内电位的负值增大，这个过程称为钠泵的生电作用。钠泵活动在一定程度上也参与静息电位的形成，但贡献有限，不超过总的 5%。

综上所述，影响静息电位水平的因素主要有：①细胞外液 K^+ 浓度。在静息情况下，细胞膜对 K^+ 的通透性较大，改变细胞外 K^+ 浓度即可影响 K^+ 平衡电位和静息电位。当细胞外 K^+ 浓度升高时，K^+ 平衡电位减小，静息电位也相应减小。临床上高血钾抑制心脏的兴奋和收缩，就与高血钾引起静息电位减小，膜持续去极化进而使电压门控钠通道失活有关。②膜对 K^+ 和 Na^+ 的相对通透性。如果膜对 K^+ 的通透性增大，静息电位负值增大（更趋向于 E_K）；反之，膜对 Na^+ 的通透性增大，则静息电位负值减小（更趋向于 E_{Na}）。③钠泵活动水平。钠泵活动增强，其生电效应增强，细胞内电位的负值就增大，膜发生一定程度的超极化；钠泵活动抑制，如缺血缺氧时或使用钠泵抑制剂强心苷类（包括毒毛花苷），其生电作用削弱，静息电位负值减小。

2. 动作电位　动作电位（action potential）是指细胞在静息电位基础上接受有效刺激后产生的一个快速并可向远处传播的膜电位波动。如图 2-2 所示，以神经细胞为例，当受到一个达到一定强度的有效刺激时，其膜电位从 -70mV 去极化到达阈电位以上水平，很快诱发一个快速去极化过程，膜电位迅速上升达到 0mV，甚至出现膜电位的反转，呈内正外负的反极化状态，常可上升至约 +30mV，形成动作电位的升支（去极相），其去极化超过 0mV 以上的部分称为超射（overshoot）；随后膜电位迅速下降至静息电位水平，形成动作电位的降支（复极相）。两者共同形成尖锋状的电位变化，称为锋电位（spike potential）。锋电位之后，膜电位可降至低于静息电位的水平，维持一段时间后才逐渐恢复到静息电位，称为后超极化（after-hyperpolarization），也称为回射（undershoot）。

动作电位具有以下特点。①“全或无”（all-or-none）现象：要使细胞产生动作电位，所给的刺激必须达到一定的强度。若刺激弱，未达到一定强度，动作电位不会产生（“无”）；只要刺激达到一定强度引起动作电位，其幅度便达到该细胞动作电位的最大值（“全”），不会出现随刺激强度增强而增大的等级现象。②不衰减传播：动作电位产生后，并不停留在受刺激处的局部细胞膜，而是沿膜迅速向周围传播，直至传遍整个细胞，其幅度和波形在传播过程中保持不变，不会出现随传播距离的增大而幅度降低。③脉冲式发放：连续刺激所产生的多个动作电位呈现一个个分离的脉冲，总存在一定时间间隔而不会融合。

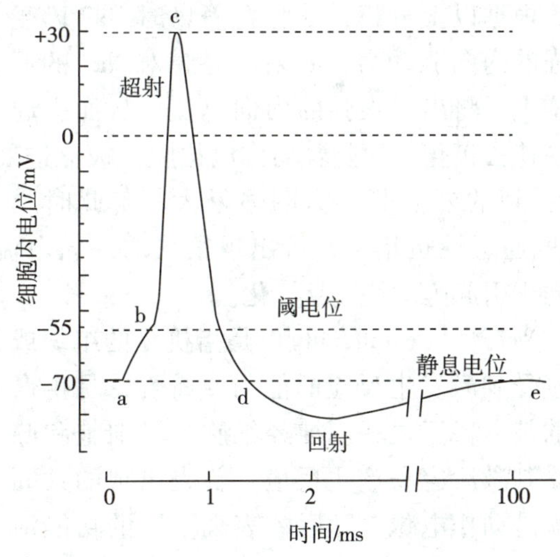

图 2-2　神经纤维动作电位模式图

ab. 膜电位去极化到达阈电位；bc. 快速去极相；cd. 快速复极相；bcd，锋电位；de. 后超极化

离子跨膜转运依赖两个因素，一是离子的电-化学驱动力，二是细胞膜对离子的通透性。动作电位的产生是在静息电位基础上两者发生改变，引起离子的跨膜流动造成的。①电-化学驱动力及其变化：根据平衡电位的定义，当膜

电位（V_m）等于某离子的平衡电位（E_X）时，该离子受到的电-化学驱动力为零。因此，离子的电-化学驱动力可用膜电位与离子平衡电位的差值（V_m-E_X）表示，差值越大，离子受到的电-化学驱动力就越大；差值前的正负号表示所引起离子跨膜电流的方向，正号为外向电流，表示正离子外流或者负离子内流；负号为内向电流，表示正离子内流或者负离子外流。当细胞（以神经细胞为例）处于静息状态时，根据静息电位（V_m = -70mV）、Na^+平衡电位（E_{Na} = +60mV）和K^+平衡电位（E_K = -90mV）的数值，可求得Na^+的电-化学驱动力为-130mV，K^+的电-化学驱动力为+20mV，即静息情况下，Na^+受到的内向驱动力明显大于K^+受到的外向驱动力。在动作电位期间，E_{Na}和E_K基本不变，因为每次进出细胞的离子仅占总量的不到万分之一，膜两侧的离子浓度差基本不受影响；但膜电位（V_m）将随去极化和复极化发生大幅度改变。因此，Na^+和K^+的电-化学驱动力在整个动作电位期间的每个瞬间都随膜电位的变化而变化。②动作电位期间膜离子通透性的变化：根据以上分析，细胞在静息时Na^+已受到很强的内向驱动力，如果此时膜对Na^+的通透性增大，将出现很强的内向电流，从而引起膜的快速去极化；而随着动作电位膜去极化进展，K^+受到的外向驱动力明显增大，若此时膜对K^+的通透性也增大，将出现很强的外向电流，倾向于引起膜的快速复极化。

兴奋性（excitability）是指机体的组织或细胞接受刺激发生反应的能力或特性，是生命活动的基本特征之一。神经细胞、肌细胞和腺细胞受刺激后容易产生反应，首先出现的共同反应就是动作电位，随后才表现不同的功能活动形式，如肌细胞经兴奋-收缩偶联发生收缩，腺细胞通过兴奋-分泌偶联引起分泌，神经细胞出现动作电位在神经纤维上的传导，即神经冲动。原因与这些细胞存在较多的电压门控钠通道或电压门控钙通道，刺激能引起通道激活而产生动作电位有关。神经细胞、肌细胞和腺细胞能够产生动作电位，统称为可兴奋细胞（excitable cell）。动作电位的产生过程或动作电位本身又可称为兴奋。可兴奋细胞在发生一次兴奋后，其兴奋性将出现周期性变化，在神经细胞主要表现为绝对不应期和相对不应期。①绝对不应期：相当于动作电位的锋电位或其主体部分。这段时间，无论施加多强的刺激也不能使细胞再次兴奋，称为绝对不应期（absolute refractory period，ARP）。此时细胞的兴奋性为零，其原因是引起动作电位的电压门控钠（或钙）通道已经激活或进入失活状态，无法再次接受刺激而激活开放，产生新的动作电位。②相对不应期：绝对不应期之后的一段时间，给予足够强的阈上刺激可以引起新的动作电位发生，称为相对不应期（relative refractory period，RRP）。这段时间是细胞的兴奋性从零开始逐渐恢复到接近正常的时期，通常相当于复极化晚期和后超极化的时期。在复极化晚期，失活的电压门控钠（或钙）通道正在逐渐复活，但未完全恢复正常，故兴奋性较低；在后超极化期，虽电压门控钠（或钙）通道已经基本复活，但由去极化激活的电压门控钾通道仍未完全关闭，存在增加的K^+外流，使细胞处于轻度超极化状态，与阈电位水平的距离较大，因此细胞的兴奋性仍低于正常。相对不应期可长达十几至上百毫秒，直到细胞完全恢复到静息电位进入稳定静息期，细胞兴奋性才恢复至正常。

二、蛋白质的结构与功能

蛋白质（protein）是生物体功能的执行者，属于生命活动最主要的载体。蛋白质是生物体的基本组成成分，分布广泛，是含量最丰富的生物大分子。一个真核细胞可以有成千上万种蛋白质，各自有特殊的结构和功能。生物体结构越复杂，其蛋白质种类和功能也越繁多。具有复杂空间结构的蛋白质承担着执行生物体内各种生理功能的任务。

（一）蛋白质的分子组成

蛋白质种类繁多，结构各异，但其元素组成类似，主要含碳（50% ~55%）、氢（6% ~7%）、氧（19% ~24%）、氮（13% ~19%）、硫（0~4%）。有的蛋白质含有少量磷、碘，或铁、铜、锌、锰、钴、钼等金属元素。各种蛋白质的氮含量很接近，平均为16%。由于体内组织的主要含氮物是蛋白质，因此，只要测定生物样品中的氮含量，就可以推算出蛋白质大致含量：

每克样品中含氮克数×6.25×100=100g样品中蛋白质含量

1. 氨基酸 氨基酸（amino acid）是组成蛋白质的基本结构单位。氨基酸按照一定的排列顺序和连接方式形成多聚体。存在于自然界的氨基酸有300余种，但构成天然蛋白质的氨基酸仅有20种，除甘氨酸外，蛋白质中的氨基酸均属L-α-氨基酸。生物界中也发现了一些D-氨基酸。

其通式如下：

$$\underset{\text{L-}\alpha\text{-氨基酸}}{H_3N^+-\overset{\displaystyle COO^-}{\overset{|}{C}}\underset{\displaystyle R}{\underset{|}{}}-H} \qquad \underset{\text{D-}\alpha\text{-氨基酸}}{H-\overset{\displaystyle COO^-}{\overset{|}{C}}\underset{\displaystyle R}{\underset{|}{}}-{}^+NH_3}$$

除了20种基本的氨基酸以外，近年发现硒代半胱氨酸在某些情况下也可用于合成蛋白质。硒代半胱氮酸存在于少数天然蛋白质中，包括过氧化物酶和电子传递链中的还原酶等。

2. 氨基酸的分类 20种天然氨基酸按侧链结构和理化性质分为5类：①非极性脂肪族氨基酸；②极性中性氨基酸；③芳香族氨基酸；④酸性氨基酸；⑤碱性氨基酸。20种天然氨基酸中有两种为特殊氨基酸：脯氨酸与半胱氨酸。脯氨酸属于亚氨基酸，氮原子在杂环中移动的自由度受到限制，但此亚氨基酸仍能与另一羧基形成肽键，当其处于多肽链中时，往往使肽链的走向形成折角。两分子的半胱氨酸脱氢后以二硫键结合成胱氨酸，在蛋白质分子中两个邻近的半胱氨酸也可脱氢形成二硫键。

3. 氨基酸的理化性质

（1）氨基酸的两性解离性质和等电点 氨基酸在溶液中的解离状态受溶液pH值的影响。氨基酸在酸性环境中与质子（H^+）结合形成带正电荷的氨基基团（阳离子），在碱性环境中与OH^-结合形成带负电荷的羧基基团（阴离子），所以氨基酸具有两性解离的特性。氨基酸在某一pH值的溶液中所带正、负电荷的量相等时，称为兼性离子（两性离子），呈电中性，此时溶液的pH值称为该氨基酸的等电点（isoelectric point）。

（2）氨基酸的紫外吸收特性 有共轭双键的物质都具有紫外吸收特性。在20种基本氨基酸中，色氨酸、酪氨酸的最大吸收峰在280nm波长附近。由于大多数蛋白含有这些氨基酸残基，故通过对280nm波长的紫外吸光度的测量可对蛋白质溶液进行定量分析。

（3）茚三酮反应 这是氨基酸的α-NH_2所引起的反应。α-氨基酸与茚三酮水合物在水溶液中一起加热可发生反应生成蓝紫色物质。此反应十分灵敏，根据反应所生成的蓝紫色的深浅，在570nm波长下进行比色就可测定样品中氨基酸的含量。茚三酮反应也可在分离氨基酸时作为显色剂定性、定量地测定氨基酸。

4. 蛋白质是由氨基酸残基组成的多肽链

（1）肽 蛋白质分子中的氨基酸之间是通过肽键相连的，一个氨基酸的α-羧基与另一个氨基酸的α-氨基脱水缩合，即形成肽键（酰胺键）。氨基酸通过肽键（—CO—NH—）相连而形成的化合物称为肽（peptide）。由两个氨基酸缩合成的肽称为二肽，3个氨基酸缩合成三肽，以此类推。一般由10个以下的氨基酸缩合成的肽统称为寡肽（oligopeitide），由10个以上氨基酸形成的肽称为多肽（polypeptide）。肽链中的氨基酸，因脱水缩合而部分基团不全称为氨基酸残基（residue）。在多肽链中，肽链的一端保留着一个α-氨基，另一端保留一个α-羧基，带氨基的末端称为氨基端（amino terminal）或N端；带羧基的末端称为羧基端（carboxyl terminal）或C端。

（2）生物活性肽 生物活性肽是天然氨基酸以不同组成和排列方式构成的从二肽到复杂的线性、环形结构的不同肽类的总称，是源于蛋白质的多功能化合物。生物活性肽具有多种人体代谢和生理调节功能，易消化吸收，有促进免疫、激素调节、抗菌、抗病毒、降血压、降血脂等作用。

谷胱甘肽（glutathione，GSH）是由谷氨酸、半胱氨酸和甘氨酸结合而成的三肽。第一个肽键与一般的肽键不同，由谷氨酸γ-羧基与半胱氨酸组成，分子中半胱氨酸的巯基是该化合物的主要功能基团。GSH有还原性，可作为体内重要的还原剂保护体内蛋白质或酶分子中巯基免遭氧化，使蛋白质或酶处在活性状态。体内还有许多激素属于寡肽或多肽。

（二）蛋白质的分子结构

蛋白质为生物大分子物质，具有三维空间结构，执行复杂的生物学功能。蛋白质结构与功能之间的关系非常密切。

1. 蛋白质的一级结构 蛋白质的一级结构就是蛋白质多肽链中氨基酸残基的排列顺序，也是蛋白质最基本的结构。氨基酸排列顺序是由遗传信息决定的，氨基酸的排列顺序是决定蛋白质空间结构的基础，而蛋白质的空间结构则是实现其生物学功能的基础。1953 年，英国生物化学家 Sanger 报道了牛胰岛素（insulin）的一级结构，这是世界上第一个被确定一级结构的蛋白质。

2. 蛋白质的二级结构 蛋白质的分子并非如一级结构那样是完全展开的“线状”，而是处于更高级的水平。天然蛋白质可折叠、盘曲成一定的空间结构（三维结构）。蛋白质的空间结构指蛋白质分子内各原子围绕某些共价键的旋转面形成的各种空间排布及相互关系，这种空间结构称为构象（conformation）。按不同层次，蛋白质的高级结构可分为二级、三级和四级结构。多肽链主链中各原子在各局部的空间排布，即多肽链主链构象称为蛋白质的二级结构。

（1）形成二级结构的基础——肽键平面 参与形成肽键的 4 个原子和 2 个相邻碳 α 原子位于同一平面，由于 C—N 键有部分双键性质，C ═O和 C—N 均不能自由旋转，所以该平面呈刚性，即肽键平面。肽键平面是构成主链构象的结构基础。

（2）蛋白质二级结构的基本形式 蛋白质的肽链局部盘曲、折叠的主要有 α-螺旋（α-helix）、β-折叠（β-pleated sheet）、β-转角（β-turn）和无规卷曲（random coil）等几种形式。

1）α-螺旋：肽链的某段局部盘曲成螺旋形结构称为 α-螺旋。α-螺旋的特征是：①一般为右手螺旋；②每螺旋圈包含 3.6 个氨基酸残基，每个残基跨距为 0.15nm，螺旋上升 1 圈的距离（螺距）$3.6\times0.15=0.54$nm；③螺旋圈之间通过每个肽键的 N—H 与其氨基端的第 4 个肽键的 C ═O 形成氢键以保持螺旋结构稳定；④影响 α-螺旋形成的主要因素是氨基酸侧链的大小、形状及所带电荷等性质。

2）β-折叠：β-折叠是一种比较伸展、呈锯齿状的肽链结构。两段以上的 β-折叠结构平行排布并以氢键相连所形成的结构称为β-片层或 β-折叠层。β-片层可分顺向平行（肽链的走向相同，即 N 端、C 端的方向一致）和逆向平行（两肽段走向相反）结构。

3）β-转角：此种结构指多肽链中出现的一种 180°的转折。β-转角通常由 4 个氨基酸残基构成，由第 1 个残基的 C═O 与第 4 个残基的—NH—形成氢键，以维持转折结构的稳定。

4）无规卷曲：此种结构为多肽链中除以上几种比较规则的构象外，其余规则性不强区段的构象。

（3）超二级结构 超二级结构（super-secondary structure）是指在多肽链内顺序上相互邻近的二级结构常常在空间折叠中靠近，彼此相互作用，形成规则的二级结构聚集体，是蛋白质构象中介于二级结构和三级结构之间的一个层次。目前发现的超二级结构有 3 种基本形式：α-螺旋组合（αα）；β-折叠组合（ββ）和 α-螺旋、β-折叠组合（βαβ）等。模体（motif）属于此范畴，是形成了特殊空间结构并能发挥专一功能的蛋白质超二级结构。蛋白质超二级结构还可直接作为三级结构结构域的组成单位。

3. 蛋白质的三级结构 多肽链中，各个二级结构的空间排布方式及有关侧链基团之间的相互作用关系，称为蛋白质三级结构。蛋白质的三级结构实际上指每一条多肽链内所有原子的空间排布。三级结构是在二级结构的基础上由侧链相互作用形成的。

多肽链的侧链（也就是氨基酸的侧链）分为亲水性的极性侧链和疏水性的非极性侧链。水介质中球状蛋白质的折叠总是倾向于把多肽链的疏水性侧链或疏水性基团埋藏在分子的内部，这一现象称为疏水作用或疏水效应。疏水作用是维系蛋白质三级结构最主要的动力。除疏水作用外，维系蛋白质三级结构的动力还有氢键、盐键（离子键）、范德瓦耳斯力和二硫键等。

三级结构对于蛋白质的分子形状及其功能活性部位的形成起重要作用。在二级或超二级结构基础上肽链可形成在三级结构层面上的局部折叠区，称为结构域（domain）。某些蛋白质的结构域由几个二级结构汇成“口袋”或“洞穴”状。其核心部分多为疏水氨基酸构成，结合蛋白质的辅基常镶嵌在其中，这种结构域多半是蛋白质的活性部位。有的蛋白质分子中只有一个特异的结构域，有的则有多个结构域。

4. 蛋白质的四级结构 有的蛋白质分子由两条以上具有独立三级结构的肽链通过非共价键相连聚合而成，其中每一条肽链称为一个亚基（subunit）。各亚基在蛋白质分子内的空间排布及相互接触称为蛋白质的四级结构。具有四级结构的蛋白质，其几个亚基的结构可以相同，也可以不同。例如，红细胞内的血红蛋白是由4个亚基聚合而成的，4个亚基两两相同，即含两个α亚基和两个β亚基。在一定条件下，这种蛋白质分子可以解聚成单个亚基，亚基在聚合或解聚时对某些蛋白质具有调节活性的作用。有的蛋白质虽由两条以上肽链构成，但几条肽链之间是通过共价键（如二硫键）连接的，这种结构不属于四级结构。

蛋白质的种类繁多，结构复杂，迄今为止没有一个理想的分类方法。例如，从蛋白质形状上，可将它们分为球状蛋白质及纤维状蛋白质；从组成上可分为单纯蛋白质（分子中只含氨基酸残基）及缀合蛋白质（分子中除氨基酸外，还有非氨基酸物质，后者称辅基）。

（三）蛋白质结构与功能的关系

1. 蛋白质的一级结构与其构象及功能的关系 蛋白质一级结构是空间结构的基础，特定的空间构象主要是由蛋白质分子中肽链和侧链R基团形成的次级键来维持。在生物体内，蛋白质的多肽链一旦被合成后，即可根据一级结构的特点自然折叠和盘曲形成一定的空间构象。

20世纪60年代，Anfinsen以一条肽链的核糖核酸酶为对象，研究二硫键的还原和氧化问题。其发现该酶的124个氨基酸残基构成的多肽链中存在4对二硫键，在大量β-巯基乙醇和适量尿素作用下，4对二硫键全部被还原为—SH，酶活力也全部丧失，但是如将尿素和β-巯基乙醇除去，并在有氧条件下使其缓慢氧化成二硫键，此时酶的活力水平可接近于天然的酶。Anfinsen在此基础上认为蛋白质的一级结构决定了其二级、三级结构，即由一级结构可以自动地发展到二级、三级结构。

一级结构相似的蛋白质，其基本构象及功能也相似。例如，不同种属的生物体分离出来的同一功能的蛋白质，其一级结构只有极少的差别，而且在系统发生上进化位置相距越近的差异越小。

在蛋白质的一级结构中，参与功能活性部位的残基或处于特定构象关键部位的残基，即使在整个分子中发生一个残基的异常，该蛋白质的功能也会受到明显的影响。例如，镰刀状红细胞性贫血仅仅是血红蛋白574个氨基酸残基中一个氨基酸残基，即β亚基N端的第6号氨基酸残基发生了变异所造成的（谷氨酸变成缬氨酸）。这种变异来源于基因遗传信息的突变。

2. 蛋白质空间构象与功能活性的关系 蛋白质多种多样的功能与各种蛋白质特定的空间构象密切相关，蛋白质的空间构象是其功能活性的基础，构象发生变化，其功能活性也随之改变。蛋白质变性时，由于其空间构象被破坏，引起功能活性丧失；变性蛋白质在复性后构象复原，活性即能恢复。

以血红蛋白（hemoglobin，Hb）为例来说明构象与功能的关系。血红蛋白是红细胞中所含有的一种缀合蛋白质，其蛋白质部分称为珠蛋白，非蛋白质部分（辅基）为血红素。Hb分子由4个亚基构成，每亚基结合1分子血红素。正常成人Hb分子的4个亚基为两条α链和两条β链。α链由141个氨基酸残基组成，β链由146个氨基酸残基组成，其一级结构均已确定。每一亚基都具有独立的三级结构，各肽链折叠盘曲成一定构象，β亚基中有8个α-螺旋区（分别称A～H螺旋区），α亚基中有7个α-螺旋区。在此基础上肽链进一步折叠形成球状，依赖侧链间形成的各种次级键维持稳定，使之球形表面为亲水区，球形向内，在E和F螺旋段间的20多个疏水氨基酸侧链构成口袋形的疏水区，辅基血红素就嵌接在其中。α亚基和β

亚基构象相似。最后，4 个亚基 $\alpha_2\beta_2$ 聚合成具有四级结构的 Hb 分子。Hb 是通过其辅基血红素的 Fe^{2+} 与氧发生可逆结合。Hb 与 O_2 的结合物称氧合血红蛋白。在血红素中 4 个吡咯环形成一个平面，在未与氧结合时 Fe^{2+} 的位置高于平面0.7Å，一旦 O_2 进入某一个 α 亚基的疏水"口袋"时，与 Fe^{2+} 的结合会使 Fe^{2+} 嵌入四吡咯平面中，也即向该平面内移动约 0.75Å，Fe^{2+} 位置的这一微小移动，牵动 F8 组氨酸残基连同 F 螺旋段的位移，再波及附近肽段构象，造成两个 α 亚基间盐键断裂，使亚基间结合变松，并促进第二亚基的变构并氧合，后者又促进第三亚基的氧合，使 Hb 分子中第四亚基的氧合速度为第一亚基开始氧合时速度的数百倍。此种一个亚基与其配体结合，促使另一亚基变构从而影响其与配体结合能力的现象称为协同效应（cooperative effect）。所以在不同氧分压下，Hb 氧饱和曲线呈"S"形。Hb 在体内的主要功能为运输氧，而 Hb 的别构效应，极有利于其在肺部与 O_2 结合及在周围组织释放 O_2。在生物体内，当某种物质特异地与蛋白质分子的某个部位结合，触发该蛋白质的构象发生一定变化从而导致其功能活性的变化，这种现象称为蛋白质的别构效应（allosteric effect）。蛋白质（或酶）的别构效应，在生物体内普遍存在，这对物质代谢的调节和某些生理功能的变化都是十分重要的。

三、核酸的结构与功能

（一）核酸的化学组成

1. 核酸的元素组成 组成核酸（nucleic acid）的元素有 C、H、O、N、P 等，与蛋白质比较，其组成上有两个特点：一是核酸一般不含元素 S，二是核酸中 P 的含量较多并且恒定，占 9% ~ 10%。因此，核酸定量测定的经典方法，是以测定 P 含量来代表核酸量。

2. 核酸的基本单位 核酸包括脱氧核糖核酸（deoxyribonucleic acid，DNA）和核糖核酸（ribonucleic acid，RNA）两大类。DNA 的基本组成单位是脱氧核糖核苷酸（dexyribonucleotide），而 RNA 的基本组成单位是核糖核苷酸（ribonucleotide）。核苷酸中的碱基均为含氮杂环化合物，分别属于嘌呤衍生物和嘧啶衍生物。核苷酸中的嘌呤碱（purine）主要是鸟嘌呤（guanine，G）和腺嘌呤（adenine，A），嘧啶碱（pyrimidine）主要是胞嘧啶（cylosine，C）、尿嘧啶（uracil，U）和胸腺嘧啶（thymine，T）。DNA 和 RNA 都含有鸟嘌呤（G）、腺嘌呤（A）和胞嘧啶（C）；胸腺嘧啶（T）一般而言只存在于 DNA 中，不存在于 RNA 中；而尿嘧啶（U）只存在于 RNA 中，不存在于 DNA 中。它们的化学结构如下。

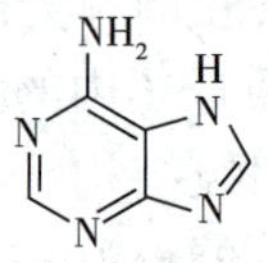

腺嘌呤 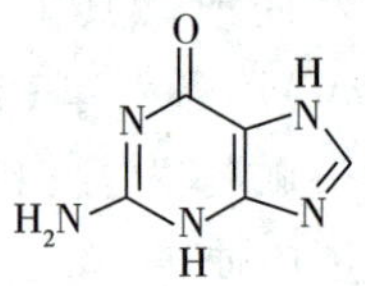　　鸟嘌呤

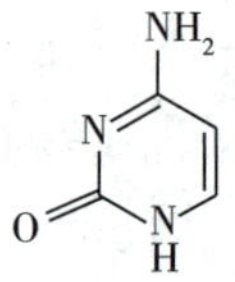

胞嘧啶 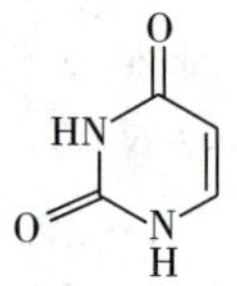　　尿嘧啶 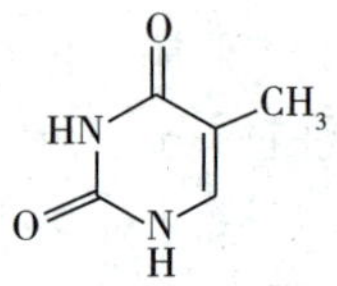　　胸腺嘧啶

有些核苷酸中还含有修饰碱基或稀有碱基，这些碱基大多是在上述嘌呤碱或嘧啶碱的不同部位甲基化或进行其他的化学修饰面形成的衍生物。

核苷酸中的戊糖有核糖（ribose）和脱氧核糖（deoxyribose）两种，分别存在于核糖核苷酸和脱氧核糖核苷酸中。核苷中戊糖的羟基与磷酸以磷酸二酯键连接而成为核苷酸。生物体内的核苷酸大多数是核糖或脱氧核糖的 C5′上羟基被磷酸酯化，形成 5′-核苷酸。核苷酸在 5′进一步磷酸化，即生成核苷二磷酸和核苷三磷酸。以核糖腺苷酸为例，除腺苷一磷酸（adenosine monophosphate，AMP）外，还有腺苷二磷酸（adenosine 5′-diphosphate，ADP）和腺苷三磷酸（adenosine 5′-triphosphate，ATP）两种形式。

核苷酸还有环化的形式，主要是 3′,5′-环化腺苷酸（3′,5′-cyclic adenosine monophosphate，cAMP）和 3′,5′-环化鸟苷酸（3′,5′-cyclic guanosine monophosphate，cGMP）。环化核苷酸在细胞内代谢的调节和跨细胞膜信号转导

中起到十分重要的作用。

（二）DNA的空间结构与功能

自然界绝大多数生物体的遗传信息储存在DNA的核苷酸序列中。一般将细胞内遗传信息的携带者染色体所包含的DNA总体称为基因组（genome）。同一物种的基因组DNA含量是恒定的，不同物种间基因组大小和复杂程度则差异极大，一般来说，进化程度越高的生物体其基因组构成越大、越复杂。

1. DNA的一级结构 核酸是由很多单核苷酸聚合形成的多聚核苷酸（polynucleotide）。DNA的一级结构即指4种核苷酸（dAMP、dCMP、dGMP、dTMP）按照一定的排列顺序，通过一个核苷酸的3′-OH与下一位核苷酸C5′位磷酸形成3′,5′-磷酸二酯键连接形成的多聚核苷酸，由于核苷酸之间的差异仅仅是碱基的不同，故又可称为碱基顺序。核酸是有方向性的分子，即核苷酸的戊糖基的5′位磷酸不再与其他核苷酸相连的5′端，以及核苷酸的戊糖基3′位羟基不再连有其他核苷酸的3′端。

2. DNA的二级结构与功能 DNA分子双螺旋结构模型提出，在DNA分子中，两股DNA链围绕一假想的共同轴心形成右手螺旋结构，链的骨架由交替出现的亲水脱氧核糖基和磷酸基构成，位于双螺旋的外侧。碱基位于双螺旋的内侧，两股链中的嘌呤和嘧啶碱基以其疏水的、近于平面的环形结构彼此密切相近，平面与双螺旋的长轴相垂直。一股链中的嘌呤碱基与另一股链中位于同一平面的嘧啶碱基之间以氢键相连，称为碱基互补配对或碱基配对（base pairing）。DNA双螺旋中的两股链走向是反平行的，一股链是5′→3′走向，另一股链是3′→5′走向。两股链之间在空间上形成一条大沟（major groove）和一条小沟（minor groove），这是蛋白质识别DNA的碱基序列与其发生相互作用的基础。DNA双螺旋的稳定由互补碱基对之间的氢键和碱基对层间的堆积力（base stacking force）维系。

3. DNA的高级结构

（1）DNA的超螺旋 双螺旋DNA进一步扭曲盘绕则形成其三级结构，超螺旋是DNA三级结构的主要形式。现已知道绝大多数原核生物DNA都是共价封闭环状分子，这种双螺旋环状分子再度螺旋化成为超螺旋结构（superhelix，supercoil）。对于真核生物来说，虽然其染色体多为线形分子，但其DNA均与蛋白质相结合，两个结合点之间的DNA形成一个突环（loop）结构，同样具有超螺旋形式。

（2）核小体 核小体（nucleosome）是构成染色质的基本结构单位，使得染色质中DNA、RNA和蛋白质组织成为一种致密的结构形式。核小体由核心颗粒（core particle）和连接区DNA（linker DNA）两部分组成，前者包括组蛋白H2A、H2B、H3和H4各两分子构成的致密八聚体（又称核心组蛋白），以及缠绕其上长度为146bp的DNA链；后者包括两相邻核心颗粒间约60bp的连接DNA和位于连接区DNA上的组蛋白H1，连接区使染色质纤维获得弹性。核小体是DNA紧缩的第一阶段，在此基础上，DNA链进一步折叠成每圈6个核小体，直径30nm的纤维状结构，这种30nm纤维再扭曲成袢，许多袢环绕染色体骨架形成棒状的染色体，最终压缩将近1万倍。这样，才使每个染色体中几厘米长的DNA分子容纳在直径数微米的细胞核中。

（3）染色质 真核生物的染色体（chromosome）在细胞生命周期的大部分时间里都是以染色质（chromatin）的形式存在的。染色质是一种纤维状结构，称为染色质丝，它是由核小体成串排列而成的。DNA是染色体的主要化学成分，也是遗传信息的载体，约占染色体全部成分的27%，另外是组蛋白和非组蛋白。

（三）RNA的空间结构与功能

DNA是遗传信息的载体，遗传信息的作用通常由蛋白质的功能来实现，但DNA并非蛋白质合成的直接模板，合成蛋白质的模板是RNA。

与DNA相比，RNA种类繁多，分子质量相对较小，一般以单链形式存在，但可以有局部二级结构，其碱基组成特点是含有尿嘧啶而不含胸腺嘧啶，碱基配对发生于C和G、U和A之间，RNA碱基组成之间无一定的比例关系，且稀有碱基较多。此外，转运RNA还具有明确的三级结构。

1. 信使RNA与不均一核RNA 在真核细

胞中，由于蛋白质是在细胞质中而不是在细胞核内合成，因此显然要求有一个中间物将 DNA 上的遗传信息传递至细胞质中。后来证实这种中间物即信使 RNA（messenger RNA，mRNA）。遗传信息从 DNA 分子抄录到 RNA 分子中的过程称为转录（transcription）。mRNA 的核苷酸序列与 DNA 核苷酸序列相对应，决定着合成蛋白质的氨基酸序列。三个核苷酸编码一个氨基酸，三位一体的核苷酸编码称为遗传密码（genetic code）或三联体密码。

在真核细胞中，细胞核内新生成的 mRNA 初级产物被称为核不均一 RNA（heterogeneous nuclear RNA，hnRNA）。hnRNA 在细胞核内合成后，经过一系列的转录后修饰，剪接成为成熟 mRNA，最后被转运到细胞质中。hnRNA 是 mRNA 的未成熟前体，两者之间的差别主要是 hnRNA 核苷酸链中的一些片段将不出现于相应的 mRNA 中，这些片段称为内含子（intron），而那些保留于 mRNA 中的片段称为外显子（exon）。此外，mRNA 的 5′端被加上一个 m7pGppp 帽子，在 mRNA3′端多了一个多聚腺苷酸（poly A）尾巴。原核生物的 mRNA 没有这种首、尾结构。

2. 转运 RNA　转运 RNA（tansfer RNA，tRNA）是蛋白质合成中的接合器分子。tRNA 分子有 100 多种，可携带一种氨基酸，将其转运到核蛋白体上，供蛋白质合成使用。tRNA 是细胞内分子质量最小的一类核酸，由 70～120 个核苷酸构成，各种 tRNA 无论在一级结构上，还是在二级、三级结构上均有一些共同特点。tRNA 中含有 10%～20% 的稀有碱基，如甲基化的嘌呤 mG、mA，双氢尿嘧啶（dihydrouracil，DHU），次黄嘌呤等。此外 tRNA 内还含有一些稀有核苷，如胸腺嘧啶核糖核苷、假尿嘧啶核苷（pesudouridine，ψ）等。

tRNA 分子内的核苷酸通过碱基互补配对形成多处局部双螺旋结构，未成双螺旋的区带构成所谓的环和袢。现发现的所有 tRNA 均可呈现所谓三叶草样（clover leaf pattern）二级结构。在此结构中，从 5′端起的第一个环是 DHU 环，以含二氢尿嘧啶为特征；第二个环为反密码子环，其环中部的 3 个碱基可以与 mRNA 中的三联体密码形成碱基互补配对，构成所谓的反密码子（anticodon），在蛋白质合成中起解读密码子，把正确的氨基酸引入合成位点的作用；第三个环为 TψC 环，以含胸腺嘧啶核苷和假尿嘧啶核苷为特征；所有 tRNA 3′端均有相同的 CCA-OH 结构，tRNA 所转运的氨基酸就链接在此末端上。tRNA 的共同三级结构均呈倒 L 形。

3. 核蛋白体 RNA　核蛋白体 RNA（ribosomal RNA，rRNA）是细胞 RNA 内含量最多的 RNA，约占 RNA 总量的 80% 以上，rRNA 与核糖体蛋白质（ribosomal protein）共同构成核糖体（ribosome）。核糖体将蛋白质生物合成所需要的 mRNA、tRNA 以及多种蛋白质因子募集在一起，为蛋白质生物合成提供必需的场所。原核生物和真核生物的核蛋白体均由易于解聚的大、小亚基组成。

4. 其他 RNA 分子　核小 RNA（small nuclear RNA，snRNA）存在于真核细胞的细胞核内，是一类称为小核核糖核蛋白（small nuclear ribonucleoprotein，snRNP）的组成成分，有 U1snRNA、U2snRNA、U4snRNA、U5snRNA、U6snRNA 等，均为小分子核糖核酸。其功能是在 hnRNA 成熟转变为 mRNA 的过程中参与 RNA 的剪接，并且在将 mRNA 从细胞核运到细胞质的过程中起着十分重要的作用。

催化性 RNA 也参与特殊 RNA 的剪接，这种具有催化作用的小 RNA 称为核酶（ribozyme）。核仁小 RNA（small nucleolar RNA）参与 rRNA 中核苷酸残基的修饰。小干扰 RNA（small interfering RNA，siRNA）和微小 RNA（microRNA，miRNA）参与转录后的调控，通过同源 RNA-RNA 相互作用，促进靶 RNA 降解，特异地阻断基因的表达，广泛存在于低等生物到哺乳动物体内。

四、酶的结构与功能

生物体内的化学反应几乎都是在特异的生物催化剂（biocatalyst）催化下进行的。迄今为止，人们已发现两类生物催化剂。酶（enzyme）是由活细胞合成的、对其特异底物（substrate）起高效催化作用的蛋白质，是机体内催化各种代谢反应最主要的催化剂。核酶（ribozyme）和脱氧核酶（deoxyribozyme）是具有高效、特异催化作用的核糖核酸和脱氧核糖核酸，是近年来发现的另一类生物催化剂，为数不多，主要作用于核酸。

（一）酶的分子组成

酶按照其分子组成可分为单纯酶（simple enzyme）和结合酶（conjugated enzyme）两类。单纯酶是基本组成单位仅为氨基酸的一类酶，其催化活性仅仅取决于其蛋白质结构，如消化道蛋白酶、淀粉酶、酯酶、核糖核酸酶等。结合酶指酶的催化活性除由蛋白质部分［酶蛋白（apoenzyme）］决定外，还需要非蛋白质的物质，即所谓酶的辅助因子（cofactors），两者结合成的复合物称为全酶（holoenzyme）。对于结合酶而言，只有全酶才具有催化活性。

结合酶的辅助因子包括小分子有机化合物和金属离子。小分子有机化合物是一些化学稳定的小分子物质，称为辅酶（coenzyme）。辅酶结构中常含有某种B族维生素的衍生物或卟啉等小分子有机化合物，在酶促反应中起着传递某些化学基团、电子或原子的作用。例如，B族维生素烟酰胺所构成的辅酶Ⅰ［烟酰胺腺嘌呤二核苷酸（NAD^+）］可作为L-乳酸脱氢酶、L-谷氨酸脱氢酶等多种脱氢酶的辅酶，其结合不同的酶蛋白组分，从而形成发挥不同催化作用的特异性结合酶。所以，体内结合酶很广泛，但辅酶的种类却有限，通常一种辅酶可与多种不同的酶蛋白结合，形成多种特异性的酶，以催化不同的化学反应。辅酶中与酶蛋白结合牢固的称为辅基（prosthetic group）。辅基通常与酶蛋白以共价键牢固结合，在反应中不能离开酶蛋白，如黄素腺嘌呤二核苷酸（FAD）、黄素单核苷酸（FMN）及生物素等。

（二）酶的活性中心

酶的分子中存在许多功能基团，如—NH_2、—COOH、—SH、—OH等，但并不是这些基团都与酶活性有关。一般将与酶活性有关的基团称为酶的必需基团（essential group）。有些必需基团虽然在一级结构上可能相距很远，但在空间结构上彼此靠近，集中在一起形成具有一定空间结构的区域，该区域与底物相结合并将底物转化为产物，这一区域称为酶的活性中心（active center）。

构成酶活性中心的必需基团可分为两种，与底物结合的必需基团称为结合基团（binding group），促进底物发生化学变化的基团称为催化基团（catalytic group）。活性中心中有的必需基团可同时具有这两方面的功能。还有些必需基团虽然不参加酶的活性中心的组成，但为维持酶活性中心应有的空间构象所必需，这些基团是酶的活性中心以外的必需基团。

（三）同工酶

同工酶（isoenzyme）是指催化的化学反应相同，酶蛋白的分子结构、理化性质乃至免疫学性质不同的一组酶。这类酶存在于生物的同一种属或同一个体的不同组织甚至同一组织或细胞中。

现已发现有数种同工酶，例如乳酸脱氢酶。乳酸脱氢酶（LDH）有5种同工酶，都由4个亚基组成。LDH的亚基可以分为两型：骨骼肌型（M型）和心肌型（H型）。M、H亚基的氨基酸组成有差别，可用电泳分离。其免疫抗体无交叉反应。在临床检验方面，通过观测患者血清中LDH同工酶的电泳图谱，辅助诊断器官组织发生病变。

（四）酶的分类

按酶促反应的性质，可把酶分成六大类。

1. 氧化还原酶类 催化氧化还原反应的酶属于氧化还原酶类（oxidoreductases），包括催化传递电子、氢及需氧参加反应的酶。例如，乳酸脱氢酶、琥珀酸脱氢酶、细胞色素氧化酶、过氧化氢酶、过氧化物酶等。

2. 转移酶类 催化底物之间基团转移或交换的酶属于转移酶类（transferases）。例如，甲基转移酶、氨基转移酶、乙酰转移酶、转硫酶、激酶和多聚酶等。

3. 水解酶类 催化底物发生水解反应的酶属于水解酶类（hydrolases）。按其所水解的底物不同可分为蛋白酶、核酸酶、脂肪酶和脲酶等。根据蛋白酶对底物蛋白的作用部位，可进一步分为内肽酶和外肽酶。同样，核酸酶也可分为外切核酸酶和内切核酸酶。

4. 裂合酶类 催化从底物移去一个基团并形成双键的反应或其逆反应的酶属于裂合酶类（lyases）。例如，脱水酶、脱羧酶、醛缩酶、水化酶等。许多裂合酶的反应方向相反，一个底物去掉双键，并与另一底物结合形成一个分子，这类酶常被称为合酶（synthases）。

5. 异构酶类 催化分子内部基团的位置互变，几何或光学异构体互变，以及醛酮互变的酶属于异构酶类（isomerases）。例如，变位酶、表构酶、异构酶、消旋酶等。

6. 合成酶类 催化两种底物形成一种产物并同时偶联有高能键水解和释能的酶属于合成酶类（synthetases）或称连接酶类（ligases）。此类酶催化分子间的缩合反应，或同一分子两个末端的连接反应；在催化反应的同时，伴有ATP或其他核苷三磷酸高能磷酸键的水解释能。例如，DNA连接酶、氨基酰-tRNA合成酶、谷氨酰胺合成酶等。除反应机制不同，合成酶与合酶的区别还在于后者催化反应时不涉及核苷三磷酸水解释能。

7. 易位酶类 将离子或分子从膜的一侧易位到另一侧的酶属于易位酶类（translocases），又称“转位酶”，是2018年新增加的一类。例如，ABC型硫酸转运体、线粒体蛋白质转运ATP酶等。

第二节 人体代谢

一、柠檬酸循环

柠檬酸循环即三羧酸循环（tricarboxylic acid cycle，TCA cycle），是由线粒体内一系列酶促反应构成的循环反应系统。因为该学说由Krebs正式提出，亦称为Krebs循环。柠檬酸循环反应过程中，首先由乙酰CoA（主要来自于三大营养物质的分解代谢）与草酰乙酸（oxaloacetate）缩合生成含3个羧基的柠檬酸（citric acid），再经过4次脱氢、2次脱羧，生成4分子还原当量（reducing equivalent，一般是指以氢原子或氢离子形式存在的一个电子或一个电子当量）和2分子CO_2，最终重新生成草酰乙酸再进入下一轮循环。

（一）柠檬酸循环由八步反应组成

1. 乙酰CoA与草酰乙酸缩合成柠檬酸 1分子乙酰CoA与1分子草酰乙酸缩合成柠檬酸，是柠檬酸循环的第一个限速步骤，由柠檬酸合酶（citrate synthase）催化，缩合反应所需能量来自乙酰CoA的高能硫酯键。由于高能硫酯键水解时可释放出较多的自由能，$\Delta G^{0'}$为$-31.4kJ/mol(-7.5kcal/mol)$，使反应成为单向、不可逆反应。而且柠檬酸合酶对草酰乙酸的K_m很低，所以即使线粒体内草酰乙酸的浓度很低（约10mmol/L），反应也得以迅速进行。

$$\underset{\text{草酰乙酸}}{O{=}C(COOH){-}CH_2{-}COOH} + \underset{\text{乙酰CoA}}{O{=}C(SCoA){-}CH_3} + H_2O \rightarrow \underset{\text{柠檬酸}}{HO{-}C(CH_2COOH)_2{-}COO^-} + \underset{\text{辅酶A}}{HSCoA} + H^+$$

2. 柠檬酸经顺乌头酸转变为异柠檬酸 柠檬酸与异柠檬酸（isocitrate）的异构化可逆互变反应由顺乌头酸酶催化，将C_3上的羟基移至C_2上，反应的中间产物顺乌头酸仅与酶结合在一起以复合物的形式存在。

$$\underset{\text{柠檬酸}}{{}^-OOC{-}C(OH)(CH_2COO^-){-}CH_2{-}COO^-} \xrightarrow{-H_2O} \underset{\text{[酶-顺乌头酸]复合物}}{\left[{}^-OOC{-}C(CH_2COO^-){=}CH{-}COO^-\right]} \xrightarrow{+H_2O} \underset{\text{异柠檬酸}}{{}^-OOC{-}CH(CH_2COO^-){-}CH(OH){-}COO^-}$$

3. 异柠檬酸氧化脱羧转变为α-酮戊二酸 异柠檬酸在异柠檬酸脱氢酶（isocitrate dehydrogenase）催化下氧化脱羧产生CO_2，其余碳链骨架部分转变为α-酮戊二酸（α-ketoglutarate），脱下的氢由NAD^+接受，生成$NADH+H^+$。这是柠檬酸循环中的第一次氧化脱羧反应，也是柠檬酸循环的第二个限速步骤，反应不可逆，释出的CO_2可被视作乙酰CoA的1个碳原子氧化产物。

$$\underset{\text{异柠檬酸}}{\mathrm{H{-}C(OH)(COO^-){-}C(H)(^-OOC){-}CH_2{-}COO^-}} \xrightarrow[Mg^{2+}]{NAD^+ \qquad NADH+H^+} \underset{\alpha\text{-酮戊二酸}}{\mathrm{^-OOC{-}C{=}O{-}CH_2{-}CH_2{-}COO^-}} + CO_2$$

4. α-酮戊二酸氧化脱羧生成琥珀酰 CoA

柠檬酸循环中的第二次氧化脱羧反应是α-酮戊二酸氧化脱羧生成琥珀酰 CoA（succinyl CoA），反应不可逆，是柠檬酸循环的第三个限速步骤。反应脱下的氢由 NAD^+ 接受，生成 $NADH+H^+$，释出的 CO_2 可被视作乙酰 CoA 的另 1 个碳原子氧化产物。α-酮戊二酸氧化脱羧时释出的自由能较多，足以形成高能硫酯键。这样，一部分能量就以高能硫酯键形式储存在琥珀酰 CoA 内。催化此反应的酶是α-酮戊二酸脱氢酶复合体（α-ketoglutarate dehydrogenase complex），其组成和催化反应过程与丙酮酸脱氢酶复合体类似，这就使得α-酮戊二酸的脱羧、脱氢并形成高能硫酯键等反应可迅速完成。

$$\underset{\alpha\text{-酮戊二酸}}{\mathrm{^-OOC{-}C{=}O{-}CH_2{-}CH_2{-}COO^-}} + NAD^+ + HS\text{-}CoA \longrightarrow \underset{\text{琥珀酰CoA}}{\mathrm{O{=}C{\sim}SCoA{-}CH_2{-}CH_2{-}COO^-}} + NADH + H^+ + CO_2$$

5. 琥珀酰 CoA 合成酶催化底物水平磷酸化反应 这步反应的产物是琥珀酸（succinic），反应是可逆的，由琥珀酰 CoA 合成酶（succinyl CoA synthetase）催化。当琥珀酰 CoA 的高能硫酯键水解时，$\Delta G^{o'}$ 约 $-33.4kJ/mol$（$-7.98kcal/mol$），它可与 GDP 的磷酸化偶联，生成高能磷酸键。这是底物水平磷酸化的又一例子，是柠檬酸循环中唯一直接生成高能磷酸键的反应。

$$\underset{\text{琥珀酰CoA}}{\mathrm{O{=}C{\sim}SCoA{-}CH_2{-}CH_2{-}COO^-}} \xrightleftharpoons{GDP+Pi \qquad GTP} \underset{\text{琥珀酸}}{\mathrm{^-OOC{-}CH_2{-}CH_2{-}COO^-}} + HSCoA$$

6. 琥珀酸脱氢生成延胡索酸 反应由琥珀酸脱氢酶（succinate dehydrogenase）催化，其辅酶是 FAD，还含有铁硫中心。该酶结合在线粒体内膜上，是柠檬酸循环中唯一与内膜结合的酶。反应脱下的氢由 FAD 接受，生成 $FADH_2$，经电子传递链被氧化，生成 1.5 分子 ATP。

$$\underset{\text{琥珀酸}}{\mathrm{^-OOC{-}CH_2{-}CH_2{-}COO^-}} \xrightleftharpoons{FAD \qquad FADH_2} \underset{\text{延胡索酸}}{\mathrm{^-OOC{-}CH{=}CH{-}COO^-}}$$

7. 延胡索酸加水生成苹果酸 延胡索酸酶（fumarate hydratase）催化此可逆反应。

$$\underset{\text{延胡索酸}}{\mathrm{^-OOC{-}CH{=}CH{-}COO^-}} + H_2O \rightleftharpoons \underset{\text{苹果酸}}{\mathrm{^-OOC{-}CH(OH){-}CH_2{-}COO^-}}$$

8. 苹果酸脱氢生成草酰乙酸 在苹果酸脱氢酶（malate dehydrogenase）催化下，苹果酸（malic acid）脱氢生成草酰乙酸，脱下的氢由 NAD^+ 接受，生成 $NADH+H^+$。在细胞内草酰乙酸不断地被用于柠檬酸合成，故这一可逆反应向生成草酰乙酸的方向进行。

$$\underset{\text{苹果酸}}{\mathrm{^-OOC{-}CH(OH){-}CH_2{-}COO^-}} \xrightleftharpoons{NAD^+ \qquad NADH+H^+} \underset{\text{草酰乙酸}}{\mathrm{^-OOC{-}C{=}O{-}CH_2{-}COO^-}}$$

柠檬酸循环的上述八步反应过程可归纳如图 2-3 所示。

在柠檬酸循环反应过程中，从 2 个碳原子的乙酰 CoA 与 4 个碳原子的草酰乙酸缩合成 6 个碳原子的柠檬酸开始，反复地脱氢氧化，共发生 4 次脱氢反应，其中 3 次脱氢（3 对氢或 6 个电子）由 NAD^+ 接受，1 次脱氢（一对氢或

2个电子）由 FAD 接受，这些电子传递体将电子传给氧时才能生成 ATP。羟基氧化成羧基后，通过脱羧方式生成 CO_2。1 分子乙酰 CoA 进入柠檬酸循环后，生成 2 分子 CO_2，这是体内 CO_2 的主要来源。柠檬酸循环反应中，每循环一轮只能以底物水平磷酸化生成 1 个 GTP。柠檬酸循环的总反应为：

$$CH_3CO \sim SCoA + 3NAD^+ + FAD + GDP + Pi + 2H_2O \rightarrow 2CO_2 + 3NADH + 3H^+ + FADH_2 + HS - CoA + GTP$$

就反应的总平衡而言，1 分子乙酰 CoA 进入柠檬酸循环释放出 2 分子 CO_2，循环的各中间产物本身并无量的变化，柠檬酸循环运转一周的净结果是氧化了 1 分子乙酰 CoA。但用 ^{14}C 标记乙酰 CoA 进行的实验发现，脱羧生成的 2 个 CO_2 的碳原子来自草酰乙酸而不是乙酰 CoA。这是由于中间反应过程中碳原子置换所致，因此实际上是最后再生的草酰乙酸的碳架被部分更新，含量并没有增减。

另外，柠檬酸循环的各中间产物在反应前后质量不发生改变，不可能通过柠檬酸循环从乙酰 CoA 合成草酰乙酸或柠檬酸循环的其他中间产物；同样，这些中间产物也不可能直接在柠檬酸循环中被氧化成 CO_2 和 H_2O。柠檬酸循环中的草酰乙酸主要来自丙酮酸的直接羧化，也可通过苹果酸脱氢生成。无论何种途径，其最终来源是葡萄糖的分解代谢。

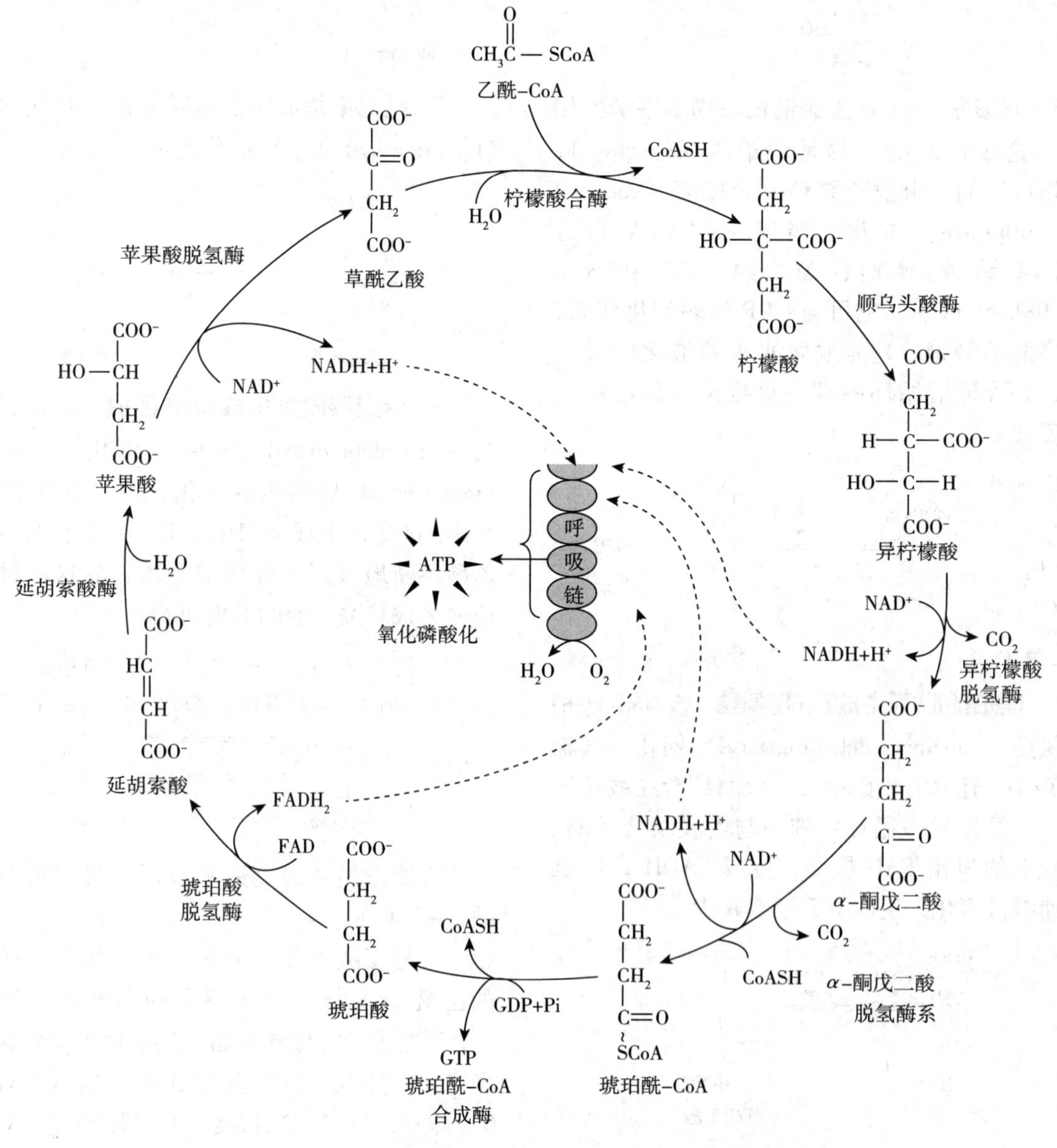

图 2-3 三羧酸循环

（二）柠檬酸循环的生理意义

1. 柠檬酸循环是三大营养物质分解产能的共同通路　糖、脂肪、氨基酸都是能源物质，它们在体内的分解代谢最终都将产生乙酰 CoA，然后进入柠檬酸循环进行氧化供能。柠檬酸循环中只有一个底物水平磷酸化反应生成高能磷酸键，循环本身并不是生成 ATP 的主要环节，绝大部分能量主要来自于柠檬酸循环中的 4 次脱氢反应，它们为电子传递过程和氧化磷酸化反应生成 ATP 提供了足够的还原当量。

2. 柠檬酸循环是糖、脂肪、氨基酸代谢联系的枢纽　三大营养物质通过柠檬酸循环在一定程度上相互转变。例如，饱食时糖可以转变成脂肪。葡萄糖分解成丙酮酸后进入线粒体内氧化脱羧生成乙酰 CoA，乙酰 CoA 必须再转移到胞质以合成脂肪酸。由于乙酰 CoA 不能通过线粒体膜，于是它先与草酰乙酸缩合成柠檬酸，再通过载体转运至胞质，在柠檬酸裂解酶（citrate lyase）作用下裂解成乙酰 CoA 及草酰乙酸，然后乙酰 CoA 即可合成脂肪酸。此外，乙酰 CoA 也是合成胆固醇的原料。又如，绝大部分氨基酸可以转变成糖。许多氨基酸的碳架是柠檬酸循环的中间产物，通过草酰乙酸可转变为葡萄糖。反过来，糖也可通过柠檬酸循环中的各中间产物接受氨基，从而合成非必需氨基酸如天冬氨酸、谷氨酸等。

二、糖代谢

（一）糖代谢与血糖

糖是人类食物的主要成分，约占食物总量的 50% 以上，主要生理功能是为生命活动提供能源和碳源。糖是机体的一种重要的能量来源，人体所需能量的 50% ~70% 来自于糖。1mol 葡萄糖（glucose）完全氧化成为二氧化碳和水可释放 2840kJ（679kcal/mol）的能量。其中约 34% 转化生成 ATP，以供应机体生理活动所需的能量。糖也是机体重要的碳源，糖代谢的中间产物可转变成其他的含碳化合物，如氨基酸、脂肪酸、核苷酸等。此外，糖还参与组成结缔组织等机体组织结构，调节细胞信息传递，形成 NAD^+、FAD、ATP 等多种生物活性物质，构成激素、酶、免疫球蛋白等具有特殊生理功能的糖蛋白。

其他单糖如果糖、半乳糖、甘露糖等所占比例很小，且主要转变为葡萄糖代谢的中间产物。细胞内葡萄糖的代谢涉及分解、储存、合成三个方面。

1. 糖的分解代谢　葡萄糖的分解代谢途径主要有 3 条：①糖酵解途径。在缺氧时，糖酵解提供部分急需的能量，糖酵解也是少数组织如红细胞等生理情况下的供能途径。②有氧氧化途径。有氧氧化消耗氧，是供能的主要途径。1mol 葡萄糖经有氧氧化生成二氧化碳、水并放出 30mol 或 32mol ATP；③磷酸戊糖途径。磷酸戊糖途径提供有重要生理功能的磷酸核糖和还原型烟酰胺腺嘌呤二核苷酸磷酸（NADPH）。不同代谢途径，取决于不同类型细胞的代谢特点和供氧状况。例如，机体绝大多数组织在供氧充足时，葡萄糖进行有氧氧化生成 CO_2 和 H_2O；肌组织在缺氧时，葡萄糖进行无氧氧化生成乳酸；饱食后肝内由于合成脂质的需要，葡萄糖进入磷酸戊糖途径代谢生成磷酸核糖和 NADPH。饱食时葡萄糖也可聚合成糖原，储存在肝或肌组织中，以便在短期饥饿时补充血糖或分解利用。长期饥饿时，有些非糖物质如乳酸、丙氨酸等还可经糖异生途径转变成葡萄糖或糖原。

2. 糖原的合成与分解　体内由葡萄糖合成糖原（glycogen）的过程称为糖原合成（glycogenesis）。糖原是动物体内储存糖的形式。体内肝、肌肉和肾都能合成糖原，以前两者含量最高。肝糖原占肝重的 5%，总量约 100g；肌糖原占肌肉质量的 1% ~2%，总量约为 300g；肾糖原含量极少（主要参与肾的酸碱平衡调节作用）。人体糖原总量约为 400g，如只靠糖原供能，仅能消耗 8 ~12 小时。肝糖原的主要作用是维持空腹血糖浓度的恒定，供全身利用，而肌糖原的分解则是提供肌肉本身收缩所需的能量。

3. 糖异生作用　体内糖原的储备有限，正常成人每小时可由肝释放出葡萄糖 210mg/kg 体重，如果不补充，8 ~12 小时肝糖原即被耗尽，此后如继续禁食，则主要靠糖异生作用维持血糖浓度恒定。非糖物质（乳酸、甘油、生糖氨基酸等）转变为葡萄糖或糖原的过程称为糖异生（gluconeogenesis）。糖异生进行的主要场所在肝，而肾在正常情况下糖异生能力只有肝的1/10,长期饥饿时肾糖异生能力增强。糖异生的生理意义包括：①饥饿情况下维持血糖浓度恒定；②回收乳酸能量，补充肝糖原；③调节酸碱平衡。

4. 血糖的来源与去路 血液中葡萄糖称为血糖。血糖是糖的运输形式，可供各组织器官利用。正常人空腹时血糖浓度较为恒定，为3.89～6.11mmol/L。这些分解、储存、合成代谢途径在多种激素调控下相互协调、相互制约，使血中葡萄糖的来源与去路相对平衡，血糖水平趋于稳定。血糖浓度保持相对恒定具有重要的生理意义，特别是脑和红细胞，它们在生理条件下，主要靠血糖供能。如果血糖过低，会出现脑功能障碍，甚至出现低血糖昏迷。血液中葡萄糖实际浓度是由其来源和去路两方面的动态平衡所决定的。血糖的来源有3个：饱食时，食物消化吸收提供血糖；短期饥饿时，肝糖原分解补充血糖；长期饥饿时，非糖物质通过糖异生补充血糖。血糖的去路有4个：有氧氧化分解供能；合成肝糖原和肌糖原储备；转变成其他糖；转变成脂肪或者氨基酸。饱食时，这个去路均活跃；短期饥饿时，仅有有氧氧化通路保持开放；长期饥饿时，所有去路均关闭以节约葡萄糖。

（二）血糖水平的激素调节

血糖的来去平衡主要是激素调控的结果。调节血糖的激素主要有胰岛素、胰高血糖素、肾上腺素和糖皮质激素等。这些激素通过调节细胞内关键酶的活性，不仅使糖、脂肪、氨基酸代谢相互协调，还能协调肝、肌、脂肪组织等各器官组织的代谢，以适应体内能量需求和燃料供求的变化。

1. 胰岛素 胰岛素（insulin）由胰腺β细胞分泌，是体内唯一能降低血糖的激素。胰岛素的分泌受血糖控制，血糖升高使胰岛素分泌加强，血糖降低使之分泌减少。胰岛素降低血糖的机制是使血糖去路增强、来源减弱，主要包括：①促进肌细胞、脂肪细胞等通过葡萄糖转运蛋白摄取葡萄糖。②通过激活磷酸二酯酶而降低cAMP水平，使糖原合酶被活化、磷酸化酶被抑制，从而加速糖原合成、抑制糖原分解。③通过激活丙酮酸脱氢酶磷酸酶而使丙酮酸脱氢酶活化，加快糖的有氧氧化。④抑制肝内糖异生。一方面是因为磷酸烯醇式丙酮酸羧激酶的合成受到抑制，另一方面是由于氨基酸加速合成肌蛋白质从而使糖异生的原料减少。⑤通过抑制脂肪组织内的激素敏感性脂肪酶，减少脂肪动员而以葡萄糖分解来获取能量。

2. 胰高血糖素 胰高血糖素（glucagon）是升高血糖的主要激素，由胰腺α细胞分泌。血糖降低或血中氨基酸升高可促进胰高血糖素分泌。胰高血糖素升高血糖的机制是使血糖来源增强、去路减弱，主要包括：①诱导依赖cAMP的磷酸化反应，抑制糖原合酶而激活磷酸化酶，加速肝糖原分解；②通过抑制磷酸果糖激酶-2、激活果糖二磷酸酶-2，从而减少果糖2,6-二磷酸的合成，由于后者是磷酸果糖激酶-1的最强的别构激活剂，也是果糖二磷酸酶-1的抑制剂，故糖酵解被抑制而糖异生则加速；③抑制肝内丙酮酸激酶从而阻止磷酸烯醇式丙酮酸进行糖酵解，同时促进磷酸烯醇式丙酮酸羧激酶的合成，使糖异生加强；④激活脂肪组织内激素敏感性脂肪酶，以脂肪分解供能而节约血中的葡萄糖。

3. 糖皮质激素 糖皮质激素（glucocorticoid）升高血糖的机制主要包括：①促进肌蛋白质分解而使糖异生的原料增多，同时使磷酸烯醇式丙酮酸羧激酶的合成加强，从而加速糖异生；②通过抑制丙酮酸的氧化脱羧，阻止体内葡萄糖的分解利用；③协同增强其他激素促进脂肪动员的效应，促进机体利用脂肪酸供能。

4. 肾上腺素 肾上腺素（adrenaline或epinephrine）是强有力的升高血糖的激素。肾上腺素升高血糖的作用机制是引发肝和肌细胞内依赖cAMP的磷酸化级联反应，加速糖原分解。肝糖原分解为葡萄糖，以补充血糖；肌糖原无氧氧化生成乳酸，为肌收缩提供能量。肾上腺素主要在应激状态下发挥调节作用，对经常性血糖波动（尤其是进食-饥饿循环）没有生理意义。

（三）糖代谢障碍与损伤

正常人体内存在一整套精细调节糖代谢的机制，当一次性摄入大量葡萄糖后，血糖水平不会持续升高，也不会出现大的波动。人体对摄入的葡萄糖具有很大耐受能力的现象，称为葡萄糖耐受（glucose tolerance）。神经系统疾病，内分泌失调，肝、肾功能障碍及某些酶的遗传缺陷等，均可影响血糖浓度的调节或引起糖代谢障碍，如高血糖、糖尿病或低血糖等代谢异常。其中，糖尿病是最常见的糖代谢紊乱疾病。如前所述，缺乏某些酶，可引起相应的先天性糖代谢障碍病（葡萄糖-6-磷酸脱氢酶缺乏症、半乳糖血症、糖原累积病等）。

1. 低血糖 对于健康人群，血糖浓度低于2.8mmol/L时称为低血糖（hypoglycemia）。脑细胞主要依赖葡萄糖氧化供能，因此血糖过低就会影响脑的正常功能，出现头晕、倦怠无力、心悸等，严重时发生昏迷，称为低血糖休克。如不及时给患者静脉补充葡萄糖，可导致死亡。出现低血糖的病因有以下几种。①胰性：胰岛β细胞功能亢进、胰岛α细胞功能低下等。②肝性：肝癌、糖原累积病等；③内分泌异常：垂体功能低下、肾上腺皮质功能低下等；④肿瘤：胃癌等；⑤饥饿或不能进食者等。

2. 高血糖 空腹血糖浓度高于7.1mmol/L时称为高血糖（hyperglycemia）。如果血糖浓度高于8.89～10.00mmol/L，则超过了肾小管的重吸收能力而形成糖尿，这一血糖水平称为肾糖阈。引起糖尿的可能原因包括：①遗传性胰岛素受体缺陷；②某些慢性肾炎、肾病综合征等使肾重吸收糖发生障碍，但血糖及糖耐量曲线均正常；③情绪激动引起交感神经兴奋，肾上腺素分泌增加，使肝糖原大量分解；④临床上静脉滴注葡萄糖速度过快，使血糖迅速升高。持续性高血糖和糖尿，特别是空腹血糖和糖耐量曲线高于正常范围，主要见于糖尿病。

3. 糖尿病 糖尿病（diabetes mellitus）是最常见的糖代谢紊乱疾病，主要病因是部分或完全胰岛素缺失、胰岛素抵抗（细胞胰岛素受体减少或受体敏感性降低）。糖尿病的特征是高血糖和糖尿。临床上将糖尿病分为四型：胰岛素依赖型（1型）、非胰岛素依赖型（2型）、妊娠糖尿病（3型）和特殊类型糖尿病（4型）。1型糖尿病多发生于青少年，因自身免疫而使胰岛β细胞功能缺陷，导致胰岛素分泌不足。2型糖尿病和肥胖关系密切，可能是由细胞膜上胰岛素受体功能缺陷所致。糖尿病常伴有多种并发症，如糖尿病视网膜病变、糖尿病性周围神经病变、糖尿病周围血管病变、糖尿病肾病等。这些并发症的严重程度与血糖水平、病史长短有相关性。

三、脂质代谢

脂质（lipids）是脂肪和类脂的总称。脂肪又称甘油三酯。类脂主要包括磷脂、糖脂、胆固醇及胆固醇酯等。脂质既参与机体的物质和能量代谢，也广泛参与机体代谢的调节。

（一）脂质吸收与功能

1. 脂质的吸收 膳食中的脂质主要是甘油三酯，其次是少量的磷脂和胆固醇等。胃可分泌胃脂酶，胃脂酶通过水解含短链、中链和不饱和长链脂肪酸的甘油三酯启动脂质消化，水解产物主要为游离脂肪酸和甘油二酯。水解释放的亲水短链和中链脂肪酸可以经胃壁吸收进入门静脉，长链脂肪酸溶解在脂滴中进入十二指肠。

脂质的消化吸收主要在小肠上段，在该处有胰液和胆汁的流入。胰液中含有胰脂酶、磷脂酶A_2、胆固醇酯酶和辅脂酶等消化酶。胆汁中含有胆汁酸盐，既能中和胃酸，又是较强的乳化剂，可明显降低液体的表面张力。胆汁酸盐能使疏水的甘油三酯及胆固醇酯等乳化成脂小滴，增加酶与脂质的接触，有利于脂质消化。消化脂质的酶以酶原的形式分泌，通过蛋白酶水解而被活化为有催化活性的酶。

膳食中的脂质经上述消化作用形成由单脂酰甘油、溶血磷脂、脂肪酸、游离胆固醇和甘油等物质组成的混合微粒，可以穿过小肠黏膜细胞而被吸收。

2. 脂质的生理功能 脂质的生理功能主要包括：①脂肪是重要的供能和储能物质。1g脂肪在体内完全氧化分解释放的能量约为38kJ，是同等质量糖或蛋白质的一倍以上，因此脂肪是机体重要的供能物质。脂肪在人体储存的量远比糖原要多，因此脂肪又是机体有效的储能形式。②类脂是生物膜必不可少的结构成分。生物膜属于磷脂双层流动镶嵌结构，磷脂是生物膜结构中的重要组分，生物膜中磷脂结构的不同是生物膜功能差异的重要原因。③磷脂作为第二信使参与机体代谢调节。细胞膜上的磷脂酰肌醇-4,5-二磷酸在相应磷脂酶的作用下可水解为1,4,5-三磷酸肌醇和甘油二酯，二者均可作为激素的第二信使调节细胞代谢。④胆固醇是许多生物活性物质的前体。机体内许多重要化合物是由胆固醇转化生成，包括在钙磷代谢方面有重要作用的维生素 D_3，在生长发育和物质代谢等方面有重要作用的类固醇激素，以及在脂质消化吸收方面有重要作用的胆汁酸。⑤其他功能。磷脂是血浆脂蛋白的重要结构成分，是载脂蛋白与非极性脂质结合的桥梁。脂溶性维生素的消化、吸收和运转都依赖于脂质的存在。

（二）甘油三酯代谢

1. 甘油三酯动员 甘油三酯在各种脂肪酶作用下被水解为游离脂肪酸和甘油释放入血并被机体组织利用的过程称为甘油三酯动员。甘油三酯脂肪酶是脂肪动员的限速反应酶，受多种激素的调节，因此又称为激素敏感脂肪酶（hormone - sensitive lipase）。肾上腺素、胰高血糖素和促肾上腺皮质激素等能增强甘油三酯脂肪酶的活性，因此被称为促脂解激素；胰岛素和前列腺素等能抑制脂肪动员，因此称为抗脂解激素。通过激素对各种物质代谢的不同影响，使得机体物质代谢协调进行，适应机体的状况和需求。

2. 脂肪酸的分解代谢 脂肪酸是机体主要的供能物质之一。大多数脂肪酸，特别是长链脂肪酸的氧化分解代谢可分为活化、转移、β-氧化和 ATP 生成等4个阶段。

（1）脂肪酸的活化 脂肪酸在氧化分解前首先与辅酶A硫酯（CoASH）反应生成脂酰CoA，这个过程称为脂肪酸的活化，反应需要的酶是脂酰 CoA 合成酶，需 ATP 参加。焦磷酸（PPi）的迅速分解促进活化反应。活化反应时消耗1分子 ATP，同时消耗2分子高能磷酸键。

（2）脂酰 CoA 转移进入线粒体 脂酰 CoA 在细胞液中形成，催化其进一步代谢的酶系统却存在于线粒体基质，长链脂酰 CoA 本身不能穿越线粒体内膜，肉碱（carnitine，L-β-羟-γ-三甲氨基丁酸）介导长链脂酰 CoA 转运。在线粒体内膜的两侧分别存在有肉碱脂酰转移酶 Ⅰ 和肉碱脂酰转移酶 Ⅱ，二者为同工酶。位于内膜外侧的肉碱脂酰转移酶 Ⅰ 催化脂酰 CoA 转变为脂酰肉碱，后者借助线粒体内膜上的载体（肉碱 - 脂酰转位酶）转运到线粒体基质，在肉碱脂酰转移酶 Ⅱ 的催化下又重新转变为脂酰 CoA，同时释放出肉碱。肉碱可借助载体的运转重回内膜外侧，这就完成了脂酰 CoA 的转移。脂酰 CoA 的转移是脂肪酸氧化的限速步骤，肉碱脂酰转移酶 Ⅰ 则是脂肪酸氧化反应途径的调节酶。

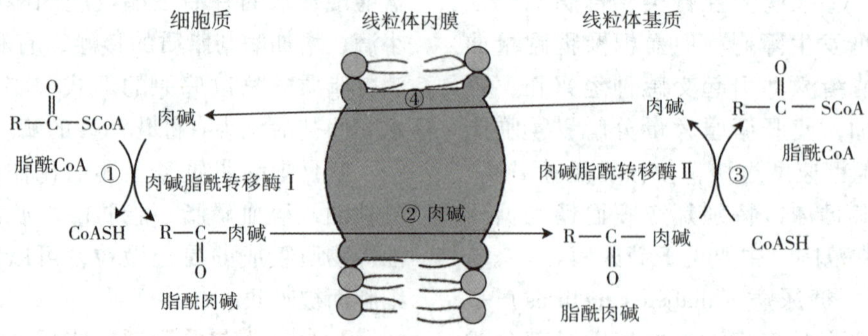

图2-4 长链脂酰 CoA 转移进入线粒体

（3）脂肪酸 β-氧化 人体内的饱和脂肪酸主要是偶数碳的脂肪酸，脂肪酸的主要氧化方式是 α-β 碳原子间键的裂解和 β 碳原子的氧化，故称为 β-氧化。具体的反应包括脱氢、加水、再脱氢和硫解等4步反应。

1）脱氢：脂酰CoA在脂酰CoA脱氢酶的催化下，其烃链的α、β位碳各脱去1个氢原子，生成烯脂酰CoA，而脱下的2个氢原子由该酶的辅酶FAD接受生成$FADH_2$。后者可经细胞呼吸链传递给氧生成水，同时生成1.5分子ATP。

2）加水：烯脂酰CoA在烯脂酰CoA水合酶的催化下，加水生成L-β-羟脂酰CoA。

3）再脱氢：L-β-羟脂酰CoA在L-β-羟脂酰CoA脱氢酶的催化下，脱去β碳原子上的两个氢生成β-酮脂酰CoA，而脱下的两个氢原子由该酶的辅酶NAD^+接受生成NADH + H^+。后者可经细胞呼吸链传递给氧生成水，同时生成2.5分子ATP。

4）硫解：生成的β-酮脂酰CoA在β-酮脂酰CoA硫解酶的催化下加上1分子的辅酶A，同时α-β碳原子间的烃链断裂，生成1分子乙酰CoA和一个比原来少2个碳原子的新脂酰CoA。

经过上述4步反应，1分子脂酰CoA转化为1分子乙酰CoA和1分子少两个碳原子的新脂酰CoA。后者重复上述的反应，1分子含偶数碳原子的脂酰CoA最终均生成乙酰CoA。

（4）ATP生成　线粒体基质中催化脂肪酸β-氧化的酶统称脂肪酸氧化酶，它们邻近线粒体内膜上的呼吸链，使反应产生的还原当量经呼吸链传递生成ATP。

3. 酮体的生成和利用　酮体（ketone body）是脂肪酸在肝中不完全氧化的中间产物，包括乙酰乙酸、β-羟丁酸和丙酮。其中前二者是主要成分，丙酮量极微。酮体是脂肪酸在肝中氧化分解的正常产物，但其在肝不能进一步氧化分解，需转运至肝外彻底氧化利用。若肝内生成超过肝外组织利用的能力，则可能形成酮血症、酮尿症和酮症酸中毒。

（1）酮体的生成　脂肪酸β-氧化产生的乙酰CoA是合成酮体的主要原料。酮体主要合成反应途径如下。

1）2分子的乙酰CoA在硫解酶的作用下缩合成乙酰乙酰CoA，并释放出1分子的CoASH。

2）乙酰乙酰CoA再与1分子的乙酰CoA缩合，生成D-3-羟-3-甲基戊二酸单酰CoA（D-3-hydroxy-3-methyl glutaryl-CoA，HMG-CoA），催化此反应的酶为HMG-CoA合酶（HMG-CoA synthase）。

3）HMG-CoA在裂解酶的催化下裂解生成为乙酰乙酸和1分子的乙酰CoA。因为肝同时具有HMG-CoA合酶和HMG-CoA裂解酶，所以酮体可在肝中合成。

4）乙酰乙酸在线粒体内膜β-羟丁酸脱氢酶的催化下被还原生成β-羟丁酸，还原所需要的氢由NADH提供，该反应是可逆的。β-羟丁酸约占酮体总量的70%。

5）部分乙酰乙酸可自发地脱羧生成少量的丙酮。

（2）酮体的利用　肝虽有合成酮体的酶系，却缺乏代谢酮体的酶系，所以肝合成的酮体必须通过血液运输到肝外组织利用。心脏、肾、脑和骨骼肌等肝外组织具有利用酮体的酶系。在肝外组织，β-羟丁酸首先脱氢生成乙酰乙酸。乙酰乙酸既可在琥珀酰CoA转硫酶的催化下，也可在乙酰乙酰CoA合成酶（又称硫激酶）的催化下，重新转变为乙酰乙酰CoA，进而在硫解酶的催化下生成乙酰CoA。后者经三羧酸循环可彻底氧化成CO_2和H_2O并生成ATP。丙酮的代谢活性极低，一般经肾随尿排出。血液中酮体浓度升高时，其中的丙酮也可经肺呼出，因此重症酮血症患者呼出的气体可有丙酮的特殊气味。肝外组织虽然缺乏生成酮体的酶，自身不能生成酮体，但其具有利用酮体的酶，可以利用肝所生成的酮体作为能源。在正常的情况下，酮体的肝内生成与肝外的利用协调平衡，所以血液中酮体维持在正常较低水平。

（3）酮血症、酮尿症和酮症酸中毒　酮体是肝特有的脂肪酸中间代谢产物，是肝向肝外组织输送脂肪酸能量的一种有效形式。脂肪酸转变为酮体后，分子质量减小，水溶性增强，并可顺利通过血-脑屏障和毛细血管壁，扩大了利用范围。脑组织不能直接氧化脂肪酸，但能很好地利用酮体。在长期饥饿状态下，脑组织所需能量大约75%由酮体提供。

在正常情况下，酮体在血液中的浓度不超过0.2mmol/L，通过尿液排出的酮体总量不超过1mg/d。如果肝酮体生成的增加超过肝外酮体利用的能力，则可造成血液中酮体浓度升高。酮体在血液中的蓄积超过正常浓度，称为酮血症（ketonemia）。此时如尿中可检测出酮体，称为酮尿症（ketonuria）。乙酰乙酸和β-羟丁酸均是较强的酸，酮体的蓄积可产生酮症酸中毒，严重的酮症酸中毒可威胁患者生命。一般情况下，酮血症的原因主要是由于脂肪动员增强所致肝酮体生成增加。这种情况主要发生在糖供应不足（如饥饿）或糖利用障碍（如糖尿病）时，偶尔也可发生于高脂膳食后。因此，在临床处理酮症酸中毒时不仅要及时处理酸碱平衡，更要注意建立和恢复机体正常的糖代谢。

（三）胆固醇代谢

1. 胆固醇的结构与生理功能

（1）胆固醇的结构　胆固醇是一个以环戊烷多氢菲为骨架含27个碳原子的复杂有机化合物。胆固醇有两种存在形式：游离胆固醇和酯化胆固醇（又称胆固醇酯，cholesterol ester，CE），前者是胆固醇的代谢形式，后者则是胆固醇的储存形式。

（2）胆固醇的生理功能　胆固醇是生物膜必不可少的结构成分，如细胞的质膜、线粒体膜、微粒体膜及核膜等。胆固醇是一些重要化合物的前体，如维生素D_3、胆汁酸和类固醇激素等。

2. 胆固醇的内源性合成和调节　一般情况下，内源性合成是机体胆固醇最主要的来源，约占胆固醇总量的2/3。机体除成年脑组织和成熟红细胞外，几乎所有的组织和细胞均能合成胆固醇，肝是机体胆固醇合成最旺盛的器官。

（1）合成原料　胆固醇体内合成的原料是乙酰CoA，胆固醇分子中的氢原子主要来自NADPH。乙酰CoA是机体三大营养物质代谢的共同中间产物，NADPH主要来自葡萄糖的磷酸戊糖代谢途径。

（2）合成部位　胆固醇合成的前期反应在细胞液中完成，合成HMG-CoA后进入微粒体直到合成胆固醇，因此细胞液和微粒体是细胞胆固醇合成的主要场所。

（3）合成反应　胆固醇的合成反应相当复杂，至少包括了20余步反应，可分为3个阶段。

1）由乙酰CoA到HMG-CoA。该阶段由两步反应组成，具体反应与肝酮体的生成相同。但它们是两条不同的代谢反应途径，前者是在细胞液合成的，经过内质网还原酶的催化最终生成胆固醇。而后者是在线粒体内合成的，经过线粒体内裂解酶的催化最终生成酮体。

2）由HMG-CoA还原为羟甲戊酸（mevalonicacid，MVA）。该阶段仅包括一步反应，但其是整个胆固醇合成反应途径的限速反应。催化该反应的是HMG-CoA还原酶。

3）由MVA最终合成胆固醇。

（4）合成调节　HMG-CoA还原酶是胆固醇合成途径中的调节酶。该酶活性的调节不仅是机体胆固醇合成代谢调节中的关键所在，而且也是调血脂药作用的中心环节。他汀类药物通过竞争性抑制该酶的活性减少胆固醇合成，从而降低机体血浆胆固醇水平。

3. 胆固醇的酯化　游离的胆固醇可以酯化为胆固醇酯。催化胆固醇酯化的酶主要有两种：①血浆中的磷脂酰胆碱-胆固醇脂酰基转移酶（LCAT），LCAT在高密度脂蛋白（HDL）的代谢和胆固醇的逆向转运中发挥有重要作用；②细胞液中的脂酰CoA-胆固醇脂酰基转移酶（ACAT），细胞内胆固醇水平是该酶活性的重要调节因子。ACAT在调节细胞内胆固醇的合成和平衡中发挥重要作用。血浆和细胞液中的胆固醇酯均可在胆固醇酯酶的催化下水解为游离胆固醇和脂肪酸。

4. 胆固醇的转化与排泄　无论是外源性摄入还是内源性合成的胆固醇在体内均不能被彻底氧化分解，只能以胆固醇原型或转化产物排出体外。胆固醇的转化产物是其主要的排泄形式，还具有重要的生理功能。

（1）维生素D_3　人皮肤细胞内的胆固醇经脱氢可生成7-脱氢胆固醇，后者在紫外线的作用下可转变为胆钙化醇（又称维生素D_3）。胆钙化醇是无生理活性的，需经肝、肾的代谢转化才能生成有活性的$1,25-(OH)_2D_3$。$1,25-(OH)_2D_3$具有调节钙磷代谢活性。

（2）类固醇激素　所有的类固醇激素均由胆固醇转化产生。类固醇激素依其合成部位可分为肾上腺皮质激素和性激素。肾上腺皮质激素由肾上腺皮质合成，主要包括球状带合成的盐皮质激素（醛固酮）、束状带合成的糖皮质激素（皮质醇和皮质酮）及由网状带合成的雄激素（雄酮）等。性激素主要由性腺合成，包括由睾丸合成的睾酮和由卵巢合成的雌激素和孕酮。此外，在妊娠期间胎盘可合成雌三醇。

（3）胆汁酸　胆汁酸（bile acid）是机体胆固醇最主要的转化产物，不仅在脂质和脂溶性维生素的消化和吸收中发挥着重要作用，而且是机体胆固醇最主要的排泄途径。胆汁酸的主要生理功能有两方面：①胆汁酸作为强有力的表面活性剂，有助于肠道不溶于水的脂质形成可溶性的微团，通过扩增表面积，有利于各种消化酶的作用，促进脂质和脂溶性维生素的消化吸收；②胆汁酸也是机体排出胆固醇最主要的形式和途径，正常情况下机体每天排出的胆固醇大约一半通过胆汁酸的合成和排泄完成，因此增加胆汁酸的合成与排泄对于降低血胆固醇的水平具有重要意义。肝中胆固醇转化为胆汁酸的限速反应是胆固醇的7α-羟化反应，催化该反应的7α-羟化酶（hydroxylase）是胆汁酸合成的调节酶。

（四）血浆脂蛋白代谢

血浆中的脂质统称为血脂，其共同的物理性质是难溶于水，血浆脂蛋白是由血浆脂质和特殊蛋白质所组成的可溶性生物大分子。

1. 血浆脂蛋白的分类　血浆脂蛋白（lipoprotein）是指由血浆脂质和载脂蛋白组成的可溶性生物大分子，但由游离脂肪酸与血浆白蛋白组成的复合物不属于传统脂蛋白的范畴。血浆脂蛋白在物理性质、化学组成和生理功能等方面都是不均一的。利用不同的技术和方法可将血浆脂蛋白分为若干类，目前应用较广泛的是超速离心法和电泳法。超速离心法可将血浆脂蛋白主要分为乳糜微粒（chylomicron，CM）、极低密度脂蛋白（very low density lipoprotein，VLDL）、低密度脂蛋白（low density lipoprotein，LDL）及高密度脂蛋白（high density lipoprotein，HDL）等4类。电泳法也可将血浆脂蛋白分为乳糜微粒、β-脂蛋白（β-lipoprotein）、前β-脂蛋白（pre-β-lipoprotein）和α-脂蛋白（α-lipoprotein）等4类。两种分类方法分出的4类血浆脂蛋白的对应关系及其组成、性质和主要生理功能见表2-1。

表2-1　各类血浆脂蛋白的组成、性质和主要生理功能

分类	密度法	乳糜微粒	极低密度脂蛋白	低密度脂蛋白	高密度脂蛋白
	电泳法		前β-脂蛋白	β-脂蛋白	α-脂蛋白
性质	密度	<0.95	0.95~1.006	1.006~1.063	1.063~1.210
	S_f值	>400	20~400	0~20	沉降
	电泳位置	原点	α_2-球蛋白	β-球蛋白	α_1-球蛋白
	颗粒直径（nm）	80~500	25~80	20~25	5~17
组成（%）	蛋白质	0.5~2	5~10	20~25	50
	脂质	98~99	90~95	75~80	50
	甘油三酯	80~95	50~70	10	5
	磷脂	5~7	15	20	25
	胆固醇	1~4	15	45~50	20
	游离胆固醇	1~2	5~7	8	5
	酯化胆固醇	3	10~12	40~42	15~17
载脂蛋白组成（%）	Apo AⅠ	7	<1	—	65~70
	Apo AⅡ	5	—	—	20~25
	Apo AⅣ	10	—	—	—

续表

分类	密度法	乳糜微粒	极低密度脂蛋白	低密度脂蛋白	高密度脂蛋白
	电泳法		前β-脂蛋白	β-脂蛋白	α-脂蛋白
载脂蛋白组成（%）	Apo B100	—	20～60	95	—
	Apo B48	9	—	—	—
	Apo CⅠ	11	3	—	6
	Apo CⅡ	15	6	微量	1
	Apo CⅢ0～2	41	40	—	4
	Apo E	微量	7～15	<5	2
	Apo D	—	—	—	3
合成部位		小肠黏膜细胞	肝细胞	血浆	肝、肠、血浆
功能		转运外源性甘油三酯及胆固醇	转运内源性甘油三酯及胆固醇	转运内源性胆固醇	逆向转运性胆固醇

2. 不同来源脂蛋白的功能和代谢途径

（1）乳糜微粒主要转运外源性甘油三酯及胆固醇　乳糜微粒（CM）代谢途径又称外源性脂质转运途径或外源性脂质代谢途径。食物脂肪消化后，小肠黏膜细胞用摄取的中长链脂肪酸再合成甘油三酯，并与合成及吸收的磷脂和胆固醇，加上Apo B48、AⅠ、AⅡ、AⅣ等组装成新生CM，经淋巴道入血，从HDL获得Apo C及E，并将部分Apo AⅠ、AⅡ、AⅣ转移给HDL，形成成熟CM。Apo CⅡ激活骨骼肌、心肌及脂肪等组织毛细血管内皮细胞表面脂蛋白脂肪酶（lipoprotein lipase，LPL），使CM中甘油三酯及磷脂逐步水解，产生甘油、脂肪酸及溶血磷脂。

随着CM内核甘油三酯不断被水解，释出大量脂肪酸被心肌、骨骼肌、脂肪组织及肝组织摄取利用，CM颗粒不断变小，表面过多的Apo AⅠ、AⅡ、AⅣ、C，以及磷脂和胆固醇离开CM颗粒，形成新生HDL。CM最后转变成富含胆固醇酯（CE）、Apo B48及ApoE的CM残粒（remnant），被细胞膜LDL受体相关蛋白（LDL receptor related protein，LRP）识别、结合并被肝细胞摄取后彻底降解。Apo CⅡ是LPL不可缺少的激活剂，无Apo CⅡ时，LPL活性很低；加入Apo CⅡ后，LPL活性可增加10～50倍。正常人CM在血浆中代谢迅速，半衰期为5～15分钟，因此正常人空腹12～14小时血浆中不含CM。

（2）极低密度脂蛋白主要转运内源性甘油三酯　VLDL是运输内源性甘油三酯的主要形式，其血浆代谢产物LDL是运输内源性胆固醇的主要形式，VLDL及LDL代谢途径又称内源性脂质转运途径或内源性脂质代谢途径。肝细胞以葡萄糖分解代谢中间产物为原料合成甘油三酯，也可利用食物来源的脂肪酸和机体脂肪酸库中的脂肪酸合成甘油三酯，再与Apo B100、E，以及磷脂、胆固醇等组装成VLDL。此外，小肠黏膜细胞亦可合成少量VLDL。VLDL分泌入血后，从HDL获得Apo C，其中Apo CⅡ激活肝外组织毛细血管内皮细胞表面的脂蛋白脂肪酶。与CM代谢一样，VLDL中甘油三酯在LPL作用下，水解释出脂肪酸和甘油供肝外组织利用。同时，VLDL表面的Apo C、磷脂及胆固醇向HDL转移，而HDL胆固醇酯又转移到VLDL。该过程不断进行，VLDL中甘油三酯不断减少，CE逐渐增加，Apo B100及E相对增加，颗粒逐渐变小，密度逐渐增加，转变为中密度脂蛋白（intermediate density lipoprotein，IDL）。IDL胆固醇及甘油三酯含量大致相等，载脂蛋白则主要是Apo B100及E。肝细胞膜LRP可识别和结合IDL，因此部分IDL被肝细胞摄取、降解。未被肝细胞摄取的IDL，其甘油三酯被LPL及肝脂肪酶（hepatic lipase，HL）进一步水解，表面Apo E转移至HDL。这样，IDL中剩下的脂质主要是CE，剩下的载脂蛋白B有Apo B100，转变为LDL。VLDL在血液中的半衰期为6～12小时。

（3）低密度脂蛋白主要转运内源性胆固醇

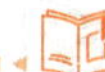

人体多种组织器官能摄取、降解 LDL，肝是主要器官，约 50% LDL 在肝降解。肾上腺皮质、卵巢、睾丸等组织摄取及降解 LDL 能力亦较强。血浆 LDL 降解既可通过 LDL 受体（LDL receptor）途径完成，也可通过单核-吞噬细胞系统完成。正常人血浆 LDL，每天约 45% 被清除，其中 2/3 经 LDL 受体途径，1/3 经单核-吞噬细胞系统。血浆 LDL 半衰期为 2～4 天。

LDL 受体广泛分布于全身，特别是肝、肾上腺皮质、卵巢、睾丸、动脉壁等组织的细胞膜表面，能特异识别、结合含 Apo B100 或 Apo E 的脂蛋白，故又称 Apo B/E 受体（Apo B/E receptor）。当浆 LDL 与 LDL 受体结合后，形成受体-配体复合物在细胞膜表面聚集成簇，经内吞作用进入细胞，与溶酶体融合。在溶酶体蛋白水解酶作用下，Apo B100 被水解成氨基酸；CE 则被胆固醇酯酶水解成游离胆固醇和脂肪酸。游离胆固醇在调节细胞胆固醇代谢中具有重要作用：①抑制内质网 HMG-CoA 还原酶，从而抑制细胞自身胆固醇合成；②从转录水平抑制 LDL 受体基因表达，抑制受体蛋白合成，减少细胞对 LDL 进一步摄取；③激活内质网脂酰 CoA：胆固醇脂酰转移酶，将游离胆固醇酯化成 CE 在胞质贮存。同时，游离胆固醇还有重要生理功能：①被细胞膜摄取，构成重要的膜成分；②在肾上腺、卵巢及睾丸等固醇激素合成细胞，可作为类固醇激素合成原料。

血浆 LDL 还可被修饰成如氧化修饰 LDL（oxidized LDL，ox－LDL），被清除细胞即单核-吞噬细胞系统中的巨噬细胞及血管内皮细胞清除。这两类细胞膜表面有清道夫受体（scavenger receptor，SR），可与修饰 LDL 结合而清除血浆修饰 LDL。

（4）高密度脂蛋白主要逆向转运胆固醇

新生 HDL 主要由肝合成，小肠可合成部分。在 CM 及 VLDL 代谢过程中，其表面 Apo A Ⅰ、A Ⅱ、A Ⅳ、C，以及磷脂、胆固醇等脱离亦可形成 HDL。HDL 可按密度分为 HDL_1、HDL_2 及 HDL_3。HDL_1 也称作 HDL_c，仅存在于摄取高胆固醇膳食后血浆，正常人血浆主要含 HDL_2 及 HDL_3。新生 HDL 的代谢过程实际上就是胆固醇逆向转运（reverse cholesterol transport，RCT）过程，将肝外组织细胞胆固醇，通过血液循环转运到肝，转化为胆汁酸排出，部分胆固醇也可直接随胆汁排入肠腔。RCT 第一步是胆固醇自肝外细胞包括动脉平滑肌细胞及巨噬细胞等移出至 HDL。RCT 第二步是 HDL 所运载的胆固醇的酯化及 CE 的转运。RCT 最后一步在肝进行。机体不能将胆固醇彻底分解，只能在肝转化成胆汁酸排出或直接以游离胆固醇形式通过胆汁排出。除参与 RCT 外，HDL 还是 Apo C Ⅱ 贮存库。CM 及 VLDL 进入血液后，需从 HDL 获得 Apo C Ⅱ 才能激活 LPL，水解其甘油三酯。CM 及 VLDL 中甘油三酯水解完成后，Apo C Ⅱ 又回到 HDL。

3. 异常脂蛋白血症　血脂水平高于正常范围上限即高脂血症（hyperlipidemia）。血液中的脂质不是游离存在的，以可溶性的生物大分子即血浆脂蛋白的形式运输和代谢。血脂的异常必然反映为血浆脂蛋白的异常，因此提出了高脂蛋白血症（hyperlipoproteinemia）的命名。1970 年，世界卫生组织（WHO）建议将高脂蛋白血症分为 6 型，其血浆脂蛋白及血脂的改变见表 2－2。

表 2－2　高脂蛋白血症的类型

分型	血浆脂蛋白变化	血脂变化	
Ⅰ	乳糜微粒增高	甘油三酯↑↑↑	胆固醇↑
Ⅱa	低密度脂蛋白增加	胆固醇↑↑	
Ⅱb	低密度脂蛋白及极低密度脂蛋白同时增加	胆固醇↑↑	甘油三酯↑↑
Ⅲ	中间密度脂蛋白增加（电泳出现 β 带）	胆固醇↑↑	甘油三酯↑↑
Ⅳ	极低密度脂蛋白增加	甘油三酯↑↑	
Ⅴ	低密度脂蛋白及乳糜微粒同时增加	甘油三酯↑↑↑	胆固醇↑

注：箭头个数越多，表明升得越高。

四、氨基酸代谢

蛋白质是生命的物质基础，维持细胞和组织的生长、更新、修补，以及催化、运输、代谢调节等均需要蛋白质参与。此外，蛋白质可以分解成其基本组成单位——氨基酸，氨基酸在体内也可以作为能源物质氧化分解释放能量，或转变成其他重要物质。各种蛋白质所含氨基酸的种类和数量不同。人体内有9种氨基酸不能合成，必须由食物供应，称为营养必需氨基酸（essential amino acid），包括缬氨酸、异亮氨酸、亮氨酸、苏氨酸、甲硫氨酸、赖氨酸、苯丙氨酸、色氨酸和组氨酸。其余11种氨基酸体内可以合成，不一定需要由食物供应，在营养上称为营养非必需氨基酸（non-essential amino acid）。氨基酸是蛋白质的基本组成单位，其重要生理功能之一是合成蛋白质以满足机体生长发育及组织修复更新的需要。氨基酸还是合成许多有重要生理作用的含氮化合物，如核酸、烟酰胺、儿茶酚胺类激素、甲状腺素及一些神经递质的重要原料。某些氨基酸在体内还起着一些独特的作用。例如，甘氨酸参与生物转化作用，丙氨酸及谷氨酰胺担负组织间氨的运转。此外，多余的氨基酸可以转变成糖类或脂肪，也可氧化供能。

（一）体内蛋白质分解代谢

蛋白质是具有高度种属特异性的大分子化合物，不易被吸收，若未经消化而直接进入体内，常会引起（免疫）反应。

1. 外源性蛋白质消化成寡肽和氨基酸后被吸收 蛋白质的消化作用主要在胃和小肠中进行，胃中有胃主细胞分泌的胃蛋白酶，在小肠中有肠激酶、氨基肽酶及二肽酶、胰蛋白酶原、糜蛋白酶原、弹性蛋白酶原、羧基肽酶原A及羧基肽酶原B等。消化液中蛋白酶类都以酶原形式存在，酶原一经分泌到肠腔，就转变为有活性的蛋白酶。外源性蛋白质由多种蛋白水解酶的催化，将其水解成以氨基酸为主的消化产物，然后再吸收、利用。蛋白质在胃中被水解成多肽和氨基酸，在小肠被水解成小肽和氨基酸。食物蛋白质被消化成氨基酸和寡肽后，主要在小肠通过主动转运机制被吸收。

（1）通过转运蛋白完成氨基酸和小肽的吸收 小肠黏膜细胞膜上存在转运氨基酸和小肽的载体蛋白（carrier protein），能与氨基酸或寡肽和Na^+形成三联体，将氨基酸或寡肽和Na^+转运入细胞，Na^+则借钠泵排出细胞外，并消耗ATP。由于氨基酸结构的差异，转运氨基酸的载体蛋白也不相同。已知体内至少有7种转运蛋白（transporter），参与氨基酸和寡肽的吸收转运。这些转运蛋白包括中性氨基酸转运蛋白、酸性氨基酸转运蛋白、碱性氨基酸转运蛋白、亚氨基酸转运蛋白、β-氨基酸转运蛋白、二肽转运蛋白及三肽转运蛋白。氨基酸通过转运蛋白的吸收过程不仅存在于小肠黏膜细胞，也存在于肾小管细胞和肌细胞等细胞膜上。

（2）通过γ-谷氨酰基循环完成氨基酸的吸收 小肠黏膜细胞、肾小管细胞和脑组织吸收氨基酸还可通过γ-谷氨酰基循环（γ-glutamyl cycle）进行。其反应过程首先由谷胱甘肽对氨基酸进行转运，然后再进行谷胱甘肽的合成，由此构成一个循环。催化上述反应的各种酶，除γ-谷氨酰基转移酶位于细胞膜外，其余的酶均存在于胞质中。在这些酶中，γ-谷氨酰基转移酶是关键酶。

2. 未消化吸收蛋白质在大肠下段发生腐败作用 食物中的蛋白质，平均有95%被消化、吸收。未被吸收的氨基酸及未被消化的蛋白质，在大肠下部受大肠埃希菌的分解，此作用称为腐败作用（putrefaction）。腐败作用的产物，有些对人体具有一定的营养作用，例如维生素及脂肪酸等，而大多数产物对人类是有害的，例如胺类、氨、酚类、吲哚及硫化氢等。

（1）肠道细菌通过脱羧基作用产生胺类 未被消化的蛋白质经肠道细菌蛋白酶的作用水解生成氨基酸，氨基酸在细菌氨基酸脱羧酶的作用下，脱去羧基生成有毒的胺类。例如，组氨酸、赖氨酸、色氨酸、酪氨酸及苯丙氨酸通过脱羧基作用分别生成组胺、尸胺、色胺、酪胺及苯乙胺。这些腐败产物大多有毒性，例如，组胺和尸胺具有降低血压的作用，酪胺具有升高血压的作用。这些有毒物质通常经肝代谢转化为无毒形式排出体外。酪胺和苯乙胺若不能在肝内及时转化，易进入脑组织，分别经β-羟

化酶作用，转化为β-羟酪胺和苯乙醇胺，其结构类似于儿茶酚胺，故称为假神经递质（false neurotransmiter）。假神经递质增多时，可竞争性地干扰儿茶酚胺，阻碍神经冲动传递，使大脑发生异常抑制，可能诱发肝性昏迷。

（2）肠道细菌通过脱氨基作用产生氨　未被吸收的氨基酸在肠道细菌的作用下，通过脱氨基作用生成氨，这是肠道氨的重要来源之一。另一来源是血液中的尿素渗入肠道，经肠菌尿素酶的水解而生成氨。这些氨均可被吸收进入血液，在肝中合成尿素。降低肠道的 pH 值，可减少氨的吸收。

（3）腐败作用产生其他有害物质　除了胺类和氨以外，通过腐败作用还可产生其他有害物质，例如苯酚、吲哚、甲基吲哚及硫化氢等。正常情况下，上述有害物质大部分随粪便排出，只有小部分被吸收，经肝的代谢转变而解毒，故不会发生中毒现象。

（二）氨基酸的分解代谢

1. 体内蛋白质的分解

（1）体内蛋白质降解一般情况　人体内蛋白质处于不断降解和合成的动态平衡。成人体内蛋白质每天有 1% ~2% 被降解。蛋白质降解产生的氨基酸，70% ~80% 又被重新利用合成新的蛋白质。

（2）体内蛋白质降解途径　体内蛋白质的降解由一系列蛋白酶和肽酶催化完成。真核细胞中蛋白质的降解有两条途径。①不依赖 ATP 的过程：在溶酶体内进行，主要降解细胞外来源的蛋白质、膜蛋白和长寿命的细胞内蛋白质。②依赖 ATP 和泛素（ubiquitin）的过程：在细胞质中进行，主要降解异常蛋白质和短寿命的蛋白质。后一过程在不含溶酶体的红细胞中尤为重要。泛素是一种分子质量为 8.5×10^3 Da（含 76 个氨基酸残基）的小分子蛋白质，是降解体内蛋白质的主要途径，特别是降解错误折叠的蛋白质和短寿命的调节酶等。在蛋白酶体降解蛋白质过程中泛素对各种蛋白质的标记起关键作用，参与反应还有 3 个酶：泛素激活酶、泛素结合酶和泛素-蛋白连接酶。在泛素和酶的共同作用下，蛋白质在蛋白酶体中降解成氨基酸。

2. 氨基酸的脱氨基作用

氨基酸分解代谢的第一步是脱氨基作用。氨基酸脱去氨基生成氨及相应的α-酮酸。

（1）转氨基脱氨基作用　转氨基作用（transamination）是在转氨酶（transaminase）的催化下，可逆地把α-氨基酸（氨基供应者）的氨基转移给α-酮酸（氨基受体），反应的结果是氨基酸脱去其氨基，转变成相应的α-酮酸，而作为受体的α-酮酸则因接受氨基而转变成另一种氨基酸。转氨基作用的平衡常数接近 1.0，反应是完全可逆的。转氨酶不仅可促进氨基酸的脱氨基作用，也可自α-酮酸合成相应的氨基酸。这是机体合成非必需氨基酸的重要途径。能参加转氨基作用的氨基酸不少，可是作为氨基受体的α-酮酸只有丙酮酸、α-酮戊二酸及草酰乙酸等 3 种。最重要的转氨酶是丙氨酸转氨酶（alanine transaminase，ALT）和天冬氨酸转氨酶（aspartate transaminase，AST）。所有转氨酶催化反应时，都必须有辅酶，即维生素 B_6 的磷酸酯（磷酸吡哆醛及磷酸吡哆胺）参加。磷酸吡哆醛及磷酸吡哆胺在转氨酶的催化下可以相互转变，因而可以起着传递氨基的作用。

（2）L-谷氨酸氧化脱氨基作用　转氨基作用使许多氨基酸的氨基被聚集在α-酮戊二酸上生成 L-谷氨酸。L-谷氨酸是哺乳动物组织中唯一能进行氧化脱氨基反应的氨基酸。L-谷氨酸脱氢酶广泛存在于如肝、肾和脑等组织中，是一种不需氧的脱氢酶，催化 L-谷氨酸氧化脱氨生成α-酮戊二酸和氨，辅酶是 NAD^+ 或 $NADP^+$。

（3）联合脱氨基作用　转氨酶催化的转氨基作用，只是把氨基酸分子中的氨基转移给α-酮戊二酸或丙酮酸及草酰乙酸。这并没有达到脱氨基的目的。若是转氨酶和 L-谷氨酸脱氢酶协同作用，即转氨基作用和 L-谷氨酸的氧化脱氨基作用偶联进行，就达到把氨基酸转变成氨及相应的α-酮酸的目的。联合脱氨基是体内主要的脱氨基方式。

（4）嘌呤核苷酸循环脱氨基作用　心肌和骨骼肌中 L-谷氨酸脱氢酶的活性很弱，氨基酸很难通过联合脱氨基作用脱去氨基。在这些组织中，氨基酸主要通过嘌呤核苷酸循环（purine nucleotide cycle）脱去氨基。在此过程中，氨基酸首先通过连续的转氨基作用将氨基转移给草酰乙酸，生成天冬氨酸。天冬氨酸与次黄嘌呤核苷酸（IMP）反应生成腺苷酸代琥珀酸，后者经裂解释放延胡索酸并生成腺嘌呤核苷酸（AMP）。AMP 在腺苷酸脱氨酶的催化下脱去氨基生成 IMP，最终完成氨基酸的脱氨基作用。

（5）氨基酸氧化酶催化的脱氨基作用　大多数从 L-α-氨基酸中释放的氨反映了转氨酶和 L-谷氨酸脱氢酶的联合作用。在肝肾组织中还存在一种 L-氨基酸氧化酶，属黄素酶类，其辅基是 FMN 或 FAD。这些能够自动氧化的黄素蛋白将氨基酸氧化成 α-亚氨基酸，然后再加水分解成相应的 α-酮酸，并释放铵离子，分子氧再直接氧化还原型黄素蛋白形成过氧化氢，过氧化氢被过氧化氢酶裂解成氧和水。

（三）氨基酸碳链骨架的转换与分解

氨基酸脱氨基后生成的 α-酮酸（α-ketoacid）可以进一步代谢，主要有以下三方面的代谢途径。

1. α-酮酸可彻底氧化分解并提供能量　α-酮酸在体内可通过柠檬酸循环与生物氧化体系彻底氧化生成 CO_2 和 H_2O，同时释放能量以供机体生理活动需要。

2. α-酮酸经氨基化生成营养非必需氨基酸　体内的一些营养非必需氨基酸可通过相应的 α-酮酸经氨基化而生成。这些 α-酮酸也可来自糖代谢和柠檬酸循环的产物。例如，丙酮酸、草酰乙酸、α-酮戊二酸分别转变成丙氨酸、天冬氨酸和谷氨酸。

3. α-酮酸可转变成糖和脂类化合物　在体内 α-酮酸可以转变成糖和脂类化合物。分别用不同氨基酸饲养糖尿病犬时，发现大多数氨基酸可使尿中排出的葡萄糖增加，少数几种则可使葡萄糖及酮体的排出同时增加，而亮氨酸和赖氨酸只能使酮体的排出增加。因此，将在体内可以转变成糖的氨基酸称为生糖氨基酸（glucogenic amino acid）；能转变成酮体的氨基酸称为生酮氨基酸（ketogenic acid）；既能转变成糖又能转变成酮体的氨基酸称为生糖兼生酮氨基酸（glucogenic and ketogenic amino acid）（表 2-3）。

表 2-3　氨基酸生糖及生酮性质的分类

类别	氨基酸
生糖氨基酸	甘氨酸、丝氨酸、缬氨酸、组氨酸、精氨酸、半胱氨酸、脯氨酸、羟脯氨酸、丙氨酸、谷氨酸、谷氨酰胺、天冬氨酸、天冬酰胺、甲硫氨酸
生酮氨基酸	亮氨酸、赖氨酸
生糖兼生酮氨基酸	异亮氨酸、苯丙氨酸、酪氨酸、苏氨酸、色氨酸

各种氨基酸脱氨基后产生的 α-酮酸结构差异很大，其代谢途径也不尽相同，转变过程的中间产物包括乙酰 CoA（生酮氨基酸）和丙酮酸及柠檬酸循环的中间物，例如 α-酮戊二酸、草酰乙酸、延胡索酸及琥珀酰 CoA 等（生糖氨基酸）。氨基酸的代谢与糖和脂肪的代谢密切相关。氨基酸可转变成糖与脂肪；糖也可以转变成脂肪和一些非必需氨基酸的碳架部分。柠檬酸循环是物质代谢的总枢纽，可以使糖、脂肪酸及氨基酸完全氧化，也可使其彼此相互转变，构成一个完整的代谢体系。

五、核苷酸代谢

核苷酸（nucleotide）不仅是构成核酸的基本单位，也参与如下多种生物化学的关键反应过程：①合成能量代谢的关键物质（ATP、GTP、UTP、CTP）。②作为生物合成过程中活性代谢物质的转运体。例如，UDP-葡萄糖与 CDP-二酰甘油分别是合成糖原与磷酸甘油酯（phosphoglyceride）的活性前体，*S*-腺苷甲硫氨酸是活化甲基基团的携带体。③作为辅酶结构的组成部分（NAD^+、FAD、乙酰辅酶 A）。④作为代谢信号的调节分子。例如，cAMP 是很多激素的共同第二信使。⑤ATP 的共价修饰作用可改变很多酶的活性。例如，糖原合酶的磷酸化与谷氨酰胺合成酶的腺苷化。同时，GTP 与很多大分子运动有关，如核糖体新生肽的转移、信号偶联蛋白的活化。

（一）嘌呤核苷酸的合成与分解代谢

1. 嘌呤核苷酸的合成　体内嘌呤核苷酸的生物合成由两种不同的途径组成：①从头合成（*de novo* synthesis），利用磷酸核糖、氨基酸、一碳单位这类简单物质合成嘌呤核苷酸。②补救合成途径（salvage pathway），通过嘌呤碱基的磷酸核糖化或者嘌呤核苷的磷酸化两种方式生成嘌呤核苷酸。

（1）嘌呤核苷酸的从头合成　甘氨酸提供嘌呤环上第4、5位碳原子与第7位氮原子。天冬氨酸提供第1位氮原子，其余第3位与第9位氮原子由谷氨酰胺侧链的酰胺基供给。一碳基团提供第2位与第8位碳原子，第6位碳原子由二氧化碳提供。从头合成可分为两个阶段，首先合成次黄嘌呤核苷酸（inosine monophosphate，IMP），起始于5-磷酸核糖从头合成次黄嘌呤核苷酸的过程是一个比较复杂的线性反应过程，由11步反应完成。其中磷酸核糖焦磷酸（PRPP）合成酶和酰胺转移酶是整个反应的调节酶。第二阶段是次黄嘌呤核苷酸进一步转化成为腺苷一磷酸（adenosine monophosphate，AMP）和鸟苷磷酸（guanosine monophosphate，GMP）。AMP和GMP可在激酶作用下，经过两次磷酸化反应，进一步分别生成ATP和GTP。

（2）嘌呤核苷酸的补救合成　嘌呤核苷酸补救合成指嘌呤碱、嘌呤核苷/嘌呤脱氧核苷转变成为相应单核苷酸的反应过程。与从头合成途径比较，补救反应过程简单而且消耗能量少。体内存在两种类型的补救反应生成嘌呤核苷酸：①依赖PRPP的磷酸核糖化反应；②在ATP存在下，由激酶直接催化嘌呤核苷的磷酸化生成嘌呤核苷酸。在第一种补救反应中，由PRPP提供磷酸核糖，腺嘌呤磷酸核糖转移酶（APRT）催化腺嘌呤补救生成AMP，次黄嘌呤-鸟嘌呤磷酸核糖转移酶（HGPRT）催化次黄嘌呤/鸟嘌呤分别生成GMP与IMP。第二种补救反应由腺苷激酶催化ATP的磷酸基团转移到腺苷上，生成AMP。肝脏是嘌呤核苷酸补救反应的主要器官，由肝补救生成的嘌呤核苷酸供给其他不能进行嘌呤从头合成的组织利用。

（3）嘌呤核苷酸的抗代谢物　嘌呤核苷酸抗代谢物有叶酸类似物、次黄嘌呤类似物和谷氨酰胺类似物。上述3类药物分别在不同部位阻断嘌呤核苷酸的合成过程，由此抑制快速生长细胞核酸的合成，起到抗肿瘤作用。

1）叶酸类似物：如甲氧苄啶、氨蝶呤与甲氨蝶呤（methotrexate，MTX），以竞争性抑制二氢叶酸还原酶的方式阻止四氢叶酸的生成，最终干扰嘌呤碱的合成。

2）次黄嘌呤类似物：如6-巯基嘌呤（6-mercapto-purine，6-MP），6-巯基嘌呤的结构与次黄嘌呤相似，通过竞争性抑制的方式干扰嘌呤核苷酸的合成。

3）谷氨酰胺类似物：如6-重氮-5-氧正亮氨酸与氮杂丝氨酸，可以竞争性抑制的方式干扰嘌呤从头合成过程中谷氨酰胺参与的反应过程。

2. 嘌呤核苷酸的分解代谢　在酶的催化下，AMP和GMP脱磷酸、释放核糖与嘌呤碱，后者分别为次黄嘌呤和鸟嘌呤。然后，次黄嘌呤氧化成黄嘌呤并进一步氧化成尿酸（uric acid）的过程均由黄嘌呤氧化酶催化完成。嘌呤核苷酸的最终降解产物是尿酸。生理pH值条件下尿酸可失掉质子形成尿酸盐，尿酸钠是尿酸在体液中存在的主要形式。由于各种原因引起体液中尿酸盐浓度增高产生高尿酸血症。如果患者血液中尿酸盐的水平超过了溶解的限度，尿酸盐将从血中析出以尿酸盐结晶形式沉淀于软组织与关节腔内，由此导致急性痛风性关节炎，经反复发作形成慢性痛风性关节炎。临床广泛应用别嘌醇（allopurinol）治疗痛风。别嘌醇是一种次黄嘌呤的类似物，可抑制黄嘌呤氧化酶，从而抑制尿酸的生成。

（二）嘧啶核苷酸的合成与分解代谢

1. 嘧啶核苷酸的合成　嘧啶环从头合成的前体物是氨基甲酰磷酸与天冬氨酸。与嘌呤核苷酸从头合成的过程相比，嘧啶核苷酸的合成主要有两点不同：①首先进行嘧啶环的合成，然后在较晚的反应阶段完成磷酸核糖部分的转移生成嘧啶核苷酸。②嘧啶合成路径不进行分支。尿苷三磷酸（UTP）是嘧啶从头合成通路的最终产物，同时构成生成胞苷三磷酸（CTP）的底物。

（1）嘧啶核苷酸的从头合成　嘧啶的生物合成首先是合成氨基甲酰磷酸。用于嘧啶合成的氨基甲酰磷酸在细胞质内合成，谷氨酰胺是合成氨基甲酰磷酸所需氮的供体，反应过程由氨基甲酰磷酸合成酶Ⅱ（carbamoyl phosphate synthetase Ⅱ，CPS Ⅱ）催化完成。人类嘧啶核苷酸合成的调节是在氨基甲酰磷酸合成酶Ⅱ水平完成的。嘧啶核苷酸的从头合成由 6 步反应完成，第一个产物是尿嘧啶核苷酸（UMP）。生成的 UMP 由尿嘧啶核苷酸激酶催化生成 UDP 和 UTP。UTP 嘧啶环第 4 位碳的羰基氧被氨基取代可生成胞苷三磷酸（CTP）。

（2）脱氧核糖核苷酸的生成　脱氧核糖核苷酸通过二磷酸核糖核苷水平的还原完成。核糖核苷酸还原酶催化全部 4 种二磷酸核糖核苷（ADP、GDP、UDP、CDP）转变成为对应的二磷酸脱氧核糖核苷（dADP、dGDP、UDP、dCDP），然后，由激酶催化上述 4 种磷酸脱氧核糖核苷的磷酸化反应，进一步生成三磷酸脱氧核糖核苷。脱氧胸腺嘧啶核苷酸（dTMP）是在脱氧尿嘧啶核苷酸（dUMP）的基础上生成，途经 dUTP 脱掉焦磷酸，或者 dCMP 脱氨基生成的 dUMP 进一步甲基化生成 TMP，并在激酶的作用下分步生成二磷酸脱氧胸苷、三磷酸脱氧胸苷（dTDP、dTTP）。

（3）嘧啶核苷酸的补救合成　两种基本的补救合成途径参与嘧啶核苷酸的合成：①嘧啶磷酸核糖转移酶催化嘧啶碱基与磷酸核糖焦磷酸（PRPP）生成嘧啶核苷酸。②核苷磷酸化酶催化嘧啶碱基（或嘌呤碱基）与一磷酸核糖形成嘧啶（或嘌呤）核苷，然后在特异性激酶的作用下将嘧啶核苷转变成为对应的嘧啶核苷酸。

（4）嘧啶核苷酸的抗代谢物

1）胸苷酸合酶抑制剂：5-氟尿嘧啶（5-fluorouracil，5-FU）是一种临床应用的抗肿瘤药物。乳清酸磷酸核糖转移酶能够利用5-FU 作为假底物，催化形成一磷酸氟尿嘧啶核苷，最终转变成为一磷酸脱氧氟尿嘧啶核苷（FdUMP）。这种 dUMP 类似物以不可逆抑制胸苷酸合酶活性的方式，阻断 TMP 的合成。

2）叶酸类似物：甲氨蝶呤和氨蝶呤是二氢叶酸还原酶的抑制剂，以竞争性抑制四氢叶酸再生的方式阻滞 dTMP 的合成。

2. 嘧啶核苷酸的分解代谢　嘧啶核苷酸经过脱磷酸、释放核糖生成嘧啶碱。胞嘧啶脱氨基转变成尿嘧啶，然后还原成为二氢尿嘧啶，水解开环后分解成为β-丙氨酸、CO_2、NH_3。胸腺嘧啶降解成为β-氨基异丁酸、CO_2、NH_3。β-氨基异丁酸经转氨基反应转变为甲基丙二酸半醛，然后形成琥珀酰 CoA。嘧啶碱分解生成的 NH_3 经转氨基作用可与谷氨酸结合生成谷氨酰胺。

第三节　感染与免疫

微生物（microorganism）是肉眼难以看清、需要借助显微镜才能看清的微小生物的统称。按其大小、结构、组成等，可分为三大类。①非细胞型微生物：是最小的一类微生物，无典型的细胞结构，无产生能量的酶系统，只能在活细胞内生长增殖，核酸类型为 DNA 或 RNA。例如，病毒。②原核细胞型微生物：原始核呈环状裸 DNA 团块结构，无核膜、核仁；细胞器很不完善，只有核糖体；DNA 和 RNA 同时存在。例如，细菌、支原体、衣原体、立克次体、螺旋体和放线菌。③真核细胞型微生物：细胞核分化程度高，有核膜和核仁，细胞器完整。例如，真菌。

一、细菌

细菌（bacterium）是属原核生物界（prokaryotae）的一种单细胞微生物，形体微小，结构简单，具有细胞壁和原始核质，无核仁和核膜，除核糖体外无其他细胞器。广义的细菌泛指各类原核细胞型微生物，包括细菌、放线菌、支原体、衣原体、立克次体、螺旋体。

（一）细菌的形态

细菌的基本形态主要有球菌（coccus）、杆菌（bacillus）和螺形菌（spiral bacterium）三大类。

1. 球菌　球菌的菌体呈球形或近似球形。多数直径在 1μm 左右。根据繁殖时细菌分裂平面和分裂后排列方式的不同，可分为双球菌、链球菌、葡萄球菌等。

2. 杆菌　杆菌的菌体多数呈直杆状，有的菌体稍弯；杆菌的种类很多，其大小、长短、粗细很不一致。根据菌体两端的形状和排列方式，可分为链杆菌、棒状杆菌、球杆菌、分枝杆菌和双歧杆菌等。

3. 螺形菌　螺形菌的菌体只有一个弯曲，

呈弧形或逗点状称为弧菌，如霍乱弧菌；有数个弯曲称为螺菌，如鼠咬热螺菌；也有的菌体细长弯曲呈弧形或螺旋形称为螺杆菌，如幽门螺杆菌。

（二）细菌的结构

1. 细菌的基本结构　细菌的基本结构包括细胞壁、细胞膜、细胞质和核质。

（1）细胞壁　除了支原体外，几乎所有细菌都有细胞壁（cell wall）。细胞壁是细菌细胞最外一层坚韧并富有弹性的外被，组成较复杂，并随不同细菌而异。其主要功能：维持菌体固有的形态；保护细菌抵抗低渗环境；参与菌体内外的物质交换；菌体表面抗原表位，诱发机体的免疫应答。用革兰染色法可将细菌分为两大类，即革兰阳性菌和革兰阴性菌。两类细菌细胞壁的共有组分为肽聚糖，但各自有其特殊组分。

1）肽聚糖（peptidoglycan）：是一类复杂的多聚体，是细菌细胞壁中的主要组分，为原核细胞所特有，又称为黏肽（mucopeptide）。

2）革兰阳性菌细胞壁特殊组分：革兰阳性菌的细胞壁较厚（20～80nm），除含有15～50层肽聚糖结构外，大多数尚含有大量的磷壁酸（teichoic acid）。此外，某些革兰阳性菌细胞壁表面尚有一些特殊的表面蛋白质，如金黄色葡萄球菌的A蛋白、A群链球菌的M蛋白等。

3）革兰阴性菌细胞壁特殊组分：革兰阴性菌细胞壁较薄，但结构较复杂。除含有1～2层的肽聚糖结构外，尚有其特殊组分外膜（outer membrane），约占细胞壁干重的80%。外膜由脂蛋白、脂质双层和脂多糖（内毒素）三部分组成。

革兰阳性菌和阴性菌细胞壁结构显著不同，导致这两类细菌在染色性、抗原性、致病性及对药物的敏感性等方面有很大差异。

（2）细胞膜（cell membrane）或称胞质膜（cytoplasmic membrane）　位于细胞壁内侧，紧包着细胞质，厚约7.5nm，柔韧致密，富有弹性，占细胞干重的10%～30%。细菌细胞膜的结构与真核细胞基本相同，由磷脂和多种蛋白质组成，但不含胆固醇。细胞膜的功能：参与菌体内外的物质交换；参与细菌的呼吸过程；参与细菌结构成分的生物合成；参与细菌细胞分裂。

（3）细胞质（cytoplasm）　细胞膜包裹的溶胶状物质为细胞质或称原生质（protoplasm），其主要成分有水、蛋白质、脂类、核酸及少量糖和无机盐，其中含有许多重要结构。细胞质是细菌的内环境，含有丰富的酶类，是细菌合成和分解代谢的主要场所。

（4）核质（nuclear material）　细菌是原核细胞，不具成形的核。细菌的遗传物质称为核质或拟核（nucleoid），集中于细胞质的某一区域，多在菌体中央，无核膜、核仁和有丝分裂器；因其功能与真核细胞的染色体相似，故习惯上亦称之为细菌的染色体（chromosome）。

2. 细菌的特殊结构　细菌的特殊结构包括荚膜、鞭毛、菌毛和芽孢。荚膜是某些细菌在其细胞壁外包绕的一层黏液性物质，属于多糖或多肽。荚膜与细菌的致病性有关，具有抗吞噬作用，可增强细菌的侵袭力；具有抗原性，可鉴别细菌。鞭毛是许多细菌（弧菌和螺菌，约半数的杆菌和个别球菌）在菌体上附着的细长并呈波状弯曲的丝状物，其化学成分是蛋白质，具有免疫原性，可鉴别细菌。鞭毛也是细菌的运动器官，可帮助细菌向营养物质处移动，逃离有害环境；有些细菌的鞭毛也与致病性有关。菌毛是许多革兰阴性菌和少数革兰阳性菌菌体表面存在的一种比鞭毛更细、更短而直硬的丝状物。菌毛蛋白具有抗原性，与细菌运动无关。菌毛分为普通菌毛和性菌毛。普通菌毛遍布菌体表面，具有黏附功能，与致病性有关。性菌毛比普通菌毛长而粗，可传递质粒，从而传递细菌毒性和耐药性。芽孢（spore）为某些细菌在一定的环境条件下，在其菌体内部形成的一个圆形或卵圆形小体，是细菌对不良环境有极强抗性的休眠体。芽孢发芽可形成新的菌体。产生芽孢的细菌都是革兰阳性菌，重要的有芽孢杆菌属（炭芽孢杆菌等）和梭菌（破伤风梭菌等）。芽孢对各种有害因素的抵抗力强，不容易被杀死，故在灭菌时都以杀死芽孢作为灭菌指标。

（三）细菌生理

细菌的生理活动包括摄取和合成营养物质，

进行新陈代谢及生长繁殖。细菌的细胞壁和细胞膜都有半透性，允许水及部分小分子物质通过，有利于吸收营养和排出代谢产物，细菌体内含有高浓度的营养物质和无机盐，一般革兰阳性菌的渗透压高达20~25kPa，革兰阴性菌为5~6kPa。细菌所处一般环境相对低渗，但有坚韧细胞壁的保护不致崩裂。若处于比细菌内渗透压更高的环境中，菌体内水分逸出，胞质浓缩，细菌就不能生长繁殖。

1. 细菌的营养物质及转运方式　细菌需要不断地从外界吸收其细胞生长繁殖所需的各类营养物质。根据细菌生长代谢所需营养物质主要元素成分在细菌生长繁殖中的生理功能不同，可将细菌的营养物质划分为碳源、氮源、无机盐、生长因子和水等五类。①碳源：主要用于合成细菌的含碳物质及其细胞骨架，并为细菌的生长繁殖提供能量。②氮源：主要为细菌细胞合成生命大分子物质如蛋白质、核酸提供氮素。③无机盐：主要包括氯化物、硫酸盐、磷酸盐、碳酸盐以及含有钾、钠、钙、镁、铁等元素的化合物，其主要功能是作为酶或辅酶的组成部分，或作为酶的调节剂参与调节酶的活性；调节并维持细菌内的渗透压、氧化还原电位；可以作为一些特殊细菌的能源，维持生物大分子和细胞结构的稳定性。④生长因子：是指细菌细胞本身不能合成或合成量不足、必须借助外源方可满足细菌生长的营养因子，主要有维生素、氨基酸及各类碱基（嘌呤、嘧啶）等。⑤水：是维持细菌细胞结构和生存必不可少的一种重要物质，作为细菌细胞的组成成分，为细菌代谢提供液体介质环境；以分子态直接参与代谢；能有效降低细菌细胞内温度，使细胞内的各种生物化学反应都能在适宜的温度下进行；维持蛋白质、核酸大分子的天然构象稳定，以发挥正常的生物学效应。

细菌营养物质的吸收和代谢产物的排泄都是借助细菌细胞壁和细胞膜的结构和功能完成的，其转运方式包括单纯扩散、易化扩散、主动转运和基团转移。

2. 细菌的生长繁殖

（1）细菌个体的生长繁殖　细菌一般以简单的二分裂方式（binary fission）进行无性繁殖。在适宜条件下，多数细菌繁殖速度很快。细菌分裂数量倍增所需要的时间称为代时（generation time），多数细菌为20~30分钟。个别细菌繁殖速度较慢，如结核分枝杆菌的代时达18~20小时。

（2）细菌群体的生长繁殖　细菌的群体生长繁殖可分为四期。

1）迟缓期（lag phase）：属于细菌进入新环境后的短暂适应阶段，一般为1~4小时。该期菌体增大，代谢活跃，为细菌的分裂繁殖合成并积累充足的酶、辅酶和中间代谢产物，细菌分裂迟缓，繁殖极少。

2）对数期（logarithmic phase）：又称指数期（exponential phase），一般在细菌培养后的8~18小时。细菌在该期生长迅速，活菌数以恒定的几何级数增长。此期细菌的形态、染色性、生理活性等都较典型，对外界环境因素的作用敏感。因此研究细菌的生物学性状（形态染色、生化反应、药物敏感试验等）应选用该期的细菌。

3）稳定期（stationary phase）：由于培养基中营养物质消耗，有害代谢产物积聚，该期细菌繁殖速度渐减，死亡数逐渐增加，细菌形态、染色性和生理性状常有改变。一些细菌的芽孢、外毒素和抗生素等代谢产物大多在稳定期产生。

4）衰亡期（decline phase）：稳定期后细菌繁殖越来越慢，死亡数越来越多，并超过活菌数，生理代谢活动也趋于停滞。

3. 细菌合成代谢产物　细菌利用分解代谢中的产物和能量不断合成菌体自身成分，如细胞壁黏肽、多糖、蛋白质、脂肪酸、核酸等，同时还合成一些具有重要临床意义的代谢产物。

（1）热原（pyrogen）　或称致热原，是细菌合成的一种注入人体或动物体内能引起发热反应的物质。产生热原的细菌大多是革兰阴性菌，热原即为其细胞壁的脂多糖。

（2）毒素（toxin）　细菌产生外毒素和内毒素两类毒素，在细菌致病作用中甚为重要。外毒素（exotoxin）是多数革兰阳性菌和少数革兰阴性菌在生长繁殖过程中，由活菌合成并释放到菌体外，对热敏感的蛋白质；内毒素（endotoxin）是革兰阴性菌细胞壁的脂多糖，当菌体死亡崩解后游离出来，对热抵抗的非蛋白质成分。外毒素毒性强于内毒素。外毒素一般具有很强的免疫原性。外毒素和内毒素的区别见表2－4。

（四）临床常见致病菌

致病菌种类繁多，对人类生命健康危害很大，常见致病菌及其所致疾病见表2－5。

表2－4　外毒素和内毒素的区别

区别项目	外毒素	内毒素
微生物	革兰阳性菌和革兰阴性菌	革兰阴性菌
化学性质	蛋白质	脂多糖
热稳定性（100℃）	不稳定	稳定
甲醛脱毒作用	脱毒	不脱毒
同型抗体中和作用	完全	部分
生物学活性	个体性	所有内毒素相同

表2－5　常见致病菌及其所致疾病

病原微生物		传播途径	所致疾病	可选用的治疗药物
类别	菌名			
革兰阳性球菌	葡萄球菌	创口感染、消化道感染、呼吸道感染	疖痈、蜂窝织炎、睑腺炎、结膜炎等化脓性炎症	对青霉素、头孢菌素、红霉素敏感；对磺胺类药物中度敏感
	链球菌	皮肤及皮下组织感染、呼吸道感染	伤口感染、淋巴结炎、淋巴管炎、丹毒、扁桃体炎、鼻窦炎、咽炎、产褥热、猩红热	青霉素＋链霉素或庆大霉素
革兰阴性球菌	脑膜炎奈瑟菌	飞沫传染	流行性脑脊髓膜炎	青霉素或磺胺嘧啶
	淋病奈瑟菌	性传染等	淋病、心内膜炎	青霉素
革兰阴性杆菌	大肠埃希菌	条件致病菌	一般情况下不致病，当改变寄生部位侵入某些器官时，可导致阑尾炎、胆囊炎、腹膜炎、泌尿系统感染等	庆大霉素
	伤寒沙门菌	污染的食物、饮用水经口传染	伤寒、副伤寒	氯霉素
	铜绿假单胞菌	条件致病菌	创面感染、中耳炎、泌尿系统感染等	庆大霉素、多黏菌素B
	痢疾杆菌	污染的食物、饮用水经口传染	痢疾	氯霉素、磺胺类药物
	百日咳杆菌	飞沫传染	百日咳	对四环素、氯霉素敏感
革兰阳性杆菌	白喉杆菌	飞沫、食物传染	白喉	白喉抗毒素与青霉素合用
	破伤风梭菌	创伤感染	破伤风	万古霉素与青霉素合用
	气性坏疽病原菌	伤口感染	气性坏疽	相应抗毒素
分枝杆菌	结核分枝杆菌	消化道、呼吸道、皮肤、黏膜感染	肺结核、骨结核、肠结核等	异烟肼、链霉素、利福平、乙胺丁醇等
	麻风杆菌	接触传染	麻风病	氨苯砜、利福平

非典型细菌包括支原体、衣原体、立克次体、螺旋体等。

（1）支原体（mycoplasma）　是一类缺乏细胞壁、呈高度多形性、能通过滤菌器、在无生命培养基中能繁殖的最小的原核细胞型微生物。对人致病的支原体有 14 种，主要有肺炎支原体和溶脲脲原体。肺炎支原体经呼吸道传播，引起人类原发性非典型肺炎，多发于夏末秋初，患者可表现咳嗽、发热、头痛等症状，有些患者伴有心血管、神经症状和皮疹。溶脲脲原体通过性接触传播，引起非淋球菌性尿道炎、膀胱炎等，母－婴传播可引起早产炎、流产、死胎等。此外，溶脲脲原体有黏附精子的作用，影响精子的活动力，且与人精子膜有共同抗原，可因免疫损伤而致不育。

（2）立克次体（rickettsia） 是一类以吸血节肢动物为传播媒介、严格细胞内寄生的原核细胞型微生物。吸血节肢动物既是传播媒介，又是储存宿主。其生物学特性与细菌相似，能引起人类或动物的多种致病。常见的有普氏立克次体、莫氏立克次体及恙虫热立克次体等 3 种，分别引起流行性斑疹伤寒、地方性斑疹伤寒、恙虫病。立克次体通过吸血节肢动物如人虱、鼠蚤、蜱或螨等的叮咬或粪便污染伤口感染，或经呼吸道、消化道等侵入人体。致病物质主要有内毒素和磷脂酶 A。磷脂酶 A 能溶解宿主细胞膜或细胞内吞噬体膜，利于病原体在宿主细胞内生长繁殖，释放入血后导致立克次体血症。内毒素可损伤血管内皮细胞，引起细胞肿胀、组织坏死和血管通透性增高，导致血浆渗出，血容量降低及微循环障碍和中毒性休克等。抗原－抗体免疫复合物，可加重病理变化及临床症状。严重者可因心、肾衰竭而死亡。

（3）衣原体（chlamydiae） 是一类严格真核细胞寄生，具有独特发育周期，并能通过滤菌器的原核细胞型微生物。革兰染色阴性，圆形或椭圆形，有细胞壁无肽聚糖。发育周期包括原体和始体两个发育阶段。衣原体广泛寄生于人、其他哺乳动物及鸟类。多数不致病，仅少数致病。对人致病的有沙眼衣原体、肺炎衣原体、鹦鹉热衣原体。病原体通过性接触和密切接触传播，致病物质是内毒素样物质，主要引起沙眼、包涵体结膜炎、性病淋巴肉芽肿及呼吸道感染。

（4）螺旋体（spirochete） 是一类细长、柔软、螺旋状、运动活泼的原核细胞型微生物。其基本结构与细菌相似，有细胞壁、原始核质，以二分裂方式繁殖。螺旋体在自然界和动物体内广泛存在，种类很多。对人致病的主要有钩端螺旋体、梅毒螺旋体和回归热螺旋体，分别引起钩端螺旋体病、梅毒和回归热。

（五）抗菌药物的作用机制

1. 抑制细菌细胞壁合成 细菌细胞壁是维持菌体内环境及正常生长的重要结构。细胞壁组成依细菌的种类而有所不同。革兰阳性细菌细胞壁主要由黏肽构成，β-内酰胺类抗生素抑制转肽酶的作用，阻碍黏肽合成中的交叉联结，致使细胞壁缺损，菌体内的高渗压使菌体水分内渗，细菌肿胀、变形，加之细胞壁自溶酶活性被激活，细菌最终破裂溶解而死亡。

2. 增加细菌胞浆膜的通透性 细菌胞浆膜主要是由类脂质和蛋白质分子构成的一种半透膜，具有渗透屏障，合成黏肽、脂多糖及运输物质的功能。多黏菌素类药物能选择性地与细菌胞浆膜中的磷脂结合；制霉菌素和两性霉素 B 能与真菌胞浆膜中固醇类结合；唑类药物抑制真菌胞浆膜麦角固醇合成，上述作用都使胞浆膜受损，使膜通透性增加，菌体内物质外漏造成细菌死亡。

3. 抑制细菌蛋白质合成 核糖体是蛋白质合成的重要场所，细菌的核糖体是由 30S 和 50S 亚单位组成的 70S 复合体。部分抗菌药如四环素类、氨基糖苷类、氯霉素、林可霉素和大环内酯类作用于核糖体的亚单位，对蛋白质合成过程的不同阶段起抑制作用，产生抑菌和杀菌作用。

4. 抗叶酸代谢 磺胺类药和甲氧苄啶（TMP）通过干扰敏感细菌的叶酸合成，从而影响核酸的合成，抑制细菌生长繁殖。

5. 抑制核酸代谢 利福平特异性地抑制细菌 DNA 依赖的 RNA 多聚酶，阻碍 mRNA 的合成；喹诺酮类抑制 DNA 回旋酶，使 DNA 负超螺旋结构不能形成，妨碍细菌 DNA 的复制和 mRNA 的转录，从而达到杀灭细菌的目的。

二、病毒

病毒（virus）是一类形态最微小，结构最简单，只含单一核酸（DNA/RNA）类型，必须在活细胞寄生以复制的方式增殖的非细胞型微生物。其主要特点是：严格的细胞内寄生性，只能在一定种类的活细胞中增殖；对抗菌药不敏感、但对干扰素敏感。由病毒引发的疾病约占75%，其传染性强，流行广泛，且目前尚缺乏特效治疗药物。

（一）病毒的结构与分类

1. 病毒的结构　病毒体（virion）是指有一定形态结构和感染性的完整病毒颗粒。其测量单位为纳米（nm）。各种病毒体大小悬殊，最大约为300nm，如痘苗病毒；最小约为30nm，如脊髓灰质炎病毒、鼻病毒等。病毒有5种形态：呈球形或近似球形、杆状、子弹状、砖块状和蝌蚪状。引起人和动物疾病的病毒多为球形。

无膜病毒由核心和衣壳构成，称为核衣壳。有膜病毒核衣壳外还有一层包膜。

（1）病毒的核心　核酸位于病毒体的中心，其化学成分为DNA或RNA，借此分为DNA病毒和RNA病毒。病毒核酸携带病毒的全部遗传信息，是病毒的基因组，是决定病毒遗传、变异、感染和复制的物质基础。

（2）病毒的衣壳　衣壳是包绕在病毒核心外的结构蛋白，由许多壳粒组成。根据壳粒排列方式不同，衣壳可分为螺旋对称型、20面体对称型和复合对称型。其主要功能是：①保护病毒核酸免受酶或其他理化因素的破坏；②参与感染过程；③具有免疫原性，可诱导机体产生免疫应答。

（3）病毒的包膜　包膜是病毒在成熟过程中穿过宿主细胞以出芽方式穿过核膜或胞质膜，向细胞外释放时获得的，故含有宿主细胞膜或核膜成分，含脂质和少量糖类。包膜表面常有不同形状的突起，称为包膜子粒或刺突，为糖蛋白。病毒包膜的主要功能是：①维护病毒体结构的完整性；②与病毒的吸附、亲嗜性有关，参与感染过程；③子粒糖蛋白具有免疫原性，可诱导机体产生免疫应答。

2. 病毒的分类　1995年，国际病毒分类委员会第一次将病毒分为三大类，即DNA病毒、RNA病、反转录病毒。DNA病毒基因组大多数为双链DNA，例如，疱疹病毒、腺病毒。DNA病毒在人和动物细胞核内合成DNA，在胞质内合成病毒蛋白；只有痘病毒例外，因其本身携带DNA多聚酶，DNA和蛋白质都在胞质内合成。RNA病毒大多数为单链RNA病毒，例如，流感病毒及个别副黏病毒。人和动物细胞核的mRNA对流感病毒的转录有启动作用。反转录病毒也是单链RNA病毒，但其生物合成过程完全不同。反转录病毒带有反转录酶，可用病毒亲代RNA为模板合成互补的DNA链，从而形成RNA-DNA中间体，随后在中间体中的RNA由细胞编码的RNA酶水解去除的同时，进入细胞核，经细胞的DNA多聚酶作用，以DNA链为模板合成互补的另一条DNA链而成为双链DNA分子，这一双链DNA分子通过整合到人细胞的染色体DNA上，成为前病毒（provirus），并可随宿主细胞的分裂而存在于子代细胞内。前病毒还可在核内经细胞的依赖DNA的RNA多聚酶转录出病毒的mRNA与子代病毒的RNA。后者可在胞质核糖体上转译出子代病毒蛋白质。反转录病毒独特的生物合成过程使其成为第一个被确定的人类肿瘤病毒，其致癌特性已被广泛研究。人类T淋巴细胞白血病病毒（HTLV-Ⅰ及HTLV-Ⅱ）属于反转录病毒。此外，HIV也是反转录病毒，引起获得性免疫缺陷综合征。

（二）病毒的增殖

1. 病毒的复制周期　病毒以复制的方式进行增殖，其复制周期包括吸附、穿入、脱壳、生物合成及组装、成熟和释放等5个步骤。由于病毒的种类不同，子代病毒的核酸与蛋白质在宿主细胞内复制装配的部位也不同。无包膜病毒装配成的核衣壳即成熟的病毒体。有包膜的病毒，装配成核衣壳后以出芽方式释放时，可获得核膜或胞质膜而为成熟病毒体。包膜上的脂类来自宿主细胞，包膜蛋白（包括糖蛋白）则由病毒编码，故具有病毒的特异性与抗原性。

2. 病毒增殖的细胞效应　病毒在复制过程中阻断或抑制宿主细胞的正常代谢，可致细胞损伤、裂解并释放出大量的子代病毒（如脊髓灰质炎病毒等）；出芽释放的病毒（如疱疹病毒等）虽然不直接裂解细胞，但可因细胞代谢的改变最终导致细胞死亡；巨细胞病毒可通过细胞间桥或细胞融合方式侵入新的细胞；逆转录病毒则一方面可以出芽方式释放子代病毒，另外还可通过整合有病毒基因的细胞分裂后，将病毒基因传递入子代病毒。

3. 病毒的干扰现象　当两种病毒同时感染同一细胞时，可发生一种病毒的增殖抑制了另一种病毒增殖的现象，称为干扰现象。其可能的机制是第一种病毒感染后，宿主细胞表面的受体被结合或细胞发生代谢途径的变化，从而阻止另一种病毒的吸附、穿入细胞或生物合成；也可能与干扰素的产生有关。

（三）临床常见的致病性病毒

临床常见的致病性病毒见表2－6。

表2－6　临床常见的致病性病毒

病毒名称	主要生物学性状	致病性、免疫性
流行性感冒病毒	病毒颗粒呈球形，核酸类型为单股负链RNA，分八个片段；病毒结构由内向外分三层（核心、内膜、外膜）	通过呼吸道传播；传染源是急性期患者；患者全身反应重；病毒易变异，病后免疫力不强
肝炎病毒	甲型、戊型：无包膜的小球形颗粒	通过粪－口途径传播；显性感染表现为急性黄疸型肝炎，一般不转化为慢性。感染后获牢固免疫力
	乙型、丙型、丁型：球形薄膜病毒体。抗原有三种：HbsAg、HbcAg、HbeAg	传染源是患者和抗原携带者，三者均通过血液及血制品传播
人类免疫缺陷病毒（HIV）	正链RNA病毒，带有逆转录酶	传染源为HIV感染者、ADIS患者。传播途径为带有HIV的血液和血液制品、性传播、垂直传播、免疫细胞受损，一旦感染终身带毒
脊髓灰质炎病毒	单股正链RNA病毒	通过粪－口途径传播；无论隐性或显性感染机体对同型病毒都可产生持久免疫力；6个月内婴儿有母体抗体的保护而较少感染。保护性免疫以体液免疫为主
流行性乙型脑炎病毒	单股正链RNA病毒	蚊既是该病毒的传播媒介，又是储存宿主。幼猪是最主要的传播源
流行性出血热病毒	单股负链RNA病毒	传播源是鼠类。途径是人与感染鼠的血液及其排泄物接触而感染。临床特点：起病急骤；主要症状是高热、皮下出血、肾损害
狂犬病毒	单股负链RNA病毒	宿主范围广，重要的传染源和传播途径是疯狗，病毒存在于病兽的唾液中。病毒若已经侵入中枢神经则无保护作用
疱疹病毒	病毒呈球形；线性双链DNA病毒	病毒感染可表现为增殖性感染和潜伏性感染

三、真菌

（一）真菌类型与致病性

真菌（fungus）是一种真核细胞型微生物。有典型的细胞核和完善的细胞器。真菌广泛分布于自然界，种类繁多，有10万余种。大多对人无害，有的甚至有益。如食用蕈类，有的真菌用于生产抗生素和酿酒等。引起人类疾病的有300余种，包括致病、条件致病、产毒及致癌的真菌。真菌感染的发生与机体的天然免疫状态有关，最主要的是皮肤黏膜屏障。一旦屏障破损、受创伤或放置导管，真菌即可入侵。皮脂腺分泌饱和、不饱和脂肪酸均有杀真菌作用。儿童头皮脂肪酸分泌量比成人少，故易患头癣。成人因手、足汗较多，且掌跖部缺乏皮脂腺故易患手足癣。在正常菌群中有细菌也有真菌。由于菌与菌之间的相互拮抗，不能大量生长引起疾病。长期应用广谱抗菌药破坏菌群间的比例，或因恶性疾病及长期服用免疫抑制药后，机体免疫力降低，均可引起继发性真菌感染。此外，某些内分泌功能失调也是促使某种真菌感染的危险因素。如肾上腺皮质功能低下、糖尿病、甲状腺功能低下等患者，常并发皮肤黏膜假丝酵母菌病。

真菌种类繁多，按其侵犯组织部位可分为

浅部感染真菌和深部感染真菌。浅部感染真菌如毛霉属的毛霉菌，深部感染真菌如皮炎芽生菌。不同的真菌可通过下列几种形式致病。

1. 致病性真菌感染　主要是一些外源性真菌感染。浅部真菌如皮肤癣菌是由于这些真菌的嗜角质性，并能产生角蛋白酶水解角蛋白。在皮肤局部大量繁殖后通过机械刺激和代谢产物的作用，引起局部炎症和病变。深部真菌感染后不被杀死，能在吞噬细胞中生存、繁殖，引起慢性肉芽肿或组织溃疡坏死。

2. 条件致病性真菌感染　主要是由一些内源性真菌引起的，如假丝酵母菌、曲霉菌、毛霉菌。这些真菌的致病性不强，只有在机体免疫力降低时发生，如肿瘤、糖尿病、免疫缺陷、长期应用广谱抗菌药或皮质激素类药物、放射治疗，以及在应用导管、手术等过程中易继发感染。

3. 真菌超敏反应性疾病　敏感患者当吸入或食入某些菌丝或孢子时可引起各种类型的超敏反应，如荨麻疹、变应性皮炎与哮喘等。

4. 真菌性中毒症　粮食受潮霉变，摄入真菌或其产生的毒素后可引起急、慢性中毒称为真菌性中毒症（mycotoxicosis）。病变多样，因毒素而异。有的引起肝、肾损害，有的引起血液系统变化，有的作用于神经系统引起抽搐、昏迷等症状。

5. 真菌毒素与肿瘤　近年来不断发现有些真菌产物和肿瘤有关，其中研究最多的是黄曲霉毒素。黄曲霉毒素是一种双呋喃氧杂萘邻酮衍化物，毒性很强，小剂量即有致癌作用。在肝癌高发区的花生、玉米、油粮作物中，黄曲霉污染率很高，黄曲霉毒素含量可高达1mg/kg。也有人认为肝瘤与乙型肝炎有关，经调查90%患者感染过乙型肝炎。

（二）真菌结构与药物作用机制

1. 真菌结构　真菌比细菌大几倍至几十倍。结构比细菌复杂。细胞壁不含肽聚糖，主要由多糖（75%）与蛋白质（25%）组成。多糖主要为几丁质的微原纤维，缺乏肽聚糖，故真菌不受青霉素或头孢菌素的作用。真菌的细胞膜与细菌的区别在于真菌含固醇（sterol）而细菌不含固醇。真菌对干燥、阳光、紫外线及一般消毒剂有较强的抵抗力，对常用于抗细菌感染的抗菌药均不敏感；灰黄霉素、制霉菌素B、克霉唑、酮康唑、伊曲康唑等对多种真菌有抑制作用。

2. 主要药物作用机制

（1）抗生素类抗真菌药　两性霉素B主要通过与敏感真菌细胞膜特有的脂质麦角固醇结合，在细胞膜上形成“微孔”，使膜通透性增加，细胞内重要物质如K^+、核苷酸和氨基酸等外漏，导致真菌细胞死亡。由于增加真菌细胞膜的通透性，使一些药物易进入真菌细胞内，可产生协同抗菌作用。两性霉素B还可引起真菌细胞的氧化损伤，同时对哺乳动物细胞膜内的胆固醇酯也具有一定作用，毒副作用大，但抗真菌作用强，治疗效果好，至今无药替代。

（2）唑类抗真菌药　选择性地抑制真菌细胞膜依赖CYP的14α-去甲基酶，导致14α-甲基固醇蓄积，使细胞膜麦角固醇合成受阻，膜通透性增加，细胞内重要物质外漏，导致真菌死亡；14α-甲基固醇的蓄积还可损伤细胞膜中的ATP酶和参与电子传递系统的酶功能，干扰真菌的正常代谢，抑制真菌的生长。

（3）嘧啶类抗真菌药　氟胞嘧啶通过真菌细胞的渗透酶系统进入细胞内，在胞嘧啶脱氨酶作用下，脱去氨为5-氟尿嘧啶，替代尿嘧啶掺入RNA中，干扰真菌蛋白质的合成；或代谢为5-氟尿嘧啶脱氧核苷，抑制胸腺嘧啶核苷合成酶，阻断真菌DNA合成。哺乳动物细胞不能将氟胞嘧啶转变为5-氟尿嘧啶，因此不受该药影响。

（4）丙烯胺类抗真菌药　主要通过抑制角鲨烯环氧化酶（squalene epoxidase），使角鲨烯经此关键酶催化生成麦角固醇受抑制，真菌细胞膜成分麦角固醇合成障碍而产生抑菌或杀菌效应。

（5）棘白菌素类抗真菌药　抑制真菌细胞壁合成，通过非竞争性抑制葡聚糖合成酶，导致真菌细胞生长过程中细胞壁葡聚糖缺乏，渗透压失常而最终产生真菌细胞溶解；在酵母细胞中还减少细胞膜麦角固醇含量，使烯醇化酶向生长中的细胞壁整合受抑制。本类药物的共性是对大多数念珠菌具有快速的杀真菌作用，包括一些对唑类耐药的菌株；对于大多数曲霉菌有抑制作用，但是对于新型隐球菌、镰刀菌、接合菌和毛孢子菌等无抑制活性。

四、免疫学基础

免疫（immunity）的传统概念是机体对疾病有抵抗力，而不患疫病或传染病。现代免疫的概念是指机体识别和排除抗原性异物的功能。从本质上讲，免疫是机体识别“自己”、排除“异己”，借以维持内环境稳定的保护性反应；正常情况下对自身成分的耐受（无应答反应）和对病原菌等异物的排斥是对机体有利的，但在一定条件下也可产生免疫损伤，不利于机体，如超敏反应、器官移植排斥或自身免疫等。

（一）免疫系统的构成与功能

免疫系统主要由免疫器官、免疫细胞和免疫分子组成（图2－5）。

免疫系统的功能见表2－7。

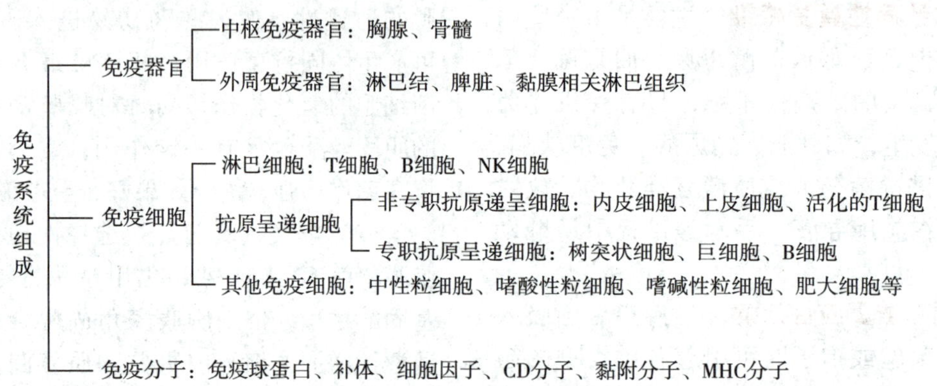

图2－5 免疫系统组成

表2－7 免疫系统功能

功能名称	生理功能	病理表现
免疫防御	清除病原体及其他抗原物质	超敏反应（高）、免疫缺陷（低）
免疫自稳	清除损伤和衰老细胞	自身免疫病
免疫监视	清除突变或畸变细胞，防止肿瘤发生，破坏病毒感染细胞	肿瘤发生、病毒持续感染

（二）抗原与抗体

1. 抗原 抗原（antigen，Ag）是指能与淋巴细胞的抗原识别受体特异性结合，具有启动免疫应答，而且能与应答产物（抗体或致敏淋巴细胞）在体内外发生特异性反应的物质，即抗原是一种能引起特异性免疫应答的物质。抗原具有两个基本特性：其一是免疫原性（immunogenicity），即抗原在免疫应答中可激发机体免疫系统产生相应的抗体或致敏淋巴细胞的能力；其二是免疫反应性（immunoreactivity），即抗原可与免疫应答的产物抗体或T细胞发生特异性结合的能力。抗原可分为完全抗原（免疫原）和半抗原。完全抗原是既具有免疫原性，又拥有抗原性的物质；半抗原（hapten）是不具有免疫原性，而拥有抗原性的物质。

抗原按其来源可分为以下两类。

（1）天然抗原 指以不同方式从自然界（人、动物、植物及微生物等）获得的抗原。包括“自身”抗原（self antigens）和“非己”抗原（non－self antigens）。“自身”抗原，如正常组织或细胞抗原；被隔离的自身抗原，如脑组织、眼晶体和精子；自身修饰抗原，自身组织＋微生物成分-应答抗原。“非己”抗原，如微生物抗原；植物抗原，如花粉、食物；动物抗原，如异种抗原、异嗜抗原和同种异型抗原。

（2）人工抗原 借助基因重组和化学合成而获得的抗原。如人工制备的基因重组疫苗合成肽等。抗原依据其诱生抗体对T细胞的依赖性可分为：胸腺依赖性抗原（thymus-dependent antigen，TD antigen）与胸腺非依赖性抗原

(thymus - independent antigen, TI antigen)。胸腺依赖性抗原在免疫应答过程中，必须依赖胸腺获得的细胞即 Th 细胞的辅助；胸腺非依赖性抗原在免疫应答过程中，不需胸腺获得的细胞即 Th 细胞的辅助。

抗原根据其激活 T 细胞的能力可分为：普通抗原与超抗原（super antigen）。普通抗原指只能与少数抗原特异性 T 细胞结合并使之活化的抗原；超抗原是指细菌的外毒素和病毒的反转录蛋白构成的抗原性物质，在极低浓度下能与多数 T 细胞结合，为 T 细胞活化提供信号，并产生极强的免疫应答。超抗原的种类有内源性超抗原（病毒）和外源性超抗原（细菌）。

2. 抗体　抗体（antibody, Ab）分子是能与抗原特异结合的大分子球蛋白，包括可溶性抗体分子和膜性抗体分子。免疫球蛋白分子(immunoglobulin, Ig）是指具有抗体活性或化学结构与抗体相似的球蛋白。

免疫球蛋白的功能包括：①能与相应抗原产生特异性结合，如白喉抗毒素只能中和白喉杆菌外毒素，而不能中和破伤风外毒素，反之亦然；②可激活补体，在一定条件下，抗体分子可以与存在于血清中的补体分子相结合，并使之活化，产生多种生物学效应，称之为抗体的补体结合现象，揭示了抗体分子与补体分子间的相互作用；③具有调理作用，可增强吞噬细胞的吞噬作用（在体外试验中，如将免疫血清加入中性粒细胞的悬液中，可增强对相应细菌的吞噬作用，称这种现象为抗体的调理作用）；产生抗体依赖的细胞介导的细胞毒作用(antibody dependent cell - mediated cytotoxicity, ADCC）；介导Ⅰ型超敏反应，IgE 诱导的细胞脱颗粒、释放组胺、合成由细胞质来源的介质，如白三烯、前列腺素、血小板活化因子等引起的Ⅰ型超敏反应；可通过胎盘，IgG 是唯一可通过胎盘从母体转移给胎儿的 Ig，是一种重要的自然被动免疫，对于新生儿的抗感染有重要作用。

五类免疫球蛋白的特性与功能，具体如下。

(1) IgG　是最常见的抗体，在血清中含量最高（10mg/ml）、半衰期最长；在初级免疫后当 IgM 滴度开始下降时就产生 IgG，是再次体液免疫应答的效应分子，同时是最重要的抗感染性抗体。具有多种功能：IgG 保护组织对抗细菌、病毒和毒素，是唯一可通过胎盘的 Ig，在新生儿抗感染免疫中起重要作用；不同的 IgG 亚类（IgG1，IgG2，IgG3 和 IgG4）可中和细菌毒素，激活补体，并可与巨噬细胞、NK 细胞等细胞表面的 Fc 受体结合，发挥调理吞噬作用。

(2) IgM　是在初级免疫后最先形成的抗体（暴露了新的抗原），在血管间隙内起着保护作用。五聚体的 IgM 分子容易激活补体并作为调理素和凝集素协助吞噬细胞系统清除多种微生物。同种血凝素和革兰阴性菌的抗体多数是 IgM，单体 IgM 可作为 B 细胞膜上的受体。

(3) IgA　有两型：血清 IgA（单体）和分泌型 IgA（二聚体）。血清 IgA 并不含有分泌片，可保护机体抵抗布鲁菌、白喉杆菌和脊髓灰质炎病毒。分泌型 IgA 由黏膜相关淋巴组织(MALT）产生，可见于黏液性分泌物中（唾液、泪腺、泌尿生殖、胃肠道和初乳），是人体外分泌液中的主要抗体，对防御病原微生物入侵起重要作用，是局部反应性抗体。淋巴结和脾脏内只有少数的细胞会产生 IgA。

(4) IgD　在血清中含量很低，但也可见于发育的 B 细胞表面，对 B 细胞的生长和发育可能有着重要的调节作用。IgD 是单体结构的抗体。膜性 IgD 存在于成熟 B 细胞表面，因此是成熟 B 细胞的主要标志，也是 B 细胞抗原受体。

(5) IgE　IgE（反应素，皮肤致敏或过敏性抗体）与 IgA 相同，主要见于呼吸道和胃肠道的黏液分泌物中。在血清中 IgE 含量极微，IgE 可与肥大细胞起反应；过敏原可与两个 IgE 分子桥连，使肥大细胞脱颗粒，伴随着释放化学介质，导致过敏性应答。在变态反应性疾病（如过敏性或外源性哮喘、枯草热和特应性皮炎）、寄生虫病、晚期霍奇金病和 IgE 单克隆骨髓瘤中，IgE 浓度增高。IgE 可能在抗寄生虫中起着有益的作用。

（三）免疫应答

免疫应答（immune response）是指抗原特异性淋巴细胞接受抗原刺激后，自身活化、增殖、分化或无能、凋亡，进而表现出一定生物学效应的全过程。免疫应答最基本的生物学意义是识别“自己”与“非己”，从而清除体内的抗原性异物，以保持内环境相对稳定。但在某些情况下，免疫应答也可能对机体造成损伤，引起超敏反应性疾病或其他免疫相关性疾病。

适应性免疫应答具有特异性、记忆性、排异性和耐受性等特点。根据其效应机制及细胞，适应性免疫应答可分为T细胞介导的细胞免疫应答和B细胞介导的体液免疫应答。脾、淋巴结、皮肤黏膜相关淋巴组织是免疫应答的场所。

免疫应答过程可人为地划分为3个阶段。①识别启动阶段：包括抗原提呈细胞（antigen-presenting cell，APC）摄取、加工、处理、提呈抗原；T/B细胞识别特异性抗原。②增殖和分化阶段：是指T/B细胞特异性识别抗原后，在多种细胞间黏附分子和细胞因子协同作用下，活化、增殖、分化为效应性T细胞或浆细胞，并分泌免疫效应分子（各种细胞因子和抗体）。在此阶段，部分接受抗原刺激而活化的T、B细胞可中止分化，转变为长寿记忆细胞。记忆细胞再次接触同一抗原后，可迅速增殖分化为效应淋巴细胞和浆细胞，产生免疫效应。③效应阶段：是指免疫效应细胞和效应分子共同发挥作用，产生体液免疫和细胞免疫效应的阶段。其结果是清除“非己”抗原物质或诱导免疫耐受，从而维持机体正常生理状态；病理情况下也可能引发免疫相关性疾病。

1. T细胞介导的细胞免疫应答 细胞免疫应答是指T细胞接受抗原刺激后，分化成为效应T细胞释放细胞因子，所发挥的特异性免疫效应。特征是出现以单核细胞/巨噬细胞和T细胞浸润为主的炎症及特异的细胞毒作用。主要涉及的细胞有APC、$CD4^+$ Th1细胞和$CD8^+$ Tc细胞。

（1）$CD4^+$Th1细胞介导的应答

1）抗原识别阶段：初始T细胞受体（T cell receptor，TCR）识别并结合APC提呈的抗原肽MHC Ⅱ分子复合物（pMHC Ⅱ），并由CD3分子向胞内传递特异性抗原刺激信号；CD4分子识别并结合APC表面的MHC Ⅱ类分子，增强TCR与pMHC Ⅱ结合的亲和力。TCR在特异性识别APC所提呈的抗原多肽的过程中，必须同时识别与抗原多肽形成复合物的MHC分子，即称为MHC限制性。MHC限制性决定了任何T细胞仅识别由同一个体APC表面的MHC分子提呈抗原肽。

2）T细胞的活化、增殖和分化阶段：T细胞的完全活化有赖于双信号和细胞因子的作用。$CD4^+$T细胞活化的第一信号是TCR与pMHC Ⅱ的特异性结合，导致CD3和CD4分子的胞质段尾部聚集，激活与胞质段尾部相连的酪氨酸激酶，启动激酶活化的级联反应。T细胞与APC表面多对协同刺激分子相互作用产生T细胞活化的第二信号，即协同（共）刺激信号。如T细胞缺乏共刺激信号，则会导致T细胞无能。除双信号外，活化的APC和T细胞分泌的IL-1、IL-2、IL-4、IL-6、IL-10、IL-12、IL-15和IFN-γ等多种细胞因子，对T细胞激活、增殖和分化过程也起着不可或缺的作用。

3）Th1细胞介导的免疫效应：Th1细胞在宿主抗胞内病原体感染中起重要作用，对胞内寄生病原体可通过活化巨噬细胞及释放各活性因子而加以清除。①Th1细胞对巨噬细胞（Mϕ）的作用：如IFN-γ激活Mϕ，活化的Mϕ上调表达一些免疫分子和分泌细胞因子增强Th1细胞的效应；激活的Mϕ高表达B7和MHC Ⅱ类分子，从而具有更强的提呈抗原和激活$CD4^+$T细胞的能力；激活的Mϕ分泌IL-12，可促进Th0细胞向Th1细胞分化，进一步扩大Th1细胞应答的效应，IL-3和GM-CSF诱生并募集巨噬细胞，促进骨髓造血干细胞分化为单核细胞；TNF-α、LTα和MCP-1等可分别诱导血管内皮细胞高表达黏附分子，促进单核细胞和淋巴细胞黏附于血管内皮细胞，继而穿越血管壁趋化到局部组织。②Th1细胞对淋巴细胞的作用：Th1细胞产生IL-2等，可促进Th1、Th2、细胞毒T细胞（CTL）和自然杀伤细胞（NK）等细胞的活化和增殖，从而放大免疫效应。另外，IFN-γ可促进B细胞产生具有调理作用的抗体，从而进一步增强巨噬细胞对病原体的吞噬。③Th1细胞对中性粒细胞的作用：淋巴毒素和TNF-α可活化中性粒细胞，促进其杀伤病原体。

（2）$CD8^+$Tc细胞介导的应答

1）抗原识别阶段：$CD8^+$T细胞识别的是经MHC Ⅰ类分子途径提呈的抗原肽-MHC Ⅰ分

子复合物（pMHC Ⅰ），MHC Ⅰ类分子途径提呈的是内源性抗原，内源性抗原指的是在APC内合成的抗原，如病毒感染细胞合成的病毒蛋白、肿瘤细胞内合成的肿瘤抗原等。胞质内蛋白酶体（proteasome）在内源性抗原的降解中发挥着重要的作用。蛋白酶体具有广泛的蛋白水解活性，可将内源性蛋白降解为6～30个氨基酸大小的多肽片段。通过内质网表面的抗原加工相关转运物选择性地将适合与MHC Ⅰ类分子结合的含8～12个氨基酸的抗原多肽转运至内质网腔内，与新组装的MHC Ⅰ类分子结合。然后，经高尔基体转运至细胞膜上，提呈给$CD8^+$ T细胞。因$CD8^+$T细胞激活后可特异性杀伤病毒感染的细胞及肿瘤细胞，故习惯上把提呈内源性抗原的APC称为靶细胞。此外，CD8分子识别并结合靶细胞表面的MHC Ⅰ类分子，增强TCR与pMHC Ⅰ结合的亲和力。

2）T细胞的活化、增殖和分化阶段：与激活$CD4^+$T细胞相似，$CD8^+$T细胞的激活同样需要抗原信号、协同刺激信号及相关的细胞因子。不同的是激活$CD8^+$T细胞的抗原信号是由靶细胞提呈的pMHC Ⅰ。此外，$CD8^+$T细胞也可由树突状细胞经交叉提呈方式将pMHC Ⅰ提呈给$CD8^+$T细胞。目前认为后者是机体抗病毒免疫及抗肿瘤免疫中激活$CD8^+$T细胞的主要方式。

3）$CD8^+$Tc细胞的免疫效应（杀伤靶细胞机制）：效应性Tc细胞主要杀伤胞内寄生病原体（病毒和某些胞内寄生菌等）的宿主靶细胞、肿瘤细胞等。杀伤作用特点是：特异性，MHC Ⅰ类分子限制性，杀伤靶细胞具有连续性。其效应过程分为以下3个阶段。

①效－靶细胞结合。在趋化因子作用下，效应性Tc细胞离开淋巴组织向感染灶或肿瘤部位集聚。TCR一旦识别并结合pMHC Ⅰ分子，可增强效－靶细胞表面黏附分子与其相应配体结合的亲和力，并在细胞接触部位形成紧密、狭小的空间，使CTL分泌的效应分子在局部形成很高的浓度，从而选择性杀伤所接触的靶细胞，而不影响邻近正常细胞。

②CTL的极化。TCR及辅助受体CD8分子向效－靶细胞接触部位聚集，导致CTL内某些细胞器的极化如细胞骨架系统（肌动蛋白、微管等）、高尔基体及胞质颗粒等均向效－靶细胞接触部位重新排列和分布，从而使CTL分泌的效应分子更有效地作用于靶细胞。

③致死性攻击。CTL主要通过下列两条途径杀伤靶细胞。（a）穿孔素/颗粒酶途径：穿孔素是储存于胞质颗粒中的细胞毒素，其生物学效应类似于补体激活所形成的攻膜复合物（MAC）。穿孔素单体可插入靶细胞膜，在钙离子存在的情况下，多个穿孔素聚合成内径约为16nm的孔道，使水、电解质迅速进入细胞，导致靶细胞崩解。颗粒酶是一类重要的丝氨酸蛋白酶。颗粒酶随穿孔素所形成的孔道进入靶细胞，通过激活凋亡相关的酶系统而介导靶细胞凋亡。（b）Fas/FasL途径：效应CTL可表达膜型FasL及可溶型FasL并分泌TNF-α、LTα。这些效应分子可分别与靶细胞表面的Fas和TNF受体结合，通过激活胞内胱天蛋白酶参与的信号转导途径，诱导靶细胞凋亡。

（3）记忆性T细胞　记忆性T细胞（Tm）是指对特异性抗原有记忆能力、寿命较长的T细胞。在T细胞进行克隆性扩增后，有部分细胞分化为有记忆能力的细胞，当再次遇到相同抗原后，可迅速活化、增殖、分化为效应细胞。免疫记忆可产生更快、更强、更有效的再次免疫应答。Tm细胞更易被激活，相对较低浓度的抗原即可激活Tm细胞；Tm细胞的再活化对协同刺激信号（如CD28/B7）的依赖性较低，Tm细胞分泌更多的细胞因子，且对细胞因子作用的敏感性更高。

（4）细胞免疫的生物学意义

1）抗感染：T细胞介导的细胞免疫效应主要针对胞内感染的病原体，如胞内寄生的细菌、病毒等，以及真菌、寄生虫感染。

2）抗肿瘤：特异性细胞免疫是主要的抗肿瘤因素，其机制为：CTL的特异性杀伤作用，分泌细胞因子直接或间接发挥杀瘤效应，细胞因子激活Mφ、NK细胞的细胞毒作用。

3）免疫损伤作用：细胞免疫效应可参与Ⅳ型超敏反应、移植排斥反应、某些（器官特异性）自身免疫病的发生和发展。

2. B细胞介导的体液免疫应答　体液免疫应答是指抗原进入机体后诱导抗原特异性B细

胞活化、增殖、分化为浆细胞，产生特异性抗体发挥免疫效应，因抗体存在于体液中而得名。根据B细胞识别的抗原不同，体液免疫应答可分为B细胞对胸腺依赖性抗原（TD-Ag）的应答和B细胞对非胸腺依赖性抗原（TI-Ag）的应答两种类型。

（1）B细胞对TD-Ag的应答

1）B细胞对TD-Ag的识别：B细胞抗原识别受体（BCR）可直接识别天然抗原表位，无需经APC的加工和处理，也无MHC限制性。BCR识别并结合抗原对B细胞的激活有两个相互关联的作用：①产生B细胞活化的第一信号；②B细胞是专职的抗原提呈细胞，B细胞内化与其BCR结合的抗原，并进行加工处理，形成pMHC Ⅱ类分子复合物，表达在B细胞表面提呈给Th细胞，供TCR识别。

2）B细胞活化需要的双信号：BCR与特异性抗原的表位结合，启动B细胞活化的第一信号。第二活化信号也是由多种黏附分子对的相互作用所提供，其中最重要的是CD40L（表达在活化的$CD4^+$T细胞表面）。CD40L与B细胞表面的CD40相互作用，向B细胞传递活化的第二信号。

3）T、B细胞相互作用：B细胞对TD抗原的应答需要Th细胞的辅助，这一协助需要T、B细胞间的相互作用来完成。一方面，B细胞可以作为APC活化T细胞：①BCR识别结合TD-Ag，内化加工成pMHCⅡ复合物；②提呈pMHCⅡ复合物给Th细胞，产生Th活化第一信号；③表达B7分子，与CD28结合，提供Th活化第二信号。另一方面，活化的Th细胞辅助B细胞对TD抗原的应答：①表达CD40L，与CD40结合产生B细胞活化第二信号；②表达多种细胞因子，如IL-2、IL-4、IL-6等，诱导活化的B细胞增殖分化和Ig产生。被TD-Ag抗原诱导活化的B细胞迅速大量增殖分化，最终形成浆细胞和记忆性B细胞。辅助B细胞对TD抗原应答的主要是Th2细胞。

浆细胞又称抗体形成细胞（antibody forming cell，AFC），是B细胞分化的终末细胞，浆细胞胞质中除了少量线粒体，几乎全部为大量粗面内质网，能合成和分泌特异性抗体。同时表面的BCR表达减少。与初始B细胞不同，浆细胞的主要特点是能够分泌大量抗体，而不能再与抗原起反应，也失去了与Th细胞相互作用的能力，因为浆细胞表面不再表达BCR和MHCⅡ类分子。生发中心产生的浆细胞大部分迁入骨髓，并在较长时间内持续产生抗体。记忆性B细胞（Bm）为长寿细胞，大部分Bm离开生发中心进入血液参与再循环；不产生Ig，但再次与同一抗原相遇时可迅速活化，产生大量抗原特异的Ig。

（2）B细胞对TI-Ag的应答　TI抗原又可分为TI-1Ag和TI-2Ag两类。TI-Ag刺激初始B细胞活化无需Th细胞的辅助，故机体对TI抗原刺激所产生的应答发生较早，在抗某些胞外病原体感染中发挥重要作用。

1）B细胞对TI-1Ag发生的应答：TI-1抗原又常称为B细胞丝裂原，如LPS，有B细胞抗原表位和丝裂原成分。TI-1Ag中，B细胞抗原表位与BCR结合产生第一活化信号，丝裂原成分与B细胞丝裂受体结合产生第二活化信号，引起B细胞的增殖和分化成熟或不成熟的B细胞均可被TI-1抗原激活，诱导产生低亲和力的IgM。无记忆性B细胞形成。

2）B细胞对TI-2Ag发生的应答：TI-2Ag多为G^+细菌胞壁与荚膜多糖，具有高度重复抗原表位，使B细胞的BCR广泛交联而被激活。TI-2Ag仅能激活成熟B-1细胞。细胞因子可明显增强B-1细胞的应答，并发生抗体类型转换，可产生IgM及IgG类抗体。其可发挥调理作用，促进吞噬细胞对病原体的吞噬，并且有利于巨噬细胞将抗原提呈给特异性T细胞。由于人体内B-1细胞至5岁左右才发育成熟，故婴幼儿易感染含TI-2Ag的病原体。

（3）抗体产生的一般规律

1）个体发育中抗体产生规律：人类个体发育过程中，体内首先生成的抗体是IgM，在胚胎晚期胎儿已能自身合成；新生儿约第3个月开始合成IgG；第4～6个月出现IgA。

2）初次应答和再次应答的规律：特定抗原初次刺激机体所引发的应答称为初次应答（primary response）；初次应答中所形成的记忆淋巴细胞当再次接触相同抗原刺激后可迅速、高效、持久的应答，即再次应答（secondary response）。

初次应答的特点是：①潜伏期长，指抗原刺激后至血清中检出特异性抗体前的阶段，此期长短取决于抗原的性质、抗原进入机体的途径、所用佐剂类型、受体情况等，可短至数日，也可长至数周；②抗体的浓度较低；③抗体在体内维持时间从数天至数周；④抗体类别主要是IgM，也可产生少量IgG、IgA类抗体，且亲和力较低，不均一。

再次应答的特点是：①潜伏期短，约为初次应答潜伏期的一半；②抗体合成快，浓度高；③抗体在体内维持时间长（机体长时间合成抗体）；④抗体类别主要是IgG，亲和力高，较均一。

（4）体液免疫的生物学效应 B细胞应答的主要效应分子为特异性抗体，它可通过多种机制发挥免疫效应，以清除“非己”抗原。

（四）抗感染免疫

1. 细菌感染与免疫 细菌侵入宿主机体后，在一定部位进行生长繁殖、释放毒性物质等引起不同程度的病理过程，称为细菌感染（bacterial infection）。能使宿主致病的为致病菌或病原菌（pathogenic bacterium，pathogen），不能造成宿主感染的为非致病菌或非病原菌（nonpathogenic bacterium，nonpathogen）。这一概念并非绝对的，有些细菌在正常情况下并不致病，但当在某些条件改变的特殊情况下可以致病，这类菌称为条件致病菌（conditioned pathogen）或机会致病菌（opportunistic pathogen）。因此，可以按感染后是否出现临床症状将感染分为隐性感染（inapparent infection）、潜伏感染（latent infection）、显性感染（apparent infection）及带菌感染（carrier state）等四种。

（1）隐性感染 隐性感染是指病原菌侵入机体后不出现临床症状的感染类型。出现隐性感染主要是由于病原菌的致病能力弱、侵入机体病原菌的数量少及机体本身的抵抗力强等因素造成的。通过隐性感染，机体可获得某种特异性的免疫力。结核、白喉、伤寒等常有隐性感染。

（2）潜伏感染 当机体与致病菌在相互作用过程中暂时处于平衡状态时，表现为潜伏感染。一旦机体免疫力下降时，潜伏的病原菌则大量繁殖，导致发病。如结核杆菌侵入机体后，就可出现潜伏感染。最典型的潜伏感染病原体是单纯疱疹病毒和水痘-带状疱疹病毒。

（3）显性感染 感染后导致病理改变和临床表现的称显性感染。由于每一病例的宿主体抗病能力和病菌毒力等存在着差异，因此，显性感染又有轻、重、缓、急等不同模式。

1）按临床上病情缓急不同分类

①急性感染（acute infection）：发作突然，病程较短，一般是数日至数周。病愈后致病菌从宿主体内消失。急性感染的致病菌有脑膜炎奈瑟菌、霍乱弧菌、肠产毒素型大肠埃希菌等。

②慢性感染（chronic infection）：病程缓慢，常持续数月至数年。胞内菌往往引起慢性感染、例如结核分枝杆菌、麻风分枝杆菌。

2）按临床上感染部位不同分类

①局部感染（local infection）：致病菌侵入宿主体后，局限在一定部位生长繁殖引起病变的一种感染类型。例如化脓性球菌所致的疖、痈等。

②全身感染（generalized infection，systemic infection）：感染发生后，致病菌或其毒性代谢产物向全身播散引起全身性症状的一种感染类型。临床上常见的有下列几种情况：（a）毒血症（toxemia），致病菌侵入宿主体后，只在机体局部生长繁殖，病菌不进入血液循环，但其产生的外毒素入血。外毒素经血到达易感的组织和细胞，引起特殊的毒性症状，例如白喉、破伤风等。（b）内毒素血症（endotoxemia），革兰阴性菌侵入血流，并在其中大量繁殖、崩解后释放出大量内毒素；也可由病灶内大量革兰阴性菌死亡、释放的内毒素入血所致。在严重革兰阴性菌感染时，常发生内毒素血症。（c）菌血症（bacteremia），致病菌由局部侵入血流，但未在血流中生长繁殖，只是短暂的一过性通过血液循环到达体内适宜部位后再进行繁殖而致病。例如，伤寒早期有菌血症期。（d）败血症（septicemia），致病菌侵入血流后，在其中大量繁殖并产生毒性产物，引起全身性中毒症状，例如，高热、皮肤和黏膜瘀斑、肝脾肿大等。鼠疫耶氏菌、炭疽芽孢杆菌等可引起败血

症。(e) 脓毒血症(pyemia),指化脓性病菌侵入血流后,在其中大量繁殖,并通过血流扩散至宿主体的其他组织或器官,产生新的化脓性病灶。例如,金黄色葡萄球菌的脓毒血症,常导致多发性肝脓肿、皮下脓肿和肾脓肿等。

(4) 带菌感染 当机体受隐性或显性感染后,病原菌并未很快消失,而是在体内继续存留一段时间,与机体免疫处于相持阶段,称为带菌状态。带菌状态的人称为带菌者。致病菌入侵后,在建立感染的同时,能激发宿主免疫系统产生一系列免疫应答与之对抗。其结局根据致病菌和宿主两者力量强弱而定,可为:感染不形成;感染形成但逐渐消退,患者康复;或感染扩散,患者死亡。

细菌能引起感染的能力称为致病性(pathogenicity)或病原性。细菌的致病性是对特定宿主而言,有的只对人类有致病性,有的只对某些动物有致病性,有的则对人类和动物都有致病性。不同致病菌对宿主可引起不同的病理过程,例如,伤寒沙门菌对人类引起伤寒,而结核分枝杆菌引起结核病。因此,致病性是细菌的特征之一。

致病菌的致病性强弱程度称为毒力(virulence),即致病性的强度,是量的概念。各种致病菌的毒力常不一致,并可随不同宿主而异;即使同种细菌也常因菌型、菌株的不一而有一定的毒力差异。致病菌的致病机制,除与其毒力强弱有关外,与侵入宿主机体的菌量及侵入部位是否合适等都有着密切的关系。

2. 病毒感染与免疫

(1) 病毒感染对宿主细胞的直接作用

1) 杀细胞效应(cytocidal effect):病毒在宿主细胞内复制成熟后,在很短时间内一次释放大量子代病毒,细胞被裂解而死亡。主要见于无包膜、杀伤性强的病毒,如脊髓灰质炎病毒。病毒在增殖过程中不仅可阻断细胞的核酸与蛋白质的合成,使细胞的新陈代谢功能紊乱造成细胞病变或死亡。病毒感染还常引起细胞溶酶体膜的通透性增高,释放其中的水解酶引起细胞自溶。发生溶细胞型感染的病毒多数引起急性感染。

2) 稳定状态感染:有包膜的病毒(如流感病毒、疱疹病毒等)以出芽方式释放子代病毒,因其过程相对缓慢,所致病变相对也较轻,因此细胞在短时间内并不立即被溶解与死亡。由于这类病毒感染常是以出芽方式释放子代病毒,细胞膜常发生一定的变化。当细胞膜表面的病毒蛋白具有融合膜的生物活性时,数个细胞间的细胞膜可互相融合而形成多核巨细胞,具有病理学特征。受病毒感染的细胞经过不断大量释放子代病毒后,以及在机体的免疫因子介导下,细胞最终仍不免死亡。

3) 细胞凋亡:细胞凋亡是由宿主细胞基因所指令发生的一种生物学过程。当细胞受到诱导因子作用激发并将信号传导入细胞内部,细胞的死亡基因被激活后,细胞膜出现鼓泡,细胞核浓缩,染色体 DNA 被降解。已证实在有些病毒感染细胞后(如人类免疫缺陷病毒、腺病毒等)或直接由感染病毒本身,或由病毒编码蛋白间接地作为诱导因子可引发细胞凋亡。

4) 细胞转化:有少数病毒感染细胞后不仅不抑制细胞 DNA 的合成,反而促进细胞的 DNA 合成。引起动物肿瘤的 SV40 病毒即为这些病毒的代表。发现 SV40 病毒编码的一种蛋白(T 蛋白)可以与细胞的 DNA 复制起始点及细胞的 DNA 多聚酶结合,从而可以促进细胞增殖。

5) 病毒基因的整合:从基因水平研究发现,病毒基因整合入宿主细胞可有两种方式。一种是反转录病毒复制过程中以双链 DNA 整合入细胞染色体 DNA 的阶段;另一种整合称为失常式整合(aberration),主要见于 DNA 病毒,即病毒感染细胞后,病毒的 DNA 在细胞核内可偶然地以部分病毒基因片段与细胞的染色体 DNA 随机地进行重组,从而使整合的病毒 DNA 随细胞分裂而带入子细胞中。

(2) 病毒感染的免疫病理作用 病毒感染的免疫病理作用,主要有抗体介导的免疫病理作用、细胞介导的免疫病理作用及病毒对免疫系统的损伤作用。

(五) 超敏反应

免疫应答是把双刃剑。生理性应答能给机体带来免疫保护作用。但当免疫应答的水平过高或过低,当针对自身抗原的免疫耐受被打破,当免疫调节功能发生紊乱时,所出现的异常免疫应答可导致多种免疫相关疾病的发生，如超敏反应、自身免疫性疾病、免疫缺陷病等。

超敏反应（hypersensitivity）又称变态反应，指已经免疫的机体再次接触相同抗原或半抗原刺激后，所引起的组织损伤和/或功能紊乱。超敏反应本质上属于异常或病理性免疫应答，故也具有特异性和记忆性。引起超敏反应的抗原称为变应原。易发生超敏反应的个体，多有家族史，临床上称其为过敏体质。根据超敏反应的发生机制和临床特点，将其分为4型：①Ⅰ型即速发型超敏反应；②Ⅱ型，即细胞溶解型超敏反应；③Ⅲ型即免疫复合物型超敏反应；④Ⅳ型，即迟发型超敏反应。Ⅰ~Ⅲ型超敏反应均由抗体介导，而Ⅳ型则由效应T细胞介导。

1. Ⅰ型超敏反应　Ⅰ型超敏反应主要由特异性IgE抗体介导产生，可发生于局部，也可发生于全身。若再次接触变应原后数分钟内发作、一般在数小时后消退的反应，称为速发相反应；再次接触变应原后数小时发作并持续24小时后逐渐消退的反应，称为迟发相反应。其主要特征是：①发生快，消退也快；②常引起生理功能紊乱，几乎不发生严重组织细胞损伤；③具有明显个体差异和遗传倾向。对变应原易产生IgE类抗体的超敏患者称为特应性素质个体。

（1）发生机制

1）参与Ⅰ型超敏反应的主要成分和细胞如下。①变应原：引起Ⅰ型超敏反应的变应原主要有植物花粉、抗毒素血清、动物皮毛及皮屑、真菌孢子、菌丝等，以及牛奶、鸡蛋、鱼、虾等食物和青霉素、链霉素、普鲁卡因、有机碘等药物。②IgE抗体：由鼻咽、扁桃体、气管及胃肠道黏膜等处固有层淋巴组织中的浆细胞合成。这些部位是变应原入侵的部位，也是Ⅰ型超敏反应的好发部位。与正常人相比，某些过敏体质者其血清IgE抗体明显升高。IgE具有亲细胞性，与肥大细胞或嗜碱性粒细胞表面IgE Fc受体结合，使机体处于致敏状态，并可持续数月或数年。③肥大细胞和嗜碱性粒细胞：是Ⅰ型超敏反应的主要效应细胞。肥大细胞主要分布在皮肤、呼吸道和消化道等黏膜下层结缔组织中的小血管周围及内脏器官包膜中，嗜碱性粒细胞存在于血液中。这两类细胞表面均表达高亲和力IgE Fc受体，可与IgE结合。细胞内含有大量颗粒，颗粒内含有预先合成的组胺、激肽原酶等生物活性介质。当相应抗原与结合于细胞表面的IgE结合时，可导致靶细胞脱颗粒，释放颗粒内组胺等活性介质，引起血管扩张等效应，导致Ⅰ型超敏反应的发生。④生物活性介质：活化的肥大细胞和嗜碱性粒细胞可释放多种生物活性介质，包括预先合成并储存于颗粒内的介质（如组胺、激肽原酶、嗜酸性粒细胞趋化因子等）和新合成的介质（如白三烯、前列腺素D_2、血小板激活因子等）。这些活性介质的主要活性包括：①促使小血管和毛细血管扩张，通透性增加；②刺激平滑肌收缩；③促进黏膜腺体分泌增加；④趋化炎症细胞和促进局部炎症反应。

2）发生过程：Ⅰ型超敏反应的发生可分为两个阶段，即致敏阶段和发敏阶段。

①致敏阶段：变应原通过各种途径进入机体可刺激B细胞增殖分化为浆细胞，产生IgE抗体。IgE抗体可通过其Fc段与肥大细胞和嗜碱性粒细胞表面FcεR结合，使机体处于致敏状态。表面结合特异性IgE的肥大细胞和嗜碱性粒细胞，称为致敏靶细胞。靶细胞的致敏状态通常可维持数月或更长时间，如长期不接触变应原，致敏状态可逐渐消失。

②发敏阶段：相同变应原再次进入机体，与致敏靶细胞表面两个或两个以上相邻IgE抗体结合，使膜表面Fc εR发生交联，触发致敏靶细胞脱颗粒，合成及释放组胺等生物活性介质。

（2）临床常见疾病

1）过敏性休克：①药物过敏性休克。以青霉素过敏性休克最为常见。此外，头孢菌素、链霉素、普鲁卡因、氨基比林等也可引起。②血清过敏性休克。临床上应用动物免疫血清，如破伤风抗毒素、白喉抗毒素，治疗或紧急预防时可能发生过敏性休克。因为这些个体曾注射过相同的制剂而被致敏。

2）呼吸道过敏反应：最常见的为过敏性哮喘和变应性鼻炎，常因吸入花粉、尘螨、真菌和毛屑等变应原或呼吸道病原微生物感染引起。过敏性哮喘有早期和晚期反应两种类型，前者发生快，消退也快；后者发生慢，持续时间长，同时局部出现以嗜酸性粒细胞和中性粒细胞浸润为主的炎症反应。

3）消化道过敏反应：少数人进食鱼、虾、蛋、牛奶及服用某些药物后，可引起恶心、呕吐、腹泻、腹痛等症状。易患食物过敏症者，其胃肠道分泌型 IgA 含量明显减少，并多伴有蛋白水解酶缺乏。因此，患者肠黏膜防御作用减弱，肠壁易受损伤，同时肠内某些食物蛋白尚未完全分解即通过黏膜被吸收，从而作为过敏原诱发消化道超敏反应。

4）皮肤过敏反应：主要包括荨麻疹、特应性皮炎（湿疹）和血管神经性水肿。这些皮肤过敏反应可由药物、食物、肠道寄生虫或冷热刺激等引起。

2. Ⅱ型超敏反应 Ⅱ型超敏反应是由抗体 IgG、IgM 与细胞膜表面相应抗原或半抗原结合，在补体、吞噬细胞和 NK 细胞参与下，引起以细胞溶解或组织损伤为主的病理性免疫反应。

（1）发生机制

1）靶细胞及其表面抗原：Ⅱ型超敏反应中被损伤靶细胞主要是血细胞和某些组织成分。靶细胞表面的抗原主要包括：①同种异型抗原，如 ABO 血型抗原、Rh 抗原和 HLA 抗原；②共同抗原（异性抗原），如某些链球菌胞壁成分与人肾小球基底膜间的共同抗原；③感染、药物或理化因素修饰的自身抗原；④吸附于自身组织细胞表面的外来抗原、药物半抗原或抗原－抗体复合物。

2）靶细胞损伤机制：①补体介导的细胞溶解。IgG 或 IgM 与靶细胞表面抗原结合后，激活补体，形成膜攻击单位，直接导致靶细胞溶解。②M ϕ的吞噬作用。IgG 与靶细胞特异性结合后，其 Fc 段可与 M ϕ表面的 Fc 受体结合，从而促进 M ϕ吞噬靶细胞（调理作用）。③抗体依赖的细胞介导的细胞毒（antibody－dependent cell－mediated cytotoxicity，ADCC）效应。IgG 与靶细胞特异性结合后，其 Fc 段可与 NK 表面的 Fc 受体结合，介导对靶细胞的 ADCC 效应，溶解破坏靶细胞。

（2）临床常见疾病

1）输血反应：多发生于 ABO 血型不符的输血。人体血清中存在天然的抗血型物质的 IgM 类抗体，如将 B 型供血者的血误输给 A 型受血者，由于 B 型血红细胞表面有 B 抗原，受者血清中有天然抗 B 抗体（IgM），两者结合后激活补体可使红细胞溶解破坏引起溶血反应。非溶血性反应是由于反复输入异型 HLA 的血液在受者体内诱发抗白细胞、抗血小板或抗血浆蛋白抗体，在补体参与下，导致白细胞和血小板破坏。

2）新生儿溶血症：因母子间血型不符所致。多发生于 Rh^- 母亲所产 Rh^+ 胎儿。血型为 Rh^- 的母亲因流产或分娩等原因接受胎儿红细胞表面 Rh 抗原刺激后，可产生抗 Rh 抗体，此种抗体为 IgG，可通过胎盘。当该母亲再次怀孕，且胎儿为 Rh^+ 时，母体内的 IgG 类抗 Rh 抗体可通过胎盘进入胎儿体内，与其红细胞结合使之溶解破坏，引起流产或发生新生儿溶血。在第一胎产后 72 小时内给母体注射 Rh 抗体，及时清除进入母体内的 Rh^+ 红细胞，可有效预防再次妊娠时发生新生儿溶血症。母子间 ABO 血型不符引起的新生儿溶血症也不少见，但症状较轻，目前尚无有效的预防办法。

3）自身免疫性溶血性贫血：由于病毒、支原体等感染或长期服用某种药物（如甲基多巴），使自身红细胞膜表面抗原发生改变，刺激机体产生抗自身红细胞的 IgG 类抗体。自身抗体与红细胞结合，通过激活补体、调理吞噬、ADCC 等机制，导致红细胞溶解。停药后，此类贫血症状能自行消退。

4）抗基底膜型肾小球肾炎和风湿性心肌炎：A 群乙型溶血性链球菌与肾小球基底膜及心肌细胞间存在共同抗原，链球菌感染后刺激机体产生的抗体，可与肾小球基底膜或心肌细胞发生交叉反应，引起抗基底膜型肾小球肾炎和风湿性心肌炎。

5）肺出血-肾炎综合征：患者产生针对基底膜抗原的自身 IgG 类抗体。肺泡基底膜和肾小球基底膜之间存在共同抗原，此种抗体可同两种组织的基底膜结合，激活补体或通过调理吞噬作用，导致肺出血和肾炎。

6）药物过敏性血细胞减少症：包括药物过敏性溶血性贫血、粒细胞减少症和血小板减少性紫癜。其发生机制为：青霉素、磺胺、安替比林等药物半抗原与血细胞结合而获得免疫原性，可刺激机体产生药物特异性 IgG 抗体。此类抗体与结合于血细胞表面的药物半抗原结合后，或与药物结合形成抗原－抗体复合物后，再与具有 FcγR 的血细胞结合，可引起药物性溶血性贫血、粒细胞减少症或血小板减少性紫癜。

3. Ⅲ型超敏反应　Ⅲ型超敏反应又称免疫复合物型，即抗原与相应抗体结合形成中等大小可溶性免疫复合物，在一定条件下免疫复合物沉积于局部或全身多处毛细血管基底膜，通过激活补体引起的组织炎症性损伤。病理特征是以中性粒细胞浸润为主的血管炎症反应和组织损伤。

（1）发生机制　可溶性免疫复合物的形成与沉积是该型反应发生的关键。很多因素可能影响可溶性免疫复合物的清除，如免疫复合物的量过大或吞噬细胞功能异常或缺陷不能有效将其清除等；高浓度血管活性物质可使血管内皮细胞间隙增大，血管通透性增加，有助于免疫复合物向组织内沉积；血管内高压及形成涡流时，肾小球基底膜和关节滑膜等处的毛细血管血压较高，有助于免疫复合物沉积。沉积于组织的免疫复合物可激活补体，形成膜攻击复合物，可导致局部组织损伤；补体裂解片段 C3a 和 C5a，可刺激肥大细胞和嗜碱性粒细胞释放组胺、血小板活化因子等生物活性介质，使局部血管通透性增高，导致渗出性炎症反应，并促进中性粒细胞在复合物沉积部位聚集；聚集的中性粒细胞释放溶酶体酶、蛋白水解酶、胶原酶，造成血管基底膜和邻近组织损伤。激活的血小板，可释放血管活性胺类，加剧局部渗出性反应，并激活凝血过程，形成微血栓，引起局部缺血、出血及坏死。

（2）临床常见疾病

1）局部免疫复合物病：常发生在抗原进入部位。①Arthus 反应：是实验性Ⅲ型超敏反应，给家兔皮下多次注射无毒性的马血清，局部可出现细胞浸润；若再次注射，可发生水肿、出血、坏死等剧烈炎症反应。②类 Arthus 反应：可见于胰岛素依赖型糖尿病患者，治疗需长期反复注射胰岛素，体内可产生相应 IgG 类抗体，再次注射胰岛素时可在注射局部出现红肿、出血和坏死等与 Arthus 反应类似的局部炎症反应。

2）全身免疫复合物病：①血清病。初次大量注射异种动物免疫血清后 7～14 天发生，患者可出现皮疹、关节肿痛、淋巴结肿大、发热及蛋白尿等症状，称为血清病。这是由于患者体内产生的抗异种动物血清抗体，与残余的动物血清结合形成可溶性复合物引起的全身免疫复合物病。临床上长期使用青霉素、磺胺等药物，也可通过类似机制出现血清病样反应，称为药物热。②链球菌感染后肾小球肾炎。多发生在链球菌感染后 2～3 周，此病乃链球菌的胞壁抗原与相应抗体形成可溶性免疫复合物，沉积于肾小球基底膜所致。③类风湿关节炎。目前认为，病原体或其代谢产物能使体内 IgG 分子发生变性，从而刺激机体产生抗变性 IgG 的自身抗体，以 IgM 为主，也可以是 IgG 或 IgA 类抗体，称为类风湿因子。患者自身变性 IgG 与类风湿因子结合形成可溶性复合物，并反复沉积于小关节滑膜，可引起类风湿关节炎。

4. Ⅳ型超敏反应　Ⅳ型超敏反应又称迟发型超敏反应，是效应 T 细胞再次接触相同抗原后所介导，表现为以单核细胞、淋巴细胞浸润为主的病理损伤。其特点是：①反应发生慢（24～72 小时），消退也慢；②无抗体和补体参与；③炎症细胞因子可参与致病；④病变特征是单个核细胞浸润为主的炎症反应；⑤无明显个体差异。

（1）发生机制　Ⅳ型超敏反应的发生过程及其机制与细胞免疫应答基本一致。其本质是以细胞免疫为基础而导致的免疫病理损伤。诱发此型超敏反应的抗原主要有病毒、胞内寄生菌、细胞抗原（如肿瘤抗原）和某些化学物质等。

致敏 $CD4^+$ Th1 细胞再次与相应抗原作用后，可释放 IFN-γ、TNF-β、IL-2 等细胞因子，引起以单个核细胞浸润为主的免疫损伤，其机制是：细胞因子可招募单核-巨噬细胞聚集在抗原存在部位，在 IFN-γ 参与下单核细胞/Mϕ被活化，释放溶酶体酶等炎性介质引起组织损伤；TNF-β 和 TNF-α 对靶细胞及其周围组织细胞具有直接细胞毒作用并引起组织损伤，同时可促进局部血管内皮细胞表达黏附分子，有利于血流单核细胞和白细胞进入抗原存在部位，从而扩大炎症反应。致敏 $CD8^+$ Tc 细胞与靶细胞表面相应抗原结合后，可脱颗粒释放穿孔素和颗粒酶等介质。在钙离子存在的情况下，多个穿孔素聚集形成一个中空的管道，使水迅速进入细胞导致靶细胞溶解破坏。颗粒酶可从上述“孔道”进入胞内，使靶细胞 DNA 断裂，发生凋亡。同时，活化的 $CD8^+$ 效应 Tc 细胞高表达 FasL，可与靶细胞表面的“死亡受体” Fas 分子结合，导致靶细胞凋亡。

（2）临床常见疾病

1）传染性超敏反应：某些胞内寄生微生物（如病毒、胞内菌等）、真菌及某些原虫可作为过敏原，在感染过程中引起以细胞免疫为基础的Ⅳ型超敏反应。

2）接触性皮炎：是机体再次接触相同致敏原所引发的以皮肤损伤为主要特征的迟发型超敏反应。致敏原多为小分子化学物质，包括染料、油漆、升汞、碘、青霉素、磺胺药、二硝基氯苯（DNCB）、二硝基氟苯（DNFB）等。

第四节　病理生理

一、水电解质紊乱

水是生命活动的必需物质，也是人体内含量最多的组成成分。体内的水和溶解于水中的多种无机物和有机物构成体液。分布于细胞内的体液称细胞内液（intracellular fluid，ICF），其容量和成分与细胞的代谢和生理功能密切相关。存在于组织间隙中的体液是组织间液（interstitial fluid），其与血浆（血管内液）共同构成细胞外液（extracellular fluid，ECF）。细胞外液构成了人体的内环境，是沟通组织细胞之间以及机体与外界环境之间的媒介。为了保证新陈代谢的正常进行和人体正常的生理活动，必须维持内环境相对稳定。疾病和外界环境的剧烈变化常会引起水、电解质代谢紊乱，导致体液的容量、分布和电解质含量发生改变，若得不到及时纠正，常会引起严重后果，甚至危及生命。

健康成年人体液总量约占体重的60%，其中细胞内液约占体重的40%，细胞外液约占体重的20%，细胞外液中的血浆和组织间液分别约占体重的5%和15%。细胞内液和细胞外液的电解质成分有很大差异。细胞外液中，组织间液和血浆的电解质成分和含量大致相等，阳离子主要是 Na^+，其次是 K^+、Ca^{2+}、Mg^{2+} 等；阴离子主要是 Cl^-，其次是 HCO_3^-、HPO_4^{2-}、SO_4^{2-} 等。细胞内液中，K^+ 是主要的阳离子，其次是 Na^+、Ca^{2+}、Mg^{2+}，Na^+ 的浓度远低于细胞外液；阴离子主要是 HPO_4^{2-} 和蛋白质，其次是 HCO_3^-、Cl^-、SO_4^{2-} 等。维持细胞内液渗透压的离子主要是 K^+ 与 HPO_4^{2-}，尤其是 K^+。正常情况下，细胞内液与细胞外液的渗透压基本相等。通常血浆渗透压为 280～310mOsm/(kg·H_2O)，在此范围内为等渗，低于 280mOsm/(kg·H_2O) 为低渗，高于 310mOsm/(kg·H_2O) 为高渗。

（一）水、钠代谢紊乱

水、钠代谢紊乱往往同时或相继发生，并且相互影响，关系密切，故临床上常将两者同时考虑。根据体液容量和血钠浓度（或渗透压）的变化，水、钠代谢紊乱的分类见表 2－8。

表 2－8　水、钠代谢紊乱的分类

血钠浓度	体液容量		
	容量降低	容量正常	容量增高
低钠血症	低容量性低钠血症（低渗性脱水）	等容量性低钠血症	高容量性低钠血症（水中毒）
血钠正常	血钠正常性细胞外液减少（等渗性脱水）	正常	血钠正常性细胞外液增多（水肿）
高钠血症	低容量性高钠血症（高渗性脱水）	等容量性高钠血症	高容量性高钠血症（盐中毒）

1. 脱水 脱水（dehydration）指由于体液丢失过多或水摄入不足，导致细胞外液减少并伴有功能、代谢变化的病理过程。脱水常伴有血钠和渗透压的变化，故可分为低渗性脱水（即细胞外液减少合并低血钠）、高渗性脱水（即细胞外液减少合并高血钠）和等渗性脱水（即细胞外液减少而血钠正常）三种类型。

（1）低渗性脱水（低容量性低钠血症）低渗性脱水（hypotonic dehydration）的特点是失钠多于失水，血清钠浓度<135mmol/L，血浆渗透压<280mOsm/(kg·H_2O)，伴有细胞外液减少，又称为低容量性低钠血症（hypovolemic hyponatremia）。常见的原因是体液大量丢失后只补充水而未适当补充钠所致，包括经肾丢失机制和肾外丢失机制。经肾丢失机制：①长期连续使用利尿药（如呋塞米、依他尼酸或噻嗪类）抑制髓袢升支或远曲小管对钠的重吸收；②肾上腺皮质功能不全导致醛固酮分泌不足，肾小管对钠的重吸收减少；③肾疾病，如慢性间质性肾炎可破坏肾间质结构，使肾髓质不能维持正常的渗透压梯度或髓袢升支功能受损，钠随尿排出增加；④肾小管性酸中毒时，肾小管分泌 H^+ 功能下降以致 H^+-Na^+ 交换减少，或由于醛固酮分泌不足，导致 Na^+ 随尿排出增多。肾外丢失机制：①经消化道丢失，如呕吐、腹泻或胃肠减压引流导致大量含钠消化液丢失而只补充水或给予葡萄糖溶液，这是低渗性脱水最常见的原因；②体液在第三间隙积聚（如胸膜炎形成大量胸腔积液，或腹膜炎、胰腺炎形成大量腹腔积液）时，反复抽放而只补充水；③经皮肤丢失，如大量出汗（汗为低渗液，大量出汗每小时可丢失 30~40mmol 钠）或大面积烧伤后只补充水或钠补充不足。

低渗性脱水对机体的影响如下：①细胞外液减少，易发生低血容量性休克。②脱水体征明显（由于水向细胞内转移，血液浓缩，血浆胶体渗透压升高，促进组织间液向血管内转移，使组织间液减少更为明显），患者表现皮肤弹性减退、眼窝凹陷，婴幼儿可出现囟门凹陷。③细胞内液增多（由于细胞外液低渗，水从细胞外液向渗透压相对较高的细胞内液转移），引起细胞肿胀，可导致细胞功能和代谢障碍。④尿的变化：血浆渗透压降低使抗利尿激素分泌减少，肾对水的重吸收也相应减少，故尿量无明显减少而尿比重降低；在晚期血容量显著降低时，抗利尿激素释放增多，可出现少尿；经肾失钠的患者，尿钠含量增多；肾外失钠的患者，因醛固酮分泌增多，尿钠含量减少。

低渗性脱水的防治：①防治原发病，去除病因；②适当补钠，原则上给予等渗液以恢复细胞外液容量，血钠过低者需适当使用高渗钠溶液；③如出现休克，要按休克的处理方式积极抢救。

（2）高渗性脱水（低容量性高钠血症）高渗性脱水（hypertonic dehydration）的特点是失水多于失钠，血清钠浓度>150mmol/L，血浆渗透压>310mOsm/(kg·H_2O)，细胞外液和细胞内液均减少，又称低容量性高钠血症（hypovolemic hypernatremia）。原因和机制包括水摄入减少或水丢失过多。水摄入减少，多见于水源断绝、进食或饮水困难等情况；脑外伤、脑血管意外或年老体弱的患者也可因渴感减退或缺乏而造成摄水减少。水丢失过多原因：①经呼吸道丢失（如癔症和代谢性酸中毒等引起的过度通气使呼吸道黏膜不感蒸发加强，丢失的是几乎不含电解质的水）；②经皮肤丢失（高热、大量出汗和甲状腺功能亢进时，均可通过皮肤丢失大量低渗液体）；③经肾丢失（中枢性尿崩症时因抗利尿激素产生和释放不足，肾性尿崩症时因肾远曲小管和集合管对抗利尿激素反应降低，以及肾浓缩功能不良时，排出大量低渗性尿液；使用大量脱水剂如甘露醇、葡萄糖等高渗溶液，以及昏迷的患者鼻饲浓缩的高蛋白饮食，均可产生渗透性利尿而导致失水）；④经胃肠道丢失（呕吐、腹泻及胃肠减压引流等可导致等渗或低渗的消化液丢失）。

高渗性脱水对机体的影响如下：①口渴。除因渴觉中枢受细胞外液高渗刺激而兴奋外，血容量减少及因唾液分泌减少引起的口干舌燥，也是引起口渴感的原因。②尿的变化。由于血浆渗透压升高、血容量减少，引起抗利尿激素分泌增加，促使肾对水的重吸收增多，故尿量减少而尿比重增高（尿崩症患者除外）；在早期血容量下降不明显时，醛固酮分泌可不增多，尿钠含量可无明显变化，也可因尿的浓缩而增高；晚期血容量明显降低，醛固酮分泌增加，使肾加强对钠的重吸收，导致尿钠含量减少。③细胞内、外液均减少。由于细胞外液高渗，使水从渗透压相对较低的细胞内液向细胞外液转移，再加上患者主动饮水和肾脏重吸收水增多，均使细胞外液得到水的补充，既有助于渗透压回降，又使血容量得到部分恢复，故在高渗性脱水时细胞外液及血容量的减少均没有低渗性脱水明显（患者脱水体征、血压下降、血液浓缩及氮质血症的程度一般也比低渗性脱水轻）；同时，水向细胞外转移，引起细胞内液减少（由于细胞内液量大于细胞外液量，故高渗性脱水时细胞内液的减少比细胞外液更甚）。④中枢神经系统功能障碍。脑细胞严重脱水时，可引起一系列中枢神经系统功能障碍，包括烦躁、肌肉抽搐、嗜睡、昏迷甚至死亡；脑体积因细胞脱水而显著缩小时，颅骨与脑皮质之间的血管张力增大，因而可导致静脉破裂而出现局部脑出血或蛛网膜下腔出血。⑤脱水热。严重的患者，尤其是儿童，由于汗腺细胞脱水，汗液分泌减少，从皮肤蒸发的水随之减少，散热受到影响，导致体温升高。

高渗性脱水的防治：①防治原发病，去除病因。②补充水分。不能经口进食者可由静脉滴入5%～10%葡萄糖溶液，但要注意，输入过多不含电解质的葡萄糖溶液有引起水中毒的危险，输入过快则又加重心脏负担。③适当补钠。水、钠均有丢失的患者，虽然血钠升高，但体内总钠量是减少的，故在治疗过程中，待缺水情况得到一定程度纠正后，应适当补钠，可给予生理盐水与5%～10%葡萄糖混合液。④适当补钾。由于细胞内脱水，钾也同时从细胞内释出，引起血钾升高，尿中排钾也多；尤其当患者醛固酮增加时，补液若只给予盐水和葡萄糖溶液，则增加钾向细胞内的转运，易出现低钾血症，所以应适当补钾。

（3）等渗性脱水　等渗性脱水（isotonic dehydration）的特点是水、钠成比例丢失，血容量减少，但血清钠浓度和血浆渗透压均在正常范围。任何等渗性体液的大量丢失在短期内均属等渗性脱水，可见于呕吐、腹泻、大面积烧伤、大量抽放胸（腹）腔积液等。等渗性脱水如果不进行处理，可通过皮肤和呼吸的不感蒸发，不断丢失水分而转变为高渗性脱水；如果只补充水或给予过多低渗溶液，则可转变为低钠血症或低渗性脱水。因此，单纯性的等渗性脱水临床上较少见。

2. 水中毒　水中毒（water intoxication）的特点是水在体内潴留使体液量明显增多，血清钠浓度＜135mmol/L，血浆渗透压＜280mOsm/(kg·H_2O)，但体内钠总量正常或增多，又称为高容量性低钠血症（hypervolemic hyponatremia）。主要发生原因为水摄入过多和/或水排出过少，在肾功能良好的情况下，一般不易发生水中毒，故水中毒最常发生于急性肾功能不全的患者而又输液不恰当时。急性肾衰竭、心力衰竭的患者及各种手术后的患者，应严格限制水的摄入，预防水中毒的发生。轻症水中毒患者，只要停止或限制水分摄入，造成水的负平衡，即可自行恢复；重症或急症患者，除严格限制进水外，还应给予高渗盐水，以迅速纠正脑细胞水肿，或静脉给予甘露醇等渗透性利尿药或呋塞米等强利尿药，以促进体内水的排出。

3. 水肿　水肿（edema）是指过多的液体在组织间隙或体腔内积聚。水肿不是独立的疾病，而是多种疾病中常见的病理过程。如果水肿发生于体腔内，则称为积水或积液（hydrops），如心包积液、胸腔积液、腹腔积液、脑积水等。按水肿波及的范围可分为全身性水肿（anasarca）和局部水肿（local edema）；按水肿的发生原因可分为肾性水肿、肝性水肿、心性水肿、营养不良性水肿、淋巴性水肿、炎性水肿等；按照发生水肿的器官组织可分为皮下水肿、脑水肿、肺水肿等。水肿是由多种原因引起的。全身性水肿多见于充血性心力衰竭（心性水肿）、肾病综合征或肾炎（肾性水肿）及肝脏疾病（肝性水肿），也见于营养不良（营养不良性水肿）和某些内分泌疾病。有的全身性水肿至今原因不明，称为“特发性水肿”。局部水肿常见于器官组织的局部炎症（炎性水肿）、静脉阻塞及淋巴管阻塞（淋巴性水肿）等情况。比较少见的血管神经性水肿（angioneurotic edema）也属于局部水肿。

（1）水肿的发生机制

1）血管内外液体交换平衡失调：正常情况下，组织液和血浆之间不断进行液体交换，使组织液的生成和回流保持动态平衡，这种平衡主要受制于有效流体静压、有效胶体渗透压和淋巴回流等因素。有效流体静压是驱使血管内液体向外滤出的力量；有效胶体渗透压是促使液体回流至毛细血管内的力量；淋巴回流将组织液生成略大于回流的部分经淋巴系统运送回血液循环。上述一个或多个因素同时或相继失调，即可导致水肿发生。毛细血管流体静压增高可使有效流体静压增高，有效滤过压增大，因此组织液生成增多，超过淋巴回流的代偿能力时，便可引起水肿。毛细血管流体静压增高的常见原因是静脉压增高。充血性心力衰竭时静脉压增高可成为全身水肿的重要原因；肿瘤压迫静脉或静脉血栓形成可引起局部水肿。动脉充血也可引起毛细血管流体静压增高，成为炎性水肿发生的重要原因之一。当血浆白蛋白含量减少时，血浆胶体渗透压下降，有效滤过压增大，组织液生成增加，超过淋巴回流代偿能力时，亦可发生水肿。引起血浆白蛋白含量下降的原因主要有：蛋白质合成障碍（常见于肝硬化和严重的营养不良）；蛋白质丢失过多（常见于肾病综合征，大量的蛋白质从尿中丢失）；蛋白质分解代谢增强（常见于慢性消耗性疾病，如慢性感染、恶性肿瘤等）。正常情况下，毛细血管只允许微量蛋白质滤出，因而在毛细血管内外形成了很大的胶体渗透压梯度。当微血管壁通透性增高时，血浆蛋白从毛细血管和微静脉壁滤出增多，于是毛细血管静脉端和微静脉内的胶体渗透压下降，组织液胶体渗透压上升，促使溶质及水分从血管内滤出而引起水肿，水肿液的特点是蛋白含量较高，可达30～60g/L。各种炎症（包括感染、烧伤、冻伤、化学伤及昆虫咬伤等）可直接损伤微血管壁或通过组胺、激肽等炎性介质的作用而使微血管壁的通透性增高。正常情况下，淋巴回流不仅能把生成略多的组织液及其所含蛋白运送回血液循环，还能在组织液生成增多时加强回流进行代偿，具有重要的抗水肿作用。在某些病理条件下，淋巴管被堵塞，淋巴回流受阻或不能代偿性加强，含蛋白的水肿液在组织间隙积聚，形成淋巴性水肿，水肿液的特点也是蛋白含量较高，可达40～50g/L，其原因是水和晶体物质透过血管壁回吸收到血管内，导致组织液蛋白浓缩。

2）体内外液体交换平衡失调——水、钠潴留：正常人水、钠的摄入量和排出量处于动态平衡状态，以保持体液量的相对恒定。这种平衡的维持依赖于排泄器官正常的结构和功能，以及机体的容量及渗透压调节。肾在调节水、钠平衡中起重要的作用。正常情况下，经肾小球滤过的水和钠只有0.5%～1%排出体外，99%～99.5%被肾小管重吸收。某些因素导致肾小球滤过率下降或（和）肾小管重吸收增强时，便可导致水、钠潴留，成为水肿发生的重要原因。引起肾小球滤过率下降的常见原因有：广泛的肾小球病变（如急性肾小球肾炎时，炎性渗出物和内皮细胞肿胀使肾小球毛细血管腔变窄或闭塞，肾小球血流量减少；慢性肾小球肾炎时，肾单位严重破坏，肾小球滤过面积明显减少）；有效循环血量明显减少（如充血性心力衰竭、肾病综合征等使有效循环血量减少，肾血流量下降，继而引起交感-肾上腺髓质系统、肾素-血管紧张素系统兴奋，肾血管收缩，使肾血流量进一步减少，肾小球滤过率下降）。心房钠尿肽分泌减少，或肾小球滤过分数增加时，近曲小管重吸收钠和水增加。醛固酮和抗利尿激素增多时，远曲小管和集合管重吸收钠和水增加。

（2）水肿的特点　由于发生原因不同，水肿液具有不同的性状，在体内的分布也各具特点。

1）水肿液的性状：根据性状的不同，水肿液分为漏出液和渗出液。漏出液（transudate）的比重低于1.015，蛋白质含量低于25g/L，细胞数少于100个/μl。渗出液（exudate）的比重高于1.018，蛋白质含量高于30g/L，细胞数大于500个/μl。渗出液一般是毛细血管通透性增高所致，见于炎性水肿。

2）水肿的皮肤特点：皮下水肿是全身或局部水肿的重要体征。当皮下组织有过多的液体积聚时，皮肤肿胀、弹性差、皱纹变浅，用手指按压时有凹陷，称为凹陷性水肿（pitting edema），又称为显性水肿（frank edema）。实际上，全身性水肿患者在出现显性水肿之前已有组织液的增多，可达原体重的10%，称为隐性水肿（recessive edema）。

3）全身性水肿的分布特点：最常见的全身性水肿是心性水肿、肾性水肿和肝性水肿，水肿出现的部位各不相同。心性水肿首先出现在低垂部位，肾性水肿先表现为眼睑或面部水肿，肝性水肿则以腹腔积液为多见。

（3）水肿对机体的影响　除炎性水肿具有稀释毒素、运送抗体等抗损伤作用外，其他水肿对机体都有不同程度的不利影响。影响的大小取决于水肿的部位、程度、发生速度及持续时间。

1）细胞营养障碍：过量液体在组织间隙积聚，使细胞与毛细血管的距离增大，增加了营养物质在细胞间弥散的距离。受坚实包膜限制的器官和组织在急速发生重度水肿时，因微血管受压，营养血流减少，可使细胞发生严重的营养障碍。

2）器官组织功能障碍：急速发展的重度水肿因机体来不及适应和代偿，可能引起比慢性水肿更严重的功能障碍。若为生命活动的重要器官，则可造成更为严重的后果，如脑水肿引起颅内压升高，甚至引发脑疝导致死亡；喉头水肿可引起气道阻塞，严重者窒息死亡。

（二）钾、镁、钙、磷代谢紊乱

1. 钾代谢紊乱　钾是体内最重要的无机阳离子之一。正常人体内钾总量为50～55mmol/kg体重，其中约90%在细胞内，骨钾约占7.6%，跨细胞液约占1%，仅约1.4%存在于细胞外液中。钾的摄入和排出处于动态平衡，以保持血钾浓度在正常范围内。机体可通过以下几条途径维持血钾的恒定：①通过细胞膜Na^+-K^+泵，改变钾在细胞内外液的分布；②通过细胞内外的H^+-K^+交换，影响细胞内外液钾的分布；③通过肾小管上皮细胞内外跨膜电位的改变影响肾排钾量；④通过醛固酮和远端小管尿液的流速，调节肾排钾量；⑤通过结肠及出汗排钾。钾具有参与细胞新陈代谢、维持细胞静息电位、调节细胞内外的渗透压和酸碱平衡等多种生理功能。

血清钾浓度的正常范围为3.5～5.3mmol/L，按血钾浓度的高低，钾代谢紊乱通常可分为低钾血症和高钾血症两大类。

（1）低钾血症　血清钾浓度低于3.5mmol/L称为低钾血症（hypokalemia）。可能的原因包括：①钾摄入不足；②钾丢失过多：这是低钾血症最常见的原因，常见于经消化道、肾、皮肤失钾；③细胞外钾转移到细胞内，主要见于碱中毒（H^+-K^+交换机制）、过量胰岛素使用（直接激活细胞膜上Na^+-K^+泵）、β-肾上腺素受体活性增强（通过cAMP机制激活细胞膜上Na^+-K^+泵）、某些毒物中毒（如棉酚中毒钾通道被阻滞）及低钾性周期性麻痹。

低钾血症对机体的影响个体间差异很大，主要取决于血钾降低的速度和程度。慢性轻症者可无症状或症状轻微，急性重症者症状严重，甚至致命。低钾血症的影响表现为膜电位异常引发的一系列障碍、细胞代谢障碍引发的损害（主要表现在骨骼肌和肾脏损害）及酸碱平衡异常（因H^+-K^+交换机制引起代谢性碱中毒，同时发生反常性酸性尿）。低钾血症对心肌生理特性的改变包括：①兴奋性增高；②自律性增高；③传导性降低；④收缩性改变：轻度低钾血症时，细胞外K^+对Ca^{2+}内流的抑制作用减弱，因而复极化2期Ca^{2+}内流增多，心肌收缩性增强；但严重或慢性低钾血症时，可因心肌细胞内缺钾而发生代谢障碍甚至变性坏死，心肌收缩性因而减弱。低钾血症对心电图的影响与心肌细胞在低钾血症时电生理特性变化密切相关，典型的表现有：代表复极化2期的ST段压低（Ca^{2+}内流增多所致）；相当于复极化3期的T波低平、出现U波（K^+外流减慢所致）；相当于心室动作电位时间的Q-T（或Q-U）间期延长；严重低钾血症时还可见P波增高（心房肌兴奋性增高所致）、P-Q间期延长和QRS波群增宽。低钾血症心肌功能的损害表现为心律失常和心肌对强心苷类药物的敏感性增加。

防治低钾血症的病理生理学基础包括：①应防治原发病，尽快恢复饮食和肾功能；②及时补钾（对严重低钾血症或出现心律失常、肌肉瘫痪等并发症者，应及时补钾）；③纠正水和其他电解质代谢紊乱（引起低钾血症的原因常常同时引起水和其他电解质代谢紊乱，应及时检查并加以纠正；低钾血症易伴发低镁血症，如果两者并存，由于缺镁可引起低钾，故补钾同时必须补镁）。

（2）高钾血症　血清钾浓度高于5.3mmol/L称为高钾血症（hyperkalemia）。高钾血症时体内总钾量可增多、正常或缺乏。高钾血症可能的原因包括：①钾摄入过多。②钾排出减少。主要是肾脏排钾减少，这是高钾血症最主要的原因，常见于肾衰竭、盐皮质激素缺乏、长期应用保钾利尿药。③细胞内钾转移到细胞外。主要见于酸中毒、高血糖合并胰岛素不足以及某些药物如β受体拮抗药、强心苷类药物、琥珀胆碱的使用。④组织分解。如溶血、挤压综合征时，细胞内钾大量释出而引起高钾血症。⑤缺氧。缺氧时细胞ATP生成不足，细胞膜上Na^+-K^+泵运转障碍，使Na^+在细胞内潴留，而细胞外K^+不易进入细胞内。⑥高钾性周期性麻痹。发作时细胞内钾外移而引起血钾升高。

高钾血症对机体的影响主要表现为膜电位异常引发的一系列障碍及酸碱平衡异常（因H^+-K^+交换机制引起代谢性酸中毒，并出现反常性碱性尿）。高钾血症对心肌的毒性作用极强，可发生致命性心室颤动和心搏骤停。心肌受到的影响主要表现为生理特性的改变及引发的心电图变化和心肌功能的损害。①心肌生理特性的改变：兴奋性改变、自律性降低、传导性降低、收缩性减弱。②心电图的变化：由于复极3期钾外流加速（心肌细胞膜的钾电导增加所致），因而3期复极时间和有效不应期缩短，代表复极3期的T波狭窄高耸，相当于心室动作电位时间的Q-T间期轻度缩短；由于传导性降低，代表心房去极化的P波压低、增宽或消失，代表房室传导的P-R间期延长，相当于心室去极化的R波降低，相当于心室内传导的QRS综合波增宽。③心肌功能的损害：高钾血症时心肌传导性降低可引起传导延缓和单向阻滞，同时有效不应期又缩短，故易形成兴奋折返，引起严重心律失常。

防治高钾血症的病理生理学基础包括：①防治原发病，去除引起高钾血症的原因。②降低体内钾总量。减少钾的摄入，用透析疗法和其他方法如口服或灌肠阳离子交换树脂增加肾脏和肠道的排钾量。③促使钾向细胞内转移。应用葡萄糖和胰岛素静脉输入促进糖原合成，或输入碳酸氢钠提高血液pH值，促进钾向细胞内转移，以降低血钾浓度。④应用钙剂和钠盐拮抗高钾血症的心肌毒性作用。⑤纠正其他电解质代谢紊乱。高钾血症时很可能伴有高镁血症，应及时检查处理。

2. 镁代谢紊乱　镁是机体内具有重要生理作用的阳离子，其含量在阳离子中占第四位，仅次于钠、钙、钾。在细胞内的阳离子中，镁的含量仅次于钾。正常人体内镁的摄入和排出处于动态平衡，以保持血清镁浓度在0.75～1.25mmol/L。正常情况下体内镁平衡主要靠肾调节。经肾小球滤过的镁，大约25%在近曲小管被重吸收，50%～60%在髓袢升支粗段被重吸收，2%～5%被远曲小管重吸收，只有3%～6%被肾排出。高血镁、高血钙及甲状腺激素、醛固酮可降低肾小管对镁的重吸收，增加肾排镁；低血镁及甲状旁腺激素、胰高血糖素、降钙素、抗利尿激素可增加肾小管对镁的重吸收，减少肾排镁。镁是骨盐的组成成分。此外，镁还具有多种其他生理功能，包括调节各种离子通道的电流、参与体内多种酶的激活、参与ATP代谢、调控细胞生长和再生、降低细胞膜的通透性、调节神经肌肉的兴奋性等。

血清镁浓度低于0.75mmol/L称为低镁血症（hypomagnesemia）。低镁血症发生的原因包括：①镁摄入不足；②镁排出过多，如经胃肠道、肾失镁，细胞外镁转移到细胞内。低镁血症时，神经、肌肉的兴奋性增高，表现为肌肉震颤、手足搐搦、Chvostek征阳性、反射亢进等，其发生主要机制是血镁降低时对Ca^{2+}的竞争性抑制作用减弱。低镁血症时易发生心律失常，以室性心律失常为主；易伴发高血压；促进冠心病的发生发展；伴发低钾和低钙血症。防治低镁血症的病理生理学基础包括：①防治原发病，去除引起低镁的原因；②补镁：多采用硫酸镁制剂，轻者肌内注射，重者静脉内缓慢输入。补镁时还须注意血压、肾功能变化及有无低钙血症、低钾血症并存的情况。

血清镁浓度高于1.25mmol/L称为高镁血症（hypermagnesemia）。高镁血症发生的原因包括：①镁摄入过多；②镁排出过少，肾排镁减少是高镁血症最重要的原因，常见于肾衰竭、严重脱水伴有少尿、甲状腺功能减退及肾上腺皮质功能减退；③细胞内镁移到细胞外，主要见于分解代谢占优势的疾病，如糖尿病酮症酸中毒，使细胞内镁移到细胞外。高镁血症患者可发生肌无力甚至弛缓性瘫痪，严重时发生呼吸肌麻痹。高镁血症时易发生心律失常，表现为心动过缓和传导阻滞，主要是因为高浓度镁能抑制房室和心室内传导，并降低心肌兴奋性。高镁血症时，血管平滑肌和血管运动中枢被抑制，使血管舒张，外周阻力减小，引起血压下降。防治高镁血症的病理生理学基础包括：①防治原发病，改善肾功能；②应用利尿药和透析疗法排出体内镁；③静脉注射钙剂，拮抗镁对心肌的抑制作用；④纠正水和其他电解质紊乱，特别注意处理伴发的高钾血症。

3. 钙、磷代谢紊乱 钙（calcium）和磷（phosphorus）是人体内含量最丰富的无机元素。正常成人体内钙总量为700～1400g，磷总量为400～800g。体内钙、磷代谢主要由甲状旁腺激素、1,25-$(OH)_2D_3$和降钙素三种激素作用于肾脏、骨骼和小肠三个靶器官而调节的。

当血清蛋白浓度正常时，血清总钙低于2.25mmol/L，或血清Ca^{2+}低于1mmol/L，称为低钙血症（hypocalcemia）。低钙血症发生的原因和机制包括：①维生素D代谢障碍；②甲状旁腺功能减退；③慢性肾衰竭；④低镁血症；⑤急性胰腺炎等。低血钙时，神经、肌肉兴奋性增加，可出现肌肉痉挛、手足搐搦、喉鸣与惊厥。维生素D缺乏引起的佝偻病发生于儿童生长发育期，表现为囟门闭合迟缓、方头、鸡胸、念珠胸、手镯腕、O形或X形腿等。在成人，慢性低钙血症可表现为骨质软化、骨质疏松和纤维性骨炎等。低血钙对Na^+内流的膜屏障作用减弱，心肌兴奋性和传导性升高，但因膜内外Ca^{2+}浓度差减小，Ca^{2+}内流减慢，致动作电位平台期延长，不应期亦延长。低钙血症的防治原则包括病因治疗，以及在补充钙剂的基础上，给予维生素D。

当血清蛋白浓度正常时，血清总钙高于2.75mmol/L，或血清Ca^{2+}高于1.25mmol/L，称为高钙血症（hypercalcemia）。高钙血症发生的原因和机制包括：①甲状旁腺功能亢进；②恶性肿瘤（白血病、多发性骨髓瘤等）和恶性肿瘤骨转移，是引起血钙升高的最常见原因；③维生素D中毒；④甲状腺功能亢进及肾上腺皮质功能不全、应用噻嗪类利尿药等。高钙血症可使神经、肌肉兴奋性降低，表现为乏力、情感淡漠、腱反射减弱，严重患者可出现精神障碍、木僵和昏迷。高血钙时Ca^{2+}对心肌细胞Na^+内流竞争性抑制作用增强，心肌兴奋性和传导性降低；心肌细胞Ca^{2+}内流加速，以致动作电位平台期缩短，复极加速，心电图表现为Q-T间期缩短、房室传导阻滞。高钙可损伤肾小管，表现为肾小管水肿、坏死、基底膜钙化。当血清总钙大于4.5mmol/L可发生高钙血症危象，如严重脱水、高热、心律失常、意识不清等，患者易死于心搏骤停、坏死性胰腺炎和肾衰竭等。高钙血症的防治原则包括针对病因治疗、支持疗法和降钙治疗等。

血清无机磷浓度低于0.8mmol/L称为低磷血症（hypophosphatemia）。低磷血症发生的原因和机制包括：①小肠磷吸收减低；②尿磷排泄增加；③磷向细胞内转移：应用促进合成代谢的胰岛素、雄激素和糖类（静脉注射葡萄糖或果糖）、再喂养综合征（refeeding syndrome）、呼吸性碱中毒（激活磷酸果糖激酶促使葡萄糖和果糖磷酸化）等。低磷血症通常无特异症状，主要引起ATP合成不足和红细胞内2,3-二磷酸甘油酸减少，防治原则包括治疗原发病和适当补磷等。

血清无机磷成人高于1.6mmol/L，儿童高于1.9mmol/L，称高磷血症（hyperphosphatemia）。高磷血症发生的原因和机制包括：①急、慢性肾功能不全；②甲状旁腺功能低下、甲状腺功能亢进；③维生素D中毒；④磷向细胞外移出，如急性酸中毒、骨骼肌破坏、高热、恶性肿瘤（化疗）、淋巴细胞白血病等。高磷血症可抑制肾脏1α-羟化酶和骨的重吸收，其临床表现与高磷血症诱导的低钙血症和异位钙化有关。高磷血症的防治原则包括治疗原发病，降低肠吸收磷，必要时使用透析疗法。

二、酸碱平衡紊乱

人体的体液环境必须具有适宜的酸碱度才能维持正常的代谢和生理功能。正常状态下，机体不断产生并摄入酸性和碱性物质，依靠体内各种缓冲系统，以及肺和肾的调节功能保持体液 pH 值的相对稳定。人体血浆的酸碱度在范围很窄的弱碱性环境内变动，用动脉血 pH 值表示是 7.35～7.45，平均值为 7.40。机体自动调节酸碱物质的含量和比例，以维持体液 pH 值相对稳定的过程称为酸碱平衡（acid－base balance）。如病理情况下，因酸碱负荷过度、严重不足和/或调节机制障碍导致体液酸碱度稳态的破坏，称为酸碱平衡紊乱（acid－base disturbance）。

（一）酸碱平衡的调节

机体对体液酸碱平衡的调节主要通过血液的缓冲及组织细胞、肺和肾脏的调节来维持。

1. 血液的缓冲作用

（1）碳酸氢盐缓冲系统　血液缓冲系统中以碳酸氢盐缓冲系统最为重要，该系统特点如下：①缓冲能力强。碳酸氢盐缓冲系统是含量最多的缓冲系统，含量占全血缓冲系统的 1/2 以上。②可进行开放性调节。碳酸能转变为 CO_2，将血液的缓冲调节与呼吸性调节联系在一起，HCO_3^- 能通过肾调控，由此与肾性调节连为一体，因此碳酸氢盐缓冲系统的缓冲能力远超出其化学反应本身所能达到的程度。③可以缓冲所有的固定酸。

（2）磷酸盐缓冲系统　存在于细胞内、外液中，主要在细胞内液及肾小管中发挥缓冲作用，包括血浆的 NaH_2PO_4/Na_2HPO_4 和细胞内的 KH_2PO_4/K_2HPO_4，含量约占全血缓冲系统的 5%。

（3）蛋白质缓冲系统　存在于血浆及红细胞内，只有当其他缓冲系统都被调动后，其作用才显示出来。血浆蛋白作为阴离子而存在，可以通过释放或结合 H^+ 而起缓冲作用，含量约占全血缓冲系统的 7%。血红蛋白和氧合血红蛋白缓冲系统含量约占全血缓冲系统的 35%，主要在缓冲挥发酸中发挥作用。

2. 组织细胞的调节作用　机体大量的组织细胞内液也是酸碱平衡的缓冲池，细胞的缓冲作用主要通过离子交换进行，红细胞、肌细胞和骨组织均能发挥酸碱平衡调节作用。如 H^+-K^+、H^+-Na^+、Na^+-K^+ 交换以维持电中性，当细胞外液 H^+ 过多时，H^+ 弥散入细胞内，而 K^+ 从细胞内移出；反之，当细胞外液 H^+ 过少时，H^+ 由细胞内移出，而 K^+ 从细胞外移入，所以酸中毒时，往往可伴有高血钾，碱中毒时可伴有低血钾。Cl^--HCO_3^- 交换也很重要，Cl^- 是可以自由交换的阴离子，当 HCO_3^- 升高时，Cl^- 的排出可由 Cl^--HCO_3^- 交换来完成。红细胞的 Cl^--HCO_3^- 阴离子交换体在调节急性呼吸性酸碱紊乱中起重要作用。

此外，肝可以通过合成尿素清除 NH_3 参与调节酸碱平衡，骨骼的钙盐分解也可对 H^+ 起到一定的缓冲作用。在甲状旁腺激素作用下，沉积在骨骼中的磷酸盐、碳酸盐等均可释放入血，对 H^+ 进行缓冲。骨骼缓冲可能引起骨质脱钙、骨质软化等病理变化，因此不是生理性的酸碱平衡调节方式。

3. 肺的调节作用　肺在酸碱平衡中的作用是通过改变 CO_2 的排出量以调节血浆碳酸（挥发酸）浓度，使血浆中 HCO_3^- 与 H_2CO_3 浓度比值接近正常，从而保持 pH 值相对恒定。肺泡通气量受延髓呼吸中枢控制，呼吸中枢接受来自中枢化学感受器和外周化学感受器的刺激。

（1）呼吸运动的中枢调节　呼吸中枢化学感受器对脑脊液和局部细胞外液中 H^+ 浓度变化敏感，一旦 H^+ 浓度升高，呼吸中枢兴奋，使呼吸运动加深、加快。血液中的 H^+ 不易通过血-脑屏障，血液 pH 值变动对中枢化学感受器的作用较弱，但血液中 CO_2 能迅速通过血-脑屏障，使化学感受器周围 H^+ 浓度升高，从而使呼吸中枢兴奋。脑脊液中碳酸酐酶较少，所以对 CO_2 的反应有一定延迟。$PaCO_2$ 的正常值为 40mmHg，$PaCO_2$ 只需升高 2mmHg，就可刺激中枢化学感受器，出现肺通气增强的反应，从而降低血中 H_2CO_3 浓度，实现反馈调节。但如果

$PaCO_2$ 进一步增加超过 80mmHg 时，呼吸中枢反而受到抑制，产生 CO_2 麻醉（carbon dioxide narcosis）。

（2）呼吸运动的外周调节　呼吸中枢也能接受外周化学感受器的刺激而兴奋，主动脉体，特别是颈动脉体感受器，能感受低氧、H^+ 浓度和 $PaCO_2$ 的刺激。$PaCO_2$ 须升高 10mmHg 才刺激外周化学感受器，所以外周化学感受器与中枢化学感受器相比，反应较不敏感，$PaCO_2$ 升高或 pH 值降低时，主要是通过延髓中枢化学感受器发挥调节作用。外周化学感受器主要感受低氧，反射性引起呼吸中枢兴奋，使呼吸加深、加快，增加 CO_2 排出量。但 PaO_2 过低对呼吸中枢的直接效应是抑制效应。

4. 肾脏的调节作用　机体在代谢过程中产生的大量酸性物质，需不断消耗 $NaHCO_3$ 和其他碱性物质来中和，因此如果不能及时补充碱性物质和排出多余的 H^+，血液 pH 值就会发生变动。肾脏主要调节固定酸，具体是通过肾小管上皮细胞的泌 H^+、排铵和重吸收 Na^+、HCO_3^- 等来实现，以调节 pH 值使之相对恒定。

（1）近曲小管泌 H^+ 和对 $NaHCO_3$ 的重吸收　HCO_3^- 重吸收通过 H^+-Na^+ 交换机制完成：近曲小管细胞在主动分泌 H^+ 的同时，从管腔中回收 Na^+，两者转运方向相反，称 H^+-Na^+ 交换或 H^+-Na^+ 逆向转运，在 H^+-Na^+ 交换时常伴有 HCO_3^- 重吸收。

（2）远曲小管及集合管泌 H^+ 和对 $NaHCO_3$ 的重吸收　远曲小管和集合管的闰细胞也可分泌 H^+，但并不能转运 Na^+，是一种非 Na^+ 依赖性的泌氢，需借助于 H^+-ATP 酶的作用向管腔泌氢，同时在基底膜以 Cl^--HCO_3^- 交换的方式重吸收 HCO_3^-。

（3）NH_4^+ 的排出　NH_4^+ 的生成和排出是 pH 值依赖性的，即酸中毒越严重，尿排 NH_4^+ 量越多。近曲小管上皮细胞是产 NH_4^+ 的主要场所，主要由谷氨酰胺酶水解谷氨酰胺产生。酸中毒严重时，当磷酸盐缓冲系统不能缓冲时，不仅近曲小管泌 NH_4^+ 增加，远曲小管和集合管也可泌 NH_3，可中和尿液中 H^+，并结合成 NH_4^+ 从尿中排泄。

（二）酸碱平衡紊乱的分类和临床意义

尽管机体对酸碱负荷有很大的缓冲能力和有效的调节功能，但许多因素可以引起酸碱负荷过度或调节机制障碍，从而导致体液酸碱度稳定性破坏。血液 pH 值取决于 HCO_3^- 与 H_2CO_3 的浓度之比，pH 7.4 时其比值为 20∶1。根据血液 pH 值的高低，可将酸碱平衡紊乱分为两大类，pH 值降低称为酸中毒（acidosis），pH 值升高称为碱中毒（alkalosis）。HCO_3^- 浓度主要受代谢性因素的影响，由其浓度原发性降低或升高引起的酸碱平衡紊乱，称为代谢性酸中毒（metabolic acidosis）或代谢性碱中毒（metabolic alkalosis）；H_2CO_3 浓度主要受呼吸性因素的影响，由其浓度原发性增高或降低引起的酸碱平衡紊乱，称为呼吸性酸中毒（respiratory acidosis）或呼吸性碱中毒（respiratory alkalosis）。另外，在单纯性酸中毒或碱中毒时，由于机体的调节，虽然体内酸性或碱性物质的含量已经发生改变，但是血液 pH 值尚在正常范围之内，称为代偿性酸或碱中毒。如果血液 pH 值低于或高于正常范围，则称为失代偿性酸或碱中毒，这可以反映机体酸碱平衡紊乱的代偿情况和严重程度。在临床中，若是单一的失衡，称为单纯型酸碱平衡紊乱（simple acid - base disturbance），若是两种或两种以上的酸碱平衡紊乱同时存在，称为混合型酸碱平衡紊乱（mixed acid - base disturbance）。

1. 代谢性酸中毒　代谢性酸中毒是指固定酸增多和/或 HCO_3^- 丢失引起的 pH 值下降，以血浆 HCO_3^- 原发性减少为特征，是临床上常见的酸碱平衡紊乱类型。发生的主要原因包括：①肾排酸保碱功能障碍，如肾衰竭、肾小管功能障碍、应用碳酸酐酶抑制药；②HCO_3^- 直接丢失过多，如严重腹泻或大面积烧伤大量血浆渗出时；③代谢功能障碍，如乳酸性酸中毒、酮症酸中毒等；④其他原因，如外源性固定酸摄入过多，HCO_3^- 缓冲消耗（例如，大量摄入阿司匹林可引起酸中毒；长期或大量服用含氯的盐类药物，如氯化铵、盐酸精氨酸或盐酸赖氨酸，在体内易解离出 HCl）、高钾血症（通过 K^+-H^+ 交换，引起细胞外 H^+ 增加，导致代谢性酸中毒）、血液稀释（见于快速输入大量无 HCO_3^- 的液体或生理盐水，使血液中 HCO_3^- 稀释，造成稀释性代谢性酸中毒）。

代谢性酸中毒主要引起心血管系统和中枢神经系统的功能障碍，慢性代谢性酸中毒还可引起骨骼系统改变。严重的代谢性酸中毒能导致致死性室性心律失常，心肌收缩力降低，以及血管对儿茶酚胺的反应性降低。代谢性酸中毒时引起中枢神经系统的代谢障碍，主要表现为意识障碍、乏力、知觉迟钝，甚至嗜睡或昏迷，最后可因呼吸中枢和血管运动中枢麻痹而死亡。慢性肾衰竭伴酸中毒时，不断从骨骼释放钙盐进行缓冲，不仅影响骨骼的发育，延迟儿童的生长，还可以引起纤维性骨炎和肾性佝偻病；在成人则可导致骨软化症。

代谢性酸中毒防治的病理生理学基础包括：①预防和治疗原发病。②应用碱性药物，如碳酸氢钠、乳酸钠。③防治低血钾和低血钙。在纠正酸中毒的同时，需要注意纠正水和电解质紊乱，如严重腹泻造成的酸中毒，由于细胞内 K^+ 外流，往往掩盖了低血钾，补碱纠正酸中毒后，K^+ 又返回细胞内，可明显地出现低血钾；酸中毒时游离钙增多，酸中毒纠正后，游离钙明显减少，有时可出现手脚抽搐，因为 Ca^{2+} 与血浆蛋白在碱性条件下可生成结合钙，使游离钙减少，而在酸性条件下，结合钙又可解离为 Ca^{2+} 与血浆蛋白，使游离钙增多。

2. 呼吸性酸中毒 呼吸性酸中毒是指 CO_2 排出障碍或吸入过多引起的 pH 值下降，以血浆 H_2CO_3 浓度原发性升高为特征。发生的主要原因包括：①通气障碍导致 CO_2 排出受阻，如呼吸中枢抑制、呼吸道阻塞、呼吸肌麻痹、胸廓病变、肺部疾病、人工呼吸管理不当等；②CO_2 吸入过多。呼吸性酸中毒时，对机体的影响基本上与代谢性酸中毒相似，也可引起心律失常、心肌收缩力减弱、外周血管扩张、血钾升高等。除此之外，$PaCO_2$ 升高可引起一系列血管运动和神经精神方面的障碍。

呼吸性酸中毒防治的病理生理学基础包括：①治疗原发病。②改善通气功能。③慎用碱性药物。通气尚未改善前，错误地使用 $NaHCO_3$ 等可产生 CO_2 的碱性药物，则可引起代谢性碱中毒，并可增加 CO_2 潴留。

3. 代谢性碱中毒 代谢性碱中毒是指细胞外液碱增多和/或 H^+ 丢失引起的 pH 值升高，以血浆 HCO_3^- 原发性增多为特征。发生的主要原因包括：①酸性物质丢失过多，是引起代谢性碱中毒的最常见原因，如剧烈呕吐经胃丢失，大量应用利尿药、肾上腺皮质激素过多等经肾丢失；②HCO_3^- 负荷过量；③低钾血症。轻度代谢性碱中毒患者通常缺乏特有的症状与体征，临床表现容易被原发疾病所掩盖。但是，严重的代谢性碱中毒则可出现许多功能代谢变化。碱中毒时，患者有烦躁不安、精神错乱、谵妄、意识障碍等中枢神经系统等症状；神经、肌肉兴奋性增高，表现为腱反射亢进、面部和肢体肌肉抽动、手足搐搦；往往伴有低钾血症，低钾血症除可引起神经、肌肉症状外，严重时还可以引起心律失常；此外，极易并发上消化道出血，可能与代谢性碱中毒时胃肠黏膜缺血、缺氧等因素有关。

纠正代谢性碱中毒的根本途径是促使血浆中过多的 HCO_3^- 从尿中排出。但是，即使是肾功能正常的患者，也不易完全代偿。因此，其治疗方针应该是在进行基础疾病治疗的同时去除代谢性碱中毒的维持因素。

4. 呼吸性碱中毒 呼吸性碱中毒是指肺通气过度引起的 $PaCO_2$ 降低、pH 值升高，以血浆 H_2CO_3浓度原发性减少为特征。肺通气过度是各种原因引起呼吸性碱中毒的基本发生机制，原因包括：①低氧血症和肺疾病；②呼吸中枢受到直接刺激或精神性过度通气；③机体代谢旺盛，见于高热、甲状腺功能亢进等；④人工呼吸器使用不当，常见通气量过大。呼吸性碱中毒对机体的影响与代谢性碱中毒相似，比代谢性碱中毒更易出现眩晕、四肢及口周围感觉异常、意识障碍及抽搐等，抽搐与低 Ca^{2+} 有关。神经系统功能障碍除与碱中毒对脑功能的损伤有关外，还与脑血流量减少有关，因为低碳酸血症可引起脑血管收缩。

呼吸性碱中毒防治的病理生理学基础包括：①防治原发病；②吸入含 CO_2 的气体；③纠正低血钙，有手足搐搦者可静脉注射 10% 葡萄糖酸钙进行治疗。

三、缺氧

缺氧（hypoxia）是指组织氧供减少或不能充分利用氧，导致组织代谢、功能和形态结构异常变化的病理过程。正常成人静息时的耗氧量约为250ml/min，剧烈运动时可增加8～9倍，而人体内储氧量仅为1500ml，一旦呼吸、心跳停止，数分钟内大脑组织就可能死于缺氧。缺氧是慢性阻塞性肺疾病、急性呼吸窘迫综合征、严重急性呼吸综合征（severe acute respiratory syndrome，SARS）、心肌梗死、缺血性脑卒中、休克、氰化物中毒、一氧化碳中毒等多种疾病共有的病理过程，也是高原、高空、坑道等特殊环境中存在的现象，是许多疾病引起死亡的最重要原因之一。

1. 缺氧的类型 大气中的氧顺呼吸建立的压力差进入肺泡，弥散入血，与血红蛋白结合，由血液循环输送到全身，被组织、细胞摄取利用。其中任一环节发生障碍都可引起缺氧。根据原因和血氧变化的特点，缺氧一般分为以下四种类型：低张性缺氧、血液性缺氧、循环性缺氧及组织性缺氧。

（1）低张性缺氧 低张性缺氧（hypotonic hypoxia）是指以动脉血氧分压降低、血氧含量减少为基本特征的缺氧，又称乏氧性缺氧（hypoxic hypoxia）。原因包括：①吸入气氧分压过低；②外呼吸功能障碍，如肺通气功能障碍和肺换气功能障碍；③静脉血分流入动脉，多见于存在右向左分流的先天性心脏病患者，如房间隔或室间隔缺损伴有肺动脉狭窄或肺动脉高压，或法洛四联症等。低张性缺氧血氧变化的特点主要是：①PaO_2 降低。进入血液的氧减少或静脉血掺入动脉血中。②血氧容量多为正常或增高。急性低张性缺氧时，因血红蛋白无明显变化，故血氧容量一般在正常范围；慢性缺氧者可因红细胞和血红蛋白代偿性增多而使血氧容量增加。③动脉血氧含量降低。动脉血氧分压下降，血液中与血红蛋白结合的氧量减少。④动脉血氧饱和度降低。氧分压在60mmHg以上时，氧饱和度的变化幅度较小，当 PaO_2 降至60mmHg以下时，动脉血氧含量和氧饱和度显著降低，引起组织、细胞缺氧。⑤动-静脉血氧含量差降低或正常。驱使氧从血液向组织弥散的动力是两者之间的氧分压差；低张性缺氧时，PaO_2 降低，氧弥散的驱动力减小，血液向组织弥散的氧量减少，动-静脉血氧含量差降低；在慢性缺氧时，由于组织利用氧的能力代偿性增强，则动-静脉血氧含量差的变化可不明显。

（2）血液性缺氧 血液性缺氧（hemic hypoxia）是由于血红蛋白含量减少，或血红蛋白性质改变，使血液携氧能力降低或与血红蛋白结合的氧不易释出引起的缺氧。血液性缺氧时，血液中物理溶解的氧量不变，PaO_2 正常，故又称等张性缺氧（isotonic hypoxia）。原因包括：①血红蛋白含量减少，见于各种原因引起的严重贫血；②一氧化碳（CO）中毒；③高铁血红蛋白血症；④血红蛋白与氧的亲和力异常增高。血液性缺氧血氧变化的特点主要是：①PaO_2 正常。外呼吸功能正常，氧的摄入和弥散正常。②血氧容量和血氧含量可正常或降低。贫血及高铁血红蛋白血症引起缺氧时，由于血红蛋白数量减少或携氧能力下降，因此其血氧容量和血氧含量均降低；由于血氧容量是在体外用氧充分饱和后测得的血红蛋白最大携氧量，因此CO中毒时，在体外测得的血氧容量虽可正常，但此时患者血液中的部分血红蛋白已与CO结合，故其体内实际血氧含量降低；血红蛋白与 O_2 亲和力增强引起缺氧时，血氧容量和血氧含量均无下降。③血氧饱和度正常或降低。CO中毒时，血氧饱和度降低，其余类型血液性缺氧时血氧饱和度均正常。④动-静脉血氧含量差小于正常。贫血患者，毛细血管床中的平均血氧分压较低，血管-组织间的氧分压差减小，氧向组织弥散的驱动力减小，动-静脉血氧含量差减小；CO中毒及高铁血红蛋白血症引起的缺氧，其血氧含量均下降，同时由于血红蛋白性质的改变，与血红蛋白结合的氧又不易释放，因此其动-静脉血氧含量差减小；血红蛋白与 O_2 亲和力增强引起缺氧时，由于血红蛋白与 O_2 的亲和力较大，结合的氧不易释出，其动-静脉血氧含量差小于正常。

（3）循环性缺氧 循环性缺氧（circulatory hypoxia）是指因组织血流量减少使组织供氧量不足所引起的缺氧，又称为低血流性缺氧或低动力性缺氧（hypokinetic hypoxia）。其中，因动脉血灌流不足引起的缺氧称为缺血性缺氧（ischemic hypoxia），因静脉血回流障碍引起的缺氧称为淤血性缺氧（congestive hypoxia）。原因包括：①全身性循环障碍，常见于心力衰竭和休克；②局部性循环障碍，见于动脉硬化、血管炎、血栓形成和栓塞、血管痉挛或受压等。循环性缺氧血氧变化的特点主要是：①PaO_2 和动脉血氧饱和度均正常。②血氧容量和血氧含量正常。③动-静脉血氧含量差增大。循环障碍使血液流经组织毛细血管的时间延长，细胞从单位容量血液中摄取的氧量增多，同时由于血流淤滞，二氧化碳含量增加，使氧解离曲线右移，释氧增加，静脉血氧含量下降。

（4）组织性缺氧　进入细胞内的氧 80% ~ 90% 在线粒体内参与由呼吸链电子传递和磷酸化相互偶联的生物氧化反应。在这一过程中，代谢物脱下的成对氢原子由呼吸链上多种酶和辅酶所催化的连锁反应逐步传递，最终与氧结合生成水，同时偶联 ADP 磷酸化生成 ATP。组织性缺氧（histogenous hypoxia）是指在组织供氧正常的情况下，因组织、细胞氧利用障碍，引起 ATP 生成减少，故又称为氧利用障碍性缺氧（dysoxidative hypoxia）。原因包括：①线粒体氧化磷酸化受抑制；②呼吸酶合成减少；③线粒体损伤。组织性缺氧血氧变化的特点是：①动脉血氧分压、血氧容量、血氧含量和血氧饱和度均正常，其缺氧原因主要是细胞对氧的利用障碍；②动-静脉血氧含量差减小：由于组织对氧的利用减少，静脉血氧分压、血氧含量和血氧饱和度都高于正常。

在临床上有些患者常发生混合性缺氧。例如，失血性休克患者，因血液循环障碍有循环性缺氧，又可因大量失血加上复苏过程中大量输液使血液过度稀释，引起血液性缺氧，若并发急性呼吸窘迫综合征，则还可出现低张性缺氧。

2. 缺氧的临床意义　缺氧可对机体多个系统组织器官产生广泛的、非特异性的影响，其影响的程度与后果，取决于缺氧发生的速度、程度、部位、持续的时间，以及机体对缺氧的耐受性。缺氧时机体的功能代谢改变既有代偿性反应，也有损伤性反应。轻度缺氧主要引起机体代偿性反应，严重缺氧而机体代偿不全时，可导致各系统出现功能代谢障碍，引起组织细胞损伤。缺氧引起的组织、细胞的代偿适应性变化包括细胞利用氧的能力增强、糖酵解增强、携氧蛋白（如肌红蛋白、脑红蛋白和胞红蛋白）表达增加和低代谢状态；损伤性变化包括细胞膜、线粒体及溶酶体的损伤等。缺氧也可引起呼吸系统变化（肺通气量增大、高原肺水肿、中枢性呼吸衰竭）、循环系统的变化（心脏功能和结构变化、器官血流分布改变、缺氧性肺血管收缩和缺氧性肺动脉高压、组织毛细血管增生）、血液系统的变化（红细胞和血红蛋白增多、红细胞内 2,3-二磷酸甘油酸增多、红细胞释氧能力增强）和中枢神经系统的变化（脑细胞肿胀、变形、坏死及间质脑水肿）。

缺氧治疗的主要原则是针对病因治疗、纠正缺氧，调整组织氧供需平衡。去除病因或消除缺氧的原因是缺氧治疗的前提和关键。纠正缺氧通过吸入氧分压较高的空气或纯氧进行治疗，即氧疗。临床上常在综合判断组织供氧、需氧的平衡后，选择合适的混合气体或纯氧进行氧疗，达到提高血氧、改善氧供、降低呼吸功和减少心肌做功的目的，是治疗缺氧的首要措施。氧疗虽然对治疗缺氧十分重要，但其有氧中毒、肺不张、呼吸抑制（多见于Ⅱ型呼吸衰竭）等副作用。

四、发热

正常生理情况下，人的体温调节系统通过调控机体产热和散热间的平衡维持体温的相对稳定，以适应新陈代谢和正常生命活动的需要。正常成人体温维持在 37℃左右，体温调节受到高级中枢和次级中枢的调控，体温调节的高级中枢位于视前区下丘脑前部（preoptic anterior hypothalamus），延髓、脊髓等部位是体温调节的次级中枢。另外，大脑皮质也参与体温的行为性调节。“调定点”（set point）学说认为体温调节中枢设定有一个体温调节点即调定点，当体温偏离调定点时，体温调节系统通过调控机体产热和散热把中心温度维持在与调定点相适应的水平。

临床上，机体由于致热原的作用使体温调定点上移而引起调节性体温升高，超过 0.5℃，称为发热（fever）。发热不是体温调节障碍，其体温调节功能正常，只是由于调定点上移，将体温调节到较高水平。体温升高可分为调节性体温升高和非调节性体温升高，前者即发热。非调节性体温升高时，调定点并未发生移动，而是由于体温调节障碍（如体温调节中枢损伤），或散热障碍（皮肤鱼鳞病和环境高温所致的中暑等）及产热器官功能异常（甲状腺功能亢进）等，体温调节中枢不能将体温控制在与调定点相适应的水平上，是被动性体温升高，故把这类体温升高称为过热（hyperthermia）。除上述病理性原因导致体温升高，某些生理情况也会出现体温升高，如剧烈运动、月经前期、心理性应激等。人赛跑时体温可升高3℃，这主要是肌肉产热过多所致。它们属于生理性反应，故称为生理性体温升高。

1. 发热激活物 发热由发热激活物作用于机体，激活产内生致热原细胞，使其产生和释放内生致热原（endogenous pyrogen），再经一些后续环节引起体温升高。发热激活物包括外致热原（exogenous pyrogen）和某些体内产物。

（1）外致热原 来自体外的致热物质称为外致热原。包括细菌及其毒素（革兰阳性菌的全菌体、菌体碎片、细胞壁中所含的肽聚糖及释放的外毒素；革兰阴性菌的全菌体，以及细胞壁中所含的肽聚糖和内毒素；分枝杆菌全菌体及细胞壁中所含的肽聚糖、多糖和蛋白质）、全病毒体和其所含的血细胞凝集素、真菌全菌体及菌体内所含的荚膜多糖和蛋白质、钩端螺旋体含有的溶血素和细胞毒因子、回归热螺旋体代谢裂解产物、梅毒螺旋体所含的外毒素、疟原虫红细胞内期裂殖子和代谢产物（疟色素等）等。

（2）体内产物 包括抗原-抗体复合物、体内某些类固醇产物（睾酮的中间代谢产物本胆烷醇酮，以及石胆酸、尿酸结晶等）、体内组织的大量破坏产物（如严重的心脏病急性发作、大手术后、X线或核辐射等导致机体组织大量破坏，均可引起发热）。

2. 内生致热原 内生致热原是指在发热激活物的作用下，由产内生致热原细胞产生和释放的能引起体温升高的物质，包括白细胞介素-1（interleukin-1，IL-1）、肿瘤坏死因子（tumor necrosis factor，TNF）、干扰素（interferon，IFN）、白细胞介素-6（interleukin-6，IL-6）、巨噬细胞炎症蛋白-1（macrophage inflammatory protein-1，MIP-1）、白细胞介素-2（interleukin-2，IL-2）、内皮素（endothelin）等。内生致热原的产生和释放是一个复杂的细胞信息传递和基因表达调控的过程。产内生致热原细胞包括单核细胞、巨噬细胞、内皮细胞、淋巴细胞、星状细胞及肿瘤细胞等。当这些细胞与发热激活物如内毒素的主要成分脂多糖结合后，即被激活，从而启动内生致热原的合成。经典的产内生致热原细胞活化方式主要包括Toll样受体（Toll-like receptor，TLR）介导的细胞活化、T细胞受体（T cell receptor，TCR）介导的T淋巴细胞活化途径两种。

3. 发热时的体温调节机制

（1）体温调节中枢 体温调节中枢视前区下丘脑前部含有温度敏感神经元，对来自外周和深部温度信息起整合作用。损伤该区可导致体温调节障碍。另外一些部位，如中杏仁核（medial amydaloid nucleus）、腹中膈区（ventral septal area）和弓状核则对发热时的体温产生负向影响。当外周致热信号传入中枢后，启动体温正负调节机制，一方面通过正调节介质使体温上升，另一方面通过负调节介质限制体温升高。正负调节相互作用的结果决定调定点上移的水平及发热的幅度和时程。

（2）致热信号传入中枢的途径 外周血中的内生致热原通过血-脑屏障转运入脑，也可能通过视隐窝上方的终板血管器（organum vasculosum of lamina terminalis，OVLT）入脑，从而作用于体温调节中枢。

（3）发热中枢调节介质 进入脑内的内生致热原不是引起调定点上升的最终物质。内生致热原可能首先作用于体温调节中枢，引起发热中枢介质的释放，从而使调定点改变。发热中枢介质可分为两类：正调节介质和负调节介质。正调节介质包括：前列腺素E（prostaglandin E，PGE）、花生四烯酸、环磷酸腺苷（cAMP）、Na^+/Ca^{2+}（内生致热原→下丘脑Na^+/Ca^{2+}↑→cAMP↑→调定点上移，可能是多种致热原引起发热的重要途径）、促肾上腺皮质激素释放素（corticotrophin-releasing hormone，CRH）和一氧化氮。负调节介质包括精氨酸升压素、α-黑素细胞刺激素（α-melanocyte-stimulating hormone）、膜联蛋白 A1（annexin A1）和白细胞介素-10（interleukin-10）等。

（4）发热时体温调节的方式及发热的时相　调定点的正常设定值在37℃左右。发热时，来自体内、外的发热激活物作用于产内生致热原细胞，引起内生致热原的产生和释放，外周内生致热原入脑后，作用于体温调节中枢，引起中枢发热介质的释放，后者相继作用于相应的神经元，使调定点上移。此时由于调定点高于中心温度，体温调节中枢对相应效应器发出指令，对产热和散热进行调整，从而把体温升高到与调定点相适应的水平。在体温上升的同时，负调节中枢也被激活，产生负调节介质，进而限制调定点的上移和体温的上升。正、负调节相互作用的结果决定体温上升的水平。发热持续一定时间后，随着激活物被控制或消除，内生致热原及增多的介质被清除或降解，调定点迅速或逐渐恢复到正常水平，体温也相应被调控下降至正常。这个过程大致分为三个时相：体温上升期（减少散热，增加产热，体温因而升高）、高温持续期（高峰期，产热与散热在高水平保持相对平衡）、体温下降期（退热期，散热增强，产热减少，体温开始下降，逐渐恢复到与正常调定点相适应的水平）。

五、应激

应激（stress）是指在体内、外各种因素的强烈刺激下，机体稳态发生改变与重塑，从而导致生理和心理行为的适应性反应。在高等动物，各种躯体因素和社会心理因素的强烈刺激都可引起应激反应。应激的生物学效应具有双重性。一方面，应激有利于提高机体应对环境变化的能力；另一方面，过强或持续时间过长的应激可导致急性或慢性的器官功能障碍和代谢紊乱，与心血管疾病、消化道疾病、免疫相关疾病、内分泌代谢性疾病、精神疾病和肿瘤等多种疾病的发生发展密切相关。

1. 应激原分类　引起机体应激反应的各种因素统称为应激原（stressor）。根据性质的不同，应激原可分为物理性、化学性、生物性和心理社会性应激原四大类。根据来源的不同，应激原可分为外环境因素、内环境因素和社会心理因素三大类。其中，外环境因素指来自外界环境中的各种理化因素（如高热、寒冷、射线、噪声、强光、电击、低压、低氧、中毒等）和生物学因素（如病原微生物及其产物等）；内环境因素是指机体自身生理功能和状态的变化，如贫血、失血、脱水、休克、低血糖和器官功能衰竭等。来自外环境和内环境的各种因素都是客观存在的，统称为躯体性应激原。心理社会性应激原是指能引起应激反应的心理社会性刺激物或情境，可分为社会性应激原和心理性应激原。社会性应激原主要是能造成个体生活方式变化的情境与事件，比如社会动荡、战争、社会变革和日常生活变故等，是真实存在的。心理性应激原是大脑主观的思维和情感，如恐惧、愤怒和焦虑等，往往是外界刺激因素作用的结果，可以是真实的，也可以是想象的，与个体的反应性有关。一般来说，大部分应激原对机体的作用兼具躯体和心理两方面的因素，有些以躯体因素为主，有些以心理因素为主。

2. 应激反应分类　根据应激原的种类、作用强度、持续时间及产生后果的不同，可将应激分为以下类型。

（1）躯体性应激和心理社会性应激　躯体性应激（physical stress）指由体外各种理化、生物学因素和机体内环境紊乱等躯体性应激原导致的应激反应。心理社会性应激（psychosocial stress）由心理社会性应激原引起，是机体在遭遇不良事件或者主观感觉到压力和威胁时，产生的一种伴有生理、情绪和行为改变的心理紧张状态。有些应激原既可引起躯体性应激，也可导致心理性应激。如严重创伤和疾病迁延不愈可使患者产生对残疾、治疗和愈后的焦虑，引发心理改变，导致心理性应激。心理社会性应激也会导致躯体症状。

（2）急性应激和慢性应激　急性应激（acute stress）指机体受到突然刺激（如突发的天灾人祸、意外受伤等）所致的应激。过强的急性应激可诱发心源性猝死、急性心肌梗死及精神障碍等。慢性应激（chronic stress）则是由应激原长时间的作用所致，如长期处于高负荷的学习和工作状态。慢性应激可导致体重发生明显变化，影响生长发育，并可引发抑郁和高血压等疾病。

（3）生理性应激和病理性应激　根据应激原对机体影响的程度，可将应激分为生理性应激和病理性应激。生理性应激指适度、持续时间不长的应激反应，如体育竞赛、适度的工作压力。这种应激可促进体内的物质代谢，调动器官的储备功能，提高机体的认知、判断和应对各种事件的能力，也称为良性应激（eustress）。病理性应激指由强烈或作用持续时间过长的应激原（如大面积烧伤或严重的精神创伤）导致的应激反应，可造成代谢紊乱和器官功能障碍，进而导致疾病，故也称为劣性应激（distress）。机体的应激反应除取决于应激原的种类、作用强度和时程外，还受遗传因素、个性特点、生活阅历等个体因素的影响，因此不同个体对应激原的敏感性和耐受性不尽相同，从而表现出不同程度的应激反应。

3. 应激时的躯体反应　应激是个复杂的全身性反应，包括多系统的功能代谢改变和心理行为反应，其机制涉及整体、器官和细胞等多个层面，主要包括神经内分泌反应、免疫反应、急性期反应和细胞应激反应。

（1）神经内分泌反应　中枢神经系统是高等动物应激反应的调节中枢。参与应激的神经结构包括新皮质及边缘系统（limbic system）的重要组成部分，如杏仁核（amygdala）、海马（hippocampus）、下丘脑（hypothalamus）和脑桥蓝斑（locus coeruleus）等。应激时，这些部位可出现活跃的神经活动，包括神经传导、神经递质释放和神经内分泌反应等，引起相应的情绪反应，如兴奋、警觉、紧张等，导致多种器官功能和代谢的变化。应激的神经内分泌反应复杂多样，主要由蓝斑-交感-肾上腺髓质（locus coeruleus sympathetic adrenal medulla，LSAM）系统和下丘脑-垂体-肾上腺皮质（hypothalamus pituitary adrenal cortex，HPAC）系统所介导。

1）蓝斑-交感-肾上腺髓质系统：蓝斑是LSAM 系统的主要中枢整合部位，位于第四脑室底、脑桥前背部，富含去甲肾上腺素能神经元。应激时 LSAM 系统激活的中枢效应主要表现为兴奋、警觉、专注和紧张；过度激活则会产生焦虑、害怕或愤怒等情绪反应，这与蓝斑去甲肾上腺素能神经元上行投射脑区中的去甲肾上腺素水平升高有关。应激时 LSAM 系统兴奋的外周效应主要表现为血浆去甲肾上腺素、肾上腺素和多巴胺等儿茶酚胺水平迅速升高，并通过对心脏、血液循环、呼吸和代谢等多个环节的紧急动员和综合调节，使机体处于一种唤起（arousal）状态，保障心、脑和骨骼肌等重要器官在应激反应时的能量需求。

2）下丘脑-垂体-肾上腺皮质系统：下丘脑室旁核（paraventricular nucleus，PVN）是HPAC 系统的中枢位点，其上行神经纤维主要投射至杏仁核、海马，下行纤维通过分泌的促肾上腺皮质激素释放激素（corticotropin releasing hormone，CRH），调控腺垂体释放促肾上腺皮质激素（adrenocorticotropic hormone，ACTH），从而调节肾上腺皮质合成与分泌糖皮质激素。应激时 HPAC 系统激活的中枢效应主要是情绪行为的变化。适量的 CRH 分泌增加可使机体保持兴奋或愉快感，是有利的适应反应；而 CRH 过度分泌，特别是慢性应激时的持续分泌，可导致焦虑、抑郁、学习与记忆能力下降、食欲和性欲减退等。应激时 HPAC 系统激活的外周效应主要由糖皮质激素介导。应激时，糖皮质激素分泌量迅速增加，在机体抵抗有害刺激的应激反应中发挥至关重要的作用。

（2）免疫反应　应激会导致机体免疫功能发生改变，其机制与神经内分泌调节密切相关。巨噬细胞、T 淋巴细胞和 B 淋巴细胞等免疫细胞表达糖皮质激素、肾上腺素等多种激素和神经递质受体，从而对神经内分泌系统释放的激素和神经递质做出响应。免疫系统也可通过分泌各种神经肽和细胞因子，调节机体的神经内分泌功能。免疫细胞分泌的神经肽和细胞因子既可在局部发挥作用，亦可进入血液循环，调节全身的神经内分泌反应。因此，应激时机体的神经内分泌反应和免疫反应相互影响，交互调节。

应激对免疫功能的影响是双向的。急性、

适度的生理性应激可以增强机体的先天性免疫应答，表现为外周血中性粒细胞和单核细胞数量增多、补体系统激活、C反应蛋白水平升高等，可能与应激时释放的适量糖皮质激素上调某些细胞因子（如TNF、IL-1、IL-6和IFN-γ）的受体、趋化因子受体、模式识别受体（TLR2和TLR4）和补体水平有关。慢性、强烈的应激则会抑制机体免疫功能，其机制与糖皮质激素和儿茶酚胺等过度释放有关。糖皮质激素可以通过多种途径抑制机体的免疫功能，包括抑制先天性免疫应答、T淋巴细胞介导的特异性细胞免疫应答和体液免疫应答。

（3）急性期反应　急性期反应（acute phase response，APR）是感染、烧伤、大手术、创伤、免疫功能紊乱等应激原诱发机体产生的一种快速防御反应，表现为体温升高、血糖升高、分解代谢增强、血浆蛋白含量的急剧变化。这些含量发生急剧变化的血浆蛋白统称为急性期蛋白（acute phase protein，APP）。正常情况下，血浆APP含量较低，并保持相对稳定。急性期反应时，不同APP表现出各自不同的变化特征，如C反应蛋白（C-reactive protein，CRP）和血清淀粉样蛋白A等可升高1000倍以上，α_1-抗胰蛋白酶、α_1-抗糜蛋白酶和α_1-酸性糖蛋白等升高数倍，而铜蓝蛋白（ceruloplasmin）和补体C3等仅升高50%左右。此外，少数血浆蛋白在APR时反而降低，如白蛋白、转铁蛋白（transferrin）等。

APP属于分泌型蛋白，主要由肝细胞合成；此外，单核-巨噬细胞、血管内皮细胞和成纤维细胞也可产生少量APP。APP的产生机制主要与活化的单核-巨噬细胞释放炎性细胞因子有关，包括IL-1、IL-6和TNF-α等。IL-1和TNF-α可刺激产生CRP、血清淀粉样蛋白A和补体C3，而IL-6可刺激产生α_1-抗胰蛋白酶、纤维蛋白原和铜蓝蛋白。APP的生物学功能广泛，主要包括抗感染、抗损伤、调节凝血与纤溶功能及结合与运输功能等。

（4）细胞应激反应　细胞应激反应（cellular stress response）是指在各种有害因素导致生物大分子（如膜脂质、蛋白质和DNA）损伤、细胞稳态破坏时，细胞通过调节自身的蛋白表达与活性，产生一系列防御性反应，以增强其抗损伤能力，重建细胞稳态。细胞应激反应在进化上高度保守，广泛存在于高等动物、低等动物和单细胞生物。

根据应激原和应激反应特点的不同，细胞应激反应可分为热应激、低氧应激、氧化应激、基因毒性应激、渗透性应激、内质网应激、代谢性应激等。基因毒性应激（genotoxic stress）是由于各种理化和生物因素造成DNA损伤，从而引起修复损伤DNA的反应以提高细胞存活能力，若无法修复则诱导细胞死亡。有些应激原往往可引起两种甚至多种细胞应激反应，如氧自由基可同时攻击膜脂质、蛋白质和核酸，既可导致氧化应激，也能引发基因毒性应激；而DNA损伤制剂除了能引起基因毒性应激外，还可损伤蛋白质，并能促进活性氧（reactive oxygen species，ROS）的产生而导致氧化应激。细胞应激反应是一个高度复杂的有序过程，包括信号感知、转导和效应等环节。细胞通过监控生物大分子损伤，间接感知各种应激原的刺激，而大多数应激原引起的生物大分子损伤都与ROS有关，因此ROS被认为是启动细胞应激反应的第二信使。细胞感知应激原信号后，通过复杂的生化机制和特定的转录因子，使多种蛋白质的表达水平发生改变，从而发挥抗损伤和稳态重建的功能。若细胞的损伤比较严重，则可通过诱导细胞死亡以清除损伤细胞，从而维护内环境的稳定。

1）热休克反应：热休克反应（heat shock response，HSR）是指生物体在热刺激或其他应激原作用下，所表现出以热休克蛋白（heat shock protein，HSP）生成增多为特征的细胞反应。许多对机体有害的应激原，如热刺激、低氧、缺血、活性氧、DNA损伤、ATP缺乏、酸中毒、炎症及感染等都可快速诱导HSP的生成。HSP主要参与蛋白质折叠、转位、复性和降解等过程，被称为分子伴侣（molecular chaperone）。应激时新合成、尚未正确折叠的蛋白质或者变性的蛋白质，其疏水区域暴露在表面，通过疏水基团的互相结合，可导致蛋白质的聚集与失活。同时，蛋白质聚集物还可对细胞造成严重损伤。HSP可通过其C端的疏水区与新合成或变性蛋白质暴露在分子表面的疏水区域结合，并依赖其 N 端的 ATP 酶活性，帮助蛋白质进行正确折叠，促进变性蛋白质复性，防止蛋白质聚集；而当蛋白质损伤严重而不能复性时，HSP 则协助蛋白酶系统对其进行降解。因此，HSP 可增强细胞应对有害刺激的抗损伤能力，从而发挥非特异性保护作用。

2）未折叠蛋白反应：核糖体合成的各种蛋白须在内质网中完成正确折叠，以形成特定的空间构象。未完全折叠的蛋白可通过原本位于折叠蛋白内部的疏水基团发生相互作用而聚集，从而产生细胞毒性效应。未折叠蛋白反应（unfolded protein response，UPR）是指由于各种原因引起的内质网腔内未折叠或错误折叠蛋白过度积聚而触发的一种细胞应激反应，以减少未折叠蛋白的积聚。UPR 是内质网应激（endoplasmic reticulum stress，ERS）的主要形式，在维持蛋白质折叠稳态中发挥至关重要的作用。UPR 主要由三条信号通路组成，分别由内质网上的肌醇需求酶 1（inositol requiring element-1，IRE1）、蛋白激酶 R 样内质网激酶（protein kinase R-like ER kinase，PERK）和转录激活因子 6（activating transcription actor-6，ATF6）三种跨膜蛋白所介导。作为内质网应激的感应器，这三种跨膜蛋白在非激活状态时与热休克蛋白 GRP78 结合；应激导致的错误折叠或未折叠蛋白可竞争结合 GRP78，导致上述内质网应激的感应蛋白与 GRP78 解离，并进入激活状态。激活的 IRE1、PERK 和 ATF6 分别具有核酸内切酶、蛋白激酶和转录调节活性，在不同水平调节 UPR 相关基因的表达，通过增强未折叠蛋白降解、促进分子伴侣表达及抑制蛋白翻译等途径防止未折叠蛋白的过度积聚，以重塑蛋白折叠的稳态。正常情况下，UPR 信号通路在蛋白分泌功能旺盛的组织细胞中可被充分激活，如分泌多种蛋白酶的胰腺外分泌腺细胞、合成抗体的浆细胞，以及分泌各种细胞因子的免疫细胞等。持续激活 UPR 可导致细胞死亡。UPR 与神经退行性疾病、糖尿病和肿瘤等多种疾病的发生发展密切相关。

3）氧化应激：生理条件下，机体的氧化-抗氧化（即还原）能力保持相对平衡。一方面，有氧代谢过程中会产生多种具有氧化作用的物质，包括 ROS 和活性氮（reactive nitrogen species，RNS）等。这些氧化剂通过其氧化作用调节许多生化反应和生理过程，同时也可对细胞、亚细胞结构，以及膜脂质、蛋白质和核酸等生物大分子进行氧化修饰并导致其功能变化。另一方面，机体可通过抗氧化系统以清除这些氧化剂，以保持氧化-抗氧化系统的平衡。氧化应激（oxidative stress）是指各种体内、外刺激因素导致机体氧化剂产生过多和/或清除减少，使得氧化作用增强和抗氧化不足，从而引发细胞的氧化损伤与抗损伤反应。氧化应激可激活机体的抗氧化损伤反应。如 ROS 可激活细胞的多条信号转导通路及多个转录因子，诱导锰离子依赖的超氧化物歧化酶（Mn-SOD）、过氧化氢酶和谷胱甘肽过氧化物酶（GSH-Px）等抗氧化系统相关蛋白酶的表达，从而增强对 ROS 的清除能力，产生对氧化损伤特异性的保护作用。若活性氧生成过多，或者细胞抗氧化能力不足，氧化应激反应也可激活细胞死亡相关信号通路，从而诱导细胞死亡。因此，氧化应激具有广泛的生理与病理学意义，参与神经系统疾病、心血管疾病、糖尿病和肿瘤等多种疾病的病理过程。

六、凝血与抗凝血平衡紊乱

正常机体的凝血、抗凝和纤溶系统之间处于动态平衡。当凝血系统、抗凝系统和纤溶系统的功能发生障碍、血管结构或功能出现异常，以及血细胞特别是血小板的质或量发生改变时，凝血与抗凝血的平衡发生紊乱，从而导致出血或血栓形成性疾病。

1. 凝血系统、抗凝系统和纤溶系统功能

在机体维持正常血液循环或生理性止血的过程中，凝血系统、抗凝系统、纤溶系统、血管及血细胞（尤其是血小板）构成调节凝血与抗凝血平衡的五个基本环节。

（1）凝血系统　血液凝固是一系列凝血因子相继酶解激活的级联反应，包括外源性凝血途径、内源性凝血途径和共同凝血途径。外源性凝血途径由组织因子（tissue factor，TF）暴露于血液而启动。组织因子在血管受损后结合并激活 FⅦ，TF-FⅦa 复合物进一步促进 FⅩ生

成FXa，同时也促进FⅨ的活化，从而启动外源性凝血途径。内源性凝血途径由活化的FⅫ启动。当血液与异常的血管内皮或者其他带负电荷的异物表面接触时，FⅫ活化为FⅫa，FⅫa激活FⅪ继而活化FⅨ，FⅨa与FⅧa在活化的血小板膜磷脂表面结合成复合物，进一步活化FX，从而启动内源性凝血途径。外源性凝血途径和内源性凝血途径的交汇点是FXa的形成，FXa随后与FVa、磷脂及Ca^{2+}形成凝血酶原激活物，使凝血酶原转变为凝血酶，进而将纤维蛋白原（fibrinogen）酶切为纤维蛋白单体（fibrin monomer），单体聚集形成纤维蛋白（fibrin）。从FX的活化到凝血酶、纤维蛋白生成的过程称为共同凝血途径。凝血酶形成后，正反馈激活FV、FⅧ和FⅪ等，增强凝血过程的级联反应，同时凝血酶也促进血小板的聚集。因此，凝血酶是凝血系统激活过程中关键的酶。

（2）抗凝系统　机体中主要存在三类生理性抗凝物质，包括蛋白C（protein C）系统、组织因子途径抑制物（tissue factor pathway inhibitor）、丝氨酸蛋白酶抑制物（serine protease inhibitor）等，调节凝血系统的活化。

（3）纤溶系统　纤溶系统全称为纤维蛋白溶解系统。纤溶系统由纤溶酶原（plasminogen）、纤溶酶（plasmin）、纤溶酶原激活物（plasminogen activator）、纤溶酶原激活物抑制物（plasminogen activator inhibitor）和纤溶酶抑制物（plasmin inhibitor）（如α_2-抗纤溶酶、α_2-巨球蛋白）等组成。生理状态下，内皮细胞释放的组织型纤溶酶原激活物（tissue plasminogen activator）激活纤溶酶原生成纤溶酶，纤溶酶水解纤维蛋白原和纤维蛋白，产生纤维蛋白（原）降解产物，防止局部血管内血栓形成。

2. 凝血系统功能异常　在先天性/遗传性或获得性因素作用下，血管壁结构异常或损伤、血小板数量减少或功能缺陷、凝血因子缺乏或活性降低、纤溶功能亢进，以及循环中出现病理性抗凝物质，机体的止血与凝血功能降低和/或抗凝功能异常增强，表现为皮肤、黏膜和内脏的自发性出血或轻微损伤后出血不止。

血栓形成是指血液在活体心脏或血管内发生凝集，形成病理性固体团块的过程，可引起血管的局部或完全堵塞，影响血液的流动及脏器的血液供应，进而造成组织细胞缺血缺氧、结构和功能损害。血栓形成常常与血管内皮细胞损伤、血小板增多或功能增强、凝血因子增多或活性增高、抗凝物质减少、纤溶功能抑制及血液流变学异常有关。

弥散性血管内凝血（disseminated intravascular coagulation，DIC）是继发于基础疾病的、因凝血系统异常激活和微血管广泛损伤导致弥散性微血栓形成，继而凝血因子大量消耗并伴有继发性纤溶亢进，从而引起以出血、循环衰竭、器官功能障碍及溶血性贫血等临床表现为特征的临床综合征。由于引起DIC的基础疾病各异，其发生发展的机制相当复杂，临床表现亦形式多样，因此常常给临床诊断与治疗带来较大的难度。DIC预后较差，如不及时救治常危及生命。

七、休克

休克（shock）是指机体在严重失血、失液、感染、创伤等强烈致病因子的作用下，有效循环血量急剧减少，微循环血液灌流量严重不足，引起细胞代谢异常和结构损伤，以致各重要器官功能障碍的全身性危重病理过程。

1. 休克的病因与分类　引起休克的病因很多，主要包括失血、失液、烧伤、创伤、感染、过敏、心泵功能障碍和强烈的神经刺激等。微循环灌流不足是多数休克发生的共同基础。维持微循环灌流量的因素有三个，分别是：①足够的血容量；②正常的血管床容量；③正常的心泵功能。各种病因均可通过这三个因素中的一个或几个，影响有效循环血量，使微循环灌流量减少，导致组织细胞缺血、缺氧而引起休克。因此，将血容量减少、血管床容量增加、心泵功能障碍这三个因素称为休克的始动环节。基于不同的始动环节或是不同的病因可将休克分为不同的类型。

（1）血容量减少　由于血容量减少引起的休克称为低血容量性休克（hypovolemic shock），其典型临床表现为三低一高：中心静脉压、心排血量及动脉血压降低，外周阻力增高。常见病因为失血、失液、烧伤、创伤等。大量失血引起的休克，称为失血性休克（hemorrhagic shock）。失液是因剧烈呕吐或腹泻、肠梗阻、大汗淋漓及多尿等导致大量体液丢失，使有效循环血量锐减而引起休克。严重的大面积烧伤常伴有血浆大量渗出丢失，可造成有效循环血量减少，使微循环灌流量不足而引起休克，称为烧伤性休克（burn shock）。严重的创伤可因剧烈的疼痛、大量失血和失液、组织坏死而引起休克，称为创伤性休克（traumatic shock）。

（2）血管床容量增加　机体的血管床总量很大，血管全部舒张开放时的容量远远大于血液总量。正常时机体毛细血管仅有20%开放，80%呈闭合状态，各部分开放、闭合交替进行，因此不会因血管床容量大于血液总量而出现有效循环血量不足的现象。严重感染、过敏等引起外周血管扩张，血管床容量增加，大量血液淤滞在扩张的小血管内，使有效循环血量减少，导致微循环灌流量减少。这种由血液分布异常引起的休克，称为分布性休克（distributive shock），也称血管源性休克（vasogenic shock）。常见病因为感染、过敏及强烈的神经刺激等。

（3）心泵功能障碍　大面积急性心肌梗死、急性心肌炎、心室壁瘤破裂、严重心律失常等心脏病变影响血液回流和心脏射血功能，均可导致心排血量急剧减少、有效循环血量严重不足而引起休克，称为心源性休克（cardiogenic shock）。此外，急性心脏压塞、张力性气胸，以及心脏射血受阻如肺动脉栓塞、肺动脉高压等阻塞性或压力性的疾病，导致血液回流受阻，心舒张期充盈减少，心排血量急剧下降，微循环灌流量减少，称为阻塞性休克（obstructive shock）。

2. 休克的发生机制　休克发病机制的核心是微循环灌流量减少和细胞缺氧损伤相互促进形成的恶性循环。虽然休克的病因和始动环节不同，但急剧减少的微循环灌流量和逐步加重的细胞缺氧损伤是大多数休克发生的共同基础。微循环灌流不足引起组织细胞缺氧，进而造成细胞代谢、功能和结构的改变，而细胞损伤及炎症反应又可加重微循环灌流障碍，形成恶性循环，最终导致不可逆的器官功能障碍或衰竭直至死亡。基于微循环灌流障碍和细胞缺氧损伤的变化，以典型的失血性休克为例，将休克病程分为三期：缺血缺氧期、淤血缺氧期和衰竭期。

（1）缺血缺氧期　此期微循环血液灌流量减少，组织细胞缺氧，故称缺血缺氧期（ischemic anoxia stage）。病因引起的强烈交感神经兴奋导致全身小血管，包括小动脉、微动脉、后微动脉、毛细血管前括约肌和微静脉、小静脉都发生收缩痉挛，口径变小，大量真毛细血管网关闭，血流主要通过直捷通路或动静脉短路回流，真毛细血管有效灌流明显减少。由于微动脉、后微动脉和毛细血管前括约肌对儿茶酚胺的敏感性大于微静脉，所以微循环血管流入端收缩程度大于流出端。此期微循环灌流特点是：少灌少流，灌少于流，组织呈缺血缺氧状态。

此期微循环变化的主要机制是休克病因导致交感神经强烈兴奋，以及缩血管物质增多，在发挥代偿作用的同时也进一步加重微循环灌流障碍。休克早期交感神经强烈兴奋及缩血管物质的大量释放，有助于动脉血压的维持，进而保证心、脑等重要脏器的血液供应，具有重要的代偿意义。基于不同病因和休克持续时间的长短，患者血压可骤降（如大失血），也可略降，甚至因代偿作用可正常或轻度升高，但是脉压会明显缩小。此期应尽早去除休克病因，及时补充血容量，恢复有效循环血量，防止休克向失代偿的淤血缺氧期发展。

（2）淤血缺氧期　如果休克病因不能及时去除，组织缺血缺氧持续存在，休克将继续发展进入淤血缺氧期（stagnant anoxia stage）。淤血缺氧期又称为休克失代偿期（decompensatory stage of shock）、休克进展期（progressive stage of shock）。持续的缺氧和酸中毒导致微动脉、后微动脉和毛细血管前括约肌收缩性减弱甚至扩张，大量血液涌入真毛细血管网，微静脉虽也表现为扩张，但因白细胞滚动、贴壁、嵌塞，红细胞和血小板聚集，使得血液流速减慢，黏滞度增大，微循环流出道阻力增加。因此，毛细血管后阻力大于前阻力，导致血液淤滞于微循环中，回心血量减少，组织灌流量进一步减少，缺氧更为严重。此期微循环灌流特点是：灌而少流，灌大于流，组织呈淤血性缺氧状态。

此期微循环改变的主要机制是组织细胞长时间缺氧，导致酸中毒、扩血管物质生成增多和白细胞黏附的改变。微循环灌流障碍与细胞缺氧损伤相互促进，导致整个循环系统功能恶化，形成恶性循环，包括回心血量急剧减少、有效循环血量减少，以及心、脑血液灌流量减少。此期患者主要表现为：①血压进行性下降，脉搏细速，浅表静脉塌陷；②大脑血液灌流明显减少，导致中枢神经系统功能障碍，患者神志淡漠，甚至昏迷；③肾血流量严重不足，出现少尿甚至无尿；④微循环淤血，去氧血红蛋白增多，皮肤、黏膜发绀或出现花斑。

（3）衰竭期　衰竭期（failure stage）微循环淤滞更加严重，细胞损伤也进一步加重，可并发 DIC，造成多个重要器官功能障碍，使休克治疗十分困难，尽管采取输血补液等多种抗休克措施，仍难以纠正休克状态，因此又称难治期（refractory stage）。此期微血管发生麻痹性扩张，毛细血管大量开放，微循环中可有微血栓形成，血流停止，甚至可出现毛细血管无复流现象（no-reflow phenomenon），即在输血补液治疗后，血压虽可一度回升，但微循环灌流量仍无明显改善，毛细血管中淤滞停止的血流也不能恢复流动。此期微循环灌流特点是：不灌不流，组织细胞几乎不能进行物质交换。

严重的酸中毒、炎症反应和局部代谢产物的释放，进一步加重血管内皮细胞和血管平滑肌的损伤等，导致微血管麻痹性扩张及 DIC 形成。微循环的无复流现象及微血栓形成，导致全身器官的持续低灌流，内环境受到严重破坏，特别是溶酶体酶的释放，以及大量炎性细胞因子、活性氧等的产生，造成组织器官和细胞结构功能的损伤，严重时可导致多器官功能障碍或衰竭甚至死亡。本期病情危重，患者濒临死亡，出现循环衰竭、并发 DIC 及重要器官功能障碍。

由于引起休克的病因和始动环节不同，休克各期的进程并不完全遵循循序渐进的发展规律。上述典型的三期变化，常见于失血、失液性休克。其他休克虽有微循环灌流障碍，但不一定遵循以上典型的三期变化。如严重过敏性休克的微循环灌流障碍可从淤血缺氧期开始；严重感染或烧伤引起的休克，可直接进入衰竭期，很快发生 DIC 或多器官功能障碍。

3. 常见休克的特点

（1）脓毒症休克　病原微生物引起的严重感染导致的脓毒症，如伴有严重的微循环灌流障碍、细胞功能代谢异常也可引起休克，称为感染性休克（infective shock）或脓毒症休克（septic shock），是目前临床最为常见的休克类型。G^-菌感染引起的脓毒症休克在临床最为常见，表现为在充分液体复苏的情况下仍需要缩血管药物才能将平均动脉压维持在 65mmHg 以上。脓毒症休克的发生机制十分复杂，与休克的三个始动环节均有关。感染灶中的病原微生物及其释放的各种毒素均可刺激单核-巨噬细胞、中性粒细胞、肥大细胞及内皮细胞等，表达释放大量的炎症介质和血管活性物质，一方面增加毛细血管通透性，使大量血浆外渗，导致血容量减少；另一方面可引起血管扩张，使血管床容量增加，导致有效循环血量的相对不足。此外，细菌毒素及炎症介质可直接损伤心肌细胞，造成心泵功能障碍，促进休克发生发展。脓毒症休克一般首先表现为高动力型休克，可继续发展为低动力型休克。高动力型休克（hyperdynamic shock）指病原体或其毒素侵入机体后，引起高代谢和高动力循环状态，表现为发热、心排血量增加、外周阻力降低、脉压增大等特点，又称为高排低阻型休克或暖休克（warm shock）。低动力型休克（hypodynamic shock）具有心排血量减少、外周阻力增高、脉压明显缩小等特点，又称低排高阻型休克或冷休克（cold shock），临床上表现为皮肤苍白、四肢湿冷、尿量减少、血压下降及乳酸酸中毒，类似于低血容量性休克。

（2）心源性休克　心源性休克的始动环节是心泵功能障碍导致的心排血量减少。此型休克特点表现为血压在休克早期就显著下降，其微循环变化发展过程基本与低血容量性休克相同。根据血流动力学的变化，心源性休克亦可分为两型：①低排高阻型，大多数患者表现为外周阻力增高，与血压下降、减压反射受抑而引起交感-肾上腺髓质系统兴奋和外周小动脉收缩有关；②低排低阻型，少数患者表现为外周阻力降低，这可能是由于心肌梗死或心室舒张末期容积增大和压力增高，刺激心室壁的牵张感受器，反射性抑制交感中枢，导致外周阻力降低。

（3）过敏性休克 过敏性休克（anaphylactic shock）属Ⅰ型变态反应即速发型超敏反应，常伴有荨麻疹及呼吸道和消化道的过敏症状，发病急骤，血容量和回心血量急剧减少，动脉血压迅速而显著地下降，如不紧急使用缩血管药，可导致死亡。当过敏原（如青霉素或异种蛋白等）进入机体后，可刺激机体产生 IgE。IgE 能持久地吸附在微血管周围的肥大细胞，以及血液中嗜碱性粒细胞和血小板等靶细胞表面，使机体处于致敏状态。当同一过敏原再次进入机体时，可与上述吸附在细胞表面的 IgE 结合形成抗原－抗体复合物，引起靶细胞脱颗粒反应，释放大量组胺、5－羟色胺、激肽、补体 C3a/C5a、慢反应物质、前列腺素等血管活性物质，一方面可导致后微动脉、毛细血管前括约肌舒张，外周阻力明显降低，真毛细血管大量开放，血管床容量增大；另一方面可增加血管通透性，使血浆外渗，血容量减少。

（4）神经源性休克 剧烈疼痛、脊髓损伤或高位脊髓麻醉、中枢镇静药过量等均可抑制交感神经的缩血管功能，使阻力血管扩张，血管床容量增大，有效循环血量减少而引起休克，称为神经源性休克（neurogenic shock）。

八、缺血-再灌注损伤

充足的血液灌注对于机体组织细胞的氧及营养物质的供应至关重要。由于各种原因造成组织血液灌注减少而使细胞发生损伤，称为缺血性损伤（ischemic injury）。随着缺血时间延长，细胞可能出现不可逆损伤而导致器官、系统功能障碍。因此，尽快恢复器官血流灌注是缺血性损伤最重要的治疗策略。恢复某些缺血组织、器官的血液灌注及氧供反而会加重组织损伤，此现象称为缺血-再灌注损伤（ischemia-reperfusion injury）。缺血-再灌注损伤可继发于许多病理过程，例如心肌梗死、缺血性卒中、循环骤停和睡眠呼吸暂停等；此外，溶栓疗法、经皮冠状动脉介入治疗、体外循环、器官移植、断肢再植后血流恢复也可引起心、脑、肝、肾及多器官损伤。

1. 缺血-再灌注损伤的原因及条件 缺血组织、器官的血液再灌注可能成为缺血-再灌注损伤的发生原因。常见于：①组织器官缺血后恢复血液供应，如休克时微循环的疏通、断肢再植和器官移植等；②某些医疗技术的应用，如溶栓疗法、冠状动脉搭桥术及经皮冠状动脉介入治疗等；③体外循环条件下的心脏手术、肺血栓剥脱术手术、心肺复苏、脑复苏等。

许多因素可以影响缺血-再灌注损伤发生及进展的严重程度：①缺血时间。再灌注损伤与缺血时间密切相关。缺血时间短，恢复血流后可无明显的再灌注损伤。缺血时间长，恢复血供则易导致再灌注损伤。若缺血时间过长，缺血器官发生不可逆性损伤，甚至坏死，观察不到再灌注损伤。另外，不同器官发生再灌注损伤所需的缺血时间不同，如冠状动脉一般为 15～45 分钟，肝一般为 45 分钟，肾和小肠大约为 60 分钟，骨骼肌甚至为 4 小时。②侧支循环。缺血后侧支循环容易形成者，因缺血时间缩短和缺血程度减轻，故不易发生再灌注损伤。③需氧程度。心、脑等需氧量高的器官易发生缺血-再灌注损伤。④再灌注的条件。再灌注液的压力、温度、pH 值及电解质的浓度都与再灌注损伤密切相关。降低再灌注液的速度、压力、温度、pH 值及 Ca^{2+}、Na^{+} 含量，能减轻再灌注损伤；或适当增加灌注液 K^{+}、Mg^{2+} 含量，有利于减轻再灌注损伤。

2. 缺血-再灌注损伤的发生机制 目前认为自由基增多、钙超载和炎症反应过度激活是缺血-再灌注损伤的重要发生机制。

（1）自由基增多 缺血-再灌注导致自由基增多的机制包括线粒体损伤、吞噬细胞聚集及激活、黄嘌呤氧化酶形成增多、儿茶酚胺自身氧化增加等。自由基性质极为活泼，可与其他物质反应，甚至相互反应形成二聚体或多聚体。自由基可破坏多糖，氧化蛋白质，使不饱和脂肪酸过氧化，造成细胞结构、功能障碍，甚至水解。

（2）钙超载 当各种原因引起细胞 Ca^{2+} 转运机制异常、细胞内 Ca^{2+} 含量增多，导致细胞结构损伤和功能代谢障碍，称为钙超载（calcium overload)。细胞内钙超载主要发生在再灌注期，主要原因是钙内流增加，而不是钙外流减少。再灌注时钙超载的发生机制目前尚未完全清楚，可能与 Na^+-Ca^{2+} 交换异常、肾上腺素受体引起细胞内钙超载、生物膜损伤可使其通透性增强，细胞外、线粒体及内质网中 Ca^{2+} 顺浓度差进入细胞质，使细胞内钙超载等因素有关。细胞内钙超载引起再灌注损伤的机制目前尚未完全阐明，可能与促进 ROS 产生、能量代谢障碍、细胞膜及结构蛋白分解、加重酸中毒等因素有关。

(3) 炎症反应过度激活　缺血-再灌注引起的细胞无菌性坏死引发的炎症反应与微生物感染后血管反应类似。缺血-再灌注可使体内免疫反应被激活，特别是无菌性炎症反应，主要通过固有及适应性免疫系统的免疫细胞聚集与活化，补体系统激活。其中，中性粒细胞聚集、激活介导的微血管损伤在脏器缺血-再灌注损伤的发生中起重要作用。

九、器官功能不全

1. 肺功能不全　肺的主要功能是与外界进行气体交换，通过外呼吸功能不断为机体提供 O_2，并排出代谢产生的 CO_2，以维持机体血气平衡和内环境稳态。肺还具有屏障防御、免疫、代谢、分泌等非呼吸功能。许多病理性因素可导致肺的功能改变，从而引起呼吸困难、PaO_2 降低，甚至 $PaCO_2$ 升高等肺功能不全的表现，严重时可出现呼吸衰竭。

呼吸衰竭（respiratory failure）指由各种原因引起肺通气和/或换气功能严重障碍，以致在海平面、静息呼吸状态吸入空气时，产生低氧血症（PaO_2 降低），伴有或不伴有二氧化碳潴留（$PaCO_2$ 增高），从而引起机体一系列病理生理改变和临床表现的综合征。呼吸衰竭缺乏特异性临床表现，其诊断主要依赖动脉血气分析：在海平面、静息状态、呼吸空气的条件下，PaO_2 低于 60mmHg，伴有或不伴有 $PaCO_2$ 高于 50mmHg，而且排除外呼吸功能外的原因（如心内解剖分流和原发性心排血量降低等因素），可诊断为呼吸衰竭；当吸入氧气浓度分数（fraction concentration of inspired oxygen，FiO_2）不足 20% 时，用呼吸衰竭指数（respiratory failure index，RFI）作为呼吸衰竭的诊断指标。$RFI = PaO_2/FiO_2$，如 RFI≤300 可诊断为呼吸衰竭。

呼吸衰竭根据动脉血气特点可以分为：Ⅰ型呼吸衰竭，即低氧血症型呼吸衰竭（hypoxemic respiratory failure），血气特点为 $PaO_2 < 60mmHg$，$PaCO_2$ 降低或正常；Ⅱ型呼吸衰竭，即高碳酸血症型呼吸衰竭（hypercapnic respiratory failure），血气特点为 $PaO_2 < 60mmHg$，同时伴有 $PaCO_2 > 50mmHg$。根据发病机制，分为通气性和换气性呼吸衰竭。根据发病缓急，分为慢性和急性呼吸衰竭。

(1) 肺通气功能障碍　正常成人在静息时有效通气量约为 4L/min。肺通气功能障碍使肺泡通气不足时可发生呼吸衰竭。肺通气功能障碍包括限制性通气不足和阻塞性通气不足。

1) 限制性通气不足（restrictive hypoventilation）：指由于吸气时肺泡扩张受限引起的肺泡通气不足。吸气过程是一系列主动耗能的过程，依赖于呼吸中枢发放冲动、神经传导、呼吸肌收缩、横膈下移、胸廓扩大及肺泡的扩张。正常平静呼气则是肺泡弹性回缩和肋骨与胸骨借重力作用复位的被动过程。主动过程更易发生障碍，其主要原因包括：①呼吸肌活动障碍。中枢或周围神经的器质性病变，如脑外伤、脑血管意外、脑炎、脊髓灰质炎、多发性神经炎等；由过量镇静药、安眠药、麻醉药所引起的呼吸中枢抑制；呼吸肌本身的收缩功能障碍，如由长时间呼吸困难和呼吸运动增强所引起的呼吸肌疲劳、由营养不良所致呼吸肌萎缩；重症肌无力、有机磷中毒、低钾血症、缺氧、酸中毒等可累及呼吸肌，造成呼吸肌无力、收缩功能降低而引起限制性通气不足。②胸廓的顺应性降低。严重的脊柱畸形、胸廓畸形、胸膜纤维化等可限制胸部的扩张。③肺的顺应性降低。严重的肺纤维化或肺泡表面活性物质减少可降低肺的顺应性，使肺泡扩张的弹性阻力增大而导致限制性通气不足。④胸腔积液和气胸。胸腔大量积液或张力性气胸压迫肺，使肺扩张受限。

2) 阻塞性通气不足（obstructive hypoventilation）：指气道狭窄或阻塞所致的通气障碍。

影响气道阻力的因素有：气道内径、长度和形态、气流速度和形式等，其中最主要的是气道内径。气管痉挛、管壁肿胀或纤维化，管腔被黏液、渗出物、异物等阻塞，肺组织弹性降低以致对气道管壁的牵引力减弱等，均可使气道内径变窄或不规则而增加气流阻力，从而引起阻塞性通气不足。根据阻塞部位不同，气道阻塞可分为中央性与外周性。①中央性气道阻塞：指气管分叉处以上的气道阻塞。阻塞若位于胸外（如声带麻痹、炎症、水肿等），吸气时气体流经病灶引起的压力降低，可使气道内压明显低于大气压，导致气道狭窄加重；呼气时则因气道内压大于大气压而使阻塞减轻，故患者表现为吸气性呼吸困难（inspiratory dyspnea）。如阻塞位于中央气道的胸内部位，吸气时胸膜腔内压降低，使气道内压大于胸膜腔内压，故气道阻塞减轻；呼气时胸膜腔内压升高而压迫气道，使气道狭窄加重，患者表现为呼气性呼吸困难（expiratory dyspnea）。②外周性气道阻塞：直径小于2mm的小支气管软骨为不规则的块片，细支气管无软骨支撑，管壁薄，又与管周围的肺泡结构紧密相连，因此随着吸气与呼气而伸缩，其内径也随之扩大和缩小。吸气时随着肺泡的扩张，细支气管受周围弹性组织牵拉，其口径变大、管道伸长；呼气时则小气道缩短变窄。慢性阻塞性肺疾病主要侵犯小气道，不仅可使管壁增厚或痉挛和顺应性降低，还可产生分泌物堵塞管腔，肺泡壁的损坏还可降低对细支气管的牵引力，因此小气道阻力大大增加，患者主要表现为呼气性呼吸困难。

（2）肺换气功能障碍　肺换气功能障碍包括弥散障碍、肺泡通气血流比例失调及解剖分流增加。

1）弥散障碍（diffusion disorder）：指由肺泡膜面积减少或肺泡膜异常增厚和弥散时间缩短引起的气体交换障碍。肺泡气与肺泡毛细血管血液之间的气体交换是一个物理弥散过程。气体弥散的程度取决于肺泡膜两侧的气体分压差、气体的分子量和溶解度、肺泡膜的面积和厚度，以及血液与肺泡接触的时间。弥散障碍的常见原因：①肺泡膜面积减少，如肺实变、肺不张、肺叶切除等；②肺泡膜厚度增加，如肺水肿、肺纤维化等；③弥散时间缩短，如体力负荷增加时。

2）肺泡通气血流比例失调：血液流经肺泡时能否获得足够的氧和充分地排出 CO_2，使血液动脉化，还取决于肺泡通气量与血流量的比例。如肺的总通气量和总血流量正常，但肺通气和/或血流不均匀，造成部分肺泡通气血流比例失调，也可引起气体交换障碍，导致呼吸衰竭。这是肺部疾病引起呼吸衰竭最常见和最重要的机制。①部分肺泡通气不足：支气管哮喘、慢性支气管炎、阻塞性肺气肿等引起的气道阻塞，以及肺纤维化、肺水肿等引起的限制性通气障碍往往分布不均匀，导致肺泡通气严重不均。病变肺泡通气明显减少，但流经病变肺泡的血液未相应减少，甚至还可因炎性充血等使血流增多（如大叶性肺炎早期），使每分钟肺泡通气量（$\dot{V}_A$）与每分钟肺血流量（$\dot{Q}$）比值（$\dot{V}_A/\dot{Q}$）显著降低，以致流经这部分肺泡的静脉血未经充分动脉化（与氧结合不充分）便掺入动脉血内。这种情况类似动静脉短路，故称功能性分流（functional shunt），又称静脉血掺杂（venous admixture）。正常成人，由于肺内通气分布不均匀形成的功能性分流约占肺血流量的3%。慢性阻塞性肺疾病严重时，功能性分流可增加到肺血流量的30%～50%，从而严重影响肺换气功能。②部分肺泡血流不足：肺动脉栓塞、弥散性血管内凝血、肺动脉炎、肺血管收缩等，都可使部分肺泡血流减少，患部肺泡血流量减少但通气未相应减少甚至增多，导致 $\dot{V}_A/\dot{Q}$ 显著大于正常，使患部肺泡通气不能充分被利用，类似于无效腔（dead space，VD），称为无效腔样通气（dead space ventilation）。正常人生理情况下的无效腔约占潮气量（tidal volume，VT）的30%，疾病时可显著增多，使VD/VT高达60%～70%，从而导致呼吸衰竭。

3）解剖分流增加：解剖分流（anatomic shunt）是指一部分静脉血经支气管静脉和极少的肺内动静脉吻合支直接流入肺静脉。生理情况下，肺内也存在少量的解剖分流。这些解剖分流的血流量正常约占心排血量的2%～3%。

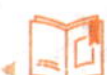

支气管扩张症可伴有支气管血管扩张和肺内动静脉短路开放，使解剖分流量增加，静脉血掺杂异常增多，而导致呼吸衰竭。解剖分流的血液完全未经气体交换过程，故又称为真性分流（true shunt）。肺实变和肺不张时，病变肺泡完全失去通气功能，但仍有血流，流经的血液完全未进行气体交换而掺入动脉血，类似解剖分流。吸入纯氧可有效地提高功能性分流的 PaO_2，而对真性分流的 PaO_2 则无明显作用，用这种方法可鉴别功能性分流和解剖分流。

（3）呼吸功能衰竭的机制

1）急性呼吸窘迫综合征：急性呼吸窘迫综合征（acute respiratory distress syndrome，ARDS）是由各种因素所致的急性弥漫性肺损伤和进而发展的急性呼吸衰竭。引起急性肺损伤的原因很多，可以由全身性病理过程（如休克、大面积烧伤、败血症等）引起；也可以由多种因素直接损伤肺部所致，损伤因素包括：化学性因素，如吸入毒气、烟雾或胃内容物；物理性因素，如放射性损伤等；生物性因素，如冠状病毒感染等，冠状病毒入侵人体呼吸道后，识别并结合宿主细胞受体血管紧张素转化酶2（ACE2）感染宿主细胞，感染者可出现呼吸困难和/或低氧血症，甚至可快速进展为急性呼吸窘迫综合征。

ARDS 的特征性病理改变包括肺泡上皮、血管内皮损伤，肺泡膜通透性增加，大量中性粒细胞浸润，肺透明膜形成，是以低氧血症和呼吸窘迫为主要临床表现的临床综合征。ARDS 的发病机制尚未完全阐明，不同病因造成 ARDS 的机制包括：①致病因子可直接作用于肺毛细血管内皮细胞、肺泡上皮细胞及肺泡膜，引起肺泡膜通透性增加，进而导致广泛性肺损伤。②通过激活白细胞、巨噬细胞和血小板，间接地引起肺损伤，如炎症细胞产生多种炎症介质和细胞因子，促进中性粒细胞激活和聚集于肺、黏附于肺泡毛细血管内皮，并通过“呼吸爆发”释放氧自由基、蛋白酶和炎症介质等，损伤肺泡上皮细胞及毛细血管内皮细胞。③血管内膜的损伤和中性粒细胞浸润及肺组织释放的促凝物质，导致血管内凝血，形成微血栓，后者通过阻断血流进一步引起肺损伤，通过形成纤维蛋白降解产物及释放 TXA_2 等血管活性物质进一步使肺血管通透性增高。

急性肺损伤引起呼吸衰竭的机制是肺泡-毛细血管膜的损伤及炎症介质的作用使肺泡上皮和毛细血管内皮通透性增高，引起渗透性肺水肿（水肿液富含蛋白）及透明膜形成，致肺弥散性功能障碍。肺泡Ⅱ型上皮细胞损伤使表面活性物质生成减少，加上水肿液的稀释和肺泡过度通气消耗表面活性物质，使肺泡表面张力增高，肺的顺应性降低，引起肺不张。肺不张、肺水肿及炎症介质引起的支气管痉挛均可引起肺泡通气量降低和肺内功能性分流增加；肺内 DIC 及炎症介质引起的肺血管收缩，可导致无效腔样通气增加。肺弥散功能障碍、肺内功能性分流和无效腔样通气均使 PaO_2 降低，导致Ⅰ型呼吸衰竭。在上述机制中，肺泡通气血流比例失调是 ARDS 患者呼吸衰竭的主要发病机制。由于 PaO_2 降低对血管化学感受器的刺激，以及肺充血、水肿对肺毛细血管旁感受器（juxtapulmonary capillary receptor）的刺激，呼吸运动加深加快，导致呼吸窘迫和 $PaCO_2$ 降低。故 ARDS 患者通常发生Ⅰ型呼吸衰竭；极端严重患者，由于肺部病变广泛，肺总通气量减少，引起 $PaCO_2$ 升高，从而导致 ARDS 患者从Ⅰ型呼吸衰竭加重为Ⅱ型呼吸衰竭。

2）慢性阻塞性肺疾病：慢性阻塞性肺疾病（chronic obstructive pulmonary disease，COPD）指由慢性支气管炎和肺气肿引起的慢性气道阻塞，其共同特征是管径小于2mm的小气道阻塞和阻力增高。有害颗粒或气体暴露、遗传易感性、异常的炎症反应，以及肺发育异常等因素参与 COPD 的发病过程，其发病机制复杂，尚未完全阐明。不同病因造成 COPD 的机制包括：①炎症反应。多种炎症细胞参与 COPD 的发病过程，包括巨噬细胞、中性粒细胞、T 淋巴细胞等，炎症细胞释放炎症介质（如中性粒细胞释放的弹性蛋白酶），诱导气道上皮细胞杯状化生和气道黏液高分泌状态。②氧化应激。COPD 患者气道氧化应激增加，氧化物主要有超氧阴离子、羟自由基、一氧化氮等，氧化物可直接破坏生物大分子，如蛋白质、脂质、核酸等，导致细胞功能障碍和细胞死亡，还可破坏细胞外基质；引起蛋白酶和抗蛋白酶失衡；促进炎症反应并参与多种炎症介质的转录激活。③蛋白酶和抗蛋白酶失衡。蛋白酶和抗蛋白酶水平平衡才能维持正常的组织结构和功能。吸入有害气体等可导致蛋白酶增多或活性增强，抗蛋白酶合成减少或灭活加速；同时，氧化应激、吸烟等危险因素也可降低抗蛋白酶活性。④其他机制：如营养不良、自主神经功能失调、气温变化等都可能参与COPD的发生、发展。

COPD是引起慢性呼吸衰竭的最常见原因。其机制涉及：①阻塞性通气障碍。炎症细胞浸润、充血、水肿、黏液腺及杯状细胞增殖、肉芽组织增生引起的支气管壁肿胀；气道高反应性、炎症介质作用引起的支气管痉挛；黏液分泌多、纤毛细胞损伤堵塞支气管；小气道阻塞、肺泡弹性回缩力降低引起的气道等压点上移。②限制性通气障碍。Ⅱ型上皮细胞受损及表面活性物质消耗过多引起的肺泡表面活性物质减少，营养不良、缺氧、酸中毒、呼吸肌疲劳引起的呼吸肌衰竭。③弥散功能障碍。肺泡壁损伤引起的肺泡弥散面积减少和肺泡膜炎性增厚。④肺泡通气血流比例失调。气道阻塞不均引起的部分肺泡低通气，肺血管收缩和肺血管改建引起的部分肺泡低血流。

2. 心功能不全 心脏是循环系统的主要动力泵，由心脏传导系统、心肌细胞、非心肌细胞（包括心脏成纤维细胞、内皮细胞和血管平滑肌细胞等）及细胞外基质组成。心脏的泵血过程可分为收缩和舒张两部分。生理状态下，在心泵功能储备（cardiac reserve）范围内，心排血量可及时满足机体静息或运动时代谢变化的需求，高效维护机体的稳态。此外，心脏的细胞可分泌多种生物活性物质发挥调节自身和器官功能的作用，从而维护心脏和机体的稳态平衡。

心功能不全（cardiac insufficiency）是指各种病因引起心脏结构和功能的改变，使心排血量不能满足机体组织代谢需求的病理生理过程，临床上常表现为呼吸困难、水肿及静脉压升高等静脉淤血和心排血量减少的综合征。心功能不全包括代偿期和失代偿期。代偿期是指经过心脏和心外组织器官代偿，心排血量仅能满足日常机体代谢需求，此时机体无明显症状，可由心脏专项检查发现。心力衰竭（heart failure）是心功能不全的失代偿期，心排血量已无法满足机体日常代谢需求，常出现体循环和/或肺循环静脉淤血等综合征。

（1）心功能不全的病因与诱因 心功能不全主要病因可归纳为心肌收缩性降低、心室负荷过重、心室舒张及充盈受限和心律失常。

1）心肌收缩性降低：是心功能不全最主要的原因。例如，心肌梗死、心肌炎和心肌病导致心肌细胞发生变性、坏死及组织纤维化；心肌缺血和缺氧首先引起心肌细胞能量代谢障碍，后期合并有结构异常；多柔比星等药物和乙醇也可以损害心肌的代谢和结构；交感神经、儿茶酚胺、电解质（特别是Ca^{2+}和K^{+}）等变化均可导致心肌收缩性降低。

2）心室负荷过重：心室负荷增加可引起心肌发生适应性改变，使心排血量满足机体组织代谢需求，如增加静脉回心血量可短时间内增加心排血量。但长期心室负荷过重，超过心肌代偿能力时，会导致心肌结构和代谢变化，引起心脏泵血功能降低。①前负荷过重：心室前负荷是指心脏收缩前所承受的负荷，又称容量负荷（volume load）。凡引起心室舒张末期容量或压力长期增高的疾病均可导致心室前负荷过重。二尖瓣或主动脉瓣关闭不全常引起左心室前负荷过重；三尖瓣或肺动脉瓣关闭不全、房室间隔缺损出现的左向右分流常引起右心室前负荷过重；严重贫血、甲状腺功能亢进症、维生素B_1缺乏引起的脚气性心脏病、动-静脉瘘等均可使回心血量增加，左、右心室前负荷都过重。②后负荷过重：后负荷是指心室射血时所要克服的阻力，又称压力负荷（pressure load）。高血压和主动脉瓣狭窄常引起左心室后负荷过重；肺动脉高压、肺动脉瓣狭窄和COPD增加肺循环阻力，可引起右心室后负荷过重。

3）心室舒张及充盈受限：在静脉回心血量无明显减少的情况下，因心脏本身病变引起的心脏舒张或充盈障碍，称为心室舒张及充盈受限，常由心肌能量代谢障碍或心脏舒张相关结构异常引起。例如：心肌缺血可引起能量依赖性舒张功能异常；左心室肥厚、纤维化及限制

型心肌病使心肌顺应性减退；二尖瓣狭窄导致左心室充盈减少；三尖瓣狭窄导致右心室充盈减少；急性心包炎因心包腔内大量炎性液体渗出限制心室充盈；慢性缩窄性心包炎时心包与心脏间形成大量瘢痕粘连和钙化使心室充盈受限。

4）心律失常：严重心律失常，如严重心动过速或过缓、频发期前收缩、房室传导阻滞、心房或心室颤动等，常造成心脏舒缩活动紊乱，可影响心排血量。长期心律失常还可引起心肌变性。心律失常突然发作，是心源性猝死的常见病因。

凡能加强心功能不全病因的作用而促进疾病发生发展的因素皆能成为心力衰竭的诱因。心功能不全代偿期患者常在诱因作用下，病情加重到心力衰竭程度。其相关机制多与增加心脏负荷，损伤心肌结构和影响代谢相关。临床常见的诱因有：感染（最常见），妊娠与分娩，水、电解质紊乱与酸碱平衡失调，强心苷中毒，过快过量的输液，体力活动过度，情绪过度激动，贫血，酗酒，高血压控制不良，糖尿病及使用负性肌力药物等。宜及时识别和去除诱因以预防心力衰竭和减缓心功能恶化。

（2）心力衰竭的分类

1）按发生部位分类：①左心衰竭（left heart failure）。以肺循环淤血和心排血量减少为特征，常见于冠心病、高血压、主动脉瓣狭窄及关闭不全等。②右心衰竭（right heart failure）。以体循环淤血、静脉压升高、下肢甚至全身性水肿等为特征，常继发于COPD、肺动脉狭窄、肺动脉高压、法洛四联症和房室间隔缺损等。③全心衰竭（whole heart failure）。左、右心室都发生衰竭，病变同时侵犯左、右心室，如心肌炎、心肌病等；或因一侧心力衰竭波及另一侧，最终导致全心衰竭。

2）按左室射血分数分类：①射血分数降低的心力衰竭（heart failure with a reduced ejection fraction，HFrEF）。常见于冠心病和心肌病等引起的心肌收缩力降低，其特点是左室射血分数（left ventricular ejection fraction，LVEF）<40%，左心室舒张末容积扩大，心腔扩大。②射血分数中间范围的心力衰竭（heart failure with mid-range ejection fraction，HFmrEF）。LVEF在40%～49%，主要为轻度收缩功能不全，但也有舒张功能不全的特点。③射血分数保留的心力衰竭（heart failure with preserved ejection fraction，HFpEF）。指心肌收缩功能损伤不明显，因心肌舒张功能异常而造成的心室充盈量减少，需要提高心室充盈压才能达到正常的心排血量。HFpEF常见于肥厚型心脏病和高血压伴左心室肥厚，临床特点是LVEF≥50%。

3）按心排血量分类：①低排血量性心力衰竭（low output heart failure）。心排血量低于正常群体的平均水平，常见于冠心病、高血压、心脏瓣膜性疾病和心肌炎等引起的心功能不全。由于外周血管阻力增加，患者可有血管收缩、四肢发冷、苍白、脉压减小和动-静脉血氧含量差增大的临床表现。②高排血量性心力衰竭（high output heart failure）。主要见于妊娠、甲状腺功能亢进症、维生素 B_1 缺乏症、严重贫血、动-静脉瘘等。上述疾病时因外周血管阻力降低，血容量扩大或循环速度加快，静脉回流增加，心脏过度充盈，代偿阶段其心排血量明显高于正常，处于高动力循环状态，即在全身代偿和心脏代偿共同作用下，机体稳态得以维持。由于心脏容量负荷长期过重，供氧相对不足，能量消耗过多，一旦发展至心功能不全失代偿阶段，心排血量较心功能不全代偿阶段有所下降，不能满足上述病因造成的机体高水平代谢的需求，但患者的心排血量仍高于或不低于正常群体的平均水平。临床上，由于心功能失代偿阶段机体代谢性酸中毒，乳酸缓慢升高，导致心肌细胞兴奋-收缩偶联障碍，易突发心搏骤停，危及生命。

4）按病变程度分类：在临床上，为了更好地判断患者的病情轻重和指导治疗，常按心功能不全的严重程度进行分类。纽约心脏学会（New York Heart Association，NYHA）提出按照患者症状的严重程度将慢性心功能不全分为四级。心功能Ⅰ级：无心力衰竭的症状，体力活动不受限。心功能Ⅱ级：静息时无症状，体力活动轻度受限，日常活动可引起呼吸困难、疲乏和心悸等症状。心功能Ⅲ级：在静息时无症状，轻度活动即感不适，体力活动明显受限。

心功能Ⅳ级：在静息时也有症状，任何活动均严重受限。此外，按心力衰竭发生的速度又可分为急性心力衰竭（acute heart failure）和慢性心力衰竭（chronic heart failure）。急性心力衰竭指因急性的严重心肌损害、心律失常或突然加重的心脏负荷，或慢性心力衰竭急剧恶化，心脏在短时间内发生衰竭，常危及生命。

（3）心力衰竭的发生机制　正常的心脏结构、充足的能量供给和心肌兴奋-收缩偶联是心脏泵血功能的关键三环节。当病因及其引发的神经－体液机制过度激活和心室重构的不良作用对此三环节产生严重影响时，心脏从适应性代偿发展为失代偿，发生心力衰竭。

1）心肌收缩功能降低：心肌细胞的舒缩是心脏泵血功能的基础。心肌收缩相关蛋白改变、心肌能量代谢障碍和心肌兴奋-收缩偶联障碍等导致的心肌收缩功能降低，是心脏泵血功能低下的主要原因。①心肌收缩相关蛋白改变：包括心肌细胞数量减少和心肌结构改变。②心肌能量代谢障碍：心肌能量代谢包括能量的生成、存储和利用三个环节，其中任何环节发生障碍都可导致心功能不全。③心肌兴奋-收缩偶联障碍：心肌的兴奋是电活动，而收缩是机械活动。Ca^{2+}在把心肌兴奋的电信号转化为收缩的机械活动中发挥了极为重要的中介作用。任何影响Ca^{2+}转运和分布的因素都会影响心肌的兴奋-收缩偶联，进而影响心肌的收缩与舒张，包括胞外Ca^{2+}内流障碍、肌质网钙转运功能障碍和肌钙蛋白与Ca^{2+}结合障碍。

2）心肌舒张功能障碍：心脏舒张是保证心室有足够血液充盈的基本因素。舒张功能障碍的确切机制目前尚不完全清楚。任何使心室充盈量减少、弹性回缩力降低和心室僵硬度（ventricular stiffness）增加的疾病都可以引起心室舒张功能降低。例如，高血压心脏病时可因心室壁增厚（向心性肥大）降低心室充盈量。心肌负荷过重和衰老时都可伴有心肌纤维化，造成心室僵硬度增加，使心脏的被动充盈受损。

3）心脏各部分舒缩活动不协调：心脏泵血功能的稳定依赖心脏各部、左－右心之间、房－室之间及心室（或心房）本身各区域的舒缩活动处于高度协调的状态，形成血液流动方向指向瓣膜的喷射向量，推动心室的血液冲入动脉。一旦心脏舒缩活动的协调性被破坏，将会引起心脏泵血功能紊乱而导致心排血量下降。在心肌炎、甲状腺功能亢进症、严重贫血、高血压心脏病、肺源性心脏病时，由于病变呈区域性分布，病变轻的区域心肌舒缩活动减弱，病变重的区域心肌完全丧失收缩功能，非病变的区域心肌功能相对正常，甚至代偿性增强，整个心脏的舒缩活动不协调，导致心排血量下降。特别是心肌梗死患者，心肌各部分的供血是不均一的，梗死区、边缘缺血区和非病变区的心肌在兴奋性、自律性、传导性、收缩性方面都存在差异，使心脏各部分舒缩活动的协调性遭到破坏，心排血量下降。心肌梗死的急性期过后，坏死心肌被纤维组织取代，该处室壁变薄，收缩时可向外膨出，形成室壁瘤，致使心室喷射向量的合力降低和/或方向偏移，心排血量降低。心室颤动是最严重的心室壁舒缩不协调，在这种情况下，心排血量减少甚至为零，因此心室颤动是心源性猝死的重要原因。另外，无论是房室活动不协调（如房室传导阻滞），还是两侧心室不同步舒缩（如左右束支传导阻滞），心排血量均有明显的下降。

3. 肝功能不全　肝脏是人体最大的代谢器官，其由肝实质细胞（肝细胞）和非实质细胞构成。肝非实质细胞主要包括：肝巨噬细胞（库普弗细胞）、肝星形细胞（贮脂细胞）、肝脏相关淋巴细胞和肝窦内皮细胞。肝脏承担着多种生理功能，包括合成、降解、解毒、贮存、分泌及免疫等，特别是胃肠道吸收的物质，几乎全部经肝脏处理后进入血液循环。各种致损伤因素损害肝脏细胞，致其功能障碍，机体可出现黄疸、出血、感染、肾功能障碍及肝性脑病等临床综合征，称为肝功能不全（hepatic insufficiency）。肝功能不全晚期一般称为肝衰竭（hepatic failure），主要临床表现为肝性脑病及肝肾综合征。

（1）肝功能不全的病因及分类

1）病因：①生物性因素。多种病毒可导致病毒性肝炎，其中乙型肝炎病毒引起的乙型肝炎发病率高、危害大。病毒性肝炎的发病与病毒载量、毒力及途径有关，也与机体的免疫状态等密切相关。除了肝炎病毒，某些细菌、真菌、寄生虫（如阿米巴原虫、吸虫、线虫、绦虫）也可累及肝脏，造成肝损伤。②药物及肝毒性物质。进入体内的药物或毒物一般经肝脏代谢或解毒，主要与肝细胞内的细胞色素P450酶系，以及一些物质和基团如葡萄糖醛酸、硫酸酯甲基、巯基等结合而被解毒。如果药（毒）物过量或解毒功能失效，药物或毒物可与蛋白质等结合，通过脂质过氧化、硫代氧化等方式损伤蛋白质，导致肝细胞受损甚至坏死。酒精性肝中毒是肝功能损伤的常见原因。酒精的代谢主要在肝脏进行，酒精可直接或经其代谢产物乙醛损伤肝脏。随食物摄入的黄曲霉毒素、亚硝酸盐和毒蕈等也可促进肝脏疾病的发生发展。③其他因素。如免疫反应主要杀灭或清除异源物质，但也可导致肝细胞受损，如攻击受病毒感染的肝细胞。免疫因素在原发性胆汁性肝硬化、慢性活动性肝炎等发生发展过程中起重要作用。多种肝脏疾病的发生发展亦与遗传因素有关。某些遗传性代谢缺陷及分子病可导致肝炎、脂肪肝、肝硬化等，如肝豆状核变性时，过量铜在肝脏沉积，可致肝硬化。单纯营养缺乏导致的肝脏疾病罕见，但营养缺乏可促进肝脏疾病的发生发展，如饥饿时，肝糖原、谷胱甘肽等减少，可降低肝脏的解毒功能。

2）分类：根据病情经过，肝功能不全可分为急性和慢性两种类型：①急性肝功能不全。起病急骤，进展迅速，发病数小时后出现黄疸，很快进入昏迷状态，具有明显的出血倾向，常伴发肾衰竭。②慢性肝功能不全。病程较长，进展缓慢，呈迁延性过程，临床上常因上消化道出血、感染、碱中毒、服用镇静药等诱因的作用使病情突然恶化，进而发生昏迷。

(2) 肝性脑病 肝性脑病（hepatic encephalopathy）是指在排除其他已知脑疾病前提下，继发于肝功能障碍的一系列神经精神综合征。肝性脑病早期表现为可逆性的，主要包括人格改变、智力减弱、意识障碍等，晚期发生不可逆性肝性昏迷（hepatic coma），甚至死亡。

肝性脑病按神经精神症状的轻重分为四期：①第一期（前驱期）。出现轻微的神经精神症状，包括轻度知觉障碍、欣快或焦虑、精神集中时间缩短和轻微扑翼样震颤（asterixis）。②第二期（昏迷前期）。出现嗜睡、淡漠、时间及空间轻度感知障碍、言语不清、明显的人格障碍、行为异常和明显的扑翼样震颤。③第三期（昏睡期）。出现明显的精神错乱、时间感知及空间定向障碍、健忘、言语混乱等症状，可昏睡但能唤醒。④第四期（昏迷期）。出现昏迷且不能唤醒，对疼痛刺激无反应，无扑翼样震颤。

门-体分流是肝性脑病最为常见的病因。此类患者通常已进展至肝硬化期，并已建立较为完备的门-体侧支循环。该类型肝性脑病又可分为发作性肝性脑病（有诱因、自发性和复发性三个亚类）、持续性肝性脑病（轻度、重度和治疗依赖三个亚类）和轻微肝性脑病三个亚型。

肝性脑病的发病机制尚不完全清楚，其神经病理学变化多被认为是继发性变化，肝性脑病的发生发展是由脑组织细胞的功能和代谢障碍所致。目前，解释肝性脑病发病机制的学说主要有氨中毒学说、γ-氨基丁酸学说、假性神经递质学说与血浆氨基酸失衡学说。每个学说都能从一定角度解释肝性脑病的发生发展，并为肝性脑病的临床治疗提供理论依据，但是每一学说都存在片面性，尚不能完全解释肝性脑病的发生机制。理论上肝移植后恢复肝功能可以避免肝性脑病发生，但临床研究发现，约47%的肝移植患者肝性脑病仍持续存在，提示肝性脑病发生后，还存在着肝脏以外的诱发因素。

(3) 肝肾综合征 肝肾综合征（hepatorenal syndrome）是指在严重肝病时发生的功能性急性肾衰竭（functional acute renal failure）。失代偿期肝硬化或重症肝炎出现大量腹水时，由于有效循环血容量不足及肾内血流分布等因素，可发生功能性肾衰竭。其特征为自发性少尿或无尿、氮质血症、稀释性低钠血症和低尿钠，但肾却无明显病理改变。肝肾综合征是重症肝病的严重并发症，其发生率占失代偿期肝硬化的50%～70%，一旦发生，治疗困难，存活率很低（<5%）。肝肾综合征的发生机制复杂，目前尚未完全阐明。本病的发生可能与周围动脉血管扩张及选择性肾血管收缩关

系密切，涉及以下神经体液因素变化：交感神经兴奋性增高，去甲肾上腺素分泌增加；肾素-血管紧张素系统活动增强，致使肾血流量与肾小球滤过率降低；肾前列腺素合成减少，血栓素 A_2 增加；失代偿期肝硬化常有内毒素血症，内毒素有增加肾血管阻力的作用；白三烯产生增加，在局部引起肾血管收缩。

4. 肾功能不全　肾脏是人体重要的生命器官，其基本的结构与功能单位为肾单位。肾脏除了具有排泄功能（排出体内代谢产物、药物和毒物）和调节功能（调节水、电解质和酸碱平衡，并参与血压的调控）外，还具有重要的内分泌功能，如产生肾素、促红细胞生成素（erythropoietin，EPO）、1,25-二羟维生素 D_3 和前列腺素，灭活甲状旁腺激素和胃泌素等。

当各种病因作用于肾脏，引起肾功能严重障碍时，会导致多种代谢产物、药物和毒物在体内蓄积，水、电解质和酸碱平衡紊乱，以及肾脏内分泌功能障碍，从而出现一系列症状和体征，这种临床综合征称为肾功能不全（renal insufficiency）。肾衰竭（renal failure）是肾功能不全的晚期阶段。根据病因与发病的急缓，肾衰竭可分为急性和慢性两种类型。①急性肾衰竭（acute renal failure，ARF）是各种原因导致的肾脏急性损伤，机体来不及代偿适应，代谢产物骤然在体内堆积可导致严重的后果，但大多数 ARF 是可逆的。②慢性肾衰竭（chronic renal failure，CRF）是慢性肾脏疾病导致的肾脏不可逆性损伤。无论是急性还是慢性肾衰竭，发展到严重阶段时，均以尿毒症（uremia）告终。因此，尿毒症可看作肾衰竭的最终表现。

（1）肾功能不全的基本发病环节　肾小球滤过、肾小管的重吸收与分泌，以及肾内各种细胞的内分泌与生物代谢活动是肾脏发挥排泄与调节作用的基本环节。其中任何一个环节发生异常都可导致肾功能不全，其基本发病环节主要包括以下三个方面。

1）肾小球滤过功能障碍：肾小球滤过率（glomerular filtration rate，GFR）降低和/或肾小球滤过膜通透性改变，均可导致肾小球滤过功能障碍。GFR 降低主要与以下因素有关：①肾血流量减少。当机体有效循环血量降低时，如休克、心力衰竭等，可引起交感-肾上腺髓质系统兴奋、肾素-血管紧张素系统激活和肾内收缩及舒张因子释放失衡，使肾血管收缩，肾血流量显著减少，GFR 随之降低。②肾小球有效滤过压降低。肾小球有效滤过压 = 肾小球毛细血管血压 -（囊内压 + 血浆胶体渗透压）。大量失血或严重脱水等引起全身动脉压下降时，肾小球毛细血管血压随之下降；尿路梗阻、肾小管阻塞、肾间质水肿压迫肾小管时，肾小球囊内压升高，导致肾小球有效滤过压降低。③肾小球滤过面积减少。肾脏储备功能较强，即使切除一侧肾脏使肾小球滤过面积减少 50%，健侧肾脏往往也可代偿其功能。但是，当肾单位大量破坏时，肾小球滤过面积极度减少，GFR 降低，会导致肾功能不全。

肾小球滤过膜由三层结构组成，即肾小球毛细血管内皮细胞、基底膜和肾小囊脏层上皮细胞（足细胞）。内皮细胞间有 500～1000Å 的小孔，基底膜为连续无孔的致密结构，足细胞具有相互交叉的足突；基底膜和足突间缝隙覆有的薄膜富含黏多糖并带负电荷，其通透性大小与滤过膜的结构和电荷屏障有关。炎症、损伤和免疫复合物可破坏滤过膜的完整性或降低其负电荷而导致通透性增加，这是引起蛋白尿和血尿的重要原因。

2）肾小管重吸收、分泌功能障碍：肾小管具有重吸收、分泌和排泄功能，不同区段的肾小管功能特性各异，损伤后所表现的功能障碍也有所不同。①近曲小管功能障碍：近曲小管主要负责滤过液的重吸收，其中滤过的葡萄糖、氨基酸全部被重吸收，碳酸氢盐（85%）、钠和水（60%～70%）、钾（绝大部分）被重吸收，进入滤过液中的微量蛋白通过肾小管上皮细胞的吞饮作用被重吸收。近曲小管功能障碍可导致肾性糖尿、氨基酸尿、水钠潴留和肾小管性酸中毒（renal tubular acidosis）等。此外，近曲小管具有排泄功能，能排泄对氨马尿酸、酚红、青霉素及某些泌尿系统造影剂等，故其功能障碍时可导致上述物质在体内潴留。②袢功能障碍：髓袢升支粗段对 Cl^- 主动重吸收，伴有 Na^+ 被动重吸收（10%～20%），但对水的通透性低，形成肾髓质间质的高渗状态，进行原尿浓缩；当髓袢功能障碍时，肾髓质高渗环境受破坏，原尿浓缩障碍，可出现多尿、低渗尿或等渗尿。③远曲小管和集合管功能障碍：远曲小管特别是集合管是尿液最终成分调节的主要场所。远曲小管上皮细胞能分泌 H^+、K^+ 和 NH_4^+，并与原尿中 Na^+ 交换，醛固酮可加强上述作用。远曲小管功能障碍可导致钠、钾代谢障碍和酸碱平衡失调。远曲小管和集合管在抗利尿激素的作用下，对尿液进行浓缩和稀释，若集合管功能障碍可出现肾性尿崩症。

3）肾脏内分泌功能障碍：肾脏可以合成、分泌、激活或降解多种激素和生物活性物质，在血压，水、电解质平衡，红细胞生成与钙磷代谢等调节中起重要作用。①肾素分泌增多：肾素主要由肾小球旁细胞（juxtaglomerular cell）合成和分泌，是一种蛋白水解酶，能催化血浆中的血管紧张素原生成血管紧张素Ⅰ，再经肺等部位的转化酶作用而生成血管紧张素Ⅱ（angiotensin Ⅱ，Ang Ⅱ），后者具有收缩血管与促进醛固酮分泌的作用。②肾激肽释放酶－激肽系统（renal kallikrein－kinin system，RKKS）功能障碍：肾脏可分泌激肽释放酶（kallikrein），后者催化激肽原（kininogen）生成激肽（kinin）。激肽可以对抗血管紧张素的作用，扩张小动脉，使血压下降，同时还可作用于肾髓质乳头部的间质细胞，引起前列腺素释放。如果 RKKS 发生障碍，则易促发高血压。③前列腺素合成不足：肾髓质间质细胞和集合管上皮细胞主要产生 PGE_2 和 PGA_2，肾脏受损、功能障碍时可使 PGE_2 和 PGA_2 合成不足，可能引进肾性高血压。④EPO 合成减少：EPO 主要由肾小球旁细胞、肾小球上皮细胞及肾髓质产生，可促进红细胞生成。慢性肾脏病患者，EPO 生成明显减少，出现肾性贫血。⑤1,25－二羟维生素 D_3 减少：肾脏是体内唯一能生成 $1,25-(OH)_2D_3$ 的器官。$1,25-(OH)_2D_3$ 由维生素 D_3 衍变而来。维生素 D_3 在肝线粒体内经 25－羟化酶的作用形成 $25-(OH)_2D_3$ 后，须再经肾皮质细胞线粒体中1α－羟化酶的作用，才能形成有活性的 $1,25-(OH)_2D_3$。1α－羟化酶只存在于肾脏中。$1,25-(OH)_2D_3$ 促进小肠对钙磷的吸收；在动员骨钙和使骨盐沉积方面起重要作用，是骨更新、重建的重要调节因素。肾脏损害使 1α－羟化酶生成障碍，导致 $1,25-(OH)_2D_3$ 生成减少，从而诱发肾性骨营养不良。

（2）急性肾衰竭的发病机制　ARF 是指各种原因引起的双肾泌尿功能在短期内急剧下降，导致代谢产物在体内迅速积聚，水、电解质和酸碱平衡紊乱，出现氮质血症、高钾血症和代谢性酸中毒，并由此发生机体内环境严重紊乱的临床综合征。多数患者伴有少尿或无尿，即少尿型 ARF（oliguric ARF）。少数患者尿量并不减少，但肾脏排泄功能障碍，氮质血症明显，称为非少尿型 ARF（nonoliguric ARF）。

引起 ARF 的病因很多，一般根据发病环节可将其分为肾前性、肾性和肾后性三大类。但这种划分并不是绝对的，无论是肾前性还是肾后性 ARF，如果持续较久或者比较严重，均可转归为肾性肾衰竭。

1）肾前性急性肾衰竭（prerenal acute renal failure）：是指肾脏血液灌流量急剧减少所致的急性肾衰竭。肾脏无器质性病变，一旦肾灌流量恢复，肾功能也迅速恢复。这种肾衰竭又称功能性肾衰竭（functional renal failure）或肾前性氮质血症（prerenal azotemia）。肾前性急性肾衰竭常见于各型休克早期，有效循环血量减少和肾血管强烈收缩，导致 GFR 显著降低，出现尿量减少和氮质血症等内环境紊乱。此时，GFR 急剧降低，而肾小管功能尚属正常，同时，因继发性醛固酮和抗利尿激素分泌增加，引起远曲小管和集合管对水、钠的重吸收加强，因而其临床特点为：少尿、尿钠浓度低（$<$ 20mmol/L）、尿比重较高（$>$1.020）、氮质血症、尿肌酐/血肌酐比值大于40。

2）肾性急性肾衰竭（acute intrarenal failure）：是由于各种原因引起肾实质病变而产生的急性肾衰竭，又称器质性肾衰竭（parenchymal renal failure）。肾性急性肾衰竭是临床常见的危重病症，主要病因包括肾小球、肾间质和肾血管疾病及急性肾小管坏死。急性肾小管坏死（acute tubular necrosis）是引起肾性 ARF 最常见、最重要的原因。导致急性肾小管坏死的因素主要包括急性肾缺血和再灌注损伤、急性肾中毒（如药物、有机溶剂、重金属、生物毒性等)、传染性疾病(如流行性出血热)等。

3)肾后性急性肾衰竭(postrenal acute renal failure):是由肾以下尿路(从肾盏到尿道口)梗阻引起的肾功能急剧下降,又称肾后性氮质血症(postrenal azotemia)。肾后性急性肾衰竭常见于双侧输尿管结石、盆腔肿瘤和前列腺肥大等引起的尿路梗阻。肾后性 ARF 早期并无肾实质损害,如及时解除梗阻,肾功能可迅速恢复。

急性肾衰竭的发病机制十分复杂,至今尚未完全阐明。不同原因所致 ARF 的机制不尽相同,但其中心环节均为 GFR 降低。

(3)慢性肾衰竭的发病机制 各种慢性肾脏疾病引起肾单位慢性、进行性、不可逆性破坏,以致残存的肾单位不足以充分排出代谢废物和维持内环境恒定,导致水、电解质和酸碱平衡紊乱,代谢产物在体内积聚,以及肾内分泌功能障碍,并伴有一系列临床症状的病理生理学过程,称为慢性肾衰竭。CRF 的病因多样、复杂,凡是能造成肾实质慢性进行性破坏的疾病均可引起 CRF,包括原发性和继发性肾脏疾病两类。引起 CRF 的原发性肾脏疾病包括慢性肾小球肾炎、肾小动脉硬化症、慢性肾盂肾炎、肾结核等。继发于全身性疾病的肾损害主要包括糖尿病肾病、高血压性肾损害、过敏性紫癜性肾炎、狼疮性肾炎等。以往慢性肾小球肾炎被认为是 CRF 最常见的原因,目前糖尿病肾病和高血压性肾损害所致的 CRF 比例逐年增多。

CRF 是各种慢性肾脏疾病持续进展的共同结局,呈渐进性,病程迁延,病情复杂,常以尿毒症为最终转归并导致死亡。2002 年,美国肾脏疾病基金会定义了慢性肾脏疾病(chronic kidney disease,CKD)。CKD 是指肾脏损害和/或 GFR 下降至 $<60ml/(min \cdot 1.73m^2)$ 持续 3 个月以上,其中肾脏损害是指肾脏结构和功能异常,包括肾脏影像学检查异常、肾脏病理形态学异常、血和/或尿成分异常。目前国际公认的 CKD 分期,依据美国肾脏疾病基金会制定的指南分为 5 期。该分期方法将 GFR 正常($\geq$90ml/min),但伴有肾损伤表现(蛋白尿、镜下血尿)定义为 CKD 1 期,有助于早期识别和防治 CKD;同时,将终末期肾脏疾病(end-stage renal disease,ESRD)的诊断放宽到 GFR $<$ 15ml/min,亦有助于晚期 CRF 的及时诊治。CKD 进展到 3 期以后患者将逐步出现慢性肾功能不全或肾衰竭的临床表现,因此,CRF 的病程呈现为缓慢而渐进的发展过程。

CRF 的发生发展机制复杂,迄今为止尚无一种理论或学说能完全阐述清楚。目前认为,CRF 是多种病理生理学过程相互作用、进行性发展的结局,包括:①原发病的作用;②继发性进行性肾小球硬化,是导致继发性肾单位丧失的重要因素,与健存肾单位血流动力学的改变、系膜细胞增殖和细胞外基质产生增多等有关;③肾小管-间质损伤,主要病理变化为肾小管肥大或萎缩,肾小管腔内细胞显著增殖、堆积、堵塞管腔,间质炎症与纤维化,是慢性炎症、慢性缺氧和肾小管高代谢等多种病理因素综合作用的结果。另外,还有许多因素可加重 CRF 的进展,主要包括蛋白尿、高血压、高脂血症、尿毒症毒素、营养不良及高血糖等。

(罗 平 胡长平)

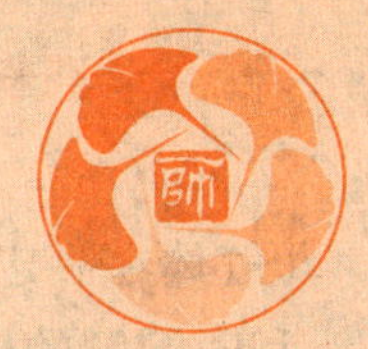

第三章　药物的体内过程

第一节　药物与机体的相互作用

药物之所以成为药物的条件是药物要进入体内发挥作用，药物与机体间有两方面的相互作用：一方面是药物进入体内会受到机体对药物的作用，比如机体胃肠道对药物的吸收、肝脏对药物的代谢，以及肾脏对药物的排泄等；另一方面是药物进入体内会作用于机体的特定部位发挥药理作用，体现为药物对机体的药效或毒副作用。药物进入机体之后可能经历的各种过程如图 3－1 所示。

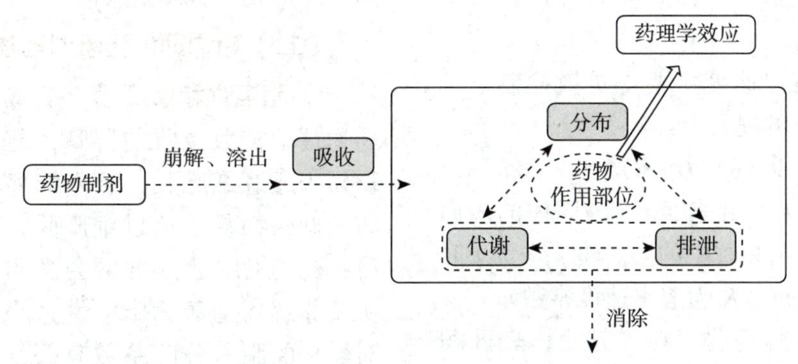

图 3－1　药物进入机体之可能经历的各种过程

具体而言，从用药到发挥药效一般需要经过以下步骤：药物经吸收或直接进入血液循环，分布到作用部位，主要与靶点部位的受体等结合形成药物－受体复合物，通过信号转导产生生物学效应，或通过间接作用或其他作用，最终体现为机体对药物产生的响应或者药效终点（如血压、心率、生存期等）的改变，即药物对机体的作用。对于绝大多数药物而言，发挥药效都依赖于其与受体的结合。同时，药物通过体循环到达非靶组织或药物作用于非靶受体时，则可能会产生相应的毒副作用，有些药物还可产生在靶毒性反应。

一、机体对药物的作用

口服给药是最为广泛使用的给药途径之一，涉及众多制剂产品和剂型，如固体制剂中的片剂、胶囊剂、颗粒剂、散剂等；液体制剂中的溶液剂、乳剂、混悬剂等；口服缓释、控释制剂中的骨架/膜控或渗透泵片剂、胶囊剂等。因此，在深入了解药物产生药效前，应先充分了解口服给药时，药物在机体内的体内过程，以及影响口服给药时药物体内过程的因素。

对于口服给药途径而言，所描述的是药物制剂口服给药后，该药物制剂在胃肠道最初的变化过程，即药物制剂在胃肠道的崩解或分散，药物从药物制剂中溶解、溶出或释放，属于吸收前的过程。该过程会对药物在胃肠道的吸收产生重要的影响，是口服给药药物在胃肠道吸收的前期基础，具有重要的作用。

（一）固体制剂的崩解与溶出

1. 药物溶出和溶出速度及影响因素　药物的溶解是指药物以分子或离子状态分散在溶剂中的状态。药物的溶解速度是指单位时间内药物的溶解量。药物的溶解度系指在一定温度

（气体在一定压力）下，在一定量溶剂中达到饱和时溶解的最大药量。

影响药物溶解度的因素包括：药物分子结构与溶剂、温度、药物晶型、药物粒子大小等。增加药物溶解度的方法包括增溶、助溶、潜溶、成盐和共晶。

2. 固体制剂的崩解和溶出　固体制剂的崩解是指固体制剂在水性介质中崩散或溶散的过程。崩解时限是指固体制剂在规定条件下全部崩散或溶散成碎粒，全部通过筛网的时间。药物的溶出是指药物由固体制剂中溶解至介质中的过程。药物的溶出速度是指单位时间药物溶解进入介质的量。溶出度是指普通固体制剂在规定条件下药物溶出的速度和程度。释放度与溶出度相似，其区别在于释放度通常是针对固体缓释、控释制剂。

固体药物的溶出速度主要受扩散控制，可用 Noyes－Whitney 方程表示：

$$dC/dt = KS(C_s - C) \quad (3-1)$$

式中，dC/dt 为溶出速度，S 为固体的表面积，C_s为溶质在溶出介质中的溶解度，C 为 t 时间溶液中溶质的浓度，K 为溶出速度常数。

相同重量的固体药物，粒径越小，表面积越大；相同体积的固体药物，孔隙率越高，表面积越大；温度升高，大多数药物溶解度增大、扩散增强、黏度降低，溶出速度加快。溶出介质的体积增加，溶液中药物浓度下降，溶出速度加快；反之则溶出速度下降。

3. 口服制剂在胃肠道的最初变化　普通固体制剂，如片剂、胶囊剂、颗粒剂、散剂，在胃肠道需经过崩解过程（散剂除外）及药物溶出过程，之后，药物以溶解状态被胃肠道吸收。有关崩解过程和药物溶出过程发生的顺序，可能是先后发生，也可能是同时发生。口服缓释、控释固体制剂在胃肠道需经过药物释放过程，之后，药物以溶解状态被胃肠道吸收。口服溶液剂在胃肠道与胃肠液混合，药物以溶解状态被胃肠道吸收，口服混悬剂在胃肠道与胃肠液混合，药物溶解，以溶解状态被胃肠道吸收，乳剂在胃肠道与胃肠液混合，药物溶解或以乳滴微粒形式被胃肠道吸收。

（二）药物理化因素对药物口服吸收的影响

1. 脂溶性和解离度　胃肠道上皮细胞膜是药物被动扩散吸收的屏障，通常脂溶性大的药物易于透过细胞膜，且未解离的分子型药物比离子型药物易于透过细胞膜，因此胃肠道内已溶解药物的吸收速度常会受非解离型药物的比例及非解离型药物脂溶性大小的影响。脂溶性与药物的脂水分配系数有关，而非解离型药物的比例由吸收部位 pH 值支配。食物对药物吸收的影响见表 3－1。

表 3－1　食物对药物吸收的影响

影响结果	相关药物
增加吸收量	维生素 C、头孢呋辛、维生素 B_2、异维 A 酸、对氯苯氧基异丁酸、普萘洛尔、更昔洛韦、地丙苯酮、三唑仑、咪达唑仑、特非拉定
降低吸收速率	非诺洛芬、吲哚美辛
降低吸收速率与吸收量	卡托普利、乙醇、齐多夫定、利福平、普伐他汀、林可霉素、异烟肼、溴苄胺托西酸盐、卡托普利、头孢菌素、红霉素
降低吸收速率，不影响吸收量	阿司匹林、卡普脲、头孢拉定、克林霉素、氯巴占、地高辛、甲基地高辛、奎尼丁、西咪替丁、格列本脲、氧氟沙星、环丙沙星
降低吸收速率，增加吸收量	呋喃妥因、酮康唑
不影响吸收速率，增加吸收量	芬维 A 胺
无影响	保泰松、甲基多巴、磺胺异二甲嘧啶、丙基硫胺嘧啶

消化道吸收部位的药物分子型比例是由吸收部位的 pH 值和药物本身的 pK_a 决定的（具体见本章第二节“一、药物的跨膜转运”）。

通常弱酸性药物在胃液中几乎完全不解离，故有较好的吸收；弱碱类药物在胃液中解离程度高，吸收差。药物在小肠中的吸收情况与胃相反，碱性药物吸收较好，酸性药物吸收较差。$pK_a > 3.0$ 的酸及 $pK_a < 7.8$ 的碱容易吸收，在这些限度外的酸及碱的吸收都相应地迅速下降。

虽亲脂性药物容易吸收，但并不是亲脂性越强吸收越好，脂水分配系数过大的非极性物质则不易被胃肠道吸收。这可能由于亲脂性极强的药物难以进入水性的细胞质或体液。根据里宾斯基五规则（Lipinski's rule of five），药物脂水分配系数的对数值应为正数，而且小于5（$\lg P < 5$），才比较合适。

2. 溶出速度　固体药物制剂经崩解、药物溶出后才可能被吸收。崩解只反映固体制剂崩解的快慢，而不能反映固体制剂崩解成小颗粒后的溶出情况。对一些难溶性药物或溶出速度很慢的药物，药物从固体制剂中的溶出很慢，其吸收过程往往受药物溶出速度所限制，溶出速度成为影响药物吸收的主要原因。溶出速度能直接影响药物起效时间、药效强度和持续时间，它比崩解更能反映制剂质量的本质。

溶出速度的理论基于 Noyes－Whitney 扩散溶解理论。物质溶解时先在固液界面之间，形成一饱和层，称为静流层或扩散层。静流层的药物受浓度差的影响扩散进入介质，形成药物溶液，这样在固液界面进行溶解－扩散。因此药物的溶出速度（dC/dt）与其在饱和层浓度 C_s（接近于物质的溶解度）和 t 时间时溶液中浓度 C 之差成正比，即：

$$dC/dt = DS(C_s - C)/h \qquad (3-2)$$

式中，D 为溶解药物的扩散系数；S 为固体药物的表面积；C_s 为药物在饱和层的浓度，相当于药物的溶解度；C 为 t 时间时药物在溶液中的浓度；h 为扩散层的厚度。

式（3－2）中，（$C_s - C$）是扩散层与溶液中的药物浓度差。在溶出为限速过程的吸收中，溶解的药物立即被吸收，即为漏槽状态。因而，药物浓度 C 可认为近于零，所以式（3－2）又可改写为：

$$dC/dt = DSC_s/h \qquad (3-3)$$

由于特定化合物的 D 和 h 是固定的，设 D/h 为溶出速度常数 K，则式（3－3）可改写成：

$$dC/dt = KSC_s \qquad (3-4)$$

从式（3－4）可看出，增加药物粒子的表面积和溶解度可增加药物的溶出速率。

（1）粒子大小　药物粒子大小和溶出速度有一定关系。药物粒子的表面积与粒子直径成反比。相同重量的药物粉末，其表面积随粉末粒子直径的减少而增加。药物粒子越小，则与介质的接触面积越大，药物的溶出速度增大，吸收也加快。因此，为达到增加某些难溶性药物的溶出速度和吸收的目的，可采用药物微粉化技术。如研磨、机械粉碎、气流粉碎或制成固体分散体等。如螺内酯为难溶性药物，经微粉化后，螺内酯的吸收量增加10～12倍，因此《中国药典》已将螺内酯结晶的粒度列为检查项目，10μm 以下粒子不小于90%。近年来，纳米技术亦已应用于增加药物的溶解度与溶出速度。

通过减小药物粒子粒径来增加药物吸收的方法，适用于某些在消化道中吸收受溶出速度限制的药物。例如，受试者服用不同粒径的非那西丁混悬液，其血药浓度不同，如图3－2所示。对水溶性或弱碱性药物，增加其比表面积所产生的作用不大，因为弱碱性药物的吸收受胃排空速率支配，而不受溶出速度的影响。对胃液中不稳定的药物如艾司奥美拉唑镁、胰酶等，粒子直径越小越易分解，反而降低其疗效，故不宜应用微粉化技术来增加药物溶出速度。对胃有刺激性的药物如非甾体抗炎药，虽然微粉化能提高吸收，为避免对胃肠道引起强的刺激性，也不宜用过细的粉末制备口服制剂。

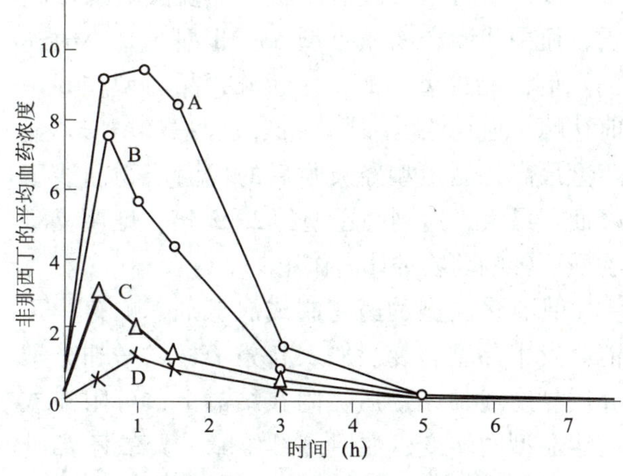

图3－2　非那西丁颗粒粒径与血药浓度的关系

A. 细 <75mm + 0.1% 吐温 80；B. 细 <75mm；C. 中 150～180mm；D. 粗 >750mm

（2）湿润性　疏水性药物接触角大，表面难以被水润湿，有效溶出表面积小，影响药物的溶出。加入表面活性剂促进粉末表面的润湿，提高药物的溶出。

（3）多晶型　化学结构相同的药物，结晶条件不同，可得到数种晶格排列不同的晶型，这种现象称为多晶型（polymorphism）。多晶型中有稳定型、亚稳定型和无定型。各种晶型的物理性质如红外光谱、密度、熔点和溶解度及溶出速度常有不同。一般稳定型的结晶熵值最小、熔点高、溶解度小、溶出速度慢；无定型却与此相反，但易于转化成稳定型。亚稳定型介于上述二者之间，熔点较低，具有较高的溶解度和溶出速度。亚稳定型可逐渐转变为稳定型，但这种转变速度比较缓慢，在常温下较稳定，可用于制备药物制剂。

降压药尼群地平有3种晶型，分别为Ⅰ、Ⅱ、Ⅲ。对尼群地平多晶型的化学稳定性影响因素、晶型转变条件及其影响因素、药动学及生物利用度进行系统研究，结果显示，3种晶型的稳定性顺序为：Ⅰ>Ⅱ>Ⅲ、光稳定性顺序为：Ⅲ>Ⅰ>Ⅱ、活化能顺序为：Ⅱ>Ⅰ>Ⅲ、热稳定性最好的为晶型Ⅱ。另外，晶型Ⅲ的生物利用度最高，是晶型Ⅰ的1~7倍。

药物二氟尼柳是水杨酸的衍生物，为难溶性药物，溶出度研究发现，其A晶型药物的胶囊剂先于B晶型胶囊剂溶出，15分钟时溶出速率达到81.44%，而B晶型仅为50.91%。此外，大鼠灌胃给予抗血小板药物硫酸氢氯吡格雷，血中代谢产物晶Ⅰ型、晶Ⅱ型在8小时达到峰值，晶Ⅳ型在2小时达峰，晶Ⅶ型在6小时达峰。血药浓度-时间曲线下面积（AUC）晶Ⅰ型最高，晶Ⅰ型经吸收后的代谢产物曲线下峰面积最大，达到晶Ⅳ型的2.23倍，证明晶型物质可影响药物的体内作用。

具有多晶型的药物制成混悬剂，贮存中可能会发生晶型转变。加入高分子材料增加分散介质黏度或加入物质吸附在结晶上，可阻滞或延缓晶型的转变，如甲基纤维素、聚氧乙烯吡咯烷酮和阿拉伯胶等都有延缓作用。加入聚山梨酯80等表面活性剂，吸附在结晶表面，干扰新晶核的形成，延缓晶型的转变。

（4）溶剂化物　某种药物带有溶剂而构成的结晶称为溶剂化物。溶剂为水则称为水合物，不带水的称为无水物。多数情况下在水中的溶解度和溶解的速度是以水合物<无水物<有机溶剂化物的顺序增加。如氨苄西林无水物比水合物的溶解度大，在30℃时无水物的溶解度为12mg/ml，三水物的溶解度为8mg/ml，体内也是无水物的血药浓度比水合物高。

（5）提高溶出速度的方法　提高难溶性药物固体制剂的溶出速度具有重要意义，除了粉末纳米化、使用表面活性剂外，还可采取制成盐或亲水性前体药物、固体分散体、环糊精包合物、磷脂复合物等方法提高溶出速度。制成盐可增加药物的溶解度，也可增加难溶性药物的吸收。如降血糖药甲苯磺丁脲的钠盐有较大的溶解度，起效快。口服给予500mg甲苯磺丁脲钠盐，在1小时内血糖迅速降到对照水平的60%~70%，而口服同剂量的甲苯磺丁脲4小时后，血糖才能降到对照水平的80%。

固体分散体将药物以分子状态或极细微粒分散到水溶性高分子化合物中，是一种能增加溶解度和溶出速度的方法。如灰黄霉素的聚乙烯吡咯烷酮固体分散体的溶出速度为灰黄霉素微晶的7~11倍。

（三）剂型因素对药物口服吸收的影响

除静脉给药外，药物的剂型因素对药物的吸收有很大的影响。剂型不同，药物用药部位及吸收途径可能不一样。有些剂型给药后，吸收的药物须经过肝脏，其中一部分药物在肝中经代谢后，再进入体循环系统。有些剂型给药后，吸收的药物不经肝脏直接进入体循环系统。不同口服剂型，药物从制剂中的溶出速度不同，其吸收的速度和程度也往往相差很大。一般认为口服剂型药物的生物利用度的顺序为：溶液型液体制剂>混悬剂>胶囊剂>片剂>包衣片。

1. 溶液型液体制剂　口服溶液型液体制剂药物的吸收比口服其他制剂快而完全，生物利用度高。影响溶液中药物吸收的因素有：溶液的黏度、渗透压、络合物的形成、胶团的增溶作用及化学稳定性等。

某些药物的溶液型液体制剂采用混合溶剂，加入助溶剂或增溶剂。此类溶液制剂服用后，由于胃肠内容物的稀释或胃酸的影响，药物可能沉淀析出，通常沉淀粒子很细，仍可迅速溶解，对药物的吸收影响不大。

药物在与水不相混溶的溶液中，如溶于植物油中，其吸收速度和程度比水溶液差。吸收过程中的限速因素是药物从油相分配到胃肠液中的速度，油溶液与胃肠液接触的表面积是影响吸收的重要因素。

2. 乳剂　乳剂能使油相高度分散，有利于药物的溶解和吸收。如果油是可被消化吸收，则其吸收速度可进一步增加。某些药物乳剂的吸收较混悬剂为快。乳剂中含有的乳化剂，还具有改善胃肠道黏膜的性能，从而促进药物吸收。乳剂中的油脂可促进胆汁分泌，有助于难溶性药物的溶解和吸收。油脂性物质可通过淋巴系统转运吸收，有利于提高药物的治疗效果。

3. 混悬剂　混悬剂中的难溶性药物在胃肠道中的吸收比溶液剂慢，但比胶囊剂、片剂、丸剂等固体制剂的吸收要好。水混悬液中药物的吸收主要取决于药物的溶出速度、脂水分配系数。水混悬液分散性优于片剂和胶囊剂，药物在吸收部位有大的表面积，而片剂、胶囊剂等在相当长的时间后才能达到这种分散性和表面积。

影响混悬剂生物利用度的因素有药物粒子大小、晶型、分散介质种类、附加剂、黏度等。混悬剂中难溶性药物粒子的粒径在 0.1 ~ 1mm 时，其吸收速度受溶出速度的限制。微粉化可减小粒子的粒径，增加药物的溶出速度。

多晶型药物混悬剂在贮藏过程中，可能发生晶型改变。在贮存时间内无定型或亚稳定型药物会缓慢自发地转变为稳定型晶型的药物，从而改变其生物利用度。

4. 散剂　散剂易分散，比表面积大，服用后不经崩解和分散过程，通常生物利用度比其他固体制剂好。影响散剂中药物生物利用度的因素有粒子大小、溶出速度、药物和稀释剂或其他成分之间的相互作用等。贮存条件也会影响散剂的药物吸收。散剂比表面积较大，其吸湿性与风化性也较显著。吸湿后的散剂会发生很多变化，如流动性下降，结块等物理变化，有的发生变色、分解或效价降低等化学变化，因而会影响药物的有效性。

5. 胶囊剂　胶囊剂的药物吸收优于片剂。硬胶囊壳对药物的释放有 10 ~ 20 分钟延缓作用。胶囊中的药物颗粒未受到冲压，口服后药物颗粒直接分散于胃肠液中，药物溶于胃肠液的速率比片剂大。影响胶囊剂吸收的剂型因素有药物颗粒大小、晶型、附加剂的选择、药物和附加剂间的相互作用等。胶囊的保存时间和条件，也会影响药物的释放。贮藏的相对湿度对胶囊的崩解性有较大的影响。

6. 片剂　影响片剂中药物吸收的因素除生物因素外，还有药物颗粒的大小、晶型、pK_a、脂溶性、片剂的崩解及溶出等剂型因素。片剂辅料和工艺过程如制粒、压片的压力、包衣等影响片剂的崩解、溶出过程。片剂中药物的溶出有崩解过程，片剂崩解后碎成粗粒，有效表面积增加，为药物的溶出创造了条件。因此片剂崩解快慢，崩碎后颗粒的大小会影响药物疗效。

口服缓释、控释制剂是指制剂以缓慢速率或接近零级释放动力学规律在体内释放药物，可减少血药浓度波动情况，增加患者的服药顺应性。临床常用的有骨架型缓释制剂和膜控型缓释制剂，此类制剂的制备工艺较复杂，医生（特别是患者）不易准确理解，甚至将其当普通片剂看待，临床应用时常常发生差错。多数口服的缓释、控释制剂都要求患者不能嚼碎后服用，以免因破坏剂型而失去应有的缓释或控释作用。只有少数使用特殊工艺的缓释、控释制剂，可按标记刻痕掰开，例如，微囊化的药物颗粒，每个颗粒是一个独立的贮库单位，用聚合物薄膜包裹之后压片，可掰开但仍不能强行碾碎服用；再如，以骨架控释法生产的少数品种（如曲马多缓释片）可使用半粒，以便患者及时调整剂量。

（四）制剂因素对药物口服吸收的影响

制剂处方组成对药物吸收的影响因素较多，主要包括主药和辅料的理化性质及其相互作用等。

1. 液体制剂中药物和辅料的理化性质对药物吸收的影响

（1）增黏剂　许多药物溶液和混悬剂常加

入增黏剂来改善制剂的物理性质。通常药物的溶出度和扩散速度与黏度呈反比关系，因而制剂的黏度往往会影响药物的吸收。溶液黏度改变后可能影响药物吸收，胃排空速率或通过肠道速度的改变，减缓药物分子到达吸收表面的扩散速度等。如果混悬剂中药物的吸收受溶出速度限制，这时增加制剂的黏度将使溶出速度也减小。

（2）络合物与络合作用　药物在溶液中可能与该制剂中的辅料发生相互作用，络合物形成、吸附作用及胶团相互作用，都能使药物在吸收部位的浓度减小。分子络合物是由弱的结合力，如氢键，连结各组分所组成，如该络合物在生物体液中能大量溶解，则两个组分间的作用是可逆的。药物络合物的性质，包括溶解度、分子大小、扩散性及脂水分配系数，可与原来的药物有很大差别。络合物中被络合的药物是以不能被吸收的形式存在的，使药物的有效浓度比总浓度低，但络合作用是可逆的，药物与络合物间存在平衡。

（3）吸附剂与吸附作用　物理吸附作用包括从溶液中将药物分子除去并转移到“活性”固体的表面，溶液中药物与被吸附药物间常存在着平衡关系。若吸附是不可逆的，即是化学吸附而非物理吸附。许多药用辅料可能具有“活性”固体表面或吸附剂的作用，因而可能影响药物的吸收。吸附物的解离趋势大，可能不影响药物的吸收，有的可能只影响药物的吸收快慢，而不影响药物的吸收总量。活性炭对某些药物有很强的吸附作用，吸附物解离趋势小，使药物的生物利用度减少。蒙脱石散剂可清除多种病原体及毒素，加强与修复消化道及其黏膜屏障。但是胃肠道并不能够吸收蒙脱石散，蒙脱石散会在胃肠道表面形成保护膜，令抗菌药物的作用无法发挥。抗菌药物和蒙脱石散同服，将有可能会被吸附，并随粪便排出体外。因此，蒙脱石散与抗菌药物联用时，中间至少间隔 1 小时。

（4）表面活性剂　表面活性剂除能降低表面张力外，还有形成胶团增溶作用。当表面活性剂浓度达到临界胶束浓度以上时，由于形成胶团使溶液中游离的药物浓度降低，可使药物吸收速度变小。当胶团中的药物能迅速分配到溶液中，转变成游离药物，则药物的吸收不受影响。另外，表面活性剂能溶解消化道上皮细胞膜的脂质，改变通透性，促进药物的吸收。

2. 固体制剂中药物和辅料的理化性质对药物吸收的影响

（1）药物粒子的大小　减小药物粒径可加快药物的溶出速率和吸收。有些难溶性或溶解慢的药物，经微粉化处理，采用微粉化原料制备制剂产品，可产生较快或更完全的吸收。

（2）固体制剂辅料　固体制剂生产过程中，通常需要加入适当的辅料，如稀释剂、黏合剂、崩解剂、润滑剂等。一般认为常用的辅料几乎是没有生理活性的，辅料的选用原则多半是考虑对主药的稳定性及剂型的成型性的影响。随着生物药剂学的发展，对辅料的选用不仅注意到对生产工艺及制剂外观性能的影响，且还因重视辅料对药物体内吸收的影响。如果稀释剂具有不溶性且有强力吸附作用，则药物被吸附而很难释放出来，会影响小剂量药物的疗效。制粒过程中常常加入黏合剂，黏合剂所起的作用与崩解剂相反，有延缓片剂崩解的作用。黏合剂的品种和用量对固体制剂的溶出都有一定的影响。片剂中加入崩解剂的目的是促进固体制剂的崩解，崩解剂的品种与用量也会影响药物的溶出。润滑剂多为疏水性或水不溶性物质，它们使药物与溶出介质的接触不良，溶出介质不易透入固体制剂的孔隙，因而会影响固体制剂的崩解和溶出。

（3）制剂包衣　包衣制剂中，药物的吸收过程需要衣层的溶解，包衣材料和衣层的厚度可能会影响药物的吸收。某些肠溶衣片的疗效与胃肠道 pH 值及在胃中的滞留时间有关。由于胃液的 pH 值及片剂在胃中滞留时间在个体间变动很大，因此肠溶衣制剂的血药浓度的个体差异可能也很大。

3. 制剂制备工艺对药物吸收的影响　制剂的制备工艺对成品的质量也可能有很大影响。片剂制备过程比较复杂，影响疗效的因素很多，各个制备工艺都可能影响药物的吸收。如原辅料混合方法、制粒操作和颗粒质量、压片时的压力等，上述因素可能会引起药物溶出速度的

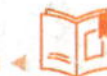

差异。因而，即使是崩解相同的片剂，其溶出速度和生物利用度也可产生很大的差别。

（五）药物的体内药代动力学

1. 药代动力学的定义及理解 药代动力学（pharmacokinetics，PK）简称药动学，又称药物动力学。是应用动力学原理和数学方法，研究药物在体内的吸收（absorption，A）、分布（distribution，D）、代谢（metabolism，M）和排泄（excretion，E）诸过程的规律，以及这些过程与药理学效应、毒副作用间关系的学科。

需从以下几个方面来充分理解 PK 的概念。

（1）药物体内过程概述 药物无论以什么剂型进入体内发挥药效，都离不开药物在体内的动力学过程。这些过程包括药物的吸收、分布、代谢和排泄，简称 ADME 过程。具体而言，吸收是药物从给药部位进入体循环的过程；分布是指药物进入体循环后向各组织、器官或者体液转运的过程；代谢是指随体循环分布到肝脏、胃肠道等部位的药物受到代谢酶的催化作用而发生结构改变、生成代谢产物的过程；排泄是指药物及其代谢产物排出体外的过程。

在上述几个过程中，只有代谢（又称生物转化）过程使药物结构发生了转化，而药物的吸收、分布和排泄过程反映了药物体内过程中位置的变化（没有结构变化），因此这三个过程统称为转运。此外，除了吸收之外，分布、代谢、排泄过程统称为药物的处置，反映药物进入血液循环之后的过程；其中代谢和排泄过程会使原药的量随时间逐渐减少，因此代谢和排泄合称为药物的消除（elimination）。

对于药物制剂，除静脉注射、静脉滴注等血管内给药以外，非血管内给药（如口服给药、肌内注射、吸入给药、透皮给药等）都存在吸收过程，大部分小分子药物口服吸收的主要部位是小肠。除在局部发挥治疗作用的药物外，吸收是药物发挥治疗作用的先决条件，药物只有吸收进入体循环，才可能分布到靶组织发挥药效。此外，药物的给药途径不同，进入体循环的部位、过程及吸收的药量也不同，因而药物在血中出现的快慢、浓度的高低及维持时间的长短也不相同。总之，吸收过程决定药物进入体循环的速度与程度。

分布过程影响药物是否能及时到达与疾病相关的组织和器官。药物进入循环系统之后，很有可能和血液中蛋白、血细胞等成分进行结合，此时血液中的药物具有游离型和结合型两种形式，通常只有游离型药物才能通过细胞膜分布进入组织细胞中，进一步与受体等生物功能大分子发生结合等作用而产生效应，即只有游离型药物可以进入靶组织发挥药效，也可能在非靶组织或靶组织引起安全性问题（毒副作用）。同理，对小分子药物而言，通常也只有游离型药物进入肝脏等组织被其细胞中的药物代谢酶所代谢；也只有游离型药物可被肾小球过滤、肾小管重吸收或分泌作用而被肾脏进行排泄。代谢与排泄过程关系到药物在体内存在的时间和暴露的程度。

上述 ADME 过程都离不开机体的重要器官（如胃肠道、血液、肝脏、肾脏等）对药物的转运、代谢、排泄等作用，这与进食后食物在体内会被吸收、利用、代谢和排出体外的过程类似，是机体对药物的作用过程。由于机体 ADME 过程是上述重要器官对药物作用的结果，而各器官的功能在不同个体间不可能完全相同，这些生理因素的差异会导致药物在不同个体间的 ADME 过程也存在差异，即同一药物在不同个体的体内命运存在个体间变异。

（2）ADME 过程随时间的动态变化 ADME 的各个过程在体内均随时间动态变化，而非一成不变。好比刚刚进食后食物进入到胃中使人具有饱腹感，当经过一定时间食物被吸收利用和消化之后人就会有饥饿感，即食物在消化道及吸收进入体循环的量随着时间而动态变化。药物在体内的过程亦是如此。比如静脉给药后药物瞬间进入体内，会随血液到达肝、肾等消除器官和药物作用部位，就会存在药物的代谢和/或排泄过程，这会促使体内药物的量随时间逐渐减少，具体反映为血液中药物浓度（以下简称“血药浓度”）随时间逐渐变小（图 3-3 中的曲线 A）；当给予口服制剂时，药物吸收入血后就有消除过程，消除会使药物浓度随时间逐渐减少，但最初给药后的一段时间中，药物的吸收往往大于消除，所以口服给药时血药浓度会随时间具有先增大后减小的过程（图

3－3 中的曲线 B）。

由此可见，给药后体内药物的量随时间动态变化，且具有一定的动力学规律。理论上，当时间足够长，药物在体内最终会被肝肾等消除器官完全清除，这时体内的药量趋于零。对于慢性疾病，需要保持体内一定的药量才能维持药效，因此需要多次给药。这好比为了维持正常生理功能，人们每天需要多次进食。多次给药时，药物浓度会随着给药时间间隔而出现周期性变化的过程。

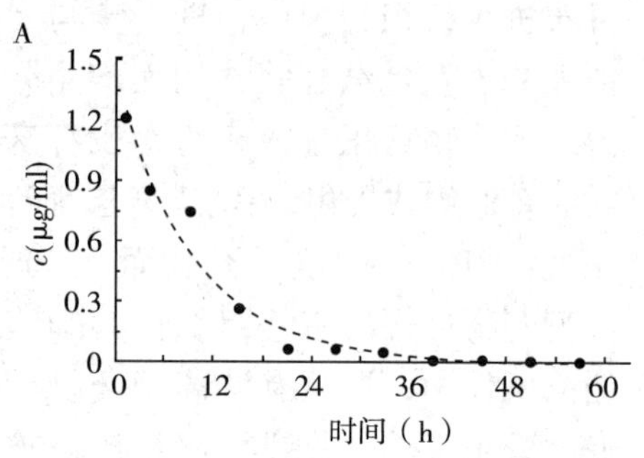

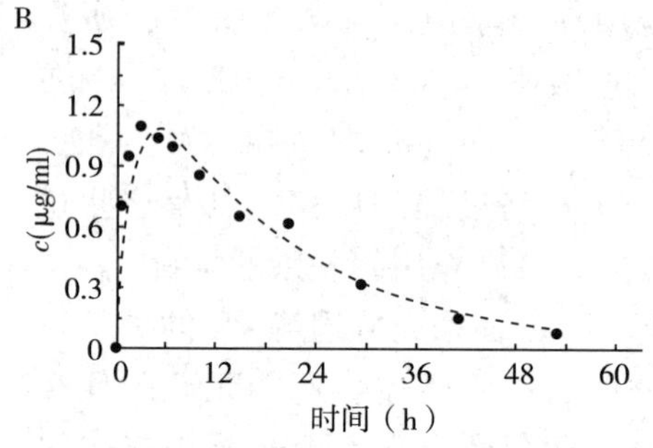

图 3－3　静脉注射（A）和口服给予（B）某药物后体内血浆药物浓度随时间的变化

黑色圆点表示实测值，黑色虚线表示模型拟合曲线

（3）血药浓度随时间的变化　在 PK 研究中，体内药量的动态变化通常采用血药浓度与时间作图所得到的血药浓度–时间曲线（简称药–时曲线，即 $C-t$ 曲线）来反映。主要原因有：①不同时间下药物在体内的总量或某个器官中药物的量从操作层面上是不可采样测定的，但不同时间点采集静脉血液样品测定药物浓度是可行的；②经过大量临床实践证明，药物在组织中的量与血中药量具有明显的正相关性，血液浓度的大小一定程度可以反映靶点药物浓度，与药效和安全性密切相关。因此，通过 $C-t$ 曲线可以大致判断药物的安全性与有效性（图 3－4）。

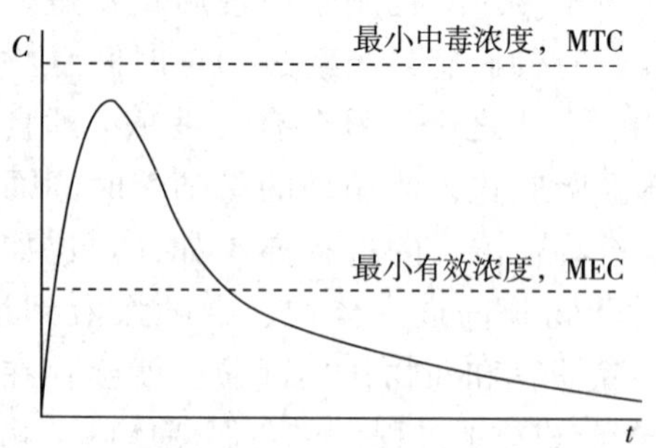

图 3－4　血药浓度–时间曲线

图中，MEC（minimum effective concentration）表示药物的最小有效浓度，MTC（minimum toxic concentration）表示药物最小中毒浓度。血药浓度只有达到 MEC，才会发挥药物效应；但当浓度超过 MTC 时，药物对机体会发生毒副作用，MEC 和 MTC 之间的浓度范围就是患者的有效治疗的浓度范围（治疗窗）。$C-t$ 曲线上浓度达到最大的时间为达峰时间（T_{max}），对应的浓度为峰浓度（C_{max}），时间从零到无穷大时 $C-t$ 曲线下面积为 AUC（area under the curve）。通常药物 $C-t$ 曲线中药物浓度在治疗窗范围的时间越长，药效维持的时间也越长。此外，不同个体对同一药物 ADME 过程的差异也导致了不同患者在给药后相同时间下的血药浓度的不同，以及整个 $C-t$ 曲线的个体间差异，可能引起不同个体疗效和安全性的差异。因此，药物的 PK 行为对其发挥药效和保证用药安全至关重要。

（4）动力学理论定量描述药物在体内的动力学过程　药动学定义中，ADME 在体内的动态过程可以用动力学（kinetics）理论进行表述，反映体内或吸收等部位中药物的量随时间的动态变化规律，即速率过程。比如体内药量 X 的体内动力学可用微分形式 dX/dt 表示，这里 t 表示时间，是自变量；X 表示随时间改变的体内药量。根据变化速率 dX/dt 与 X 之间的关系，常分为零级动力学、一级动力学等。

以药物在体内的消除过程为例，其零级动力学的数学表达式为：$\frac{dX}{dt}=-k\cdot X^0=-k$。表示 X 的变化速率 dX/dt 与 X 的零次方成正比，由于任何数值的零次方都等于 1，此时 dX/dt 就等于 $-k$，说明 X 的变化速率与 X 本身大小没有关系，是个定值，这种情况在药物消除中并不多见。类似地，一级消除动力学的数学表达式为：$\frac{dX}{dt}=-k\cdot X^1=-kX$（其中 k 是药物的消除速率常数），表示 X 的变化速率 dX/dt 与 X 的一次方成正比，将上述微分形式变为积分形式，则得其积分形式 $X=X_0e^{-kt}$，表示 X 随时间 t 以指数形式下降。大多数小分子药物在体内的消除遵循一级动力学规律。

临床上大多数小分子药物在一定剂量范围内的吸收也多呈现一级动力学特征，这时吸收部位（如胃肠道）中的药量 X_a 随时间的变化速率可以表示为：$\frac{dX_a}{dt}=-k_a\cdot X_a$，（其中 k_a 是药物的吸收速率常数）；假设体内药量（X）的消除过程也为一级过程，且药物从给药部位全部进入循环系统并迅速在全身分布且达到平衡，则口服给药时体内药量（X）随时间的动态过程可表示为：$\frac{dX}{dt}=k_aX_a-kX$。

一级动力学就是通常说的线性动力学，目前临床上应用的绝大多数小分子药物，其体内的吸收、分布、代谢、排泄过程都遵循一级动力学特征，即大多数药物在临床应用时具有线性动力学特征，因此线性 PK 是多种药动学模型的主要假设和客观存在。极少数药物或机体发生疾病（如肝肾功能下降时）等情况下，药物在上述某个或多个体内过程中可能因饱和现象而出现非线性动力学特征。

2. 药代动力学研究意义与内容　在新药研发和临床用药中，药代动力学研究均具有不可或缺的重要意义。具体体现为：①新药研发的非临床和临床研究中均离不开对体内药代动力学行为的考察，这是确定新药临床剂量和方案的必要环节；②通过研究新剂型和新制剂的药代动力学行为，得到的药代动力学参数可用于计算其生物利用度或生物等效性、或了解药物体内外的相关性等，从而指导新剂型和新制剂的处方和工艺改进；③根据不同患者的药代动力学特征，可以调节临床给药方案，使临床用药更为有效安全，甚至实现个体化精准给药。

药代动力学应用数学模型定量研究药物浓度随时间的变化规律，研究过程通常为：①模型建立：通过采集一定给药方案下、给药后不同时间点的体内药物浓度数据，建立药物浓度和时间的定量关系（数学模型），得到药代动力学模型参数（如药物的消除速率常数、表观分布容积等参数）；②模型评价/验证：通过多种方法评价和验证模型的准确性、稳定性和预测性，最终说明所建模型达到一定的质量标准，可以进一步用于模型预测；③模型应用：根据已建立的数学模型及其参数，推算不同给药方案（剂量、给药间隔、给药顺序等）下的药物浓度，或达到某一浓度所需的给药方案等，使药代动力学模型在新药研发或临床用药中发挥实际作用。

药代动力学研究的主要内容本质上就是研究各种药代动力学模型。根据药物在体内动力学过程的不同特征及研究目的，药代动力学模型主要分为：房室模型、统计矩模型（又称非房室分析）、非线性药代动力学模型、生理药代动力学模型、群体药代动力学模型、药代动力学/药效动力学模型等。其中最经典的药代动力学模型是房室模型。

二、药物对机体的作用

药物通过多种机制作用于机体，产生药理效应和引起不良反应。理解药物对机体的作用及作用机制，对于合理用药、优化治疗效果，以及减少药物相关风险具有重要意义。

（一）产生药理效应

药理效应是指药物通过特定的作用机制，在机体内产生的生理或病理改变，以达到缓解症状或治疗疾病的目的。药理效应通常通过以下几种方式实现。

（1）靶向作用　药物通过与特定的靶点（如受体、酶或离子通道）结合，调节信号传导通路或生物化学反应。例如，β 受体拮抗药通过阻断心肌细胞 β_1 受体，减慢心率，降低血压，用于治疗高血压和心绞痛。

（2）生物调节　药物可以增强或抑制机体的内源性生理过程。例如，胰岛素注射用于补充体内胰岛素不足，从而降低血糖水平。

（3）物理化学作用　一些药物通过物理或化学性质直接作用于机体。例如，抗酸药通过中和胃酸缓解胃灼热和消化不良。

（4）基因调控　一些药物通过调控基因表达产生药理效应，例如 siRNA 或 CRISPR 技术用于基因治疗。

药理效应可以是治疗性作用（如抗菌药物抑制或杀灭病原菌）或辅助性作用（如缓解疼痛的镇痛药）。药物的治疗范围和剂量调整通常基于药理效应的强度和持续时间。

（二）引起不良反应

药物不良反应（adverse drug reaction，ADR）是指不符合用药目的并给患者带来不适或痛苦的反应，通常包括以下几类。

（1）剂量相关性不良反应　由于药物剂量过高或个体对药物代谢的差异引起。例如，氨基糖苷类抗生素的高剂量使用可能导致耳毒性或肾毒性。

（2）特异性不良反应　一些药物在特定人群中可能引发变态反应或特定的毒性。例如，青霉素可导致过敏性休克，特定遗传背景的个体可能对某些药物（如硫唑嘌呤）表现出显著毒性。

（3）药物相互作用　药物与其他药物、食物或疾病状态的相互作用可能导致不良反应。例如，维生素 K 摄入过量可能降低华法林抗凝效果。

（4）长期使用的累积效应　长期或过度使用某些药物可能引发累积毒性或依赖性。例如，长期使用阿片类药物可能导致耐受性和依赖性。

第二节　药物的吸收

一、药物的跨膜转运

药物跨膜转运（transmembrane transport）是药物分子通过细胞膜的现象。药物在体内的转运需要通过具有复杂分子结构与生理功能的生物膜，如细胞膜、各种亚细胞结构的质膜或细菌表面的被膜等。因此，必须了解药物通过生物膜的机制及其影响因素。本节主要以细胞膜为例介绍药物的转运情况。细胞膜是药物在体内转运的基本屏障，药物通过各种细胞膜的方式和影响因素相似。药物跨膜转运的方式分为非载体转运（non－carrier mediated transport）、载体转运（carrier－mediated transport）和膜动转运（membrane moving transport）。

（一）非载体转运

非载体转运指药物依赖于膜两侧的浓度差，从高浓度侧经细胞膜向低浓度侧的转运过程。非载体转运包括滤过和简单扩散，属于被动转运（passive transport）。

1. 滤过（filtration）　滤过是小分子、水溶性的极性或非极性物质在流体静压或渗透压作用下通过亲水膜孔蛋白进行跨膜转运的方式，也称水溶性扩散。

2. 单纯扩散（simple diffusion）　单纯扩散是指脂溶性药物溶解于细胞膜的脂质层，顺浓度差通过细胞膜，又称脂溶性扩散（lipid diffusion）。绝大多数药物以此种方式通过细胞膜。扩散速度主要取决于膜两侧药物浓度梯度及药物的脂溶性。脂溶性、浓度梯度越高，扩散就越快。药物必须先溶于体液才能到达细胞膜，因此水溶性太低也不利于药物通过细胞膜，药物在具备脂溶性时仍需具有一定的水溶性才能快速通过细胞膜。

药物在体内按照极性分为极性分子和非极性分子。非极性分子内部正负电荷数目相等，分布平衡。极性分子内部正负电荷数目相等，但分布不平衡，如水分子。药物的极性对单纯扩散影响很大，如强心苷类药物的极性大小依次为毒毛花苷 K＞毛花苷 C＞地高辛＞洋地黄毒苷，其口服吸收率依次为 2%～5%、20%～30%、60%～85%和 90%～100%，原型药经肾排泄率依次为 100%、90%、60%和 10%。

多数药物是弱酸或弱碱，在体内以解离和非解离两种形式存在。药物解离度对单纯扩散影响很大。非解离型药物脂溶性高，易于通过生物膜，而解离型药物脂溶性低，不易通过生物膜，这种现象称为离子障（ion trapping）。药物解离程度取决于体液 pH 值和药物解离常数（K_a）。解离常数的负对数值为 pK_a，表示药物的解离度，是指药物解离 50%时所在体液的 pH 值。药物解离程度可依据 Henderson－Hasselbalch 方程计算而得：

弱酸性药物

$$HA \rightleftharpoons H^+ + A^-$$

$$K_a=\frac{[H^+][A^-]}{[HA]}$$

$$pK_a=pH-\lg\frac{[A^-]}{[HA]}$$

$$pH-pK_a=\lg\frac{[A^-]}{[HA]}$$

$$\therefore\frac{[\text{离子型}]}{[\text{非离子型}]}=\frac{[A^-]}{[HA]}=10^{pH-pK_a}$$

弱碱性药物

$$BH^+\rightleftharpoons H^+ + B$$

$$K_a=\frac{[H^+][B]}{[BH^+]}$$

$$pK_a=pH-\lg\frac{[B]}{[BH^+]}$$

$$pK_a-pH=\lg\frac{[BH^+]}{[B]}$$

$$\therefore\frac{[\text{离子型}]}{[\text{非离子型}]}=\frac{[BH^+]}{[B]}=10^{pK_a-pH}$$

由上式可见，当 $pH=pK_a$ 时，则 $[HA]=[A^-]$，$[B]=[BH^+]$，即 pK_a 是弱酸性或弱碱性药物在50%解离时溶液的pH值。当pH值与 pK_a 值的差以数值增减时，解离型药物与非解离型药物浓度的比值相应地以指数值变化。说明药物所处体液pH值的微小变化可显著改变药物的解离度，从而影响药物在体内转运。通常，pH值较高（碱化），酸性药物解离多，碱性药物解离少；pH值较低（酸化），酸性药物解离少，碱性药物解离多。

每个药物都有固定的 pK_a 值。药物的 pK_a 与药物是属于弱酸性还是弱碱性药物无关，弱酸性药物 pK_a 可以大于7，而弱碱性药物 pK_a 可以小于7。一般来说，$pK_a=3\sim7.5$ 的弱酸性药物及 $pK_a=7\sim11$ 的弱碱性药物的单纯扩散易受生理性pH值变化的影响。弱酸性药物在pH值较低的胃液中解离度低，易吸收。如果同时服用抗酸药，提高胃液pH值，药物的吸收率会降低。相反，弱酸性药物在碱性尿液中不易被肾小管重吸收，因此静脉滴注碳酸氢钠以碱化尿液，常用于解救弱酸性药物中毒，加速药物经肾排泄。

（二）载体转运

载体转运是指细胞膜上的转运蛋白（transporter）与药物结合，并载运药物到膜另一侧的过程。包括主动转运与易化扩散。

1. 主动转运（active transport） 主动转运是指药物逆浓度梯度或逆电化学梯度的跨细胞膜转运，即可从低浓度或低电位一侧向高浓度或高电位一侧的转运过程。其特点是：消耗能量，存在竞争性抑制和饱和现象。例如，细胞内 Na^+ 向细胞外转运，葡萄糖自肾小管重吸收，弱酸性与弱碱性药物自肾小管分泌，以及药物自肝细胞转运等都是主动转运过程。有的转运蛋白可将药物由细胞内转运至细胞外，如P-糖蛋白（P-glycoprotein）、乳腺癌耐药蛋白（breast cancer resistance protein）、肺耐药蛋白（lung resistance protein）、多药耐药蛋白（multi-drug resistance protein）等。

2. 易化扩散（facilitated diffusion） 与主动转运相似，亦具有饱和现象和竞争性抑制等，但易化扩散不能逆浓度梯度移动，也不耗能。易化扩散能加快药物转运速度。在小肠上皮细胞、脂肪细胞、血-脑屏障血液侧的细胞膜中，单糖类、氨基酸、季铵盐类药物的转运属于易化扩散。甲氨蝶呤进入白细胞、葡萄糖进入红细胞亦属于易化扩散。有机阴离子转运多肽（organic anion transporting polypeptide）、有机阳离子转运蛋白（organic cation transporter）、寡肽转运蛋白（oligopeptide transporter）等介导易化扩散，多数情况下是将药物由细胞外转运至细胞内。

（三）膜动转运

膜动转运是指大分子物质通过膜的运动而转运，包括胞饮和胞吐。

1. 胞饮（pinocytosis） 又称吞饮，是指某些液态蛋白质或大分子物质通过细胞膜的内陷形成吞饮小泡而进入细胞内。如垂体后叶粉可采用鼻黏膜给药以胞饮方式吸收。

2. 胞吐（exocytosis） 又称外排或出胞，是指胞质内的大分子物质以外泌囊泡形式排出细胞的过程。如腺体分泌及递质释放。

二、药物的胃肠道吸收及影响因素

（一）药物的胃肠道吸收

药物口服后在胃、小肠、大肠等部位吸收

(absorption)，经肝门静脉进入肝，继而进入体循环，或作用于胃肠道局部。口服给药（per os）是最常用、最安全的给药方式。口服后药物自胃肠道吸收的主要方式是单纯扩散。

1. 从胃吸收　弱酸性药物在酸性胃内容物中的解离度低，可在胃内吸收。例如，丙磺舒是弱酸性药物（$pK_a=3.4$），在 pH 值为 1.4 的胃液中仅 1% 解离，99% 的非解离型药物可经胃黏膜向血浆扩散；在 pH 值为 7.4 的血浆中约 99.99% 解离，解离型药物不易自血浆转运至胃中。当理论上达到平衡时，血浆药物浓度应为胃内药物浓度的 10000 倍，即几乎全部吸收。相反，弱碱性药物如茶碱，在酸性胃内容物中大部分解离，胃中难于吸收。

2. 从小肠吸收　小肠具有丰富的绒毛，其吸收面积（约 $200m^2$）远超过胃（约 $1m^2$）。此外，小肠具有蠕动快、血管及淋巴管丰富等有利于药物吸收的特点，因此，小肠是口服给药的重要吸收部位。除单纯扩散外，小肠吸收尚有主动转运过程。例如，维生素 B_1、B_2、B_6 及与内源性物质结构相似的药物如氟尿嘧啶、甲基多巴等均为主动吸收。

3. 从大肠吸收　大肠由盲肠、结肠和直肠组成。大肠长约 1.7m，黏膜上没有绒毛，有效吸收面积比小肠小得多，药物吸收差。结肠是治疗结肠疾病的释药部位，多肽类药物可以结肠作为口服吸收的部位。栓剂或溶液剂直肠给药（per rectum）时，药物可从直肠吸收。直肠黏膜面积虽小，但血液供应充足，药物吸收很快。例如，硫喷妥钠可由直肠给药进行基础麻醉。由于直肠给药时 2/3 的给药量不经过肝门静脉而直达体循环，故药物的首过消除较少。

（二）影响药物胃肠道吸收的生理因素

1. 胃肠液成分和性质　胃液 pH 值为 1.0～3.0，肠液 pH 值为 4.8～8.2，肠段愈下，pH 值愈高。大多数有机药物都是弱酸性或弱碱性物质，故消化道中的不同 pH 值或 pH 值的变化，都会影响药物的解离状态，而消化道上皮细胞膜是一种类脂膜，分子型药物比离子型药物易于吸收，因而消化道 pH 值会影响药物的吸收。弱酸性药物易在胃吸收，弱碱性药物易从小肠吸收。主动转运的药物是在特定部位由载体或酶促系统进行吸收的，一般不受消化道 pH 值变化的影响。

肠液中含有胆盐，能增加难溶性药物的溶解，可提高药物的吸收速率和程度。胆盐也可与一些药物形成难溶性盐，从而降低药物吸收，如新霉素、制霉菌素和多黏菌素 E 等口服不吸收，只用于治疗肠道疾病。胃肠道黏膜上黏液中含有的黏蛋白有可能与药物结合，而影响药物的吸收。

2. 胃排空和肠蠕动速度　胃排空速度显著影响药物吸收。如疼痛、糖尿病等病症及抗胆碱药阿托品等可延长胃排空时间；相反，拟胆碱药等可缩短胃排空时间。肠蠕动加快可缩短药物在肠内停留时间，使药物吸收减少。例如，甲氧氯普胺能促进肠蠕动，使地高辛吸收减少，而减慢肠蠕动的溴丙胺太林则能增加地高辛在肠内的溶解与吸收。

3. 首过消除　首过消除（first - pass elimination）是指某药物通过肠壁或经门静脉进入肝脏时被其中的酶所代谢，致使进入体循环药量减少的现象。首过消除又称首过效应（first - pass effect）或首关代谢（first - pass metabolism）。例如，口服异丙肾上腺素后，绝大部分药物与肠黏膜细胞内硫酸基结合，进入体循环药量极少；口服普萘洛尔后约 90% 在肝脏代谢，进入体循环的药量仅为给药量的 10% 左右。首过消除不但表示原型药在体循环的药量减少，也表明代谢物的形成。大多数情况下代谢物无活性，首过消除将使药物作用减弱；但如果代谢物具有显著活性，则首过消除可能使药物作用增强。首过消除直接影响药物的生物利用度，临床用药时应调整给药剂量，或改变给药途径。

4. P-糖蛋白作用　P-糖蛋白（P-gp）是一种 ATP 依赖性的跨膜转运蛋白，属于 ABC 转运蛋白超家族成员之一，存在于细胞膜上，通过主动转运将药物从细胞内泵出，从而降低药物的细胞内浓度。因此，P-糖蛋白本身并不具有逆转吸收作用，而是通过减少药物的吸收来降低其效果。

（三）食物对药物吸收的影响

口服给药是患者最方便、最具成本效益的用药方式。然而，食物和药物之间的相互作用，也称为“食物效应”，会影响口服药物的治疗效果。食物效应是食物与药物在一定生理条件下相互作用的结果。食物可能直接与药物反应，或通过改变餐后胃肠道环境间接影响口服药物吸收。此外，这些相互作用还取决于与食物类别、药物性质和剂量方案相关的因素。

食物对药物的直接影响取决于药物的剂型以及食物的热量，包括脂肪含量、食物热量以及胃排空速率。这是因为食物使胃肠道发生变化，如胃排空延迟、胃内 pH 值上升、分泌液增加、肠蠕动改变及肝血流量增加等，因而对药物的释放、吸收，以及药物在体内的分布、代谢、排泄等环节产生影响，从而改变药物的吸收速度或吸收程度。胃肠道的黏度明显增加是进食后的一个突出变化，可减缓药物向吸收性上皮细胞的扩散。如在进食高脂肪、高热量的早餐后，来那度胺的吸收立即下降 20%，原因之一为食物作为物理屏障，产生的高黏度限制药物向肠道上部吸收膜的渗透。食物对药物的间接影响则取决于药物的理化性质、吸收部位、进食量等。另外，用餐与服药的间隔时间、餐前或餐后服药也影响药物的吸收。

1. 高脂食物 脂肪摄入会延缓胃内容物的排空，延长药物在胃内的滞留时间。这种延迟可能降低某些胃酸敏感药物的吸收效率，同时可能增强胃内溶解性差的药物的吸收。如与低脂肪饮食或禁食相比，与高脂肪饮食共同服用时，非诺贝特 T_{max} 延长；标准化高脂饮食后服用高度亲脂性药物异维 A 酸，C_{max} 及 AUC 均较禁食时增加 2 倍以上。同时，脂肪含量也会影响药物的吸收程度。在摄入非高脂肪膳食和高脂膳食（约 50mg 脂肪）的情况下，单次服用 200mg 泊沙康唑口服混悬液后，泊沙康唑的平均 AUC 和 C_{max} 分别约为空腹状态下的 3 倍和 4 倍。高脂食物会刺激胆汁和胰液的分泌，增加药物在肠道中的溶解度，从而提升脂溶性药物（如环孢素、灰黄霉素）的吸收。

2. 高蛋白食物 高蛋白食物一方面可以增加内脏血流量，有利于药物吸收；另一方面，高蛋白食物被消化成小肽或氨基酸，其吸收取决于肠肽或氨基酸摄取转运体，这些产物与肽或氨基酸类药物竞争转运体介导的吸收。例如，某些药物（如左旋多巴）与蛋白质代谢的氨基酸竞争相同的转运蛋白，从而降低药物的吸收效率。加巴喷丁在高蛋白餐后的吸收程度增加，这可能与摄入高蛋白食物可以诱导肠道转运体表达上调有关。除转运体外，高蛋白食物还可同时提高药物代谢酶的活性，如茶碱作为代谢酶的底物，高蛋白食物会导致其肠道代谢增加。高蛋白食物刺激胃酸分泌，可能促进弱酸性药物的溶解与吸收，如阿司匹林，但对弱碱性药物（如普萘洛尔）吸收不利。

3. 高膳食纤维食物 人类膳食纤维的主要来源是水果、蔬菜和谷物。谷物中包括一些非淀粉类多糖物质，如纤维素、半纤维素和胶质，胶质具有独特的化学结构和物理特性（如体积大、黏性大、保水能力强、吸附性及发酵性）。研究显示，高纤维食物可以吸附餐后分泌的胆汁酸，减少亲脂性药物的溶解，从而减少亲脂性药物的吸收。高脂肪餐后服用高亲脂性（$\log P>5$）抗逆转录病毒药物依曲韦林，其生物利用度增加；然而，与标准的清淡或高脂肪膳食相比，当禁食高纤维早餐后依曲韦林的 AUC 和 C_{max} 下降。

尽管膳食纤维可以延长胃排空时间，但减少上消化道中可溶解药物的液体体积，并增加消化道管腔内容物的黏度，这可能会阻碍药物的溶解。一项比较低纤维和高纤维饮食对药物吸收的研究发现，较高含量的膳食纤维增加了阿莫西林的吸收率，但减少了药物的吸收量。在二甲双胍与瓜尔胶一起给药时也观察到类似的现象。同时，纤维素和药物可能发生结合，导致部分药物被吸附并随粪便排出，从而减少其生物利用度。例如，洋车前子壳纤维对地高辛和华法林吸收的抑制作用已被证实。此外，膳食纤维可促进肠道益生菌的生长，而这些菌群可能代谢或降解某些药物，影响其吸收和活性。

4. 富含矿物质的食物 来源于乳制品、蔬菜和肉类的二价金属离子如钙、镁、铁、锌等，可能与某些药物（如四环素、喹诺酮类抗生素、利塞膦酸钠等）形成不溶性络合物，显著降低药物的吸收。

5. 高嘌呤食物 高嘌呤含量的食物包括动

物内脏、扁豆、菠菜、蘑菇及海鲜等。饮食中的嘌呤核苷依赖于肠道浓缩核苷转运体2（concentrative nucleoside transporter 2，CNT2）的主动吸收，具有类似嘌呤结构的药物如利巴韦林在肠道中也依赖于CNT2被吸收。临床试验显示，摄入高含量嘌呤食物后，利巴韦林的C_{max}和AUC明显低于低嘌呤饮食后。这可能是因为饮食中的嘌呤与利巴韦林通过竞争CNT2被吸收，提示高嘌呤饮食患者群体服用利巴韦林应调整剂量。

6. 高碳水化合物食物 膳食碳水化合物可分为单糖、双糖、低聚糖和多糖，形成三种成分：糖、淀粉和纤维，根据具体成分及其体积的不同，可被胰腺酶消化或结肠发酵。由于高碳水化合物食物的复杂性质，与其他食物相比，它对药物吸收的影响较难预测。例如，与高脂肪食物服用时相比，吡喹酮与高碳水化合物食物同服时其生物利用度增加；他克莫司与高碳水化合物食物同服时其吸收率增加。

尽管对上面讨论的不同饮食会对药物的吸收有影响，但一些食物－药物相互作用可能对食物类别不敏感。如头孢泊肟酯对正常、低/高蛋白或低/高脂肪食物的反应几乎是相同效应；西那卡塞与高脂肪或低脂肪食物一起食用时，其食物效应无显著差异，两种饮食都延长其T_{max}并增加AUC。

7. 高酪胺饮食 食物中的酪胺在吸收过程中被肠壁和肝脏的单胺氧化酶所灭活，在服用单胺氧化酶抑制药期间若食用酪胺含量高的食物如奶酪、红葡萄酒等，被吸收的酪胺不经破坏大量到达肾上腺素能神经末梢，引起末梢中的去甲肾上腺素大量释放，可使动脉血压急剧上升，产生高血压危象，危及患者生命。

8. 食物对胃肠道pH值的影响 酸性食物如柑橘类水果，可能降低胃pH值，从而促进弱酸性药物的吸收。碱性食物如乳制品，可能中和胃酸，降低胃酸依赖性药物（如酮康唑）的溶解和吸收效率。

9. 食物效应的影响 如进餐前后用药的差异，空腹状态下，胃肠道环境相对稳定，某些药物的吸收更高效；而进餐后，食物可能稀释药物或改变胃肠动力，延迟其吸收。如食物对缓释制剂的影响，缓释制剂通常设计用于缓慢释放药物，食物可能干扰释放机制，改变药物在体内的吸收曲线。

（四）药物化学结构对药物吸收和转运的影响

化学药物是具有一定化学结构的物质，当化学结构确定后，其自身的理化性质就已确定。药物的化学结构对药物的吸收、转运都产生重要的影响，进入人体后与体内各种靶标相互作用产生生物活性（包括毒副作用），是产生药物活性的物质基础。因此，通过化学药物的化学结构认识药物的理化性质，进而认识该药物在体内的药效动力学、药代动力学、安全性和药物－药物相互作用是执业药师业务水平的基础。

1. 药物亲脂性、氢键、极性表面积对药物吸收和转运的影响 在药物吸收和转运的过程中，药物的理化性质主要表现为药物的溶解度（主要指水溶解度）、脂水分配系数和解离度等。

药物具有水溶解性是药物可以口服的前提，也是药物穿透细胞膜和在体内转运的必要条件。在人体中，大部分的环境是水相环境，体液、血液和细胞浆液都是水溶液，药物要转运扩散至血液或体液，需要溶解在水中，要求药物有一定的水溶性（又称为亲水性）。而药物在胃肠道吸收时需要通过各种生物膜（如胃肠道壁、细胞膜等），其中不少膜特别是细胞膜是由磷脂所组成的，故又要求其具有一定的脂溶性（称为亲脂性）。由此可以看出药物亲水性或亲脂性的过高或过低都对药效产生不利的影响。

在药学研究中，评价药物亲水性或亲脂性大小的标准是药物的脂水分配系数，用P来表示，其定义为：药物在生物非水相中物质的量浓度与在水相中物质的量浓度之比。

$$P = \frac{c_0}{c_w} \qquad \log P = \log \frac{c_0}{c_w}$$

由于生物非水相中药物的浓度难以测定，通常使用正辛醇中药物的浓度来代替。C_o表示药物在生物非水相或正辛醇中的浓度；C_w表示药物在水中的浓度。P值越大，则药物的脂溶性越高，为了客观反映脂水分配系数的影响，常用其对数$\log P$来表示。一般的情况下，当药物的脂溶性较低时，随着脂溶性增大药物容易透过脂质细胞膜，吸收性相应提高；但当达到最大脂溶性后，再增大脂溶性则药物在水相的体液中的转运速度降低，药物的吸收性也降低，吸收性和脂溶性呈近似于抛物线的变化规律。

药物分子结构的改变对药物脂水分配系数的影响比较大。影响药物水溶性的因素比较多，如官能团形成氢键的能力以及化合物的极性表面积。氢键是有机化学中最常见的一种非共价作用形式，其键能比较弱，约为共价键的十分之一。化合物形成氢键的能力越高，意味着与水结合能力越好，故水溶性增加。氢键通常是富电子的杂原子（具有孤对电子，如氧或氮）和缺电子的氢（通常是通过共价键与电负性原子，如氧或氮，连接）之间形成的弱化学键。富电子的杂原子接受缺电子的氢形成氢键称为氢键受体，缺电子的氢提供氢原子称为氢键供体。氢键的强度取决于氢键受体和氢键供体的强度。杂原子的电子云密度越大，其作为氢键受体的强度越大。例如，羧酸负离子的氧原子是比未电离羧酸基团的氧更强的氢键受体；一些中性官能团，如醚键、醇羟基、酚羟基、酰胺、胺和酮等亦可形成适当强度的氢键。氢键供体一般是含有与氧或氮原子相连的缺电子质子，质子越缺电子，其作为氢键供体的能力越强。例如，与正电荷的氮原子相连的氢质子是比伯胺或仲胺的氢质子更强的氢键供体。

药物分子的极性表面积（Polar Surface Area，PSA）是指药物分子中极性原子表面的总和，极性原子是指氧、氮和与之相连的氢原子。极性表面积通常可用作药物透膜性的评价指标，如果化合物的 PSA 大于 140Å^2，表示该药物表面的极性较大，推测该化合物难以透过细胞膜，口服吸收较差；如果化合物的 PSA 大于 90Å^2，推测该化合物难以透过血-脑屏障。以头孢氨苄为例，结构中含有 1 个 S 原子，4 个 O 原子，3 个 N 原子，形成一个伯氨基、一个单取代酰胺基、一个双取代酰胺基、一个羧酸基和一个硫醚基，其极性表面积加大，解离度 pK_a 增加，亲脂性（log$P$）降低。

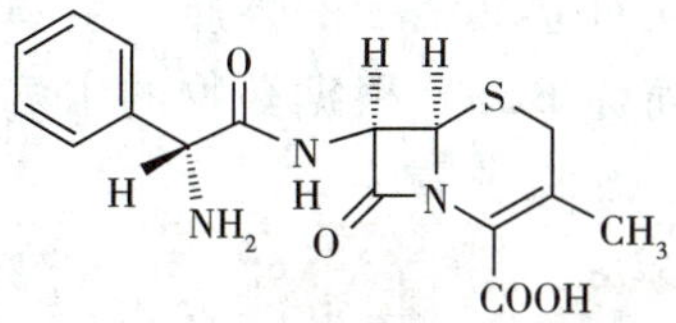

头孢氨苄

当分子中官能团形成氢键的能力和官能团的离子化程度较大时，药物的水溶性会增大。相反，若药物结构中含有较大的烃基、卤素原子、脂环等非极性结构，会导致药物的脂溶性增大。例如：当分子中引入极性较大的羟基时，药物的水溶性加大，脂水分配系数下降，为之前的 1/5～1/150；以羟基替换甲基时下降，为之前的 1/2～1/170。而引入一个卤素原子，亲脂性会增高，脂水分配系数约增加 4～20 倍，引入硫原子、烃基或将羟基替换成烷氧基，药物的脂溶性也会增大。

对于药物的水溶性可以通过简单官能团进行判断。在含有多官能团的有机化合物中，羟基可以增加 3～4 个碳的溶解能力，胺、羧酸、酯基可以增加 3 个碳的溶解能力，酰胺可以增加 2～3 个碳的溶解能力，醚、醛、酮、尿素等官能团可以增加 3～4 个碳的溶解能力。当分子中每增加一个电荷（正或负）可以增加 20～30 个碳的溶解能力。

以镇痛药物阿尼利定（anileridine）为例，该分子中含有 21 个碳原子，有三个官能团(2 个氨基和 1 个酯基)。三个官能团的溶解能力为 9 个碳原子，所以阿尼利定的水溶性较低，仅 $<$ 0.01%；而当其成盐酸盐后，溶解能力变为 29～39 个碳原子，高于阿尼利定分子中含有的 21 个碳原子，成为水溶性化合物，其水溶性达到 20%。

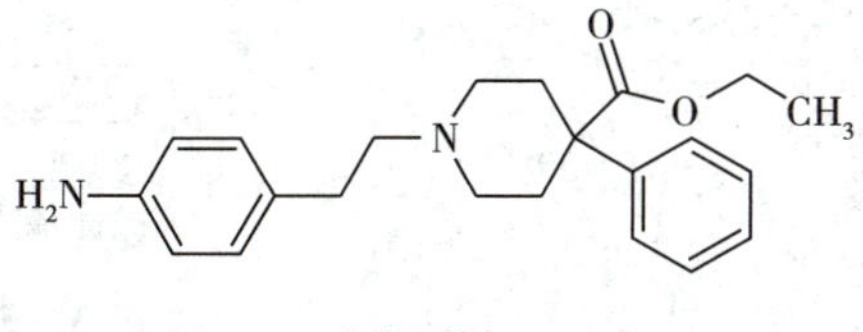

阿尼利定

药物的吸收、分布、排泄过程是在水相和脂相间经多次分配实现的，因此要求药物既具有脂溶性又有水溶性。足够的亲水性能够保证药物分子溶于水相，适宜的亲脂性保障药物对细胞膜的透过性。药物溶解性和过膜性之间存在着既相互对立又统一的性质，生物药剂学分类系统（简称 BCS）根据药物的水溶性和肠壁的渗透性将药物分为四类（表3－2）。

表3－2 生物药剂学分类

类别	药物分子特点	代表药物
BCS Ⅰ	水溶解度和渗透性均较大的两亲性分子药物，通常药物吸收良好，其体内吸收取决于溶出速率。若处方中无显著影响药物吸收的辅料，通常其口服制剂无生物利用度问题	普萘洛尔、美托洛尔、依那普利、地尔硫䓬、去甲替林等
BCS Ⅱ	水溶解度较低但渗透性高的亲脂性分子药物，药物的溶出是吸收的限速过程，可通过增加溶解度和溶出速度的方法，改善药物的吸收	双氯芬酸、卡马西平、吡罗昔康、萘普生、苯妥英等
BCS Ⅲ	水溶解度较高但渗透性较低，生物膜是吸收的屏障，药物的跨膜转运是药物吸收的限速过程，药物可能存在主动转运和特殊转运过程。可通过增加药物的脂溶性来改善药物的渗透性，或选用渗透促进剂及合适的微粒给药系统增加药物的吸收	雷尼替丁、法莫替丁、西咪替丁、纳多诺尔、阿替洛尔等
BCS Ⅳ	水溶解度和渗透性均较低的疏水性分子药物，其体内吸收比较困难。可考虑采用微粒给药系统或制备前体药物改善药物的溶解度或（和）渗透性	特非那定、酮洛芬、呋塞米、氢氯噻嗪等

各类药物因其作用不同，对脂溶性有不同的要求。如：作用于中枢神经系统的药物，需通过血-脑屏障，应具有较大的脂溶性。吸入性的全身麻醉药属于结构非特异性药物，其麻醉活性只与药物的脂水分配系数有关，最适 $\log P$ 在2左右。

2. 药物的酸碱性、解离度和 pK_a 对药物吸收和转运的影响 有机药物多数为弱酸或弱碱，在体液中只能部分解离，以解离的形式（离子型）及非解离的形式（分子型）同时存在于体液中。药物分子的酸-碱性质直接影响到药物的解离、吸收、排泄，以及与其他药物在体液中的相互包容。通常药物以分子型被吸收，通过生物膜，进入细胞后，在膜内的水介质中解离成离子型而起作用。

根据广义的酸碱理论，凡是能解离产生 H^+ 质子的物质都是酸，凡是能接受 H^+ 质子的物质都是碱。当酸给出质子后就转变成了相应的“共轭碱”，同样当碱接受质子后就转变成了相应的“共轭酸”。一个药物分子含有多个有机官能团，这些官能团有些会给出质子显示酸性，有些会接受质子显示碱性，有些既不产生质子也不接受质子显示中性。例如，环丙沙星结构中既含有酸性的羧酸基团、又含有碱性的仲胺和弱碱性的芳胺基团，是一个两性分子。在 pH 值近中性的肠液中（pH 5.6～7），环丙沙星呈现内盐形式；在胃酸的条件下（pH 1.0～3.5）碱性的仲胺会接受质子形成阳离子的盐（图3－5）。

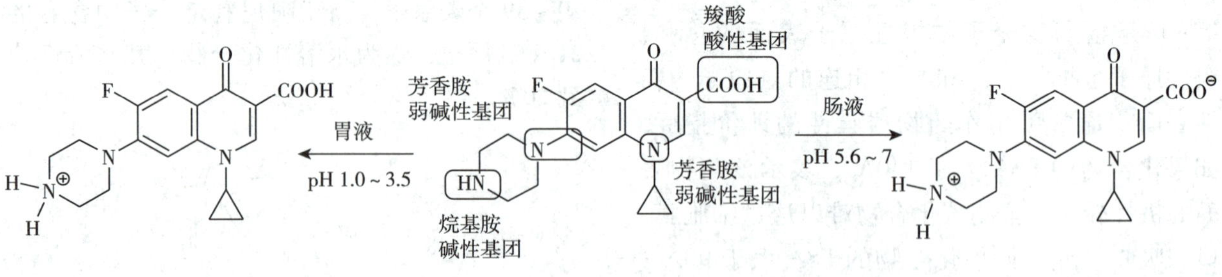

图3－5 环丙沙星的结构和解离

由于体内不同部位的 pH 环境不同，会影响药物的解离程度，使解离形式和未解离形式药物的比例发生变化，这种比例的变化与药物的解离常数（pK_a）和体液介质的 pH 值有关。

pK_a 是酸度系数（又称为酸离解常数）K_a 的负对数值，是一个特定的平衡常数，以代表一种酸（HA）离解氢离子的能力；是指由一种酸（HA）中，将氢离子（即一个质子）转移至水

(H_2O) 中所达到的平衡状况。

酸性药物：

$$\underset{\text{酸}}{HA} + \underset{\text{碱}}{H_2O} \rightleftharpoons \underset{\text{共轭碱}}{A^-} + \underset{\text{共轭酸}}{H_3O^+}$$

$$pK_a = pH + \lg[HA]/[A^-]$$

需要注意的是，pK_a 是酸离解常数，对碱性药物来讲，应该是指其共轭酸的解离常数。因此，对碱性药物的计算公式，应为：

碱性药物：

$$\underset{\text{共轭酸}}{BH^+} + \underset{\text{共轭碱}}{HO^-} \rightleftharpoons \underset{\text{碱}}{B} + \underset{\text{酸}}{H_2O}$$

$$pK_a = pH + \lg[HB^+]/[B]$$

式中，[HA] 和 [B] 分别表示未解离型酸性药物和碱性药物的浓度，$[A^-]$ 和 $[HB^+]$ 分别表示解离型酸性药物和碱性药物的浓度。利用上述公式可以根据药物的 pK_a 值计算出药物在不同 pH 值时，药物的解离状态。由上式可知，酸性药物的 pK_a 值大于消化道体液 pH 值时 ($pK_a > pH$)，分子型药物所占比例高；当 $pK_a =$ pH 时，未解离型和解离型药物各占一半；当 pH 比 pK_a 增加 1 个单位时（即增加碱性），HA 的离子化程度加大，共轭碱 A^- 的比例达到 90.9%，而 BH^+ 的离子化程度变小，占比仅 9.1%。当 pH 比 pK_a 增加 2 个单位时，HA 的共轭碱 A^- 的比例达到 99.0%，而 BH^+ 的离子占比仅为 0.99%。可以看出，当 pH 值变动一个单位时，[分子型药物/离子型药物] 的比例也随即变动近 10 倍。通常酸性药物在 pH 值低的胃中、碱性药物在 pH 值高的小肠中的未解离型药物量增加，吸收也增加，反之都减少。

对于药物的解离和未解离的比例，可根据药物分子的 pK_a 和不同的 pH 值进行计算。例如：苯丙醇胺（phenylpropanolamine）的共轭酸的 pK_a 为 9.4，在生理条件下（pH 7.4），其分子形式大约占多少比例？

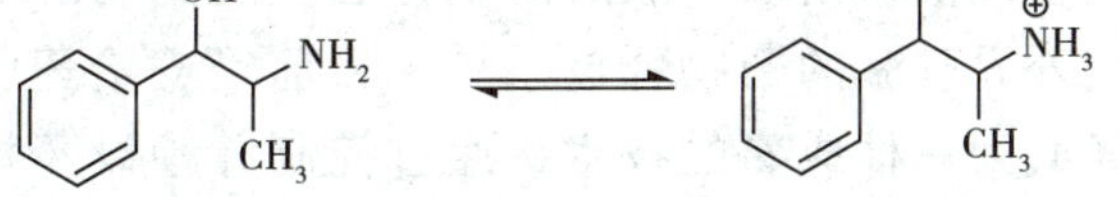

B 苯丙醇胺 ⇌ BH^+ pK_a 9.4

$$pK_a = pH + \lg[HB^+]/[B]$$

$$\lg[HB^+]/[B] = pK_a - pH = 9.4 - 7.4 = 2$$

$$[HB^+]/[B] = 100/1$$

根据上述公式可以计算，在生理条件下（pH 7.4），苯丙醇胺的分子形式占 1%，其共轭酸形式占 99%。

对于含有多官能团的药物，具有多个 pK_a 值，可通过分别计算各官能团的解离化程度，最后综合分析。例如，阿莫西林（amoxicillin）含有羧基、氨基和酚羟基，具有三个 pK_a 值。在生理 pH 7.4 的情况下，羧酸（HA，pK_{a1} 2.4）为解离形态；伯氨基（BH^+，pK_{a2} 7.4）为 50% 形成铵盐，50% 为游离胺；酚羟基（HA，pK_{a3} 9.6），约 99% 为未解离的形态。综合来讲在生理条件下，阿莫西林基本以离子形式存在。

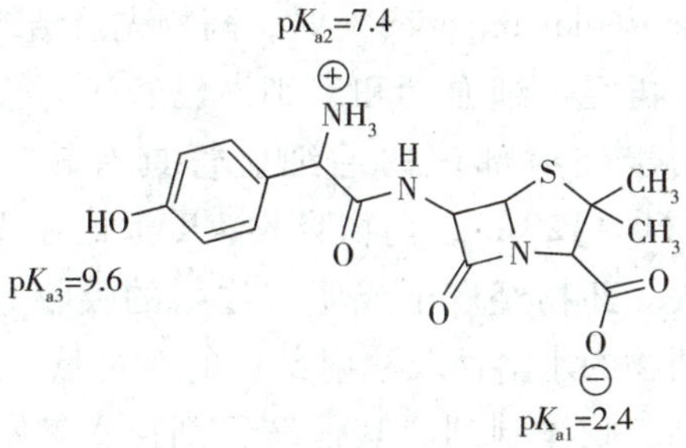

$pK_{a2}=7.4$　$pK_{a3}=9.6$　$pK_{a1}=2.4$

阿莫西林

根据药物的解离常数（pK_a）可以决定药物在胃和肠道中的吸收情况，同时还可以计算出药物在胃液和肠液中离子型和分子型的比率。弱酸性药物如水杨酸和巴比妥类药物在酸性的胃液中几乎不解离，呈分子型，易在胃中吸收。弱碱性药物如奎宁（quinine）(HB，pK_a 4.2、8.5)、麻黄碱（ephedrine）(HB，pK_a 9.6)、氨苯砜（dapsone）(HB，pK_a 1.3、2.5)、地西泮（diazepam）(HB，pK_a 3.4) 在胃中几乎全部呈解离形式，很难吸收；而在肠道中，由于 pH 值比较高，容易被吸收。碱性极弱的咖啡因（caffeine）(HB，pK_a 0.6) 和茶碱（theophylline）(HA，pK_a 8.6；HB，pK_a 3.5)，在酸性介质中解离也很少，在胃中易被吸收。强碱性药物如胍乙啶（guanethidine）(HB，pK_a 8.3、11.9) 在整个胃肠道中多为离子型，以及完全离子化的季铵盐类和磺酸类药物，消化道吸收很差。

药物的化学结构若发生改变，有时会对弱酸或弱碱性药物的解离常数产生较大的影响，从而影响生物活性。例如：巴比妥酸在其 5 位没有取代基，pK_a 值约 4.12，在生理 pH 7.4 时，有 99% 以上呈离子型，不能通过血-脑屏障进入中枢神经系统而起作用。而当将其5位双取代以后，pK_a值达到7.0~8.5之间，在生理pH值下，苯巴比妥（phenobarbital）约有50%以分子形式存在，可进入中枢神经系统而起作用。

三、药物的非胃肠道吸收及影响因素

（一）注射途径与药物吸收的关系

静脉注射（intravenous injection）和静脉输液（intravenous infusion，又称静脉滴注，intravenous drip）可使药物迅速完全入血，无吸收过程。静脉注射时血药浓度可立即达到较高水平。皮下注射（subcutaneous injection）或肌内注射（intramuscular injection）时，药物先沿结缔组织扩散，再经毛细血管和毛细淋巴管进入血液循环。由于注射部位的毛细血管具有较大孔道（直径60~120Å），药物吸收速度远比在胃肠道黏膜快。药物经皮下或肌内注射的吸收速率取决于药物的水溶性及注射部位的血流量。油剂、混悬剂、胶体制剂或其他缓释剂比水溶液吸收慢。组织血流量的改变对药物吸收有较大影响，外周循环衰竭时皮下吸收速度极其缓慢。每单位重量的肌肉与皮下组织相比，血流较丰富，因而肌内注射的吸收速度一般较皮下注射快。动脉注射（intra－arterial injection）可将药物输送至该动脉分布部位而发挥局部作用并减少全身反应。例如，将纤维蛋白溶解药用导管注入冠状动脉以治疗心肌梗死。许多药物因血－脑屏障的存在而不能进入到中枢神经系统内，当出现急性感染、肿瘤或需蛛网膜下腔麻醉时可采用鞘内注射（intrathecal injection）给药，药物便可直接到达中枢神经系统内。

（二）皮肤药物吸收与影响药物经皮渗透吸收的因素

1. 皮肤药物吸收 完整皮肤吸收能力很差，在涂布面积有限时，药物吸收很少。皮肤角质层仅能通过脂溶性较高的药物，亲水性物质则因皮脂腺分泌物的覆盖而不易通过皮肤吸收。一些经皮吸收促进剂如氮酮（azone）可与药物制成贴剂，透皮给药（transdermal administration）后产生局部或全身作用，如硝苯地平贴剂可预防心绞痛发作。其他常见的经皮给药制剂包括缓解中度至重度疼痛的丁丙诺啡贴剂、用于阿片类药物耐受患者疼痛治疗的芬太尼透皮贴剂、用于早期帕金森病的罗替高汀贴片等。

2. 影响药物经皮吸收的因素

（1）生理因素 较高的皮肤温度高会使皮下血管扩张，血流量增加，药物吸收也会增加；湿润的皮肤，可增强角质层的水合作用，使其疏松而增加药物的渗透；皮肤的清洁程度也影响药物的渗透，去除毛囊、皮脂腺及角质层的堵塞物有利于药物的渗透；角质层的厚度影响药物经皮吸收的效率，但角质层厚度与用药部位、年龄、性别等多种因素有关；皮肤的屏障作用在皮肤病变状况下会发生破坏，如角质层受损、皮肤发炎、患湿疹时，可使药物吸收的速度及程度大大增加，但可能引起疼痛、过敏及中毒等。

（2）药物的性质 具有系统活性的药物要到达靶组织，必须具有一定的物理化学性质，以促进药物通过皮肤吸收并进入微循环。药物的性质决定其在皮肤内的转运速度。一般而言，低分子量、低熔点、药理作用强的小剂量药物易透过皮肤并产生药效作用。另外，由于角质层具有类脂膜的通透性，其下的活性表皮层是水性组织，因此脂水分配系数适中的药物具有较好的透皮渗透系数，穿透作用大。若药物在油、水中均难溶，则很难透皮吸收。非常亲油的药物可能聚积在角质层而不被吸收。对于水溶性药物而言，虽然透皮渗透系数小，但当溶解度大时可能有较高的皮肤渗透速率。因此符合一定条件的药物才适合于经皮给药，但大多数药物不能满足此条件。因此，如何使药物突破角质层进行透皮吸收，是经皮给药系统研究的重点。

（3）给药系统 近年来，透皮给药技术已从单纯依靠被动扩散的简单方法发展到动态响应外界刺激的药物释放系统。目前经皮给药已经成为一种成熟的技术，通过控制并预设药物释放到患者体内的速度，可以很容易地在需要的时候使用或中断药物的作用。第一代经皮给药制剂是小剂量、亲脂、低剂量的药物。第二代经皮给药采用超声、离子导入和化学增强剂给药。第三代经皮给药使用了微针、电穿孔、

热消融、微晶磨皮等技术。其中微针技术已经克服了皮肤中的物理障碍，可以透过角质层穿刺皮肤但不会触及神经，在皮肤上形成孔道，使药物释放，并最终实现可穿戴生物传感器的控制传输。

（三）眼部的生理环境与影响药物吸收的因素及临床应用

1. 眼部的生理环境　眼球以晶状体后面为界，分为眼前区和眼后区两个部分。眼前区由角膜、结膜、虹膜、睫状体、晶状体组成，其中充满房水。角膜后面与虹膜、晶状体前面之间的空间称为前房。虹膜后面、睫状体前端、晶状体悬韧带和晶状体侧面的环行间隙称为后房。前房角位于角膜、巩膜、虹膜根部的间隙，是房水循环中重要结构之一。前后房中充满房水，房水为无色透明液体，由睫状体中的非色素睫状上皮细胞产生。房水循环途径为：睫状上皮细胞产生后进入后房，通过瞳孔进入前房、小梁网，进入施莱姆（Schlemm's）管后到达集液管，最后通过房水静脉到达睫状前静脉。眼后区占眼部的2/3，包括玻璃体膜，以及所有在他后面的结构，包括：巩膜、脉络膜、视网膜、玻璃体、视神经，玻璃体腔中充满了玻璃体液。

2. 眼部药物吸收途径　当局部滴眼给药时，主要是通过角膜和非角膜两条途径吸收。角膜途径即为经角膜到达前房，非角膜途径是指经结膜、肌腱组织和巩膜到达前房。角膜是限制眼表给药时的药物吸收进入眼内的主要因素。眼表给药时，药物先进入结膜囊，一部分通过鼻泪管、结膜囊的毛细血管及淋巴进入体循环，一部分与泪液混合进入角膜，再由结膜、巩膜吸收。到达前房水的药物可分布到虹膜和睫状体，还可通过房水和扩散作用进入体循环。大部分眼表给药药物通过鼻泪管排泄进入体循环，导致生物利用度降低或产生不良反应。少部分药物会通过结膜吸收到达巩膜、虹膜甚至眼后区。结膜下注射的药物会经巩膜吸收进入眼内。通过玻璃体注射给药则可以使药物直接作用于玻璃体与视网膜，具有药效作用直达靶部位的优势。然而，由于视网膜色素上皮的屏障限制，玻璃体内注射的药物也难以通过其到达脉络膜。

3. 影响眼部药物吸收的因素

（1）角膜的通透性　大多数眼用药物，如散瞳、扩瞳、抗青光眼药物，需要透过角膜进入房水发挥作用。角膜由上皮、内皮及两层之间的亲水实质层组成，上皮和内皮的脂质含量高，实质层由水化胶原构成，因此角膜组织类似脂质－水－脂质结构。角膜上皮对于大多数亲水性药物是扩散限速屏障，亲脂性很高的药物又难以透过实质层，因此药物分子需具有适宜的亲水亲脂性才容易透过角膜。角膜上皮层是一个有效的屏障，损伤的角膜使得药物通透性增大，可能造成局部过高浓度，导致不良反应的发生。

（2）制剂角膜前流失　眼用制剂角膜前流失是影响其生物利用度的重要因素。人眼正常泪液容量约7μl，结膜囊最高容量为30μl。滴眼剂滴眼后大部分溢出眼外，部分药液经鼻泪管从口、鼻流失或经胃肠道吸收进入体循环，只有一部分药物能透过角膜进入眼内部。液体制剂滴入结膜囊中保留时间为4～10分钟。降低药物流失的方法有增加制剂黏度，减少给药体积和应用软膏、膜剂等剂型。应用甲基纤维素和聚乙烯醇等亲水性高分子材料增加水溶液黏度，可以延长保留时间，减少流失。混悬型滴眼剂中的药物微粒在结膜囊内，能不断地溶解提供药物透入角膜，因而能够产生较高的药物浓度。混悬液中的粒子大小是影响药物吸收的重要因素，粒度过大可引起眼部刺激、流泪，药物易于流失。眼膏和膜剂与角膜接触时间都比水溶液长，作用也延长。眼膏可能的缺点是，如果药物在油脂性基质中的溶解度大于角膜上皮层，药物就不容易进入角膜内，另外油脂性基质不易与泪液混合，因而妨碍药物的吸收。一般眼膏的吸收慢于水溶液及水混悬液。眼用膜剂在结膜囊内被泪液缓慢溶解，形成黏稠溶液，不容易流失，且可黏附在角膜上，延长接触时间，维持较长的药效。

（3）药物理化性质　脂溶性药物容易经角膜渗透吸收，亲水性药物及多肽蛋白质类药物不易通过角膜，因而主要通过结膜途径吸收。亲水性药物的渗透系数与其分子量相关，分子量增大，渗透系数降低。

（4）制剂的 pH 值和渗透压　眼用药物大多是有机弱碱形成的水溶性盐，制剂中为增加药物溶解度和稳定性，pH 值常调节至弱酸性，滴入结膜囊中有可能刺激泪液分泌，造成药物流失。如为了提高药物的分子型浓度和增加角膜渗透速度，弱碱性药物滴眼剂的 pH 值应适当调高。滴眼液 pH 值在中性时刺激性小，泪液分泌少，所以不论解离型或分子型药物，在 pH 值中性附近吸收都增加。正常眼能耐受相当于 0.8% ~1.2% NaCl 溶液的渗透压。高渗溶液容易导致泪液分泌增加，从而使药物损失的比例提高，影响其生物利用度。等渗和低渗溶液对流泪无明显影响，但低渗溶液易引发角膜组织膨胀而引起疼痛。

4. 眼部给药的临床应用　眼科局部治疗用药主要包括：眼用抗感染药、眼用皮质类固醇、眼用抗病毒药、抗青光眼药、抗过敏药、眼用麻药、润滑剂、诊断剂、治疗白内障药、眼部抗新生血管药等。

（四）鼻腔黏膜的生理环境与影响药物吸收的因素

鼻腔药物递送系统是指直接应用于鼻腔，经鼻黏膜吸收后发挥局部或全身治疗作用的一类制剂。近年来，鼻腔药物递送系统以其有效避免首过消除、快速吸收起效、生物利用度高、实现脑靶向、无创便捷给药、患者顺应性高等优势，成为制剂学领域的研究热点之一。

1. 鼻腔黏膜的生理环境　鼻腔生理结构独特，具有吸收面积大、毛细血管丰富、局部酶活性低等优点，是理想的药物吸收部位。从解剖学角度，鼻腔可分为鼻前庭、呼吸区和嗅区三个部分，不同部位的药物吸收机制与其生理结构息息相关。鼻前庭被鳞状和角化的皮脂腺上皮所覆盖，药物难以渗透，通常不作为药物吸收部位。鼻呼吸区是鼻腔的最大部分，其黏膜占鼻黏膜总面积的 80% 以上，且血管化程度高，是鼻腔药物递送系统最重要的吸收部位，常作为局部作用制剂的靶部位，如治疗过敏性鼻炎的布地奈德鼻喷雾剂、莫米松鼻喷雾剂、氟替卡松鼻喷雾剂等；药物还可进一步经鼻黏膜吸收进入体循环发挥全身作用，如用于控制癫痫发作急性治疗的地西泮鼻喷雾剂，用于癌性疼痛发作的布托啡诺鼻喷雾剂及用于骨质疏松治疗的鲑降钙素鼻喷雾剂等。但鼻呼吸区黏膜渗透性较差，大分子极性药物因易被纤毛清除系统清除而难以被吸收。鼻嗅区位于鼻腔顶部，由嗅区黏膜、固有层和嗅球组成。嗅区黏膜的表面积很小（1 ~ $5cm^2$），仅占鼻腔总表面积的 3% ~5%，对药物的全身吸收无显著影响。但鼻嗅区作为中枢神经系统唯一直接暴露于外部环境的部分，被认为是药物绕过血-脑屏障进入脑脊液最直接、最快速的途径。因此，鼻腔药物递送系统可经鼻 - 脑通路将药物直接递送至脑组织，为阿尔茨海默病、帕金森病等脑部疾病的治疗提供了更具临床潜力的给药途径。基于鼻腔独特的生理结构，鼻腔药物递送系统还被开发用于免疫治疗，如流感疫苗、冠状病毒疫苗等。鼻腔免疫途径是黏膜系统免疫途径的重要组成部分，鼻腔生理环境温和，抗原诱导免疫反应的阈值较低，且鼻腔血管化程度高，使得疫苗和佐剂的起效剂量更低。同时，鼻腔黏膜系统是呼吸道的对外开放窗口，疫苗经鼻腔接种可模拟呼吸道病毒的天然感染途径，在上呼吸道形成第一线保护性免疫应答，具有快速起效、持久保护、应急保护等独特优势，是全身疫苗接种的良好替代途径，亦是呼吸道疫苗接种的重要途径。

2. 影响鼻腔黏膜药物吸收的因素

（1）鼻腔黏膜的结构和功能　鼻腔黏膜的微绒毛增加药物与黏膜接触面积，有利于药物吸收。但是，纤毛的清除作用也会限制药物在鼻腔中的停留时间，从而影响吸收。纤毛的快速清除作用限制药物与黏膜的接触时间，影响药物的吸收效率。鼻黏膜有无感染、鼻道有无阻塞及纤毛运动状态等生理状态也会影响药物的吸收和治疗效果。鼻腔黏膜带负电荷，带正电荷的药物更易透过。

（2）酶的降解作用　鼻腔黏膜存在多种酶，如氨基肽酶和蛋白酶，这些酶可以降解许多药物，特别是肽类和蛋白质类药物，从而降低药物的有效性。

（3）药物的性质　药物的分子量、亲脂性、电离程度等理化性质也会影响其在鼻腔中的吸收。小分子药物主要通过被动扩散跨细胞途径被吸收，更容易通过鼻腔吸收，而大分子药物如蛋白质和多肽的生物利用度较低。

（4）制剂的性质 药物的制剂形式，如溶液剂、喷雾剂、凝胶剂等，也会影响其在鼻腔中的滞留时间和吸收效率。制剂的 pH 值、黏度、表面张力及给药装置等都是重要影响因素。

（五）口腔黏膜的生理环境与影响药物吸收的因素及临床应用

1. 口腔黏膜的生理环境 口腔中含有较大的黏膜表面区域，可用于吸收各种药物。口腔的总表面积，即由黏膜覆盖的表面积接近 $100cm^2$。口腔黏膜表层由多层上皮组织构成，并进一步被黏液所覆盖。在上皮组织内部存在基底膜，在基底膜内有一层被称为固有层的结缔组织。固有层起到提供机械支撑的作用，此后，从黏膜下层开始，包含了各种血管及来自中枢神经系统的神经，黏膜下层部分为药物的吸收提供丰富的血管分布。根据不同区域口腔黏膜的特点，可将口腔黏膜分为颊黏膜、舌下黏膜、硬腭黏膜和牙龈黏膜。颊黏膜的面积较大，虽厚度较厚，但黏膜未角质化，药物可透过颊黏膜进入体循环。舌下黏膜和牙龈黏膜较薄，血流丰富，前者黏膜上皮未角质化，后者黏膜上皮角质化，但均有着较好的渗透性，可作为给药部位。硬腭黏膜较厚且黏膜上皮角质化，药物很难渗透。

2. 影响口腔黏膜药物吸收的因素

（1）口腔生理因素 包括口腔黏膜的渗透屏障、黏液和唾液的扩散屏障及酶屏障。①渗透屏障主要存在于口腔上皮最外侧 200μm 处，是药物透过口腔黏膜的主要生理屏障；②扩散屏障主要由黏膜表面覆盖的黏液及口腔内的唾液构成，黏液在口腔 pH 值条件下带负电，形成黏性凝胶结构，既起到保护作用也可能影响药物的停留时间和吸收；③酶屏障由唾液中少量消化酶及上皮细胞胞浆内的酯酶、氨肽酶、羧肽酶等组成，会导致蛋白类和肽类药物的降解。

（2）药物的理化性质 如分子质量、解离度、脂溶性和水溶性等，这些性质影响药物透过口腔黏膜的难易程度。

（3）剂型 不同剂型的药物动力学性质不同，如舌下片、舌下膜、口腔黏膜贴片等，选择合适的剂型对提高药物吸收率至关重要。芬太尼舌下喷雾的绝对生物利用度为 76%；芬太尼口腔黏膜贴片的绝对生物利用度为 67%；芬太尼含片的绝对生物利用度为 47%。因此，应根据药物理化性质、剂型的特点及临床需要选择合适的制剂。对硝酸甘油舌下喷雾剂与舌下片临床药效对比表明，前者的起效时间更快，作用更明显，肱动脉血管的舒张时间更长。

（4）处方因素 加入促渗剂、黏膜黏附剂、酶抑制剂等可以改变药物在口腔黏膜的吸收情况。

（5）疾病因素 部分疾病可改变口腔黏液的物理化学性质或其分泌量，例如发热、溃疡、组织纤维化、过敏、细菌或真菌感染，以及炎症等。

（6）组织活动 说话、口颊或嘴唇嚅动、舌头运动、吞咽等动作会影响黏膜黏附聚合物的停留时间。

3. 临床应用 口腔黏膜是重要的给药途径之一，可发挥局部或全身治疗作用。口腔黏膜吸收能够避免胃肠道中的酶解和酸解作用，也可避开肝脏的首过消除。口腔黏膜给药系统的主要剂型有口腔喷雾剂、舌下片、舌下膜、口腔黏膜贴片和口颊黏膜溶液等。

（六）肺部药物吸收特点与影响肺部药物吸收的因素

1. 肺部药物吸收特点 肺部吸入给药是一种无创、快速、有效的局部和系统给药途径。由于肺有很大的表面积和丰富的血管系统，肺泡血流丰富，毛细血管面积约 $90m^2$，肺泡总面积达 $200m^2$，且肺泡膜甚薄，药物极易通过。肺部吸入给药能避免肝首过消除，具有酶活性较低、上皮屏障较薄及膜通透性高等优点，已成为蛋白质和多肽类药物重要的非注射给药途径。

肺泡气体交换主要发生在由肺泡上皮、内皮细胞和间质细胞层组成的界面，此处毛细血管网丰富、肺泡吸收表面积大、毛细血管与肺泡之间的距离非常小，有利于气体通过扩散进行交换，这也是药物吸收的主要部位。肺部吸入制剂的剂型包括定量吸入气雾剂（metered dose inhaler，MDI）、喷雾剂（nebulizer）、干粉吸入剂（dry powder inhaler，DPI，也称为粉雾剂）、微球制剂和脂质体等。肺部吸入制剂主要用于哮喘、慢性阻塞性肺病等呼吸系统疾病的治疗，主要药物包括短效 β_2 受体激动药（SABA）和长效 β_2 受体激动药（LABA）、短效抗胆碱支气管扩张药（SAMA）和长效抗胆碱支气管扩张药（LAMA）、肾上腺糖皮质激素类药物（Inhaled corticosteroids，ICS），以及上述药物的复方制剂等。

2. 影响肺部药物吸收的因素　吸入性治疗的有效性取决于药物在肺中的沉积位置，而吸入药物的沉积是一个复杂的过程，影响肺部药物吸收的因素有肺部的生理病理条件、患者因素、药物的理化性质、制剂因素及给药装置等。

（1）肺部生理病理条件　呼吸道感染引起的呼吸道病理变化可能改变吸入治疗性喷雾剂的沉积模式。在慢性气道疾病如哮喘、慢性阻塞性肺病、囊性纤维化等情况下，杯状细胞与纤毛细胞的比例增加，导致黏液分泌过多会阻塞气道，损害正常的黏液纤毛清除。另外支气管病变患者的气道通常比正常人窄，药物容易被截留。因此肺部给药之前，先应用支气管扩张药，使支气管管径扩大，减少药物截留。

（2）患者因素　患者的呼吸量、呼吸频率和类型均影响药物粒子在肺中沉积的部位。

（3）吸入药物的理化性质　一旦药物气溶胶被沉积到肺表面，药物的疗效取决于其理化性质。不同的药物（配方）和生理特性，如吸入药物/药物配方的亲脂性或表面面积、药物在肺表面衬液中的溶解度、分子量大小、粒径大小等都能影响其在肺部的吸收。脂溶性药物更易通过脂质膜吸收。药物颗粒会以不同的空气动力学直径发生沉降，这与粒子的大小、形态、密度、初速度、呼吸方式和呼吸道形状等有关。药物粒子的粒径是影响肺部沉积性能进而影响疗效的主要因素。粒径过大将停留在气管或细支气管内，例如粒径 10μm 以上的药物主要在上呼吸道，2～10μm 可达细支气管，小于 2μm 方可进入肺泡。粒径过小（如小于 0.5μm）的药物吸入后可随呼气排出。

（4）吸入制剂的剂型因素　肺部吸入制剂的剂型种类较多，组成制剂的处方、制剂工艺等都能影响药物的吸收。气雾剂使用方便，可靠耐用，但若吸入和启动不协调会对药物的吸入量和吸入深度有影响。而喷雾剂则避免了此类问题，能使较大剂量的药物到达肺深部。

（5）给药装置　给药装置性能、装置的操作、推进和吸入的协调性、吸入剂流速、给药手法等都影响药物在肺的沉积。例如，相比于使用抛射装置给药，患者在使用干粉吸入器或雾化器时主动吸入药物，药物到达肺深部的量多，损失的药量相对较少。

（七）阴道及直肠的生理环境与影响药物吸收的因素

1. 阴道给药　阴道壁外层为疏松结缔组织、中层为肌层、内层为黏膜层。正常生理条件下阴道呈酸性，绝经后变为碱性。阴道血管丰富，血流经会阴静脉丛流向会阴静脉，汇入腔静脉，避开肝脏首过消除。

常用的阴道给药剂型包括栓剂、片剂、泡腾片、膜剂、凝胶剂等。阴道吸收药物包含两个重要步骤：药物溶解于阴道内和药物透过阴道黏膜。影响药物阴道黏膜吸收的因素包括：

（1）生理因素：阴道液的分泌量、阴道壁的厚度、宫颈黏液、pH 值及特异的胞质受体。

（2）药物的理化性质：分子量、亲脂性和化学性质，小分子量的亲脂性药物更容易被吸收。

（3）剂型因素：剂型选择取决于临床需要。如发挥局部疗效的半固体或快速熔化的固体系统，发挥全身疗效的阴道黏附系统或阴道环。此外，制剂中材料的黏附性会影响药物在阴道的吸收。

2. 直肠给药　人体直肠长度 10～14cm，无绒毛，皱褶少，吸收表面积小（0.02～0.04m^2）。直肠分泌液 pH 7～8，体积仅有 0.5～1.25ml，分泌液缓冲容积小。药物经直肠吸收主要有三条途径：①通过直肠上静脉，经门静脉入肝，再转运至全身；②通过直肠中静脉、下静脉和肛管静脉进入下腔静脉，绕过肝而直接进入血液循环，是药物吸收的主要途径；

③通过直肠淋巴系统到乳糜池、胸导管进入血液循环。这些途径不经过胃和小肠，避免了酸、碱、消化酶对药物的影响和破坏作用，减轻药物对胃肠的刺激，提高药物的生物利用度。

常见直肠给药的剂型包括灌肠液、凝胶剂和栓剂，如用于治疗直肠型溃疡性结肠炎的美沙拉嗪栓、用于缓解疼痛的双氯芬酸钠栓和吗啡栓等。影响药物直肠吸收的主要因素包括：

（1）生理因素　直肠内容物影响药物扩散，阻碍药物与直肠黏膜接触面积和接触时间，建议在使用栓剂前排便；控制栓剂的深度在2cm为宜，避开肝脏首过消除；直肠液的pH值一般为7.5，几乎无缓冲能力，药物进入直肠后的pH值取决于溶解的药物，pH值可影响药物的解离度从而影响吸收；正常生理条件下直肠内液体量小，病理状态下液体量会发生较大改变影响药物的吸收速度和程度。

（2）直肠给药药物的物理化学性质　非解离型药物易透过直肠黏膜被吸收，完全解离的药物吸收较差；溶解度大的药物容易被吸收，难溶性药物在基质中呈混悬分散时药物的粒径会影响药物从栓剂中释放从而影响吸收。

（3）基质和附加剂的物理化学性质　发挥全身作用栓剂，要求作用迅速，因而选用与药物溶解性相反的基质，提高溶出和吸收速度；发挥局部作用的栓剂应缓慢熔化以延缓药物释放速度；表面活性剂的加入能增加难吸收药物的吸收量，提高临床治疗效果，也可能抑制药物的吸收。

第三节　药物的分布、代谢与排泄

一、药物分布

（一）药物的分布及其影响因素与临床应用

分布（distribution）是指吸收入血的药物随血流转运至器官和组织的过程。影响药物分布速率和分布范围的因素较多，包括药物的理化性质和剂型、器官组织的血流量及毛细血管通透性、细胞膜及体内膜屏障对药物的通透性等。大部分药物的分布过程属于被动转运，少数为主动转运。

1. 器官血流量　人体各组织器官的血流量差别很大。药物分布的早期阶段，在肝、肾、脑、肺等血流量相对较大的器官，药物分布较快；肌肉、皮肤等血流量相对较小的器官，药物分布较慢。随后药物还可进入再分布（redistribution）阶段。例如，静脉注射脂溶性高的硫喷妥钠，药物首先进入血流量大的脑组织而发挥麻醉作用，而后又向血流量少的脂肪组织转移，以致麻醉作用迅速消失。

2. 血浆蛋白结合率　多数药物在血浆中可不同程度地与血浆蛋白结合而形成结合药物（bound drug），未与血浆蛋白结合的药物称游离药物（free drug）。药物与血浆蛋白的结合程度常用血浆中结合药物浓度占总药物浓度的百分数来表示，即血浆蛋白结合率（plasma protein binding rate）。血浆清蛋白占血浆总蛋白的一半，是最重要的结合蛋白，许多药物尤其是弱酸性药物可与其结合。血浆中α_1-酸性糖蛋白（α_1-acid glycoprotein）主要与碱性药物结合。此外，血浆中的脂蛋白可结合脂溶性较强的药物，如脂溶性维生素类药物。

药物与血浆蛋白结合主要借助范德瓦耳斯力、氢键或离子键实现，这种结合通常是可逆的。当血中游离药物被代谢、排泄而清除时，结合药物立即解离，释放出游离药物，以维持游离药物与结合药物的动态平衡。药物与血浆蛋白结合可视为药物在体内的一种贮存形式，结合药物常暂时失去药理活性。只有游离药物可通过细胞膜转运，药物与血浆蛋白结合后经细胞膜的转运受到限制。结合药物不能透入脑脊液。例如，磺胺嘧啶与血浆蛋白的结合率比磺胺噻唑低，透入脑脊液相对较多，故在防治流行性脑脊髓膜炎时宜选用磺胺嘧啶。药物与血浆蛋白结合也限制药物从肾小球滤过。

在血浆蛋白结合部位上，药物与药物或与内源性化合物间可能互相竞争。例如，磺胺异噁唑可降低内源性物质胆红素的血浆蛋白结合率，新生儿给予该药可引起致死性胆红素脑病，是由于磺胺异噁唑将胆红素从血浆蛋白结合部位上置换出来，导致血中游离胆红素大量增加并进入脑内。抗凝血药华法林的血浆蛋白结合率为99%，与保泰松合用时，结合型的华法林将被置换出来。按理论计算，若使华法林的血浆蛋白结合率下降1%，具有药理活性的游离药物浓度可增加1倍，因而抗凝作用增强，甚至造成危及生命的出血。但药物在血浆蛋白结合部位上的相互作用并非都有临床意义。一般认为，血浆蛋白结合率高、分布容积小、消除慢或治疗指数低的药物，这种相互作用才具有临床意义，使用时注意调整给药剂量。

3. 体液pH值　生理情况下细胞内液pH值为7.0，细胞外液及血浆pH值为7.4。弱酸性药物在细胞外液中解离型药物多，不易进入细胞内，因此，其在细胞外液的浓度高于细胞内液。提升血液pH值可促使弱酸性药物向细胞外转运，降低血液pH值则使其向细胞内浓集。临床上给予碳酸氢钠使血液碱化，可促进弱酸性药物巴比妥类由脑细胞向血浆转运，且碳酸氢钠可碱化尿液，减少巴比妥类药物在肾小管的重吸收，促进药物随尿排出。因此，碳酸氢钠可解救巴比妥类药物中毒。弱碱性药物与弱酸性药物相反，易进入细胞，且在细胞内解离型药物多，不易透出，故细胞内浓度略高于细胞外液。改变血液pH值可相应改变药物原有的分布特点。

4. 组织细胞结合　药物与某些组织亲和力强是药物作用具有选择性的重要原因。一些药物在组织中的浓度高于血浆游离药物浓度。例如，碘经过特殊转运在甲状腺中的浓度比其他组织约高10000倍，故放射性碘适用于甲状腺功能的诊断和甲状腺功能亢进症的治疗；氯喹在肝内浓度比血浆浓度高700倍，适用于治疗阿米巴性肝脓肿；四环素与钙形成络合物沉积于骨及牙齿，导致小儿骨骼生长抑制与牙齿变色或畸形。药物所分布的组织细胞可能是药物发挥作用的部位，但多数是贮存现象。脂肪组织和骨骼肌是脂溶性药物的巨大贮库。例如，硫喷妥钠在用药后3小时有70%贮存在脂肪组织；地高辛50%以上贮存在骨骼肌。不同组织的细胞膜对药物的通透性不同。肾小球毛细血管内皮为有孔型，肝静脉窦缺乏完整的内皮，因此药物容易通过肾小球与肝脏的毛细血管，这些结构特点不仅对药物经肾、肝消除具有重要意义，而且药物中毒时肝、肾往往首先受累。

（二）药物淋巴转运的特点

药物的淋巴转运（lymphatic drug transport）是指药物通过淋巴系统而非传统的血管系统进行分布的一种特殊转运途径。与经典的血液循环不同，淋巴系统是人体重要的免疫和代谢网络，对脂溶性分子、大分子药物及部分靶向治疗药物具有独特的转运优势。

淋巴系统由淋巴毛细管、淋巴结、淋巴管和胸导管组成，与血液循环系统平行存在。淋巴液是血浆的过滤液，主要通过毛细淋巴管起始，最终经胸导管汇入静脉循环。相比血管系统，淋巴管壁更为稀疏，具备更大的分子通透性，尤其适合大分子或疏水性物质的转运。此外，淋巴液流速较低且富含脂质代谢产物，为药物吸收提供了独特的环境。药物淋巴转运的特性与机制包括以下几种。

1. 药物的物理化学特性要求

（1）疏水性　高疏水性的药物更易与食物中的脂质成分结合，形成乳糜微粒（chylomicron），从而优先进入淋巴管。

（2）分子大小　大分子药物（如单克隆抗体）或脂质纳米载体通常通过被动扩散或内吞作用进入淋巴系统。

（3）化学结构　长链脂肪酸结构、亲脂基团修饰或与脂质结合的药物更容易被肠道乳糜微粒吸收，增强淋巴转运倾向。

2. 吸收途径

（1）通过乳糜微粒介导　大部分脂溶性药物在肠道中被乳糜微粒捕获，随后通过淋巴系统转运。

（2）细胞吞噬和转运　对于特定药物或纳米载体，树突状细胞或巨噬细胞通过内吞作用将其转运至淋巴管。

药物通过淋巴途径吸收的优势包括：可以有效避免肝脏的首过消除；靶向淋巴系统，对于治疗淋巴系统疾病（如淋巴瘤、感染性疾病）或转移性癌症的药物，通过淋巴系统输送能够提高药效，降低全身毒性；延长药物半衰期，淋巴系统的低流速和缓慢排泄特点有助于药物的长时间作用，在一定程度上提高药物的生物利用度，并有益于淋巴系统相关疾病的治疗。

（三）血–脑屏障及转运机制

脑细胞、血液与脑脊液，脑细胞与脑脊液间的屏障结构统称为血–脑屏障（blood – brain barrier），能阻止许多大分子的水溶性或解离型药物通过，脂溶性低、分子量大、带有电荷的离子型药物不易通过，但脂溶性较高的药物仍能以单纯扩散方式透过血–脑屏障。血–脑屏障上也有载体转运存在，如葡萄糖通过易化扩散进入脑内。P–糖蛋白是血–脑屏障的重要功能组成部分，主要定位于脑毛细血管内皮细胞的腔膜面上，发挥外排泵的作用，使经单纯扩散进入脑毛细血管内皮细胞的药物被泵回到血液。如长春新碱、环孢素 A、秋水仙碱等脂溶性高的药物，因被血–脑屏障上的 P–糖蛋白主动外排，脑内浓度仍然很低。此外，静脉注射甘露醇、高血压危象或炎症等可改变血–脑屏障通透性。例如，健康人即使静脉注射大剂量青霉素也很难进入脑脊液，而脑膜炎患者血–脑屏障对青霉素的通透性增高，药物在脑脊液中可达到有效治疗浓度。

（四）胎盘屏障及胎盘转运机制

胎盘屏障（placental barrier）是指胎盘绒毛与子宫血窦间的屏障，能将母体与胎儿血液分开。药物通过胎盘的方式与一般生物膜无明显差别，主要包括被动转运和主动转运。被动转运依赖于药物的脂溶性、分子量和解离度。脂溶性药物能以单纯扩散的方式透过胎盘而进入胎儿体内，水溶性或高度解离的药物则不易通透。主动转运则需要载体参与，具有特异性，可以逆浓度差转运。例如，某些维生素和氨基酸就是通过主动转运方式穿过胎盘的。孕期使用的药物可能透过胎盘屏障而接触胎儿，有些药物对胎儿毒性较大，甚至可能致畸，因此妊娠期妇女用药应特别谨慎。

二、药物代谢

（一）药物的代谢与药理作用

药物代谢（metabolism）是指药物吸收后在体内经酶或其他作用发生一系列的化学反应，导致药物化学结构和理化性质发生改变的过程，又称生物转化（biotransformation），也是人体对自身的一种保护机能。因此研究药物在体内的生物转化，更能阐明药理作用的特点、作用时程、结构转变及产生毒副作用的原因。

生物转化的能力反映机体对外源化学物（xenobiotics）或者药物的处置能力。阐明药物代谢规律的意义在于：①药物经代谢生成的代谢物通常极性较母药增大，水溶性增强，易随尿液及胆汁排出。②多数药物经代谢后活性降低，即从活性药物变成无活性的代谢物，称为失活（inactivation）。③某些无活性药物或前体药物（prodrug）经代谢后形成活性代谢物，称为活化（activation）；也有的活性药物转化成仍有活性的代谢物，但与母药相比，它们的作用或体内过程可能发生不同程度的改变。④有些药物经生物转化后可形成具有高度化学反应性的毒性代谢物。

（二）药物代谢的部位和类型

药物代谢的主要部位是肝脏，肝外组织如胃肠道、肾、肺、脑、肾上腺及卵巢等也能不同程度地代谢药物。少数药物的体内代谢在体液中自发进行，如酯类药物可在体液中发生水解反应，但绝大多数药物的代谢反应需要药物代谢酶（drug metabolizing enzyme）的参与。

药物在体内代谢的步骤通常分为两相反应：第Ⅰ相生物转化（phase Ⅰ，Ⅰ相代谢），也称为药物的官能团化反应，是通过肝微粒体药物代谢酶或非微粒体酶系催化对药物分子进行的包括氧化（oxidation）、还原（reduction）和水解（hydrolysis）等反应，从而在药物分子中引入极性基团或使药物分子暴露出极性基团，如羟基、羧基、巯基、氨基等。也可通过血浆或其他组织的水解酶使酯类、酰胺类及糖类药物水解。体内环氧化物在微粒体环氧化物水解酶（epoxide hydrolase）催化下，迅速水解为二醇类，是环氧化物重要的解毒过程。第Ⅱ相生物结合（Phase Ⅱ，Ⅱ相代谢），是将药物分子的极性基团与体内的内源性结合物经共价键结合，生成极性大、易溶于水和易排出体外的结合物。药物分子的极性基团可以是药物结构中原有的，也可以是药物经第Ⅰ相反应产生的极性基团；内源性结合物是体内的葡萄糖醛酸、硫酸、醋酸、某些氨基酸（如甘氨酸等）或谷胱甘肽等。

也有部分药物经第Ⅰ相反应后，无需进行第Ⅱ相的结合反应，即可排出体外。

第Ⅰ相生物转化反应对药物在体内的活性影响最大。药物经第Ⅰ相反应代谢发生药物结构的化学变化，产生新的化学物质，即代谢产物。大多数的药物代谢产物是无活性的，也有不少代谢产物是有活性的，这些代谢产物可能与原有药物的活性相一致，也可能产生新的活性作用，即产生副作用或毒性。例如氟西汀（fluoxetine）通过CYP2D6大部分代谢生成活性代谢物 *N*-去甲氟西汀（demethyl fluoxetine），一小部分经 *O*-脱烷基得到无活性的对三氟甲酚。但由于其代谢物去甲氟西汀仍具有活性且半衰期很长，一方面会与氟西汀产生活性叠加作用，另一方面去甲氟西汀的半衰期很长会产生药物积蓄及排泄缓慢的现象，因此肝脏疾病和肾脏疾病患者需要考虑用药安全问题。

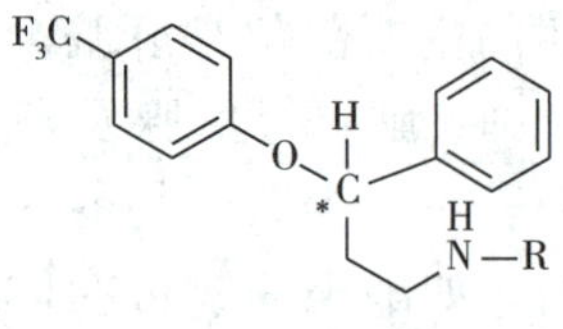

$R=CH_3$　氟西汀

R=H　去甲氟西汀

有些药物可经多种途径被代谢，另一些药物几乎完全经一种途径代谢，还有些药物可以不经代谢以原型排泄。如大多数亲水药物，如阿米卡星（amikacin）、新斯的明（neostigmine）、庆大霉素（gentamycin）和甘露醇（mannitol），进入体内后无需经过生物转化，可直接以原型从肾脏排泄。

药物代谢产物产生毒副作用的内容可见“第五章 第一节 三、药物体内代谢过程引发的毒副作用”的相关内容。

（三）药酶的代谢特点、代谢过程及药物代谢的影响因素

药物代谢酶是参与药物等外源化合物代谢酶类总称，简称药酶。药酶可分为两类，一类是专一性酶，如胆碱酯酶、单胺氧化酶等分别转化乙酰胆碱和单胺类药物；另一类是非专一性酶，主要分布在肝细胞的微粒体、线粒体和细胞质中，故简称肝药酶。肝药酶主要包括细胞色素P450酶系（cytochrome P450，CYP）、含黄素单氧化酶系（flavin - containing monooxygenases，FMO）、环氧化物水解酶系（epoxide hydrolases，EH）、结合酶系（conjugating enzymes）和脱氢酶系（dehydrogenases）。

1. 肝药酶的代谢特点和代谢过程

（1）细胞色素P450酶系　CYP是一个超家族（superfamily），根据基因编码氨基酸序列的相似程度，可将其划分为不同的家族（family）和亚家族（subfamily）。CYP超家族的命名是以CYP开头，后面的阿拉伯数字表示基因家族，如CYP2；其后大写英文字母表示亚家族，如CYP2D；最后的阿拉伯数字表示CYP酶个体，如CYP2D6。在人类肝脏中与药物代谢密切相关的CYP主要是CYP1A1，1A2，1B1，2A6，2B6，2C8，2C9，2C19，2D6，2E1，3A4和3A5，共12种，占肝脏CYP总含量的75%以上。多种类型的CYP具有重叠的催化药物特异性，每一个CYP均具有广谱的催化药物代谢的能力（表3－3）。了解每一个CYP所催化的药物，对于合理用药及阐明在药物代谢环节上发生的药物相互作用很有意义。

表3－3　人体肝脏中主要CYP及其催化的药物

CYP	药物底物		
1A1	7-乙氧基-3-异吩噁嗪酮	*R*-华法林	
1A2	咖啡因	对乙酰氨基酚	昂丹司琼
	安替比林	非那西丁	他克林
	他莫昔芬	*R*-华法林	茶碱
	维拉帕米	普罗帕酮	
1B1	雌激素		

续表

CYP	药物底物		
2A6	香豆素	烟碱	
2B6	环磷酰胺		
2C8	紫杉醇	阿莫地喹	
2C9	甲苯磺丁脲	海索比妥	苯妥英钠
	三甲双酮	*S*-华法林	双氯芬酸
	氟比洛芬	吡罗昔康	替尼酸
	托拉塞米	布洛芬	美芬妥因
	磺胺异噁唑		
2C19	*S*-美芬妥英	地西泮	*R*-华法林
	喷他脒	普萘洛尔	奥美拉唑
	萘普生		
2D6	异喹胍	右美沙芬	丁呋洛尔
	可待因	地昔帕明	米帕明
	恩卡尼	氟西汀	氟哌啶醇
	去甲替林	司巴丁	氟卡尼
	美西律	美托洛尔	奋乃静
	硫利达嗪	帕罗西汀	普罗帕酮
2E1	氯唑沙宗	对乙酰氨基酚	咖啡因
	乙醇	氟烷	甲氧氟烷
	恩氟烷	茶碱	
3A4	睾酮	红霉素	氨苯砜
	可待因	环孢素	非洛地平
	地西泮	氢化可的松	茚地那韦
	咪达唑仑	洛伐他汀	奎尼丁
	硝苯地平	卡马西平	尼群地平
	特非那定	维拉帕米	利多卡因
	胺碘酮	地尔硫䓬	地高辛
	他莫昔芬	奥美拉唑	炔雌醇
	华法林	孕二烯酮	对乙酰氨基酚
	黄体酮	醋竹桃霉素	
3A5	硝苯吡啶		

（2）含黄素单氧化酶系 FMO 是参与Ⅰ相药物氧化反应的另一个药酶超家族，与 CYP 共同存在于肝脏微粒体且含量很高，主要参与水溶性药物的代谢。该酶系包括 6 个家族，其中 FMO3 含量最丰富。FMO3 主要代谢烟碱、西咪替丁、雷尼替丁、氯氮平、伊托必利等。与 CYP 不同的是，FMO 在药物代谢中处于次要地位，产生的代谢物基本无活性。FMO 不被诱导或抑制，未见基于 FMO 的药物相互作用。

（3）环氧化物水解酶系 EH 分为两种，一种是存在于细胞质中的可溶性环氧化物水解酶（sEH），另一种是微粒体环氧化物水解酶（mEH）。

某些药物经 CYP 代谢后生成的环氧化物可与细胞核中的蛋白质、DNA、RNA 高亲和力结合，导致细胞结构改变从而产生细胞毒作用。该酶系的作用是将此种环氧化物进一步水解变成无毒或毒性很弱的代谢物。如抗癫痫药卡马西平是一前体药，经 CYP 代谢后生成有药理活性的卡马西平-10,11-环氧化物，再经 mEH 代谢成无活性的产物。若同服抗癫痫药丙戊酸抑制 mEH，将使卡马西平-10,11-环氧化物血浆浓度增加，疗效增强，同时不良反应也增强。

（4）结合酶系 在Ⅱ相药物轭合反应中有许多结合酶系参与，除葡萄糖醛酸转移酶位于微粒体外，其余的酶都位于细胞质中，以便快捷地将代谢物随尿液和胆汁排出。该酶系反应速度通常快于参与Ⅰ相反应的酶系，故可迅速地终止代谢物的毒性。

（5）脱氢酶系 包括醇脱氢酶、醛脱氢酶、乳酸脱氢酶、二氢嘧啶脱氢酶、琥珀酸脱氢酶、葡萄糖-6-磷酸脱氢酶、11β-羟基类固醇脱氢酶等。主要存在于细胞质中，代谢多种药物和体内活性物质。

2. 影响药物代谢的因素

（1）遗传因素 药物代谢有明显的种族和个体差异。遗传决定氧化反应及轭合反应的多态性（polymorphism）。根据人体对某些药物代谢的强度与速度不同，可将人群分为强代谢者（extensive metabolizers）或快代谢者（rapid metabolizers）与弱代谢者（poor metabolizers）或慢代谢者（slow metabolizers）。如人群对异烟肼的 *N*-乙酰化存在快慢两种表型，慢乙酰化者肝脏 *N*-乙酰转移酶含量明显减少。

（2）药物代谢酶的诱导与抑制 在药物代谢酶诱导剂与抑制剂的作用下，药物代谢酶的活性会发生改变，从而影响其他药物在体内代谢的快慢和代谢程度的变化，导致该药物药效发生变化，有时会增加毒副作用。这就是产生药物－药物相互作用的一个主要原因。

酶诱导（enzyme induction）作用是某些化学物质能提高肝药酶活性，增加自身或其他药物的代谢速率。具有酶诱导作用的化学物质称为酶诱导剂（enzyme inducer）。表 3－4 列举了临床上常见的 CYP 酶诱导剂及受其诱导的 CYP。属于该酶所代谢的药物（表 3－3）均有可能被其相应的酶诱导剂所诱导。由于肝药酶诱导后药物代谢加快，血浆药物浓度降低，从而使药物治疗效果减弱。例如，苯巴比妥是典型的酶诱导剂，能提高 CYP3A4、CYP2C9、CYP2C19、CYP2A6 的催化能力。华法林在体内经这些同工酶羟化失活，苯巴比妥可加速其代谢，使其抗凝效果降低。长期服用苯巴比妥者，需较大剂量的华法林才能产生抗凝效果。当停用苯巴比妥后，血浆华法林浓度迅速回升。因此，两药合用的患者，在停用苯巴比妥时需相应减少华法林用量，否则有出血危险。

酶抑制（enzyme inhibition）作用是某些化学物质能抑制肝微粒体药物代谢酶的活性，减慢其他药物的代谢速率。具有酶抑制作用的化学物质称为酶抑制剂（enzyme inhibitor）。通常，酶抑制剂对 CYP 的抑制作用也有一定的特异性。表 3－4 列举了临床上常见的 CYP 酶抑制剂及受其抑制的 CYP。属于该酶所代谢的药物（表3－3）均有可能被其相应的酶抑制剂所抑制。经酶抑制剂作用后，药物代谢减慢而作用增强，甚至导致毒性反应。例如，红霉素是 CYP3A4 抑制剂，能抑制 CYP3A4 底物华法林、卡马西平、环孢素 A 及咪达唑仑的代谢，使这些药物的作用增强，甚至可致中毒。

表 3－4 人体肝脏 CYP 的诱导剂与抑制剂

CYP	诱导剂	抑制剂
3A4	苯巴比妥	酮康唑
	苯妥英钠	孕二烯酮
	地塞米松	西咪替丁
	卡马西平	伊曲康唑
	醋竹桃霉素	红霉素
	利福平	
	克霉唑	
	磺胺二甲嘧啶	
2C9	苯巴比妥	磺胺苯吡唑
	利福平	
1A2	奥美拉唑	呋拉茶碱
	咖啡因	氟伏沙明
		环丙沙星

续表

CYP	诱导剂	抑制剂
2C19	苯巴比妥	氟康唑
	利福平	氟伏沙明
2E1	乙醇	双硫仑
	异烟肼	
2A6	苯巴比妥	奎尼丁
	利福平	丁呋洛尔
		氟西汀
1A1	3-甲基胆蒽	7,8-苯并黄酮
		美替拉酮

为确定新药的有效剂量，必须了解药物在人体中的代谢速度或代谢酶对药物的作用能力。代谢速度太慢，会导致药物在体内过量蓄积；代谢速度太快，服用的药物无法充分发挥药效。另外，当患者同时服用多种药物时，其代谢过程是否会发生交叉干扰，也应予以注意。

（3）肝血流量的改变　肝血流量是决定肝脏药物清除率的重要因素。病理状态下，心排血量及肝血流量发生明显变化时可能引起有临床意义的血流动力学性质的药物代谢改变。肝血流量的改变也可由药物引起，如苯巴比妥增加肝血流量，而普萘洛尔和吲哚美辛能降低肝血流量，从而介导药物相互作用。

（4）其他生理病理因素　用药者的年龄、营养、重要脏器的功能状态、疾病等因素也对药物代谢产生影响。

（四）药物体内的生物转化与代谢

1. 药物结构与第Ⅰ相生物转化的规律

Ⅰ相生物转化是药物的官能团转化反应，主要是药物结构中官能团在酶的催化下发生的氧化、还原、水解等生物转化反应。

（1）氧化代谢　氧化代谢是在氧化-还原酶的催化下进行的生物转化反应，通常在辅酶的参与下进行，辅酶作为氢受体时对底物（药物）进行的是氧化反应；辅酶作为氢供体时对底物（药物）进行的是加氢/还原反应。

体内最主要的氧化-还原酶是细胞色素P450（CYP）酶系、黄素单加氧酶（flavin monooxygenase，FMO）、过氧化酶（peroxidase）、多巴胺β-单加氧酶（dopamine-β-monooxygenase）、单胺氧化酶（monoamine oxidase，MAO）。

1）含芳环的药物的氧化代谢：含芳环的药物的氧化代谢是在体内肝脏细胞色素P450酶系催化下，首先将芳香化合物氧化成环氧化合物，然后在质子的催化下会发生重排生成酚，或被环氧化物水解酶水解生成二羟基化合物。生成的环氧化合物还会在谷胱甘肽*S*-转移酶的作用下和谷胱甘肽生成硫醚，促进代谢产物的排泄。但是环氧化物若和体内生物大分子如DNA或RNA中的亲核基团反应，生成共价键的结合物，而使生物大分子失去活性，则产生毒性。

含芳环药物的氧化代谢主要是生成酚类代谢产物（表3-5）。芳环上存在供电子取代基能使反应更容易进行，通常在取代基的对位生成酚羟基；芳环上存在吸电子取代基则削弱反应的进行程度，通常具有吸电子取代基的苯环不易发生氧化代谢。与一般芳环的取代反应一样，芳环的氧化代谢部位也受到立体位阻的影响，通常发生在立体位阻较小的部位。如果药物分子中含有二个芳环时，一般只有一个芳环发生氧化代谢。

表3-5　含有芳香环药物的代谢

药物	代谢产物	说明
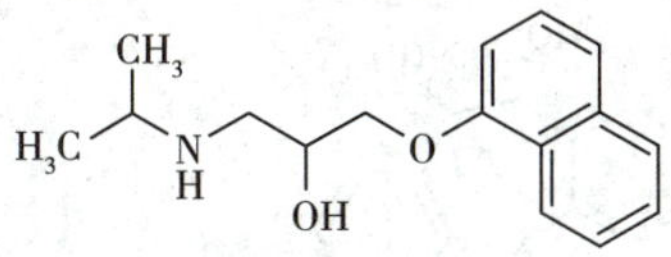 CH_3, H_3C, N, H, OH, O 普萘洛尔	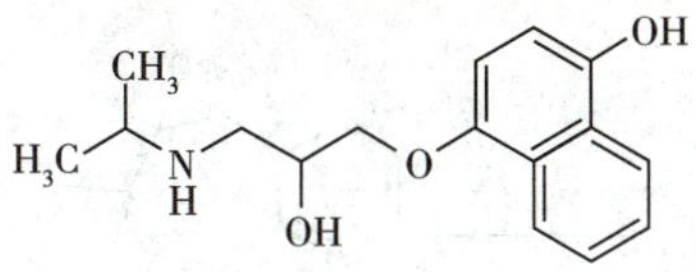 CH_3, H_3C, N, H, OH, O, OH 羟基普萘洛尔	普萘洛尔主要在芳环的对位发生羟基化反应
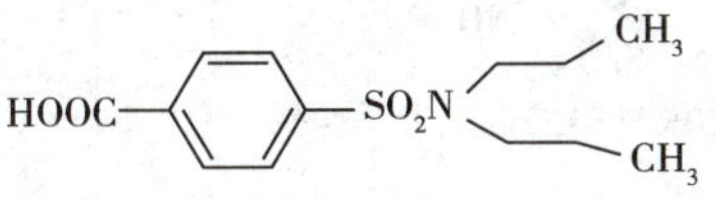 HOOC, SO_2N, CH_3, CH_3 丙磺舒	无苯环氧化代谢产物	丙磺舒的苯环上有多个吸电子取代基，苯环的电子云密度减少，苯环不被氧化

续表

药物	代谢产物	说明
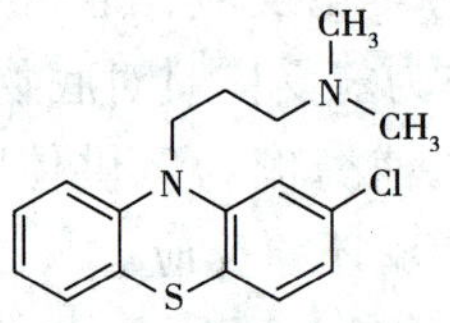 氯丙嗪（chlorpromaxine）	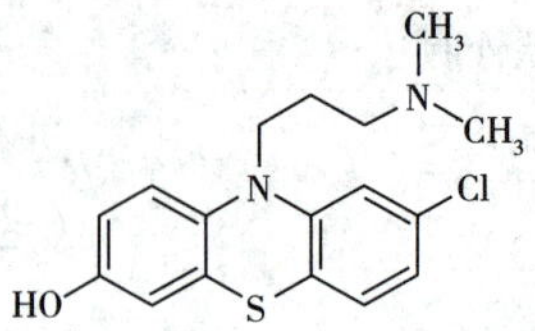	抗精神失常药氯丙嗪分子中没有氯取代的苯环上电子云密度较大，容易发生氧化
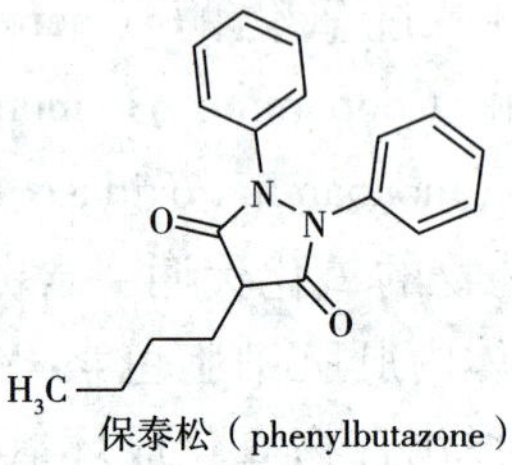 保泰松（phenylbutazone）	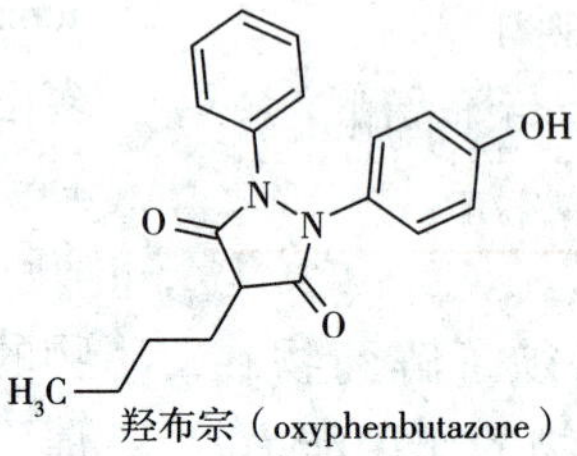 羟布宗（oxyphenbutazone）	保泰松在体内氧化代谢后，在其中一个芳环的对位发生羟基化反应生成羟布宗，抗炎作用比保泰松强而毒副作用比保泰松低，这是药物经代谢后活化的例子
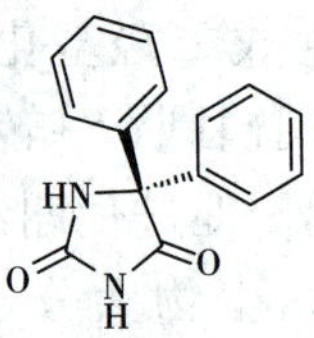 苯妥英	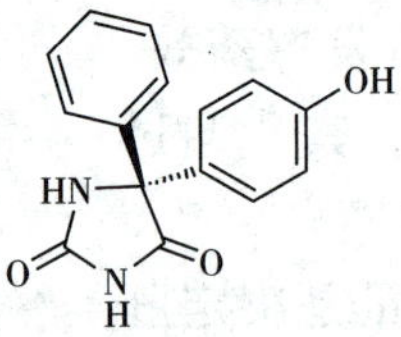 羟基苯妥英	苯妥英在体内经过氧化反应，其中一个苯环被羟基化，生成带有手性结构的 *S*-(-)-5-(4-羟基）化合物，并失去生物活性
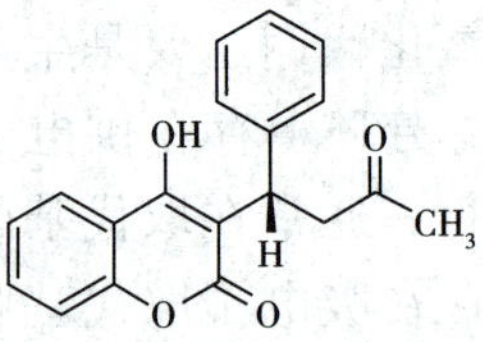 *S*-(-)-华法林	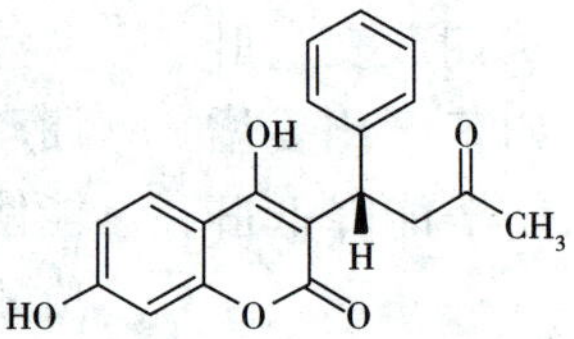 7-羟基华法林	*S*-(-)-华法林的主要代谢产物是7-羟基化物，而华法林的 *R*-(+)-对映异构体的代谢产物为侧链酮基的还原产物

2）含烯烃和炔烃药物的氧化代谢：含烯烃的药物也是先被代谢生成环氧化合物。这些环氧化合物比较稳定，常常可以被分离出并确定其结构。烯烃类药物经代谢生成环氧化合物后，可以被转化为二羟基化合物，或者是和体内生物大分子如蛋白质、核酸等反应进行烷基化，而产生毒性，导致组织坏死和致癌作用。例如，抗惊厥药物卡马西平（carbamazepine），在体内代谢生成10,11-环氧化物，这一环氧化物是卡马西平产生抗惊厥作用的活性成分，是代谢活化产物。该环氧化合物会经进一步代谢，被环氧化物水解酶立体选择性地水解产生10*S*,11*S*-二羟基化合物，经由尿排出体外。

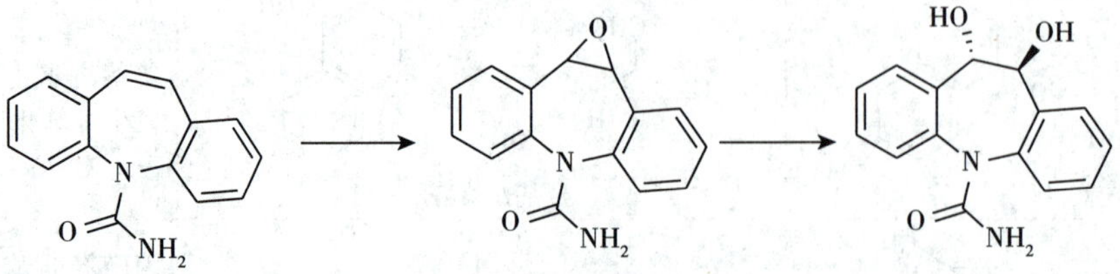

卡马西平　　卡马西平10,11-环氧化物　　10*S*,11*S*-二羟基卡马西平

己烯雌酚（diethylstilbestrol）的主要代谢产物也是双键的环氧化产物。

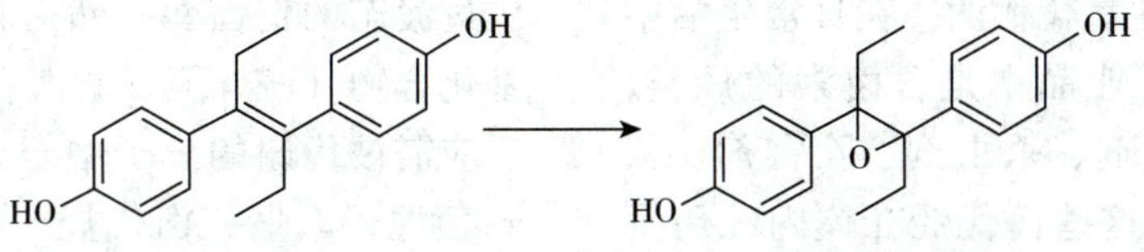

己烯雌酚　　　　己烯雌酚环氧化物

炔烃类反应活性比烯烃大，被酶催化氧化速度也比烯烃快。若炔键的碳原子是端基碳原子，则形成烯酮中间体，该烯酮可能被水解成生羧酸，也可能和蛋白质进行亲核性烷基化反应；若炔键的碳原子是非端基碳原子，则炔烃化合物和酶中卟啉上的吡咯氮原子发生*N*-烷基化反应。这种反应使酶不可逆的去活化。如甾体化合物炔雌醇则会发生这类酶去活化作用。

3）含饱和碳原子药物的氧化代谢：长碳链的烷烃常在碳链末端甲基上氧化生成羟基，羟基化合物可被脱氢酶进一步氧化生成羧基称为ω-氧化；氧化还会发生在碳链末端倒数第二位碳上，称ω-1氧化。如抗癫痫药丙戊酸钠（sodium valproate），经ω-氧化生成ω-羟基丙戊酸钠和丙基戊二酸钠；经ω-1氧化生成2-丙基-4-羟基戊酸钠。

烷烃化合物除了ω-氧化和ω-1氧化外，还会在有支链的碳原子上发生氧化，主要生成羟基化合物。

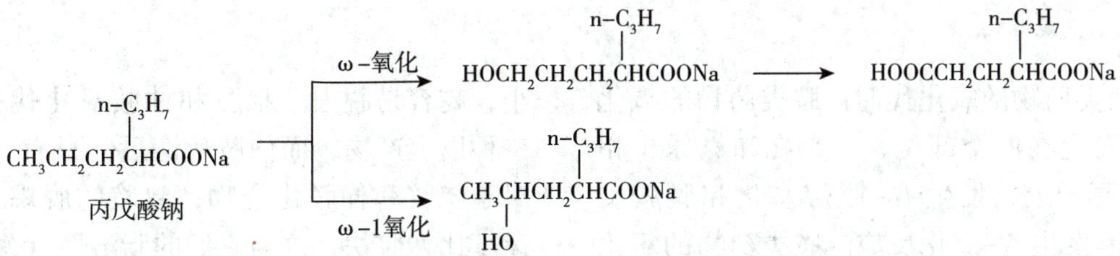

$CH_3CH_2CH_2CH(n\text{-}C_3H_7)COONa$（丙戊酸钠）$\xrightarrow{\omega\text{-氧化}}$ $HOCH_2CH_2CH_2CH(n\text{-}C_3H_7)COONa \longrightarrow HOOCCH_2CH_2CH(n\text{-}C_3H_7)COONa$

$CH_3CH_2CH_2CH(n\text{-}C_3H_7)COONa$（丙戊酸钠）$\xrightarrow{\omega\text{-1氧化}}$ $CH_3CH(OH)CH_2CH(n\text{-}C_3H_7)COONa$

烷基碳原子当和sp^2碳原子相邻时，如羰基的*α*-碳原子、芳环的苄位碳原子及双键的*α*-碳原子，由于受到sp^2碳原子的作用，使其活化反应性增强，在细胞色素P450酶系的催化下，易发生氧化生成羟基化合物。处于羰基*α*-位的碳原子易被氧化，如镇静催眠药地西泮（安定）（diazepam）在羰基的*α*-碳原子经代谢羟基化后生成替马西泮（羟基安定）（temazepam）或发生*N*-脱甲基和*α*-碳原子羟基化代谢生成奥沙西泮（oxazepam），两者均为活性代谢产物。

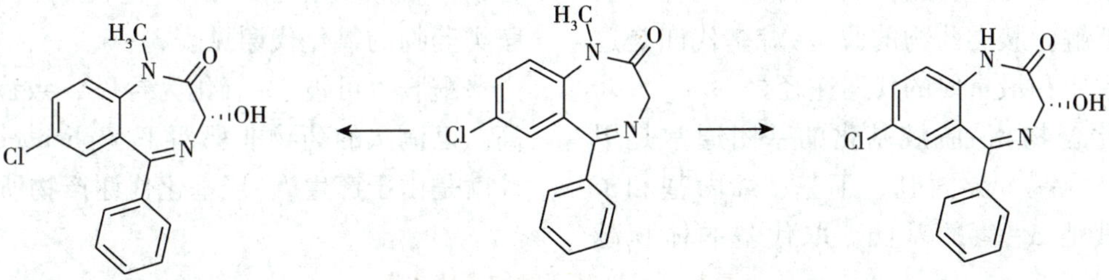

替马西泮　　　　地西泮　　　　奥沙西泮

处于芳环和芳杂环的苄位及烯丙位的碳原子易被氧化生成苄醇或烯丙醇。对于伯醇会进一步脱氢氧化生成羧酸；仲醇会进一步氧化生成酮。例如，降血糖药甲苯磺丁脲（tolbutamide）的代谢，先生成苄醇，最后形成羧酸，失去降血糖活性。

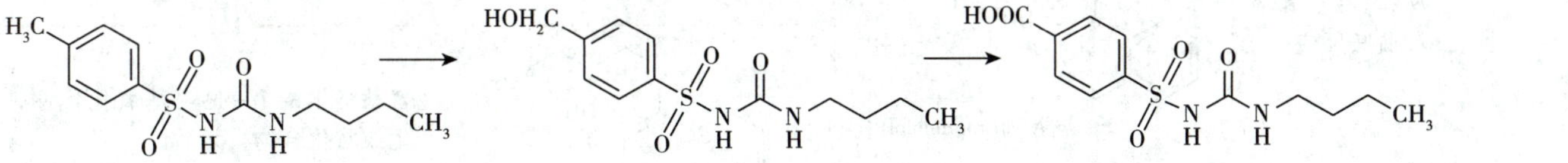

甲苯磺丁脲

4）含卤素药物的氧化代谢：在日常生活中有许多药物和化学工业品中是含卤素的烃类，如全身麻醉药、增塑剂、杀虫剂、除害剂、阻燃剂及化学溶剂等，这些卤代烃在体内经历了各种不同的生物代谢过程。

在体内一部分卤代烃和谷胱甘肽形成硫醚氨酸结合代谢物排出体外，其余的在体内经氧化脱卤素反应和还原脱卤素反应进行代谢。在代谢过程中，卤代烃生成一些活性的中间体，会和一些组织蛋白质分子反应，产生毒性。

氧化脱卤素反应是许多卤代烃的常见的代谢途径。细胞色素 P450 酶系催化氧化卤代烃生成过渡态的偕卤醇，然后再消除卤氢酸得到羰基化合物（醛、酮、酰卤和羰酰卤化物）。这一反应需被代谢的分子中至少有一个卤素和一个 α-氢原子。偕三卤代烃，如三氯甲烷，比相应的偕二卤代烃及单卤代烃更容易被氧化代谢，生成酰氯或羰酰氯的中间体活性更强，或水解生成无毒的碳酸和氯离子；或和组织中蛋白质分子反应，产生毒性。抗生素氯霉素（chloramphenicol）中的二氯乙酰基侧链代谢氧化后生成酰氯，能对细胞色素 P450 酶系等中的脱辅基蛋白发生酰化，是产生毒性的主要根源。

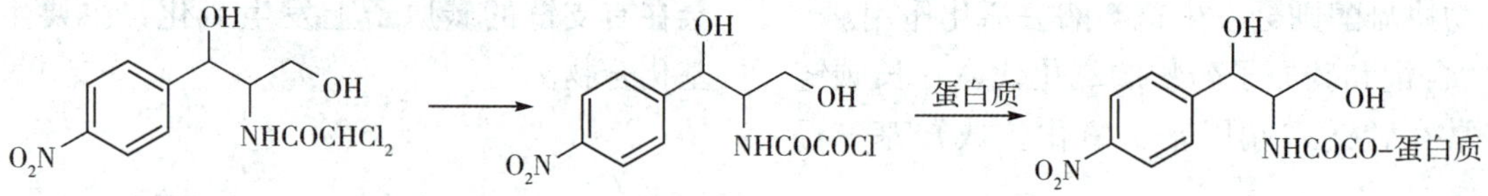

OH OH $NHCOCHCl_2$ O_2N 氯霉素 → OH OH NHCOCOCl O_2N —蛋白质→ OH OH NHCOCO-蛋白质 O_2N

5）胺类药物的氧化代谢：胺类药物的氧化代谢主要发生在两个部位，一是在和氮原子相连接的碳原子上，发生 *N*-脱烷基化和脱胺反应；另一是发生 *N*-氧化反应。胺类药物的氧化代谢实例见表 2-6。

①*N*-脱烷基和氧化脱胺反应：这是一个氧化过程的两个不同方面，本质上都是碳-氮键的断裂，条件是与氮原子相连的烷基碳上应有氢原子（即 α-氢原子），该 α-氢原子被氧化成羟基，生成的 α-羟基胺是不稳定的中间体，会发生自动裂解。胺类药物的脱 *N*-烷基代谢是这类药物最主要和最重要的代谢途径之一。

胺类化合物 *N*-脱烷基化的基团通常是甲基、乙基、丙基、异丙基、丁基、烯丙基和苄基，以及其他 α-氢的基团。取代基的体积越小，越容易脱去。叔胺和仲胺氧化代谢后产生二种以上产物，而伯胺代谢后，只有一种产物。对于叔胺和仲胺化合物，叔胺的脱烷基化反应速度比仲胺快，这与它们的脂溶性有关。

②*N*-氧化反应：一般来说，胺类药物在体内经氧化代谢生成稳定的 *N*-氧化物主要是叔胺和含氮芳杂环，而伯胺和仲胺类药物的这种代谢通常比较少。伯胺和仲胺结构中若无 α-氢原子，则氧化代谢生成羟基胺、亚硝基或硝基化合物。酰胺类化合物的氧化代谢也与之相似。胺类药物的氧化代谢见表 3-6。

酰胺也可被 *N*-氧化为羟胺，致癌毒性比较高。已淘汰的药物非那西丁（phenacetin）的毒性就是由于产生 *N*-羟基化代谢产物所引起的。

表 3-6　胺类药物的氧化代谢

代谢反应	药物	代谢产物	说明
N-脱烷基和氧化脱胺反应	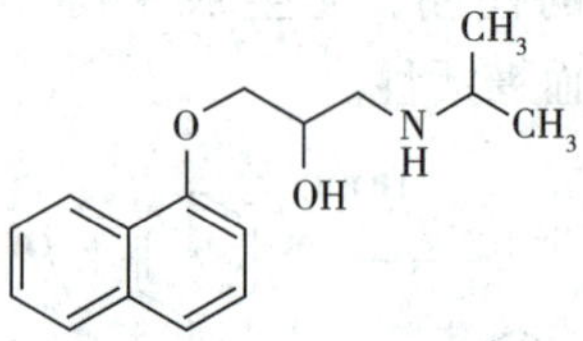 CH_3 O OH N H CH_3 普萘洛尔(propranolol)	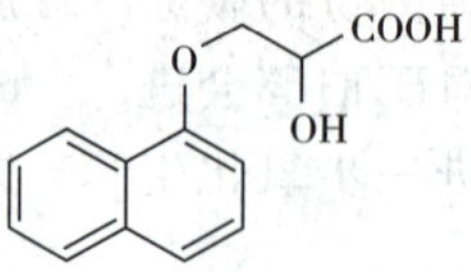 O COOH OH	普萘洛尔的氧化脱胺代谢，先生成醛化合物，再进一步氧化代谢成羧酸，无活性
		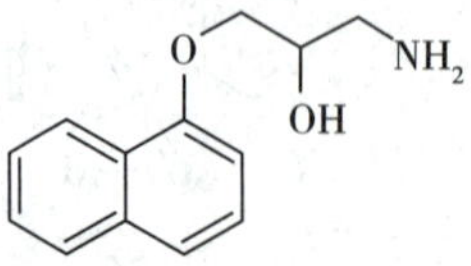 O NH_2 OH	普萘洛尔的 *N*-脱烷基氧化代谢，生成胺化合物，无活性

续表

代谢反应	药物	代谢产物	说明
N-脱烷基和氧化脱胺反应	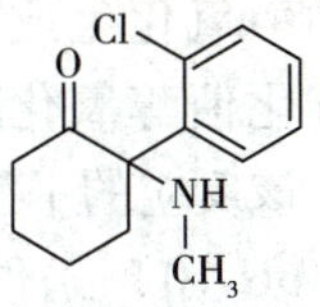 氯胺酮（ketamine）	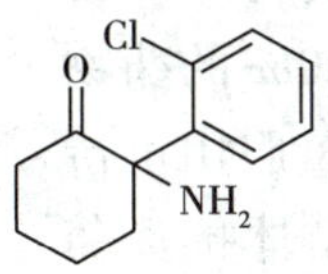	氯胺酮为甲基仲胺，代谢生成脱甲基产物；后者由于与氮原子连接的碳原子上无α-氢，不能进行氧化羟基化
	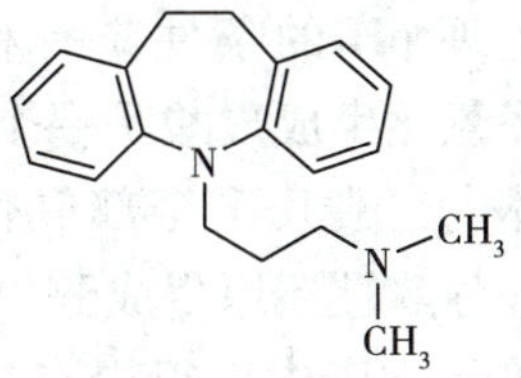 丙米嗪（imipramine）	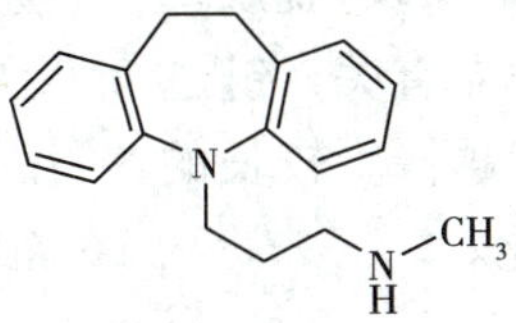 地昔帕明（desipramine）	三环类抗抑郁药物丙米嗪经N-脱甲基代谢生成地昔帕明也具有抗抑郁活性
	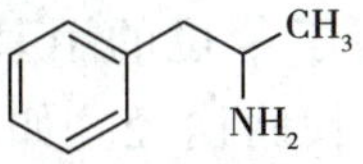 苯丙胺（amphetamine）	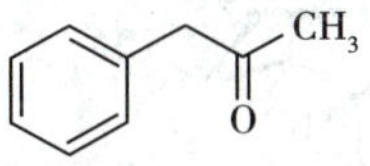	苯丙胺在体内发生氧化脱氨，生成甲基苯乙酮
N-氧化反应	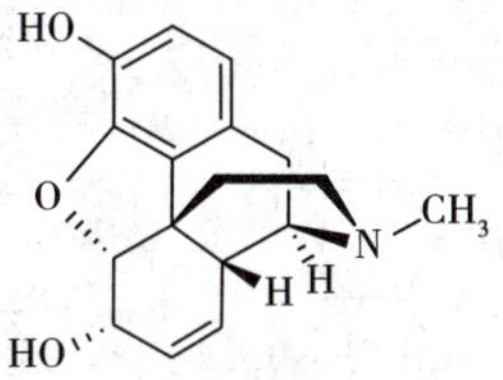 吗啡（morphine）	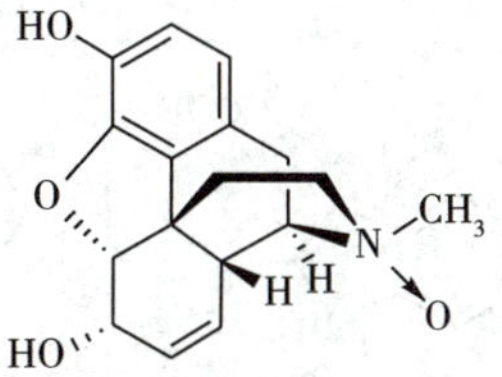	镇痛药吗啡在环上的叔胺氮原子氧化生成N-氧化物
	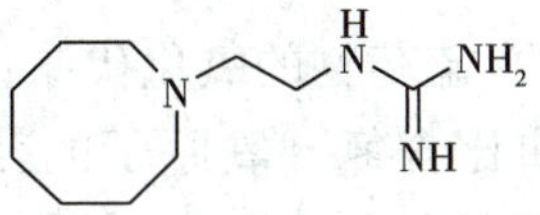 胍乙啶（guanethidine）	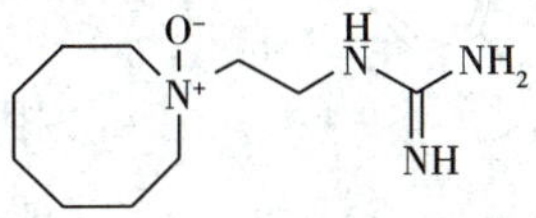	抗高血压药胍乙啶在环上的叔胺氮原子氧化生成N-氧化物
	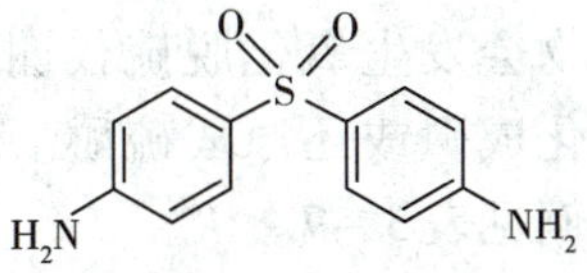 氨苯砜（dapsone）	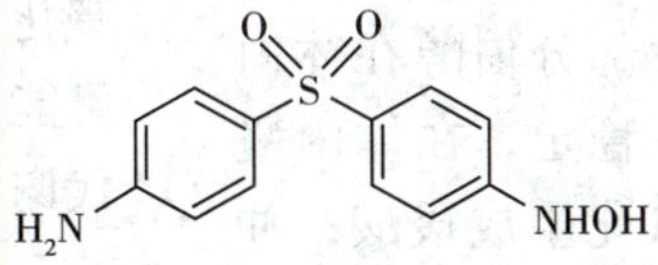	抗麻风病药氨苯砜发生N-氧化反应代谢，经历亚硝基、硝基，最终氧化生成羟基胺代谢物

利多卡因（lidocaine）是含有二乙基的叔胺结构，在脱烷基代谢中，脱第一个乙基比脱第二个乙基容易。利多卡因在进入血-脑屏障后产生的脱乙基化代谢产物会引起中枢神经系统的副作用。

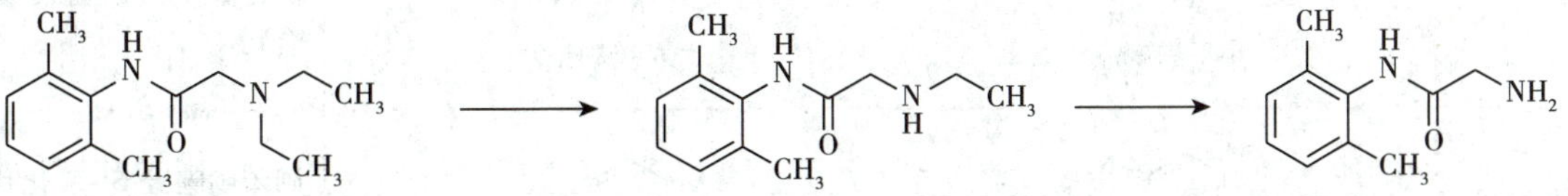

利多卡因

6）含氧药物的氧化代谢：含氧药物主要有醚类药物、醇类药物、酮类药物和羧酸类药物，各类药物的氧化代谢有不同之处，也有相关之处。

①醚类药物的氧化代谢：醚类药物在肝脏微粒体混合功能酶的催化下，发生氧化O-脱烷

基化反应，生成醇或酚以及羰基化合物。

药物分子中醚的基团大部分是芳香醚，如可待因、维拉帕米、多巴胺、非那西汀等。镇咳药可待因（codeine）在体内约有10%的药物经*O*-脱甲基后生成吗啡，长期和大量服用可待因也会产生成瘾性等不良后果。非甾体抗炎药吲哚美辛（indomethacin）在体内约有50%经*O*-脱甲基代谢，生成无活性的化合物。*O*-脱烷基化反应的速度和烷基链长度及分支有关，链越长、分支越多，*O*-脱烷基化速度越慢。较长的碳链还会发生ω-氧化和ω-1氧化。

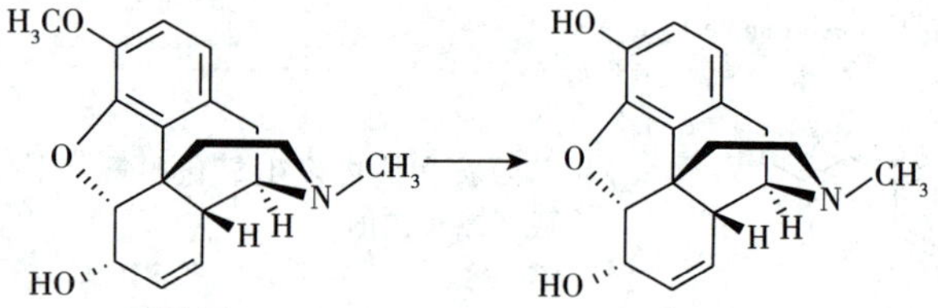

可待因　→　吗啡

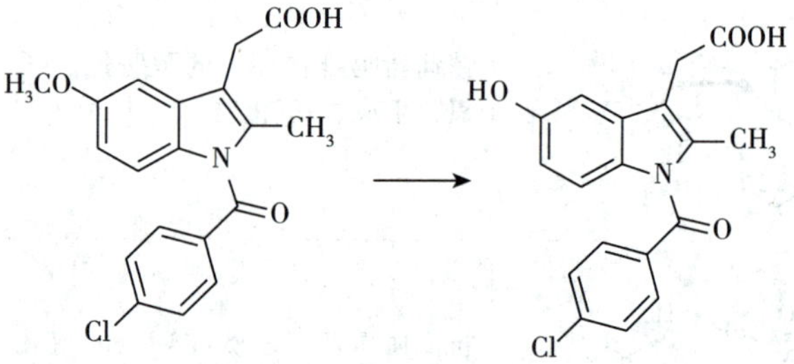

吲哚美辛　→

②醇、醛和羧酸类药物的氧化代谢：含醇羟基的药物在体内醇脱氢酶的催化下，脱氢氧化得到相应的羰基化合物。大部分伯醇在体内很容易被氧化生成醛，但醛不稳定，在体内醛脱氢酶等酶的催化下进一步氧化生成羧酸；仲醇中的一部分可被氧化生成酮，也有不少仲醇不经氧化而和叔醇一样经结合反应后直接排出体外。催化伯醇氧化生成醛的醇脱氢酶是双功能酶，既能催化伯醇氧化生成醛，也会催化醛还原生成醇。该反应的平衡和pH值有关，在较高pH值（～pH 10）条件下有利于醇的氧化；在较低pH值（～pH 7）条件下有利于醛的还原。在生理pH的条件应有利于醛的还原。但是，由醛氧化生成羧酸是一个降低能量的过程，因此在体内，醛几乎全部氧化生成羧酸，仅有很少一部分醛被还原生成醇。

在实际临床中，很少有含醛基的药物。伯醇和伯胺经代谢后生成醛是这些药物产生毒性的根源。处于苄位的甲基也可经氧化生成醇、醛、羧酸的代谢途径。如非甾体抗炎药甲芬那酸（mefenamic acid）经代谢生成相应的羧酸代谢物。

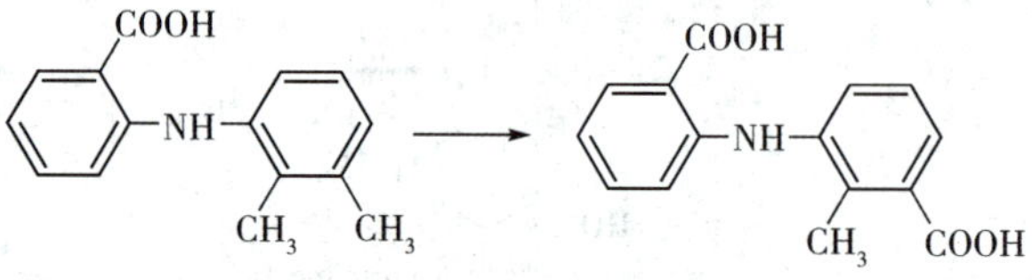

甲芬那酸　→

7）含硫药物的氧化代谢：含硫原子的药物相对来讲比含氮、氧原子的药物少，主要有硫醚、含硫羰基化合物、亚砜和砜类。其中硫醚类药物主要经历*S*-脱烷基和*S*-氧化；含硫的羰基化合物会发生氧化脱硫代谢；亚砜类药物则可能氧化成砜或还原成硫醚。含硫药物的氧化代谢实例见表3－7。

表3－7　含硫药物的氧化代谢

代谢反应	药物	代谢产物	说明
硫醚的*S*-脱烷基代谢	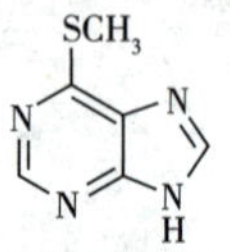 6-甲基巯嘌呤	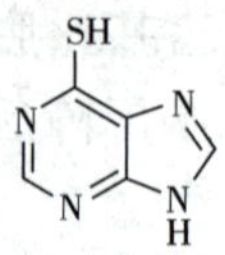 6-巯基嘌呤	芳香或脂肪族的硫醚通常在酶的作用下，经氧化*S*-脱烷基生成硫醚和羰基化合物
硫醚的*S*-氧化代谢	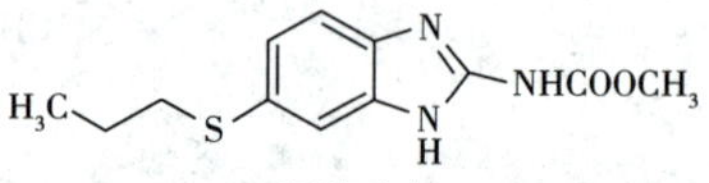 阿苯哒唑	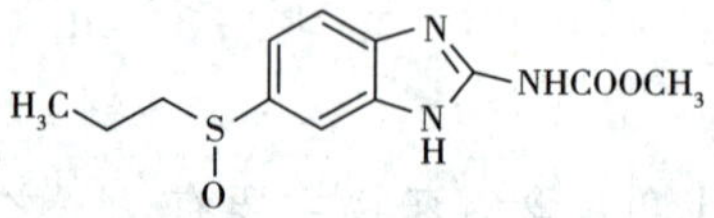	阿苯哒唑经*S*-氧化代谢生成亚砜化合物，产生驱虫作用

续表

代谢反应	药物	代谢产物	说明
硫羰基药物的氧化脱硫代谢	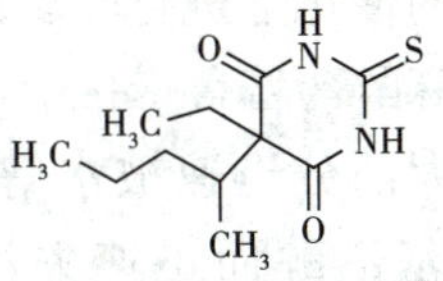 硫喷妥	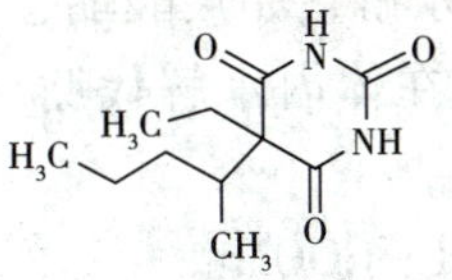 戊巴比妥	含碳－硫双键（C═S）和磷－硫双键（P═S）的药物，经氧化代谢后生成碳－氧双键（C═O）和磷－氧双键（P═O）
亚砜类药物的代谢	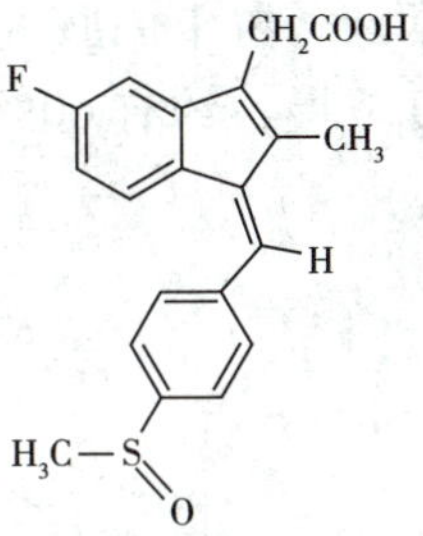 舒林酸	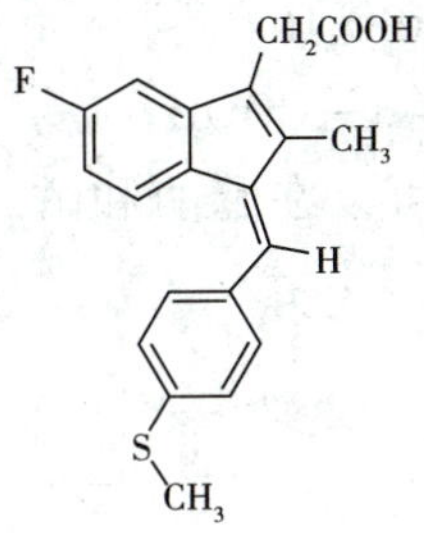 活性代谢物	亚砜类药物则可能经过氧化成砜或还原成硫醚。非甾体抗炎药舒林酸，属前体药物，体外无效进入体内后经还原代谢生成硫醚类活性代谢物发挥作用，减少了对胃肠道刺激的副作用。舒林酸的另一条代谢途径是氧化生成砜类无活性的代谢物

（2）还原代谢　还原代谢是在还原酶或氧化-还原酶的催化下进行的生物转化反应。还原酶是指催化底物进行加氢反应的酶。大多数氧化-还原酶都有还原酶的作用。

含有羰基、硝基、偶氮基、叠氮及亚砜等结构的药物，可经氧化-还原酶催化发生还原反应，生成相应的羟基、氨基等易进行结合代谢的基团，进一步经过Ⅱ相结合反应而排出体外。

1）酮类药物的还原代谢：酮类药物在酶的催化下经代谢生成相应的仲醇。由于药物结构中的酮绝大多数是不对称酮，还原后得到的醇的结构中往往会引入新的手性碳原子，而产生光学异构体，而体内酶的催化反应通常具有立体选择性。如镇痛药 *S*-(+)-美沙酮(methadone)经代谢后生成 3*S*,6*S*-α-(-)-美沙醇。

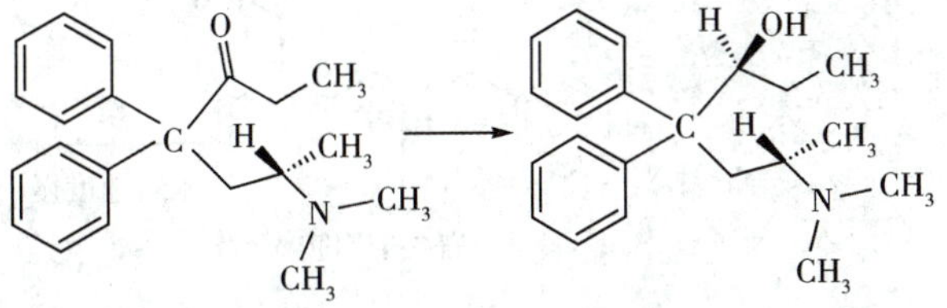

S-(+)-美沙酮　→　3*S*,6*S*-α-(-)-美沙醇

2）含硝基药物的还原代谢：芳香族硝基化合物在还原代谢过程中可被细胞色素 P450 酶系、消化道细菌硝基还原酶等酶的催化下，还原生成芳香胺基。硝基还原是一个多步骤过程，其间经历亚硝苯、苯羟胺等中间步骤。还原得到的羟胺毒性大，可致癌和产生细胞毒。硝基苯长期使用会引起正铁血红蛋白症，也是由还原中得到苯基羟胺所致。

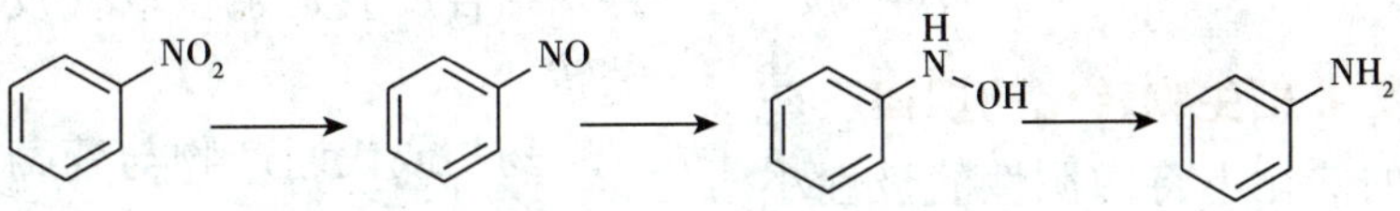

硝基苯　→　亚硝基苯　→　苯羟胺　→　苯胺

氯霉素（chloramphenicol）中的对硝基苯基经生物转化还原生成对氨基苯化合物。

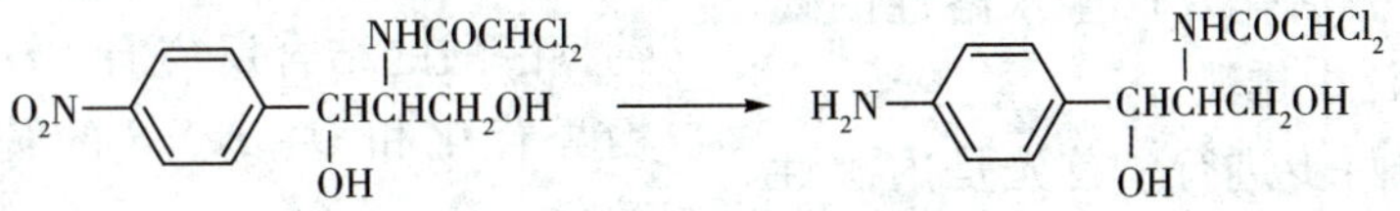

氯霉素

（3）水解代谢　水解酶主要参与酯类和酰胺类药物的代谢，水解酶大多存在于血浆、肝、肾和肠中，因此大部分酯类和酰胺类药物在这些部位发生水解。水解酶包括酯酶、胆碱酯酶及

许多丝氨酸内肽酯酶等。

酯和酰胺类药物的水解代谢：酯和酰胺类药物在体内代谢的主要途径是水解，如羧酸酯、硝酸酯、磺酸酯、酰胺等药物在体内水解代谢生成酸及醇或胺。

$$R—OOCR = R—OH + R—COOH$$

$$R—ONO_2 = ROH + HNO_3$$

$$R—OSO_2R = ROH + RSO_3H$$

$$R—NH—COR = R—NH_2 + R—COOH$$

酯和酰胺药物的水解反应可以在酯酶和酰胺酶的催化下进行，这些酶主要分布在血液、肝脏微粒体、肾脏及其他组织中，也可以在体内酸或碱的催化下进行非酶的水解。

局部麻醉药普鲁卡因（procaine）在体内代谢时，绝大部分迅速被水解生成对氨基苯甲酸和二乙氨基乙醇而迅速失活。酰胺与酯相比，其更稳定而难以水解。例如，与普鲁卡因相比，抗心律失常药普鲁卡因胺（procainamide）在体内水解速度较慢，约有60%的药物以原型从尿中排出。

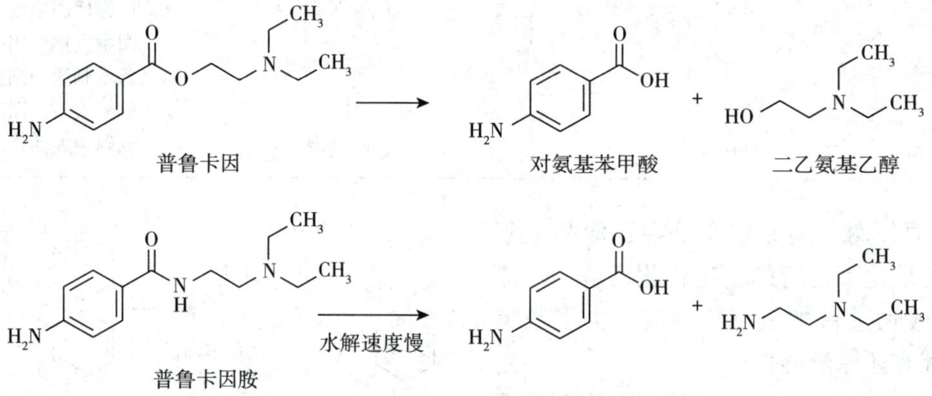

普鲁卡因 → 对氨基苯甲酸 + 二乙氨基乙醇

普鲁卡因胺 —水解速度慢→

体内酯酶和酰胺酶的水解也有立体专一性。如局部麻醉药丙胺卡因（prilocaine），在体内只有 *R*-(-)-异构体被水解，生成邻甲苯胺，而邻甲苯胺在体内会转变成 *N*-氧化物，引起高铁血红蛋白症的毒副作用，这是所有含苯胺类药物共有的毒副作用。

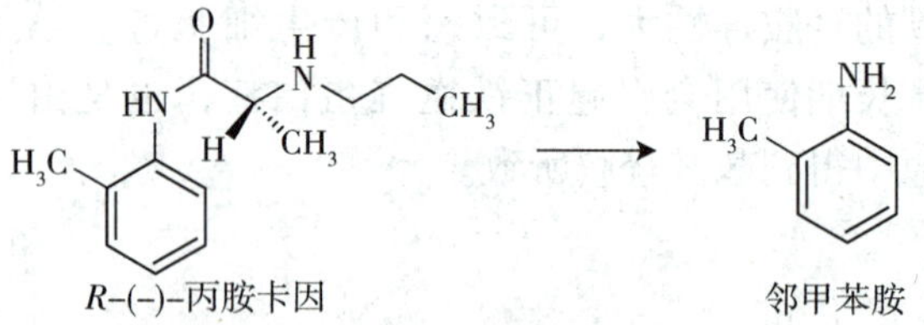

R-(-)-丙胺卡因 → 邻甲苯胺

2. 药物结构与第Ⅱ相生物转化的规律　药物结合反应是在酶的催化下将内源性的极性小分子如葡萄糖醛酸、硫酸、氨基酸、谷胱甘肽等结合到药物分子中或第Ⅰ相的药物代谢产物中。通过结合使药物去活化及产生水溶性的代谢物有利于从尿和胆汁中排泄。

药物结合反应分两步进行，首先是内源性的小分子物质被活化，变成活性形式，然后经转移酶的催化与药物或药物在第Ⅰ相的代谢产物结合，形成代谢结合物。药物或其代谢物中被结合的基团通常是羟基、氨基、羧基、杂环氮原子及巯基。对于有多个可结合基团的化合物，可进行多种不同的结合反应。

1）与葡萄糖醛酸的结合反应：葡萄糖醛酸通常是以活化型的尿苷-5-二磷酸-α-D-葡萄糖醛酸（UDPGA）作为辅酶存在，在尿苷-5-二磷酸葡萄糖醛酸转移酶（UDPGT）的催化下，使葡萄糖醛酸和药物或代谢物结合。在UDPGA中葡萄糖醛酸以 α-糖苷键与尿苷二磷酸相联，而形成葡萄糖醛酸结合物后，则以 β-糖苷键结合。结合反应是亲核取代反应，结合产物构象翻转。

药物或代谢产物与葡萄糖醛酸发生的结合反应是药物代谢中最普遍的结合反应，生成的结合产物含有可离解的羧基（pK_a 3.2）和多个羟基，无生物活性、易溶于水和排出体外。葡萄糖醛酸的结合反应有：*O*、*N*、*S* 和 *C* 的葡萄糖醛苷化和 *O*、*N*、*S* 的葡萄糖醛酸酯化、酰胺化。

如吗啡（morphine）有3-酚羟基和6-醇羟基，分别和葡萄糖醛酸反应生成3-*O*-葡萄糖醛苷物是很弱的阿片受体激动剂，生成6-*O*-葡萄糖醛苷物是较强的阿片受体激动剂。

对于新生儿由于体内肝脏尿苷二磷酸葡萄糖醛酸（UDPGA）转移酶活性尚未健全，因此会引起代谢上的问题，导致药物在体内聚集产生毒性，如新生儿在使用氯霉素（chloramphenicol）时，由于不能使氯霉素和葡萄糖醛酸形成结合物而排出体外，导致药物在体内聚集，引起“灰婴综合征”。

2）与硫酸的结合反应：药物及代谢物可通过形成硫酸酯的结合反应而代谢，但不如葡萄糖醛酸苷化结合那样普遍。形成硫酸酯的结合产物后水溶性增加、毒性降低，易排出体外。形成硫酸酯的结合反应过程是在磺基转移酶的催化下，由体内活化型的硫酸化剂 3′-磷酸腺苷-5′-磷酰硫酸（PAPS）提供活性硫酸基，使底物形成硫酸酯。参与硫酸酯化结合过程的基团主要有羟基、胺基和羟胺基。

在形成硫酸酯的结合反应中，只有酚羟基化合物和胺类化合物能生成稳定的硫酸化结合产物。对醇和羟胺化合物形成硫酸酯后，由于硫酸酯是一个很好的离去基团，会使结合物生成正电中心具有亲电能力，而显著增加药物的毒性。酚羟基在形成硫酸酯化结合反应时，具有较高的亲和力，反应较为迅速。如支气管扩张药沙丁胺醇（albuterol），结构中有三个羟基，只有其中的酚羟基可形成硫酸酯化结合物，而脂肪醇羟基硫酸酯化结合反应较低，且形成的硫酸酯易水解成为起始物。

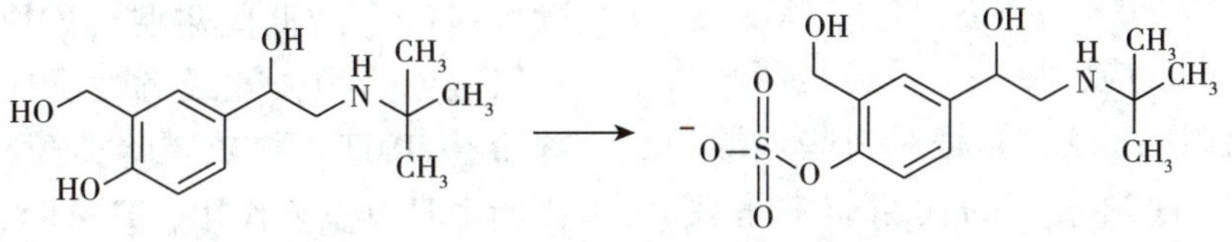

沙丁胺醇

3）与氨基酸的结合反应：与氨基酸的结合反应是体内许多羧酸类药物和代谢物的主要结合反应。参与结合反应的羧酸有芳香羧酸、芳乙酸、杂环羧酸；参加反应的氨基酸，主要是生物体内内源性的氨基酸或是从食物中可以得到的氨基酸，其中以甘氨酸的结合反应最为常见。

在与氨基酸结合反应中，主要是取代的苯甲酸参加反应。如苯甲酸和水杨酸在体内参与结合反应后生成马尿酸和水杨酰甘氨酸。

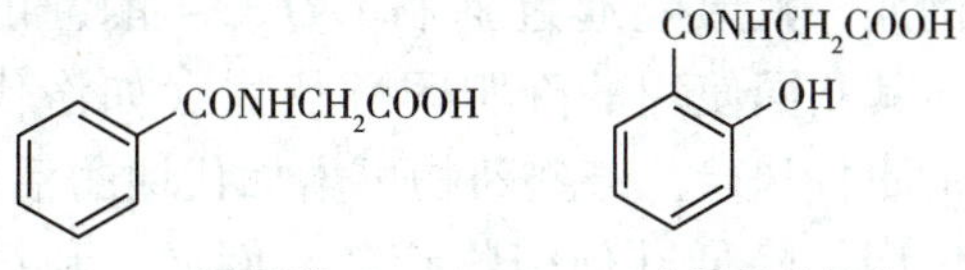

马尿酸　　水杨酸甘氨酸

4）与谷胱甘肽的结合反应：谷胱甘肽（GSH）是由谷氨酸-半胱氨酸-甘氨酸组成的含有巯基的三肽化合物，其中巯基（—SH）具有较好的亲核作用，在体内可以清除由于代谢产生的有害的亲电性物质。此外，谷胱甘肽还有氧化-还原性质，对药物及代谢物的转变起到重要的作用。谷胱甘肽的结合反应大致上包含亲核取代反应（S_N2）、芳香环亲核取代反应、酰化反应、Michael 加成反应及还原反应等。

例如，抗肿瘤药物白消安（busulfan）与谷胱甘肽的结合反应，由于甲磺酸酯是较好的离去基团，其先和巯基生成硫醚的结合物，然后生成的硫醚和分子中的另一个甲磺酸酯基团发生环合作用形成氢化噻吩衍生物。

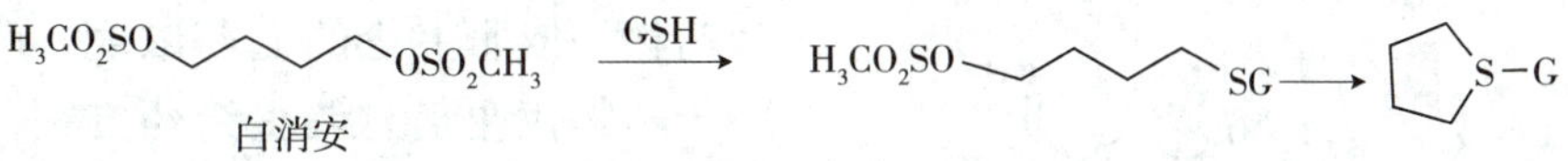

白消安

谷胱甘肽和酰卤的反应是体内解毒的反应。当多卤代烃如三氯甲烷在体内代谢生成酰卤或光气时会对体内生物大分子进行酰化而产生毒性，谷胱甘肽通过和酰卤代谢物反应，生成酰化谷胱甘肽，解除了这些代谢物对人体的毒害。

5）乙酰化结合反应：乙酰化反应是含伯胺基（包括脂肪胺和芳香胺）、氨基酸、磺酰胺、肼、酰肼等基团药物或代谢物的一条重要的代谢途径，前面讨论的几类结合反应，都是使亲水性增加、极性增加，而乙酰化反应是将体内亲水性的氨基结合形成水溶性更小的酰胺。乙酰化反应一般是体内外来物的去活化反应。乙酰化反应是在酰基转移酶的催化下进行的，以乙酰辅酶 A 作为辅酶，进行乙酰基的转移。

例如，抗结核药对氨基水杨酸（*p*－aminosalicylic acid）经乙酰化反应后得到对 *N*－乙酰氨基水杨酸。

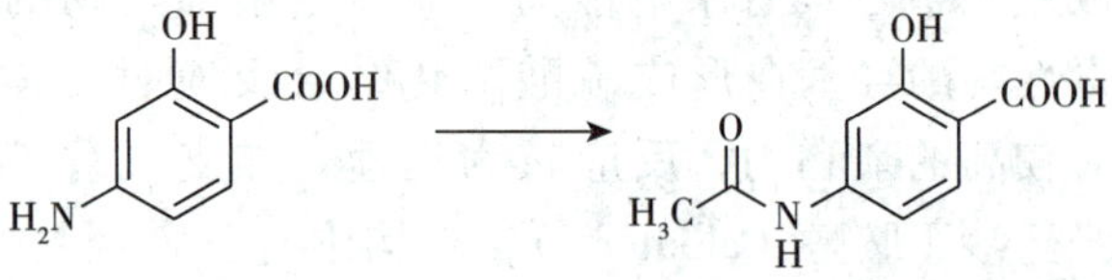

对氨基水杨酸　　　　对*N*－乙酰氨基水杨酸

一般药物经乙酰化代谢后失去活性和毒性，也有一些药物的乙酰化结合物仍保留母体药物的活性。

6）甲基化结合反应：甲基化反应是药物代谢中较为少见的代谢途径，但是对一些内源性物质如肾上腺素、褪黑素等的代谢非常重要，对分解某些生物活性胺，以及调节活化蛋白质、核酸等生物大分子的活性也起到非常重要的作用。

和乙酰化反应一样，甲基化反应也是降低被结合物的极性和亲水性，只有叔胺化合物甲基化后生成季铵盐，有利于提高水溶性而排泄。甲基化反应一般不是用于体内外来物的结合排泄，而是降低这些物质的生物活性。参与甲基化反应的基团有酚羟基、胺基、巯基等。酚羟基的甲基化反应主要对象是具儿茶酚胺结构的活性物质，如肾上腺素、去甲肾上腺素、多巴胺等。且甲基化反应具有区域选择性，仅仅发生在 3－位的酚羟基上。例如，肾上腺素（adrenaline）经儿茶酚 *O*－甲基转移酶（catechol *O*－methyltransferase，COMT）快速甲基化后生成 3－*O*－甲基肾上腺素，活性降低。

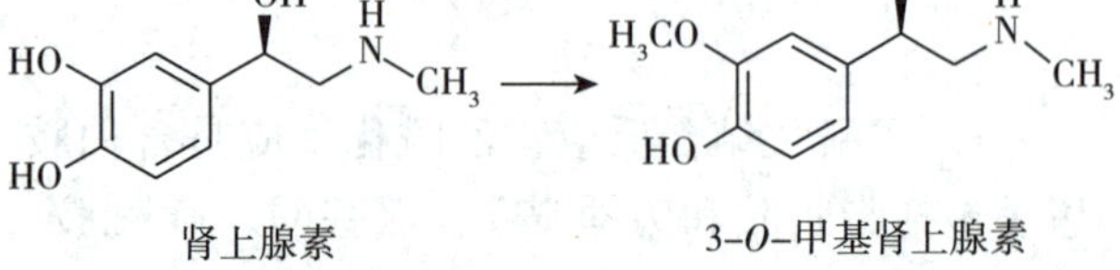

肾上腺素　　　　3－*O*－甲基肾上腺素

非儿茶酚胺结构的药物，一般不发生酚羟基的甲基化，如支气管扩张药特布他林（terbutaline）含有两个间位酚羟基不发生甲基化反应。

药物代谢在药学领域中，已形成一个重要的组成部分。对药物代谢过程、药物的生物转化和产物的研究和认识可以帮助人们设计适当的剂型，合理使用药物，也可以帮助人们认识药物作用的机制，解释用药过程中出现的问题，减少和避免药物产生的毒副作用。

（五）药物代谢在临床中的应用

1. 药物基因组学指导治疗　药物代谢的个体差异在很大程度上由代谢酶基因的多态性决定。例如：CYP2D6 对多种药物（如抗抑郁药、β 受体拮抗药）的代谢起关键作用。携带 CYP2D6 基因不同变异类型的患者可能表现为超快代谢型（UM）、普通代谢型（EM）、中度代谢型（IM）或低代谢型（PM），需调整药物剂量以避免药物失效或毒性反应。硫嘌呤甲基转移酶（TPMT）在硫嘌呤类药物（如硫唑嘌呤）代谢中具有重要作用，TPMT 活性低的患者需要极低剂量的硫嘌呤药物，否则可能出现严重的骨髓抑制。

2. 优化药物剂量设计　通过监测患者的代谢能力，可以指导药物剂量调整。例如，肾功能不全患者可能因肾清除能力下降导致药物代谢产物累积，对此需调整药物剂量或更换代谢途径主要经肝脏代谢的药物。

3. 药物相互作用的预测和管理　药物相互作用在临床中非常常见，往往通过影响药物的代谢过程引起。某些药物可抑制代谢酶活性，降低代谢速度，导致其他药物血浆/组织浓度升高。例如，氟康唑通过抑制 CYP3A4 酶，可能增加与其共同使用的降胆固醇药物（如洛伐他汀）的毒性风险。某些药物可增加代谢酶活性，加速代谢，降低其他药物疗效。例如，利福平通过诱导细胞色素 P450 酶系活性，减少抗病毒药物如依非韦伦的血药浓度。联合用药时，基于药物代谢信息调整给药方案，避免代谢相关的不良反应。针对具有高代谢风险的患者，开展药物血药浓度监测，动态调整用药策略。

4. 特殊人群用药中的应用　儿童由于代谢酶发育未完全成熟，某些药物在新生儿或婴幼儿中代谢能力较弱，需调整剂量。例如，氯霉素在新生儿中因葡萄糖醛酸化代谢不成熟，可能引发灰婴综合征。老年人肝肾功能下降导致药物代谢和清除能力减弱，易出现药物蓄积和毒性。例如，苯二氮䓬类药物在老年患者中清除较慢，需降低剂量或增加给药间隔。肝功能障碍患者对肝代谢药物（如他汀类）敏感，需避免使用高剂量以降低肝毒性风险。肾功能不全患者对经肾排泄的代谢产物清除能力下降，需对胺苯吡嗪等药物进行剂量调整。

5. 在毒性反应监测与干预中的应用

（1）毒性代谢产物的识别　某些药物代谢产生的毒性中间产物可能引发严重的不良反应。例如，对乙酰氨基酚在过量服用时经 CYP2E1 代谢生成毒性代谢产物 *N*-乙酰对位苯醌亚胺（*N*-acetyl-*p*-benzoquinone imine，NAPQI），导致肝细胞损伤。及时使用 *N*-乙酰半胱氨酸可清除 NAPQI，保护肝脏。

（2）代谢相关的不良反应监测　药物代谢信息有助于预测并监测代谢相关的不良反应。例如，长期服用苯妥英钠的患者需定期监测肝功能，以评估潜在的肝毒性风险。

三、药物排泄

排泄（excretion）是指体内药物或其代谢物排出体外的过程。药物排泄与代谢统称为药物消除。肾脏是大多数药物排泄的重要器官，有些药物可经胆汁排泄，某些药物也可从肺、乳腺、唾液腺或汗腺排出。

（一）药物的肾脏排泄

药物从肾脏排泄需经历肾小球滤过、肾小管分泌与肾小管重吸收三个过程，前两个过程是将药物排入肾小管腔内，后一过程是将肾小管腔内药物转运至血液中。

1. 肾小球滤过　肾小球基底膜呈筛状，筛孔较大（约 50Å；5nm），除与血浆蛋白结合的药物外，游离药物或代谢物都能从肾小球滤过。影响药物滤过的主要因素是肾血流量，以及药物与血浆蛋白结合的程度。肾血流量低或药物与血浆蛋白结合程度高均可使滤过药量减少。疾病状态可改变滤过率，如肾脏疾病患者血浆蛋白大量丢失，使结合药物减少，游离药物增多，肾排泄量增加。肾小球肾炎患者的基底膜由于炎症而使药物滤过减少，肾排泄量减少。

2. 肾小管分泌　肾小管分泌主要在近端肾小管进行，是主动转运过程，需载体参与，有饱和现象。许多药物与近曲小管主动转运载体的亲和力显著高于与血浆蛋白的亲和力，因此药物经肾小管分泌的速度一般不受血浆蛋白结合率的影响。肾小管细胞的转运载体包括有机酸转运载体和有机碱转运载体，分别分泌有机酸类药物和有机碱类药物。分泌机制相同的两药合用可发生竞争性抑制。例如，丙磺舒与青霉素的分泌机制相同，合用丙磺舒可因竞争性抑制，减少青霉素经有机酸转运系统分泌，提高其血药浓度，使药效增强并延长作用时间。

3. 肾小管重吸收　肾小管腔内药物因水重吸收而被浓缩，并通过单纯扩散方式而被肾小管重吸收。重吸收程度取决于药物本身的理化性质，如极性、解离度、分子量等，也取决于机体生理状态，如尿量及尿液 pH 值等。水溶性药物重吸收少，易随尿排出。增加尿量可降低肾小管细胞两侧的药物浓度梯度，减少其重吸收，因而增加某些药物的排泄。例如，脱水药甘露醇可增加溴剂、锂盐、苯巴比妥及水杨酸盐经肾排出。尿液 pH 值决定弱酸性和弱碱性药物的解离度，影响药物在远端肾小管的重吸收。酸化尿液使弱碱性药物在肾小管中大部分解离，重吸收少，排泄增加；碱化尿液则使弱酸性药物在肾小管中大部分解离，重吸收少，排泄增加。临床上可通过调节尿液 pH 值作为解救药物中毒的措施之一。例如，巴比妥类或水杨酸类等弱酸性药物中毒，给予碳酸氢钠碱化尿液可加速其排泄。

（二）药物的消化道排泄

药物可通过胃肠道壁双层脂质膜，以单纯扩散方式从血浆排入至胃肠腔内，位于肠上皮细胞膜上的 P-糖蛋白也可直接将药物及其代谢产物从血液转运至肠道。当碱性药物血药浓度很高时，消化道排泄途径十分重要。如大量应用吗啡（pK_a 7.9）后，血液内部分药物经单纯扩散进入胃内酸性环境（pH 1.5～2.5）后，几乎完全解离，重吸收极少，需及时洗胃以清除胃内药物，否则进入碱性环境的肠道将再被吸收入血。

许多药物或其代谢物能从胆汁排泄，这是

一个复杂的过程，包括药物在肝细胞的摄取、贮存、转化及向胆汁的主动转运过程。药物的理化性质及某些生物学因素能影响上述过程。通常相对分子质量大于0.5kDa的化合物可随胆汁排出，但超过5kDa的大分子化合物难从胆汁排出。

由胆汁排入十二指肠的药物可直接随粪便排出，但较多的药物可由小肠上皮吸收，并经肝脏重新进入全身循环，这种小肠、肝脏、胆汁间的循环称为肠肝循环（enterohepatic cycle）。若药物从胆汁排出量多，肠肝循环可延长药物的作用时间，如洋地黄毒苷。因此，洋地黄毒苷中毒时，服用消胆胺可在肠道中与其结合，阻断肠肝循环而加速其排泄。

（三）药物的其他途径排泄

某些药物也可从乳汁、汗液、泪液或唾液排出，主要是通过腺上皮细胞进行单纯扩散，与pH值有关。药物也可经主动转运方式分泌入腺体导管内，排入腺体导管内的药物可被重吸收。药物经乳汁排泄量对其总消除量而言虽然意义不大，但对乳儿可能产生不良影响，值得注意。例如，哺乳期妇女服用甲巯咪唑，将会抑制乳儿的甲状腺功能。由于某些药物在唾液中浓度与血药浓度平行，故唾液可作为生物样品而用于治疗药物监测。挥发性药物和吸入性麻醉药可通过肺随呼出气体排出体外。

第四节　药物动力学与临床应用

一、药代动力学模型与应用

（一）房室模型

在药代动力学（以下简称“药动学”）中，为了较方便地推导出药物在体内的动力学特性，根据药物在体内的转运性质，可以把机体看成一个系统，由一个或多个房室（也称隔室）组成。房室并不代表特定的解剖组织或器官，它是为区分各种分布特征而设置的抽象概念。每个房室具有动力学“均一”性，凡在同一房室内的各部位中的药物，均处于动态平衡。给药后，同一房室中各个部位的药物浓度变化速率相近，但不代表浓度一定相等。这种按照房室概念建立起来的、用以说明药物在体内吸收、分布、代谢、排泄过程特征的模型，称为房室模型。房室模型是经典的药动学模型，是学习其他药动学模型的重要基础。

1. 单室模型　最简单的药动学房室模型是单室模型。某些药物进入体循环后，能够迅速分布到全身各处，并很快在血液与各组织脏器之间达到动态平衡，并通过排泄或代谢进行消除。此时可以把整个机体看成药物转运动态平衡的“均一单元”即一个“房室”，这种模型称为单室模型，其示意图如图3-6所示。单室模型并不意味着身体各组织药物浓度都一样，而是指同一房室内不同组织、器官和体液中的药物浓度成比例变化，即变化速率都相同。

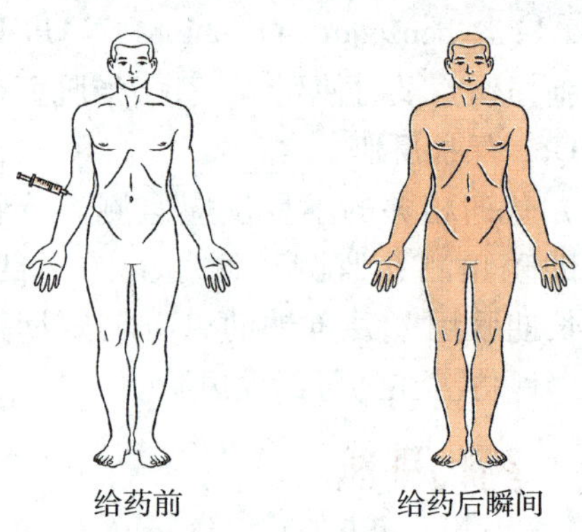

图3-6　单室模型示意图

由于机体各组织对药物的亲和力不同，可导致某些药物在不同组织中分布速率不同。

2. 多室模型　多室模型就是根据药物在体内各组织的不同分布平衡速率将机体划分为多个房室，并在此基础上建立的房室模型。最简单的多室模型是双室模型，其示意图如图3-7所示。双室模型假设身体由两部分组成：药物分布速度较快的中央室与分布较慢的周边室。中央室通常包括血液及血流供应充沛的组织如心、肝、肾、肺、内分泌腺及细胞外液；周边室代表血流供应较少的组织，如肌肉、皮肤、脂肪组织，药物在这些组织中的分布较慢。药物进入体循环后，能很快地分布在整个中央室并迅速达到平衡，同时药物在中央室和周边室之间进行可逆转运；一定时间后，中央室和周边室的药物才达到动态平衡。

此外，根据药物在周边室的不同分布平衡速率，多室模型中还有三室模型，三室分别表示分布快的中央室、分布比较慢的浅外周室，以及分布慢的深外周室。三室模型是比较复杂的房室模型。

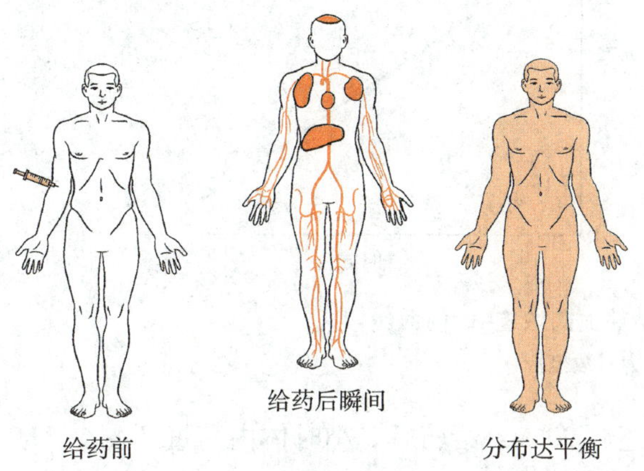

图 3-7　双室模型示意图

药物在房室模型特征由药物在体内分布的客观行为来决定的，本质上与药物结构密切相关，不是研究者或工作人员主观规定的。但需要说明的是：通常基于血药浓度-时间曲线（以下简称“药-时曲线”）对房室模型进行初步判定，而药-时曲线的形状与 PK 研究中血液样本采样时间等因素有关，如果采样时间点不够充足，可能会导致药-时曲线不能客观反映药物分布的真实特征，使原本为多室模型的药物被判定为单室模型。此外，一般情况下，房室模型假设药物在体内的各个过程均符合线性动力学，但非线性药动学中对房室的划分也是基于房室模型的概念，差别在于表示体内 ADME 的速率过程与线性动力学不同。

需要注意的是，房室模型中房室的个数（单室或多室）主要取决于药物进入体内的分布行为，而不是药物的吸收和消除过程。通常可通过给药后的血药浓度（C）-时间（t）曲线及对应的 lg$C$-t 曲线的特征进行判定，后面将进行详述。

不论是单室还是多室模型药物，其主要给药方式有血管内给药和非血管给药，前者包括静脉注射和静脉滴注，没有吸收过程；后者主要包括口服给药、肌内注射、皮下给药等，药物经非血管给药都具有吸收过程。此外，根据不同疾病对应的治疗方案，有些疾病给药一次就可以达到治疗效果（如偶尔失眠等），这种给药称为单次给药；而大多数疾病，尤其是慢性疾病，则单次给药不能达到治疗效果，往往需要多次给药，又称为多剂量给药。

下面首先介绍各种给药途径下单次给药时，药物在体内随时间的动态变化过程，并在此基础上介绍反映体内过程的重要的药动学参数。

（二）单次给药及药动学参数

1. 静脉给药

（1）单室模型药物静脉注射　单室模型药物静脉注射给药后，药物很快随血液分布到机体各组织、器官中并达到平衡，具体模型框图如图 3-8 所示。

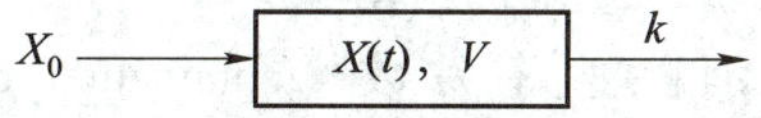

X_0 → [$X(t)$，V] → k

图 3-8　静脉注射给药单室模型示意图

图中，X_0 为给药剂量，X 为 t 时体内药量，V 为表观分布容积，k 为消除速率常数。静脉注射给药后，体内药物的消除速度与体内药量成正比：

$$\frac{\mathrm{d}X}{\mathrm{d}t}=-kX \qquad (3-5)$$

式中，dX/dt 为药物的消除速率，负号表示体内药量 X 随时间 t 的减少。从式（3-5）可推出：

$$X=X_0e^{-kt} \qquad (3-6)$$

$$C=C_0e^{-kt} \qquad (3-7)$$

$$\lg C=-\frac{k}{2.303}t+\lg C_0 \qquad (3-8)$$

式中，e 为自然对数（ln）的底，lg 通常表示以 10 为底的对数。其中 C_0 为 $t=0$ 时的初始血药浓度。式（3-7）和（3-8）分别表示单室模型静脉注射给药，血药浓度随时间变化的指数函数和对数函数的表达式，单次给药后其药-时曲线如图 3-9 所示。

由于静脉注射时，药物 X_0 很快注射进入血液，相当于药物 100% 进入体内，则给药瞬间（$t=0$ 时）药物浓度最大，随后药物经血液循环不断到达肝、肾等消除器官进行消除，因此药物浓度逐渐下降，当给药后时间足够长时，药物在体内会完全消除，最后血药浓度为 0。

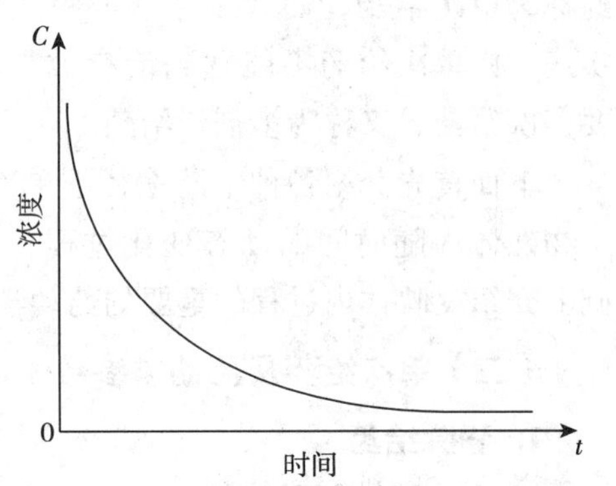

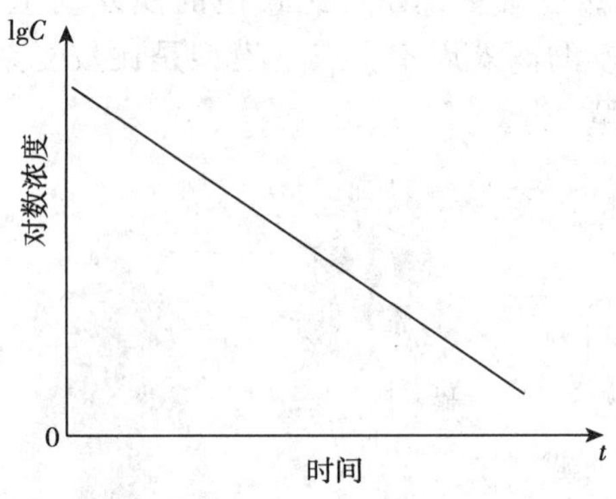

图 3－9　单室模型静脉注射给药血药浓度－时间曲线

左为正常坐标，右为对数坐标

根据单室模型静脉注射的血药浓度－时间关系，介绍几个重要的药动学参数。

1）消除速率常数（elimination rate constant）：消除速率常数常用 k 表示。根据式 3－8、图 3－9，可知以不同时间下药物浓度的对数与时间 t 作图可得以直线，直线的斜率为 $-k/2.303$，通过斜率可以得到药物的 k。

k 是重要的药动学参数之一。它表征药物在体内的消除速率的大小，代表药物在单位时间从体内消除的分数。k 的单位是时间的倒数，如 min^{-1} 或 h^{-1}。药物从体内消除的途径有肝脏代谢（又称生物转换）、肾脏排泄、胆汁排泄、肺排泄等，k 代表体内各种途径消除快慢的总和，具有加和性，k 在数值上等于代谢速率常数 k_b、排泄速率常数 k_e、胆汁排泄速率常数 k_{bi}，以及肺排泄速率常数 k_{lu} 之和：

$$k = k_b + k_e + k_{bi} + k_{lu} \cdots \quad (3-9)$$

一般药物消除的主要途径是肾排泄和肝代谢，因此式（3－9）可简化为：

$$k = k_b + k_e \quad (3-10)$$

根据式（3－10），若已知其中两个速率常数，便可求出第 3 个速率常数。同时也可求算出经某一消除途径消除的分数。如肝代谢的分数 f_b 与肾排泄分数 f_e。

$$f_b = k_b/k \quad (3-11)$$

$$f_e = k_e/k \quad (3-12)$$

$$f_b + f_e = 1 \quad (3-13)$$

k 代表药物在单位时间从体内消除的分数。如 A 药的 k 为 $0.1h^{-1}$，表示机体每小时消除 A 药体内药量的 10%，即给药后 1 小时体内药量还剩 90%，给药后 2 小时体内药量还剩余 81%（消除了剩余 90% 的 10%）；B 药的 k 为 $0.5h^{-1}$，表示每小时机体消除 B 药体内药量的 50%（给药后 1 小时体内药量还剩 90%，给药后 2 小时体内药量剩余 25%），体内剩余药量随着消除过程会越来越少，但单位时间体内药量消除的分数保持不变。k 的数值越大，表示药物从体内消除速率越快，这里 B 药的消除速率明显快于 A 药，在 $\lg C-t$ 图中，B 药浓度下降的斜率要大于 A 药，如图 3－10 所示（假设两药在零时刻的药物浓度基本相同）。

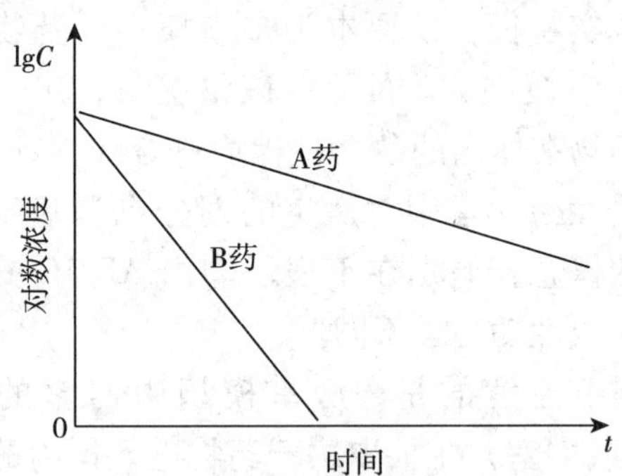

图 3－10　不同消除速率常数的两种药物的 lgC 与时间的关系

如果药物在一定剂量范围内具有一级消除过程，则其 k 值在该剂量范围内保持不变（是常数），此时，k 与给药途径、药物剂型和剂量无关。k 反映药物本身的性质，体现在体内被代谢和/或排泄的快慢，是药物的特征参数。对某一患者，如药物的 k 值在用药过程中有明显改变，提示该患者的消除器官（如肝脏和肾脏）的功能可能有变化。肝、肾功能低下时药物的 k 值减小，药物的消除变慢，此时用药应注意剂量调整。

2）生物半衰期（biological half life）：生物半衰期通常简称为半衰期，是指体内药量或血药浓度降低一半所需要的时间。半衰期常以 $t_{1/2}$ 表示，其单位是"时间"，如 min 或 h。比如，当静脉注射某一室模型药物（A 药）时，A 药在体内具有较快的消除过程，其 $t_{1/2}$ 为 1 小时，表示 A 药在体内血药浓度下降一半所需的时间是 1 小时，即给药后 1 小时，血药浓度为初始浓度（时间为 0 时刻的浓度 C_0）的 50%，再经过 1 小时，血药浓度再下降一半，为 C_0 的 25%，再经过 1 小时，血药浓度为 C_0 的 12.5%，以此类推，体内消除 99% 的 A 药需要约 7 小时（即约 7 个 $t_{1/2}$）。再比如，B 药的半衰期为 3 小时，消除 99% 的 B 药需要约 21 小时。上述两药的药-时曲线如图 3－11 所示（假设两药在零时刻的药物浓度相同）。

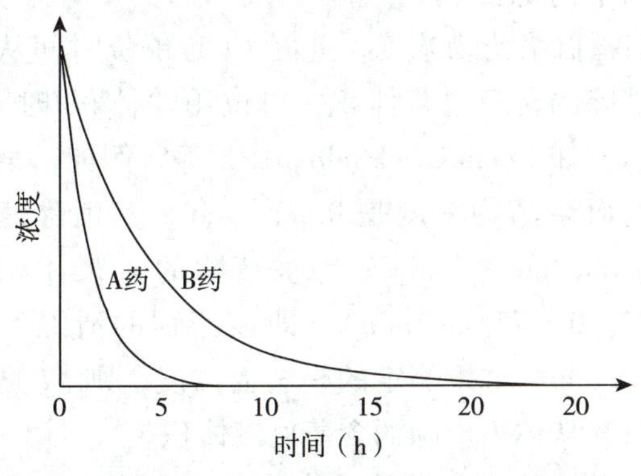

图 3－11　不同半衰期的两种药物的血药浓度-时间曲线

在线性动力学中，生物半衰期 $t_{1/2}$ 与消除速率常数 k 之间的定量关系为：

$$t_{1/2} = 0.693/k \tag{3-14}$$

与 k 相似，$t_{1/2}$ 仍然表示药物从体内消除的快慢。代谢快、排泄快的药物，其 $t_{1/2}$ 小；代谢慢，排泄慢的药物，其 $t_{1/2}$ 大。同样，$t_{1/2}$ 也是药物重要的特征参数，通常不因药物剂型、给药途径或剂量而改变。药物的 $t_{1/2}$ 改变则表明消除器官的功能有变化，肝、肾功能低下时 $t_{1/2}$ 会延长，此时用药应注意调整剂量。在药物剂型选择与设计或确定临床用药方法时，$t_{1/2}$ 具有重要意义。

根据半衰期长短，一般可分为超短半衰期、短半衰期、中长半衰期、长半衰期及超长半衰期等五类，现将一些常用药物的半衰期列于表 3－8 和表 3－9 中。

表 3－8　超短半衰期与短半衰期的药物

超短半衰期药物 $t_{1/2}$ <1h	半衰期（h）	短半衰期药物 $t_{1/2}$ =1～4h	半衰期（h）
乙酰水杨酸	0.25	对乙酰氨基酚	1～3
对氨基水杨酸	0.9	卡那霉素	2
羧苄青霉素	1	利多卡因	2
头孢菌素Ⅳ	1	普拉卡因胺	3
头孢菌素Ⅰ	0.5	水杨酸	4
可的松	0.5	华法林	2
呋塞米	0.5	庆大霉素	2
胰岛素	0.1	盐酸哌替啶	3
青霉素 G	0.7	利福平	3
苯唑青霉素	0.4	氨苄青霉素	1.0～1.5
甲氧苯青霉素	0.4	乙胺丁醇	4

表 3－9　中长、长和超长半衰期的药物

中长半衰期药物 $t_{1/2}$ =4～8h	半衰期（h）	长半衰期药物 $t_{1/2}$ =8～24h	半衰期（h）	超长半衰期药物 $t_{1/2}$ > 24h	半衰期（h）
金霉素	5.5	安替匹林	7～35	巴比妥	60～78
林可毒素	2.5～11.5	氯氮䓬	6～15	地西泮	55
磺胺异噁唑	6	强力霉素	12	双香豆素	8～74
四环素	7～9	磺胺嘧啶	13～25	洋地黄毒苷	200
茶碱	4～7	普萘洛尔	12	地高辛	12～132
甲苯磺丁脲	6～9			苯巴比妥	48～120
甲氧苄氨嘧啶	9				

静脉注射后，体内药物剩余的分数与半衰期之间的关系见表3-10。

表3-10　静脉注射体内药物剩余分数与半衰期个数的关系

半衰期个数（n）	剩余分数（C_{ss}%）	半衰期个数（n）	剩余分数（C_{ss}%）
1	50.00	5	3.12
2	25.00	6	1.56
3	12.50	6.64	1.00
3.32	10.00	7	0.88
4	6.25	8	0.39

3）表观分布容积（apparent volume of distribution）：表观分布容积是体内药量与血药浓度间的一个比例常数，用“V”表示，其单位通常是“体积”或“体积”/千克，如L、ml或L/kg、ml/kg，后者考虑了体重与分布容积的关系。V可以设想为体内的药物按血浆浓度分布时，所需要体液的理论容积。

$$V=X/C \tag{3-15}$$

式中，X为体内药量，V是表观分布容积，C是血药浓度。V没有生理学与解剖学上的意义，不代表生理空间，仅仅是反映药物在体内分布程度的一项比例常数，因此是“表观”的。V也是药物的特征参数，对某一个体，某一药物的V通常是个确定值（常数），其值的大小能够表示出该药物的分布特性。当药物的V远大于体液总体积时，表示其血中药物浓度很小，说明分布到组织中的药物多，提示药物在某些组织或器官可能存在蓄积，一般排泄较慢，在体内能保持较长时间。

正常成人体液总量约占体重的60%，其中细胞内液约占体重的40%，细胞外液约占体重的20%。比如，一个体重为60kg的成人，其体液总体积约为36L，细胞内液约为24L，细胞外液约为12L。当一个药物的表观分布容积远大于36L，如吗啡的V为500L左右，说明该药物在血中的药物浓度（C）低，吗啡主要分布在组织中。

水溶性或极性大的药物通常不易进入细胞内或脂肪组织中，血药浓度较高，表观分布容积较小；亲脂性药物在血液中浓度较低，表观分布容积通常较大，往往超过体液总体积。此外，分布容积还与其他因素有关，如不同组织中的血流分布、药物在不同类型组织的分配系数、药物的血浆蛋白结合率等。例如，肥胖者脂肪多，亲脂性药物在其中分布亦多，血药浓度降低，V值较大；血浆蛋白结合率高的药物，在白蛋白血症患者的血中药物浓度升高，则V值减小。对同一个体，V值改变说明体内可能发生病变，如水肿患者的分布容积变大。

4）清除率（clearance）：又称为体内总清除率（total body clearance），常用“Cl”表示。清除率表示药物在体内的总的消除速率与血药浓度的比值，计算公式见式3-16：

$$Cl=\frac{dX_E}{dt/C} \tag{3-16}$$

式中，dX_E/dt为包含各种途径的总的药物消除速率，C为血药浓度。Cl是表示从血液或血浆中清除药物的速率或效率的药动学参数。C多指血浆药物浓度，此时Cl是单位时间从体内消除的含药血浆体积，单位用“体积/时间”表示，如L/min、ml/min、L/h等。例如，某药物的血浆药物浓度是0.20mg/ml，其消除速率为15mg/min，则每分钟被清除的血浆体积为15/0.20=75（ml/min），即该药物的清除率为75ml/min。如果测定的是全血浓度，则Cl是单位时间从体内消除的含药血液体积。

总清除率与消除速率常数k和表观分布容积V之间的关系为：

$$Cl=k\cdot V \tag{3-17}$$

清除率也是重要的药动学特征参数，对某一正常个体，清除率是一定的（常数），当机体的肝脏或肾脏功能出现障碍时，Cl会变小，用药时应注意剂量调整。

清除率同样具有加和性，多数药物以肝代谢和肾排泄两种途径从体内消除，因此药物的总清除率Cl等于肝清除率Cl_h与肾清除率Cl_r之和：

$$Cl=Cl_h+Cl_r \tag{3-18}$$

而Cl_h与Cl_r又分别为药物的代谢速率常数k_b和肾排泄常数k_e与表观分布容积的乘积：

$$Cl_h=k_b\cdot V \tag{3-19}$$

$$Cl_r = k_e \cdot V \qquad (3-20)$$

临床上肝脏功能通常用转氨酶（如谷丙转氨酶、谷草转氨酶等）的活性等指标来反映，肾功能则往往通过肌酐清除率来体现，而肌酐清除率可以通过测量血清肌酐浓度来估算，当这些临床指标出现异常时，提示患者的药物清除率可能会发生改变。肝清除率 Cl_h 与肾清除率 Cl_r 之一发生改变，都会影响总清除率 Cl。

5）药-时曲线下面积（area under the curve，AUC）：AUC 定义为血药浓度-时间曲线在时间从 0 到无穷大的积分，是反映药物体内暴露的主要药动学参数，其表达式为：

$$\mathrm{AUC} = \int_0^{\infty} C\mathrm{d}t \qquad (3-21)$$

根据推导，一室模型药物静脉注射时，其 AUC 为：

$$\mathrm{AUC} = \frac{C_0}{V} = \frac{X_0}{k \cdot V} \qquad (3-22)$$

当对药物浓度进行丰富采样时，时间从 0 到最后一个采样点对应的 $AUC_0^{t^*}$ 可以用梯形法（图 3-12）进行计算。

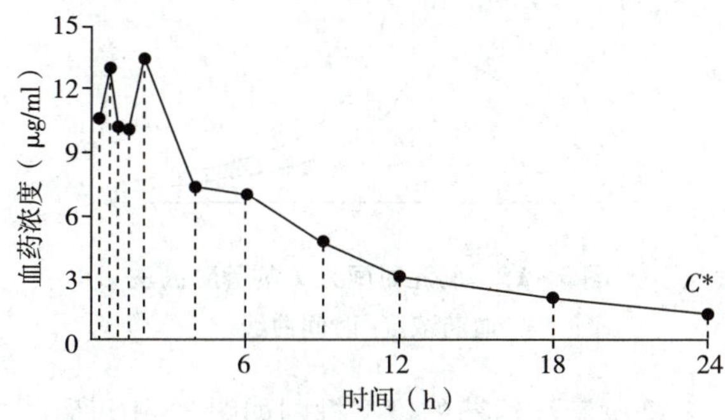

图 3-12　血药浓度-时间曲线下面积示例

AUC_0^{∞} 为 $\mathrm{AUC}_0^{t^*}$ 与 $\mathrm{AUC}_{0t^*}^{\infty}$ 之和，其表达式为：

$$\mathrm{AUC}_0^{\infty} = \sum_{i=1}^{N} \frac{(C_{i-1}+C_i)}{2}(t_i - t_{i-1}) + \frac{C^*}{k} \qquad (3-23)$$

式中，N 为血药浓度的样本数，第 1 大项为 $\mathrm{AUC}_0^{t^*}$，第 2 大项为 $\mathrm{AUC}_{t^*}^{\infty}$，角标 t^* 为最终采样时间，C^* 为最终样本浓度。注意这里的变量是浓度，而非其对数值。

上述药动学参数也是其他给药方式的主要药动学参数，其大小定量反映了单次给药时药物的药动学特征。

【例 1】一患者静脉注射某单室模型药物 10mg，半小时后血药浓度是多少？已知 $t_{1/2} = 4\mathrm{h}$，$V = 60\mathrm{L}$。

解：已知 $X_0 = 10\mathrm{mg}$，$V = 60\mathrm{L}$，$t_{1/2} = 4\mathrm{h}$

$$\because C_t = C_0 \cdot e^{-k \cdot t};\ C_0 = \frac{X_0}{V};\ k = \frac{0.693}{t_{1/2}}$$

$$\therefore C_t = \frac{10}{60} e^{-\frac{0.693}{4} \times 0.5} = 0.153\mu\mathrm{g/ml}$$

即给药后半小时的血药浓度为 0.153μg/ml。

【例 2】对某患者静脉注射一单室模型药物，给药剂量为 1050mg，测得不同时刻的血药浓度数据，将血药浓度 C 取对数，再与时间 t 作线性回归，得到 $\lg C = -0.1355t + 2.176$，求该药的 k、$t_{1/2}$、V、Cl、AUC，以及给药后 12 小时的血药浓度。

解：根据 $\lg C$-t 关系的斜率（-0.1355）和截距（2.176），可得：

①$k = -2.303 \times (-0.1355) = 0.312(\mathrm{h}^{-1})$

$\lg C_0 = 2.176 \quad C_0 = 150(\mu\mathrm{g/ml})$

② $t_{1/2} = \dfrac{0.693}{k} = \dfrac{0.693}{0.312} = 2.22(\mathrm{h})$

③$V = \dfrac{X_0}{C_0} = \dfrac{1050 \times 1000}{150} = 7000(\mathrm{ml}) = 7(\mathrm{L})$

④ $Cl = kV = 0.312 \times 7 = 2.184(\mathrm{L/h})$

⑤ $\mathrm{AUC} = \dfrac{C_0}{k} = \dfrac{150}{0.312} = 480.7(\mu\mathrm{g/ml}) \cdot \mathrm{h}$

⑥ 求给药后 12 小时的血药浓度，可将 $t = 12\mathrm{h}$ 代入上述方程式，即：

$\lg C = -0.1355\mathrm{t} + 2.176 = -0.1355 \times 12 + 2.176 = 0.55$

根据对数的逆运算，求得给药后 12 小时的血药浓度 $C = 3.548\mu\mathrm{g/ml}$。

以上是根据一室模型药物静脉注射后的血药浓度和时间数据来求算药动学参数的一般过程，即经典的血药浓度数据分析方法，也是非临床和临床研究中房室模型最常用的数据分析方法。

（2）双室模型药物静脉注射　当静脉注射进入体内的药物具有双室模型特征时，药物首先进入包括血液及血流丰富的肝、肾等器官在内的中央室，并在中央室迅速达到分布平衡，同时发生与周边室之间的可逆转运（分布），药物从具有消除功能器官的中央室进行消除，其模型框图如图 3－13 所示。

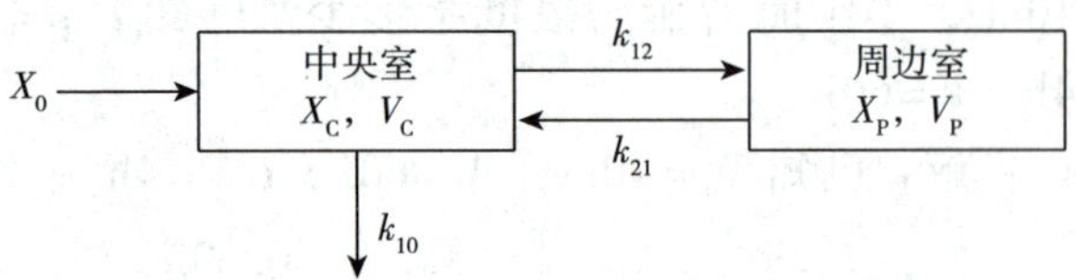

图 3－13 双室模型静脉注射给药示意图

图中，X_0 为静脉注射给药剂量，X_C 为中央室的药量，X_P为周边室的药量，V_C 为中央室分布容积，V_P为周边室分布容积，k_{12} 为药物从中央室向周边室转运的一级速率常数，k_{21} 为药物从周边室向中央室转运的一级速率常数，k_{10} 为药物从中央室消除的一级速率常数。

静脉注射双室模型药物血药浓度－时间曲线的关系可以简化为：

$$C = Ae^{-\alpha t} + Be^{-\beta t} \qquad (3-24)$$

式中，α 称为分布速率常数，β 称为消除速率常数。α 和 β 分别代表药物体内分布相（α 相）和消除相（β 相）的特征。单室模型中由于药物在全身分布迅速达到动态平衡，可以忽略分布相（α 相），因此双室模型中药物分布平衡后，其 β 相就相当于单室模型中的消除相，即 β 相当于单室模型中 k。

不同于单室模型静脉注射时 $\lg C$ 对 t 作图是一条直线（图 3－9，图 3－10），双室模型药物的 $\lg C$－t 图是一条二项指数曲线，如图 3－14 所示。曲线包括分布相（α 相）和消除相（β 相），其分布相下降斜率大于消除相，即 $\alpha > \beta$。这是由于双室模型药物不能迅速在全身达到分布平衡，从中央室分布到周边室并达到平衡需要一定的时间，且此分布过程同时伴随消除过程，因此在图中体现为分布相曲线的下降速率要大于消除相的下降速率，导致其 $\lg C$－t 曲线表现为较明显的“下凹”特征。

（3）单室模型静脉输注

1）血药浓度与时间的关系：在临床实践中，静脉输注（又称静脉滴注，简称输液）是比较常见的一种血管内给药方式。不同于静脉注射瞬间将药物推注进入血液，静脉输注是以恒定速率（单位时间滴注药物的量，k_0）向血管内给药的方式。在滴注时间 T 之内，以 k_0 增

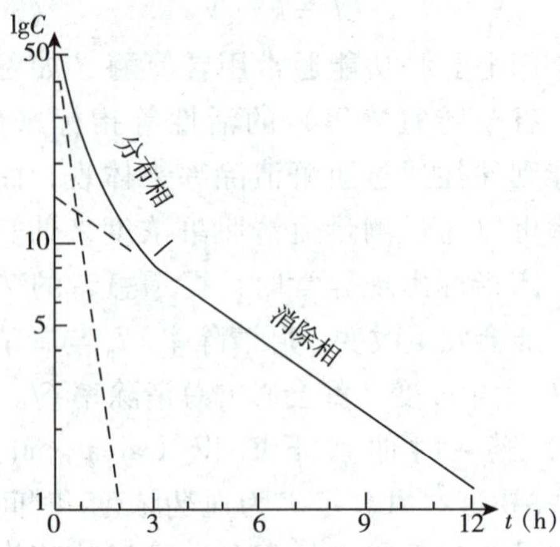

图 3－14 双室模型静脉注射 lgC－t 曲线

加体内药量，同时又以一级速度过程从体内消除；滴注停止后，体内则只有消除过程（消除速率常数为 k）。整个滴注及停滴之后的血药浓度－时间曲线如图 3－15 表示，图中表示在 k_0 和 $2k_0$ 不同的滴注速率下的 C－t 曲线。

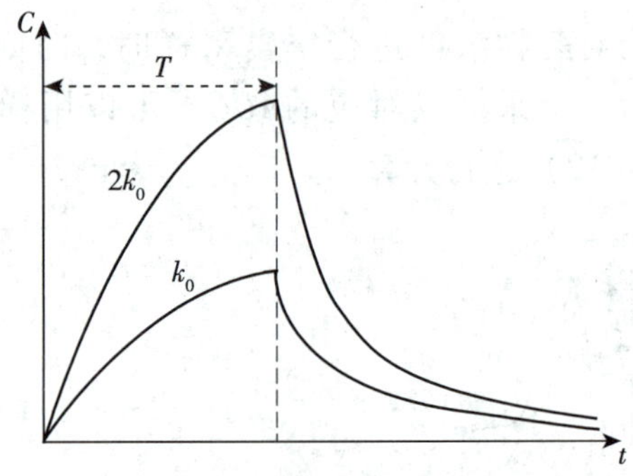

图 3－15 滴注时间为 T 的静脉滴注血药浓度－时间曲线

静脉滴注给药的模型框图如图 3－16 所示。

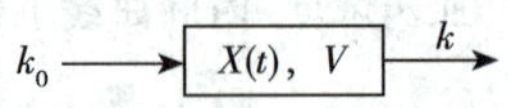

$k_0 \longrightarrow$ [$X(t)$，V] $\xrightarrow{k}$

图 3－16 单室模型静脉滴注给药示意图

图中，X 为 t 时刻的体内药量，V 为药物的表观分布容积，k_0 为滴注速率，k 为消除速率常数。

在药物静脉滴注期间（$0 \leqslant t \leqslant T$），血药浓度 C 与时间 t 的关系式为：

$$C = \frac{k_0}{kV}(1-e^{-kt}) \qquad (3-25)$$

从上式可以看出，对某一个体，由于 k 和 V 是常数，C 在滴注期间随着滴注速率 k_0 的增大

而增大（图 3－15）。

2）稳态血药浓度与达稳分数：静脉滴注期间（$0 \leqslant t \leqslant T$），血药浓度一开始逐渐上升，当滴注时间充分大（$t \to \infty$），则 $e^{-kt} \to 0$，根据式（3－25），血药浓度趋近于恒定水平，此时的血药浓度值称为稳态血药浓度（steady state plasma concentration）或坪浓度，用 C_{ss} 表示。

$$C_{ss} = \frac{k_0}{kV} \qquad (3-26)$$

可见稳态血药浓度的大小与滴注速率 k_0 成正比，当 k_0 增加 1 倍，C_{ss} 也会增加 1 倍，如图 3－17 所示。达到稳态血药浓度时，药物的消除速率等于药物的滴注速率 k_0。

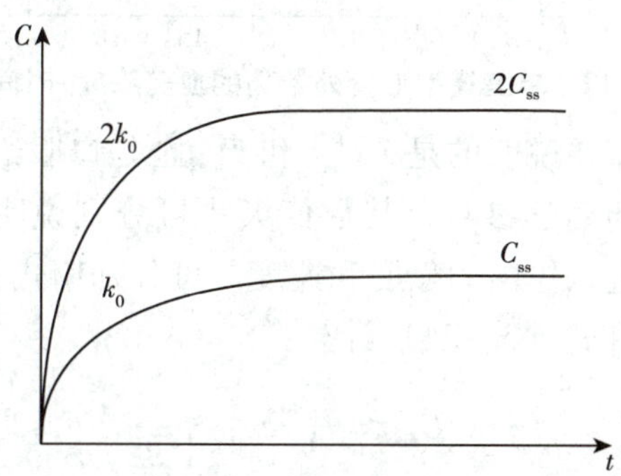

图 3－17 单室模型静脉滴注 C_{ss} 与 k_0 的关系

在单室模型静脉滴注时，药物浓度在达到稳态之前均小于 C_{ss}，因此任一时间 t 的 C 值可用稳态血药浓度 C_{ss} 的某一分数表示，即达稳分数（又称达坪分数）f_{ss}，计算公式为：

$$f_{ss} = 1 - e^{-kt} \qquad (3-27)$$

从式（3－27）可见，k 越大，f_{ss} 趋近于 1 越快，达到 C_{ss} 越快，这说明药物的半衰期越短，到达 C_{ss} 越快。因此药物达到稳态的快慢由药物消除速率常数 k 或半衰期 $t_{1/2}$ 决定，与静脉滴注速率 k_0 无关。

当静脉滴注达到 C_{ss} 某一分数（f_{ss}）所需的时间以 $t_{1/2}$ 的个数 n 来表示时，则：

$$n = -3.32\lg(1 - f_{ss}) \qquad (3-28)$$

由此式即可求出药物达 C_{ss} 某一分数 f_{ss} 所需的半衰期的个数，见表 3－11。如达到 C_{ss} 的 90% 需 3.32 个 $t_{1/2}$，达到 C_{ss} 的 99% 需 6.64 个 $t_{1/2}$。

表 3－11 静脉滴注半衰期个数与达稳分数的关系

半衰期个数（n）	达稳分数（C_{ss}%）	半衰期个数（n）	达稳分数（C_{ss}%）
1	50.00	5	96.88
2	75.00	6	98.44
3	87.50	6.64	99.00
3.32	90.00	7	99.22
4	93.75	8	99.61

3）负荷剂量：临床上常将药物的有效治疗浓度设定为稳态血药浓度，但药物接近稳态浓度一般需要 4～5 个半衰期。如 $t_{1/2}$ 为 0.5 小时的药物，达稳态的 95% 需要 2.16 小时；$t_{1/2}$ 为 4 小时的药物，达稳态的 90% 需要 13.3 小时。在临床应用中为了能迅速达到或接近稳态血药浓度 C_{ss} 以便快速发挥药效，在静脉滴注开始时往往需要静脉注射一个负荷剂量（loading dose），同时联合静脉滴注来维持 C_{ss}。负荷剂量亦称为首剂量，常用 X_0^* 表示，可由式（3－29）求得：

$$X_0^* = C_{ss}V \qquad (3-29)$$

【例】已知某单室模型药物的半衰期为 1.9 小时，表观分布容积为 100L，如以每小时 150mg 的速度静脉滴注，其稳态血药浓度为多少？为了快速达到稳态发挥药效，在静脉滴注同时，一开始需要静脉注射的负荷剂量是多少？

解：由药物 $t_{1/2}$，可得药物的消除速率常数 $k = 0.693/1.9 = 0.365\text{h}^{-1}$。

$$C_{ss} = \frac{k_0}{kV} = \frac{150}{0.365 \cdot 100} = 4.11\text{mg/L}$$

$$X_0^* = C_{ss} \cdot V = 4.11\text{mg/L} \cdot 100\text{L} = 411\text{mg}$$

2. 非血管给药（以口服为例）

（1）单室模型口服药物血药浓度与时间的关系　血管外给药通常包括口服、肌内注射等给药途径，是临床上最常见的给药方式。血管外给药存在吸收过程，即药物先进入吸收部位，然后逐渐进入血液循环，同时伴有消除过程。下面以口服给药为例，假设药物的吸收和消除均符合一级动力学过程，其模型框图如图 3－18 所示。

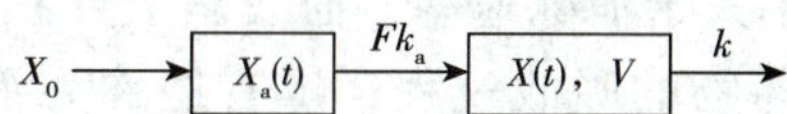

图 3－18 单室模型血管外给药示意图

图中，X_0 是给药剂量，F 为吸收系数（表示口服等血管外给药的吸收分数，即生物利用度，$0 \leqslant F \leqslant 1$），$X_a$ 为 t 时刻吸收部位（如胃肠道）的药量，k_a 为吸收速率常数，X 为 t 时刻体内药量，k 为消除速率常数，V 是表观分布容积，大部分药物的吸收快于消除，即 $k_a > k$。

口服给药的药动学参数仍然包括前述血管内给药（静脉注射和静脉输注）中关于消除、分布、暴露等的有关参数，如 k、$t_{1/2}$、Cl、V、AUC 等，双室模型中仍还有 α、β 等参数。而不同于血管内给药的地方在于，口服给药离不开药物的吸收过程，消化道或消化器官中菌群、酶等可能会使药物在进入血液前就有损耗而影响吸收的程度（体现在 F 上），而药物制剂的溶出或药物本身的溶解度等因素还会影响药物吸收的快慢（体现在 k_a 上），因此 F 和 k_a 是口服等非血管途径中非常重要的药动学参数，这些参数的改变可能会影响药物的吸收，从而影响药物的安全性和有效性。

临床上大部分小分子药物在口服时符合一级吸收和一级消除的动力学过程，如果药物在全身分布很快达到平衡（单室模型，不考虑分布过程），则其血药浓度与时间的定量关系为：

$$C = \frac{k_a F X_0}{V(k_a - k)}(e^{-kt} - e^{-k_a t}) \qquad (3-30)$$

上式也可简写为以下形式：

$$C = A(e^{-kt} - e^{-k_a t}) \qquad (3-31)$$

$$A = \frac{F k_a X_0}{(k_a - k)V} \qquad (3-32)$$

从式 3-31 可以看出，单室模型药物口服给药后血药浓度随时间动态变化，其主要由吸收相（k_a 指数相）和消除相（k 指数相）两相构成。影响药物浓度的因素除了药物的吸收速率常数 k_a 与消除速率常数 k 之外，还包括：给药剂量 X_0、药物吸收分数 F，以及药物的表观分布容积 V。即药物在体内的 ADME 性质可以体现在这些参数中而影响血药浓度。

单室模型口服给药的药-时曲线如图 3-19 所示。在该曲线中，峰左边称为吸收相，此时吸收速率大于消除速率，曲线呈上升状态，主要体现药物的吸收过程；峰右边称为消除相，反映药物的消除情况，此时吸收速率小于消除速率；在到达峰顶的瞬间，吸收速率等于消除速率，其峰值就是峰浓度（C_{max}），这个时间称为达峰时间（T_{max}）；当药物进入体内的时间足够长（$C-t$ 曲线的尾段），药物吸收过程已经结束，此时药物在体内仅存在消除过程。由此，单次口服给药的 $C-t$ 曲线通常呈现浓度先升高后下降的特点。

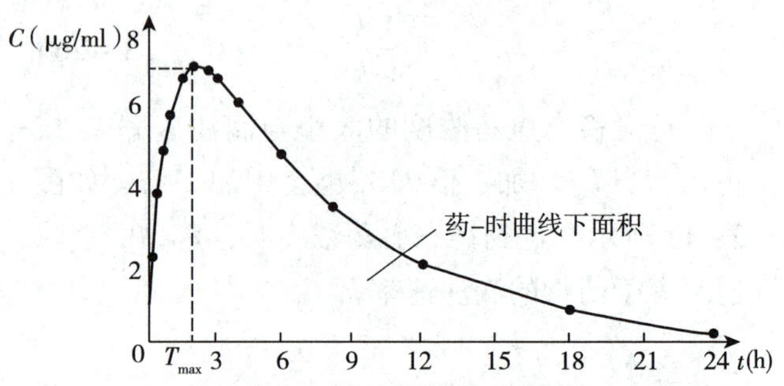

图 3-19 单室模型血管外给药的血药浓度-时间曲线

需要说明的是，C_{max} 和 T_{max} 也是口服给药的重要药动学参数，其数值大小可分别说明药物吸收进入体内的程度和速度。可分别用式（3-33）和式（3-34）计算：

$$C_{max} = \frac{FX_0}{V} e^{-kT_{max}} \qquad (3-33)$$

$$T_{max} = \frac{2.303}{k_a - k} \lg \frac{k_a}{k} \qquad (3-34)$$

由上面公式可见，吸收速率常数 k_a 和消除速率常数 k 共同决定口服药物的达峰时间 T_{max}；而峰浓度除了与 k_a 和 k 有关之外，还与 X_0、F 和 V 有关，通常达峰浓度随给药剂量等比例增加，在相同剂量下改善药物剂型可能会提高 F 而使 C_{max} 增加。此外，通常小分子药物被制备成缓释制剂后，相比其常释制剂而言，缓释制剂的吸收往往变慢，C_{max} 和 k_a 变小，T_{max} 变长，整个血药浓度-时间曲线更为平缓，但缓释制剂通常不影响药物的消除速率，因此其消除速率常数 k 和半衰期 $t_{1/2}$ 与常释制剂相同。

在口服给药时，往往其 $C-t$ 曲线的尾段只有消除过程，因此采用尾部时间点的药物浓度的对数值与时间作图所得的斜率（为 $-k/2.303$）求出 k，进一步计算出半衰期（$t_{1/2} = 0.693/k$）和药物清除率（$Cl = k \cdot V$）。

同样，口服给药的药-时曲线下面积（AUC）仍然反映药物在体内的暴露，它与药物

的吸收分数 F 正相关，因此其 AUC 的求算是在静脉注射给药 AUC 的公式中加入 F 的影响，单室模型口服给药后 t 从零至无穷大的 AUC 计算公式为：

$$AUC=\frac{FX_0}{kV} \tag{3-35}$$

AUC 是反映口服给药吸收程度最主要的药动学参数，药物及制剂的生物利用度是基于 AUC 进行计算的。在口服给药中，当采样时间点充分多且 C-t 曲线完整时，AUC 仍然可以采用梯形法进行计算，公式同式（3-23）。

【例】某单室模型药物口服给药 1000mg，已知 $F=0.698$，其血药浓度和时间的定量关系表示为：$C=82\,(e^{-0.788t}-e^{-0.0957t})$（已知 t 的单位是小时），请问该药物的吸收速率常数和消除速率常数分别为多少？计算 $t_{1/2}$，V，T_{max}，C_{max}，AUC 和 Cl。

解：根据方程，得 $k_a=0.788h^{-1}$；$k=0.0957h^{-1}$

$$t_{1/2}=\frac{0.693}{k}=\frac{0.693}{0.0957}=7.24h$$

$$V=\frac{F\,k_aX_0}{(k_a-k)A}=9689ml=9.69L$$

$$T_{max}=\frac{2.303}{k_a-k}\lg\frac{k_a}{k}=3.05h$$

$$C_{max}=\frac{FX_0}{V}e^{-kT_{max}}=53.82\mu g/ml$$

$$AUC=\frac{FX_0}{kV}=752.77h\cdot\mu g/ml$$

$$Cl=K\cdot V=0.93L/h$$

（2）双室模型口服药物血药浓度与时间的关系　双室模型药物口服给药时，药物首先通过胃肠道吸收之后，才能进入中央室，然后进行分布和消除。口服给药的双室模型示意图如图 3-20 所示。

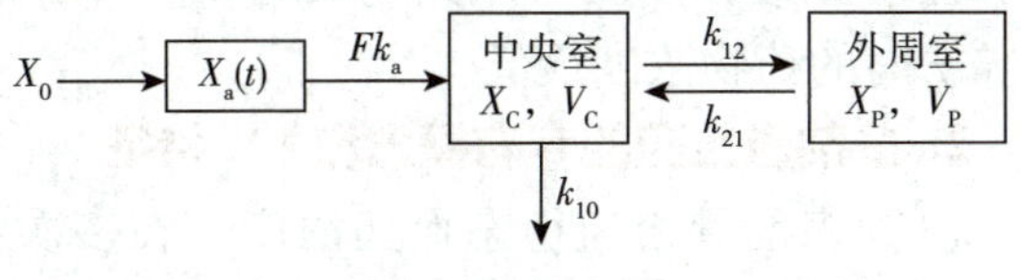

X_0 → $X_a(t)$ —Fk_a→ 中央室 X_C，V_C ⇄（k_{12}，k_{21}）外周室 X_P，V_P；中央室 —k_{10}→

图 3-20　双室模型血管外给药示意图

图中，X_0 为给药剂量，F 为吸收分数，X_a为吸收部位的药量，X_C 为中央室内药物量，X_P为周边室内药物量，V_C 为中央室分布容积，V_P为周边室分布容积，k_a为吸收速率常数，k_{12}为药物从中央室向周边室转运的速率常数，k_{21}为药物从周边室向中央室转运的速率常数，k_{10}为药物从中央室消除的速率常数。

双室模型血管外给药的药物浓度与时间关系的简化式为：

$$C=Ne^{-k_at}+Le^{-\alpha t}+Me^{-\beta t} \tag{3-36}$$

从上式的指数项可见，与双室模型静脉给药公式中只具有分布相（α 相）和消除相（β 相）不同，双室模型血管外给药不仅具有分布相和消除相，还具有吸收相（k_a相），这与药物在体内的实际过程一致。

（三）多次给药及药动学特征

一些镇痛药、催眠药、止喘药及止吐药等可应用单剂量后获得疗效，但多数药物需要按一定的剂量、一定的给药间隔，经多次重复给药后保持在一定的有效血药浓度范围内，才能达到预期疗效。临床上常见的心血管疾病、糖尿病等慢性疾病的治疗均需要多剂量给药，有的甚至需终身服药，因此多剂量给药的药动学过程对保证这些疾病用药的安全性和有效性至关重要。

1. 多剂量给药血药浓度与时间（C-t）关系　多剂量给药又称重复给药或多次给药。在重复给药时，如果连续两次给药的时间间隔大于药物半衰期的 7 倍，则在下次给药前体内药物已经消除完全，药物在体内的经-时过程与单剂量给药相同。如果药物的给药间隔时间较短或者药物的半衰期较长，下次给药前体内药物尚未完全消除，体内药量在重复给药后逐渐蓄积。随着不断给药，体内药物量不断增加，经过一定时间后体内药量不再增加，达到稳态。本章主要介绍多剂量给药下血药浓度随时间的变化，以及多次给药下的专有概念和 PK 特征。

（1）单室模型静脉注射多剂量给药　单室模型药物连续静脉注射多次，相邻两次之间的给药时间间隔为 τ，每次注射的剂量相等（均为 X_0），其血药浓度-时间曲线如图 3-21 所示（图中 C_n为第 n 次给药的血药浓度）。可见，如果半衰期较长，给药间隔小于 7 个 $t_{1/2}$，则再次给药时往往体内药物没有完全被消除，体内还有药物存在，此时血药浓度为前次给药后的最小浓度 C_{min}，而每次静脉给药时（即每次给药后经过的时间 $t=0$ 时），药物浓度均为该次给药的最大浓度（C_{max}）；经过一个时间间隔 τ 后，药物浓度达到该次给药的 C_{min}。从第一次给药开始，血药浓度总在给药间隔 τ 内从大到小随时间有规律变化，与单次给药的 PK 特征显著不同。

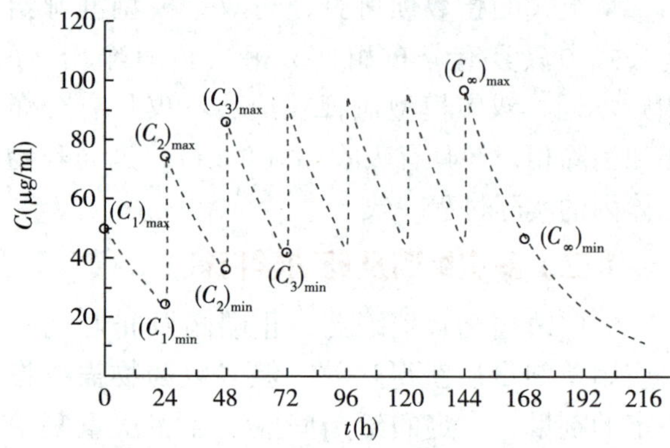

图 3－21　在等剂量和等间隔的条件下多剂量静脉注射时血药浓度与时间的关系

多剂量给药时每次剂量相同，给药间隔不变，根据推导，可得单室模型静脉注射多剂量给药的血药浓度与时间的关系为：

$$C_n=\frac{X_0}{V}\left(\frac{1-e^{-nk\tau}}{1-e^{-k\tau}}\right)e^{-kt} \qquad (3-37)$$

式中，X_0 为每次给药剂量（又称维持剂量），τ 为给药间隔，k 为消除速率常数，V 为表观分布容积，n 为给药次数，t 为第 n 次给药后所经过的时间，C_n 为 n 次给药后 t 时刻的血药浓度。

式（3－37）可简写成：

$$C_n=C_0\cdot r\cdot e^{-kt} \qquad (3-38)$$

式中，C_0 为第一次给药 $t=0$ 时的药物浓度，r 是多剂量函数［相当于式（3－37）中括号里的函数部分］，它是桥接单次给药与多次给药的一个数学表达式，多次静脉注射的浓度－时间关系就是单次给药表达式（$C_0\cdot e^{-kt}$）与多剂量函数 r 的乘积。广义的多剂量函数可写成：

$$r=\frac{1-e^{-nk_i\tau}}{1-e^{-k_i\tau}} \qquad (3-39)$$

式中，n 为给药次数，k_i 为一级速率常数，τ 为给药间隔时间。多剂量函数的速率常数与公式中指数项的速率常数相同，因此，静脉注射中的 r 对应的 k_i 为消除速率常数 k。

（2）单室模型血管外多剂量给药　重复给药后的血药浓度－时间关系，可在单剂量给药后的血药浓度－时间方程式中，在每一个指数项乘以相应的多剂量函数即可。血管外重复给药的血药浓度与时间的关系为：

$$C_n=A(re^{-kt}-r_ae^{-k_at}) \qquad (3-40)$$

$$C_n=\frac{k_aFX_0}{V(k_a-k)}\left(\frac{1-e^{-nk\tau}}{1-e^{-k\tau}}e^{-kt}-\frac{1-e^{-nk_a\tau}}{1-e^{k_a\tau}}e^{-k_at}\right) \qquad (3-41)$$

同样，血管外给药的公式中含有吸收相和消除相，公式中具有吸收速率常数 k_a 及吸收分数 F，其余参数或字母的含义与静脉注射多剂量给药相同。

临床上多次口服给药是很常见的给药方式，其血药浓度－时间曲线如图 3－22 所示：

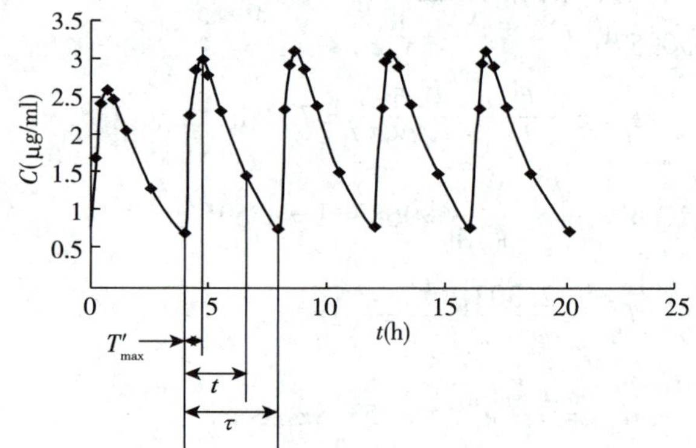

图 3－22　多次口服给药的血药浓度－时间曲线

从图 3－22 中可见，不同于多次静脉注射中每次给药时（$t=0$）的药物浓度最大，多次口服给药中每次给药时（$t=0$）的浓度等于上次给药后的最小浓度，随着时间延长，药物浓度逐渐增至最大，达到该给药间隔的最大浓度（C'_{max}），对应时间为达峰时间（T'_{max}）。与多次静脉注射类似，多次口服给药后经历一个给药间隔 τ 时的药物浓度最低。

2. 多剂量给药的专有概念和 PK 特征

（1）多剂量给药稳态血药浓度　在多次给药过程中，随着给药次数 n 的增加，药物浓度逐渐升高，C_{max} 和 C_{min} 也逐渐增大；当给药次数足够多时，C_{max} 和 C_{min} 不再变化，药物浓度在两者之间有规律地波动，此时达到稳态（steady state），药物浓度为稳态血药浓度（steady state plasma drug concentration）或称为坪浓度（plateau concentration），通常简写为 C_{ss} 或 C_{∞}，稳态时的最大和最小浓度常分别简写成 C_{max}^{ss} 和 C_{min}^{ss}，也可表示为 $(C_{ss})_{max}$ 和 $(C_{ss})_{min}$，或 $C_{ss,max}$ 和 $C_{ss,min}$，或 $(C_{\infty})_{max}$ 和 $(C_{\infty})_{min}$。需要注意的是，与一定剂量下单次静脉滴注的稳态血药浓度是一个定值不同，多次给药的稳态药物浓度具有一个浓度范围，随时间在 C_{max}^{ss} 和 C_{min}^{ss} 之间周期性变化。

单室模型药物多次静脉注射时，当 n 足够大，$e^{-nk\tau}\to 0$，根据式（3-37），可得稳态血药浓度为：

$$C_{ss}=\frac{X_0}{V}\left(\frac{1}{1-e^{-k\tau}}\right)e^{-kt} \qquad (3-42)$$

式中，C_{ss} 为达稳态后在一个给药间隔（$0\leqslant t\leqslant\tau$）中血药浓度，是时间 t 的函数。在一个时间间隔内，稳态血药浓度并非是一个定值，而是随时间从 C_{max}^{ss} 变化到 C_{min}^{ss}，如图 3-21 所示。

在一个时间间隔中，当 $t=0$ 时，静脉注射的 C_{ss} 达到最大，是 C_{max}^{ss}，计算如下：

$$C_{max}^{ss}=\frac{X_0}{V}\cdot\frac{1}{1-e^{-kt}} \qquad (3-43)$$

当 $t=\tau$ 时，稳态时浓度为最小稳态血药浓度，C_{min}^{ss} 按如下公式计算：

$$C_{min}^{ss}=C_{max}^{ss}\cdot e^{-kt}=\frac{X_0}{V}\cdot\left(\frac{1}{1-e^{-kt}}\right)e^{-k\tau} \qquad (3-44)$$

多剂量静脉滴注及血管外给药的稳态血药浓度经-时过程的数学表达式更加复杂，这里不一一列出。然而，无论何种给药方式，对临床上治疗窗较窄的药物，用药时需同时考虑其最低有效浓度（MEC）和最低中毒浓度（MTC），此时可将 MEC 和 MTC 分别设定为药物的 C_{min}^{ss} 和 C_{max}^{ss}，通过患者的药动学参数，可以设计出既安全又有效的给药方案。此外，临床上也有不少药物的安全性较好，通常的给药剂量远远达不到药物的 MTC，在方案设计时则主要考虑药物的 MEC，此时假设 MEC 与 C_{min}^{ss} 相等，通过 C_{min}^{ss} 计算得到合适给药方案。

（2）平均稳态血药浓度　如上所述，多剂量给药后稳态血药浓度并非一个单一数值，而是在每个给药间隔内随时间变化的函数，且在 C_{max}^{ss} 和 C_{min}^{ss} 之间维持在某一水平范围。为了能特征性地反映多剂量给药后的血药浓度水平，“平均稳态血药浓度（average steady - state plasma drug concentration）”这一重要概念被提出。这里的平均并非 C_{max}^{ss} 和 C_{min}^{ss} 的均值。平均稳态血药浓度的定义为：重复给药达稳态后，在一个给药间隔时间内药-时曲线下面积除以给药间隔时间 τ 的商值，它常用符号“C_{av} 或 $\overline{C}_{ss}$”表示。

$$C_{av}=\frac{\int_0^{\tau}C_{ss}\mathrm{d}t}{\tau} \qquad (3-45)$$

式中，$\int_0^{\tau}C_{ss}\mathrm{d}t$ 是达稳态时，在一个给药间隔范围内（即 $0\to\tau$）药-时曲线下的面积。经过数学证明，单次静脉注射时间从 0 到无穷大时的 AUC（$AUC_{0\to\infty}$）等于多次给药达到稳态时一个时间间隔（$0\to\tau$）内的 AUC，即图 3-23 中两个阴影部分的面积相等，这个结论也适合单室药物的血管外给药。这说明在药动学研究中，可用单剂量研究得到其 $AUC_{0\to\infty}$ 来预测相同剂量时多剂量给药达稳态后一个 τ 内的 AUC，从而求算多剂量给药的 C_{av}。

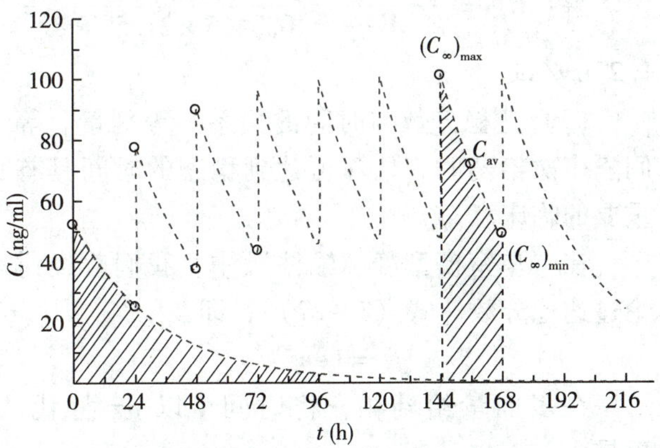

图 3-23　多剂量静脉注射给药达稳态时，血药浓度与时间的关系

单室模型药物静脉注射多次给药达稳态时，其平均稳态血药浓度为：

$$C_{av}=\frac{X_0}{kV\tau}=\frac{X_0}{Cl\cdot\tau} \qquad (3-46)$$

已知药物的表观分布容积 V 及消除速率常数 k 时，可以算出时间间隔为 τ 时多次静脉注

射 X_0 剂量下的平均稳态血药浓度。

血管外给药存在吸收过程（吸收分数为 F），多次给药时的平均稳态血药浓度为：

$$C_{av}=\frac{F\cdot X_0}{k\cdot V\cdot \tau}=\frac{F\cdot X_0}{Cl\cdot \tau} \quad (3-47)$$

从式（3－46）和式（3－47）可以看出，可以通过调整给药剂量及给药间隔时间来获得需要的平均稳态血药浓度。临床上的有效浓度多指平均稳态血药浓度，因此可以据此设计给药方案。

平均稳态血药浓度的概念具有重要临床应用价值，有以下几点需要说明：①C_{av} 既不是 C_{max}^{ss} 和 C_{min}^{ss} 的算术平均值，也不是其几何平均值。C_{av} 乘以 τ 等于体内药物达稳态时、一个给药间隔时间 $0\to\tau$ 内的血药浓度-时间曲线下面积；②C_{av} 仅代表 C_{max}^{ss} 和 C_{min}^{ss} 之间的某一血药浓度值；③C_{av} 具有局限性，即不能说明血药水平的波动情况，不能给出 C_{max}^{ss} 和 C_{min}^{ss} 各自相对大小的信息。

【例】 男性患者，体重 76kg，肾功能正常。肌内注射庆大霉素 1mg/kg q8h 时，平均稳态浓度 C_{av} 为多少？据文献：该药物的 $t_{1/2}=2$h，$V=21.59$L，物利用度 $F\approx1$。

解：$C_{av}=\frac{F\cdot X_0}{k\cdot V\cdot \tau}=\frac{1\times76}{0.3465\times21.59\times8}=1.27\mu g/ml$

（3）达稳分数与时间的关系　等剂量、等间隔多次给药时，估算可达到稳态的时间具有重要的临床意义。

在"单室模型静脉输注"中，我们曾经讨论过达稳分数［式（3－27）］，即：

$$f_{ss}=1-e^{-kt}$$

在多剂量给药中，将时间 t 以 $n\tau$ 替代，于是：

$$f_{ss}=1-e^{-nk\tau} \quad (3-48)$$

解出得达稳分数所需的时间 $n\tau$ 为：

$$n\cdot\tau=-\frac{2.303}{0.693}\cdot t_{1/2}\cdot \lg(1-f_{ss})$$

$$n\cdot\tau=-3.32\cdot t_{1/2}\cdot \lg(1-f_{ss}) \quad (3-49)$$

根据式（3－49）可以算出，$f_{ss}=90\%$，95%和99%时的 $n\tau$ 分别为 3.32，4.32 和 6.64 倍的 $t_{1/2}$。上式还说明，达稳态的快慢，或达稳态所需的总时长只与药物的消除半衰期 $t_{1/2}$ 有关，而与给药速率无关。那些消除快，半衰期短的药物较易达至稳态。

（4）多剂量给药的波动度　如上所述，药物多次给药达到稳态后，血药浓度在一定范围内波动，其波动程度通常可以用波动度（degree of fluctuation，DF）表示。波动度是指稳态时峰浓度（C_{max}^{ss}）与谷浓度（C_{min}^{ss}）之差对平均稳态血药浓度的百分比，即：

$$DF=\frac{C_{max}^{ss}-C_{min}^{ss}}{C_{av}}\times100\% \quad (3-50)$$

经过推导，多次静脉注射的波动度可以表示为：

$$DF=k\tau\times100\% \quad (3-51)$$

式中，k 是药物的消除速率常数，τ 是给药的时间间隔，可见 DF 随着给药间隔的增大而增大。在相同总剂量的前提下（不同给药间隔的给药剂量不同），可以达到相同的平均稳态血药浓度，但不同给药方式的波动程度显著不同。给药间隔越大，药-时曲线波动程度也越大，而静脉滴注可以看成给药间隔极小时的稳态血药浓度，其药-时曲线为一平滑曲线，如图 3－24 所示。

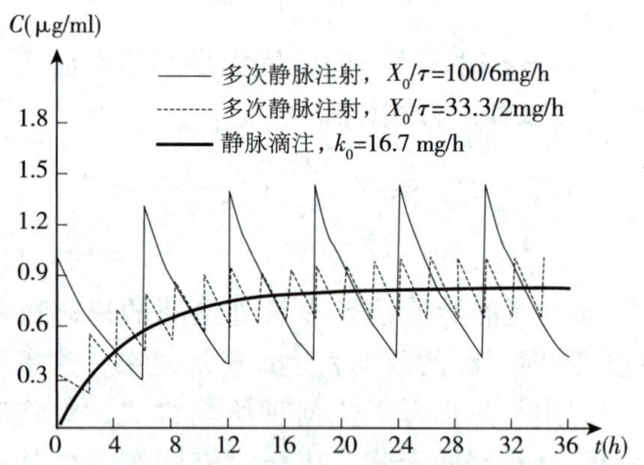

图 3－24　达到相同平均稳态血药浓度下不同给药方案下药-时曲线的波动程度

在临床实际用药中，有些药物的治疗窗很窄，若血药浓度波动很大，则易引起中毒，或达不到有效的治疗目的。但 τ 的设置不仅取决于波动度，与药物治疗窗的范围、药物种类及作用性质均有关。比如对于治疗窗比较大的抗生素类药物，较大的峰浓度对早期杀菌和抑制耐药性的产生都有益处，在总剂量和 C_{av} 一定的情况下，可以选择较大给药间隔的给药方案。

血药浓度波动程度除了可用波动度表示之外，还可用波动百分数、血药浓度变化率等来表示。

开发缓释制剂的重要目的之一是减小体内药物浓度的波动程度。通过缓释技术的应用，使药物释放速度得以控制，从而减慢药物吸收速度，降低体内药物浓度的波动程度。因此，波动程度是评价缓释、控释制剂质量的重要指标之一。

（5）多剂量给药体内药量的蓄积　多剂量给药时，如果第 2 次给药前体内药量尚未清除完，则重复给药会使药物在体内产生蓄积，当达到稳态时，则体内蓄积量保持一个定值。不同药物在体内蓄积程度不同，蓄积程度用蓄积系数表示。蓄积系数又称蓄积因子或积累系数，以 R 表示，为稳态最小血药浓度 C_{min}^{ss} 与第一次给药后的最小血药浓度（C_1）$_{min}$的比值：

$$R=\frac{C_{min}^{ss}}{(C_1)_{min}} \tag{3-52}$$

对于单室模型药物多剂量静脉注射，以及其多剂量血管外给药（$k_a>k$，且 τ 值较大时），R 均可用下式计算：

$$R=\frac{1}{1-e^{-k\tau}} \tag{3-53}$$

R 对表示药物在体内蓄积程度很有价值，它与消除速率常数 k（生物半衰期 $t_{1/2}$）和给药间隔 τ 有关。如 $\tau=t_{1/2}$，则 $R=2$，即稳态时体内药量为单剂量给药的二倍，如 $\tau=0.5t_{1/2}$，则 $R=3.4$，如 $\tau=2t_{1/2}$，则 $R=1.33$。由此可见对同一药物而言，如给药间隔越小，其蓄积程度越大；在相同的给药间隔下，半衰期较大的药物更容易产生蓄积。若已知药物的 $t_{1/2}$ 和 τ，则可计算该药在体内的蓄积系数。

（6）负荷剂量与维持剂量　在多剂量给药时，一般希望稳态血药浓度为治疗有效浓度，但若药物半衰期很长，要达到稳态浓度就需要很长的时间。如磺胺嘧啶的 $t_{1/2}=16h$，达到 90% 的稳态需要 3.32 个 $t_{1/2}$，即 53h。为了使药物较快达到所需要的血药浓度，临床上常先给予一个较大的负荷剂量（loading dose），然后再给予维持量以使血药浓度始终保持恒定。

给药后的（C_{ss}）$_{min}$多应高于最低有效血药浓度。对于静脉注射，首剂可以先用一个较大的负荷剂量 X_{load}，使得：

$$(C_{load})_{min}=(C_{ss})_{min} \tag{3-54}$$

由于：　$(C_{load})_{min}=\frac{X_{load}}{V}e^{-k\cdot\tau}$

那么得到：

$$(C_{ss})_{min}=\frac{X_0}{V}\left(\frac{1}{1-e^{-k\cdot\tau}}\right)e^{-k\cdot\tau}$$

根据式（3-54），推导得出：

$$X_{load}=X_0\left(\frac{1}{1-e^{-k\cdot\tau}}\right) \tag{3-55}$$

当以药物的半衰期作为给药间隔给药时，即 $\tau=t_{1/2}$，则可算出：

$$X_{load}=2\cdot X_0 \tag{3-56}$$

这说明若按 $\tau=t_{1/2}$ 的方式给药，只要负荷剂量为维持量的 2 倍，就能很快达到稳态血药浓度（图 3-25）。

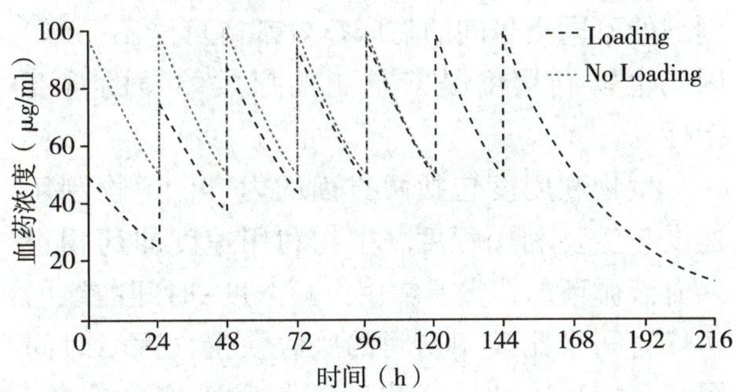

图 3-25　多剂量静脉注射首次给药是否给予负荷剂量的血药浓度-时间曲线（$\tau=t_{1/2}$，$X_{load}=2\cdot X_0$）

血管外给药时，若要首剂量 X_{load} 后的（C_{load}）$_{min}$ =（C_{ss}）$_{min}$，可以推导出：

$$X_{load}=X_0\frac{1}{(1-e^{-k\cdot\tau})(1-e^{-k_a\cdot\tau})} \tag{3-57}$$

在时间间隔 τ 较大时，由于 $k_a>k$，则 $e^{-k_a\tau}\to 0$ 故：

$$X_{load}=X_0\frac{1}{1-e^{-k\cdot\tau}} \tag{3-58}$$

同样，当以药物的半衰期作为给药间隔给药时，此时 $\tau=t_{1/2}$，同样可以求出 $X_{load}=2\cdot X_0$，即首次给予维持剂量的 2 倍，可使首次给药一个间隔后的 C_{min} 达到（C_{ss}）$_{min}$。

【例】某药 $k=0.0729h^{-1}$，$\tau=8h$，$X_0=250mg$，若要较快进入稳态水平，首剂剂量应是

多少？

解：$X_{load} = X_0\left(\frac{1}{1-e^{-k\tau}}\right) = 250\left(\frac{1}{1-e^{-0.0729\times 8}}\right)$

$= 565.8\text{mg}$

二、药物生物利用度

（一）生物利用度、绝对生物利用度和相对生物利用度及其临床意义

生物利用度（bioavailability，BA）是指药物被吸收进入血液循环的速度与程度。它是药物制剂质量的重要指标，是新药开发与研究的基本内容，特别是《中国药典》及部颁标准的药物及改变剂型而不改变给药途径的新药，测定生物利用度具有重要意义。有些药物临床指标不够明确，此时生物利用度的测定更显重要。制剂的处方与制备工艺等因素能影响药物的疗效，含有等量相同药物的不同制剂、不同药厂生产的同一种制剂、甚至同一药厂生产的同种制剂的不同批号间的临床疗效都有可能不一样，因此生物利用度是衡量制剂疗效差异的重要指标。

生物利用度包括两方面的内容：生物利用速度与生物利用程度。生物利用速度即药物进入血液循环的快慢。常用血药浓度-时间曲线的达峰时间来比较制剂间的吸收快慢，达峰时间短，药物吸收快。峰浓度亦与吸收速度有关，但它还与吸收程度（量）有关。生物利用程度，即药物进入血液循环的多少，可通过血药浓度-时间曲线下面积（AUC）表示，因为它与药物吸收总量成正比。

药物的疗效不但与吸收程度有关，也与吸收速度有关。如果一种药物的吸收速度太慢，在体内不能产生足够高的治疗浓度，即使药物全部被吸收，也达不到治疗效果。图3-26中A、B、C三种制剂具有相同的AUC，但制剂A吸收快，达峰时间短，峰浓度大，已超过最小中毒浓度，因此临床应用可能会出现中毒反应。制剂B达峰比制剂A稍慢，血药浓度有较长时间落在最小中毒浓度与最小有效浓度之间，因此可以得到较好的疗效。制剂C的血药浓度一直在最小有效浓度以下，临床无效。因此，制剂的生物利用度应该用峰浓度（C_{max}）、达峰时间（T_{max}）和血药浓度-时间曲线下面积（AUC）三个指标全面地评价。其中AUC和C_{max}说明药物吸收的程度，T_{max}说明药物吸收的速度。在药物吸收速率对药效没有显著影响时（比如阿司匹林长期用药治疗关节炎时），药物的吸收程度就决定了药物的体内暴露，因此生物利用度通常采用AUC来进行计算。

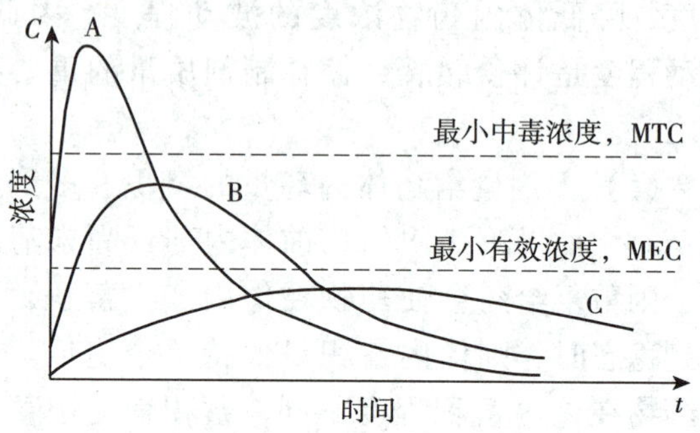

图3-26　三种制剂的血药浓度-时间曲线的比较

生物利用度可分绝对生物利用度（absolute bioavailability，F）与相对生物利用度（relative bioavailability，F_r）。绝对生物利用度是以静脉制剂为参比制剂获得的药物活性成分吸收进入体内循环的相对量，通常用于原料药和新剂型的研究；相对生物利用度是以其他非静脉途径给药的制剂为参比制剂获得的药物活性成分吸收进入体内循环的相对量，用于剂型之间或同种剂型不同制剂之间的比较。

以口服制剂为例，$AUC_{(po)}$为口服血药浓度-时间曲线下的面积，$AUC_{(iv)}$为静脉注射血药浓度-时间曲线下的面积，$Dose_{(po)}$为口服剂量，$Dose_{(iv)}$为静脉注射剂量。绝对生物利用度的计算公式如下：

$$F = \frac{AUC_{(po)}/Dose_{(po)}}{AUC_{(iv)}/Dose_{(iv)}} \times 100\% \quad (3-59)$$

例如，某患者静脉注射某药物100mg，根据文献进行了密集采样设计，并测定了11个时间点的药物浓度，最后一个时间点（t^*）的药物浓度小于C_{max}的1/20，即采样对应的血药浓度-时间曲线完整，此时可以用非房室分析（统计矩模型）中的梯形法计算时间从0到t^*的AUC为100.0μg·h/ml。采用类似方法，该患者在空腹情况下口服200mg该药物的AUC为44.2μg·h/ml，在饭后立即服用200mg该药物

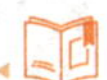

的 AUC 为 18.6(μg·h)/ml，根据式（3-59），该患者在空腹和饭后的绝对生物利用度分别为 22.1%、9.3%，说明食物对药物的生物利用度有较大影响，用药时应注意服用时间。

当不需要考察绝对生物利用度或药物不能静脉给药，而需要考察不同剂型之间、同一剂型的不同制剂之间（如来自不同厂家）的生物利用度的差异时，可以用相对生物利用度来进行评估。相对生物利用度的计算公式如下：

$$F_r = \frac{AUC_{(T)}/Dose_{(T)}}{AUC_{(R)}/Dose_{(R)}} \times 100\% \quad (3-60)$$

式中，$AUC_{(T)}$ 为受试制剂药-时曲线下面积，$Dose_{(T)}$ 为受试制剂剂量，$AUC_{(R)}$ 为参比制剂的药-时曲线下面积，而 $Dose_{(R)}$ 为参比制剂的剂量。

同样，AUC 的计算多采用梯形法，在房室模型结构即参数已知的情况下，也可采用参数法来计算 AUC，但前者所得 AUC 更为客观，是各国药品监管部门通常要求采用的方法。

（二）生物利用度的研究方法及影响因素

生物利用度的研究方法有血药浓度法、尿药数据法和药理效应法等。方法的选择取决于研究目的、测定药物的分析方法和药物的药动学性质。血药浓度法是生物利用度研究最常用的方法，即通过测定给药后不同时间下的血药浓度来进行研究。血药浓度法和尿药数据法均是以药动学参数为终点指标进行评价，当药动学方法确实不可行时，也可考虑用临床疗效、药效学指标或体外试验指标等进行比较性研究，但需充分证实所用方法的科学性和可行性。

影响生物利用度的因素包括：

（1）药物本身的理化性质　药物 pK_a、分子量、解离度、脂溶性、晶型、旋光度等，它们是影响药物体内过程的重要因素。

（2）药物制剂因素　主要包括剂型及处方工艺。同种药物不同剂型及同种剂型的不同处方或加工工艺，通过影响药物的体内释放等过程而影响药物吸收，从而影响生物利用度。

（3）生理因素　一方面食物、胃排空速率、流经胃肠道的血流量，以及吸收部位转运蛋白的表达水平等均可能影响药物的吸收而影响生物利用度；另一方面，年龄、性别、种族、病理生理状态等除了可以影响药物吸收，也可影响分布、代谢、排泄等过程而影响生物利用度。

（4）药物在胃肠道内的代谢分解　某些药物在胃肠道内停留时间较长，易受胃肠内微生物或酶的作用而发生代谢分解，使生物利用度降低。

（5）肝脏首过消除　药物通过胃肠道在吸收进入体循环之前，首先通过肝脏门静脉进入药物代谢酶最为丰富的肝脏，因此可能受到肝脏首过消除而使生物利用度降低。

三、其他药动学模型及应用

（一）统计矩模型

如前所述，经典的房室模型已经广泛用于药代动力学的研究，但并不适合所有药物（比如分布非常缓慢的药物）。此外，房室模型的选定依赖于研究数据，要判定合适的房室模型有时是困难的；且同一药物采用不同的房室模型时，其模型参数个数及大小可能会有显著不同。因此，人们致力于寻找不依赖房室划分的方法来研究药物的药动学行为。统计矩模型就是一种非房室分析（non compartment analysis，NCA）方法，它将统计矩（statistical moment）原理应用于药学领域，也可用于定量研究药物在体内的吸收、分布、代谢及排泄过程。

统计矩模型源于概率统计理论。其假设药物进入机体后，具有相同化学结构的各个药物分子的吸收、分布、代谢、排泄过程是随机过程，由此造成各个药物分子在体内的滞留时间属于随机变量而具有概率性，且血药浓度-时间曲线可看成是符合某种概率的统计曲线，因此该方法适用于任何体内药动学行为，不受房室模型结构及房室数量的限制，不必考虑药物在体内的房室模型特征，因此统计矩模型为非房室分析方法。

由于没有房室假设，统计学模型直接基于研究数据的计算相比于房室模型更加客观。统计矩模型中最重要的参数之一是平均滞留时间（mean residence time，MRT），表示给药后众多药物分子在体内的滞留时间的均值，静脉给药时 MRT 反映药物在体内被消除的快慢，MRT 越小，说明在体内被消除越快，反之越慢。另一个重要的统计矩模型参数是药-时曲线下面积（area under the curve，AUC），$AUC=\int_0^{\infty}C\mathrm{d}t$，在统计矩模型中又被称为零阶矩，AUC 反映药物进入体内的程度，即药物进入体内的暴露量（exposure）。

在统计矩模型中，时间从 $0\rightarrow t^*$（最后一个采样时间点，此时血药浓度记为 C^*,）的面积 $AUC_{0\rightarrow t^*}$ 通常采用梯形法进行计算，时间从 $t^*\rightarrow\infty$ 的面积可由外推公式 C^*/k 计算，k 为药-时曲线末端几点数据求得的速率常数（即末端 $\ln C$ 对 t 作图所得的斜率），则时间 $0\rightarrow\infty$ 的总面积为：

$$AUC_{0-t^*}=\sum_{i=1}^{n}\frac{C_i+C_{i-1}}{2}(t_i-t_{i-1}) \quad (3-61)$$

由于每个测定的时间点只有一个浓度数据，用梯形法计算 $AUC_{0\rightarrow t^*}$ 的时候，一套数据只有一个数值，而且末端数据点（消除相）$\ln C$ 对 t 所得的斜率通常也是一个客观值，因此用这种 NCA 方法所得的 AUC 数值与房室个数没有关系。反之，同一套数据如采用不同房室数量的房室模型进行拟合，用参数法计算出来的 AUC 可能具有不同数值。因此，采用 NCA 方法较房室模型具有更好的客观性。

在新药或新剂型开发中，研究药物生物利用度和评价生物等效性时应采用统计矩（非房室分析）方法计算 AUC。

在统计矩模型中，时间与血药浓度的乘积与时间曲线下的面积（area under the moment curve，AUMC），即以 $t\cdot C$ 对 t 作图，所得的曲线下面积称为一阶矩：

$$AUMC=\int_0^{\infty}tC\mathrm{d}t \quad (3-62)$$

同样，可由梯形法计算求得时间从 $0\rightarrow t^*$ 的 AUMC，则时间 $0\rightarrow\infty$ 的总面积为：

$$AUMC=\int_0^{t^*}tC\mathrm{d}t+\int_{t^*}^{\infty}tC\mathrm{d}t$$

$$=\int_0^{t^*}tC\mathrm{d}t+\left(\frac{C^*}{k^2}+\frac{t^*C^*}{k}\right) \quad (3-63)$$

如前所述，药物在体内平均滞留时间是指所有药物分子在体内滞留的平均时间，即单次给药后所有药物分子在体内滞留时间的平均值，经过数学推导，药物在体内的 MRT 等于药-时曲线一阶矩和零阶矩的比值，即：

$$MRT=\frac{AUMC}{AUC} \quad (3-64)$$

在线性药物动力学中，零阶矩 AUC 和给药剂量成正比，它是一个反映药物进入体内的量的函数；一阶矩 AUMC 与零阶矩 AUC 的比值得到 MRT，MRT 代表了药物在体内的平均滞留时间的长短，是一个反映速度的函数。例如，静脉注射时，MRT 越长，表示药物被机体消除得越慢。不论何种给药方式，药物在体内的 MRT 都可以通过 AUMC 和 AUC 之比来求得，由于 AUMC 和 AUC 通过梯形法计算时均具有确定性，因此 MRT 的数值不受房室模型中房室数量及模型参数的影响，具有客观性，这是统计矩分析相较于隔室模型的优越性。

可以证明，静脉注射单室模型药物的平均滞留时间 MRT_{iv} 与消除速率常数间的关系为：

$$MRT_{iv}=\frac{1}{k} \quad (3-65)$$

口服单室模型药物的平均滞留时间 MRT_{po} 与消除速率常数 k 和吸收速率常数 k_a 间的关系如下：

$$MRT_{po}=\frac{1}{k}+\frac{1}{k_a} \quad (3-66)$$

【例】 某药静脉注射后，根据 NCA 方法得到其血药浓度-时间曲线的一阶矩 AUMC 约为 50(μg·h²)/ml，其 AUC 约为 10(μg·h)/ml。将该药物制成口服片剂，其吸收速率常数 k_a 为 $1h^{-1}$，求该药物静脉注射后的平均滞留时间 MRT_{iv}、消除速率常数 k，以及口服片剂的平均滞留时间 MRT_{po}。

解：$MRT=\frac{AUMC}{AUC}=\frac{50}{10}=5h$

$$k=\frac{1}{MRT}=0.2h^{-1}$$

$$MTR_{po}=\frac{1}{k}+\frac{1}{k_a}=\frac{1}{0.2}+\frac{1}{1}=6h$$

（二）非线性药动学

经典房室模型中药动学内容属于线性药动学，药物在体内的吸收、分布、代谢与排泄按一级动力学过程进行，可用线性微分方程组来描述这些体内过程的规律性。线性药动学的主要特征有：①药物的消除符合一级动力学特征；②当剂量增加时，药物的消除速率常数、半衰期和清除率保持不变；③AUC和平均稳态血药浓度与剂量成正比；④剂量改变时，原药与代谢产物的组成比例不会发生变化。

然而，当药物代谢酶或转运蛋白（transporter）参与诸如代谢、吸收等体内过程时，在高浓度时酶或转运蛋白可能被饱和，如吸收过程中主动转运系统的饱和，分布过程中药物与血浆蛋白结合部位的饱和，排泄过程中肾小管重吸收的饱和，都可能使这些过程的速度与药物浓度不成正比。这时药物在体内的动力学过程不能用一级速率过程或线性过程表示，这种药动学称为非线性动力学。

临床上大多数药物在治疗剂量范围内不会出现非线性药动学特征。生物系统的有限性导致了药物体内ADME过程出现饱和现象是引起非线性动力学的根本原因。非线性药动学对于临床用药的安全性和有效性具有较大影响。患者在病理生理情况（如肝损伤、肾衰竭等）下，可能引起药物的体内消除过程被饱和，则可在治疗剂量范围内发生非线性动力学过程，药物的消除速度明显减慢，可能产生显著的临床效应和毒副作用，中毒后的解毒过程也较缓慢，必要时需要进行治疗药物监测。因此，具有非线性药动学特征的药物在临床使用上应特别注意，比如苯妥因在正常剂量下就具有非线性药动学特征，临床使用时常需进行治疗药物监测，将药物浓度控制在一定范围内，使其既有效又安全。

当药物消除具有非线性药动学特征时，在较高剂量时的表观消除速率常数比低剂量时的要小，因此不能根据低剂量时的动力学参数预测高剂量下的血药浓度。一旦消除过程在高浓度下达到饱和，则血药浓度会急剧增大；当血药浓度下降到一定值时，药物消除速度与血药浓度成正比，表现为线性动力学特征。这种非线性药动学通常又称为剂量依赖性（dose - dependent）药动学。

图3－27显示了非线性药动学药物静脉注射后血药浓度-时间曲线。线A为低剂量给药后呈线性动力学消除的药-时曲线；线B为高剂量给药后呈非线性动力学特征的药-时曲线，开始时药物消除较慢，随着血药浓度的降低，消除加快，药物在体内消除一定时间后，曲线末端血药浓度较低，呈现与曲线A平行的具线性动力学特征的药-时曲线。

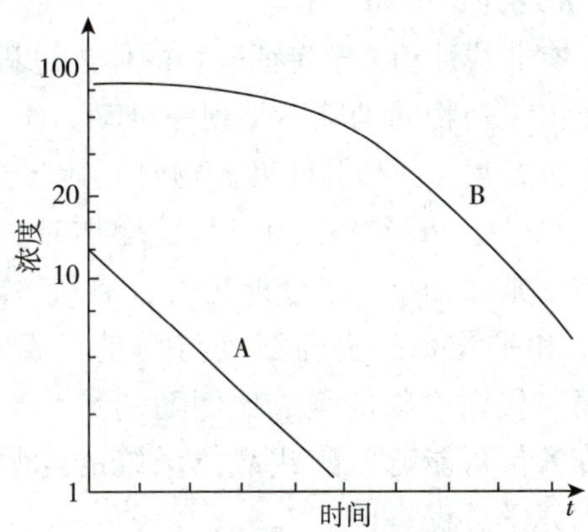

图3－27　非线性药动学药物静脉注射后 lg*C*-*t* 曲线

A. 低剂量　B. 高剂量

非线性药动学过程通常用米氏（Michaelis-Menten）方程来表征。其方程式如下：

$$-\frac{\mathrm{d}C}{\mathrm{d}t}=\frac{V_m \cdot C}{K_m + C} \tag{3-67}$$

式中，$-\frac{\mathrm{d}C}{\mathrm{d}t}$为药物浓度在$t$时间的下降速度，$V_m$为药物消除过程的理论最大速度，$K_m$为Michaelis常数，简称米氏常数，是指药物消除速度为V_m一半时的血药浓度（图3－28）。

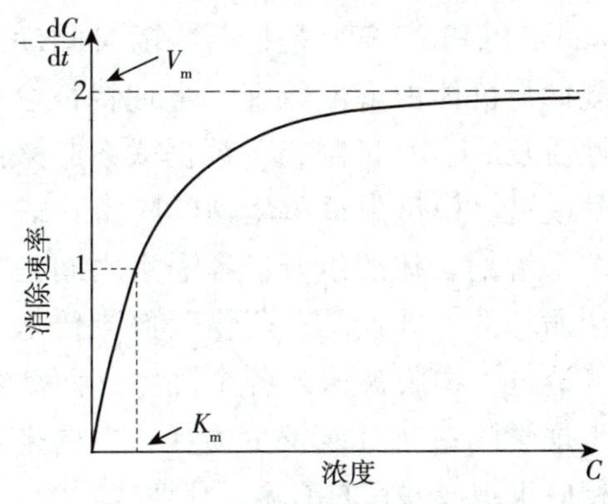

图3－28　非线性药动学消除速率与药物浓度之间的关系

由式3－67可知，当血药浓度很低时，其

下降速度与血药浓度的一次方成正比，表现为一级消除过程，其消除速率常数（k）相当于 V_m/K_m，相当于图 3－28 中曲线末端的斜率；血药浓度很高时，药物浓度下降的速度 V 不再随着药物浓度的升高发生改变，此时 V 与药物浓度无关，达到药物的最大消除速度 V_m（图 3－28），表现为零级动力学。

具有非线性动力学特征药物的体内过程有以下特点：①药物的消除不呈现一级动力学特征，遵从米氏方程，如静脉注射药物时，其 $\lg C-t$ 曲线呈明显的上凸形状；②当剂量增加时，药物消除速率常数变小、半衰期延长、清除率减小；③AUC 和平均稳态血药浓度与剂量不成正比；④原药与代谢产物的组成比例随剂量改变而变化；⑤其他可能竞争酶或载体系统的药物，影响其动力学过程。

（三）生理药动学模型

经典房室模型主要研究血药浓度随时间的变化规律。大部分药物都在组织中发挥疗效或产生不良反应，临床研究通常只能检测血液系统中的药物浓度，很难测定组织中的药物浓度。因此，房室模型反映药物在身体中的系统暴露，“房室”概念也是基于药物分布行为的抽象概念，不指代具体组织和器官，不能体现药物在作用部位（靶组织或发生不良反应的组织或器官）的暴露，而且在不同种属或不同患者群体之间，房室模型不能直接进行外推。

生理药动学（physiologically－based pharmacokinetics，PBPK）模型是把药物随时间动态变化的规律与机体的解剖特征、生理特征、药物理化性质及 ADME 机制相关数据联系起来的一种数学模型。模型中每个生理学隔室代表着一个或多个解剖实体的组合；各隔室之间是按体内血液循环的方式连结；药物以血流传送为驱动力，透过生物膜被送入各个隔室，而药物离开该生理学隔室时可能发生损耗，主要来自药物被相应组织或器官的消除（代谢或排泄）；药物在器官或组织中的浓度由药物对组织的亲和力及血流灌注速率所决定；按照每个生理学隔室中“药物变化速率＝输入速率－输出速率－消除速率”的原则，每个隔室可以写出一个微分方程，以描述此隔室中 $C-t$ 间的变化规律；多个隔室相应的微分方程组构成 PBPK 模型的数学表达式。

以图 3－29 所示的 PBPK 模型中，生理学隔室包括动脉、静脉、肺脏、心脏、肝脏、胃肠道、肌肉组织、肾脏，以及其他组织合并的快分布组织和慢分布组织（分别简称“快组织”和“慢组织”），一共十个生理学隔室；模型按照客观生理解剖特征以血液将各个隔室链接起来，除了肺脏中药物随血液从静脉流向动脉，其余组织中，药物从动脉血流入各个组织，从静脉血流出，单位时间流经各个器官/隔室的血流量用 Q_i 表示，每个器官/隔室都有其各自的体积 V_i；肝脏和肾脏因其具有消除作用，药物流经这两个器官会有损耗，其速率用相应的清除率 Cl 表示；每个隔室都可用一个微分方程表示该器官中药物随时间的变化规律，这个 PBPK 模型中一共有十个微分方程构成了整体模型。需要说明的是，PBPK 模型中生理学隔室的数量并非一成不变，也并非机体中每个器官都要表示为一个生理学隔室，根据药物的体内 ADME 特征及不同的研究目的，有些器官可以进行合并甚至忽略。

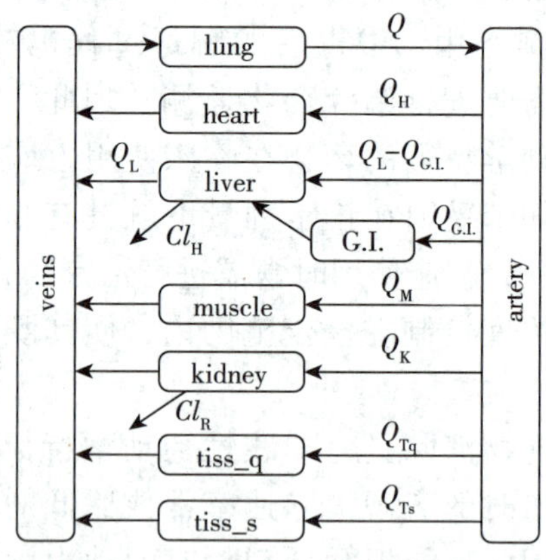

图 3－29　生理学药物动力学模型示例

Q：血流速率；Cl：清除率；lung：肺脏；heart：心脏；liver：肝脏；muscle：肌肉；G. I.：胃肠道；kidney：肾脏；veins：静脉；artery：动脉；tiss_q：快分布组织；tiss_s：慢分布组织

PBPK 模型中生理学隔室的数目并非越多越好，可以根据解决的具体问题进行简述，比如一个简化的 PBPK 模型结构如图 3－30 所示，该模型主要由血液室（blood pool）、内脏器官

(viscera)、瘦组织（lean tissue）和脂肪组织(adipose tissue) 组成。

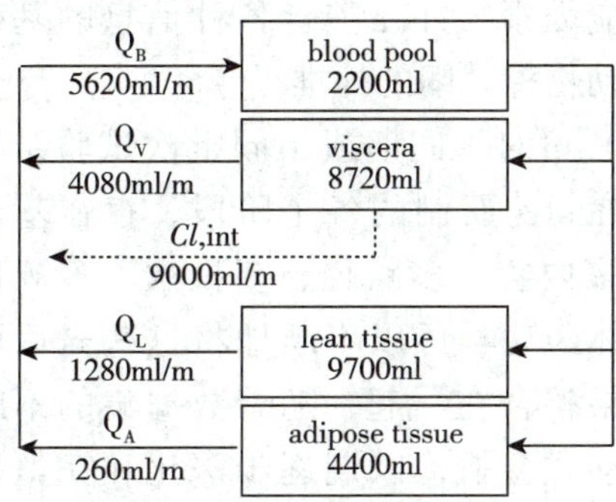

图 3-30　简化 PBPK 模型示例

基于上述简化的 PBPK 模型，可以得到每一个隔室中药物浓度随时间的变化曲线，如图 3-31 所示，这样 PBPK 模型能更直观反映不同时间下目标组织（如发挥药效的靶组织或存在安全性风险的组织）中药物浓度的高低，以此直接证明药物的有效性和安全性。

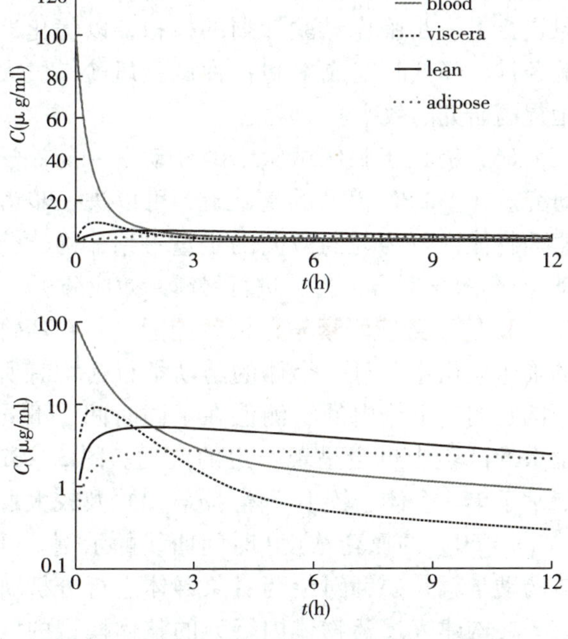

图 3-31　基于 PBPK 模型模拟得到的各个生理学隔室中药物浓度-时间曲线

上图的药物浓度为正常坐标，下图为对数坐标

相对于房室模型，PBPK 模型具有如下特征：①模型中的隔室具有具体的生理学意义；②基于 PBPK 模型可以得到每个生理学隔室的药物浓度随时间的变化规律，有利于分析药物在作用部位的量-效关系；③通过替换不同种属或人群中的生理参数，PBPK 模型可以进行种属间或不同人群的外推，比如从动物到人，从健康人到肝肾功能损伤的患者，从成人到儿童等；④通常 PBPK 模型的隔室数量较多，整个模型所包含的微分方程也较多，因此相对于房室模型，其计算所需时间更长。

正是由于 PBPK 模型的一些明显优势，目前 PBPK 模型在新药研发和临床用药（特别是老年人、儿童、妊娠期妇女等特殊人群的合理用药）中的应用日益增多。此外，PBPK 模型也广泛用于研究药物-药物相互作用（drug-drug interaction，DDI），尤其在基于 CYP3A 和 CYP2D6 酶底物的 DDI 方面得到实质性应用，其模型结果在新药研发中可用于指导临床 DDI 试验设计甚至豁免部分临床试验，也可用于临床合并用药结局的预测，为临床治疗提供更为有效安全的联合用药方案。

（四）群体药动学（population pharmacokinetics，PopPK）模型

前面所述的传统药动学的研究对象通常是基于个体，而群体药动学中研究对象是患者群体，这也更符合新药研发或临床用药的真实情况，这就需要了解药物在某一群体中体内药动学的整体特征，以及个体与整体间的关系。因此，群体药动学模型是在传统房室模型的基础上，通过与统计学相结合，定量研究药物的药动学行为及其影响因素的数学模型。作为近几十年来药动学领域中发展出的一个新的分支，群体药动学在新药研发、临床合理用药方面的重要作用日益凸显。目前各国批准上市的新药中多包含了群体药动学研究的内容，监管机构也先后颁布了相应指南。与此同时，群体药动学对于临床的合理化用药也起到了很大的推进作用，通过群体模型的应用使得临床用药中个体化给药的理想成为可能。

1. 群体药动学的研究目的

（1）观测和把握患者群体的药动学和药效动力学（以下简称“药效学”）的整体特征，求算各项参数的典型值（typical value）或群体值(population values)。

（2）观察相关因素对于群体的药动学和药效学行为的影响。相关因素又称为协变量（covariate），包括给药对象的年龄、体重、性别、种族，生理和病理状态、试验时间和场所等。这类因素又称为固定效应（fixed effects），通常是导致个体间变异（inter – individual variability）的主要来源。通过群体药动学的方法准确地了解这些因素的影响，对于保证药物的安全和有效十分重要。

（3）评估随机变异性（random variabilities）的影响。随机效应（random effects）是一类暂且未知，难以预测而又遵循一定分布规律的影响因素。这类影响同样可以导致个体间变异，同时还常常是个体内变异（intra – individual variability）及观测误差等的主要原因。例如，采用上述的固定效应因素无法解释的个体间变异，相同条件不同批次试验间的差异，同一个体不同时间内因自身条件的波动，难以察觉的环境变化，无法避免的测定误差等，均可以认为是受到了随机效应的影响。

2. 群体药动学的特点 与传统药动学研究方法相比，群体药动学具有如下的特点。

（1）常规药动学只能对富集数据进行分析，即要求每一个体具有不同时间点的多个数据，能覆盖整个血药浓度–时间曲线；PopPK 既可以解析富集数据，也可对稀疏数据集进行合并分析，即每个个体只有少数时间点（如1～2 个数据，不能覆盖完整药–时曲线）的数据时，可对多个个体的相应数据进行合并分析。稀疏数据的采样往往在一些特殊人群（例如，新生儿人群，危重患者人群等）比较常见。当稀疏数据分布在相对宽阔的区域中，或者尽管分布较窄，但有前期的模型工作可以借鉴时，群体药动学同样可以分析。这时，单一个体的少量数据点对于整体药动学特征的把握同样可以有所贡献，同时根据群体药动学特征也可以估计个体的药动学参数组。

（2）应用于临床前的群体数据分析及种属之间的外推。群体药动学也可应用于临床前的动物实验，发现可能影响药物体内行为的各种固定效应因素，并在整合各种信息的基础下进行不同动物种属间的外推。

（3）可对不同期或不同批次试验结果同时分析。在新药研制的各个阶段，存在基于不同目的的多内容、多路径、多批次、多规模的试验。群体药动学可以不断地将这些先后取得的研究结果整合在一起，随着数据集的不断扩增进行滚动式分析，以期逐步深化和完整地把握药物的体内行为及其相关影响因素。

（4）相关因素的分析可以为试验设计，剂量选择提供帮助。相关因素如肝、肾功能，种族及药物相互作用等的分析可以为下一步的试验设计及剂量选择提供支持。并基于模型进行不同给药场景的模拟预测，从而优化给药方案，有利于实现个体化给药。

（5）为临床试验计划的模拟提供基础。在建立 PopPK 模型的基础上，可以设计不同的场景进行下一步临床试验计划的模拟，以优化试验条件，降低时间成本和各种试验风险，极大地提高研究的效率。

（6）有助于临床试验中的药动学 – 药效学研究。在 PopPK 模型的基础上，可以进一步考察药物体内行为与药效间的定量关系，构建药动学/药效学联合模型，进行暴露 – 效应分析。

3. 固定效应因素与随机效应因素 在药物的临床应用中，每一个体的药动学行为均有所不同，同一个体内的实测值在不同时间、不同批次的试验中也会呈现一定的波动。图 3 – 32 展示了单一个体、较小群体（$n=12$）及较大群体（$n=60$）的血药浓度–时间曲线的示例。群体药动学就是要针对给药对象群体进行分析研究，在构建表述药物体内行为的整体模型的同时，也估计反映群体内的个体间/个体内变异程度的参数，并进一步找出显著影响这些变异的各种相关因素。影响药物体内行为的因素按其特性可以分为固定效应因素和随机效应因素。

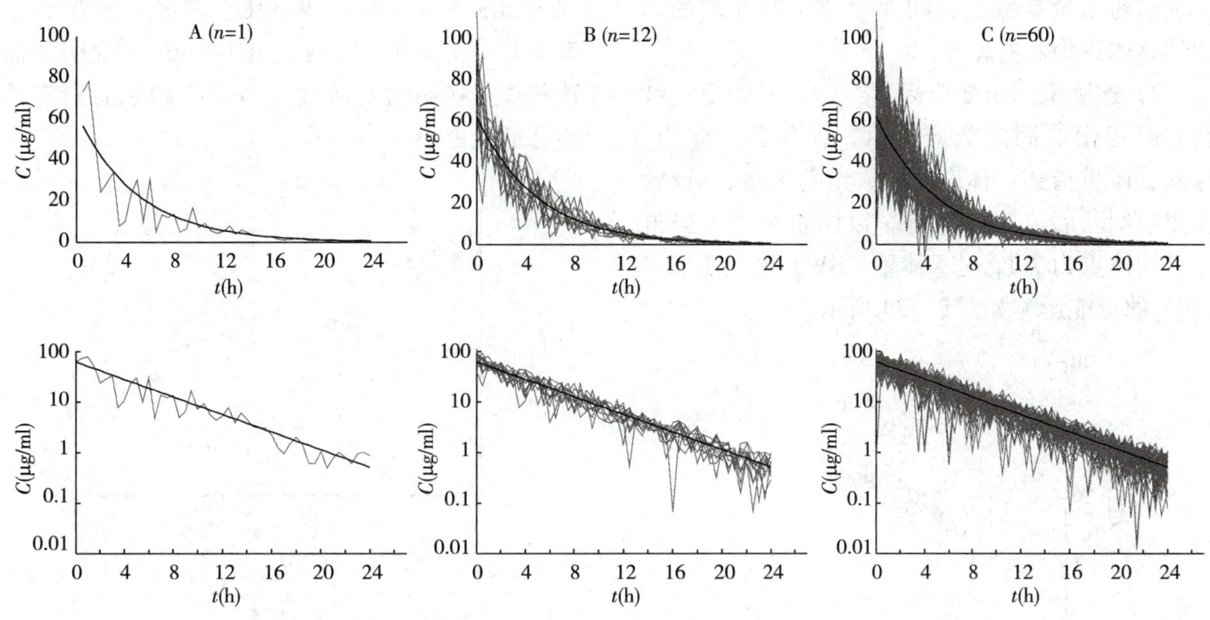

图 3-32　静脉注射后常见的血药浓度-时间曲线及其在个体之间的离散

纵向对应的上下两图的数据相同。

上图：常规坐标；下图：对数尺度的坐标。

—：模型拟合曲线；—：个体曲线

（1）固定效应因素　是一类存在明显，较易衡量或预测，在观测期间相对固定不变的因素，包括人口统计学信息如性别、年龄、体重、身高、体重指数、体表面积和种族等，生理病理学因素如肝/肾功能水平、疾病的种类及程度、并发症、药物-药物间相互作用等，以及外界环境因素，例如，时间和季节、试验场所、药品厂家和批号等。在模型中与这类因素相关的参数称为固定效应（fixed-effect）参数，是导致个体间变异的主要原因。固定效应因素也被称为协变量，它根据数据特征可以分为连续变化和不连续变化。

1）不连续型固定效应因素：此类因素的数值呈不连续变化，例如，性别、种族、疾病的种类、试验分组、试验场所、药品生产厂家或批号、是否合并用药、给药对象的生活习惯和嗜好，以及职业和生活环境等。以性别（Gender）为例，其对于清除率（*Cl*）可能的影响如图 3-33 所示。

在图 3-33 的实例中，清除率的分布区间在两种性别间具有一定的差异，群体典型值也有所不同。这种影响可用下式表示：

$$P_i = P_{pop} + \theta_{gender} \cdot Gender_i \qquad (3-68)$$

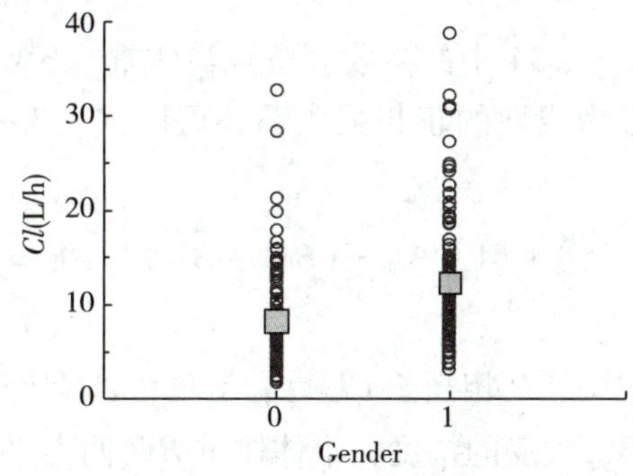

图 3-33　性别（Gender）对于清除率（*Cl*）的可能的影响

■：参数典型值（P_{pop}）；○：个体参数值（P_i），*Gender* =0（女性，n=100）或 *Gender* =1（男性，n=100）

P 是药动学参数的统称，式（3-68）中表示 *Cl*，其他情况下也可以是 V 等 PK 参数。P_i 为个体 i 的参数，P_{pop} 为该参数的群体典型值或平均值。θ 在群体药动学中一般作为待拟合的协变量校正系数或药动学参数，这里的 θ_{gender} 是性别对于 P_{pop} 的校正系数。Gender 在式中相当于一个开关因子，设女性的 *Gender* =0，$P_i = P_{pop}$，设男性的 *Gender* =1，$P_i = P_{pop} + \theta_{gender}$。其他非连续型固定效应常包括是否吸烟、种族、基因型等。正是由于参数 θ_{gender} 在男性中不为 1，说明了性别对药动学参数的影响而导致不同性别的药动学整体行为具有差异。

2）连续型固定效应因素：这是一类呈连续性数值变化的固定效应因素，如年龄、体重、身高、体重指数、体表面积、给药剂量、肝/肾功能或给药后经过时间等。以体重为例，当群体平均体重为70kg时，体重（BW）对于清除率（Cl）的可能影响如图3－34所示。

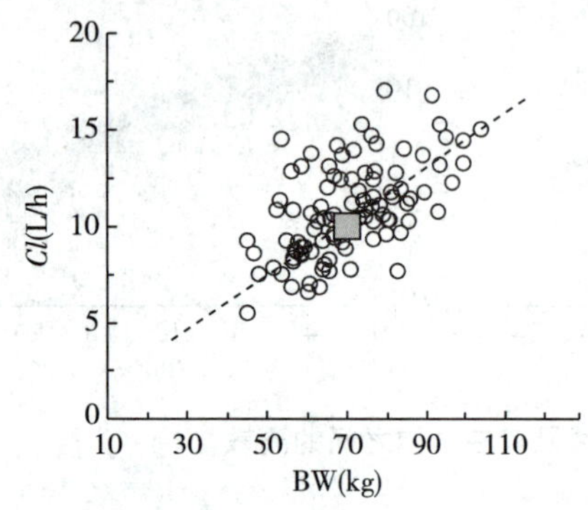

图3－34 体重（BW）对于清除率（Cl）的可能影响的示意图（n＝100）

平均体重＝70kg，平均体重时的 Cl＝10(L/h)（■）

图3－34中的参数（Cl）与体重（BW）之间近似为线性的正相关关系，可以式（3－69）表示：

$$P_i = P_{pop} \cdot (1 + \theta_{BW} \cdot (BW_i - \overline{BW})), \overline{BW} = 70 \quad (3-69)$$

式中，P 相当于 Cl。θ_{BW} 是单位体重变化时参数 P_{pop} 改变的幅度，个体体重 BW_i 偏离平均体重 $\overline{BW}$ 越多，个体参数 P_i 偏离群体参数 P_{pop} 的幅度也就越大，由此会导致不同体重个体的药物浓度曲线具有差异。上例中，平均体重为70kg的患者群体的 Cl_{pop} 为10(L/h)，θ_{BW}＝0.02表示体重相对于70kg，每增加1kg，则个体 Cl 的变化会增加2%，反之减少。比如一个体重为80kg的患者，根据式（3－69），其个体清除率为 $10 \times (1 + 0.02(80 - 70)) = 12$(L/h)。

这样，对不同体重患者静脉注射相同剂量的该药物，以lg$C$ 对 t 作图为系列直线（图3－35A），群体均值为灰线。由于患者体重造成 Cl 的差异，可使不同体重个体的药物浓度不同（图3－35A中各条虚线），且有明显的亚群分布（图3－35B），可见体重小于70kg患者亚群的药物浓度（灰线）明显高于体重大于70kg患者亚群（黑线）。根据式（3－46），说明如需达到某一稳态血药浓度，体重小的患者所需的给药剂量更小。

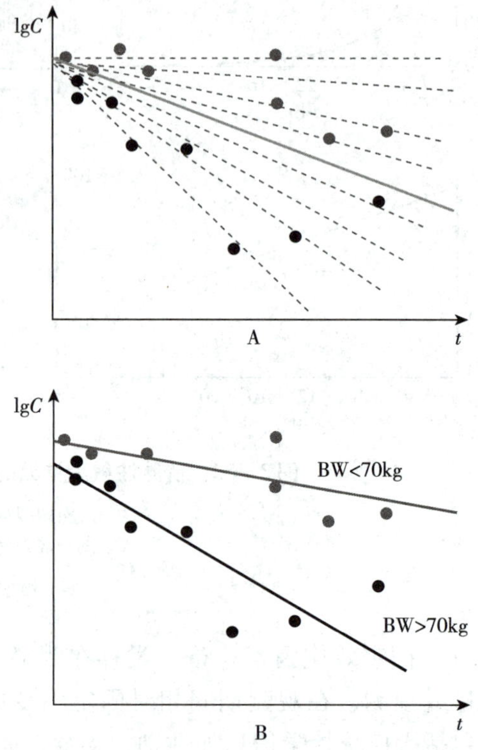

图3－35 静脉注射单室模型药物后不同体重个体药物浓度的对数随时间的变化

A. 个体浓度观测值（圆点）、个体lg$C$－t预测线（虚线）和群体lg$C$－t预测线（灰线）；B. 不同亚群lg$C$－t预测线（直线）和观测值（圆点），灰色表示体重小于70kg的个体，黑色表示体重大于70kg的个体

除了体重，常见影响药物体内PK行为的协变量还包括年龄（老年人、儿童）、体重、性别、种族、基因型、肝肾功能、特殊人群（如妊娠期妇女等）、习惯嗜好、合并用药等。不同药物的协变量可以不同。比如对于单克隆抗体等生物技术药物，体重往往是重要的协变量，这类药物在临床上可以根据每kg体重进行给药来尽量减少体重的影响。再比如，在肾功能损伤的患者中，反映肾功能的血清肌酐浓度往往就是肾清除率的重要协变量，群体药动学公式中就会纳入肾功能的定量影响，从而根据需要达到的血药浓度阈值计算出不同肾功能患者的给药剂量。

（2）随机效应因素　随机效应因素是一类暂时未知，不易观测或察觉，但又大致遵循一定分布规律而变化的因素，例如一些未知的病理生理学现象、无法测定的生物化学或病理学差异、无法避免的分析测量误差，以及难以察觉的环境变化等。这类因素可进一步细分为以下几类。

1）个体间随机变异（inter - individual variabilities，IIV）：每一群体都有一组可以描述其整体特征的群体参数（population parameters，P_{pop}），而群体中的每一个体又有一组表征其个体特征的个体参数（individual parameters，P_i）。各个体参数值在群体参数典型值的周围按照一定的规律随机分布。除了上述的固定效应因素之外，导致这些个体间变异的因素还有随机效应因素。在群体药动学中，将无法以固定效应解释的个体间变异称为个体间随机变异。

这种随机效应变量通常以 η 表示，η 不是常数或定值。多数情况下，η 遵循以 0 为中心，以 ω^2 为方差的正态分布，即 $N(0,\omega^2)$。在一个群体中，不同个体的药动学参数用 P_i 表示，该参数的群体典型值（或均值）通常用 P_{pop} 表示，通常个体和群体参数的关系可以表述为：

$$P_i = P_{pop} \cdot e^{\eta_i} \tag{3-70}$$

由上述公式可知，在 P_{pop} 一定的情况下，由于 η 服从正态分布，因此同一群体中不同个体的 η_i 值可以不同，引起不同个体的药动学参数（如 Cl、V 等）也不同。比如前面例子中，体重相同（如均为 70kg）的不同个体具有不同的清除率，导致其血药浓度-时间曲线在个体间存在差异，如图 3-36 所示（图中黑色粗线表示群体模型曲线，细线为个体曲线）。

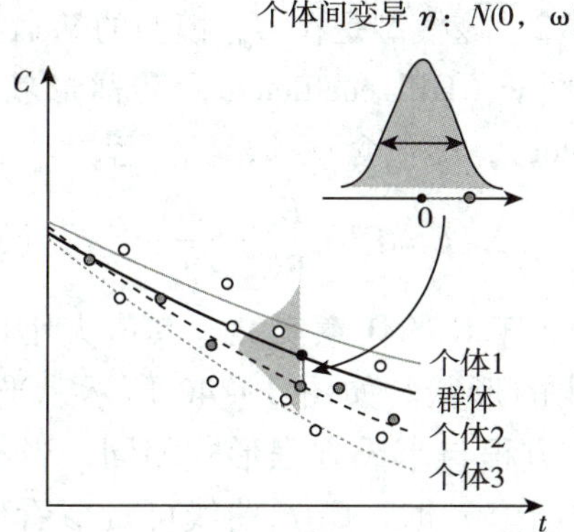

图 3-36 相同体重的不同个体静脉注射某单室模型药物后的药物浓度-时间曲线及个体间变异示例

2）个体内/试验间随机变异（intra - individual/inter - occasion variabilities，IOV）：由于不可避免的测定误差及不易察觉的环境改变等，即便是同一个体，在不同给药次数后、或不同试验、或不同场景中，以相同给药方案给予同样药物，给药后相同时间下的药物浓度也不可能完全相同，这种差异就是个体内/试验间随机变异（图 3-37）。这种随机变异则常见于同一个体在不同时间，不同批次的试验中表现出的差异。此类差异通常用误差项 ε 来表示，ε 说明某一个体在某一采样点的药物浓度的观测值（Obs）与模型预测值（Pred）的差异。在群体药动学中，通常假定 ε 符合均值为 0，方差为 σ^2 的正态分布：$N(0,\sigma^2)$，如图 3-37 所示（图中小圆圈为观测值，曲线为模型预测值）。

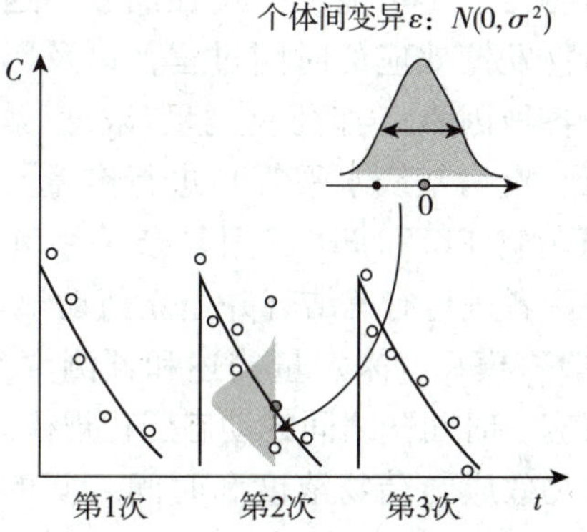

图 3-37 同一个体三次静脉注射某单室模型药物后的药物浓度-时间曲线及个体内/试验间变异示例

需要说明的是，药品说明书中对药物 PK 特征的说明往往是基于药物的群体药动学研究所得到的结论。从本部分内容可知，由于固定效应与随机效应因素的存在，不同患者在给予相同剂量的同一药物时，其体内药动学行为可能会有明显差异，尤其是在某些特殊群体（如老年人、儿童、妊娠期妇女、肝肾功能不全患者）中，其药动学参数较正常成年患者可能会具有显著差异，相同给药方案下的体内药物暴露也会存在较大差异，如果药物的治疗窗范围不够大时，会引起安全性等问题，此时针对亚群体或者个体进行精准给药就很有必要。

（五）药动学/药效学（pharmacokinetic/pharmacodynamic，PK/PD）模型

药物动力学定量研究药物在体内的吸收、

分布、代谢、排泄等过程的速度规律，体现为药物浓度随时间的动态变化，即“浓度-时间”关系，反映机体对药物的处置。药效动力学（pharmacodynamics，PD）则定量研究药物效应随剂量/浓度变化的规律，即“效应-浓度”关系，反映药物对机体的作用。其中，药物效应（effect，E）是指药物对机体产生的作用，它反映药物本身的功能与活性。药物效应的程度称为疗效（efficacy），机体对药物产生的反应通常称为响应（response，R），响应受到机体疾病状态的影响，如某种生理功能的基线（baseline）水平等。PD包括药物的有效性（efficacy）和安全性（safety）两个方面。PK和PD是药物与机体相互作用的一体两面，密不可分。

在临床用药中，更重要的目标是在保障安全性的前提下尽可能发挥最佳药效。这就离不开对药物发挥效应的时间过程，以及影响效应发挥的各种因素（如药物剂量/浓度/暴露、患者特征、疾病基线水平等）进行定量考查，同时考虑药物PK和PD之间复杂关系和相互作用，将两者进行有机结合并建立药动学/药效学（PK/PD）模型，来定量描述和预测“剂量/暴露-效应-时间”之间的动态变化规律。

药物效应与药物浓度和时间之间的关系可用图3-38表示。

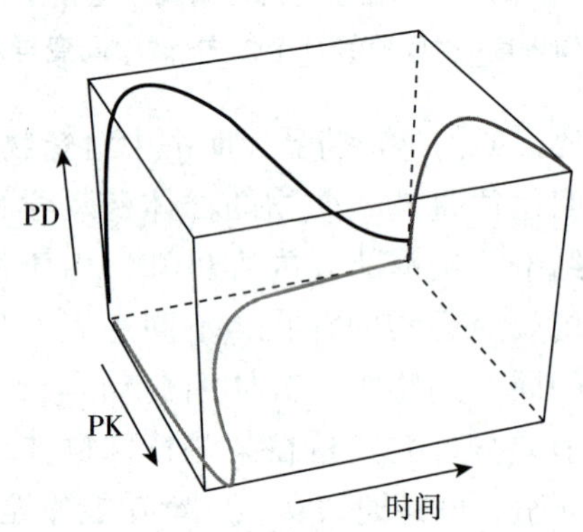

图3-38　PK和PD之间动态关系示意图

1. 药效学模型（PD模型）　描述靶点药物浓度与效应之间的定量关系。

根据药物与受体的结合方式，药物作用类型分为可逆作用和不可逆作用。可逆作用是绝大部分药物的作用方式，本质上是药物与受体的非共价结合，如氢键结合、离子作用、疏水作用等；而不可逆作用多来自药物与受体的共价结合，如药物对代谢酶的灭活及一些毒物的毒性作用，或是药物不可逆地杀灭细胞或微生物，如化疗药或抗生素。

由于药物靶点在机体中的表达有限，药物进入体内与靶点的结合具有饱和性和非线性，可采用米氏方程（E_{max}方程）来表述靶点部位药物浓度的与效应之间的关系，即：

$$E = E_0 + \frac{E_{max} \cdot C}{EC_{50} + C} \tag{3-71}$$

式中，E_0为给药前效应（如血压、血糖等）的基线值，C是靶点部位的药物浓度。E_{max}是当所有受体被药物结合后理论上所能达到的最大药效。EC_{50}是药效达到E_{max}一半时所对应的药物浓度，反映了药物对于某一靶点的效价（potency）（图3-39），EC_{50}值越小，药物的效价越强，对靶点的敏感性也越高。

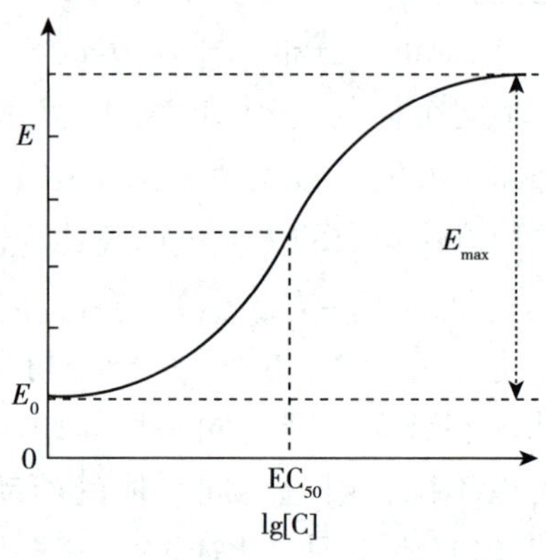

图3-39　PD模型中效应与对数浓度的关系

由于同一靶点蛋白可能结合多个药物分子，更广义的PD模型为Sigmoid E_{max}模型（又称希尔方程：Hill equation；或简称Sigmoid模型），见式3-72。该模型是在E_{max}模型的基础上增加希尔系数γ（Hill coefficient，又称形状因子，shape factor），即包含γ的米氏方程。

$$E = E_0 + \frac{E_{max} \cdot C^{\gamma}}{EC_{50}^{\gamma} + C^{\gamma}} \tag{3-72}$$

γ为大于0的任意实数，其值大小可改变C-E曲线的形状。如图3-40所示，当$\gamma = 1$时，希尔方程与米氏方程形式相同；当γ足够小（远小于1）时，C-E曲线可近似看作平缓的直线；当γ足够大时，C-E曲线变得陡峭，近似于全或无效应。图中，R反映机体对药物的响应，而 R_{max} 是机体的最大响应，表示基线 E_0 与药物最大效应 E_{max} 之和。

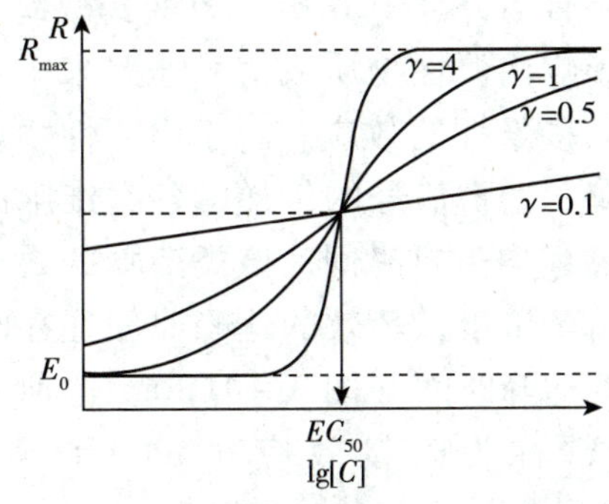

图 3-40　Sigmoid 模型中形状因子大小对效应-浓度曲线形状的影响

Sigmoid 模型是应用最广的 PD 模型，广泛用于描述各种药物的 C-E 关系。Sigmoid 模型既可描述药物激动作用，也可描述拮抗或抑制作用。使用希尔方程描述药物抑制作用，则可表示为式 3-73：

$$E = E_0 - \frac{E_{max} \cdot C^{\gamma}}{\mathrm{EC}_{50}^{\gamma} + C^{\gamma}} \qquad (3-73)$$

2. PK/PD 模型：描述血中药物浓度与效应之间的定量关系　依据可逆结合后产生效应与药效终点的关系又可进一步将药物效应分为直接效应和间接效应。

（1）直接效应模型　描述 PD 与 PK 同步。直接效应是药物与受体结合后“直接”产生的引起药效终点改变的效应。当它们分布到靶点部位的时间非常短而可以忽略不计，且与受体结合产生电信号等而迅速发挥效应（如镇痛），比如作用于中枢神经系统或心血管系统等的某些药物，其血药浓度往往与药效同步变化，药效相对于药物浓度几乎没有滞后（图 3-41A），此时 PK 和 PD 的达峰时间基本一致，此时式 3-71 中的 C 直接用血浆药物浓度（C_p）替换就可以反映 PK 和 PD 之间的定量关系。

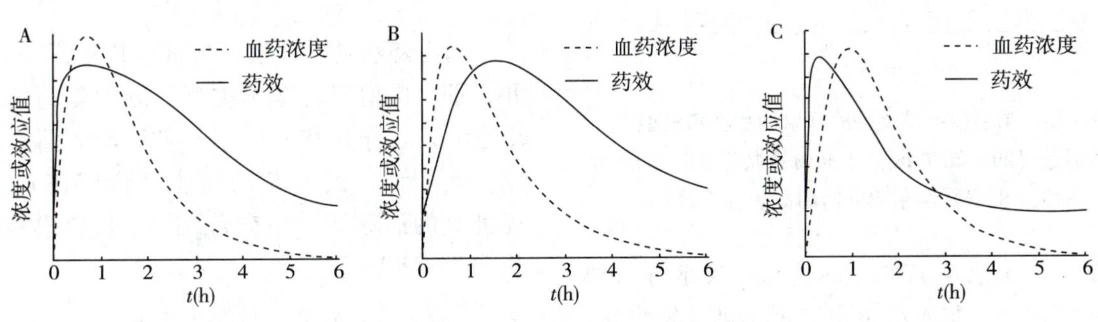

图 3-41　血药浓度与药效之间的关系

A. PK 与 PD 同步；B. PD 滞后于 PK；C. PK 滞后于 PD

（2）生物相模型或效应室模型　描述因分布滞后导致的 PD 滞后于 PK。有一些药物的靶点分布在血流不丰富的组织，药物分布需要一定时间，此时药效相对于血药浓度会有一定滞后，药效的达峰时间往往晚于药物浓度的达峰时间（图 3-41B）。此时可以假设一个效应室（effect compartment，又称为生物相，biophase），假设药物通过一级速率常数 k_{e0} 从中央室分布至效应室，且效应室中的药量 X_e 非常少，不影响药物 PK 的整体行为；还假设效应室中药物浓度 C_e 与药效间的关系可用希尔方程进行描述。这种 PK/PD 模型通常称为生物相模型或效应室模型（图 3-42）。

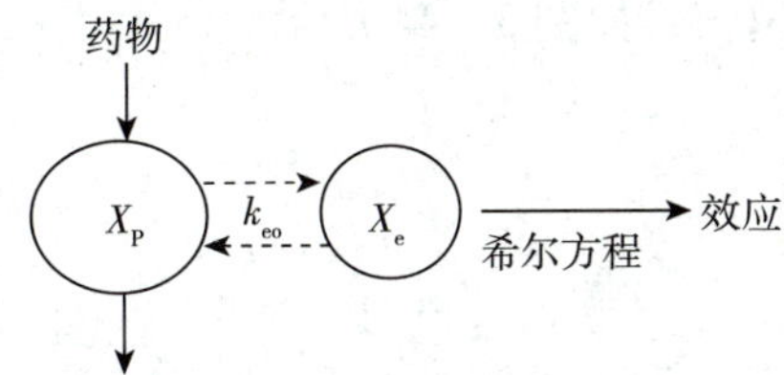

图 3-42　生物相模型示意图

生物相模型的基本公式如下：

$$\frac{\mathrm{d}C_e}{\mathrm{d}t} = k_{e0} \cdot (C_1 - C_e) \qquad (3-74)$$

$$E = E_0 + \frac{E_{max} \cdot C_e^{\gamma}}{\mathrm{EC}_{50}^{\gamma} + C_e^{\gamma}} \qquad (3-75)$$

效应室可能实际存在，也可能仅是一个抽

象的房室。通常，在PK/PD研究时可以测定不同时间的血药浓度和药物效应，而难以测定效应室中药物的浓度，但通过式（3－74）与式（3－75）就可将血药浓度和效应进行桥接，反映两者的动态关系。

以单室模型静脉注射给药为例，其药物浓度在起始时刻最高，后逐渐下降；在此过程中，药效从零开始逐渐增加，达峰后缓慢下降，显示药效滞后现象，且剂量增加，药效也随之增加，但不同剂量下药效达峰时间不变，这是生物相模型的典型特点之一，如图3－43所示。

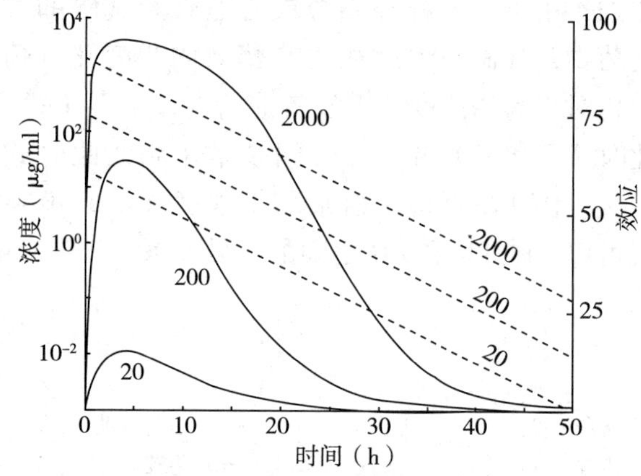

图3－43　单室模型药物静脉注射的生物相模型中不同剂量（20～2000mg）下药物的血药浓度-时间曲线（虚线）和效应－时间曲线（实线）

此外，参数k_{e0}反映了药物从中央室分布到效应室的速率，其大小决定了效应滞后的快慢。k_{e0}越大，药物从中央室到效应室的平均时间越短，滞后现象也越不明显；k_{e0}越小，则药效滞后时间越长，如图3－44所示。

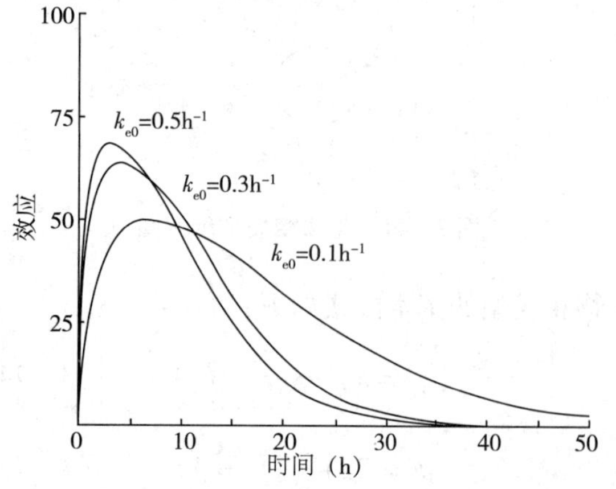

图3－44　生物相模型中不同k_{e0}对效应－时间曲线的影响

（3）间接效应模型　描述因发生间接效应引起的PD滞后于PK。所谓间接效应，即药物与靶点结合后并非“直接”改变药效终点，而是通过影响内源性物质或信号通路来干预体内平衡而间接发挥的效应。由于内源性物质的合成和分泌、生物信号的传递、各类细胞的转运迁移等过程均需要时间，该类药物的效应常常滞后于血药浓度，药效的达峰时间往往晚于药物浓度的达峰时间（图3－41B），这种PK/PD模型通常称为间接效应（indirect response，IDR）模型。

IDR模型假设在没有给药时，机体的内源性物质或某种效应R的基线R_0处于稳态，R通常以零级生成速率k_{in}进行生成，以一级消除速率常数k_{out}进行消除。在没有给药时，稳态R可看作R的基线水平R_0，那么：

$$\frac{dR}{dt}=k_{in}-k_{out}\cdot R,\ R(t=0)=R_0 \quad (3-76)$$

$$R_0=\frac{k_{in}}{k_{out}} \quad (3-77)$$

当有药物具有间接效应时，IDR模型有Ⅰ、Ⅱ、Ⅲ、Ⅳ型四种基本类型。分别是药物抑制R的生成（作用在k_{in}上）、抑制R的消除（作用在k_{out}上）、促进R的生成（作用在k_{in}上）、促进R的消除（作用在k_{out}上）。IDR模型结构如图3－45所示。

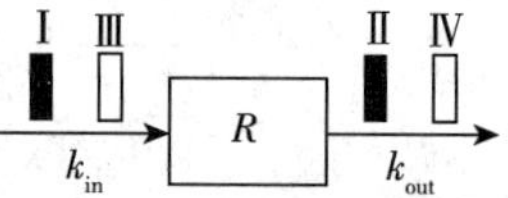

图3－45　IDR模型结构示意图

图中黑色实心方框和空心方框分别代表药物的抑制作用和促进作用

前述E_{max}模型中E_{max}和EC_{50}在IDR模型中分别可用表示抑制作用I_{max}、IC_{50}，以及表示促进作用的S_{max}和SC_{50}代替。四类IDR模型公式如下：

$$\text{模型Ⅰ：}\frac{dR}{dt}=k_{in}\cdot\left(1-\frac{I_{max}\cdot C_p}{IC_{50}+C_p}\right)-k_{out}\cdot R,$$

$$R(t=0)=\frac{k_{in}}{k_{out}} \quad (3-78)$$

$$\text{模型Ⅱ：}\frac{dR}{dt}=k_{in}-k_{out}\cdot\left(1-\frac{I_{max}\cdot C_p}{IC_{50}+C_p}\right)\cdot R,$$

$$R(t=0)=\frac{k_{in}}{k_{out}} \qquad (3-79)$$

模型Ⅲ：$\frac{dR}{dt}=k_{in}\cdot\left(1+\frac{S_{max}\cdot C_p}{SC_{50}+C_p}\right)-k_{out}\cdot R$，

$$R(t=0)=\frac{k_{in}}{k_{out}} \qquad (3-80)$$

模型Ⅳ：$\frac{dR}{dt}=k_{in}-k_{out}\cdot\left(1+\frac{S_{max}\cdot C_p}{SC_{50}+C_p}\right)\cdot R$，

$$R(t=0)=\frac{k_{in}}{k_{out}} \qquad (3-81)$$

式中，I_{max}为最大抑制分数，通常$0<I_{max}\leqslant 1$；S_{max}为最大刺激效应倍数，通常$S_{max}>0$。I_{max}与S_{max}反映了抑制或刺激效应可能达到的最大能力。IC_{50}或SC_{50}分别为达到最大抑制或刺激能力一半时所对应的血浆药物浓度。对于抑制作用，效应的低限为零或生理上能够承受的最低限度；对于刺激作用，效应上限为生理上能够承受的最高限度。

当单次给药时，对模型Ⅰ（式3-78）进行分析可知：当C_p远大于IC_{50}时，假设最大抑制效应分数$I_{max}=1$，则效应被完全抑制或拮抗。反之当C_p远小于IC_{50}时，此时药物几乎不影响k_{in}，R逐渐回到R_0，如图3-46（左上）所示。其他三类模型中也显示给药后药物效应从基线R_0开始变化（增加或减少）、然后又因药物浓度逐渐减少而效应回到基线的过程（图3-46）。在不同类型的IDR模型中，均具有药物的最大效应随剂量增加而增加，药效的滞后时间随剂量增加而延长的现象，这是不同于生物相模型的典型特征。

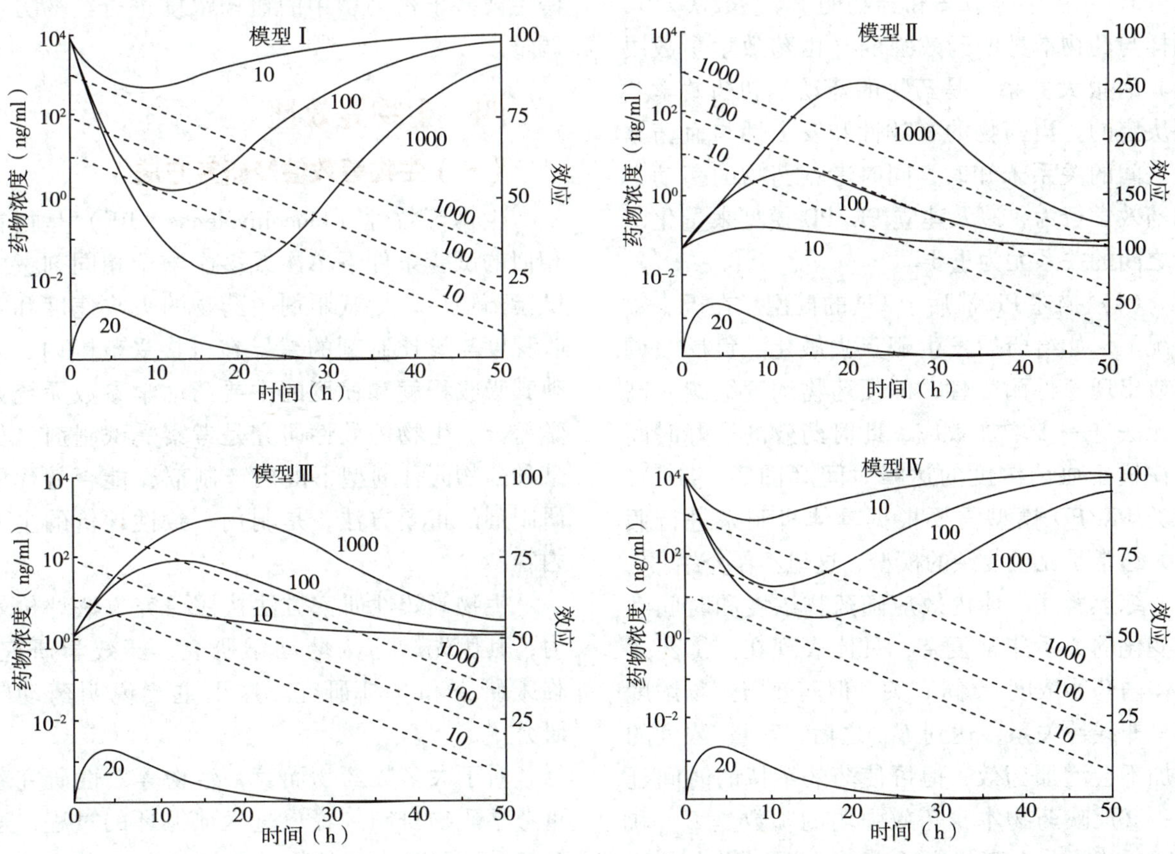

图3-46　四类IDR模型中药物不同剂量下的血药浓度-时间曲线（虚线）和效应-时间曲线（实线）

以模型Ⅰ对k_{in}的抑制为例，当多次给药后，血药浓度达到稳态血药浓度C_{ss}，效应达到稳态效应R_{ss}，经推导可得出稳态时R_{ss}的计算公式如下：

$$R_{ss}=\frac{k_{in}}{k_{out}}\cdot\left(1-\frac{I_{max}\cdot C_{ss}}{IC_{50}+C_{ss}}\right) \qquad (3-82)$$

当C_{ss}远大于IC_{50}时，得到：

$$R_{ss}=\frac{k_{in}}{k_{out}}\cdot(1-I_{max}) \qquad (3-83)$$

k_{in}和k_{out}是反映机体内源性物质（如血糖或某种效应R）的生成和消除，通常是常数；I_{max}和IC_{50}是药效学参数，反映药物固有作用的强弱，也通常为常数。从式3－82可知，稳态效应R_{ss}随着某一剂量下的稳态药物浓度C_{ss}（取决于药物的PK性质）呈现非线性变化。当C_{ss}远小于IC_{50}时，R_{ss}接近基线水平R_0，药效不显著；当C_{ss}远大于I_{max}时，药效就维持在不变的R_{ss}水平，这种情况下药效不随药物浓度的波动变化而变化，而是稳定在某个水平（式3－83），这时药效（比如血压、血糖水平的指标等）在体内的波动就很小，远不及血药浓度的波动。

在其他几类IDR模型中，稳态时也有类似情况。药物在稳态时的药效R_{ss}不仅取决于药物浓度C_{ss}（由给药方案和药物的PK参数决定），同样与药物本身的药效强弱（由药效学参数决定）有很大关系，是药物的药动学和药效学共同决定的。当药物的有效性和安全性与血药浓度之间的关系未知时，同时考察药物的药动学和药效学行为，以及建立PK/PD模型来量化两者之间的关系尤为重要。

（4）描述PK滞后于PD的模型　在极少数情况下，如给药后发生靶点去敏化、负反馈调节或出现急性耐受性，即便药物浓度继续升高也无法进一步增加效应，此时药效的达峰时间往往早于血药浓度的达峰时间（图3－41C），这类PK/PD模型需要根据具体机制来进行假设，通常是比较复杂的模型，这里不作介绍。

综上所述，体内效应随药物浓度和时间动态变化的关系非常复杂，具体表现在：①药效与体内药物浓度/暴露有关，但药效与药物浓度间呈非线性关系，达到E_{max}之后，剂量/浓度的增加不会增加药效，但可使药效维持的时间延长；②反映药物本身药效强弱的参数是E_{max}和EC_{50}，其值大小直接影响药效强弱，当血药浓度远远高于EC_{50}时，即便药物的半衰期较短（如1小时），每天给药一次也可以达到较好的稳定的药效。③影响体内药物浓度的固定效应因素（如体重、年龄、肝肾功能、基因型等）也可能引起药效的差异；④不同于给药前药物浓度的零基线水平，给药前体内的效应处于稳态（比如血压、血糖水平给药前均不为零），而基线水平对药效有可能产生较大影响，患者不同的基线水平在给药方案相同的情况下可导致药效差异显著；⑤影响药效的因素相对药物浓度的影响更加复杂，比如安慰剂效应或者内源性效应分子的节律都可能影响药效。

总之，影响药效的因素比影响药物PK的因素复杂得多，但通常都可以通过建立数学模型（PK/PD模型）定量描述和预测药物暴露-效应随时间的动态变化过程。PK/PD的定量关系对新药研发和临床合理用药都至关重要。如果临床上已经明确药物浓度和药效（包括安全性）之间的相关关系，就可通过调整给药方案来使体内药物浓度/暴露处于安全有效的治疗窗内，从而使患者在治疗中获益并减少风险。本章节中主要基于药动学中的血药浓度进行给药方案调整。

四、生物等效性

（一）生物等效性及研究方法

生物等效性（bioequivalence，BE）是指在相似的试验条件下单次或多次给予相同剂量的试验药物后，受试制剂中药物的吸收速度和吸收程度与参比制剂的差异在可接受范围内，反映其吸收程度和速度的主要药动学参数无统计学差异。生物等效性研究是考察受试制剂（如某种药物同种剂型下的国产制剂）能否替代原研制剂的重要方法，是制剂一致性评价的主要内容。

生物等效性研究方法按照研究方法评价效力，其优先顺序为药动学研究、药效学研究、临床研究和体外研究。这里主要说明药动学研究。

对于大多数药物而言，生物等效性研究着重考察药物自制剂释放进入体循环的过程，通常将受试制剂在机体内的暴露情况与参比制剂进行比较。以药动学参数为终点评价指标的生物等效性研究又可表述为：通过测定可获得的生物基质（如血液、血浆、血清）中的药物浓度，取得药动学参数作为终点指标，借此反映药物释放并被吸收进入循环系统的速度和程度。通常采用药动学终点指标C_{max}和AUC进行评价。

如果血液、血浆、血清等生物基质中的目标物质难以测定，也可通过测定尿液中的药物浓度进行生物等效性研究。

（二）生物等效性研究的基本要求

1. 研究总体设计　对于一般药物，推荐选用两制剂、单次给药、交叉试验设计。纳入健康志愿者参与研究，每位受试者依照随机顺序接受受试制剂和参比制剂，交叉试验可以有效减少个体间变异对试验评价带来的偏倚。

对于半衰期较长的药物，可选择两制剂、单次给药、平行试验设计，即每个制剂分别在具有相似人口学特征的两组受试者中进行试验。平行组设计因个体间变异给试验带来的影响较交叉设计大，应有更严格的受试者入选条件，如年龄、性别、体重、疾病史等，且需使用合理的随机化方案确保组间的基线水平均衡，以得到更好的组间可比性。

此外，还有重复试验设计，它是前两种的备选方案，是指将同一制剂重复给予同一受试者，可设计为部分重复（单制剂重复，即三周期）或完全重复（两制剂均重复，即四周期）。重复试验设计适用于部分高变异药物（个体内变异≥30%），优势在于可以入选较少数量的受试者进行试验。

2. 受试者选择　受试者的选择一般应符合以下要求：①年龄在 18 周岁以上（含 18 周岁）；②应涵盖一般人群的特征，包括年龄、性别等；③如果研究药物拟用于两种性别的人群，研究入选的受试者应有适当的性别比例；④如果研究药物主要拟用于老年人群，应尽可能多地入选 60 岁以上的受试者；⑤入选受试者的例数应使生物等效性评价具有足够的统计学效力。

筛选受试者时的排除标准应主要基于安全性方面的考虑。当入选健康受试者参与试验可能面临安全性方面的风险时，则建议入选试验药物拟适用的患者人群，并且在试验期间应保证患者病情稳定。

3. 参比制剂的选择　仿制药生物等效性试验应尽可能选择原研产品作为参比制剂，以保证仿制药质量与原研产品一致。

4. 单次给药研究　通常推荐采用单次给药药代动力学研究方法评价生物等效性，因为单次给药在评价药物释放的速度和程度方面比多次给药稳态药动学研究的方法更敏感，更易发现制剂释药行为的差异。

5. 稳态研究　若出于安全性考虑，需入选正在进行药物治疗，且治疗不可间断的患者时，可在多次给药达稳态后进行生物等效性研究。

6. 餐后生物等效性研究　食物与药物同服，可能影响药物的生物利用度，因此通常需进行餐后生物等效性研究来评价进食对受试制剂和参比制剂生物利用度影响的差异。具体情况有：①对于口服常释制剂，通常需进行空腹和餐后生物等效性研究。但如果参比制剂说明书中明确说明该药物仅可空腹服用（饭前 1 小时或饭后 2 小时服用）时，则可不进行餐后生物等效性研究。②对于仅能与食物同服的口服常释制剂，除了空腹服用可能有严重安全性方面风险的情况外，通常均进行空腹和餐后两种条件下的生物等效性研究。如有资料充分说明空腹服药可能有严重安全性风险，则仅需进行餐后生物等效性研究。③对于口服调释制剂（包括延迟释放制剂和缓释制剂），需进行空腹和餐后生物等效性研究。

7. 生物样品分析　用于生物等效性研究的生物样品分析方法在选择性、灵敏度、精密度、准确度、重现性等方面应符合要求。

8. 用于评价生物等效性的药动学参数

（1）吸收速度　通常采用实测药物峰浓度 C_{max} 评价吸收速度。药物浓度达峰时间 T_{max} 也是评价吸收速度的重要参考信息。

（2）吸收程度/总暴露量　对于单次给药研究，通常采用如下两个参数评价吸收程度：

1）从 0 时到最后一个浓度可准确测定的样品采集时间 t 的药物浓度-时间曲线下面积（$AUC_{0\to t}$）。

2）从 0 时到无限时间（∞）的药物浓度-时间曲线下面积（$AUC_{0\to\infty}$），其中：

$$AUC_{0\to\infty} = AUC_{0\to t} + \frac{C_t}{k} \qquad (3-84)$$

式中，C_t 为最后一个可准确测定的药物浓度；k 为用适当方法计算所得的末端消除速率常数。

对于多次给药研究，常采用达稳态后给药

间隔期（τ）内的药-时曲线下面积 $AUC_{0\to\tau}$ 评价吸收程度。

（3）部分暴露量　特定情况下可能需要增加部分暴露量指标来观测早期暴露值。部分暴露量测定的时间设置应符合临床疗效评价要求。应采集足够数目的可定量生物样品，以便充分估计部分暴露量。

（三）常见剂型的生物等效性研究

1. 口服溶液剂　对于口服溶液、糖浆等溶液剂型，如果不含可能显著影响药物吸收或生物利用度的辅料，则可免做人体生物等效性试验。

2. 常释制剂（常释片剂和胶囊）　采用申报的最高规格进行单次给药的空腹及餐后生物等效性研究。

3. 口服混悬剂　通常需进行生物等效性研究。其生物等效性研究的技术要求与口服固体制剂相同。

4. 调释制剂（包括延迟释放制剂和缓释制剂）　采用申报的最高规格进行单次给药的空腹及餐后生物等效性研究。一般不推荐进行多次给药研究。

5. 咀嚼片　咀嚼片生物等效性研究的给药方法应参照说明书。如说明书中要求吞咽之前先咀嚼，则进行生物等效性研究时，受试者需咀嚼后吞咽给药。如说明书中说明该药可以咀嚼也可以整片吞服，则生物等效性研究时，要求以240ml水整片送服。

（四）生物等效性研究一般试验设计和数据处理原则

1. 试验的实施　正式试验开始之前，可在少数志愿者中进行预试验，用以验证分析方法、评估变异程度、优化采样时间，以及获得其他相关信息。预试验的数据不能纳入最终统计分析。

（1）空腹试验　试验前夜至少空腹10小时。一般情况下，在空腹状态下用240ml水送服受试制剂和参比制剂。口腔崩解片等特殊剂型应参考说明书规定服药。

（2）餐后试验　试验前夜至少空腹10小时。受试者试验当日给药前30分钟时开始进食标准餐，并在30分钟内用餐完毕，在开始进餐后30分钟时准时服用试验药，用240ml水送服。

（3）服药前1小时至服药后1小时内禁止饮水，其他时间可自由饮水。服药后4小时内禁食。每个试验周期受试者应在相同的预定时间点用标准餐。

（4）通常最高规格的制剂可以一个单位（单片或单粒）服用，如生物样品分析方法灵敏度不足，则可在安全性允许的条件下，在说明书单次服药剂量范围内同时服用多片/粒最高规格制剂。

（5）试验给药之间应有足够长的清洗期（一般为待测物7倍半衰期以上）。

（6）应说明受试制剂和参比制剂的批号、参比制剂的有效期等信息。受试制剂与参比制剂药物含量的差值小于5%。试验机构应对试验制剂及参比制剂按相关要求留样。试验药物应留样保存至药品获准上市后2年。

2. 餐后生物等效性研究标准餐的组成　建议采用对胃肠道生理功能和药物生物利用度影响大的餐饮进行餐后生物等效性研究，如高脂（提供食物中约50%的热量）高热（800～1000千卡）饮食。其中，蛋白质约提供150千卡热量，碳水化合物约提供250千卡热量，脂肪约提供500～600千卡热量。报告中应提供试验标准餐的热量组成说明。

3. 样品采集　通常采集血液样品。多数情况下检测血浆或血清中的药物或其代谢产物浓度。有时分析全血样品。应恰当地设定样品采集时间，使其包含吸收、分布、消除相。一般建议每位受试者每个试验周期采集12～18个样品，其中包括给药前的样品。采样时间不短于3个末端消除半衰期。根据药物和制剂特性确定样品采集的具体时间，要求应能准确估计药物峰浓度（C_{max}）和消除速率常数（k）。末端消除相应至少采集3～4个样品以确保准确估算末端消除相斜率。除可用 $AUC_{0\to72h}$ 来代替 $AUC_{0\to t}$ 或 $AUC_{0\to\infty}$ 的长半衰期药物外，$AUC_{0\to t}$ 至少应覆盖 $AUC_{0\to\infty}$ 的80%。实际给药和采样时间与计划时间可能有偏差，则采用实际时间进行药动学参数计算。

4. 给药前血药浓度不为零的情况　如果给

药前血药浓度小于 C_{max} 的5%，则该受试者的数据可以不经校正而直接参与药动学参数计算和统计分析。如果给药前血药浓度大于 C_{max} 的5%，则该受试者的数据不应纳入等效性评价。

5. 因出现呕吐而需剔除数据的情况 如果受试者服用常释制剂后，在 T_{max} 中位数值两倍的时间以内发生呕吐，则该受试者的数据不应纳入等效性评价。对于服用调释制剂的受试者，如果在服药后短于说明书规定的服药间隔时间内发生呕吐，则该受试者的数据不应纳入等效性评价。

6. 试验报告中提交的药动学相关信息

（1）受试者编号、给药周期、给药顺序、制剂种类。

（2）血药浓度和采血时间点。

（3）单次给药：$AUC_{0\to t}$、$AUC_{0\to\infty}$、C_{max}，以及 T_{max}、k 和 $t_{1/2}$；C_{max}^{ss} 和 C_{min}^{ss}。

（4）稳态研究：$AUC_{0\to\tau}$、C_{max}^{ss}、C_{min}^{ss}、C_{av}、T_{max}^{ss}，以及波动系数和波动幅度。

（5）药动学参数的个体间、个体内和/或总的变异（如果有）。

7. 有关数据统计 计算的要求提供 $AUC_{0\to t}$、$AUC_{0\to\infty}$、C_{max}（稳态研究提供 $AUC_{0\to\tau}$、C_{max}^{ss}）几何均值、算术均值、几何均值比值及其90%置信区间（CI）等。不应基于统计分析结果，或者单纯的药动学理由剔除数据。

（五）生物等效性判断标准

在进行生物等效性评价时，一般情况下，首先应对药动学参数（AUC 和 C_{max}）使用自然对数进行数据转换，再分别计算对数转换后各个参数的均值。生物等效的接受标准为：受试制剂与参比制剂 PK 参数（AUC 和 C_{max}）的几何均值比值（geometric mean ratio，GMR）的90%置信区间数值应不低于80.00%，且不超过125.00%，即均在80%～125%范围内。对于窄治疗窗药物，应根据药物的特性适当缩小90%置信区间范围。对于高变异药物，可根据参比制剂的个体内变异，将等效性评价标准作适当比例的调整，但调整应有充分的依据。

上述生物等效性标准应同时适用于各主要药动学参数，包括 C_{max}、$AUC_{0\to t}$ 和 $AUC_{0\to\infty}$。通常情况下，如果研究药物包含多个组分，则每个组分均应符合生物等效性标准。此外，当 T_{max} 与药物的临床疗效密切相关时，通常采用配对非参数方法对 T_{max} 进行差异性检验。

五、治疗药物监测

（一）治疗药物监测的目的和临床意义

治疗药物监测（therapeutic drug monitoring，TDM）的主要目的是通过灵敏可靠的方法，检测患者血液或其他体液中的药物浓度，获取有关药动学参数，应用药动学理论，指导临床合理用药方案的制定和调整，以及药物中毒的诊断和治疗，以保证药物治疗的有效性和安全性。

治疗药物监测，对于深入研究患者用药后药物的体内过程、明确血药浓度与临床疗效的关系、提高药物疗效、保证临床用药的安全性和有效性等具有重要意义，其临床意义简单归纳如下：

（1）指导临床合理用药、提高治疗水平。

（2）确定合并用药的原则，临床上合并用药引起药源性疾病或导致药物中毒的报道不少。开展 TDM 研究药物的相互作用，对确定合并用药原则具有重要意义。

（3）药物过量中毒的诊断，开展 TDM 对防止药物过量中毒和药物急性过量中毒的诊断具有重要意义。

（4）作为医疗差错或事故的鉴定依据及评价患者用药顺应性的手段。

（二）治疗药物监测的适用范围

并不是所有药物都需要进行血药浓度监测，在血药浓度-效应关系已经确立的前提下，下列情况需进行血药浓度监测：

（1）个体差异很大的药物，即患者间有较大的药动学差异，如三环类抗抑郁药。

（2）具非线性动力学特征的药物，尤其是非线性特征发生在治疗剂量范围内，如苯妥英钠。

（3）治疗指数小、毒性反应强的药物，如强心苷类药、茶碱、锂盐、普鲁卡因胺等。

（4）毒性反应不易识别，用量不当或用量不足的临床反应难以识别的药物，如用地高辛控制心律失常时，药物过量也可引起心律失常。

（5）特殊人群用药，患有心、肝、肾、胃肠道疾病者，婴幼儿及老年人的动力学参数与正常人会有较大的差别，如肾功能不全的患者应用氨基糖苷类抗生素。

（6）常规剂量下没有疗效或出现毒性反应，测定血药浓度有助于分析原因。

（7）合并用药而出现的异常反应，药物之间的相互作用使药物在体内的吸收或消除发生改变，因此需要通过监测血药浓度对剂量进行调整。

（8）血药浓度因长期用药可能受到各种因素的影响而发生变化，有的可在体内逐渐蓄积而发生毒性反应；有的血药浓度随时间降低而导致无效；此时需测定血药浓度，调整剂量。

（9）诊断和处理药物过量或中毒。

血药浓度或其他体液中药物浓度的测定方法是治疗药物监测的前提，血浆或血清中药物的浓度低，取样量又要尽可能少，且有时患者体内会含有不止一种药物，因此用于血药浓度测定的方法较体外药物测定的方法需要考虑的问题要更复杂，要求也更高。常用的方法有高效液相色谱法（HPLC）、气相色谱法（GC）、液－质联用法（LC-MS）、放射免疫法（RIA）、荧光偏振免疫法（FPLA）、酶联免疫法（ELISA）等。

六、基于血药浓度的给药方案设计与个体化给药

（一）给药方案设计

1. 给药方案设计的一般原则　为达到安全有效的治疗目的，根据患者情况和药物的药效学与药动学特点而拟订的药物治疗计划称给药方案（dosage regimen）。它包括药物与剂型、给药剂量、给药间隔和疗程等。影响给药方案的因素有：药物的药理活性、药动学特性和患者的个体因素等。

给药方案设计的目的是使药物在靶部位达到最佳治疗浓度，产生最佳的治疗作用和最小的副作用。安全范围广的药物不需要严格的给药方案。例如，青霉素、头孢菌素等抗生素只要将血药浓度维持在最低有效血药浓度以上即可。对于治疗指数小的药物，要求血药浓度的波动范围在最低中毒浓度与最小有效浓度之间，由于患者的吸收、分布、消除的个体差异常常影响血药浓度水平，因而需要制定个体化给药方案。对于在治疗剂量即表现出非线性动力学特征的药物，剂量的微小改变，可能会导致治疗效果的显著差异，甚至会产生严重毒副作用，此类药物也需要制定个体化给药方案。给药方案设计和调整，常常需要进行血药浓度监测。但血药浓度监测仅在血药浓度与临床疗效相关，或血药浓度与药物副作用相关时才有意义。

2. 给药方案的设计

（1）根据半衰期制订给药方案　当给药间隔 $\tau = t_{1/2}$ 时，药物按一定剂量多次给药后，体内药物浓度经5～7个半衰期达到稳态水平。根据体内稳态药量 $X = FX_0/k\tau$，则 $X = 1.44FX_0$，药物在体内不会造成很大积累。在多次给药总药剂量相同的情况下，当 $\tau > t_{1/2}$ 时，血药浓度波动相对较大；在多次给药每次给药剂量相同时，当 $\tau < t_{1/2}$ 时，药物在体内可能会有较大蓄积。

临床上常采用首次剂量加大，即采用负荷剂量使血药浓度迅速达到有效治疗浓度（其原理是：第一次给药后经过时间 τ 的浓度等于多次给药的最小稳态血药浓度），经过推导，维持剂量（X_0）与首剂量（X_0^*）的关系为：

$$X_0^* = \frac{1}{1-e^{-k\tau}}X_0 \qquad (3-85)$$

若维持量 X_0 为有效剂量，且 $\tau = t_{1/2}$ 时，将 $k = 0.693/t_{1/2}$ 代入上式，求得负荷剂量：

$$X_0^* = 2X_0 \qquad (3-86)$$

这是一些药品说明书中注明首剂加倍的原因，当首剂量等于维持剂量的2倍时，血药浓度能够迅速达到稳态血药浓度。根据半衰期制定给药方案较简单，但该法不适合半衰期过短或过长的药物。

（2）根据平均稳态血药浓度制订给药方案　平均稳态血药浓度与给药剂量 X_0 和给药间隔 τ 的关系为：

$$C_{av} = \frac{FX_0}{kV\tau} \qquad (3-87)$$

则给药间隔和给药剂量的制定为：

$$\tau=\frac{FX_0}{C_{av}kV} \tag{3-88}$$

$$X_0=\frac{C_{av}kV\tau}{F} \tag{3-89}$$

【例】已知普鲁卡因酰胺胶囊剂的 F 为 0.85，$t_{1/2}$ 为 3.5h，V 为 2.0L/kg。

（1）若患者每 4 小时口服一次，剂量为 7.45mg/kg，求平均稳态血药浓度 C_{av}。

（2）若保持 C_{av} 为 6μg/ml，每 4 小时口服一次，求给药剂量 X_0。

（3）若体重为 70kg 的患者，口服剂量为 500mg，要维持 C_{av} 为 4μg/ml，求给药间隔 τ 和负荷剂量 X_0^*。

解：（1）根据式（3－87），则：

$$C_{av}=\frac{FX_0}{kV\tau}=\frac{0.85\times 7.45}{\frac{0.693}{3.5}\times 2\times 4}=4(\mu g/ml)$$

（2）$X_0=\dfrac{C_{av}\cdot k\cdot V\cdot \tau}{F}=\dfrac{6\times\frac{0.693}{3.5}\times 2\times 4}{0.85}$ $=11.18(mg/kg)$

（3）根据式（3－88），则：

$$\tau=\frac{FX_0}{kVC_{av}}=\frac{0.85\times 500}{\frac{0.693}{3.5}\times 2\times 70\times 4}=3.83(h)\approx 4(h)$$

因为 $\tau=4\approx t_{1/2}$，所以 $X_0^*=2X_0=2\times 500=1000$（mg）。

从式（3－87）可见，只要保持给药速度 X_0/τ 的比值不变，则平均稳态血药浓度不会改变，但给药后的最大稳态血药浓度和最小稳态血药浓度会随着 X_0 和 τ 的变化而改变。给药间隔越长，稳态血药浓度的峰谷波动性越大，对于治疗窗较窄的药物应用不利。因此根据平均稳态血药浓度制定给药方案必须选择最佳给药间隔，一般药物给药间隔为 1～2 个半衰期。对于治疗窗非常窄的药物，必须以小剂量多次给药，或采用静脉滴注方式给药。临床上对治疗窗很窄的药物，常常采用使其稳态最大血药浓度（C_{max}^{ss}）和稳态最小血药浓度（C_{min}^{ss}）控制在一定范围内的给药方案设计。

（3）根据稳态血药浓度范围制订给药方案

对于治疗窗很窄的药物，需要同时控制 C_{max}^{ss} 和 C_{min}^{ss}，才能使药物在临床使用安全有效。通常将最小有效浓度（MEC）设定为 C_{min}^{ss}，将最低中毒浓度（MTC）设定为 C_{max}^{ss}，根据单室模型药物多次静脉注射时 C_{min}^{ss} 与 C_{max}^{ss} 之间的关系：

$$C_{min}^{ss}=C_{max}^{ss}\cdot e^{-k\tau} \tag{3-90}$$

可以推导出最佳给药间隔 τ，即：

$$\tau=\frac{1}{k}\cdot\ln\frac{C_{max}^{ss}}{C_{min}^{ss}} \tag{3-91}$$

再根据下式可得出给药剂量 X_0：

$$C_{max}^{ss}=\frac{X_0}{V}\cdot\frac{1}{1-e^{-k\tau}} \tag{3-92}$$

例如，某抗生素药物的体内过程符合单室模型，其有效治疗浓度为 5～15μg/ml，就可以分别将 5μg/ml 和 15μg/ml 看成这个药物临床应用时的 C_{min}^{ss} 与 C_{max}^{ss}，如果已知该药物的半衰期（或消除速率常数 k），以及表观分布容积 V，则可根据上面的公式计算出给药间隔 τ 和给药剂量 X_0，从而制定出合理的给药方案。

（4）根据最小稳态血药浓度制订给药方案

某些药物的安全性比较好，治疗窗范围较大，一般情况下药物的稳态血药浓度很少能触及药物的最低中毒浓度（MTC），其给药方案可以根据其最小稳态血药浓度（C_{min}^{ss}）进行设计，此时设定最小有效浓度（MEC）为 C_{min}^{ss}。单室模型静脉注射多次给药的 C_{min}^{ss} 可根据下式求算：

$$C_{min}^{ss}=\frac{X_0}{V}\left(\frac{1}{1-e^{-k\tau}}\right)e^{-k\tau} \tag{3-93}$$

【例】已知某抗生素的 $k=0.27h^{-1}$，患者体重为 75kg，其 $V=19.5L/kg$，医生希望维持 2μg/ml 以上的治疗浓度，静脉注射该抗生素给药间隔 $\tau=12h$，试问给予该药物的维持量及负荷量各为多少？

解：本题中 2μg/ml 就可设为 C_{min}^{ss}，即 $C_{min}^{ss}=\dfrac{X_0}{V}\left(\dfrac{1}{1-e^{-k\tau}}\right)e^{-k\tau}=2\mu g/ml$

在公式中代入 $k=0.27h^{-1}$、$V=19.5L/kg$、$\tau=12h$，求得 $X_0=956.8mg/kg$

负荷剂量：$X_0^*=\dfrac{1}{1-e^{-k\tau}}X_0=995.8mg/kg$

（二）药动学方法在个体化给药中的应用

1. 血药浓度与给药方案个体化 药物剂量和所产生的药理强度受很多因素影响，存在很大的个体差异。理想的给药方案应当是根据每个患者的具体情况量身定制，这就是给药方案个体化。在临床工作中，给药方案个体化主要是凭借临床医生多年的工作经验实施。医生根据临床症状，通过按体重、体表面积、不同年龄等方法，计算调整用药剂量，尽可能使用药适合每一个患者的需要，但由于影响药物体内过程的因素众多，具体患者情况千差万别，往往不能得到理想的结果。药物效应取决于作用部位的药物浓度，但作用部位的药物浓度难以测定。多数药物作用部位的药物浓度与血药浓度存在着平行关系，通过测定的血药浓度作为指标，计算出具体患者体内的药动学参数，然后再根据这些参数制定有效而安全的个体化给药方案。

给药方案个体化是提高临床疗效的一个重要方法。对于治疗窗窄的药物，要求血药浓度的波动范围在最低中毒浓度与最小有效浓度之间，而患者的吸收、分布、消除的个体差异又常常影响血药浓度水平，因而制订个体化给药方案十分重要。对于在治疗剂量就表现出非线性动力学特征的药物，剂量的微小改变，可能会导致治疗效果的显著差异，甚至会产生严重毒副作用，此类药物也需要制订个体化给药方案。

给药方案个体化的步骤根据诊断结果及患者的身体状况等具体因素，选择适合的药物及给药途径，再拟定初始给药方案。按初始方案用药后，随时观察临床效果并按一定时间采集血样标本，测定血药浓度，由血药浓度-时间数据，求出患者的药动学参数。根据患者的临床表现、药动学数据，结合临床经验和文献资料对初始给药方案做必要的修改，制订出调整后给药方案，用于患者疾病的治疗。根据具体情况，可重复上述过程，反复调整给药方案。常用的给药方案个体化方法包括比例法、一点法和重复一点法等（具体公式略）。

2. 肾功能减退患者的给药方案设计 肾功能减退对药物的消除影响很大，药物通过肾脏排泄的分数越大，肾功能对药物消除的影响亦越大。对于治疗窗窄的药物，肾功能减退患者如不进行剂量调整，有可能发生药物中毒等不良反应。临床上对肾功能减退患者给药方案的设计，主要根据患者的肾功能状况，预测药物的清除率或消除速率常数，进行剂量调整。

肌酐清除率是判断肾小球滤过功能的指标。肾功能正常的成年男性肌酐清除率为100～120ml/min，轻度肾功能减退者为50～80ml/min，中度肾功能减退者肌酐清除率可降至10～50ml/min，严重肾功能减退者 <10ml/min。一般药物的肾清除率（Cl_r）与体内肌酐清除率（Cl_{cr}）成正比，即 $Cl_r = \alpha \cdot Cl_{cr}$（$\alpha$ 是比例系数）。

药物除了以原型从肾脏排泄外，还可经历肾外代谢及排泄。药物的总清除率（Cl）是肾清除率（Cl_r）和非肾清除率（Cl_{nr}）之和，即 $Cl = Cl_r + Cl_{nr}$。由于 $Cl = kV$，且 $Cl_r = \alpha \cdot Cl_{cr} + Cl_{nr}$，此等式左右两边同时除以 V，由此可得药物的消除速率常数 k 为：

$$k = a \cdot Cl_{cr} + k_b \tag{3-94}$$

式中，k_b 表示药物的非肾消除（生物转化或代谢）速率常数，$a = \alpha / V$（也是比例系数）。已知某种药物的 k_b 及不同患者的 Cl_{cr}，就可得到不同患者的消除速率常数 k，当患者肾功能正常时记作 k，肾功能减退时则 k 记作 $k_{(d)}$。

临床治疗时，若肾功能减退患者的给药间隔（$\tau_{(d)}$）与肾功能正常患者的给药间隔相同，即 $\tau = \tau_{(d)}$，则肾功能减退患者的给药剂量（$X_{0(d)}$）为：

$$X_{0(d)} = \frac{k_{(d)}}{k} \cdot X_0 \tag{3-95}$$

若给药剂量不变，即 $X_0 = X_{0(d)}$，则肾功能减退患者的给药间隔（$\tau_{(d)}$）为：

$$\tau_{(d)} = \frac{k}{k_{(d)}} \cdot \tau \tag{3-96}$$

【例】某个药物在体内没有代谢，只有肾排泄的消除途径，肾功能正常时的肌酐清除率分别是120ml/min，某患者的 Cl_{cr} 是40ml/min，临床的常规剂量是每天60mg，请问该患者每天给药剂量应该是多少？

解；该药的 $k_b = 0$，因此 $X_{0(d)} = \frac{k_{(d)}}{k} \cdot X_0 = \frac{a \cdot 40}{a \cdot 120} \cdot 60 = 20\text{mg/d}$。

（周田彦　胡长平　尤启冬　张　烜　王永军）

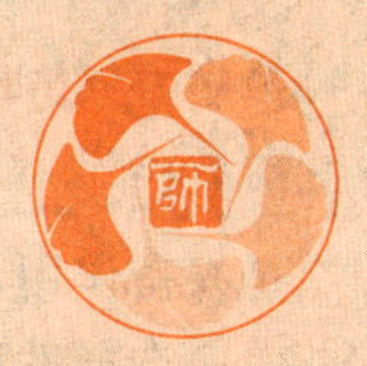

第四章　药物对机体的作用

第一节　药物作用的两重性

一、药物的作用

（一）药物的作用与效应

药效学（pharmacodynamics）研究药物对机体的作用及作用机制。药物作用（drug action）是指药物对机体的初始作用。药物效应（drug effect）或药理效应（pharmacological effect）是药物初始作用引起的机体原有生理、生化等功能或形态的变化，是药物作用的结果。例如，去甲肾上腺素与血管平滑肌细胞的 α 受体结合，属于去甲肾上腺素的药物作用，而去甲肾上腺素引起的血管收缩、血压上升，为其药物效应。药物作用与药物效应意义相近，通常并不严加区别，但当二者并用时，应体现先后顺序。

药物效应是机体器官原有功能水平的改变，功能的增强称为兴奋（excitation），功能的减弱称为抑制（inhibition）。例如，咖啡因兴奋中枢神经，以及肾上腺素引起的心肌收缩力加强、心率加快、血压升高等均属兴奋；阿司匹林退热以及苯二氮䓬类药物镇静、催眠等均属抑制。过度兴奋转入衰竭（failure）而危及生命，是另外一种性质的抑制。在分析药物所产生的效应时，既要注意药物对靶器官或靶部位的直接作用，又要考虑由于机体整体而产生的反射性或生理调节性的影响，以便对于药物作用进行全面的认识。例如，去甲肾上腺素可直接收缩血管使血压升高，同时也可以反射性地引起心率减慢。

影响药物作用的因素包括药物方面和机体方面的因素。药物方面影响药物作用的因素，包括药物的理化性质、药物剂量、给药时间和方法、疗程、药物剂型和给药途径等。机体方面影响药物作用的因素主要包括生理因素（如年龄、性别、体重）、精神因素（包括精神状态和心理活动）、疾病因素（主要包括心脏疾病、肝脏疾病、肾脏疾病、胃肠疾病、营养不良、酸碱平衡失调、电解质紊乱和发热等）、遗传因素（主要包括药物作用靶点、转运体和代谢酶的遗传多态性，表现为种属差异、种族差异、个体差异和特异体质）、时辰因素（主要是指生物节律变化对药物作用的影响），以及生活习惯与环境（主要包括饮食和环境物质通过影响机体而实现对药物作用的影响）。

药物作用具有两重性，一方面是对机体有利的作用，即药物作用的结果有利于改变患者的生理、生化功能或病理过程，使患者机体恢复正常，称为治疗作用（therapeutic effect）；另一方面，则是对机体不利的作用，即与用药目的无关，并对患者带来不适或痛苦，称为药物不良反应（adverse drug reaction，ADR）。

（二）药物作用的特异性和选择性

药物作用的特异性（specificity）是指药物作用于特定的靶点。多数药物通过化学反应而产生药理效应，化学反应的专一性使药物作用具有特异性。例如，阿托品特异性地阻断 M 胆碱受体，而对其他受体影响不大。药物作用的特异性取决于药物的化学结构，决定于构效关系。药理作用的选择性（selectivity）是指在一定的剂量下，药物对不同的组织器官作用的差异性。有些药物可影响机体的多种功能，有些药物只影响机体的一种功能，前者选择性低，后者选择性高。药物作用特异性强并不一定引起选择性高的药理效应，即二者不一定平行。例如，阿托品特异性地阻断 M 胆碱受体，但其药理效应选择性并不高，对心脏、血管、平滑肌、腺体及中枢神经系统都有影响，而且有的是兴奋作用、有的是抑制作用。作用特异性强、效应选择性高的药物应用时针对性较强。反之，效应广泛的药物一般副作用较多。但效应广泛的药物在复杂病因或诊断未明时也有其好处，例如，广谱抗菌药、广谱抗心律失常药等。药物作用选择性的基础有以下几方面：药物在体内的分布不均匀、机体组织细胞的结构不同和生化功能存在差异等。药物作用的选择性一般是相对的，有时也与药物的剂量有关。例如，小剂量的阿司匹林有抗血小板聚集、抑制血栓形成的作用，较大剂量发挥解热、镇痛作用，大剂量则具有抗炎、抗风湿作用。药物作用的选择性是药物分类和临床应用的基础。

影响药物作用特异性和选择性的因素包括：①药物的化学结构，药物的化学结构决定了其与受体的亲和力，从而影响特异性和选择性。②机体组织结构的差异，不同组织对药物的亲和力不同，影响药物的选择性。③机体生化功能及药物在体内的分布，药物在体内的分布和代谢影响其作用的选择性。

二、药物的治疗作用

药物的治疗作用是指患者用药后所产生的符合用药目的达到防治效果的作用。药物的治疗作用有利于改变患者的生理、生化功能或病理过程，使患病的机体恢复正常。根据药物所达到的治疗效果，可将治疗作用分为对因治疗、对症治疗和补充（替代）治疗。

1. 对因治疗（etiological treatment） 对因治疗是指用药后能消除原发致病因子，治愈疾病的药物治疗。例如，抗菌药可以直接杀灭或抑制病原微生物生长，从而治疗感染性疾病。

2. 对症治疗（symptomatic treatment） 对症治疗是指用药后能改善患者疾病的症状。例如，解热镇痛药（如布洛芬）降低高热患者的体温、缓解疼痛；硝酸甘油缓解心绞痛；利尿药氢氯噻嗪通过增加尿液的产生和排出，减少血容量，从而降低血压等属于对症治疗。

3. 补充/替代治疗（supplement/replacement therapy） 补充治疗是指补充体内营养或生命活动必需活性物质不足。例如，补充铁制剂治疗缺铁性贫血；补充胰岛素治疗糖尿病。补充疗法也可以纠正发病原因，但引起缺乏症的原发病因并未去除，因此严格讲与对因治疗并不相同。

一般认为，对因治疗比对症治疗重要，但对一时诊断未明、病因不清、暂时无法根治的严重危及患者生命的症状，对症治疗的重要性并不亚于对因治疗。对症治疗虽然不能根除病因，但对疾病的治疗却是不可缺少的。例如，休克、惊厥、心力衰竭、心跳或呼吸暂停时就必须立即采取有效的对症治疗，以挽救患者的生命。此时对症治疗可能比对因治疗更为迫切。有时严重的症状可以作为二级病因，使疾病进一步恶化，如高热会引起昏迷、抽搐、甚至死亡，此时解热的对症治疗对于昏迷、抽搐、甚至死亡而言，又可看成对因治疗。在临床工作中，对因治疗可以根除病因，许多对症治疗可解除患者痛苦，维持生命指征，赢得对因治疗的时间。对因和对症两种治疗应相辅相成，不可偏废。临床实践应遵循“急则治其标，缓则治其本，标本兼治”的原则。

三、药物的不良反应

药品不良反应是指不符合用药目的并给患者带来不适或痛苦的反应。世界卫生组织对药品不良反应的定义是：为了预防、诊断、治疗疾病或改变人体的生理机能，在正常用法、用量下服用药物后机体所出现的非期望的有害反应。我国《药品不良反应报告和监测管理办法》对药品不良反应的定义为：指合格药品在正常用法用量下出现的与用药目的无关的或意外的有害反应。该定义排除了治疗失败、药物过量、药物滥用、不依从用药和用药差错的情况。药品不良反应是药物本身所固有的特性与机体相互作用的结果。另外，在药物治疗过程中所发生的任何不良医学事件可称为药物不良事件（adverse drug event，ADE）。药物不良事件不一定与药物治疗有因果关系，包括药品不良反应、药物标准缺陷、药物质量问题、用药失误和药物滥用等。药物不良事件可揭示不合理用药及医疗系统存在的缺陷，是药物警戒关注的对象。

多数药品不良反应是药物固有的效应，在

一般情况下是可以预知的，但不一定是能够避免的。少数较严重的不良反应较难恢复，称为药源性疾病（drug induced disease），例如链霉素引起的神经性耳聋、肼屈嗪引起的红斑狼疮等。药品不良反应按性质主要有以下几类。

1. 副作用（side reaction） 是指在药物按正常用法用量使用时，出现的与治疗目的无关的不适反应。副作用是药物固有的药理作用所产生的，由于药物作用的选择性低，药理效应涉及多个器官，当某一效应用作为治疗目的时，其他效应就成为副作用。药物的副作用随用药目的变化而变化，一般反应较轻微并可预料，多数可以恢复。例如，阿托品用于解除胃肠痉挛时，会引起口干、心悸、便秘等副作用；用于麻醉前给药时，其抑制腺体分泌作用可减少呼吸道分泌，可以防止分泌物阻塞呼吸道及吸入性肺炎的发生，从而成为治疗作用，而减少腺体分泌产生的口干又成副作用。糖皮质激素类药物（如泼尼松和地塞米松），具有抗炎、抗过敏和免疫抑制作用，广泛用于治疗哮喘、风湿性疾病和某些自身免疫性疾病。然而，糖皮质激素类药物也会影响身体的多个系统，具有影响血糖水平、升高血压、导致骨质疏松和增加感染风险等副作用。

2. 毒性反应（toxic reaction） 是指在剂量过大或药物在体内蓄积过多时发生的危害性反应。毒性反应通常比较严重，一般也是可以预知的，应该避免发生。短期内过量用药引起的毒性称急性毒性反应，多损害循环、呼吸及神经系统功能。长期用药时由于药物在体内蓄积而逐渐发生的毒性称为慢性毒性，多损害肝、肾、骨髓、内分泌等功能。致癌（carcinogenesis）、致畸胎（teratogenesis）和致突变（mutagenesis）反应也属于慢性毒性范畴。

3. 后遗效应（residual effect/after effect） 是指在停药后，血药浓度已降至最小有效浓度以下时残存的药理效应。例如，服用巴比妥类催眠药后，次晨出现的乏力、困倦等“宿醉”现象；长期应用肾上腺皮质激素，可引起肾上腺皮质萎缩，一旦停药，可出现肾上腺皮质功能低下，数月难以恢复。

4. 停药反应（withdrawal reaction） 是指患者长期应用某种药物，突然停药后出现原有疾病加剧的现象，又称回跃反应（rebound reaction）或反跳。例如，长期应用β受体拮抗药普萘洛尔治疗高血压、心绞痛等，可使β受体密度上调而对内源性去甲肾上腺素能神经递质的敏感性增高，如突然停药，则会出现血压升高或心绞痛发作；长期服用中枢性降压药可乐定治疗高血压，突然停药，次日血压明显升高。临床对这类药物，如需停药，应逐步减量，以免发生危险。

5. 继发反应（secondary reaction） 是继发于药物治疗作用之后的不良反应，是治疗剂量下治疗作用本身带来的间接结果。例如，长期应用广谱抗菌药，使敏感细菌被杀灭或抑制，而非敏感菌（如厌氧菌、真菌）大量繁殖，造成二重感染（supra infection）。

6. 变态反应（allergic reaction） 是指机体受药物刺激所发生的异常免疫反应，引起机体生理功能障碍或组织损伤，也称过敏反应（hypersensitive reaction）。非肽类药物作为半抗原与机体蛋白结合为全抗原后，经过接触10天左右的敏感化过程而发生变态反应。某些生物制品则是全抗原，从而引起变态反应。变态反应常见于过敏体质患者，反应性质与药物原有效应和剂量无关，用药理性拮抗药解救无效；反应的严重程度差异很大，从轻微的皮疹、发热至造血系统抑制、肝肾功能损害、休克等；可能只有一种症状也可能多种症状同时出现；停药后反应逐渐消失，再用时可能再发。致敏物质可能是药物本身，也可能是其代谢物，亦可能是制剂中的杂质。临床上对于易致过敏的药物或过敏体质的患者，用药前应进行过敏试验，阳性反应者禁用或脱敏后使用。临床用药前虽常做皮肤过敏试验，但仍有少数假阳性或假阴性反应。

7. 特异质反应（idiosyncratic reaction） 是指少数特异体质患者对某些药物反应异常敏感。反应性质也可能与常人不同，但与药物固有的药理作用基本一致，反应严重程度与剂量成比例，药理性拮抗药救治可能有效。这种反应不是免疫反应，故不需预先的敏化过程。现已知道特异质反应多是先天遗传异常所致的反应。例如，先天性葡萄糖-6-磷酸脱氢酶（glucose-6-phosphate dehydrogenase，G-6-PD）缺乏的患者服用伯氨喹、磺胺类药物或氯霉素后，容易发生急性溶血性贫血和高铁血红蛋白血症；假性胆碱酯酶缺乏者，应用骨骼肌松弛药琥珀胆碱后，由于延长了肌肉松弛作用而常出现呼吸暂停反应。

8. 依赖性（dependence）　是在长期应用某种药物后所造成的一种强迫要求连续或定期使用该药的行为或其他反应，其目的是感受药物的精神效应，或避免由于停药造成身体不适。依赖性可分为精神依赖性（psychological dependence）和生理依赖性（physiological dependence）。精神依赖性是指多次用药后使人产生欣快感，导致用药者在精神上对所用药物有一种渴求连续不断使用的强烈欲望，继而引发强迫用药行为，以获得满足和避免不适感，也称为成瘾性（addiction）。生理依赖性又称躯体依赖性（physical dependence），是指中枢神经系统对长期使用的药物所产生的一种身体适应状态；一旦停药，将发生一系列生理功能紊乱，称为戒断综合征（withdrawal syndrome）。

第二节　药物的作用机制与靶标

药物作用机制是研究药物如何与机体细胞结合而发挥作用。大多数药物的作用是药物与机体生物大分子之间的相互作用引起的机体生理、生化功能改变。药物与机体结合的部位就是药物作用的靶点（target）。大多数药物通过靶标机制发挥作用，已知药物作用靶点涉及酶、受体、离子通道、核酸、免疫系统、基因等。此外，有些药物通过非靶标机制发挥作用，例如通过理化作用或补充体内所缺乏的物质而发挥作用。

一、药物的靶标作用机制

（一）酶作为药物靶标

酶是由机体细胞产生的具有催化作用的蛋白质，具有立体结构特异性、高度敏感性和高度活性，能促进各种细胞成分的代谢。酶的生成由遗传因素所决定，其代谢转换受各种生理、病理、药物及环境因素调节。体内酶的种类多、分布广，有些药物以酶为作用靶点，对酶产生激活、诱导、抑制或复活等作用。

临床应用的许多药物是通过特异性地抑制（极少数是激活）酶活性而起作用的，根据统计，大约有三分之一的临床用药物是酶抑制剂。药物通过抑制酶的活性，从而维持或提高底物水平，或者降低代谢产物水平，获得治疗效果。酶抑制剂通常结合于酶的催化活性中心（正构抑制剂），阻止酶的催化功能。

药物对酶的抑制分为竞争性抑制或非竞争性抑制，可逆性抑制或不可逆性抑制。例如，抗高血压药物依那普利抑制血管紧张素Ⅰ转化酶；解热、镇痛、抗炎药阿司匹林抑制环氧合酶；治疗充血性心力衰竭药地高辛抑制 Na^+,K^+-ATP酶。也有一些药物是通过激活酶的活性产生治疗作用。例如，纤维蛋白溶解药尿激酶激活纤溶酶原转变为纤溶酶，用于治疗急性心肌梗死；碘解磷定使有机磷酸酯抑制的胆碱酯酶复活。有些药物会影响药物代谢酶的活性，引起药物-药物相互作用。例如，苯巴比妥诱导肝药酶，氯霉素抑制肝药酶，而影响药物的体内代谢。有些药物作为酶的底物，需要经过酶的转化后才发挥作用。例如，左旋多巴是帕金森病的治疗药物，通过血-脑屏障后，在脑内被多巴脱羧酶转化为多巴胺，从而发挥疗效。甚至有些药物本身就是酶，如胃蛋白酶、胰蛋白酶等。

酶的可逆性抑制剂是在抑制剂与酶分子之间发生可逆性结合，是通过非共价键的弱键合作用。可逆性抑制剂与酶的反应可达到平衡状态，抑制作用的强弱取决于抑制剂的浓度。临床上用于血脂调节的他汀类药物。他汀类药物具有（或在体内代谢形成）3,5-二羟基戊酸的片段，其可以模仿天然底物甲羟戊酸-CoA，并与其竞争HMG-CoA的结合活性位点。他汀类药物的疏水片段中引入的基团可以通过与未被底物占据的区域形成其他的结合相互作用而增强活性，从而阻止天然底物的结合，最终抑制胆固醇的合成。当然，由于分子与酶之间的诱导契合作用，只要药物具有合适的形状适合活性位点，并且具有与可结合区域相互作用的官能团，它即使不含有底物结构片段仍然可以与活性位点结合并抑制酶。

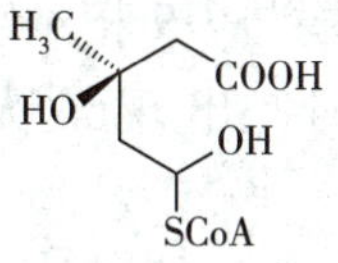

甲羟戊酸-CoA 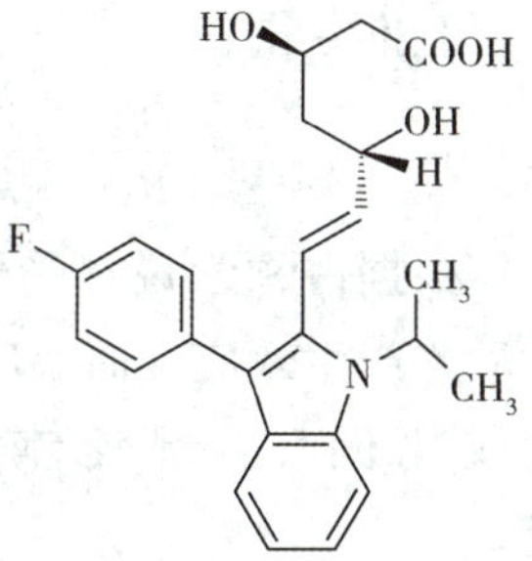　　氟伐他汀 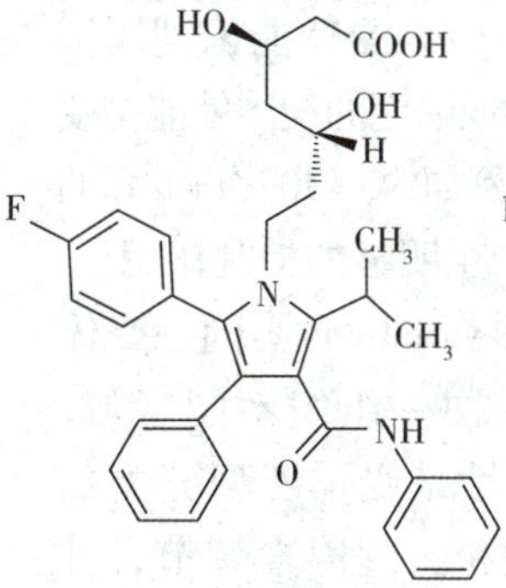　　阿托伐他汀 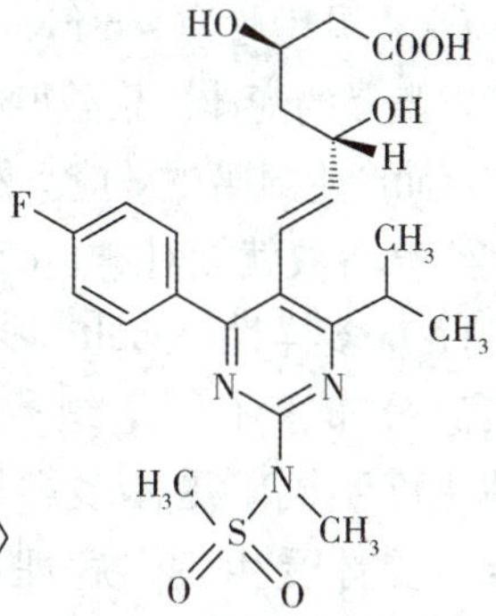　　瑞舒伐他汀

酶的不可逆抑制剂一般是通过共价键与酶活性中心结合的，不可逆抑制剂的作用强度与时间相关。发生反应的氨基酸通常是侧链中含有亲核官能团（—OH 和—SH）的氨基酸，如丝氨酸或半胱氨酸等。如质子泵抑制剂奥美拉唑（omeprazole）可在体内生成次磺酰胺结构的活性代谢产物，通过与质子泵（H^+, K^+-ATP 酶）的 Cys813 巯基共价结合，抑制质子泵的活性，从而治疗胃溃疡。由于共价键结合牢固，所以不一定需要维持抑制剂的恒定浓度，就可以达到抑制效果，除非有新合成的酶产生。用于设计不可逆抑制剂的亲电官能团（共价弹头）包括：烷基卤化物、环氧化合物、α,β-不饱和酮、丙烯酰胺或环张力较大的内酯和内酰胺等。

可逆抑制剂与不可逆抑制剂的界限并非很严格，有些强效可逆性抑制剂虽然与酶非共价结合，但因复合物离解速率很慢，亦类似于不可逆抑制。

（二）受体作为药物靶标

受体（receptor）是一类介导细胞信号转导的功能蛋白质，能识别周围环境中的某些微量化学物质，首先与之结合，并通过中介的信号放大系统，触发后续的生理反应或药理效应。能与受体特异性结合的物质称为配体（ligand）。受体对相应的配体具有极高的识别能力。体内存在许多能与受体结合的生理功能调节物质，称之为内源性配体（endogenous ligand）。受体都有相应的内源性配体，如神经递质、激素、自身活性物质等。能与受体特异性结合的药物等外来物质则称为外源性配体（exogenous ligand）。配体充当第一信使的角色，多数不进入细胞，与细胞表面的特异性受体结合，通过改变受体的构型，激活细胞内的信号转导过程；少数亲脂性配体可直接进入细胞内，与胞内或核内的受体结合，发挥信号转导作用。大多数药物作用于受体发挥药理作用。例如，胰岛素激活胰岛素受体；阿托品阻断副交感神经末梢支配效应器细胞上的 M 胆碱受体；肾上腺素激活 α、β 受体等。

1. 受体的特性

（1）饱和性（saturability）　受体数量有限，能与其结合的配体量也有限，因此受体具有饱和性，在药物的作用上反映为最大效应。受体具有饱和性，因此作用于同一受体的配体之间存在竞争现象。

（2）特异性（specificity）　受体对其配体有高度识别能力，对配体的化学结构与立体结构具有很高的专一性，特定的受体只能与其特定的配体结合，产生特定的生物学效应。同一化合物的不同光学异构体与受体的亲和力可能相差很大。

（3）可逆性（reversibility）　配体与受体的结合是化学性的，既要求两者的构象互补，还需要两者间有相互吸引力。绝大多数配体与受体结合是通过分子间的吸引力，如范德瓦耳斯力、离子键、氢键，是可逆的。受体与配体所形成的复合物可以解离，也可被另一种特异性配体所置换。少数配体与受体结合是通过共价键结合，后者形成的结合难以逆转。配体与受体复合物解离后可得到原来的配体而非代谢物。

（4）灵敏性（sensitivity） 受体能识别周围环境中微量的配体，只需很低浓度的配体就能与受体结合而产生显著的效应。例如，5×10^{-19}mol/L 的乙酰胆碱溶液就能对蛙心产生明显的抑制作用。

（5）多样性（multiple variation） 同一受体可广泛分布于不同组织或同一组织不同区域，受体密度不同。受体多样性是受体亚型分类的基础，受体受生理、病理和药理因素调节，处于动态变化之中。

2. 药物与受体相互作用学说 受体与药物相互作用的假说，称为受体学说。受体学说从分子水平上阐述机体生理病理过程、药物作用及其机制、药物分子结构与其效应之间的关系。自 1908 年 Ehrlich 提出“受体”概念以来，受体学说不断修改、补充和发展，现已成为公认的药效学基本理论。受体学说主要包括占领学说、速率学说和二态模型学说。

（1）占领学说（occupation theory） 该学说认为药物必须占领受体才能发挥作用，药物的效应不仅与被占领的受体数量成正比，也与药物-受体之间的亲和力（affinity）和药物的内在活性（intrinsic activity，α）相关。亲和力是指药物与受体结合的能力。内在活性是指药物与受体结合后产生效应的能力。内在活性大的药物只需要占领少部分受体，即可产生最大效应，并不需要占领全部受体。只有亲和力而没有内在活性的药物，虽可与受体结合，但不能产生效应。

药物与受体的相互作用服从质量作用定律：

$$\mathrm{D+R}\underset{K_2}{\overset{K_1}{\rightleftharpoons}}\mathrm{DR}\rightarrow\mathrm{E}$$

式中，D 为药物，R 为受体，DR 为药物受体复合物，E 为效应，K_1为结合常数，K_2为解离常数。

反应达到平衡时：

$$K_D=\frac{K_1}{K_2}=\frac{[D][R]}{[DR]} \qquad (4-1)$$

式中，K_D为平衡常数。

设受体总数为 R_T，R_T应为游离受体（R）与结合型受体（DR）之和，即 $R_T=[R]+[DR]$，代入式（4-1）即得：

$$K_D=\frac{[D]([R_T]-[DR])}{[DR]}$$

经推导得：

$$\frac{[DR]}{[R_T]}=\frac{[D]}{K_D+[D]}$$

根据占领学说，受体只有与药物结合才能激活并产生效应，而效应的强弱与 DR 相对结合量成比例，全部受体占领时，出现最大效应 E_{max}。

$$\frac{E}{E_{max}}=\frac{[DR]}{[R_T]}=\frac{[D]}{K_D+[D]} \qquad (4-2)$$

$[D]=0$ 时，效应为零；当 $[D]\gg K_D$ 时，$\frac{[DR]}{[R_T]}=100\%$，达到最大效应（E_{max}），即 $E_{max}=E$；当 $\frac{[DR]}{[R_T]}=50\%$，即 EC_{50}时，$K_D=[D]$。

K_D表示药物与受体的亲和力，其值等于 EC_{50}。K_D越大，表示药物与受体的亲和力越小，即二者成反比。将 K_D的负对数（$-\lg K_D$）称为亲和力指数（pD_2），其值与亲和力成正比。

药物和受体结合产生效应不仅要有亲和力，还要有内在活性。内在活性用 α 表示，$0\leqslant\alpha\leqslant100\%$。将式（4-2）加入这一参数得到式（4-3）：

$$\frac{E}{E_{max}}=\alpha\frac{[DR]}{[R_T]} \qquad (4-3)$$

当两药亲和力相等时，其效应取决于内在活性强弱；当两药内在活性相等时，则取决于亲和力大小（图 4-1）。

（2）速率学说（rate theory） 该学说认为药物的作用主要取决于药物与受体结合及分离速率，而与药物占领受体量无关。药物作用的效应与其占有受体的速率成正比。

（3）二态模型学说（two model theory） 该学说认为受体构型存在活化和失活两种状态，两者可以相互转化，处于动态平衡。两种状态对配体或药物的亲和力不同，但与哪一种状态受体结合，取决于药物的亲和力。激动药与活化状态受体亲和力大，两者结合后产生效应；拮抗药与失活状态受体亲和力大，两者结合后，受体不能转化为活化态，进而导致受体失去产生效应的能力。当激动药和拮抗药共存时，两者竞争受体，其效应取决于活化状态受体-激动药复合物与失活状态受体-拮抗药复合物之间的比例，比例小时，则拮抗药减弱或阻断激动药的作用。

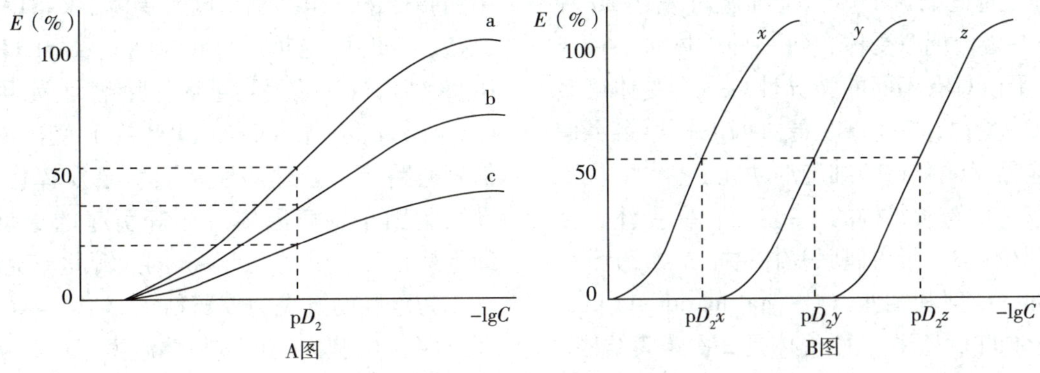

图 4-1　药物与受体的亲和力及内在活性对量-效曲线的影响

A 图：a、b、c 三药与受体的亲和力（pD_2）相等，但内在活性（E_{max}）不等；

B 图：x、y、z 三药与受体的亲和力（pD_2）不等，但内在活性（E_{max}）相等。

3. 受体的类型和性质　药物或内源性配体被特异受体识别，并与其结合，经一系列复杂的信号转导过程引起细胞内效应器活性变化，调节细胞的各种活动。根据受体蛋白结构、信号转导过程、受体位置和效应性质等特点，受体大致可分为以下几类。

（1）G-蛋白偶联受体　G-蛋白偶联受体（G protein coupled receptors）是一类与三磷酸鸟苷（guanosine triphosphate，GTP）结合调节蛋白（简称 G-蛋白）相偶联的膜受体超家族。其主要特点是在受体与激动药结合后，只有经过 G-蛋白的转导，才能将信号传递至效应器，G-蛋白是细胞外受体和细胞内效应分子的偶联体。

G-蛋白偶联受体是目前发现的种类最多的受体，现已发现 40 余种神经递质或激素的受体，如许多激素的受体、M 胆碱受体、肾上腺素受体、多巴胺受体、5-HT 受体、前列腺素受体及一些多肽类受体等，通过 G-蛋白偶联机制产生作用。G-蛋白偶联受体也是约 40% 已知药物的作用靶标，以及未来新药研发的重要靶标。G-蛋白的调节效应分子包括酶类，如腺苷酸环化酶（adenylate cyclase，AC）、磷脂酶 C（phospholipase C，PLC）等，以及某些离子通道如 Ca^{2+}、K^+ 通道，然后通过第二信使如环磷酸腺苷（cyclic adenosine monophosphate，cAMP）、环磷酸鸟苷（cyclic guanosine monophosphate，cGMP）、三磷酸肌醇（inositol-1,4,5-triphosphate，IP_3）、二酰甘油（diacylglycerol，DAG）和 Ca^{2+} 等，将信号转导至效应器，从而产生生物学效应。

G-蛋白偶联受体结构非常相似，均为单一肽链形成 7 个 α-螺旋（为跨膜区段结构）往返穿透细胞膜，形成 3 个细胞外环和 3 个细胞内环。N 端在细胞外，C 端在细胞内，这两段肽链氨基酸组成在不同受体差异很大，与其识别配体及转导信号各不相同有关。胞内部分有 G-蛋白结合区。G-蛋白是由 α、β、γ 三种亚单位组成的三聚体，静息状态时与 GDP 结合。当受体激活时 GDP-αβγ 复合物在 Mg^{2+} 参与下，结合的 GDP 与胞质中 GTP 交换，GTP-α 与 βγ 分离并激活效应器蛋白，同时配体与受体分离。α 亚单位本身具有 GTP 酶活性，促使 GTP 水解为 GDP，再与 βγ 亚单位形成 G-蛋白三聚体，恢复原来的静息状态。

G-蛋白有许多类型，常见的有：兴奋型G-蛋白（stimulatory G protein，G_s），激活 AC 使 cAMP 增加；抑制型 G-蛋白（inhibitory G protein，G_i）抑制 AC 使 cAMP 减少；磷脂酰肌醇（phosphatidylinositol，PI）特异的 PLC 型 G-蛋白（PI-PLC G protein，G_q）激活 PLCβ，使细胞膜肌醇磷脂降解，引起 IP_3、DAG 及 Ca^{2+} 增加；转导素激活型 G-蛋白（transducin G protein, G_t）激活 cGMP 磷酸二酯酶（phosphodiesterase, PDE），使 cGMP 降解，减少 cGMP；G_o 蛋白（other G protein）在脑内含量最多，参与 Ca^{2+} 及 K^+ 通道的调节。一个细胞可表达 20 种之多的 G-蛋白偶联受体，每一种受体对一种或几种 G-蛋白具有不同的特异性。一个受体可激活多个 G-蛋白，一个 G-蛋白可以转导多个信号给效应器，调节许多细胞的功能。

除了 7 次跨膜结构的 G-蛋白偶联受体，目前也发现少数 G-蛋白偶联受体并非 7 次跨膜结构。例如，C 型利钠肽（C-type natriuretic peptide）受体的 G-蛋白偶联受体是 2 次跨膜结构。

（2）配体门控离子通道受体　离子通道按生理功能分类，可分为配体门控离子通道（ligand - gated ion channel）及电压门控离子通道（voltage - gated ion channel）。配体门控离子通道受体（ligand - gated ion channel receptor）由配体结合部位及离子通道两部分构成，当配体与其结合后，受体变构使通道开放或关闭，改变细胞膜离子流动状态，从而传递信息。这一类受体包括 N 型乙酰胆碱受体、γ-氨基丁酸（GABA）受体等。由单一肽链往返 4 次穿透细胞膜形成 1 个亚单位，并由 4～5 个亚单位组成穿透细胞膜的离子通道，受体激动时离子通道开放使细胞膜去极化或超极化，引起兴奋或抑制效应。

（3）酶联膜受体

1）酪氨酸蛋白激酶受体：胰岛素及一些生长因子的受体本身具有酪氨酸蛋白激酶的活性，称为酪氨酸蛋白激酶受体（tyrosine - protein kinase receptor）。这一类受体由 3 部分组成：细胞外侧与配体结合部位、跨膜结构、细胞内侧酪氨酸激酶活性区域。酪氨酸激酶能促进自身酪氨酸残基的磷酸化而增强此酶活性，又可使细胞内底物的酪氨酸残基磷酸化，激活胞内蛋白激酶，增加 DNA 及 RNA 合成，加速蛋白合成，从而产生生物学效应。针对 MAPK 通路及癌基因生长因子受体酪氨酸激酶的抗肿瘤药物已成为分子靶向治疗的重要药物。

2）丝氨酸 - 苏氨酸蛋白激酶受体：与酪氨酸蛋白激酶受体类似，所不同的是细胞内侧含丝氨酸 - 苏氨酸激酶结构区域。某些蛋白如 TGF - $β_1$ 等可通过激活这类受体，进而激活基因调控蛋白 Smad 经转录因子途径发挥作用。

3）自身无酶结构但可招募细胞内酶发挥作用的膜受体：包括细胞因子受体 Jak-STAT 信号通路、Toll 样受体（Toll - like receptor, TLR）IRAK/NF - κB 信号通路、肿瘤坏死因子-α（tumor necrosis factor-α, TNF-α）受体 NF - κB 信号通路等。通过调控基因转录发挥作用，介导细胞因子、病原体成分等引起的免疫炎症、细胞死亡等。针对 TNF-α 的人源化单克隆抗体已成为重要的抗炎免疫药物。

（4）细胞内受体　甾体激素、甲状腺激素、维生素 D 及视黄酸受体是可溶性的 DNA 结合蛋白，其作用是调节某些特殊基因的转录。甾体激素受体存在于细胞质内，与相应的甾体激素结合形成复合物后，以二聚体的形式进入细胞核中发挥作用。甲状腺素受体存在于细胞核内，配体结合后也以二聚体形式发挥作用。细胞核激素受体（cell nuclear hormone receptors）本质上属于转录因子，必须与配体、靶基因 DNA 的激素应答元件和共调控因子（coregulator）结合后才能调节靶基因的转录和蛋白质合成，发挥生物学效应。

（5）鸟苷酸环化酶受体　鸟苷酸环化酶（guanylate cyclase, GC）也是一类具有酶活性的受体，存在两类 GC，一类为膜结合酶，另一类存在于胞质中。3 种利尿钠肽（natriuretic peptide）均可激活该类膜结合酶活性，使 GTP 转化为 cGMP 而产生生物学效应。细胞内 GC 受体位于细胞质，为可溶性 GC，可被 NO 激活，产生 cGMP 发挥作用。cGMP 是重要的第二信使，通过蛋白激酶 G 和 PDE 信号途径发挥效应。cGMP 的重要药理效应包括调控血小板激活和平滑肌舒张。

4. 受体作用的信号转导　药物（配体）与受体相互作用所引起的效应主要依赖于细胞内的信号转导系统。

（1）第一信使　第一信使是指多肽类激素、神经递质及细胞因子，以及药物等细胞外信使物质。大多数第一信使不能进入细胞内，而是与靶细胞膜表面的特异受体结合，激活受体而引起细胞某些生物学特性的改变，如膜对某些离子的通透性及膜上某些酶活性的改变，从而调节细胞功能。

（2）第二信使 第二信使为第一信使作用于靶细胞后在胞质内产生的信号分子。第二信使将获得信息增强、分化、整合并传递给效应器才能发挥其特定的生理功能或药理效应。最早发现的第二信使是cAMP，现在知道还有许多其他物质参与细胞内信号转导，包括cGMP、IP_3、DAG、前列腺素（prostaglandins，PGs）、Ca^{2+}等。

1）cAMP：是ATP经AC作用的产物。β受体、D_1受体、H_2受体等激动药通过G_s使AC活化，ATP水解而使细胞内cAMP增加。α受体、D_2受体、M_2受体、阿片受体等激动药通过G_i抑制AC，使细胞内cAMP减少。cAMP经PDE水解为5′-AMP后灭活。cAMP能激活蛋白激酶A（protein kinase A，PKA），PKA能在ATP存在的情况下使许多蛋白质特定的丝氨酸残基和/或苏氨酸残基磷酸化，从而产生生物学效应。

2）cGMP：是GTP经GC作用的产物，也被PDE灭活。cGMP作用多数与cAMP相反，使心脏抑制、血管舒张、肠腺分泌等。cGMP可激活蛋白激酶C（protein kinase C，PKC）而引起各种生物学效应。

3）DAG和IP_3：是细胞膜肌醇磷脂的水解产物，是另一类重要的受体信号转导分子。$α_1$、H_1、5-HT_2、M_1、M_2等受体激动药与其受体结合后，通过G-蛋白介导激活PLC，PLC使4,5-二磷酸肌醇（PIP2）水解为DAG和IP_3。DAG在细胞膜上激活PKC，使许多靶蛋白磷酸化而产生效应，如腺体分泌、血小板聚集、中性粒细胞活化及细胞生长、代谢分化等效应。IP_3能促进细胞内钙池释放Ca^{2+}，也有重要的生理意义。

4）钙离子：细胞内的Ca^{2+}浓度在1μmol/L以下，不到血浆Ca^{2+}浓度的0.1%，但对细胞功能有着重要的调节作用，如肌肉收缩、腺体分泌、白细胞及血小板活化，以及胞内多种酶的激活。细胞内的Ca^{2+}可以从细胞外经细胞膜上的钙通道流入，也可以从细胞内肌浆网等钙池释放，两种途径互相促进，以增加调控速率。前者受膜电位、受体、蛋白、G-蛋白、PKA等调控，后者受IP_3作用而释放。此外，细胞膜上还有钙泵，被ATP激活，可对Ca^{2+}进行双向调控。细胞内的Ca^{2+}激活PKC，与DAG有协同作用，共同促进其他信息传递蛋白及效应蛋白活化。很多药物通过影响细胞内的Ca^{2+}而发挥其药理效应。

5）廿碳烯酸类：G-蛋白能直接通过磷脂酶A_2（PLA_2）水解细胞膜磷脂或通过DAG水解产生花生四烯酸，后者经环氧酶作用产生各种PGs，或经过脂氧酶作用产生各种白三烯，直接在细胞内或邻近细胞发挥作用。

6）一氧化氮（NO）：乙酰胆碱、缓激肽、ATP等可通过促进Ca^{2+}内流，激活细胞内一氧化氮合酶（NOS），生成NO。NO可激活可溶性GC（sGC），升高细胞内cGMP水平，产生松弛血管平滑肌、抑制血小板聚集和参与神经传递等生物学效应。NO分子小，脂溶性高，能通过生物膜快速扩散，因此NO具备自分泌和旁分泌的作用。NO生成后不仅能对自身细胞，也能对邻近细胞中的靶分子发生作用，发挥细胞或突触的信息传递作用。因此，NO是一种既有第一信使特征，也有第二信使特征的信号分子。

（3）第三信使 是指负责细胞核内外信息传递的物质，包括转录因子等，其转导蛋白及某些癌基因产物，参与基因调控、细胞增殖和分化，以及肿瘤的形成等过程。

从分子生物学角度看，细胞信号物质在传递信号时绝大部分通过酶促级联反应方式进行。它们最终通过改变细胞内有关酶的活性、开启或关闭细胞膜离子通道及细胞核内基因的转录，达到调节细胞代谢和控制细胞生长、繁殖和分化的作用。

5. 受体的激动药和拮抗药 根据药物与受体结合后所产生效应的不同，可将作用于受体的药物分为激动药和拮抗药（阻断药）两类。

（1）激动药（agonist） 是指既有亲和力又有内在活性的药物。激动药能与受体结合并激活受体而产生效应。激动药是通过模拟天然化学信使激活受体的药物。对于已知内源性配体结构的受体，可通过模拟内源性配体与受体结合位点的相互作用，得到激动药。如，乙酰胆碱的类似物卡巴胆碱，用氨基甲酰基代替乙酰基，结构与乙酰胆碱的形状和大小相同，同时也具有与受体相互作用的关键药效团（铵和酯基等），所以可以模拟乙酰胆碱与受体结合并激动受体。

乙酰胆碱　　卡巴胆碱

根据内在活性的不同，激动药又分为完全激动药（full agonist）和部分激动药（partial agonist），前者对受体有很高的亲和力和内在活性（$\alpha = 1$），后者对受体有很高的亲和力，但内在活性不强（$\alpha < 1$）。部分激动药量-效曲线高度（E_{max}）较低，即使增加剂量，也不能达到完全激动药的最大效应；相反，却可因其占领受体，而拮抗完全激动药的部分药理效应。如完全激动药吗啡（$\alpha = 1$）和部分激动药喷他佐辛（$\alpha = 0.25$）合用时，当喷他佐辛和吗啡都在低浓度时，产生两药作用相加效果；当喷他佐辛和吗啡的用量达到一个临界点时，吗啡产生的效应相当于喷他佐辛的最大效应，此时随着喷他佐辛浓度增加发生对吗啡的竞争性拮抗。提示，喷他佐辛小剂量产生激动作用，大剂量产生拮抗作用。

有些药物（如苯二氮䓬类）对失活状态的受体亲和力大于活化状态，药物与受体结合后引起与激动药相反的效应，称为反向激动药（inverse agonist）。

（2）拮抗药（antagonist）　是指能与受体结合，具有较强亲和力而无内在活性（$\alpha = 0$）的药物。拮抗药本身不产生作用，但由于其占据受体而拮抗激动药的作用。如纳洛酮为阿片受体拮抗药，普萘洛尔是β肾上腺素受体拮抗药。有些药物以拮抗作用为主，但还有一定的激动受体的效应，则为部分拮抗药。

拮抗药分为竞争性拮抗药（competitive antagonist）和非竞争性拮抗药（noncompetitive antagonist）。由于激动药与受体的结合是可逆的，竞争性拮抗药可与激动药互相竞争与相同受体结合，产生竞争性抑制作用，可通过增加激动药的浓度使其效应恢复到原先单用激动药时的水平。竞争拮抗药使激动药的量-效曲线平行右移，因此其最大效应不变（图4－2A）。例如，阿托品是乙酰胆碱的竞争性拮抗药，可使乙酰胆碱的量-效曲线平行右移，不影响乙酰胆碱的最大效应。竞争性拮抗药与受体的亲和力可用拮抗参数（pA_2）表示，其含义是：在拮抗药存在时，若2倍浓度的激动药所产生的效应恰好等于未加入拮抗药时激动药的效应，则为所加入拮抗药摩尔浓度的负对数值。pA_2 值的大小反映竞争性拮抗药对其激动药的拮抗强度，药物的 pA_2 值越大，其拮抗作用越强。非竞争性拮抗药与受体结合比较牢固（例如共价键结合），因而解离速度慢，或者与受体形成不可逆的结合而引起受体构型的改变，阻止激动药与受体正常结合。因此，在非竞争性拮抗药存在时，增加激动药的剂量也不能使其量-效曲线的最大效应达到原来水平，使 E_{max} 下降（图4－2B）。

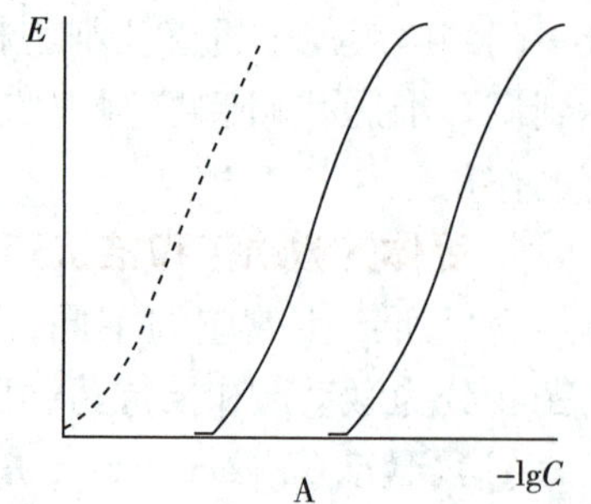

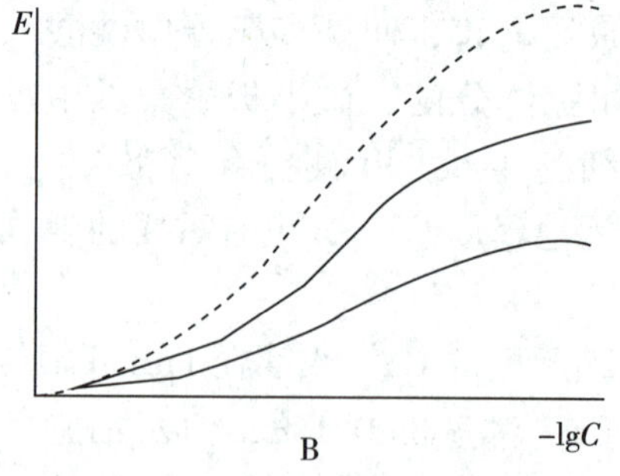

图4－2　竞争性拮抗药（A）和非竞争性拮抗药（B）对激动药量-效曲线的影响

图中虚线表示单用时激动药的量-效曲线，实线表示在拮抗药存在时激动药的量-效曲线。E：效应强度；C：药物浓度

6. 受体的调节　受体虽是遗传获得的蛋白，但并不是固定不变的，而是经常代谢更新处于动态平衡状态，受体数量、亲和力、效应力都受到生理及药理因素的影响。

受体的调节是维持机体内环境稳定的一个重要因素，其调节方式有脱敏和增敏两种类型。受体脱敏（receptor desensitization）是指在长期使用一种激动药后，组织或细胞的受体对激动药的敏感性和反应性下降的现象。例如，长期应用异丙肾上腺素治疗哮喘，可以引起异丙肾上腺素疗效逐渐变弱；维生素A可使胰岛素受体脱敏。根据产生的机制不同，可将受体脱敏分为同源脱敏（homologous desensitization）和异源脱敏（heterologous desensitization）。同源脱敏是指只对一种类型的受体激动药的反应下降，而对其他类型受体激动药的反应性不变，因此又称特异性脱敏。同源脱敏往往是由于受体蛋白磷酸化、受体结构破坏、受体定位改变及受体合成减少等所致。如胰岛素受体、生长激素受体、黄体生成素受体、血管紧张素Ⅱ受体等肽类配体的受体都存在同源脱敏。异源脱敏是指受体对一种类型的激动药脱敏，而对其他类型受体的激动药也不敏感，因此又称非特异性脱敏。异源脱敏可能由于所有受影响的受体有一个共同的反馈调节机制，或受调节的是它们信号转导通路上的某个共同环节。

受体增敏是指长期应用拮抗药，造成受体数量或敏感性提高。例如，高血压患者长期应用β受体拮抗药普萘洛尔时，突然停药可以由于β受体的敏感性增高而引起“反跳”现象，导致血压升高。另外，磺酰脲类也可使胰岛素受体增敏。

若受体脱敏或增敏仅涉及受体数量或密度的变化，则分别称为受体下调（down-regulation）或上调（up-regulation）。

（三）离子通道作为药物靶标

离子通道（ion channel）是穿过细胞膜的蛋白质亚基组成的复合物，其中空的通道内存在极性氨基酸形成的亲水孔隙，可供极性离子通过。细胞膜上有许多离子通道，无机离子 Na^+、K^+、Ca^{2+}、Cl^- 等可以通过离子通道进行跨膜转运。离子通道的开放或关闭影响细胞内外无机离子的转运，能迅速改变细胞功能。有些药物可以直接作用于离子通道，产生药理作用。例如，局麻药利多卡因抑制 Na^+ 通道，阻断神经冲动的传导，产生局麻作用；钙通道阻滞药硝苯地平可以阻滞 Ca^{2+} 通道，降低细胞内 Ca^{2+} 浓度，引起血管舒张，产生降压作用；抗心律失常药可分别影响 Na^+、K^+ 或 Ca^{2+} 通道，纠正心律失常；阿米洛利阻滞肾小管 Na^+ 通道；米诺地尔激活血管平滑肌ATP敏感 K^+ 通道等。

离子通道的开启和闭合是受到精密调控的，根据其调控的机制可分为两大类：配体门控离子通道和电压门控离子通道。通过受体蛋白调控的离子通道称为配体门控离子通道（ligand-gated ion channel），当配体或药物与跨膜蛋白结合，可影响孔道的开启与闭合，将结合的信号转化为细胞膜电位的变化。还有一类离子通道不受配体调控，但对膜电位跨细胞膜存在的电位差敏感，称为电压门控离子通道（voltage-gated ion channel）。这些离子通道存在于可兴奋细胞（即神经元）的轴突中，它们对于神经元传递信号至关重要，电压门控离子通道在控制血压和心率方面也起着重要作用。例如，电压门控L型钙离子通道，能够响应膜电位的变化从而产生生理效应，如在血管平滑肌中促使肌肉收缩，从而导致血管收缩和血压升高。1,4-二氢吡啶类钙离子通道阻滞药通过与钙离子通道的结合位点结合，从而阻止钙离子穿过离子通道，主要用于治疗高血压和心绞痛。

作用于离子通道的药物是通过与离子通道上的不同结合位点结合而调节离子通道的开放和闭合，可分为开放药和阻滞药等。

例如，苯二氮䓬类镇静催眠药与 $GABA_A$ 受体的α亚基结合，增强受体与GABA的亲和力及氯离子通道的开放频率，从而增强GABA的作用，用于镇静催眠；被称为hERG（human ether-à-go-go-related）的钾离子通道，在心脏的复极中起着核心作用。近年来发现一些化学结构不同的药物因阻断该通道引起Q-T间期延长甚至诱发尖端扭转型室性心动过速（TdP）而撤出市场，如抗过敏药物特非那定（terfenadine）、阿司咪唑（astemizole）等。

（四）核酸作为药物靶标

临床上大部分药物的靶标是蛋白质，但也有一些药物的靶标是核酸。核酸与蛋白质类似，其也具有一级、二级和三级结构。一级结构涉及核苷（RNA 中是脱氧核苷）的排列顺序，二级结构即核苷组合成螺旋结构，三级结构即超螺旋结构。作用于核酸的药物可以在基因层面上干预 DNA 的构成、结构和功能以达到治疗效果，或从源头阻止蛋白质的合成。在抗肿瘤、抗病毒和抗菌领域，已有多个以核酸为靶标的药物分子。如作用于 DNA 的药物：直接破坏 DNA 结构和功能的 DNA 烷化剂氮芥，用于治疗肿瘤；与 DNA 链结合而终止其延伸的链终止剂阿昔洛韦，用于治疗病毒感染；DNA 拓扑异构酶抑制剂环丙沙星，用于治疗细菌性疾病。

有些药物化学结构与体内正常代谢物非常相似，参与机体代谢过程，却往往不能引起代谢的生理效果，最后导致抑制或阻断代谢的后果，属于伪品掺入，这一类药物称为抗代谢药。一些抗肿瘤药就是通过干扰肿瘤细胞 DNA 和 RNA 的代谢过程而发挥作用。例如，氟尿嘧啶结构与尿嘧啶相似，掺入肿瘤细胞 DNA、RNA 中，干扰蛋白质合成而发挥抗肿瘤作用；磺胺类抗菌药通过抑制敏感细菌体内叶酸的代谢而干扰核酸的合成；抗人类免疫缺陷病毒（HIV）药齐多夫定通过抑制核苷逆转录酶，抑制 DNA 链的延长，阻碍 HIV 病毒的复制，治疗艾滋病。

近年来，随着分子生物学的发展，研究发现有些 DNA/RNA 虽然不能被转录/翻译为蛋白质，但对转录/翻译过程起着重要的调控作用，于是掀起了小核酸药物的研究热潮。如反义寡核苷酸、小干扰 RNA，以及 RNA 适配体（aptamer）等。

反义寡核苷酸（ASO，antisense oligonucleotide）是一类单链寡核苷酸分子，通过序列特异地与靶基因 DNA 或 mRNA 结合而抑制该基因表达，在基因水平调控的分子药物。反义寡核苷酸药物靶向参与疾病过程的特定基因：信使 RNA（mRNA）或非编码 RNA（例如 microRNA）。2013 年，美国 FDA 批准的米泊美生（mipomersen）是一种 20 个碱基的反义寡核苷酸，能抑制载脂蛋白 B（apoB）基因表达，降低血浆低密度脂蛋白水平，用于治疗高脂血症。

小干扰 RNA（siRNA）通常为短双链 RNA 片段，进入细胞内后，经过核酸内切酶的切割后，通过形成 siRNA 诱导沉默复合体导致靶 mRNA 降解，从而抑制蛋白的表达。2018 年，美国 FDA 批准了首个 siRNA 药物帕替司瑞（patisiran），用于治疗遗传性转甲状腺素蛋白淀粉样变性（hATTR）伴多发性神经病变。

（五）药物与靶标相互作用对药理活性的影响

药物在与作用靶标相互作用时，一般是通过键合的形式进行结合，这种键合形式有共价键和非共价键二大类。共价键的结合形式是药物与作用靶标形成不可逆的共价键结合，这种情况比较少见。但在大多数情况下，药物与作用靶标的结合是非共价键的可逆形式，主要的结合方式有：离子键、氢键、离子偶极、偶极-偶极、范德瓦耳斯力、电荷转移复合物和疏水作用等（图 4-3）。

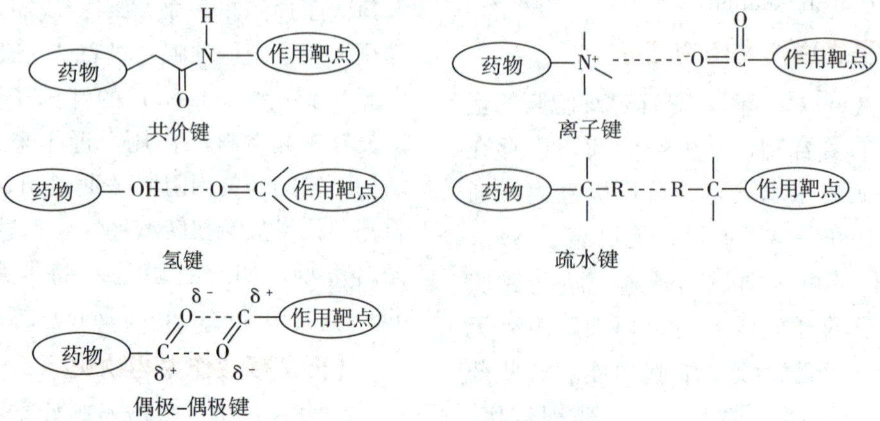

共价键　离子键　氢键　疏水键　偶极-偶极键

图 4-3　药物与作用靶点作用的常见键合方式

1. 共价键键合类型　键能较大（键能 200～400kJ/mol，甚至更高），作用强而持久，除非被体内特异的酶解断裂，否则很难断裂。因此，以共价键结合的药物，是一种不可逆的结合形式，和发生的有机合成反应相类似。

药物与靶点产生共价键键合的药物主要有烷化剂类抗肿瘤药、β-内酰胺类抗菌药、拉唑类抗溃疡药，以及近年来新发展的部分激酶类抗肿瘤药等。

共价键键合类型多发生在化学治疗药物的作用机制上，例如烷化剂类抗肿瘤药物，对 DNA 中鸟嘌呤碱基产生共价结合键，从而产生细胞毒活性（图 4－4）。

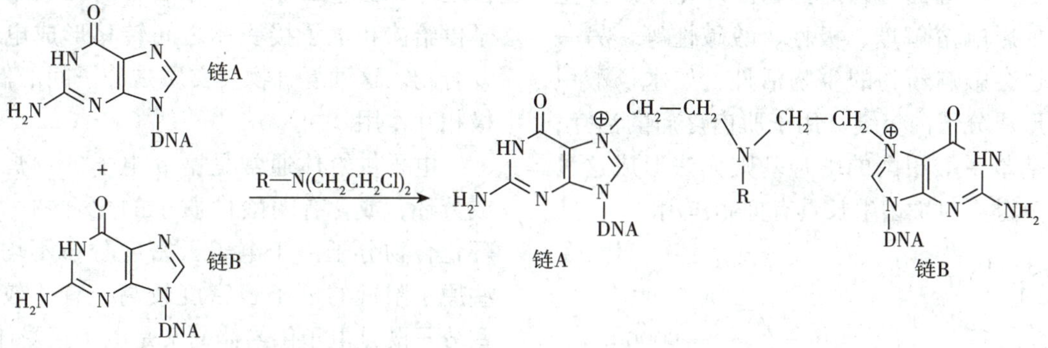

图 4－4　烷化剂类抗肿瘤药物与 DNA 中鸟嘌呤碱基产生共价结合键示意图

2. 非共价键的键合类型　非共价键的键合是可逆的结合形式，其键合的形式有：离子键、氢键、范德瓦耳斯力、疏水键、静电引力、电荷转移复合物、偶极相互作用力等。

（1）离子键　又称为盐键，通常是药物的带正电荷的正离子与受体带负电荷的负离子之间，通过静电吸引力而产生的电性作用，形成离子键。离子键的结合力较强，可增加药物的活性，是所有键合键中键能最强的一种（键能一般为 20～40kJ/mol）。

含有叔胺等碱性基团的药物，在生理状态形成带有正电荷的铵盐，与受体的阴离子部分形成离子键键合。例如，去甲肾上腺素（noradrenaline）结构中的氨基在体内质子化成铵盐后，与 β_2－肾上腺素受体形成离子键作用。还有含季铵结构的药物，例如，拟胆碱药物氯贝胆碱（bethanechol chloride）通过与乙酰胆碱 M 受体相结合产生激动作用，对胃肠道和膀胱平滑肌的选择性较高，主要用于手术后腹气胀、尿潴留，以及其他原因所致的胃肠道或膀胱功能异常。

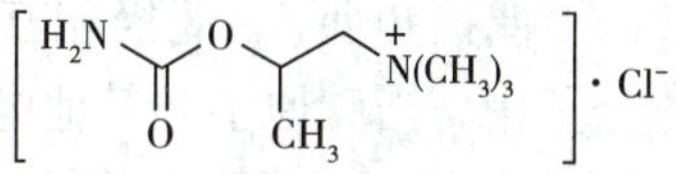

氯贝胆碱

（2）氢键　氢键是有机化学中最常见的一种非共价作用形式，也是药物和生物大分子作用的最基本化学键合形式，氢键的键能比较弱（16～60kJ/mol）。氢键通常是富电子的杂原子（具有孤对电子，如氧或氮）和缺电子的氢（通常是通过共价键与电负性原子，如氧或氮，连接）之间形成的弱化学键。在生物大分子，如蛋白质、DNA 中，存在众多的羰基、羟基、巯基、氨基，甚至有些还是带有电荷的基团，有些是氢键的接受体，有的是氢键的供给体，而药物分子中也多常见有羟基和羰基，相互之间形成氢键—X—H……Y—，降低了体系的总能量。

药物与生物大分子通过氢键相结合的例子在药物的作用中很常见，如磺酰胺类利尿药通过氢键和碳酸酐酶结合，其结构位点与碳酸和碳酸酐酶的结合位点相同。

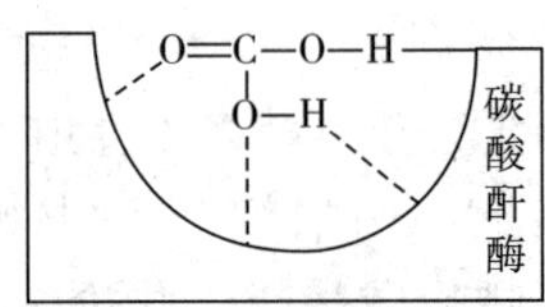

碳酸与碳酸酐酶结合的模型

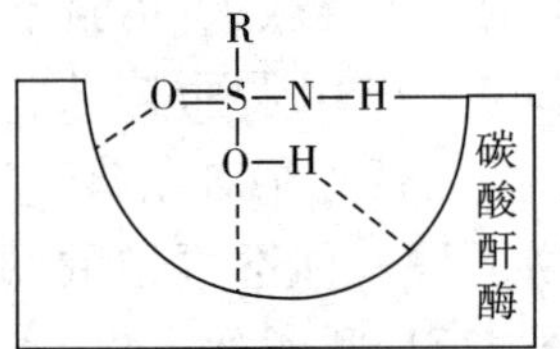

磺酰胺类利尿药与碳酸酐酶结合模型

另外药物自身还可以形成分子间氢键和分子内氢键。一方面可以对药物的理化性质产生影响，如影响溶解度、极性、酸碱性等。另一方面，也会影响药物的生物活性，如水杨酸甲酯由于形成分子内氢键，用于肌肉疼痛的治疗；而对羟基苯甲酸甲酯的酚羟基则无法形成这种分子内氢键，对细菌生长具有抑制作用。

水杨酸甲酯　　对羟基苯甲酸甲酯

（3）离子-偶极和偶极-偶极相互作用　在药物和受体分子中，当碳原子和其他电负性较大的原子，如N、O、S、卤素等成键时，由于电负性较大原子的诱导作用使得电荷分布不均匀，导致电子的不对称分布，产生电偶极。药物分子的偶极与另一个带电离子形成相互吸引的作用称为离子-偶极作用。如果一个偶极和另一个偶极产生相互静电作用，称为偶极-偶极键。

这种离子-偶极、偶极-偶极的相互作用对稳定药物受体复合物起到重要作用，但是这种作用比离子产生的静电作用要弱得多。离子-偶极、偶极-偶极相互作用的例子通常见于羰基类化合物，如酰胺、酯、酰卤、酮等。镇痛药美沙酮（methadone）分子中的碳原子由于羰基极化作用形成偶极，与氨基氮原子的孤对电子形成离子-偶极作用，从而产生与哌替啶相似的空间构象，与阿片受体结合而产生镇痛作用。

美沙酮（methadone）　　哌替啶（pethidine）

（4）电荷转移复合物　电荷转移复合物发生在缺电子的电子接受体和富电子的电子供给体之间，当这二种分子相结合时，电子将在电子供给体和电子接受体之间转移形成电荷转移复合物。这种复合物其实质是分子间的偶极-偶极相互作用。

电子供给体通常是富p电子的烯烃、炔烃或芳环，或含有弱酸性质子的化合物。某些杂环化合物分子由于电子云密度分布不均匀，有些原子附近的电子云密度较高，有些较低，这些分子既是电子供给体，又是电子接受体。

电荷转移复合物的形成降低了药物与生物大分子相互作用的能量，例如，抗疟药氯喹（chloroquinine）可以插入到疟原虫的DNA碱基对之间形成电荷转移复合物。

（5）疏水性相互作用　当药物结构中非极性链部分和生物大分子中非极性链部分相互作用时，由于相互之间亲脂能力比较相近，结合比较紧密导致两者周围围绕的能量较高的水分子层破坏，形成无序状态的水分子结构，导致体系的能量降低。多数药物分子中的烷基、苯基等非极性基团均易与作用靶点形成疏水键。

（6）范德瓦耳斯力相互作用　一个原子的原子核对另一个原子的外层电子的吸引作用，其键能很弱（键能为2～4kJ/mol），是所有键合作用中最弱的一种，但非常普遍。范德瓦耳斯力来自于分子间暂时偶极产生的相互吸引。这种暂时的偶极是来自非极性分子中不同原子产生的暂时不对称的电荷分布，暂时偶极的产生使得分子和分子或药物分子和生物大分子相互作用时得到弱性的引力。范德瓦耳斯力随着分子间的距离缩短而加强。

（7）金属离子螯合物　金属离子螯合物是由金属离子与具有供电子基的配位体结合而成。一个金属离子可以与两个或两个以上配位体形成螯合物，分子中只含二个供电子基的二齿配位体与金属离子形成单环螯合物；含三个以上供电子基的称多齿配位体，可形成二个或更多的螯合环。最常见和稳定的是五元环和六元螯合环。体内的氨基酸、蛋白质是良好的配位体。

金属离子螯合物目前在抗肿瘤药物中非常重要，常见的有铂金属螯合物。其作用机制是铂金属螯合物进入肿瘤细胞后，生成非常活泼的螯合离子，在体内与DNA的两个鸟嘌呤碱基N7络合成一个闭合的五元状螯合物环，破坏了核苷酸链上的嘌呤基和胞嘧啶之间的氢键，使DNA不能形成正常双螺旋结构，肿瘤细胞DNA复制停止。金属离子螯合物还可用作金属中毒时的解毒剂，如二巯基丙醇（dimercaprol）可作为锑、砷、汞的螯合解毒剂。

上述不同的键合方式是药物和生物大分子相互作用的主要形式，药物与受体往往是以多种键合方式结合，一般作用部位越多，作用力越强，药物活性较好。通过这些键合作用有时是弱性的非共价键合作用，降低药物与生物大分子复合物的能量，增加复合物的稳定性，发挥药物的药理活性作用。药物与生物大分子的相互作用有时不是单纯的一种结合模式，如局部麻醉药普鲁卡因（procaine）与受体的作用（图4-5）。

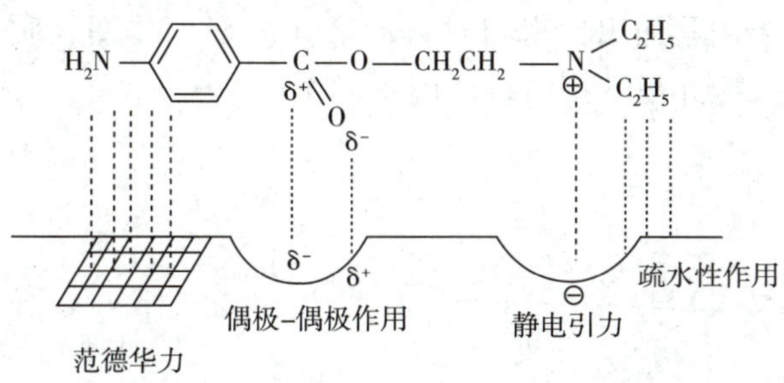

图4-5　普鲁卡因与受体的作用示意图

二、药物的非靶标作用机制

（一）补充体内物质

有些药物通过补充生命代谢物质，治疗相应的缺乏症。例如，补充电解质如氯化钠注射液用于纠正低钠血症和脱水状态；补充治疗因维生素D缺乏引起的佝偻病或骨质疏松症；补充铁剂治疗缺铁性贫血；补充胰岛素治疗糖尿病；补充胰酶用于慢性胰腺炎引起的胰酶分泌不足；补充多种微量元素等。这种补充作用不依赖特定的受体或靶点，而是通过提供所缺物质直接纠正生理或代谢缺陷。

（二）改变细胞周围环境的理化性质

有些药物是通过调节细胞周围环境的酸碱度、渗透压等，从而产生药理效应。例如，口服氢氧化铝、三硅酸镁等抗酸药中和胃酸，可用于治疗胃溃疡；静脉注射甘露醇，其在肾小管内产生高渗透压而利尿；二巯基丁二酸钠等螯合剂可将汞、砷等重金属离子螯合成环状物，促使其随尿液排出以解毒。此外，渗透性泻药聚乙二醇散通过在肠道内形成高渗环境，增加水分滞留，软化粪便并促进排便。

（三）影响生理活性物质及其转运体

很多无机离子、代谢物、神经递质、激素在体内主动转运，需要转运体参与，药物干扰这一环节可产生明显的药理效应。例如，噻嗪类利尿药抑制肾小管 Na^+-Cl^- 转运体，从而抑制 Na^+-K^+、Na^+-H^+ 交换而发挥排钠利尿作用；丙磺舒竞争性抑制肾小管对弱酸性代谢物的转运体，抑制原尿中尿酸再吸收，可用于痛风的治疗。

（四）影响机体免疫功能

机体的免疫应答有两种类型：天然免疫应答（非特异性免疫应答）和获得性免疫应答（特异性免疫应答）。正常的免疫应答在抗感染、抗肿瘤及排斥异体物质方面具有重要作用。免疫系统中任何环节的功能障碍都会导致免疫病理反应的发生。免疫病理反应包括超敏反应、自身免疫疾病、免疫增殖性疾病、免疫缺陷疾病、肿瘤及移植排斥反应。作用于免疫系统影响免疫功能的药物统称为免疫调节药（immunomodulator），包括免疫抑制药（immunosuppressive agents）和免疫增强药（immunopotentiating agents）。免疫抑制药泛指具有免疫抑制作用的药物，包括肾上腺皮质激素类药物、钙调磷酸酶抑制药、抗增殖/抗代谢药和抗体制剂。免疫增强药则是指具有免疫刺激、兴奋和恢复作用的药物，包括免疫佐剂（immunoadjuvants）、免疫恢复药（immunonormalizing agents）和免疫替代药（immunosubstituting agents）。近20年来，为防治移植排异反应和自身免疫性疾病，如哮喘、过敏及某些炎症等，而发展起来的免疫耐受（immune tolerance）治疗策略，包括变应原特异性免疫治疗（allergen - specific immunotherapy）和生物免疫反应修饰药（biological immune response modifiers）治疗。例如，免疫抑制药环孢素及免疫增强药左旋咪唑通过影响机体免疫功能发挥疗效，前者用于器官移植的排斥反应，后者用于免疫缺陷性疾病的治疗；免疫检查点抑制药（如 CTLA-4 抑制药、PD-1 抑制药和 PD-L1 抑制药）通过解除抑制 T 细胞功能的信号以发挥抗肿瘤功能。

（五）非特异性作用

有些药物并无特异性作用机制，而主要与理化性质有关。例如，消毒防腐药对蛋白质有变性作用，因此只能用于体外杀菌或防腐，不能内服。另外，还有酚类、醇类、醛类和重金属盐类等蛋白沉淀剂。有些药物利用自身酸碱性，产生中和反应或调节血液酸碱平衡，如碳酸氢钠、氯化铵等。

第三节 药物作用的量-效和时-效规律与评价

一、药物的量-效关系

（一）药物的量-效关系与量-效关系曲线

药物剂量与效应关系（dose-effect relationship）简称量-效关系，是指在一定剂量范围内，药物的剂量（或浓度）增加或减少时，其效应随之增强或减弱，两者间有相关性。量-效关系可用量-效曲线（dose-effect curve）或浓度-效应曲线（concentration-effect curve）表示，定量地反映药物作用特点，为临床用药时提供参考。

（二）量反应与质反应

药理效应按性质可分为量反应（graded response）和质反应（quantal response）。药理效应的强弱呈连续性量的变化，可用数量或最大反应的百分率表示，称为量反应。例如，血压、心率、尿量、血糖浓度等，研究对象为单一的生物个体。以药理效应强度为纵坐标，药物剂量或浓度为横坐标，进行作图，得到直方双曲线。将药物浓度或剂量改用对数值作图，则呈现典型的 S 形曲线，即量反应的量-效曲线（图 4-6）。通常，在整体动物实验，以给药剂量表示；在离体实验，则以药物浓度表示。

如果药理效应不是随着药物剂量或浓度的增减呈连续性量的变化，而为反应的性质变化，则称之为质反应。质反应一般以阳性或阴性、全或无的方式表示，如存活与死亡、惊厥与不惊厥、睡眠与否等，研究对象为一个群体。如果用累加阳性率与对数剂量（浓度）作图，质反应亦呈 S 型曲线（图 4-7）。

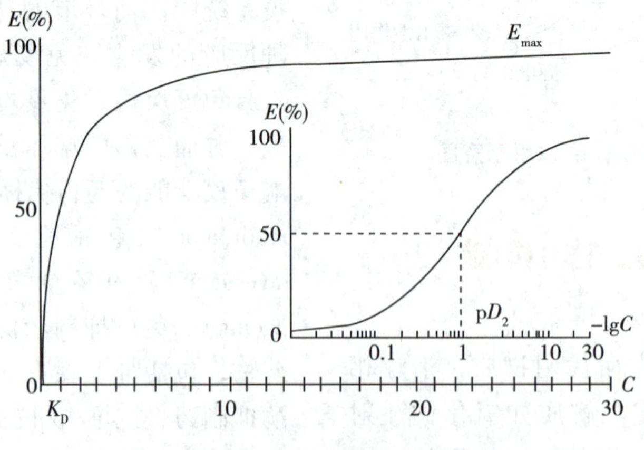

图 4-6 量反应的量-效曲线

E：效应强度；C：药物浓度

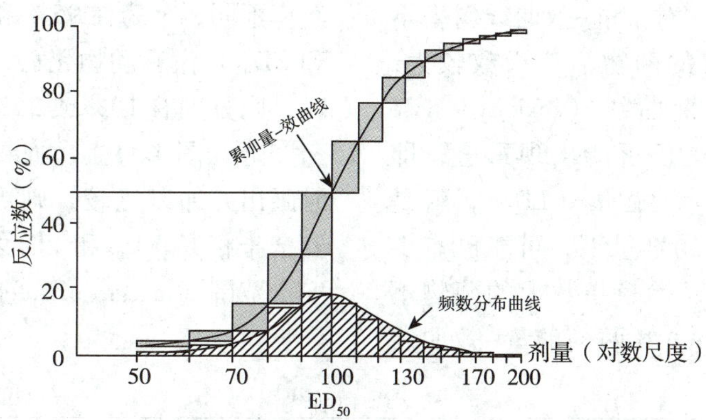

图 4-7 质反应的频数分布曲线和累加量-效曲线

（三）量反应和质反应的相关药理学基本概念

从量反应和质反应的两种量-效曲线衍生出如下药理学基本概念，有重要的临床意义。

1. 斜率（slope） 在效应为 16% ~ 84% 区域，量-效曲线几乎呈直线，其与横坐标夹角的正切值，称为量-效曲线的斜率。斜率大的药物，药量微小的变化即可引起效应的明显改变；反之亦然。斜率大小在一定程度上反映了临床用药的剂量安全范围，斜率较陡的提示药效较剧烈，较平坦的则提示药效较温和。

2. 最小有效量（minimal effective dose） 是指引起药理效应的最小药物剂量，也称阈剂量（threshold dose）。同样，最低有效浓度（minimal effective concentration）是指引起药理效应的最低药物浓度，亦称阈浓度（threshold concentration）。

3. 最大效应（maximal effect，E_{max}） 在一定范围内，增加药物剂量或浓度，其效应随之增加，但效应增至一定程度时，若继续增加剂量或浓度而效应不再继续增强，此药理效应的极限称为最大效应，也称效能（efficacy）。效能反映了药物的内在活性，在质反应中阳性率达 100%。阿片类镇痛药效能高，能解除剧痛；阿司匹林类解热镇痛药镇痛效能低，只能用于一般轻、中度疼痛。

4. 效价强度（potency） 是指能引起等效反应（一般采用 50% 效应量）的相对剂量或浓度。效价强度用于作用性质相同的药物之间的等效剂量或浓度的比较，其值越小则强度越大。效能和效价强度反映药物的不同性质，二者具有不同的临床意义，常用于评价同类药物中不同品种的作用特点。例如，利尿药以每日排钠量为效应指标进行比较，环戊噻嗪的效价强度约为氢氯噻嗪的 30 倍（图 4-8），但二者效能相同，二者无论剂量如何增加，都不能达到呋塞米所产生的效能（利尿效果）。在临床选择药物及确定剂量时须区别效能和效价强度，不加区分只讲某一药较另一药作用强，容易引起误解，尤其在新药的评价中要注意。

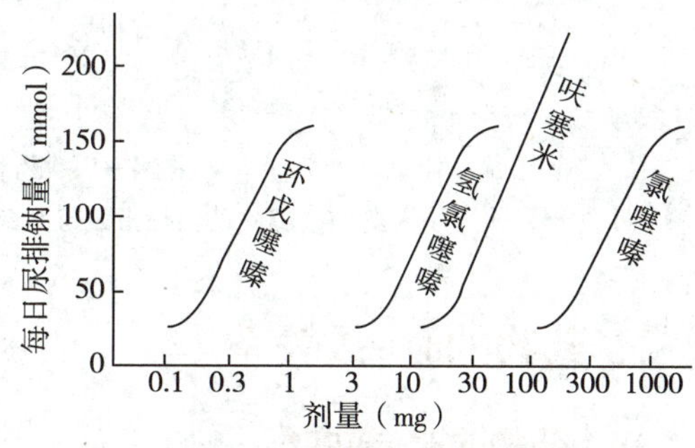

图 4-8 各种利尿药的效价强度及最大效应比较

5. 半数有效量（median effective dose） 是指引起 50% 阳性反应（质反应）或 50% 最大效应（量反应）的浓度或剂量，分别用半数有效量（ED_{50}）及半数有效浓度（EC_{50}）表示。如效应指标为死亡，则称为半数致死量（median lethal dose，LD_{50}）。药物的安全性一般与其 LD_{50} 的大小成正比，与 ED_{50} 成反比，故常以药物 LD_{50} 与 ED_{50} 的比值表示药物的安全性，称为治疗指数（therapeutic index，TI）。治疗指数越大，药物相对越安全。但以治疗指数评价药物的安全性，并不完全可靠，因为没有考虑药物在最大有效量时的毒性。对于量-效曲线斜率不同的药物而言，虽然有的药物治疗指数较大，但量-效曲线与毒-量曲线（toxicity-dose curve，TD curve）的首尾仍可能出现重叠，即ED_{95}可能大于5%的中毒死亡量（LD_5），就是说在没有获得充分疗效的剂量下，可能已有少数动物中毒死亡。提示，治疗指数大的药物不一定绝对安全。例如，A、B两药的量-效曲线斜率不同，A药在95%和99%有效量时（ED_{95}和ED_{99}）没有动物死亡，而B药在ED_{95}和ED_{99}时，则分别有10%或20%死亡，说明A药比B药安全（图4-9）。如果ED与TD两条曲线同时画出并加以比较，则更加清楚。较好的药物安全指标是ED_{95}和LD_5之间的距离，称为药物安全范围（margin of safety），其值越大越安全。

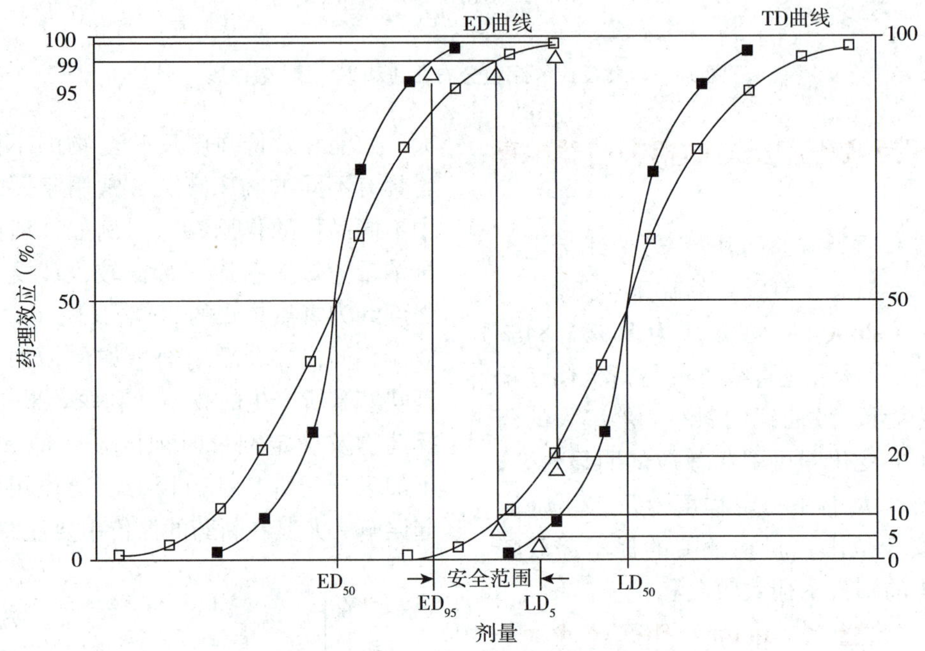

图4-9　药物的治疗指数和安全范围

A药物（■）的治疗指数与B药物（□）相同，但A药的安全范围比B药大

二、药物的时-效关系

（一）药物的时-效曲线

时-效关系（time-effect relationship）是指用药之后随时间的推移，由于体内药量（或血药浓度）的变化，药物效应随时间呈现动态变化的过程。以时间为横坐标、血药浓度或药理效应为纵坐标作图，可分别得到时-量曲线（图4-10）和时-效曲线（图4-11）。在时-效曲线的坐标图上，在治疗有效的效应强度处及在出现毒性反应的效应强度处分别各作一条与横轴平行的横线，分别称为有效效应线和中毒效应线。

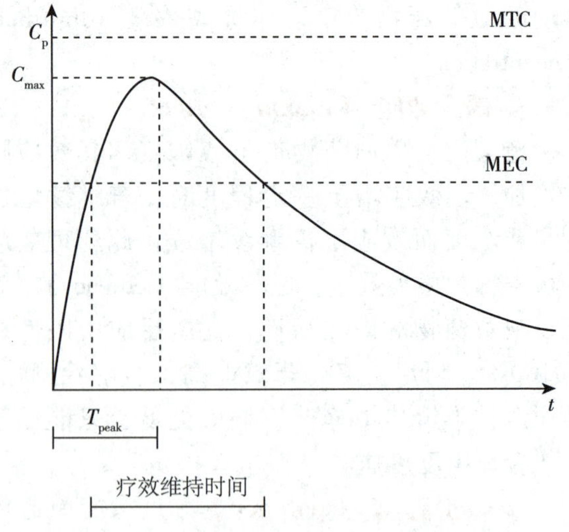

图4-10　单次用药的时-量曲线

C_p：血药浓度；C_{max}：峰浓度；T_{peak}：血药浓度达峰时间；MTC：最小中毒浓度；MEC：最小有效浓度

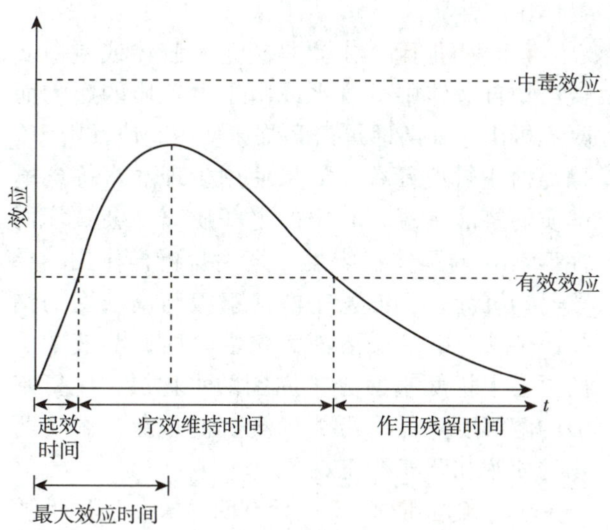

图 4－11 单次用药的时-效曲线

（二）时-效曲线相关的药理学基本概念

从时-效曲线衍生出如下药理学基本概念，有重要的临床意义。

1. 起效时间 指给药至时-效曲线与有效效应线首次相交点的时间，代表药物发生疗效以前的潜伏期。

2. 最大效应时间 即给药后作用达到最大值的时间。

3. 疗效维持时间 指从起效时间开始到时-效曲线下降到与有效效应线再次相交点之间的时间。这一参数对连续多次用药时选择用药的间隔时间有参考意义。

4. 作用残留时间 指曲线从降到有效效应线以下到作用完全消失之间的时间。如在此段时间内第二次给药，则须考虑前次用药的残留作用。在前次给药的“作用残留时间”内即进行第二次给药，则可产生药物作用蓄积。因此，在制订连续用药方案时必须同时考虑连续用药时的药代动力学资料和量-效、时-效关系，以防止药物蓄积中毒。临床上容易发生蓄积中毒的药物如口服抗凝药和强心苷类药物，需特别注意。

在多数情况下时-量曲线也能反映药理效应的变化，但有些药物必须在体内生物转化后才呈现活性，或者药物作用是通过其他中间步骤产生的间接作用及继发作用，这些过程都需要时间，因此时-量曲线和时-效曲线的变化在时间上可能不一致。另一方面，由于药物作用的性质和机制不同，有的药物作用强度有饱和性，不能随着血药浓度升高作用强度一直增大，有的药物在体内生成的活性物质半衰期长，作用时间也长，如地西泮在体内生成的去甲地西泮具有活性，而且半衰期比母体药物更长，往往在原药血药浓度已经降低之后仍能保持有效作用。提示，时-量曲线和时-效曲线可以互相参考而不能互相取代。

第四节 药物相互作用

药物相互作用（drug interaction）是指两种或两种以上药物同时或先后序贯应用时，药物之间或药物－机体-药物之间相互影响和干扰，改变了合用药物原有的理化性质、体内过程（吸收、分布、生物转化和排泄），以及机体对药物的敏感性，从而使药物的药理效应或毒性效应发生变化。药理效应变化表现为协同/增强作用、相加作用、无关作用或拮抗作用。毒性效应变化表现为不良反应减轻或增强，甚至出现新的不良反应。药物相互作用，根据对治疗的影响，可分为有益的和有害的，但尚有一些药物间的相互作用是有争议的。从给药前到服药后的整个过程中，可以多层面、多途径预防、减轻或是挽救有害药物相互作用的发生。从处方医生的认知、电脑数据库的危险配伍筛查、药剂师的知识、患者对自身危险因素的意识都是防止有害药物相互作用发生的重要屏障。而与种族有关的遗传药理学特点、给药方式/剂量、患者受教育程度和上市后监管回馈则是造成后续有害药物相互作用预防失败的主要因素。

一个典型的药物相互作用对（interaction pair）由两个药物组成：药效发生变化的药物称为目标药（object drug 或 index drug），引起这种变化的药物称为相互作用药（interacting drug）。一个药物可以在某一相互作用对中是目标药（如苯妥英钠－西咪替丁），而在另一相互作用对中是相互作用药（如多西环素-苯妥英钠）。有时两个药物互相影响对方的药效（如氯霉素-苯巴比妥），因而互为目标药和相互作用药。在少数情况下，无法简单地将联用的药物进行这种区分。

药物相互作用的机制是复杂多样的，但大

多可归入体外理化作用、药代动力学（吸收、分布、生物转化和排泄）和药效动力学三个方面。

一、药物理化性质方面的相互作用

药物相互作用一般发生在体内，少数情况下也可在体外发生。在研制单方或复方药物新剂型或临床多种药物联合应用治疗疾病时，由于药物理化性质的差异，可能发生药物之间，以及药物与赋形剂、辅料、溶剂等之间的相互作用，从而影响药物进入体内，甚至改变药物作用的性质，这种药物物理化学方面的相互作用即通常所说的配伍禁忌（incompatibility）。理化配伍变化可表现为混浊、沉淀、变色或产气等外观变化，也可能发生肉眼观察不到的分解、取代或聚合现象，致使药物性质或作用发生改变。引起药物配伍变化的理化原因主要表现为以下几个方面。

1. pH值的改变　溶液酸碱度是影响药物作用的重要因素，某些药物在不适宜的pH值下，可能加速分解而失效或者发生沉淀。例如，pH值升高，可使氯丙嗪等吩噻嗪类、去甲肾上腺素等儿茶酚胺类、毒毛旋花苷K及胰岛素等药物的作用减弱或消失；pH值降低，可使茶碱类及巴比妥类药物的作用减弱或消失；氯化铁溶液需要维持一定的酸度，否则易发生碱式氯化铁沉淀；5%硫喷妥钠10ml加入5%葡萄糖注射液500ml中，则易产生沉淀。

2. 溶解度的改变　亲水与疏水、水溶性与脂溶性药物的混合或助溶剂加水稀释，都可以破坏药物的溶解状态，从而不利于药物吸收。将某些药物的酊剂、醑剂、流浸膏、内含有机溶剂的注射剂等加入水溶液中，因溶剂性质改变，药物可析出沉淀，如氯霉素注射液（含乙醇、甘油等）加入5%葡萄糖注射液或氯化钠注射液中，可析出氯霉素。

3. 解离度的改变　溶液的酸碱环境是决定药物解离程度的重要因素。酸性药物在碱性环境中，或碱性药物在酸性环境中，解离都会增加。离子型药物脂溶性差，难以通过胃肠吸收或进行跨膜转运。因此，酸碱性相差较大的药物一般不宜同时或间隔时间太短而先后序贯用药，以免增加药物的解离度，影响药物的吸收或分布，甚至可能发生酸碱中和反应，改变药物作用的性质。

4. 盐析作用　主要是指亲水胶体或蛋白质类药物自液体中被脱水或由于电解质的影响而凝集析出。如两性霉素B临床使用时通常用5%葡萄糖注射液稀释，如果使用生理盐水等含电解质的溶液稀释，其中的电解质离子会破坏两性霉素B的胶体稳定性，发生盐析样作用，导致药物沉淀；复方氨基酸注射液与高浓度的钠盐、钾盐等电解质溶液大量混合时，溶液中的离子会干扰氨基酸分子周围的水化层，使氨基酸的溶解度降低，可能出现沉淀现象，影响药物的使用和营养补充效果。

5. 氧化还原作用　具有明显氧化还原性质的药物与其他药物配伍时，有可能使其他药物发生氧化还原反应而被破坏。例如，亚硝酸盐或重金属离子可使维生素C及氯丙嗪等多种药物发生氧化反应；维生素C可使维生素K_3还原失效。

二、药代动力学方面的相互作用

联合用药时，药物的体内过程可因其联用药物的影响而有所改变。药物相互作用的代谢动力学机制主要涉及吸收、分布、生物转化（代谢）、排泄四个方面。

（一）影响药物吸收

合并用药大多仅延长某药的吸收时间而不影响吸收的总量，除非在抢救危重急症时，一般这种影响并不重要，因为治疗效果取决于反复给药所达到的稳态血药浓度。如合并用药影响了药物吸收的总量，宜调整剂量，保证疗效。口服药物的胃肠道吸收是一个复杂过程，既受药物本身理化性质的影响，又受机体生理生化因素的影响。药物相互作用可通过下述机制影响吸收。

1. 影响胃肠道消化液的pH值　多数药物以单纯扩散的方式透过胃肠黏膜吸收入血，其扩散能力取决于药物的脂溶性。脂溶性愈高，扩散能力愈强。解离型药物脂溶性低，不易吸收；非解离型药物脂溶性高，容易吸收。胃肠道pH值是影响药物解离的重要因素，因此药物与能改变胃肠道pH值的其他药物合用时，其吸收易受影响。

2. 影响胃的排空和肠蠕动　多数药物主要在小肠上部吸收，胃肠排空速度是药物到达吸收部位及在吸收部位停留时间长短的限速步骤，因此，影响胃肠运动的药物如止泻药、抗胆碱药等可抑制胃肠的蠕动，使一些药物在消化道内停留时间延长，吸收增加，血药浓度升高而出现不良反应。

3. 影响肠吸收功能 一些药物如新霉素（neomycin）、对氨基水杨酸钠（sodium aminosalicylate）、环磷酰胺（cyclophosphamide）等能损害肠黏膜的吸收功能，减少合用药物的吸收。如对氨基水杨酸钠可使合用的利福平血药浓度下降一半。

4. 影响首过消除 药物在胃肠道吸收的途径主要是经过毛细血管，首先进入肝门静脉。某些药物在通过肠黏膜及肝脏而经受灭活代谢后，进入体循环的药量减少（首过消除），因此，能改变胃肠壁和/或肝脏功能、代谢及血流量的药物有可能对合用药物及其自身的吸收产生影响。例如，卡比多巴（carbidopa）或苄丝肼（benserazide）是较强的L-芳香氨基酸脱羧酶抑制药，不易通过血-脑屏障，与左旋多巴（levodopa，L-dopa）合用时，能抑制胃肠壁和肝脏的脱羧反应，增加左旋多巴进入中枢神经系统的量。这样，既能提高左旋多巴的疗效，又能减轻其外周的不良反应，所以卡比多巴或苄丝肼是左旋多巴的重要辅助药。

5. 螯合作用 四环素类能与多价阳离子（Ca^{2+}、Fe^{2+}、Mg^{2+}、Al^{3+}、Bi^{3+}、Fe^{3+}等）起螯合作用（chelation），形成难溶性的螯合物，因而含金属阳离子的药物和食物均可妨碍其吸收。铁剂和氢氧化铝可使四环素的吸收下降40%～90%，如需要两药合用，服药时间应至少间隔3小时。

6. 氧化还原作用 口服铁剂或食物中外源性铁都以亚铁形式在十二指肠和空肠上段吸收。胃酸、维生素C、食物中的果糖、半胱氨酸都有助于铁的还原，可促进其吸收。

7. 吸附作用 药用炭（medicinal charcoal）和矽碳银（silicon carbon silver）均有较强的吸附作用，能吸附很多有机化合物，如抗生素、维生素、激素和生物碱等。白陶土（kaolin）也能吸附药物而减少药物吸收，如林可霉素（lincomycin）与白陶土同服，其血药浓度只有单独服用时的10%。

8. 肠道菌群的改变 消化道的菌群主要位于大肠内，胃和小肠内数量极少。因此主要在小肠内吸收的药物较少受到肠道菌群的影响。口服地高辛（digoxin）后，约在10%的患者肠道中，地高辛能被肠道菌群大量代谢灭活，而能抑制这些肠道菌群的药物，如红霉素、四环素类和其他广谱抗菌药可使地高辛血浆浓度显著增加。抗菌药也能抑制细菌水解随胆汁分泌进入肠道的药物结合物，从而减少活性原药的重吸收，即抑制这些药物的肠肝循环。例如，抗菌药可抑制口服避孕药中炔雌醇的肠肝循环，导致循环血中雌激素水平下降，但尚不能确定这是否与少数妇女避孕失败有关。口服广谱抗菌药抑制肠道菌群后，可使维生素K合成减少，加强香豆素类抗凝药的作用，因此宜适当减少抗凝药的剂量。

9. 转运体的抑制或诱导 肠细胞膜上存在多种转运体，在药物吸收过程中起十分重要的作用。其活性可被抑制或诱导，从而介导药物相互作用。这些转运体按其对药物吸收的作用可分为两类：①介导药物吸收的转运体，包括有机阴离子转运体（organic anion transporters，OATs）、有机阴离子转运多肽（organic anion transporting polypeptides，OATPs）、有机阳离子转运体（organic cation transporters，OCTs）、寡肽转运体（oligopeptide transporters，PEPTs）、多药耐药相关蛋白1（multidrug resistance protein 1，MRP1）、钠依赖性继发性主动转运体（sodium dependent secondary active transporters）即钠葡萄糖转运体（sodium glucose transporters，SGLTs）、钠非依赖性易化扩散转运体（sodium independent facilitated diffusion transporters）即葡萄糖转运体（glucose transporters，GLUTs），以及一元羧酸转运体（monocarboxylate transporters，MCTs）；②介导药物排泌的转运体，包括P-糖蛋白（P-glycoprotein，P-gp）、乳腺癌耐药蛋白（breast cancer resistance protein，BCRP）、肺耐药蛋白（lung resistance protein）、多药耐药蛋白2（multidrug resistance protein 2，MRP2），以及胆酸盐外排泵（bile salt export pump，BSEP）。

在肠道中，OATP家族的亚型在上皮细胞的细胞膜顶端表达，其中 OATP1A2 和 OATP2B1 是肠道细胞膜上表达的两种摄取型转运体，两者可以将药物从肠道中摄取转运至血液中，对多种药物的吸收发挥着重要的作用，如甲氨蝶呤（methotrexate）、他汀类药物、非索非那定（fexofenadine）及非甾体抗炎药等。氯喹（chloroquine）和羟化氯喹（hydroxychloroquine）是 OATP1A2 的抑制剂，可减少 OATP1A2 底物药物的摄取。除了摄取型转运体，肠道上皮细胞顶侧膜处也表达外排型转运体，如 MRP2、BCRP 和 P-gp，外排型转运体是药物进入体内的第一道屏障，可以将进入上皮细胞的药物或毒物重新泵出到肠腔，对机体起到重要的保护作用。

（二）影响药物分布

1. 影响药物与组织结合　药物向组织分布主要受三种因素影响，即组织血流量、组织重量和组织对药物的亲和力。某些药物浓集于一定组织中，从而可能妨碍其他药物的分布。例如，联合应用奎尼丁和地高辛时，由于组织结合位点的置换作用，可能导致地高辛血药浓度升高。

2. 竞争血浆蛋白同一结合位点　药物与血浆蛋白的解离是决定药物作用强度及作用维持时间的重要因素。不同药物与血浆蛋白的结合率不同，当两种药物可逆性地与血浆蛋白的同一结合位点发生竞争性置换，是否发生相互作用，提高游离型药物血浆浓度，取决于以下两个条件：①蛋白结合率很高（>90%）；②被置换出的药物的表观分布容积小于 0.15L/kg（药物主要分布于血液中）。这样，当该药从血浆蛋白结合位点置换出的药量较大时，可使之作用加强，甚至产生毒副反应。例如，华法林（warfarin）在治疗浓度下，90%～99%与血浆蛋白结合，若和另一与血浆蛋白高度结合的药物合用，则与血浆蛋白结合的华法林有一部分被置换下来，血浆游离型华法林的浓度就增加，抗凝作用增强，如不调整其剂量，就有发生严重自发性出血的危险。当然对于大多数被置换的药物，其游离血药浓度增加和效应增强的倾向是暂时的，因为游离型药物的处置也同时代偿性增加。

3. 影响血-脑屏障外排型转运体　血-脑屏障中广泛分布 P-gp、MRP4、MRP5、BCRP 等外排型转运体，可以影响药物在脑组织中的分布。例如，丹参酮ⅡA（tanshinone ⅡA）和丹参酮ⅡB 是外排型转运体的底物，与 P-gp、MRPs 抑制剂维拉帕米（verapamil）合用时，脑组织中丹参酮ⅡA 和丹参酮ⅡB 的分布显著增加。

（三）影响药物代谢

1. 肝脏微粒体细胞色素 P450 酶系的影响　肝脏是药物体内代谢的主要器官。肝脏微粒体细胞色素 P450（cytochrome P450，CYP）酶系是促进药物代谢的主要酶系统（肝药酶），此酶系活性有限，在药物间容易发生竞争性抑制作用。该酶系不稳定，存在遗传多态性，且易受药物或其他化合物等诱导或抑制。两药合用，其中一种药物影响肝药酶活性，就可能影响另一种药物的体内代谢和疗效。

（1）酶促作用　已知有数以百计的药物对药物代谢酶的活性有诱导作用（酶促作用），包括镇痛药、抗惊厥药、口服降糖药、镇静催眠药和抗焦虑药等。酶促作用发生并不迅速，最大效应通常出现在用药后 7～10 天；酶促作用消失也需 7～10 天或更长时间。酶促作用可加速药物灭活，缩短其血浆半衰期，使血药浓度降低，疗效减弱。例如，由于苯巴比妥的酶促作用，华法林代谢增强，抗凝作用减弱，需要增加其剂量。但酶促作用使药物代谢加速，并不一定导致药物作用减弱或作用维持时间缩短，因为某些药物如可待因与麻黄素的代谢产物与其原药的药理活性相同；也有些药物代谢产物的药理活性甚至大于原药，这种情况下，酶促作用反而增强药物的疗效。

（2）酶抑作用　与酶促作用相反，有些药物减弱肝药酶活性（酶抑作用），如两药合用可能产生药效增强的相互作用。与酶促作用不同，只要肝脏中肝药酶抑制药浓度足够高，酶抑作用一般产生比较快。例如，伏立康唑与他克莫司合用可延缓后者代谢，使其血药浓度升高。虽然酶抑作用可导致相应目标药在机体内的清除减慢，体内药物浓度升高，但酶抑作用能否引起有临床意义的药物相互作用取决于如下多种因素。

1）目标药的毒性及治疗窗的大小：如酮康唑等 CYP3A4 抑制剂可使特非那定的血药浓度显著上升，导致 Q-T 间期延长和尖端扭转性（torsades de pointes）心律失常，而酮康唑抑制舍曲林的代谢则不会引起严重的心血管不良反应。

2）是否存在其他代谢途径：如果目标药可由多种 CYP 酶催化代谢，当其中一种酶受到抑制时，药物可代偿性地经由其他途径代谢消除，药物代谢整体所受影响不大。但对主要由某一种 CYP 酶代谢的药物，如果代谢酶受到抑制，则容易产生明显的药物浓度和效应的变化。例如，唑吡坦（zolpidem）可分别由 CYP3A4（61%）、CYP2C9（22%）、CYP1A2（14%）、CYP2D6（<3%）和 CYP2C19（<3%）代谢，而三唑仑（triazolam）几乎仅靠 CYP3A4 代谢。当合用 CYP3A4 抑制剂酮康唑时，唑吡坦的血药浓度-时间曲线下面积（AUC）增加 67%，而三唑仑的 AUC 增加可达 12 倍之多。酮康唑是 CYP3A4 抑制剂，口服给药时可产生致命性的药物相互作用、严重肝毒性并抑制睾酮和肾上腺皮质激素合成，因此其口服剂型已被限制使用。另一方面，有些药物能抑制多种 CYP 酶，在临床上容易发生与其他药物的相互作用。例如，H_2 受体拮抗药西咪替丁（cimetidine），其结构中的咪唑环可与 CYP 酶中的血红素部分紧密结合，因此能抑制多种 CYP 酶而影响许多药物在体内的代谢。目前已报道有 70 多种药物的肝清除率在与西咪替丁合用后出现不同程度的下降。临床上当药物与西咪替丁合用时，应注意调整剂量，必要时可用雷尼替丁代替西咪替丁。

3）目标药（底物）代谢产物的活性：如果药物的治疗作用有赖于其活性代谢产物，则相应酶的抑制可使活性代谢物生成减少，从而导致疗效减退。例如，可待因需由 CYP2D6 催化生成吗啡而发挥镇痛作用，抑制该酶有可能使可待因的镇痛作用减弱。另外，有些药物的代谢过程需连续经过几种酶的催化才能完成，其中间代谢产物虽无治疗作用，但可引起不良反应，若抑制其进一步转化，则可产生不利的后果。例如，奈法唑酮（nefazodone）是 CYP3A4 的底物，其一个中间代谢物间氯苯基哌嗪（meta-chlorophenylpiperazine）却是 CYP2D6 的底物，抑制 CYP2D6 将导致这种代谢物浓度增高，引起焦虑等副作用。还有些药物的代谢产物没有上述药理活性，但具有对 CYP 酶的抑制作用，同样可引起有临床意义的药物相互作用。如选择性 5-HT 再摄取抑制药帕罗西汀（paroxetine）是 CYP2D6 的强抑制剂，其葡萄糖醛酸苷代谢物也对该酶具有抑制作用。

4）CYP 酶的遗传多态性与患者所属表型：人群中某些 CYP 酶（如 CYP2C9、CYP2C19、CYP2D6）存在明显的遗传多态性，有强代谢型（extensive metabolizer）和弱代谢型（poor metabolizer）二种表型。如果患者是某一种 CYP 酶的弱代谢型个体，则加用这种酶的抑制剂将不会明显影响该酶底物的代谢，因为该酶在这些药物的代谢中所起的作用很小。例如，一个 CYP2D6 的弱代谢型患者服用抗抑郁药地昔帕明（CYP2D6 的底物）时，如果同时合用 CYP2D6 的抑制剂并不会出现预期的地昔帕明浓度升高。这是由于缺乏 CYP2D6 活性和其他 CYP 并不能完全代偿该酶的功能，在这类患者中地昔帕明的有效治疗剂量将低于通常的标准剂量。

虽然肝药酶抑制引起的药物相互作用常常导致药物作用的增强与不良反应的发生。但如能掌握其规律并合理地加以利用，也能产生有利的影响。例如，环孢素是一种价格较昂贵的免疫抑制药，将地尔硫䓬（CYP3A4 抑制剂）与环孢素联用已成为降低环孢素剂量从而节省药费开支的一种有效方法。蛋白酶抑制药沙奎那韦（saquinavir）生物利用度很低，而同类药利托那韦（ritonavir）是 CYP3A4 抑制剂，两药合用可使沙奎那韦的生物利用度增加 20 倍，可在保持疗效的同时减少该药剂量，降低治疗成本。

2. 肝血流量的影响　肝脏不仅通过肝药酶的作用影响药物代谢，还可由血流直接提取药物从胆道排出。各种药物的肝脏提取率（hepatic extraction ratio）相差悬殊。药物经肝脏被提取率愈高，其肝廓清与肝血流量改变的关系愈大，在一定范围内两者呈正相关。例如，静脉滴注异丙肾上腺素提高肝血流量，增加利多卡因的肝内代谢，降低其血浓度。反之，去甲肾上腺素静脉滴注降低肝血流量，减少利多卡因的代谢，增高其血浓度。普萘洛尔减少肝血流量，也同样影响利多卡因的代谢。

3. 肠道 CYP 酶和 P-gp 的影响　在肠道上皮中 CYP 酶表达丰度高，参与药物吸收前的代谢。肠壁中 CYP 酶的含量约为肝 CYP 酶含量的 20%～50%，其中含量最丰富的是 CYP3A4。已知 CYP3A4 对药物的首过消除起重要作用，能抑制肠道 CYP3A4 的药物或食物可显著提高 CYP3A4 底物药物的生物利用度。

胃肠上皮中的 P-gp 通过将药物转运返回到肠腔限制药物进入和透过肠道上皮，从而降低药物的生物利用度。由于药物反复被 P-gp“泵”回肠腔，增加了与肠壁中 CYP3A4 的接触时间，因此肠壁的 CYP3A4 与 P-gp 在限制药物吸收上有共同作用。二者在底物与抑制剂上也有明显的重叠。例如，地尔硫䓬和红霉素是它们共同的底物，同时地尔硫䓬、红霉素、奎尼丁等药物对 CYP3A4 与 P-gp 都有抑制作用，只是对二者的选择性有所不同。此外，利福平、苯巴比妥等 CYP3A4 的强诱导剂也能有效地调控 P-gp 表达。由于上述 CYP3A4 与 P-gp 的这些相似性，在一些发生于胃肠道的药物相互作用中，有时很难区分哪种因素发挥主要作用。

4. Ⅱ相结合酶的影响　葡萄糖醛酸转移酶、硫酸转移酶、乙酰转移酶、甲基转移酶、谷胱甘肽-*S*-转移酶等Ⅱ相结合酶活性的诱导或抑制，也可介导代谢性质的药物相互作用。

（四）影响药物排泄

肾脏是主要的排泄器官。游离型药物通过肾小球滤过进入肾小管，结合型不易滤过，因此药物血浆蛋白结合率的高低是影响药物排泄的重要因素。联合用药时，药物之间可由于竞争血浆蛋白置换出结合力低的药物，使之排泄加速。有些药物在近曲小管由载体主动转运入肾小管，排泄较快，在该处有两个主动分泌通道，一个是弱酸类通道，另一个是弱碱类通道，分别由两类载体转运，同类药物之间可能有竞争性抑制。例如，丙磺舒抑制氨苄西林主动分泌，使后者排泄减慢，作用维持时间延长，药效增强。尿液的酸碱度能改变药物的离子化，从而影响药物经肾小管重吸收。例如，氢氯噻嗪与奎尼丁合用，氢氯噻嗪可使得 pH 值升高，碱化尿液，可致大部分奎尼丁不解离，脂溶性增强，容易被肾小管重吸收，体内药物浓度增加，可能引起心脏的不良反应。

转运体的抑制或诱导也能影响药物的排泄。胆管细胞及肾小管上皮细胞顶侧分布着多种外排型转运体，如 P-gp、BCRP 和 MRPs 等；而肝细胞基底侧和肾小管上皮细胞基底侧分布着多种摄取型转运体，如 OATs、OCTs 和 OATPs 等。例如，槲皮素（quercetin）通过抑制胆管细胞 P-gp，减少抗癌药伊立替康（irinotecan）的胆汁排泄，导致其血药浓度升高；小檗碱（berberine）则通过抑制肾脏 OCT2，减少二甲双胍（metformin）的肾脏排泄，增加二甲双胍的降糖作用。

三、药效动力学方面的相互作用

药物的药效学相互作用包括药物在同一受体部位或相同的生理、生化系统上作用的相加、协同（增强）或拮抗。前者是基于机制的原因，称药理性相互作用（竞争性相互作用），后者可能在作用机制上毫不相干，只是效应（effect）的相互作用，称生理性相互作用（非竞争性作用）。

（一）作用于同一部位或受体的协同作用和拮抗作用

竞争受体的相互作用是受体激动药和受体拮抗药间的竞争性拮抗作用。例如，休克时去甲肾上腺素的应用仅是暂时措施，如长时间或大剂量应用反而加重微循环障碍。现也主张 α 受体拮抗药酚妥拉明与去甲肾上腺素合用，目的是对抗去甲肾上腺素的 α 型作用，保留其 β 型作用，使血管收缩作用不致过分剧烈，而又保持其加强心肌收缩力和增大脉压的作用，从而改善休克时微循环血液灌注不足和有效血容量下降的症状。

某些药物并不竞争相同的受体，但可能作用于同一生理或生化系统的同一环节或不同环节，从而产生相加（addition）、协同（synergism）或拮抗作用（antagonism）。氯丙嗪可增强麻醉药、镇静催眠药、镇痛药及乙醇的作用，上述药物与氯丙嗪合用时，应适当减少剂量，以免加深对中枢神经系统的抑制。氨基糖苷类抗生素可进入内耳外淋巴液，产生耳毒性，因此除非必要，应避免与高效利尿药或其他耳毒性药物合用。磺胺药的抗菌作用机制是与对氨苯甲酸竞争二氢蝶酸合酶，抑制二氢叶酸的合成；而甲氧苄啶的抗菌作用机制是抑制细菌二氢叶酸还原酶，使二氢叶酸不能还原成四氢叶酸，从而影响细菌核酸的合成，抑制其生长繁殖。因此，两者合用可使细菌的叶酸代谢遭到双重阻断，增强抑菌作用，甚至出现杀菌作用。

某些药物能使神经末梢作用部位的递质量改变或使酶活性改变，直接影响药物的作用。例如，单胺氧化酶抑制药和三环类抗抑郁药可互相增强毒性作用，如两药同时使用，或应用单胺氧化酶抑制药后，短期内再用三环类抗抑郁药，可引起严重的血压升高、高热、惊厥。这是由于三环类抗抑郁药能抑制去甲肾上腺素再摄取，而单胺氧化酶抑制药使去甲肾上腺素失活减少，因而毒性增强。

（二）作用于不同部位的协同作用和拮抗作用

改变体液、电解质平衡的情况多见于作用于心肌、神经-肌肉突触传递及肾脏的药物。有些药物如保泰松、吲哚美辛、糖皮质激素类药物有水钠潴留作用，如合用，此不良反应加重。有水钠潴留作用的药物可拮抗利尿药和抗高血压药的降压作用，甚至使血压升高至治疗前的水平，但利尿药可与抗高血压药米诺地尔或肼屈嗪合用，减轻其水钠潴留的不良反应，产生协同降压作用。长期或大剂量使用噻嗪类利尿药或高效利尿药（如呋塞米、依他尼酸）时会引起电解质紊乱，造成低血钾。因此，这两类利尿药与强心苷合用时，必须注意补钾，否则可能诱发或加重强心苷中毒，引起各种类型的心律失常。

（三）对作用部位的增敏作用

药物也能改变受体的敏感性。氟烷使β受体敏感性增强，因此手术时用氟烷静脉麻醉容易引起心律失常，如合并用β受体拮抗药就可预防或治疗心律失常。甲状腺素使抗凝药与受体部位的亲和力增加，从而使抗凝作用增强，对长期使用抗凝药治疗动脉粥样硬化的患者，甲状腺素具有重要临床意义，但也要防止自发性出血的危险。

第五节 遗传药理学与临床合理用药

遗传药理学（pharmacogenetics）研究机体遗传变异引起的药物反应性个体差异，是在生化遗传学基础上发展起来的分支学科，也是药理学和遗传学相结合的一门边缘学科。其研究目的在于：①解释和控制药物反应的变异性，确定药物异常反应与遗传的关系；②研究这种异常反应的分子基础及其临床意义；③研究基因对药物作用的影响及遗传病的药物治疗，为阐明药物反应个体差异找到理论根据，对提高疗效、减少和避免药品不良反应，实现个体化（精确）医疗提供理论基础；④利用遗传病患者对某些药物的异常反应以诊断某些遗传病的基因携带者，以及鉴别不同的遗传病。

一、遗传变异对药物作用的影响

（一）药物反应差异与遗传因素的关系

药物产生药理作用和发挥临床疗效是药物与机体相互作用的结果，受药物和机体多种因素的影响。其中，机体方面的因素包括年龄、性别、遗传因素、疾病状态和心理因素等。遗传因素在药物反应中的作用首先通过同卵双生子和异卵双生子对药物代谢或反应的显著差异而被证实。例如，异卵双生子安替比林和香豆素半衰期的变异程度比同卵双生子高6～22倍。广泛应用于单基因遗传病研究的系谱研究也可用于确定遗传因素对药物反应性的影响，如安替比林代谢产物的生成在家系中以常染色体隐性遗传的方式进行传递。

遗传因素通过影响药动学或药效学两方面的变化，从而导致药物反应性的个体差异。遗传因素对药动学的影响表现为通过引起药物代谢酶、药物转运体，以及药物结合蛋白等的表达或功能发生改变，从而导致药物在体内的吸收、分布、代谢和排泄发生改变，最终影响药物在作用部位的浓度。遗传因素对药效学的影响主要改变药物作用靶点（包括受体）对药物的反应性或敏感性，以及下游信号分子的遗传多态性对药物效应的影响，而不影响作用部位药物的浓度。深入了解遗传变异对药物反应的影响及其分子基础，并据此预测对药物异常反应的个体，才能真正实现个体化（精确）医疗。

（二）基因多态性与药物反应差异

基因多态性又称遗传多态性，是指在一随机婚配的群体中，染色体同一基因位点上有两种或两种以上的基因型。基因多态性是自然选择的基础和人类进化的原始材料，同时也是决定人体对疾病的易感性、疾病临床表现多样性及药物反应差异性的重要因素。人类基因组多态性通常分为三种形式：①限制性片段长度多态性（restriction fragment length polymorphism，RFLP），即由于单个碱基的缺失、重复和插入所引起限制性内切酶位点的变化，而导致 DNA 片段长度的变化；②DNA 重复序列的多态性，主要表现为重复序列拷贝数的变异；③单核苷酸多态性（single nucleotide polymorphism，SNP），是指在基因组水平上由单个核苷酸的变异所引起的 DNA 序列多态性，通常是一种双等位基因或二态的变异，包括单个碱基的缺失和插入，但更多的是单个碱基的置换。在人类基因组的三种遗传多态性中，SNP 是分布最广泛、含量最丰富、最稳定的一种可遗传的变异，广泛分布于基因的外显子、内含子或基因间区，通过影响基因的表达水平或所编码蛋白的氨基酸组成和功能而发挥作用。据估计，人类基因组中可能有 1 亿个 SNP 位点。除了单独影响基因的表达或功能，同一条染色体相邻位点的 SNP 之间还可通过连锁不平衡而形成单倍型，以单倍型的形式影响基因的表达或功能。

人类基因组多态性通过影响药物在体内的吸收、分布、代谢、排泄，以及药物与作用靶点的相互作用，从药动学和药效学两方面影响药物的反应性。目前发现大多数药物代谢酶、药物转运体和药物受体基因都具有遗传多态性现象，这些多态性的存在导致了不同的基因型和药物反应表型的出现。

1. 药动学差异

（1）乙酰化作用　异烟肼（isoniazid）是常用的抗结核药。在体内主要通过 *N*-乙酰基转移酶（*N*-acetyltransferase，简称乙酰化酶）将异烟肼转变为乙酰化异烟肼而灭活。按对异烟肼灭活的快慢，人群中可分两类：一类称为快代谢者（extensive metabolizer，EM），血中异烟肼 $t_{1/2}$ 为 45 ~ 110 分钟；另一类称为慢代谢者（poor metabolizer，PM），血中异烟肼 $t_{1/2}$ 为 2 ~ 4.5 小时。慢代谢者是由于乙酰化酶的遗传缺乏。不同种族异烟肼慢代谢者发生率不同：埃及人高达 83%、白种人为 50% 左右、黄种人为 10% ~30%、纽因特人仅为 5%。异烟肼乙酰化速度的个体差异对结核病疗效有一定影响。如每周服药 1 ~2 次，则快代谢者疗效较差。但从不良反应看，慢代谢者有 80% 发生多发性神经炎（polyneuritis），而快代谢者仅 20% 有此不良反应。这是由于异烟肼在体内可与维生素 B_6 反应，使后者失活，从而导致维生素 B_6 缺乏性神经损害，故一般服异烟肼需同时服用维生素 B_6 以减轻此不良反应。此外，少数患者服用异烟肼后可发生肝炎，甚至肝坏死。发生肝损害者中 86% 是快代谢者，其原因是乙酰化异烟肼在肝中可水解为异烟酸和乙酰肼，后者对肝有毒性作用。

通过 *N*-乙酰基转移酶进行乙酰化代谢的药物还包括磺胺二甲嘧啶、苯乙肼、普鲁卡因胺、甲基硫氧嘧啶、肼苯哒嗪、氨苯砜等，对这些药物慢代谢者，在服用肼苯哒嗪和普鲁卡因胺时可引起红斑狼疮，苯乙肼可引起镇静和恶心；快代谢者由于毒性代谢产物乙酰肼屈嗪在体内积聚，更易发生肝脏毒性。

（2）水解作用　例如，血浆假性胆碱酯酶缺乏的人（约 1∶1500）对琥珀胆碱水解灭活能力减弱，常规剂量应用时可以引起呼吸肌麻痹时间延长。

（3）氧化作用

1）异喹胍氧化多态性：异喹胍是肾上腺素受体拮抗药，曾用于治疗高血压，由于其抗高血压作用的剂量差别很大，今已不用。异喹胍 4′-羟化代谢由 CYP2D6 催化，PM 不能对异喹胍进行 4′-羟化代谢。异喹胍 4′-羟化酶存在种族变异，PM 在不同人群的分布率：埃及人为

1.5%、加拿大人为12%、尼日利亚人为15%、瑞典人为5.4%、英国人为9%、日本人为0，而中国藏族为1.52%、维吾尔族为0.63%、蒙古族为0.81%、侗族为0.8%、苗族为0。异喹胍PM者服用其治疗高血压时，会增加中毒危险（如直立性低血压）。异喹胍PM者对很多其他药物也是弱代谢者，这些药物包括β受体拮抗药、抗心律失常药等。

2）*S*-美芬妥英代谢多态性：美芬妥英曾作为抗癫痫药，由于其长期应用引起较多不良反应，现只作工具药用于遗传药理学的研究。美芬妥英是*R*-与*S*-构型的混旋体，在体内*S*-美芬妥英经芳香4位羟化生成4-羟美芬妥英，而*R*-美芬妥英则经*N*位去甲基生成5-苯基-5-乙基乙内酰脲。在美芬妥英PM者，只有*S*-美芬妥英的羟化反应明显减弱，而*R*-构型的去甲基反应不受影响。群体研究表明，美芬妥英PM者在北美和欧洲白种人中的发生率为3%，印度人为20.8%，中国人为14.3%，日本人为22.5%，韩国人为12.6%。与*S*-美芬妥英4-羟化代谢多态性相关的药物，均为经过CYP2C19氧化代谢的药物，例如地西泮、萘普生、普萘洛尔、奥美拉唑、甲苯磺丁脲、苯妥英钠、双氯芬酸、*S*-华法林、四羟基大麻酚、替诺昔康、吡罗昔康、布洛芬、氯喹、丙米嗪等。在美芬妥英PM者中使用这些药物时要特别警惕不良反应的发生。

（4）葡萄糖-6-磷酸脱氢酶缺乏（G-6-PD）　G-6-PD缺乏症是一种主要表现为溶血性贫血的遗传病，平时一般无症状，但在吃蚕豆或服用伯氨喹啉类药物后可出现血红蛋白尿、黄疸、贫血等急性溶血反应。G-6-PD在红细胞还原反应中起重要作用，维持红细胞膜完整性。G-6-PD缺乏症使用氧化性药物时更易发生药物性溶血。G-6-PD缺乏症呈世界性分布，但比较集中于亚热带地区。据估计全球G-6-PD缺乏症患者达2亿人。我国主要分布于黄河流域以南各省，尤以广东、广西、海南、贵州、云南、四川发生率高，为4%～20%。G-6-PD缺乏症也是新生儿黄疸、某些感染性溶血（如病毒性肝炎、流感、大叶性肺炎、伤寒、腮腺炎等）发生的遗传背景，其中新生儿黄疸引起胆红素脑病可导致患儿智力低下，甚至死亡。

（5）乙醛脱氢酶与乙醇脱氢酶异常　乙醛脱氢酶是乙醇代谢的关键酶，约50%的亚洲人缺乏。乙醛脱氢酶缺乏者饮酒后血中乙醛水平明显升高，导致儿茶酚胺介导的血管扩张及营养障碍症状，出现面部潮红、心率增快、出汗、肌无力等不良反应。约85%亚洲人群、5%～10%的英国人、9%～14%的法国人及20%的瑞士人，乙醇脱氢酶（乙醇代谢的另一种酶）所起作用约比通常的快5倍，这类人饮酒后也导致乙醛累积，引起广泛的血管扩张、面部潮红，以及代偿性心动过速。

2. 药效学差异

（1）华法林活性降低　某些个体在应用治疗量的华法林后表现出非常低的抗凝血活性，要产生期望的药理效应，剂量需高达正常量的20倍。这些病例对华法林生物转化作用并无异常，其低活性可能是与遗传有关的华法林和其受体相结合的亲和力降低所致。

（2）胰岛素耐受性　胰岛素耐受性分两种：一种为胰岛素受体缺陷病，亦称胰岛素A型受体病；另一种是胰岛素自身抗体引起的胰岛素耐受性，称为B型胰岛素耐受。胰岛素受体基因突变可引起机体对胰岛素产生耐受性。根据对胰岛素功能的影响，突变可分受体合成障碍与受体转运障碍。受体合成障碍是指某些突变导致受体mRNA水平降低，包括无义突变、内含子和外显子接点突变、核苷酸缺失引起移码突变；受体转运障碍指某些突变干扰转录后修饰作用。胰岛素耐受性是非胰岛素依赖型糖尿病的一个重要的发病机制，对胰岛素有耐受性的患者，每天常需数千单位的胰岛素。

（3）血管紧张素Ⅰ转化酶抑制药疗效降低　血管紧张素Ⅰ转化酶（angiotensin Ⅰ converting enzyme，ACE）是ACE抑制药的主要作用靶点。ACE基因第16号内含子存在287碱基的插入/缺失（insertion/deletion，I/D）多态性。研究表明，人体血浆中ACE活性变异47%源于该位点多态性，缺失纯合子（DD）基因型个体血浆ACE的活性增高，I/D多态性可预测血浆ACE的水平，因而可以用来预测个体患心血管疾病的风险及ACE抑制药的临床疗效。例如，肾脏疾病患者应用 ACE 抑制药依那普利后，该插入型纯合子基因型（Ⅱ）患者蛋白尿和血压可得到明显改善，而缺失型基因型患者的蛋白尿和血压无明显改善。

二、遗传药理学与个体化用药

临床在使用某些药物时，必须遵循个体化（精准）用药原则。不同个体对某一药物可能产生不同的反应，甚至可能出现严重的不良反应，这种现象称为个体对药物的特应性（idiosyncracy）。特应性产生的原因相当部分取决于个体的遗传背景。根据遗传药理学的研究，可以帮助临床进行个体化（精准）药物治疗方案的设计。

（一）合理选择药物

对于存在遗传差异的不同人群，相同的治疗药物，特别是那些药效差异与基因改变有关的药物可能产生不同的，甚至是完全相反的作用。已经知道许多药动学、药效学与基因多态性有关的药物，其中某些基因型检测已开始用于临床。例如癌症的化疗，由于绝大多数化疗药物都有强烈的毒副作用，应用遗传药理学信息可明显提高化疗的安全性。目前，主要集中于癌症化疗药物的代谢酶与化疗药物耐药相关基因的多态性研究。在用巯鸟嘌呤为癌症患者进行化疗时，由于红细胞中转甲基酶活性降低，使药物不能代谢降低其毒性，一些患者出现了严重的由于血药浓度的急剧升高而发生的毒性反应，甚至有死亡病例。通过基因型检测可以筛选出 PM，为患者选择其他的药物进行治疗或调整治疗剂量，从而降低不良反应的发生率。从瘤体等部位中分离出的有关耐药基因的多态性数据可以用来选择高敏感性药物，提高化疗效果，如长春碱、紫杉醇等。治疗前通过遗传基因筛选可以确定某种治疗方式的有效人群，如群司珠单抗（trastuzumab）是一种治疗晚期乳腺癌的单克隆抗体，只有对于肿瘤细胞 *HER2* 基因高表达的患者使用才可达到较理想的治疗效果，因此患者在接受该种治疗前要先进行标志物检测。随着该领域的研究发展，遗传药理学有效标志物在临床治疗中的使用增加了治疗的有效率，减少了无效人群对药物的使用。基因型的分类信息有助于我们解释在肿瘤化疗中出现的各种毒副作用及治疗效果的差异，遗传学检测数据已成为重要的治疗依据，协助临床医师确定治疗方案。

（二）合理调整药物治疗剂量

借助遗传药理学的研究结论，可以帮助临床了解如何通过调整药物剂量以降低临床用药不良反应的发生，提高疗效。依据以遗传多态性为基础的代谢差异将为患者提供更加合理的治疗建议和参考信息，推动药物治疗的安全和有效。例如，奥美拉唑是 H^+,K^+-ATP 酶抑制药，用于治疗消化道溃疡及消化道反流，其单剂量药动学研究中，亚洲人的 AUC 比白种人增加近 40%，这种差异是由药物的不同代谢率引起的。奥美拉唑是细胞色素酶 CYP2C19 的作用底物，近 20% 的亚洲人为 CYP2C19 的突变纯合子形式，为弱代谢型，因此对于亚洲患者中的弱代谢型及肝功受损的患者，应调低剂量进行治疗。

（三）基因检测的临床意义

药物代谢酶和药物作用靶点基因特性的变化可影响药物的体内浓度和靶组织对药物的敏感性，导致药物反应性（包括药物的疗效和不良反应发生）个体差异。药物基因组生物标志物的检测是临床实施个体化药物治疗的前提。基因检测（即分子靶标检测）是以研究疾病发生、发展过程中细胞分子生物学上的差异为基础，筛选和鉴定与疾病密切相关的蛋白质、核酸等生物大分子作为药物作用的靶点，通过靶向给药实现有效的靶向治疗及个体化治疗。在基因检测的技术选择上，需要根据其对应的靶点选择合适的检测技术。选择获得国家药监局批准的产品，保障检测结果的准确性和可靠性。

1. 肿瘤分子靶向治疗中基因检测的临床意义 肿瘤分子靶向治疗是指通过检测肿瘤中是否存在导致肿瘤生长的基因突变或基因谱变化，以此确定针对特异性驱动基因突变的治疗方法。从指导肿瘤靶向药物治疗的需求出发，针对性检测主要检测两类基因突变，一类是有药可治的基因突变，比如 *EGFR*、*ALK* 和 *ROS1* 都有对应的靶向药物，对它们进行检测可以直接指导肿瘤治疗；另一类是判断疗效的基因突变，比如 *KRAS* 检测可用于筛选不能从分子靶向药物中

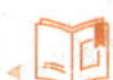

获益的肿瘤患者，避免盲目用药（表4－1）。

肿瘤分子靶标的出现使得靶标药物能够针对癌细胞本身进行治疗，不会对正常细胞产生重大伤害，在保障疗效的同时，尽可能减少（减轻）不良反应。常用于预测靶向治疗效果的分子标志见表4－2。目前已有较多的分子（或基因）检测可用于临床预测肿瘤分子靶向治疗药物的疗效，通过检测患者肿瘤标本或外周血标本中的某些标志物的状态来预测患者对靶向药物的敏感性，以达到最佳的治疗效果。自肿瘤基因检测技术应用以来，治疗效果十分显著。肿瘤治疗逐渐告别了局部治疗时代和化疗时代，正走向系统化靶向治疗时代。

2. 其他基因检测的临床意义　其他常见药物代谢酶和药物作用靶点基因检测项目及其用药指导见表4－3。

表4－1　临床常用分子靶向抗肿瘤药物的基因检测

癌症类型	药物通用名称	批准状态		基因检测	
		FDA	NMPA	突变类型	主要检测技术
非小细胞肺癌	吉非替尼	√	√	*EGFR* 突变	ARMS法，直接测序法
	厄洛替尼	√	√	*EGFR* 突变	
	埃克替尼	—	√	*EGFR* 突变	
	necitumumab	√	—	*EGFR* 突变	
	阿法替尼	√	—	*EGFR* 突变	
	osimertinib	√	—	*EGFR* T790M 突变	
	ramucirumab	√	—	*EGFR* 突变、*ALK* 融合	RT－PCR、直接测序法、FISH
	克唑替尼	√	√	*ROS1* 融合、*ALK* 融合	
	色瑞替尼	√	—	*ALK* 融合	
	alectinib	√	—	*ALK* 融合	
结直肠癌	ramucirumab	√	—	*EGFR* 突变、*ALK* 融合	RT－PCR、FISH
	西妥昔单抗	√	√	*Ras* 突变	ARMS 、直接测序
	帕尼单抗	√	—	*KRAS* 突变	
	瑞戈非尼	√	—	*KRAS* 突变	
乳腺癌	拉帕替尼	√	√	*HER*－2 扩增	FISH、IHC
	曲妥珠单抗	√	√	*HER*－2 扩增	
	ado－曲妥珠单抗 emtansine	√	—	*HER*－4 扩增	
	帕妥珠单抗	√	—	*HER*－5 扩增	
	ibrance	√	—	*HER*－6 扩增	
黑色素瘤	vemurafenib	√	—	*BRAF* V600E 突变	ARMS、Taqman、IHC
	曲美替尼	√	—	*BRAF* V600E/K 突变	
	达拉菲尼	√	—	*BRAF* V600E/K 突变	
	cobimetinib	√	—	*BRAF* V600E/K 突变	
鼻咽癌	尼妥珠单抗	—	√	*EGFR* 突变	ARMS、直接测序法
胃癌	曲妥珠单抗	√	√	*HER*－2 扩增	FISH、IHC
	雷莫芦单抗	√	—	*EGFR* 突变、*ALK* 融合	FISH、RT－PCR
卵巢癌	olaparib	√	—	*BRCA* 突变	直接测序法

表 4-2　临床常用分子靶向抗肿瘤药物基因检测的临床意义

基因	检测内容	相关肿瘤	预测内容	结果	疗效
EGFR	扩增	非小细胞肺癌、食管癌、头颈部肿瘤	吉非替尼、厄罗替尼、尼妥珠单抗疗效	扩增	好
				不扩增	差
	外显子 18、19、21、22、20（S769I）	—	—	突变	好
				不突变	差
	外显子 20（T790M）	—	—	突变	差
				不突变	—
K-ras	密码子 12、13、61	肠癌、肺癌、胃癌	西妥昔单抗、帕尼单抗疗效	突变	差
				不突变	好
B-raf	V60E 位点突变	—	—	突变	差
				不突变	好
PTEN	表达量	—	—	高表达	好
				低表达	差
PIK3CA	8 外显子 542 和 545、20 外显子 1047	—	—	突变	差
				不突变	好
Her-2/CEP17	扩增	乳腺癌、胃癌	曲妥珠单抗疗效	扩增	好
				不扩增	差
C-kit 突变	外显子 9、1、13、17	胃肠间质瘤	伊马替尼疗效	突变	好
				不突变	差
PDGFα	外显子 12、18	—	—	突变	好
				不突变	差
ABL	酪氨酸激酶区点突变	髓细胞白血病	伊马替尼疗效	突变	差
VEGF	表达量	肠癌、肺癌、胃癌、乳腺癌、肾癌	贝伐单抗、索拉非尼、恩度疗效	高表达	好
				低表达	差

注：—表示无数据。

表 4-3　其他常见药物代谢酶和药物作用靶点基因检测项目及其用药指导

检测项目	用药指导
ALDH2 * 2 多态性检测	携带 *ALDH2* * 2 等位基因的心绞痛患者硝酸甘油舌下含服无效，尽可能改用其他急救药物
CYP2C9 * 3 多态性检测	将 *CYP2C9* 和 *VKORC1* 基因型代入华法林剂量计算公式计算初始用药剂量；减少携带 *CYP2C9* * 3 的个体塞来昔布的用药剂量；适当增加携带 *CYP2C9* * 3 等位基因的高血压患者氯沙坦的用药剂量
CYP2C19 * 2 和 * 3 多态性检测	增加 PM 基因型个体氯吡格雷的剂量，或选用其他不经 *CYP2C19* 代谢的抗血小板药物如替格瑞洛等；PM 基因型个体阿米替林的起始剂量降低至常规剂量的 50% 并严密监测血药浓度；PM 基因型患者应用伏立康唑时容易出现毒副反应，建议适当减少剂量
CYP4F2 * 3 多态性检测	降低 *CYP4F2* * 3 纯合子基因型患者华法林及香豆素类抗凝药（醋硝香豆素、苯丙香豆素）的用药剂量
慢型 *NAT1/NAT2* 基因型检测	*NAT1* 和 *NAT2* 慢代谢型基因型患者反复给予异烟肼后易出现蓄积中毒，引起周围神经炎，应引起注意
SLCO1B1 521T > C 多态性检测	携带 521C 等位基因的患者慎用辛伐他汀和西立伐他汀，以降低发生肌病的风险

续表

检测项目	用药指导
ACE I/D 多态性	DD 基因型的高血压患者建议选用福辛普利进行降压治疗；DD 基因型的高血压合并左心室肥大和舒张期充盈障碍的患者建议使用依那普利和赖诺普；II 基因型患者应用赖诺普利或卡托普利治疗时应注意监测肾功能
*ADRB*1 多态性检测	Gly389 基因型高血压患者建议不选用美托洛尔降压，或适当增加用药剂量
*ANKK*1 rs1800497 多态性检测	携带 rs1800497A 等位基因的患者应用第二代抗精神病药时静坐不能不良反应的发生风险增加，应注意
G-6-PD 基因多态性检测	携带突变等位基因的 G-6-PD 缺乏患者禁用氯喹、氨苯砜和拉布立酶
HLA-B 位点等位基因检测	携带 *HLA-B* * 1502 等位基因者慎用卡马西平和苯妥英，携带 *HLA-B* * 5801 等位基因者慎用别嘌醇，以免引起 SJS/TEN；携带 *HLA-B* * 5701 等位基因者慎用阿巴卡韦，以免引起药物性肝损害
*IFNL*3 多态性检测	Rs12979860T 等位基因携带者聚乙二醇干扰素 α-2a、聚乙二醇干扰素 α-2b 和利巴韦林治疗 HCV 感染的疗效差
*VKORC*1-1639 G > A 多态性检测	携带 -1639A 等位基因的个体应减少华法林的用药剂量，具体可根据华法林剂量计算公式确定华法林的起始用药剂量

第六节　时辰药理学与临床合理用药

一、时辰药理学

（一）时间生物学与时辰药理学

时间生物学（chronobiology）是一门以研究生物节律，即生命活动的周期规律及其产生机制与应用的新兴交叉性生命学科。生物节律（biorhythm）是内源性的，是生物体在进化过程中为抵御大自然环境，如射线、气温、光照等周期变化的影响，而逐渐形成的机体内在的生命活动的周期性变化，与大自然环境周期性变化相似。在自然界中，从单细胞生物到人类的各种功能活动、生长繁殖随时间的推移，都可能呈现某种有规律性的反复改变，这就是“生物周期性（bioperiodicity）”，即生物节律。生物节律既存在于整个机体之中，亦存在于器官，乃至于游离的单个细胞之中，因此生物节律是生命活动的基本特征之一。

时辰药理学（chronopharmacology）研究药物与生物的内源性周期节律变化的关系，是在对药物治疗效果进行研究的基础上，根据机体生物节律，选择合理药物用药时间的药理学分支学科。时辰药理学同时也是时间生物学的一个分支。

药物的作用不仅取决于药物自身的理化性质、剂量等因素的影响，还受到机体各种因素的影响，包括生物节律的影响。故根据人体生物节律合理选择用药时间，将有助于提高药物疗效、降低毒副反应。

在实际药物治疗中，应用时辰药理学的知识以提高疗效，减少不良反应的治疗方法称为时间治疗（chronotherapy），这个研究领域叫时间治疗学（chronotherapeutic）。人体的一些病理现象也呈昼夜节律性变化，药物如果能影响这种昼夜节律，就可以减轻疾病的发病，因此具有重要的临床意义。

（二）药物作用昼夜节律机制

1. 组织敏感性机制　在许多情况下，虽然已证实药物的药效或毒效有明显的昼夜差异，但药物在血中甚至靶组织中的浓度并无相应的昼夜变化。许多药物疗效及毒效的昼夜节律并不一定完全取决于药动学的昼夜节律的差异，而可能是取决于药物组织敏感性的昼夜差异。例如，呼吸道对组胺反应的敏感性在 0：00 ~ 02：00 最高，因此，哮喘患者易在凌晨发作；皮肤对组胺或过敏原在 19：00 ~ 23：00 敏感性最高，赛庚啶的抗组胺作用在 07：00 时给药疗效可持续 15 ~ 17 小时，而 19：00 时给药则只能维持 6 ~ 8 小时。

2. 受体机制　大多数药物通过与受体结合产生效应。受体的敏感性、受体与药物的最大亲和力及受体的浓度均呈现昼夜节律性变化，这种节律性变化也是许多药物药效有时间节律性的根本原因之一。许多受体不仅有昼夜节律性变化，而且呈季节节律性变化。如吗啡15：00时给药的镇痛作用最弱，21：00时给药最强，而此效应差异与脑内药物浓度无相关性，可能与脑内多巴胺受体的昼夜节律有关。

3. 药动学机制　在一般情况下药物在血中浓度的高低与其作用大小呈正比，因此，许多药物作用的昼夜节律有可能与其在血中浓度的昼夜节律性变化有关。血药浓度的昼夜节律性变化受多种因素的影响，药物在体内的吸收、分布、代谢及排泄的每一过程都有可能存在着昼夜节律性变化，而这种药动学过程的昼夜节律使药物在体内药物浓度的变化也出现相应的昼夜节律。肾脏排泄能力，包括对电解质、尿酸及其他物质的排泄均有昼夜节律性变化。药物肾脏排泄不仅单次用药时有昼夜节律，而且多次用药期间仍可能呈昼夜节律变化。

二、时辰药理学的临床应用

（一）时辰药效学和时辰毒理学

时辰药效学（chronopharmacodynamics）和时辰毒理学（chronotoxicology）是研究机体对药物效应呈现的周期性节律变化规律的学科，分别以有效性或毒性作为研究重点。机体胆固醇的合成有昼夜节律，夜间合成增加。调血脂药辛伐他汀通过抑制HMG-CoA还原酶，抑制肝脏合成胆固醇从而降低血浆低密度脂蛋白水平。研究表明，夜间给予他汀类降脂药降低血清胆固醇的作用更强，因此推荐临睡前给药。哮喘患者呼吸道阻力增加，通气功能下降，并呈现昼夜节律性变化，夜晚或清晨气道阻力增加，容易诱发哮喘。因此，β_2受体激动药可采取剂量晨低夜高的给药方法，有利于药物在清晨呼吸道阻力增加时达到较高血浓度。例如，特布他林08：00时口服5mg，20：00时服10mg，可使该药的血药浓度昼夜保持相对稳定，有效控制哮喘发作；晚间临睡前口服沙丁胺醇缓释片16mg，测得次日早晨6时的血药浓度为(17.3±5.3）ng/ml，而其有效浓度为20ng/ml，因此可获较好疗效。肾上腺皮质激素在体内的昼夜节律相当明显而恒定。生理条件下，皮质激素在清晨为分泌高峰，午夜（0时）前后为低谷，在分泌低谷时反馈性促进下丘脑-垂体激素（如ACTH）分泌，继而引起皮质激素新的分泌高峰。糖尿质激素类药物用于治疗结缔组织病和肾病综合征等自身免疫性疾病时，需要长期用药维持疗效，可采用每日清晨一次给药法或隔日清晨给药法。前一种给药方式一般采用短效类的可的松或氢化可的松，在每日清晨7～8时一次服用，这种给药法使外源性糖皮质激素血浆浓度与内源性糖皮质激素分泌昼夜节律重合，可减少药物对内源性皮质激素分泌功能的抑制，减少皮质分泌功能抑制的不良反应。后一种给药方式采用每隔一日，早晨7～8时给药1次，一般采用中效类的泼尼松或泼尼松龙，亦可减轻对内源性皮质激素分泌的抑制作用。

（二）时辰药动学

时辰药动学（chronopharmacokinetics）是研究药物在体内过程中的节律变化。大多数机体功能如心排血量、各种体液分泌的速度及pH值、胃肠运动、肝肾血流量、药物代谢酶活性等都有昼夜节律，因而许多药物的动力学参数都受此节律的影响。例如，铁剂的吸收有明显的昼夜节律，在其他条件相同的情况下，19：00服用较07：00服用的吸收率增加一倍，因此为保证吸收，铁剂的服用选择在19：00比较合理。茶碱类药物白天吸收快，而晚间吸收较慢，根据这一特点，也可采取日低夜高的给药剂量。例如，对慢性阻塞性肺疾病患者，可于08：00时服茶碱缓释片250mg，20：00时服500mg，可使茶碱的白天、夜间血浓度分别在10.4μg/ml和12.7μg/ml，有效血药浓度维持时间较长，临床疗效较好而不良反应较轻。

传统的给药方法有时可能达不到预期的治疗效果。例如，传统的每日3次给药与每8小时等间隔给药，血药浓度变化很大，疗效也不一致。根据昼夜节律重新考虑用药方法，可提高疗效，减少不良反应。

（胡长平　尤启冬　郭小可　罗　平）

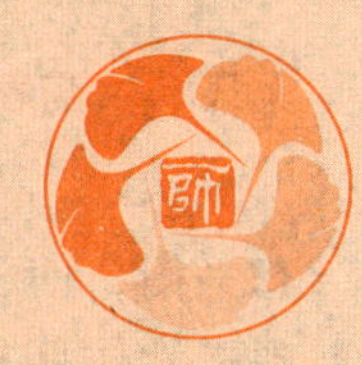

第五章　药物毒性与用药安全

第一节　药物毒性与毒副作用

药物经不同给药途径进入机体后，对所分布到的靶器官、组织或全身可发生损害作用，即毒性作用。一般来说，毒物多以被动方式（接触、吸入、误服、环境污染等）暴露于人体，在其暴露剂量下就可能产生毒性作用；而药物的毒性通常是在治疗疾病时（或者误服、自杀服用等）因用药剂量过高、用药时间过长或用药者为过敏体质、特异体质（遗传异常）时才会出现毒性作用。

一、药物的毒性作用

（一）药物毒性作用的机制

不同药物对机体产生的毒性作用主要包括药物对机体功能的损伤和对机体结构的损伤两方面。药物毒性作用的主要产生机制如下。

1. 药物直接与靶点分子产生毒性　有些药物能与内源性靶点分子（如受体、酶、DNA、大分子蛋白、脂质等）结合发挥作用，并导致靶点分子结构和/或功能改变而导致毒性作用的产生。

（1）药物通过抑制或者激活受体（如阿托品抑制M胆碱受体，吗啡激活阿片受体），干预或者模拟内源性物质发挥药理作用或毒性作用。

（2）药物进入机体后对酶系统具有直接作用，可影响其生成或改变其活性，使酶参与的生化反应受到影响，从而导致机体生理功能受到干扰，这是许多药物对机体产生毒性作用的原因。

（3）药物与机体内功能蛋白相互作用而改变其构象或结构时可导致蛋白功能受到损伤。如长春碱（或紫杉醇）与微管蛋白结合，影响细胞骨架蛋白聚合或解聚。

（4）药物影响DNA的模板功能，如多柔比星可嵌入DNA分子双螺旋折叠间，推动邻近碱基对分开，造成DNA模板功能错误。

2. 药物引起细胞功能紊乱导致的毒性　药物与靶点分子作用后可引起基因表达失调、细胞活动失调及细胞维持功能损伤。激素类药物可结合、活化转录因子引起基因表达失调从而产生毒性，如地塞米松作为外源性配体活化糖皮质激素受体及下游信号通路，导致淋巴细胞凋亡及致畸；贝特类降脂药氯贝丁酯激活过氧化物酶增殖体活化受体导致大鼠肝癌发生等。细胞与药物形成共价加成后，信号转导受到干扰，发生基因表达改变，如烷化剂诱导胸腺细胞凋亡。有些药物可影响细胞的电兴奋活动，包括神经细胞的递质释放、骨骼肌细胞和平滑肌细胞的兴奋收缩偶联、心肌细胞的收缩功能等。如利血平耗竭去甲肾上腺素（NA）、5-羟色胺和多巴胺等递质引起相应毒性反应；可卡因抑制NA的摄取而使骨骼肌血管α受体过度兴奋，这是可卡因误服者引发心肌梗死的主要原因。强心苷类药物抑制Na^+,K^+-ATP酶，增加心肌细胞Na^+浓度，通过Na^+/Ca^{2+}交换而导致心肌细胞Ca^{2+}浓度积聚，增加心肌收缩性和兴奋性，甚至造成严重心律失常。

3. 药物对组织细胞结构的损害作用　有些药物对机体的毒性并不首先引起细胞功能的改变（如糖原含量或某些酶浓度的改变），而是直接损伤组织细胞结构。如普卡霉素（光辉霉素）、非那西丁和呋塞米等对肝脏的毒性，就是由于其对肝细胞产生化学损伤，进而使肝组织出现变性和坏死。

4. 药物干扰代谢功能产生毒性　有些药物对机体的代谢过程可产生多种影响，破坏其动态平衡，使相应的生理功能受损，这是药物呈现毒性作用较常见的方式。如四环素通过干扰肝细胞的代谢过程，抑制甘油三酯从肝内析出，抑制脂肪受体蛋白的合成而导致肝内脂肪堆积形成脂肪肝。

5. 药物影响免疫功能导致的毒性　药物对机体免疫功能的影响可分为两个方面：一方面是诱导兴奋，出现超常免疫反应，如变态反应、自身反应。这些过强的免疫反应，可对机体产生不同程度的损害，重者可危及生命。另一方面则是引起消退抑制，使免疫监视功能低下，导致机体对感染和其他疾病抵抗能力下降。

6. 药物抑制氧的吸收、运输和利用导致的毒性　氧是维持机体正常生命活动的必需物质，有些药物可干扰机体的需氧生理过程而对机体产生毒性作用。如磺胺类、伯氨喹等药物可使红细胞中的血红蛋白转变成高铁血红蛋白引起高铁血红蛋白血症，红细胞内血红蛋白的再生滞后，导致血液输氧能力明显下降；一些刺激性的气体（氮芥子气等）在吸入后可造成肺水肿，使肺泡的气体交换功能受阻，血液含氧量明显降低；表面活性剂和肼类衍生物，能加剧红细胞的破坏而溶血，使血红蛋白失去运输氧的能力。

（二）影响药物毒性作用的因素

药物在常规治疗剂量下，较少出现毒性反应。但是，当剂量过高、用药时间过长、不合理联合用药、用药个体遗传异常、过敏体质或机体状态异常时，则出现毒性作用。影响药物毒性作用的因素主要有药物因素和机体因素两个方面。

1. 药物方面的因素

（1）药物的结构和理化性质　药物的结构决定药物的效应和毒性。同一类药物，结构（包括取代基）不同，毒性则有很大差异。例如，在药物结构中增加卤素会使分子的极化程度增加，更易与酶系统结合使毒性增加。如甲烷无致癌作用，而碘甲烷、溴甲烷均有致癌作用。药物的脂水分配系数、电离度、溶解度等理化性质都与毒性有关。特别是有些药物在制剂研究过程中，为了获得合适的理化性质，需要制成不同的盐或酯化物，该过程会引起毒性的改变。如红霉素，制成乳糖酸红霉素时，无明显肝毒性；制成酯化物，如依托红霉素（红霉素丙酸酯的十二烷基硫酸盐），具有无味、对酸稳定、口服吸收好的优点，但可引起肝毒性，使转氨酶升高，白细胞数目增多，出现发热、黄疸。近年来，药用纳米材料（包括药物或赋形剂）研究较多，具有改善药物的吸收、分布和消除等优势，但对药物毒性方面的影响研究不足，临床应用时需引起注意。

（2）药物的剂量、剂型与给药途径　药物在治疗剂量时，主要表现为治疗作用，当达到或超过最小中毒量时，就会引起毒效应，随着剂量的进一步增加而加强。如呼吸中枢兴奋药，在治疗剂量时，可缓解呼吸抑制，但剂量过大时，可引起惊厥。特别是一些安全范围小的药物，治疗剂量与中毒剂量非常接近，严重中毒时可导致死亡。如去乙酰毛花苷 C、洋地黄毒苷、三氧化二砷等。药物的剂型和给药途径不同，起效速度和作用维持时间不同，产生的治疗作用和毒性作用强度则不同。在治疗疾病时，同一种药物采用不同给药途径，所需剂量可能不同。如硝酸甘油不同途径给药的剂量分别为：静脉注射 5～10μg，舌下含服 0.2～0.4mg，口服 2.5～5mg，贴皮 10mg。如果忽视这些规律，将口服剂量用于注射，则可能会导致毒性反应。

（3）其他药物因素　许多不良反应不是药物有效成分本身造成的，而是由于生产过程使用的添加剂，例如稳定剂、着色剂、赋形剂、乳化剂、增溶剂等，或者化学合成中产生的杂质，以及药品在贮藏保管、运输过程中产生的氧化、分解、降解、聚合等产物所致。例如，阿司匹林中的副产物乙酰水杨酰水杨酸和乙酰水杨酸酐可引起哮喘和慢性荨麻疹等；四环素的降解产物差向四环素和脱水差向四环素的毒性分别是四环素的 70 倍和 250 倍；青霉素的变态反应主要是由于其分解或降解产物青霉噻唑酸、青霉烯酸等与机体血浆蛋白结合形成抗原而引起；苯妥英钠注射剂的溶剂丙二醇可引起低血压，防腐剂对羟基苯甲酸酯、胶囊中的色素柠檬黄均可引起荨麻疹等。

（4）药物相互作用　药物相互作用是导致药物毒性的重要因素，合并使用药物种类越多，药物毒性发生率越高。如特非那定常规剂量单独使用的安全性较好，但与 CYP3A4 抑制剂红霉素等合用时，可使特非那定代谢受到抑制，血药浓度升高，增加心脏毒性甚至诱发尖端扭转型室性心动过速而死亡。1998 年，美国 FDA 将特非那定撤出市场。如氢氯噻嗪与奎尼丁合用，氢氯噻嗪可使 pH 值升高，碱化尿液，可致大部分奎尼丁不解离，脂溶性增加，容易被肾小管重吸收，体内药物浓度增加，可能引起心脏不良反应。

2. 机体方面的因素

（1）营养条件　机体血浆白蛋白水平和肝药酶活性降低时，游离药物浓度明显升高，药物的治疗作用与毒性作用均会增强。例如，营养不良的条件下，巴比妥类药物催眠作用时间明显延长，对乙酰氨基酚的肝毒性显著增加；脂肪酸缺乏时会使乙基吗啡、环己巴比妥和苯胺等代谢减少，毒性作用增加。

（2）年龄　婴幼儿，尤其是新生儿与早产儿，机体各器官功能都处在发育时期，各种生理功能尚未充分发育，对药物反应敏感性较高。新生儿体液占体重比例大，水盐转换率较快；血浆蛋白总量少，药物血浆蛋白结合率较低；肝肾功能尚未充分发育，药物清除率低，较易发生药物毒性。例如，新生儿肝脏葡萄糖醛酸结合能力尚未发育，应用氯霉素可导致灰婴综合征；小儿处于生长发育旺盛期，四环素可影响牙齿发育，糖皮质激素类药物影响长骨发育等。

（3）性别　一般情况下，性别差异不会影响药物作用，但某些药物的药效和药物代谢酶活性则有性别差异。对于某些药物，女性似乎更敏感，更容易发生不良反应。如氯霉素引起的再生障碍性贫血，女性发生率约为男性的 2 倍；血管紧张素转化酶抑制药所致的咳嗽，女性发生率约为男性的 2 倍。但药物性皮炎，男性发生率高于女性。

此外，女性在不同的生理状态如月经期、妊娠期、哺乳期需注意药物毒性作用。月经期不宜服用泻药和抗凝药，以免盆腔充血、月经增多；妊娠期要注意药物可能对胎儿产生的不利影响，胚胎期是器官形成期，药物可干扰细胞分化，发生胎儿畸形、流产等严重后果，如妊娠早期用抗肿瘤药物环磷酰胺等可致胎儿畸形、流产或死胎，应用大剂量非甾体抗炎药阿司匹林等可引起胎儿动脉导管早闭，出现死胎；胎儿期要注意药物对胎儿中枢及器官的影响，如妊娠期妇女应用氨基糖苷类抗生素可使婴儿听力丧失，抗甲状腺药可致新生儿甲状腺功能减退，妊娠晚期应用氯霉素可致灰婴综合征；临产前禁用吗啡等可抑制胎儿呼吸的镇痛药；在哺乳期，能通过乳汁分泌的药物对婴儿可能造成损害，如氯霉素、吩噻嗪类及苯巴比妥等。

（4）遗传因素　遗传因素对代谢的影响主要是由于药物代谢酶的遗传多态性导致药物代谢异常。例如，Ⅱ相代谢酶 *N*-乙酰化转移酶 2（*N*-acetyltransferase-2，NAT2）存在遗传多态性，故其底物异烟肼等在体内的乙酰化代谢呈多态性，人群可分为快代谢型（extensive metabolizers，EM）及慢代谢型（poor metabolizers，PM）。前者使药物快速灭活，较易出现肝毒性；后者使药物灭活缓慢，较易出现外周神经炎。同样的，肼屈嗪慢乙酰化者更易发生肼屈嗪导致的红斑狼疮。有少数患者甲基转移酶基因缺失，服用硫唑嘌呤或巯嘌呤会发生严重甚至可致死性的血液毒性。

受体、离子通道或（和）药物效应有关的其他蛋白也存在基因多态性。在血药浓度相似的患者中，这些将会导致药物效应的差异。这类基因多态性包括：①多巴胺受体，影响药物引起的迟发性运动障碍（tardive dyskinesia，TD）；②骨骼肌兰尼碱受体，与麻醉后恶性高热的风险相关；③钾离子或钙离子通道，服用某些抗心律失常药时有尖端扭转型室性心动过速的风险；④G-6-PD 酶缺失时，在服用某些具有氧化性的药物如伯氨喹、磺胺类药物、奎尼丁、氯霉素、呋喃妥因、氨苯砜时，会导致溶血反应；⑤主要组织相容性抗原复合体，介导药物变态反应，如阿巴卡韦、奈韦拉平。

（5）种族差异　一些药物的毒性作用在不同种族间存在差异，如异烟肼的乙酰化代谢，EM 和 PM 的发生率有明显的种族差异。PM 在东方人群中为 10% ~30%，而在西方人群中可高达 40% ~70%，爱斯基摩人则无 PM。标准剂量给予异烟肼时，相对于EM患者，PM患者更易发生外周神经炎。一项在中国香港做的调查显示，抗结核药物吡嗪酰胺在香港患者中引起肝脏损害的概率远高于非洲黑色人种；中国人群应用吗啡后发生恶心、呕吐等胃肠道不良反应的概率远高于白色人种，相反，白色人种应用吗啡后发生呼吸抑制和血压下降这类不良反应的概率要远高于中国人群。

（6）病理状态　药物或其代谢物通过肾脏或肝脏清除，在存在肾脏或肝脏疾病的情况下，正常给药剂量可能出现较高的血药浓度。这将导致药物效应过度，特别是对于治疗窗狭窄的药物。心血管疾病如急性心肌梗死或心力衰竭，可能会降低肝血流量，减少肝摄取率高的药物消除，但如果通过静脉途径给药，血浆浓度和药效将会增加。甲状腺功能减退可能与降低肝脏和肾脏药物的清除有关。疾病状况也可能与药物效应的增加有关，HIV感染患者服用复方磺胺甲噁唑会导致皮疹和严重的皮肤不良反应，如Stevens-Johnson综合征发生率增加。巨细胞病毒感染的患者服用氨苄西林也会增加皮疹的发生，具体的机制尚不明确，如果需要继续治疗，脱敏处理通常会减轻不良反应的严重度。

（7）生活方式　患者某些生活习惯可导致药物毒性作用，尤以烟酒嗜好的影响最大。酒精摄入可影响药物的药动学和药效学过程，导致严重的药物毒性发生。酒精（乙醇）本身是药物代谢酶的诱导剂，可加速某些药物在人体内的代谢转化，影响疗效；另外，其对交感神经和血管运动中枢等有抑制作用，与硝酸酯类药物合用时，可能导致血压显著下降；其还能增强苯二氮䓬类、吩噻嗪类、三环类抗抑郁药、镇静剂和抗组胺药等中枢抑制药的作用，引起中枢进一步抑制。吸烟会诱导CYP1A2活性，使有些药物如地西泮等代谢加快，半衰期缩短，血药浓度降低，导致疗效降低。咖啡因具有协同增加麻黄碱兴奋作用的潜在风险。

二、药物与非靶标结合引发的毒副作用

药物与非靶标（off-target）结合也分为两种情况，一种是药物本身结构中含有毒性基团，与体内DNA等大分子结合产生毒副作用；另一种则是药物作用在非结合靶标（通常讲的脱靶效应），产生非治疗作用的药源性副作用。

（一）含有毒性基团的药物作用

含有毒性基团的药物主要是一些抗肿瘤的化学治疗药物，特别是抗肿瘤的烷化剂类药物，如氮芥类药物、磺酸酯类药物、氮丙啶类药物、含有醌类结构的药物等。这些药物结构中都含有亲电性的毒性基团，在体内会直接与核酸、蛋白质或其他重要成分中的亲核基团发生反应（烷基化反应、或氧化反应），产生不可逆的损伤，表现为毒性、致癌性或致突变性。

抗肿瘤的化学治疗药物通常在医院中使用，需要特殊的照护。

（二）药物与非治疗部位靶标结合产生的毒副作用

现有的药物通常采取的是“一个靶标、一种疾病、一个药物”研发策略，针对一个特定的靶标发现和创制具有较强活性和较好选择性的小分子化合物。理论上讲，药物进入体内后应该和所选择的作用靶标结合产生所需的治疗作用，但实际上药物进入体内后可自由地和许多蛋白等生物大分子广泛接触，这就难免会与某些非治疗部位靶标的生物大分子形成较为稳定的结合，产生非治疗的生物活性，从而引起毒副作用。

通常来说，药物作用的靶标可能在多种组织/部位表达，非选择性地抑制不同部位的靶标可能引发毒副作用。最典型的药物与非治疗部位靶标结合产生副作用的例子是经典的抗精神病药物引起的锥体外系副作用，如氯丙嗪、氯普噻吨、氟哌啶醇、奋乃静、洛沙平（loxapine）等，这些药物是多巴胺受体的拮抗剂。

在脑内，多巴胺有四条作用通路，其中，中脑-边缘通路（mesolimbic pathway）和中脑-皮质通路（nigtostriatal pathway）与精神、情绪、情感等行为活动有关。第三条通路是结节-漏斗通路（hypophyseal infundibular），主管垂体前叶的内分泌功能；第四条通路是黑质-纹状体通路（nigro-striatal），属于锥体外系，具有协调运动的功能。精神分裂症患者往往是前两条通路功能失常，并伴有脑内多巴胺受体增多，经典

的抗精神分裂症药通过阻断这两条通路的多巴胺 D_2 受体而发挥疗效；但这些药物缺少作用位点的选择性，在阻断前两条通路时，也同时阻断第三和第四条通路，分别导致内分泌方面改变和锥体外系副作用。因此，该类药物或多或少都有锥体外系副作用，锥体外系反应的主要症状是帕金森征，表现为运动障碍，如坐立不安、不停的动作、震颤、僵硬等。

另一个药物与非治疗部位靶标结合产生副作用的例子是抗肿瘤药物中的微管抑制剂，如长春碱、长春新碱、紫杉醇、多西他赛等作用于肿瘤微管蛋白，抑制微管蛋白的聚合或解聚，从而抑制肿瘤的生长。但这类微管抑制剂在抑制肿瘤微管蛋白的同时也抑制神经细胞的微管，产生较为严重的神经炎副作用。而长春瑞滨对神经的微管蛋白作用较弱，其神经毒性比长春碱和长春新碱低。

（三）药物与非治疗靶标结合产生的毒副作用

药物与非治疗靶标结合是指药物在体内一药多靶的现象。药物进入体内后，“一药一靶”是理想状态，但往往很难实现，可能会发生与其他靶标结合形成“一药多靶”的结果。“一药多靶”在体内有时会起到很好的治疗效果，例如，非经典的抗精神病药物氯氮平（clozapine）、利培酮（risperidone）、喹硫平（quetiapine）、阿立哌唑（aripiprazole）、奥氮平（olanzapine）、齐拉西酮（ziprasidone）等既能拮抗 D_2 受体，又能拮抗 5-HT_2 受体，后者可以使黑质－纹状体通路的多巴胺释放，从而降低锥体外系副作用。

但不少情况是“一药多靶”的药物与非治疗靶标结合，产生治疗作用以外的生物活性，即毒副作用。大环内酯类抗生素红霉素类药物，如红霉素（erythromycin）、罗红霉素（roxithromycin）、克拉霉素（clarithromycin）等 14 元环的内酯化合物在产生抗菌作用的同时也刺激了胃动素的活性，增加了胃肠道蠕动，并引起恶心、呕吐等胃肠道副作用。但 12 元环和 16 元环内酯抗生素对胃动素的刺激活性很弱，胃肠道副反应就较低。

（四）药物“一靶多能”引起的毒副作用

药物“一靶多能”是指药物所作用的靶标在体内参与多个生理功能的调控，但药物作用于这类靶标时，在产生治疗作用的同时，也会引起非治疗作用功能的变化。例如，血管紧张素转化酶（ACE）在体内将血管紧张素Ⅰ转化为血管紧张素Ⅱ产生强烈的血管收缩和促进醛固醇分泌作用，与高血压发生密切相关；同时 ACE 对缓激肽也有作用，缓激肽能引起局部血管舒张、产生疼痛、增加血管渗透性，以及刺激前列腺素的合成。在 ACE 的作用下，缓激肽被降解，生成非活性肽。

ACE 抑制剂类药物卡托普利（captopril）、依那普利（enalapril）、赖诺普利（lisinopril）、培哚普利（perindopril）、喹那普利（quinapril）、雷米普利（ramipril）、福辛普利（fosinpril）等，通过抑制血管紧张素转化酶，阻断血管紧张素Ⅰ向血管紧张素Ⅱ转化，用于治疗高血压、充血性心力衰竭（CHF）等心血管疾病。但 ACE 抑制剂也同时阻断了缓激肽的分解，增加呼吸道平滑肌分泌前列腺素、慢反应物质及神经激肽 A 等，导致血压过低、血钾过多、咳嗽、皮疹、味觉障碍等不良反应，特别是引起干咳是其发生率较高的不良反应。

（五）药物选择性差异引起的毒副作用

非甾体抗炎药通过抑制环氧合酶，抑制炎症部位前列腺素的生物合成，从而产生抗炎作用。在体内环氧合酶（COX）存在两种同工酶——COX-1 和 COX-2。

同工酶是指催化相同的化学反应，但其蛋白质分子结构、理化性质和免疫性能等方面都存在明显差异的一组酶。一种酶的同工酶在各组织、器官中的分布和含量不同，体现各组织的特异功能，常表现不同的生理功能。

COX-1 存在于大多数组织中，是参与正常生理作用的结构酶，其功能是合成前列腺素来调节细胞的正常生理功能，对胃肠道黏膜起保护作用。COX-2 是一个诱导酶，在生理状态下，体内大多数组织中检测不到 COX-2，在炎症因子的诱导下可以大量表达，继而促进各种前列腺素合成，介导疼痛、炎症和发热等反应。常用的非甾体抗炎药，如布洛芬、萘普生、氟比洛芬、酮洛芬、双氯芬酸、吲哚美辛等对COX-1 和 COX-2 都具有抑制作用，因此在抑制

COX-2 的同时也抑制 COX-1，因而大多数非甾体抗炎药都有较强胃肠道副作用，长期服用会引起胃肠道不适，严重的会引起胃出血。20 世纪 90 年代以来，已经有多个选择性 COX-2 抑制剂用于临床，这些药物对 COX-2 的选择性可以达到数百倍以上，在抑制致炎前列腺素合成的同时，并不抑制生理性前列腺素的合成，因此这类药物用于抗感染治疗时，很少或不会发生传统非甾体抗炎药的胃肠道、肺部等典型不良反应。选择性的 COX-2 抑制剂塞来昔布、罗非昔布、伐地昔布等药物强力抑制 COX-2 而不抑制 COX-1，这些选择性 COX-2 抑制剂在疗效及胃肠道不良反应方面优于传统的非甾体抗炎药。

但是在临床试用的过程中，这些选择性 COX-2 抑制剂出现了严重心血管事件。机制研究发现，血小板中的 COX-1 能催化合成血栓素 TXA_2，其具有促血小板聚集和血管收缩的作用；在内皮细胞中，由 COX-2 催化产生的前列腺素 PGI_2 可抑制血小板聚集，促使血管舒张，防止血栓形成。正常情况下，TXA_2 和 PGI_2 处于平衡状态。然而，选择性 COX-2 抑制剂强力抑制 COX-2 而不抑制 COX-1，导致 PGI_2 产生受阻而 TXA_2 不受影响，从而增强了血小板聚集和血管收缩，引发血管栓塞事件。导致与 COX-2 有关的前列腺素 PGI_2 产生受阻而与 COX-1 有关的血栓素 TXA_2 合成不受影响，破坏了 TXA_2 和 PGI_2 的平衡，从而增强了血小板聚集和血管收缩，引发血管栓塞事件。导致罗非昔布、伐地昔布等药物撤出市场。COX-2 类非甾体抗炎药在临床使用时需提醒患者关注心血管的副作用。

（六）对心脏快速延迟整流钾离子通道（*h*ERG）的影响

*h*ERG 基因（human ether-à-go-go-related gene）编码快速延迟整流钾通道 I_{Kr} 的 α 亚基，*h*ERG 钾离子通道由 4 个相同的 α 亚基组成四聚体，中间型形成离子通道。*h*ERG 通道介导在心脏动作电位中延迟整流钾电流——I_{Kr}，在心肌动作电位复极化过程中发挥着重要作用。近年来发现一些化学结构不同的药物因阻断该通道引起 Q-T 间期延长甚至诱发尖端扭转型室性心动过速（TdP）而撤出市场。

目前研究发现，许多药理作用各异、化学结构多样的药物对 hERG K^+ 通道均具有抑制作用。其中，一部分是最常见的心脏用药物，如抗心律失常药、抗心绞痛药和强心药等。但是，非心脏用药物中也有许多药物可抑制 hERG K^+ 通道，就会产生心脏不良反应，如一些抗高血压药、抗精神失常药、抗抑郁药、抗过敏药、抗菌药、局部麻醉药、麻醉性镇痛药、抗震颤麻痹药、抗肿瘤药、止吐药和胃肠动力药等，导致心律失常的副作用，称为药源性心律失常。

抗过敏药物特非那定（terfenadine）、阿司咪唑（astemizole）因干扰心肌细胞 K^+ 通道，引发致死性尖端扭转型室性心动过速，导致药源性心律失常，被美国 FDA 从市场撤回，并建议修改这类药物的说明书，引起关注。

由于不断有研究报道各类非抗心律失常药物（包括抗生素、抗精神病药、抗组胺药、胃动力药、抗疟药等）具有致心律失常的副作用，这种副作用是由于药物阻滞 hERG 钾通道导致心脏 Q-T 期间延长引起的。目前，药物导致的获得性长 Q-T 综合征（LQTS）成为已上市药品撤市的主要原因，人用药品注册技术要求国际协调会（ICH）于 2000 年提出：药物的安全性评价要包括对心脏复极和 Q-T 间期的影响，而各国新药审批部门要求新药上市前需进行 hERG 抑制作用的研究。

对于临床使用中，更应注意和减少这些药物产生的心脏副作用。

（七）光照引起的药物毒副作用

许多药物进入人体后不会造成伤害，但在阳光中紫外线的作用下，渗入人体皮肤蛋白质中的这些药物便会发生化学反应，产生药物的不良反应，统称为药物的光敏反应。药物的光敏反应分为光毒反应和光变态反应。药物光毒反应是药物吸收的紫外光能量在皮肤中释放导致皮肤损伤，光变态反应系药物吸收光能后成激活状态，并以半抗原形式与皮肤蛋白结合成为全抗原，经表皮的朗格汉斯（Langerhans）细胞传递给免疫活性细胞，引起皮肤过敏反应。

药物的光敏反应与药物的化学结构有关，不同化学结构的药物对光波长的敏感程度不一样。引起药物光敏反应的机制有多种：①药物光降解过程中直接产生单线激发态氧致光毒反应；②光降解过程中首先产生有毒的光降解物或中间体，再产生单线激发态氧致光毒反应；③药物代谢产物通过光降解物或中间体与机体表皮蛋白结合致光变态反应或与酯类结合导致光毒反应。

药物的光毒性反应是因为某些药物在吸收相应波长的能量后转变为激发态，在激发态转变为基态的过程中将能量释放给氧或者周围介质，生成单线态氧、超氧离子等高反应性物质，这些高反应性物质通过损伤DNA和细胞膜等途径进而导致炎症介质及细胞因子的产生和释放，最终导致光毒性反应的发生，临床大多表现为过度晒伤样反应。

四环素类药物（金霉素、四环素、多西环素、米诺环素等）是最常见的引起光敏反应的抗菌药物。四环素类药物的结构中含有4个线性排列环系，具有较大的共轭体系，结构中含有多个羟基和酮羰基，临床研究表明，四环素结构中的酮基和烯醇基共轭双键导致大多数四环素类药物在光谱的长波紫外线（UVA）区域具有吸收峰，一些代谢产物吸收峰可延伸到蓝光区域。四环素类药物诱导光敏性皮炎通常由UVA辐射引起，浅肤色比深肤色患者更容易出现。对人角质形成细胞的研究发现，四环素类药物的光毒性排序：多西环素 > 金霉素 > 四环素。四环素和金霉素相比较，二者的分子式相近、结构相似，但金霉素的光毒性比四环素高得多。从结构的角度来看，金霉素结构中含有氯取代基，四环素没有，说明氯取代基与光毒性有重要关系，在光照下碳－氯键易发生断裂，产生自由基导致光毒性。

吩噻嗪类药物在使用时，有一些患者在日光强烈照射下会发生严重的光毒化反应。其原因是氯丙嗪在日光作用下发生氧化反应，2位氯原子遇光分解生成自由基，并进一步发生各种氧化反应，自由基与体内一些蛋白质产生作用，发生光敏化反应。故一些患者在服用药物后，在日光照射下皮肤会产生红疹，称为光毒化过敏反应。这是氯丙嗪及其他吩噻嗪类药物的毒副作用之一。服用氯丙嗪后应尽量减少户外活动，避免日光照射。

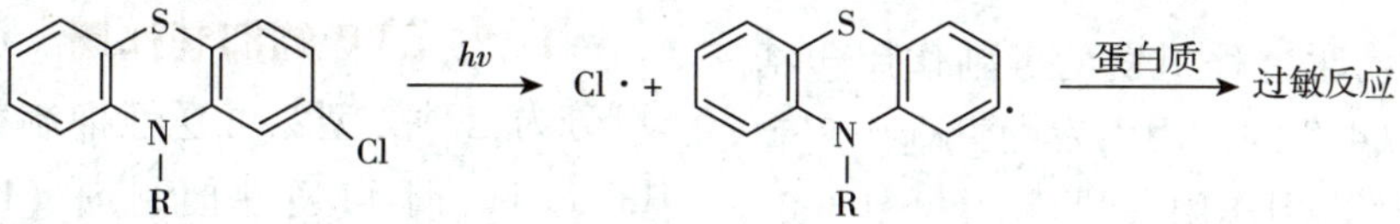

S, N, R, Cl —$h\nu$→ Cl · + (S, N, R)· —蛋白质→ 过敏反应

喹诺酮类药物普遍会产生光敏化反应，其产生光毒性的机制目前认为主要和自由基及单线态氧的生成有关，产生光变态反应与持续敏化T细胞的产生有关。喹诺酮类药物光毒性的临床表现主要是引起皮肤过敏反应和皮肤癌，很多药物被限制使用。喹诺酮类药物其光毒性与8位取代基有关，如果取代基为卤素，则光毒性增强，如果取代基为甲氧基则光毒性减弱，在治疗剂量下几乎没有光毒性。取代基对光毒性影响的强弱次序依次为C—F ≥ C—Cl > N > C—H > C—OCH_3，其引起光毒反应的作用强弱顺序为：司帕沙星 > 洛美沙星 > 氟罗沙星 > 托氟沙星 > 环丙沙星 > 依诺沙星 > 诺氟沙星 > 氧氟沙星 > 左氧氟沙星 > 加替沙星和莫西沙星。虽然左氧氟沙星、加替沙星、莫西沙星等较少表现出光毒性，但并不等于不会发生光敏反应，服用喹诺酮类药物时还是尽量避免晒太阳。

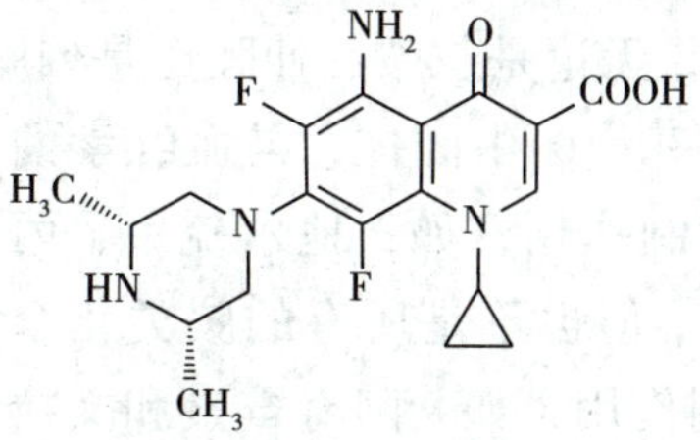

NH_2, O, F, COOH, H_3C, N, HN, N, F, CH_3

司帕沙星

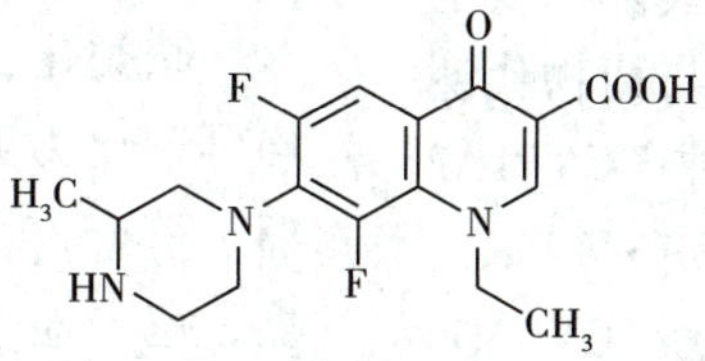

O, F, COOH, H_3C, N, HN, N, F, CH_3

洛美沙星

O, F, COOH, N, H_3C—N, N, F, F

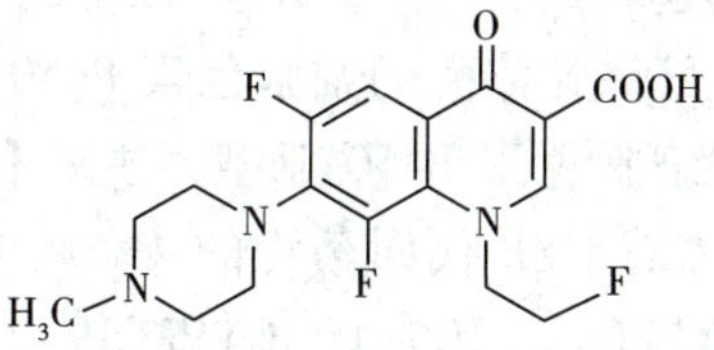

氟罗沙星

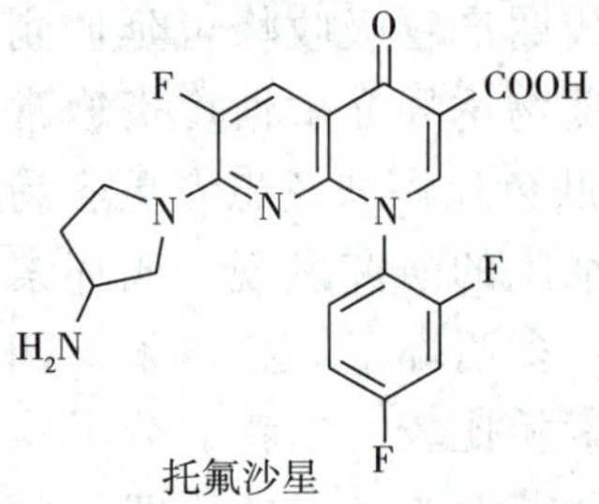

托氟沙星 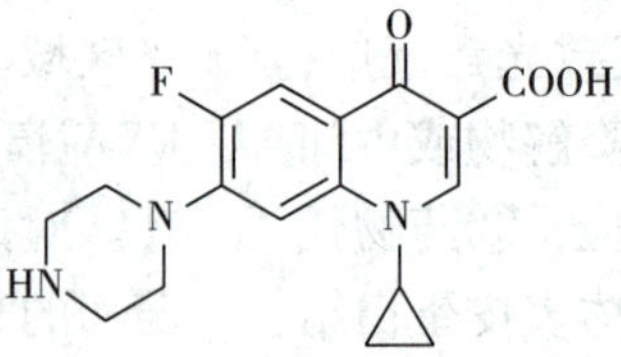　环丙沙星 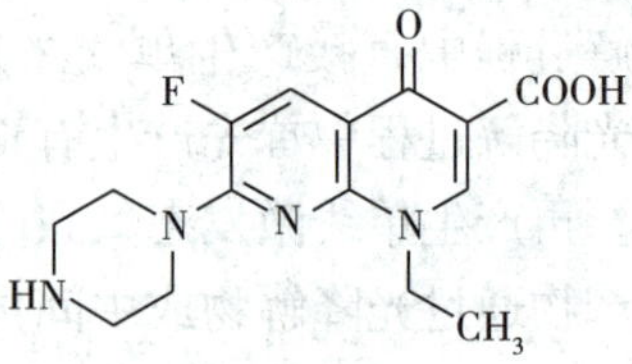　依诺沙星

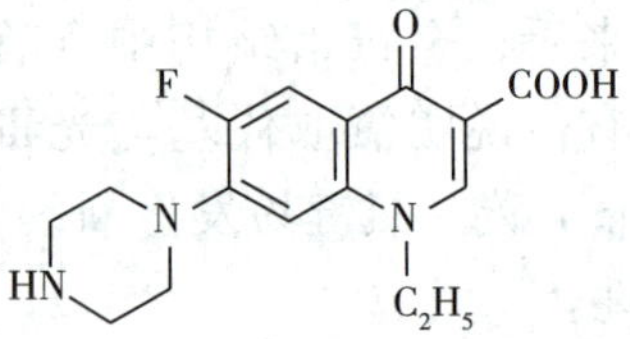

诺氟沙星 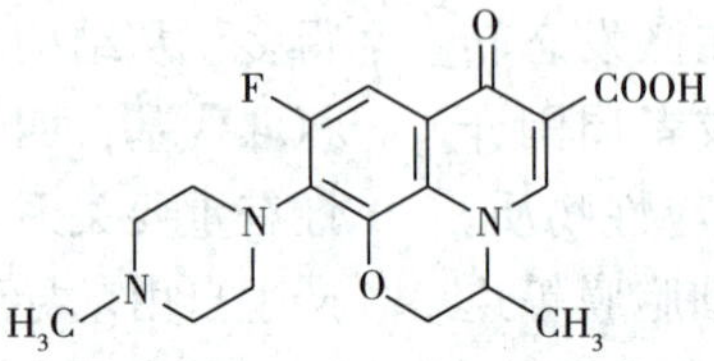　氧氟沙星 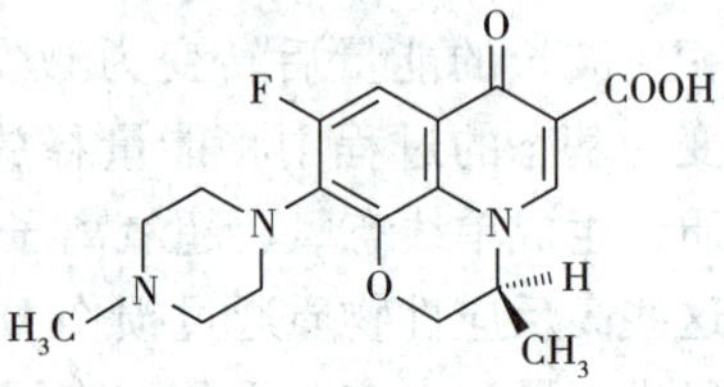　左氧氟沙星

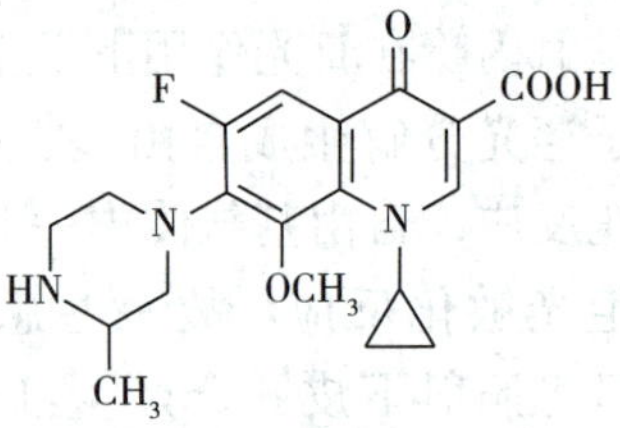

加替沙星 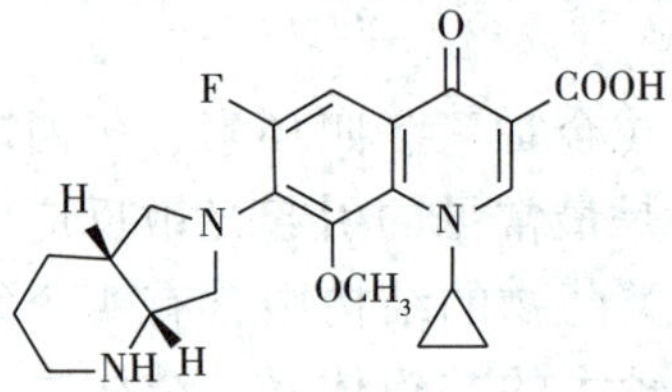　莫西沙星

三、药物体内代谢过程引发的毒副作用

药物与体内代谢过程引发的毒副作用包括药物对细胞色素 P450 的作用引发的毒副作用和药物代谢产物产生毒副作用。

（一）药物对细胞色素 P450 作用引发的毒副作用

细胞色素 P450（CYP）是一组结构和功能相关的超家族基因编码的同工酶。主要分布于肝脏，在小肠、肺、肾、脑中也依次有少量分布。哺乳动物组织中 CYP 在药物和异型生物的代谢、类固醇激素合成、脂溶性维生素代谢及多未饱和脂肪酸转化为生物活性分子的过程中都起着重要作用。90% 以上的药物代谢都要通过肝微粒体酶的细胞色素 P450。参与药物代谢的细胞色素 P450 亚型，主要有 7 种：CYP1A2（占总 CYP 代谢药物的 4%），CYP2A6（2%），CYP2C9（10%），CYP2C19（2%），CYP2D6（30%），CYP2E1（2%），CYP3A4（50%）。任何对 CYP 具有抑制作用或诱导作用的物质都会影响药物的代谢，从而增加其他药物的浓度使其达到产生毒副作用的水平，产生药物 - 药物的相互作用（DDI），参见“第三章 第三节 二、（二）药物代谢的部位与类型”相关内容。

1. 对 CYP 的抑制作用　CYP 抑制剂大致可分为三种类型：可逆性抑制剂（reversible inhibitors）、不可逆性抑制剂（irreversible inhibitors）和类不可逆性抑制剂（quasi - irreversible inhibitors）。

尽管对药物是否有 CYP 抑制作用难以预测，但是还是有一些化合物结构上的规律可以提醒人们加以关注（表 5 - 1）。含氮杂环，如咪唑、吡啶等，可以和血红素中的铁离子螯合，形成可逆性的作用，因此对 CYP 具有可逆抑制作用。抗真菌药物酮康唑对 CYP51 和 CYP3A4 可产生可逆性抑制作用。

胺类化合物，无论是叔胺、仲胺还是伯胺，均可转化为亚硝基代谢中间体，与血红素的铁离子螯合产生抑制作用，如：地尔硫䓬、丙米嗪、尼卡地平等。但也不是所有的胺类化合物会产生 CYP 抑制作用，如：阿奇霉素和文拉法辛，结构中都含有二甲胺结构片段，但没有 CYP 抑制作用。这是由于氨基的特殊性，应加以注意。

药物对 CYP 的抑制作用会导致体内 CYP 的活性降低，从而对同时使用的其他药物的代谢降低和减少，放大同服药物的生物活性，产生严重的药物相互作用，增加药物的毒副作用。

2. 对 CYP 的诱导作用 对 CYP 诱导作用的机制比较复杂。大多情况下，CYP 对药物的

表 5-1 警惕结构与药物毒性

警惕结构	代谢酶系	活性代谢物	毒性
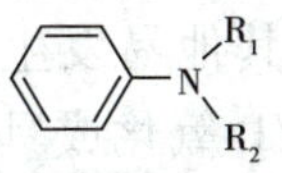 R_1,R_2 = H,烷基,苯基,酰基,酰氧基,磺酰基	过氧化物酶，CYP	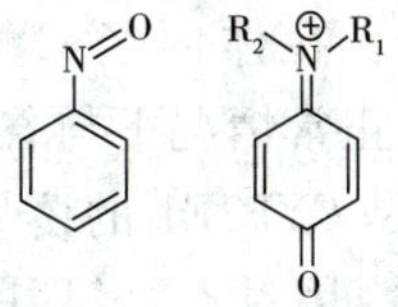	肝、肾毒性
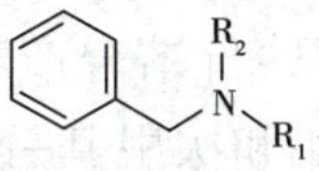 R_1,R_2 = H,烷基	单胺氧化酶，CYP	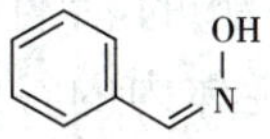	肝、肾毒性
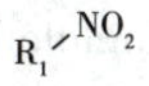 R_1 = 苯基,烷基,杂环	CYP	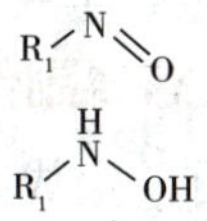	肝、肾毒性
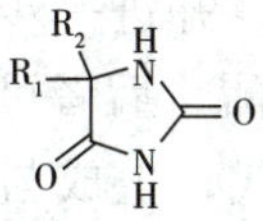 R_1,R_2 = H,烷基	过氧化物酶，环氧化酶	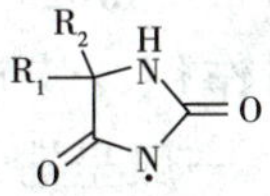	DNA 损伤
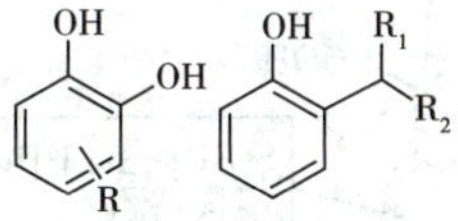 R_1,R_2 = H,烷基或成环	CYP	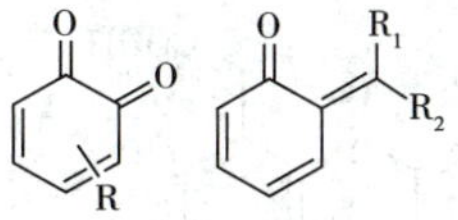	肝、肾毒性
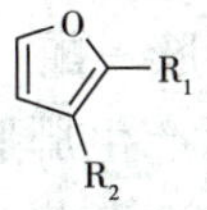 R_1,R_2 = H,烷基或成环	CYP	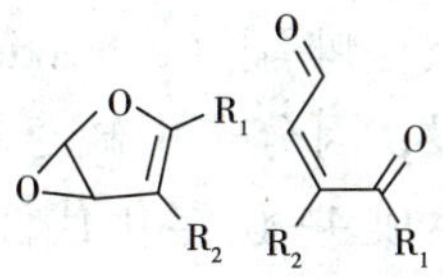	肝毒性
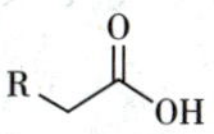 R = 烷基	葡萄糖醛酸转移酶	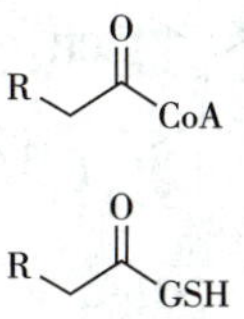	肝毒性
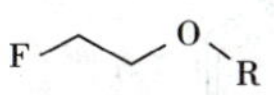 R = H,烷基	葡萄糖醛酸转移酶	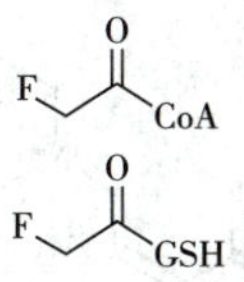	肝毒性

代谢会产生亲电性的活性代谢物，这些活性代谢物可与 CYP 形成共价键的相互作用，也可与体内的富电子物体，如谷胱甘肽发生共价结合，产生毒性。当 CYP 活性诱导增加后，产生的亲电性的活性代谢物会增加较多，引起的毒性就会增加。

例如，对乙酰氨基酚，在体内经 CYP2E1 代谢产生氢醌（NAPQI），正常情况下与谷胱甘肽作用解毒后排泄。乙醇是 CYP2E1 的诱导剂，可诱导该酶的活性增加。服用对乙酰氨基酚或含有对乙酰氨基酚成分药品的患者，如同时大量饮酒就会诱导 CYP2E1 酶的活性，增加 NAPQI 的量，一方面大量消耗体内的谷胱甘肽，造成谷胱甘肽耗竭，另一方面与体内的蛋白（如肝蛋白）等生物大分子作用产生毒性。

（二）药物代谢产物产生的毒副作用

药物在体内发生代谢作用，生成有反应活性的物质，引发毒性作用，这类毒性被称作特质性药物毒性（idiosyncratic drug toxicity，IDT）。IDT 不同于药物的副作用，特点在于：①并非与药理作用同时发生，一般呈滞后效应；②剂量-效应关系不明显；③产生的后果通常比副作用严重。机体清除药物的重要途径是通过酶催化的生物转化，使药物极性提高，成为水溶性的代谢产物，以利于排出体外。

1. 含有苯胺、苯酚等结构药物的代谢　药物结构中常含有苯胺（包括 *N*-苯基哌啶和*N*-苯基哌嗪）、苯酚（包括苯氧烷基）、*p*-胺基酚和 *p*-胺苯甲基等片段，若苯环的 π 电子云有足够的电荷密度，若分子中无其他易发生代谢的位点，上述结构就可能被 CYP 氧化成具有较强亲电性的 *p*-或 *o*-醌（quinone）、亚胺-醌（iminequinone）或次甲基-醌（methine-quinone）等结构，这些基团可与蛋白的亲核基团发生取代或加成反应，生成不可逆的共价结合产物，因此，可代谢生成醌、亚胺-醌和次甲基-醌的结构，具有产生毒性或引发特质性反应的潜在风险。

非甾体抗炎药双氯芬酸（diclofenac）的结构中含有二苯胺片段，在 A 环胺基的对位由于没有取代基，故可被 CYP3A4 或 MPO 催化代谢氧化，得到 4-羟基双氯芬酸，并进一步发生双电子氧化生成强亲电性亚胺-醌，后者可与体内蛋白或谷胱甘肽发生亲核取代，生成与蛋白的加成产物，从而引发肝脏毒性。

双氯芬酸 → 4-羟基双氯芬酸 → 亚胺-醌 → 蛋白加成产物（SG（或蛋白中的亲核基团））

非三环类抗抑郁药奈法唑酮（nefazodone）结构中含有苯基哌嗪片段，因分子中缺乏其他可被代谢的位点，仍可生成 4-位羟化代谢物，后者可氧化为具有亲电性的亚胺-醌，以及*N*-去芳基化生成氯代对醌，从而产生肝脏毒性反应。该药已因此不良反应于 2003 年撤市。

奈法唑酮 —CYP→ 4-位羟化代谢物 —CYP→ 亚胺-醌 + 氯代对醌

β受体拮抗剂普拉洛尔（practolol）在体内的代谢活化首先生成 *O*-去烷基化物（对乙酰氨基酚），继之氧化生成亚胺-醌式结构化合物，该代谢活化产物可与蛋白发生不可逆结合，导致临床上发生特质性硬化性腹膜炎，普拉洛尔由此而被撤出市场。将普拉洛尔苯环上氨基替换为电子等排体亚甲基后所得的比索洛尔（bisprolol）、美托洛尔（metoprolol）和阿替洛尔（atenolol）等β受体拮抗剂，则因不易产生次甲基-醌式结构而成功避免了该毒性作用。

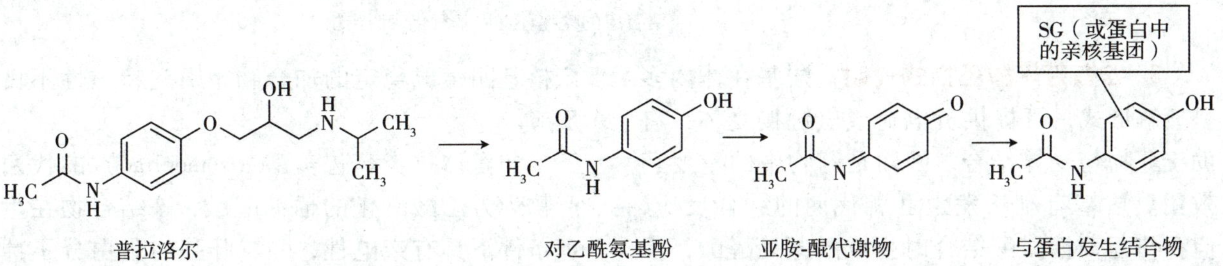

SG（或蛋白中的亲核基团）

普拉洛尔　　对乙酰氨基酚　　亚胺-醌代谢物　　与蛋白发生结合物

过氧化酶体增殖激活γ受体（PPARγ）激动药曲格列酮（troglitazone），可提高胰岛素的敏感性，用于治疗2型糖尿病，但上市后不久便因严重的肝脏毒性被停止使用。曲格列酮是由色满酮母核和噻唑烷二酮相连接，该母核在CYP2C8和CYP3A4的作用下，发生单电子氧化，形成强亲电试剂 *o*-次甲基-醌和 *p*-醌，进而与蛋白质以共价键结合；此外，曲格列酮的噻唑烷二酮的代谢活化也会产生毒性。

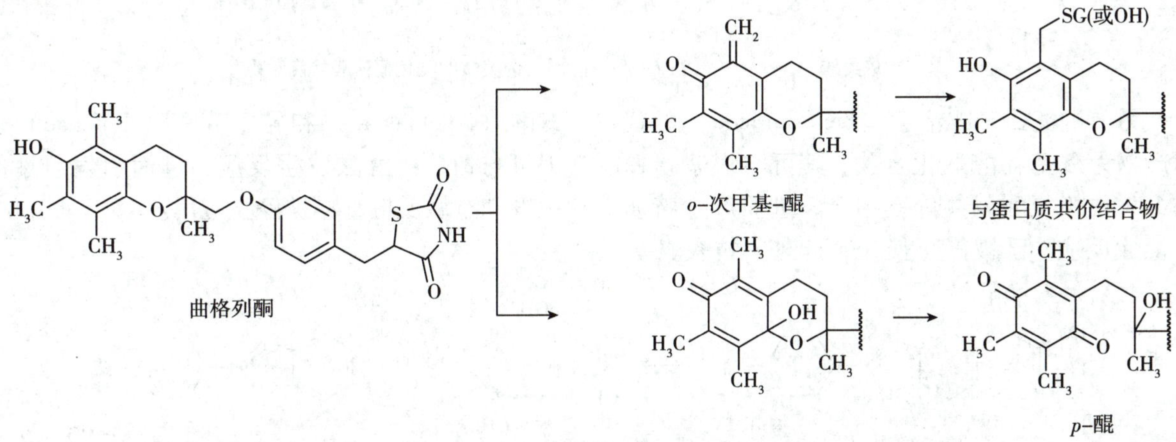

曲格列酮　　*o*-次甲基-醌　　与蛋白质共价结合物　　*p*-醌

2. 含有杂环结构的药物代谢　舒多昔康（sudoxicam）和美洛昔康（meloxicam）均为昔康类非甾体抗炎药，其中，舒多昔康曾在Ⅲ期临床试验中，因表现出严重的肝脏毒性而被终止开发，美洛昔康则未见肝脏毒性，并已在临床应用了十多年。这2个药物的结构差异仅为噻唑环5位的氢和甲基，但二者的毒性差异却很大。体外肝微粒体代谢研究表明：舒多昔康的噻唑环被CYP开环，生成乙二醛和强亲电性酰基硫脲，后者可与蛋白质的亲核基团发生共价结合而产生毒性。美洛昔康的代谢产物中仅有少量酰基硫脲，主要代谢产物为噻唑环上甲基的氧化，因而未呈现特质性毒性。

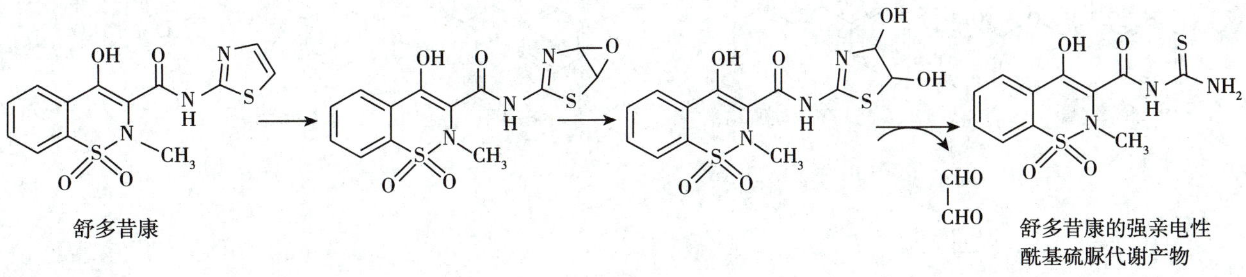

舒多昔康　　舒多昔康的强亲电性酰基硫脲代谢产物

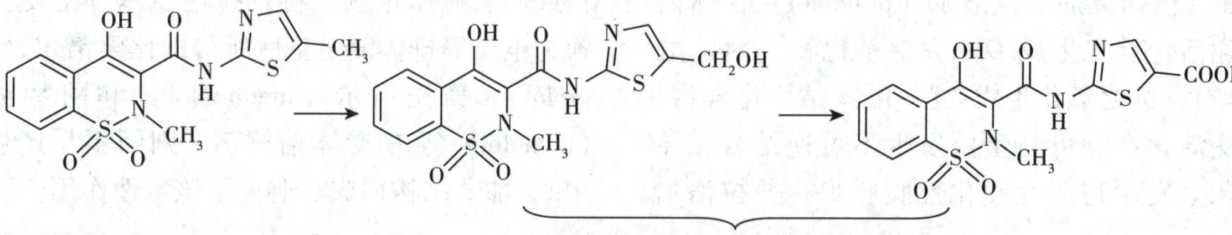

美洛昔康

美洛昔康的噻唑环上甲基氧化代谢产物

3. 含有芳烷酸药物的代谢 羧基在体内多呈离解形式，可提供负电荷或氢键接受体，有助于药物与受体结合，因而是药物中的重要药效团。羧基有利于发生Ⅱ相代谢的结合反应，但在与葡萄糖醛酸结合时生成酰基葡醛酸，反而使羧基得到活化。这些酰基葡醛酸的代谢产物在生理 pH 值或碱性的水溶液中可与蛋白质中亲核基团生成稳定的加合物，引起特质性不良反应。

非甾体抗炎药佐美酸（zomepirac）的代谢产物为芳乙酸酰化的葡糖醛酸，该结合物在生理条件下具有亲电性，可与肝脏的蛋白分子共价结合从而引发肝脏毒性，故佐美酸已被终止使用。

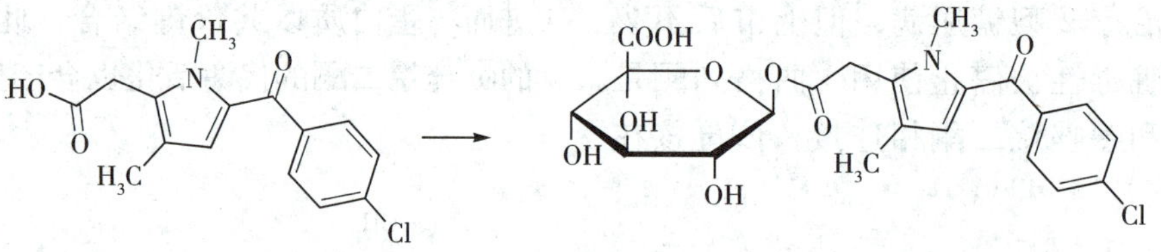

佐美酸

佐美酸的酰化葡糖醛酸代谢物

另一抗炎药苯噁洛芬（benoxaprofen）的代谢产物为酰基葡醛酸化合物，其可与血浆蛋白的 159 位赖氨酸以共价键结合，进而产生特质性毒性反应，已被停止使用；此外，抗炎药芬氯酸（fenclofenac）和异丁芬酸（ibufenac）也因可与葡萄糖醛酸发生反应，进而引发急性肝中毒和过敏反应，亦被停止应用。

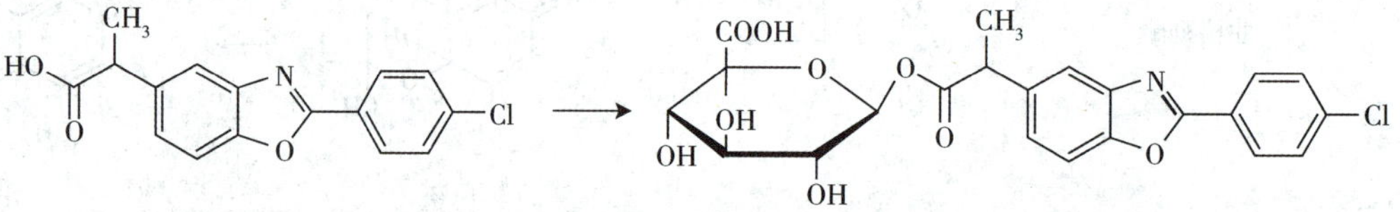

苯噁洛芬

苯噁洛芬的酰基葡醛酸苷化合物

4. 其他可代谢成活泼基团的药物 钠通道阻滞剂非尔氨酯（felbamate）具有镇静催眠和抗癫痫作用，曾因可引起肝脏毒性和再生障碍性贫血而被限制使用。该药物首先在体内被酯酶水解并被醛脱氢酶催化下生成醛基氨甲酸酯，在发生分子内环合生成环唑啉酮，环唑啉酮脱氢生成强亲电性的 2 - 苯基丙烯醛，易与蛋白的亲核基团发生迈克尔加成，产生特质性毒性。

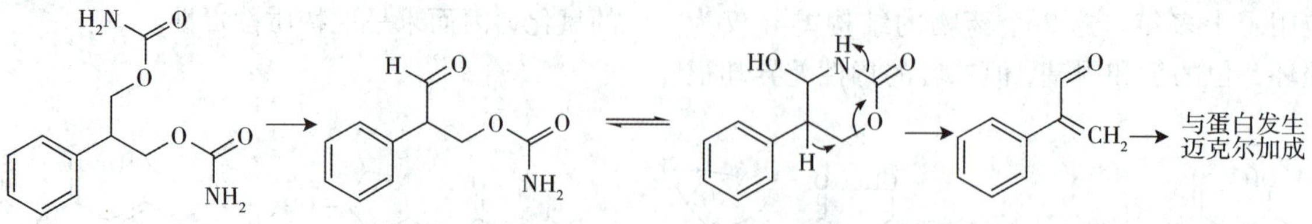

与蛋白发生迈克尔加成

非尔氨酯

醛基氨甲酸酯

环唑啉酮

2-苯基丙烯醛

第二节　药物应用的毒副作用与用药安全

一、药物对机体各系统的毒副作用

（一）药物对消化系统的毒副作用及典型药物

大多数药物的给药方式是口服。药物口服后在胃、小肠、大肠等部位吸收进入肝门静脉，进入肝继而进入体循环，或作用于胃肠道局部。胃液为酸性，而小肠内容物近于中性，因此有机弱酸类药物口服吸收的主要部位是胃，而有机碱类药物（碱性极强除外）的主要吸收部位是小肠。

常见引起消化系统毒副作用的药物有非甾体类抗炎药、抗肿瘤药物（如甲氨蝶呤、氟尿嘧啶、伊立替康等）、糖皮质激素类药物、双膦酸盐类药物、抗凝血药、抗贫血药（如硫酸亚铁）、抗菌药物（如头孢菌素类、喹诺酮类、甲硝唑等）、利尿药（如呋塞米等）、磺酰脲类降糖药、抗酸药和抗癫痫药丙戊酸钠等（表5－2）。药物对消化系统的毒副作用包括上消化道毒副作用、胃毒副作用和肠毒副作用。药物消化系统毒副作用表现主要有消化性溃疡、消化道出血、恶心、呕吐、腹痛、腹泻、便秘、黄疸、肠梗阻及假膜性肠炎等。上消化道直接接触未经溶解或代谢的药物，液体药物比固体药物造成的损伤更广泛。对口、咽和食管直接刺激的药物主要是强酸或强碱药物。某些药物打破胃黏膜的自身防御因子和黏膜攻击因子间的平衡导致胃毒副作用。细胞毒性抗肿瘤药可损伤小肠和大肠黏膜，导致腹泻，如伊立替康。药物可通过影响肠道分泌肠液、改变肠腔 pH 值及酸碱平衡、肠壁肌肉收缩（蠕动）引起腹泻等毒性反应，如抗胆碱药、抗精神失常药物等。某些抗菌药引起肠道内菌群生态平衡失调而导致假膜性肠炎。

表5－2　常见药物对消化系统的毒副作用

药物类别	典型药物	毒性表现	毒性机制
非甾体抗炎药	阿司匹林、布洛芬、吲哚美辛、双氯芬酸	胃溃疡、胃出血	抑制 COX－1，减少胃黏膜保护性前列腺素 PGI_2 和 PGE_2 合成
抗菌药	林可霉素、克林霉素、四环素、头孢菌素、红霉素	抗菌药相关性腹泻、伪膜性结肠炎	破坏肠道微生物平衡
抗肿瘤药	氟尿嘧啶（5－FU）	口腔炎、腹泻	抑制快速分裂的胃肠上皮细胞
双膦酸盐类	利塞膦酸钠片、阿仑膦酸钠片	食管炎	直接刺激作用

（二）药物对肾脏的毒副作用及典型药物

大多数药物主要经肾脏排泄，通过直接或间接的毒性或免疫学反应而对肾脏产生损害。药物性肾损伤主要与肾脏的生理功能密不可分，主要是因为：①肾脏血流丰富，药物随血流快速达到肾脏从而可能引起肾损伤；药物亦可能引起肾血流量减少，从而引起肾损伤，例如去甲肾上腺素用药剂量过大或时间过久，可因肾血管强烈收缩，肾血流量严重减少，导致急性肾衰竭。②肾脏毛细血管丰富，药物与肾脏接触面大，容易损伤肾血管内膜。③大分子药物和带电荷的药物容易在肾小球滤过膜滞留，从而损伤肾小球。④肾小管的浓缩、重吸收、排泄和酸化等功能，可使某些药物（如磺胺类药物）在肾小管析出结晶，从而损伤肾小管上皮细胞。⑤肾脏对药物也具有一定的生物转化能力，某些药物在肾脏进行代谢转化过程中可形成对肾脏具有损害作用的代谢物，如对乙酰氨基酚在肾脏中可能被代谢转化，经脱乙酰反应形成对氨基酚，大剂量可引起肾脏坏死。⑥肾组织结构内皮细胞数及表面积大，循环中的抗原－抗体复合物易滞留在肾小球的滤过部位而造成急性肾小球肾炎。常见引起肾脏毒副作用的药物有非甾体抗炎药、抗菌药（如氨基糖苷类、头孢菌素类、两性霉素 B、万古霉素、磺胺类等）、抗肿瘤药（如甲氨蝶呤、环磷酰胺、氟尿嘧啶等）和免疫抑制药（如环孢素），以及含马兜铃酸的中药等（表5－3）。

表 5-3 常见药物对肾脏的毒副作用

药物类别	典型药物	毒性表现	毒性机制
抗菌药	氨基糖苷类、两性霉素 B、阿昔洛韦、膦甲酸，以及顺铂、异环磷酰胺	急性肾小管坏死	直接毒副作用于肾小管上皮细胞
	半合成青霉素	急性间质性肾炎	IgG 和 C3 介导的免疫反应
抗肿瘤药	顺铂	肾衰竭	活性代谢物引起氧化应激和炎症反应
	环磷酰胺、异环磷酰胺	出血性膀胱炎	直接毒副作用于尿路上皮
非甾体抗炎药	布洛芬	慢性间质性肾炎	抑制前列腺素合成，降低肾血流灌注

药物对肾脏的损害可发生在肾单位的不同部分，如氨基糖苷类抗生素和抗恶性肿瘤药对肾脏的损害主要是近曲小管；解热镇痛抗炎药的主要靶部位是肾小球；头孢菌素类、万古霉素、别嘌醇的主要靶部位是髓袢；溴隐亭、甲氨蝶呤的主要靶部位是集合管。药物对肾脏的毒副作用主要包括急性肾小管损伤或坏死、急性间质性肾炎、慢性间质性肾炎、肾小球肾炎、梗阻性急性肾衰竭、慢性肾衰竭、肾血管损害等。

1. 急性肾小管损伤或坏死 这是药物肾损害最常见的表现之一。急性肾小管损伤主要表现为肾小管上皮细胞肿胀、空泡、变性、脱落和细胞凋亡。直接损伤肾小管上皮细胞常见于氨基糖苷类、两性霉素 B、阿昔洛韦、膦甲酸，以及顺铂、异环磷酰胺等化疗药物。造影剂、免疫抑制药环孢素导致的急性肾小管坏死与肾内血管收缩有关。肾小管梗阻常见于磺胺类抗生素、阿昔洛韦、甲氨蝶呤等药物。

2. 急性间质性肾炎 药物引起的急性间质性肾炎常伴有药疹、药热、关节痛及淋巴结肿大等全身症状。患者可有肾脏肿大、肾间质水肿、弥漫性淋巴和单核细胞浸润、嗜酸性粒细胞浸润，偶可伴有肾小管损伤。引起急性间质性肾炎的药物以抗生素及非甾体抗炎药较为常见，其中半合成青霉素最常见。其他如头孢菌素、卡托普利、氢氯噻嗪、呋塞米、青霉胺、利福平、西咪替丁、别嘌醇、喹诺酮类、抗病毒药物（如阿昔洛韦和干扰素）等也可引起急性间质性肾炎。

3. 慢性间质性肾炎 药物引起的慢性间质性肾炎的肾脏病理表现主要为肾间质纤维化、肾小管萎缩，以及局灶性淋巴和单核细胞浸润。严重者可伴有局灶或完全性肾小球硬化。引起慢性间质性肾炎最常见的药物是非甾体抗炎药。某些金属制剂（顺铂、锂、铅、汞、镉等）、环孢素、甲氨蝶呤等也可引起。含马兜铃酸的中药，如关木通、马兜铃，也可引起慢性间质性肾炎。

4. 肾小球肾炎 药物引起的肾小球疾病包括慢性或急性肾小球肾炎、微小病变性肾病和局灶性节段性肾小球硬化等。引起肾小球肾炎的药物主要包括非甾体抗炎药、青霉胺、血管紧张素转化酶抑制药卡托普利、干扰素等。

5. 慢性肾衰竭 慢性肾衰竭是由于肾单位严重受损，继而缓慢出现进行性肾功能减退致使肾脏不能维持其基本功能时，出现以代谢产物潴留，水、电解质紊乱和酸碱平衡失调为主要表现的临床综合征。常见于长期使用非甾体抗炎药、锂盐、环孢素、抗生素等药物。

6. 肾血管损害 有些药物可引起肾小动脉和毛细血管损害，致血压升高和肾功能损伤，如环孢素等。而氟尿嘧啶、丝裂霉素、环孢素等引起的微血管病变和溶血性贫血，类似溶血-尿毒综合征，有的药物可引起系统性血管炎、致死性肾小球肾炎和急性肾衰竭。

7. 肾结石 一些药物可能造成肾小管、肾盏、肾盂内结晶形成、沉淀，引起尿路刺激和阻塞，并产生结晶体肾病。如柳氮磺吡啶、头孢曲松、呋喃妥因、茚地那韦、替诺福韦、钙剂、碳酸酐酶抑制药、托吡酯、苯溴马隆等。

8. 其他 肼屈嗪、普鲁卡因胺、苯妥英钠、丙硫氧嘧啶等可致狼疮样综合征。有的药物可致抗利尿激素过多综合征，远曲小管水重吸收过多引起水肿、低钠血症等，如巴比妥类、苯妥英钠、长春新碱和某些麻醉药等。环磷酰胺代谢物丙烯醛对膀胱上皮有刺激作用，大剂量易诱发出血性膀胱炎，表现为血尿、排尿困难、膀胱痉挛、尿频等。

（三）药物对肝脏的毒副作用及典型药物

肝脏是药物的主要毒效靶器官之一，与药物毒性相关的主要解剖生理学基础是：①肝脏接受门静脉和肝动脉的双重供血，血流量非常丰富，门脉系统占总肝血液供应的2/3左右，因此，肝脏是暴露于经口服在肠黏膜吸收药物的第一器官。②肝脏是药物的主要代谢器官，对药物等外源化合物的代谢并不总是解毒，有时可能使肝脏成为毒副作用靶器官；在对药物代谢时，可能干扰内源性代谢途径，最终可能导致毒性效应。③肝血窦（供应肝细胞血液）上的内皮不具有基膜，是有孔的，故血液中的药物可直接与肝细胞接触。④肝脏胆汁分泌也是肝脏损害的易感因素，一些药物经胆汁排泄，肠肝循环明显的药物暴露在肝脏中的时间会进一步延长。

药物性肝损伤（drug induced liver injury，DILI）发生率较高，多在用药后2～8周内出现临床症状，发热为最早表现，随即出现乏力、消化道症状、皮肤瘙痒、黄疸、皮疹和多型性红斑，多见肝肿大、压痛及叩击痛。慢性药物性肝损害时，肝、脾均肿大，有出血倾向及门静脉高压症；实验室检查白细胞总数、嗜酸性粒细胞数增高，血清天门冬氨酸氨基转移酶（GOT）、丙氨酸氨基转移酶（GPT）、碱性磷酸酶（ALP）升高。

1. 药物性肝损伤按发病机制分型 药物对肝脏的毒副作用机制复杂，药物性肝损伤（drug induced liver injury，DILI）按照发病机制分为固有型和特异质型两大类。

（1）固有型药物性肝损伤（intrinsic DILI） 指药物的直接肝毒性，指摄入体内的药物和/或其代谢产物对肝脏产生的直接损伤，往往呈剂量依赖性，通常可预测。例如，对乙酰氨基酚（acetaminophen）在过量摄入时，其代谢产物*N*-乙酰-对-苯醌亚胺（NAPQI）与谷胱甘肽（GSH）耗竭有关，导致肝细胞坏死。对乙酰氨基酚是临床中明确具有肝毒性的非甾体类药物，其引起的肝损伤与线粒体功能障碍和氧化应激有关。

（2）特异质型药物性肝损伤（idiosyncratic DILI） 特异质型与个体的遗传背景、免疫状态等因素有关，不可预测，与剂量无明显相关性。例如，抗结核药物异烟肼和利福平在某些个体中可引起严重的肝毒性，其机制涉及HLA遗传变异和药物代谢酶多态性。

2. 药物性肝损伤的主要病理表现 药物性肝损伤的主要病理表现包括肝细胞损伤、胆汁淤积、肝血管损伤、脂肪肝、肝纤维化（表5-4）。

（1）肝细胞损伤 药物可引起肝细胞损伤。许多肝脏毒物可直接损伤肝细胞，导致细胞变性死亡。肝细胞死亡的模式主要有两种，即坏死和凋亡。坏死的形态标志是细胞肿胀、渗漏，核染色质蜕变裂解，线粒体极端肿胀，质膜碎裂及细胞碎片形成，坏死局部炎症细胞浸润。凋亡是机体用于清除不再需要或不再有正常功能细胞的生理过程。此时细胞通过内切酶活化、DNA毁损而“自杀”。凋亡细胞在形态上与坏死细胞差别很大，通常保持质膜的完整性和收缩，产生细胞质浓缩和核染色质密集，出现凋亡小体，但局部不形成炎症，不呈现炎症细胞浸润现象。肝细胞受损还可能导致自噬性死亡，这是肝细胞呈现的另外一种死亡方式。动物实验发现，自噬可通过移除受损的线粒体和抑制氧化应激，在对抗对乙酰氨基酚引起的肝脏毒性中起到关键作用，而肝细胞自噬缺失将进一步加重对乙酰氨基酚的肝脏毒性。药物肝细胞损伤的范围及严重程度不同，可引起局部性和弥漫性的肝坏死。

（2）胆汁淤积 药物可造成胆汁淤积。药物及其代谢产物可通过破坏肝细胞膜或细胞器、损害肝细胞基底侧膜与胆小管膜的转运系统功能等引起胆汁淤积，如氨苄西林、卡马西平、氯丙嗪、红霉素、雌激素、氟哌啶醇、苯妥英等。有些药物可引起原发性肝坏死并伴随少量胆汁淤积；有些药物可产生原发性胆汁淤积同时伴有肝坏死，如氯丙嗪、红霉素；还有一些药物引起胆汁淤积却几乎不伴有肝细胞损伤，如类固醇激素。

（3）肝血管损伤　肝血管损伤型DILI相对少见，靶细胞可为肝窦、肝小静脉和肝静脉主干及门静脉等的内皮细胞。临床类型包括肝窦阻塞综合征、肝小静脉闭塞病、紫癜性肝病、巴德－基亚里综合征、可引起特发性门静脉高压症的肝汇管区硬化和门静脉栓塞、肝脏结节性再生性增生等。致病药物包括含吡咯双烷生物碱的草药、某些化疗药、同化激素、避孕药、免疫抑制药及抗逆转录病毒药物等。如土三七是一种含有吡咯双烷生物碱的植物，可引起肝窦阻塞综合征、肝小静脉闭塞病，临床上肝小静脉闭塞病患者可出现肝衰竭，表现为血清胆红素迅速升高、体重明显增加，病死率近100%。

（4）脂肪肝　脂肪肝指肝细胞脂肪变性，脂质（甘油三酯）以空泡形式积聚在胞质中，当其含量超过肝脏总重量5%时称为脂肪肝。甘油三酯本身无肝毒性，但其异常沉积会引起肝细胞线粒体形态异常和功能障碍，并且其代谢副产物活性氧等物质会导致肝细胞内磷脂膜损伤、溶酶体自噬异常、凋亡信号通路活化、内质网应激、炎症因子通路活化，从而损伤肝细胞。引起脂肪肝的药物包括甲氨蝶呤、重金属类化合物、雌激素、糖皮质激素等。

（5）肝纤维化　肝纤维化是由于在药物或致炎物反复刺激下，肝脏难以修复损伤的细胞，且无法维持正常肝脏结构，导致纤维组织逐渐增多，形成独立的细胞墙而呈“假小叶”结构。肝脏微循环变形引起细胞缺氧并重建，形成更多的纤维瘢痕组织。最终肝脏结构成为由纤维组织壁包绕互连的重建肝细胞结节。肝纤维化一旦发生便不可逆并且预后不良。含砷的药物和甲氨蝶呤可引起肝纤维化；另有一些药物如甲基多巴、呋喃妥因、异烟肼、双氯芬酸等可引起慢性活动性肝炎，如果不及时停药，也可导致肝纤维化。

表5－4　常见药物对肝脏的毒副作用

<table>
<tr><th>典型药物</th><th colspan="2">肝损伤类型</th><th>临床病理表现</th></tr>
<tr><td>异烟肼、对乙酰氨基酚、洛伐他汀、呋喃妥因、氟烷、磺胺、苯妥英钠、酮康唑、特比萘芬、双氯芬酸、阿司匹林</td><td colspan="2">急性肝细胞损伤</td><td>肝炎症状，肝坏死，GPT增高，部分患者出现药物过敏反应</td></tr>
<tr><td>呋喃妥因、甲基多巴、双氯芬酸、米诺环素、对乙酰氨基酚、异烟肼、甲氨蝶呤、高剂量维生素A</td><td colspan="2">慢性肝细胞损伤；肝纤维化</td><td>界面性肝炎、桥样坏死、纤维化/硬化等</td></tr>
<tr><td>口服避孕药、同化激素、卡马西平、氯丙嗪、雌激素、红霉素</td><td rowspan="3">急性胆汁淤积</td><td>单纯淤积</td><td>胆汁淤积不伴肝炎，血清ALP增高</td></tr>
<tr><td>氯丙嗪、三环类抗抑郁药、大环内酯类（如红霉素）、阿莫西林克拉维酸钾、酮康唑、非甾体抗炎药（如吡罗昔康）、甲咪唑、环孢素、硫唑嘌呤</td><td>胆汁淤积性肝炎</td><td>伴有肝炎的胆汁淤积，血清GPT及ALP增高</td></tr>
<tr><td>氯丙嗪、卡莫西汀、百草枯</td><td>胆汁淤积伴胆管损害</td><td>胆管破坏及胆汁淤积性肝炎，胆管炎</td></tr>
<tr><td>氯磺丙脲、甲氧苄啶、磺胺甲基异噁唑、红霉素、苯妥英钠、四环素、布洛芬、甲基睾酮</td><td rowspan="2">慢性胆汁淤积</td><td>胆管缺失综合征</td><td rowspan="2">黄疸、高胆固醇血症等，局部或弥漫的肝内胆管消失</td></tr>
<tr><td>5－氟脱氧尿苷</td><td>硬化性胆管炎</td></tr>
<tr><td>口服避孕药、同化激素、雌激素、抗肿瘤药（白消安）、吡咯烷碱、硫唑嘌呤、维生素A、甲氨蝶呤、放线菌素D、卡莫西汀、阿糖胞苷、环磷酰胺、达卡巴嗪、美法仑、丝裂霉素、奥沙利铂、特比萘芬、砷</td><td colspan="2">肝血管病变</td><td>肝静脉流出道阻塞，非硬化性门脉高压，肝紫癜</td></tr>
<tr><td>丙戊酸、齐多夫定、非甾体抗炎药（如布洛芬、吡罗昔康）四环素、胺碘酮</td><td colspan="2">急性肝脂肪变性</td><td>弥漫性或区域性小囊泡性脂肪肝，严重肝损伤，线粒体毒性</td></tr>
<tr><td>胺碘酮、他莫昔芬、甲氨蝶呤、地尔硫䓬</td><td colspan="2">慢性肝脂肪变性</td><td>肝脂肪变性，灶性坏死，Mallory小体，细胞周围纤维化，肝硬化</td></tr>
<tr><td>雄激素和蛋白同化激素、口服避孕药、砷、马兜铃酸</td><td colspan="2">肝肿瘤</td><td>肝内实质性占位，甲胎蛋白升高</td></tr>
</table>

（四）药物对神经系统的毒副作用及典型药物

与药物毒副作用相关的神经系统功能特点包括血－脑屏障的完整性、神经传导和神经元损伤、轴突运输与髓鞘维护、神经系统能量需求等。根据毒副作用发生的靶器官不同，药物对神经系统毒副作用可分为神经元损害、轴突损害、髓鞘损害和影响神经递质功能；根据神经元损害的程度可分为神经元功能性改变、炎症性及退行性改变。

1. 药物引起神经系统靶器官损伤

（1）神经元损害　许多药物可损害神经元，导致神经元病（neuronopathy），严重时可导致神经元因凋亡或坏死而丢失。神经元的丢失是不可逆的，同时神经元损害也可继发性损害树突、轴突和髓鞘。例如，抗恶性肿瘤药物多柔比星可以损害周围神经系统的神经元，尤其是背根神经节和自主神经节的神经元；氨基糖苷类抗生素可引起内耳毛细胞膜上钠钾离子泵功能障碍，从而使毛细胞受损，导致前庭和耳蜗毒性；多巴胺通过再摄取机制被转运到神经末梢，自身氧化后产生的氧化物质可选择性破坏交感神经，交感神经变性导致非代偿性的副交感神经紧张，使心率减慢，胃肠道功能亢进。

（2）轴突损害　轴突损害是指髓鞘包绕的轴突发生变性，而神经元的胞体仍保持完整。顺着轴突的长轴方向，毒性物质导致轴突“化学性横断”，即轴突远端发生横断性变性。不同原因引发的轴突变性，其轴突超微结构早期变化不同。以轴突作为毒性原发部位而产生的中毒性神经功能障碍，称为轴突病。目前发现具有神经毒性的药物会使轴突远端支配神经的功能丧失，导致周围神经病变，从而累及感觉神经、运动神经及自主神经，产生感觉和运动障碍。例如，长春新碱可抑制微管合成，导致轴突运输障碍，引起周围神经病；有机磷酸酯类不仅可引起轴突变性，导致急性神经毒性，也可使轴突内的胆碱酯酶老化，抑制其活性，使轴突内轴浆运输中的能量代谢发生障碍，轴突发生退行性变化，继发脱髓鞘病变，引起迟发性神经毒性。有机磷酸酯类引起的迟发性神经毒性，病变有可能沿轴突向近端发展波及到细胞体，形成“返死式神经病”。

（3）髓鞘损害　髓鞘是包裹在神经细胞轴突外面的一层膜，由施万细胞（外周神经系统）、少突胶质细胞（中枢神经系统）组成，其作用有：①髓鞘是神经元突起的电绝缘物质，防止神经电冲动从神经元轴突传递至另一个神经元；②通过“跳跃式传导”机制加快动作电位传递；③在轴突受损情况下引导轴突再生；④通过提供能量代谢产物（如乳酸）保持轴突的长期完整性；⑤髓鞘具有动态、经验衍生的可塑性，有助于大脑学习。当髓鞘完整性或可塑性受损时，可能会引起相应症状。药物引起的髓鞘损害主要有以下两种类型：脱髓鞘和髓鞘水肿。哌克昔林、胺碘酮、呋喃妥因等可导致髓鞘损害。

（4）神经递质毒性　药物对神经系统的毒副作用，除了上述直接损伤神经元结构之外，也可通过影响神经递质的释放或摄取，激动或拮抗相关受体，最终导致神经元功能障碍。例如，可卡因和安非他明抑制突触前膜摄取单胺类神经递质的酶，增加突触间隙多巴胺和去甲肾上腺素的浓度而引起神经毒性；长期大剂量应用中枢DA受体拮抗药氯丙嗪时，可引起锥体外系反应，如震颤、运动障碍、静坐不能、流涎等药源性帕金森病，机制可能是由于DA受体长期被阻断以致受体敏感性增强或反馈性促进突触前膜的DA释放增加；利血平可以通过耗竭去甲肾上腺素产生镇静和安定等中枢抑制作用，大剂量可引起抑郁症和其他神经症状。

2. 药物引起神经系统功能损伤

（1）药物导致的脑损害　药物引起的脑损害以血管损害为主，包括颅内压增高、脑血栓形成、脑梗死和脑血管出血等。例如，喹诺酮类、肾上腺皮质激素类药物可引起颅内压增高，临床表现为头痛、呕吐，检查可见视神经乳头水肿，一般无局限性神经系统体征，脑脊液成分无改变，脑室循环系统正常；血管扩张药硝酸甘油，止血药酚磺乙胺、氨甲苯酸等可引起脑梗死和脑血栓；长期服用避孕药（如雌激素）者可能发生颅内动脉、静脉及静脉窦血栓；抗凝血药物尿激酶、链激酶及肝素等可引起颅内出血；青霉素脑室或鞘内注射，或大剂量青霉素静脉滴注，可引起意识障碍、肌阵挛、抽搐等；镇静催眠药苯妥英钠等长期使用可引起小脑综合征，表现为手震颤、激励异常、姿态异常、共济失调等；利多卡因、苯妥英钠、丙米嗪等可引起中枢兴奋性递质增多或抑制性递质减少，导致癫痫发作。

（2）药物导致的精神异常　可引起严重精神损害的药物主要有抗精神病药、镇静催眠药、抗组胺药等，损害症状及严重程度常与剂量、疗程密切相关。常见症状如下。

1）药源性精神失常：例如，氯丙嗪、氟奋乃静、硫利达嗪、氯氮平等药物与碳酸锂联合应用时会造成血清锂离子浓度迅速升高，导致药源性精神失常；左旋多巴与巴氯芬联合应用可增加左旋多巴的毒副作用，引起感觉知觉、注意力、记忆、思维、情感、意志、饮食、动作行为等障碍及妄想等。

2）药源性行为异常：例如，艾司唑仑可引起儿童或老年人行为异常反应，临床表现为紧张、焦虑、易怒、有伤人毁物的攻击性行为等；异烟肼与双硫仑联合应用可引起行为异常，表现为易怒、无明显外界诱因的攻击性行为、坐卧不安、搓手顿足、协调或不协调性精神运动性兴奋或抑制。

3）药源性精神障碍：例如，东莨菪碱等可引起交感神经兴奋、副交感神经抑制，同时伴有腺体分泌抑制；肾上腺皮质激素可引起脑功能改变、电解质紊乱或代谢障碍。

4）药源性精神分裂症症状加重：例如，苯丙胺、吗啡等可使精神分裂症的原有症状加重。

5）药源性躁狂症：例如，异烟肼、肾上腺皮质激素等可导致躁狂。

6）药源性躁狂抑郁症：例如，利血平可导致情感高涨、思维加速、动作言语增多、终日笑逐颜开、得意扬扬，有时表现为昼重夜轻的情绪低落、悲观抑郁、忧心忡忡、唉声叹气、兴趣索然、自责自罪等。

（3）药物导致的神经系统损害　多发生于疫苗，是由疫苗和抗病毒血清引起的变态反应所致。临床症状表现为头痛、意识障碍、失明、癫痫样发作及各种局灶性神经系统体征，死亡率高。如百日咳菌苗、脊髓质炎疫苗、破伤风抗毒素、狂犬病疫苗、牛痘疫苗、麻疹减毒活疫苗、白喉抗毒素、蛇毒血清等均可引起脑炎。复方磺胺甲噁唑可引起无菌性脑膜炎多次发作，再接触同类药物间隔更加缩短，停药后患者可逐渐恢复。

（4）药物导致锥体外系疾病　锥体外系疾病包括药源性帕金森综合征、药源性异动症、急性肌张力障碍、药源性静坐不能、迟发性运动障碍和抗精神病药恶性综合征等。例如，抗高血压药利血平及甲基多巴、钙通道阻滞药氟桂利嗪及止吐药甲氧氯普胺等，均可通过阻滞纹状体突触后 DA 受体、耗竭 DA 和其他生物胺、抑制突触前膜多巴胺类物质囊泡的储存和转运，降低 DA 功能，导致帕金森样症状与体征；抗精神病药氟哌啶醇也易引起药源性帕金森综合征。

常见药物对神经系统的毒副作用见表 5－5。

表 5－5　常见药物对神经系统的毒副作用

神经系统损伤类型	代表药物	临床症状
神经元损伤	链霉素	听觉丧失
	紫杉醇类	烧灼、麻刺感、关节疼痛
	奎宁	眼球震颤、复视、眩晕、共济失调
轴突损害	有机磷酸酯类	急性和迟发性神经毒作用
	异烟肼	周围神经病（运动神经）
	硼替佐米	周围神经病、肌无力
髓鞘损害	胺碘酮	震颤、周围神经脱髓鞘病
	哌克昔林	周围神经炎
	呋喃妥因	感觉丧失（最初）、伴有严重的肌萎缩
神经递质毒性	可卡因	强烈的中枢兴奋作用
	氯丙嗪	锥体外系反应、药源性帕金森病
	利血平	中枢抑制作用、抑郁症

（五）药物对心血管系统的毒副作用及典型药物

心脏毒性药物可引起复杂的心脏生物效应，导致心律失常、传导阻滞、心肌肥大、缺血性心脏病和心力衰竭等一系列功能和器质性改变。具有心脏毒性的药物，在早期可引起心脏生化指标改变，如心肌酶活性、能量代谢变化及离子稳态改变，最终导致心律失常。心律失常经常作为其他类型心功能紊乱的并发症出现。轻度的心肌损伤可以修复，心肌细胞可发生结构和功能的适应性改变，但是严重的损伤可导致心肌细胞死亡，死亡的心肌细胞不可再生，从而产生不可逆损伤。血管毒性药物可引起血管内皮细胞、平滑肌细胞损伤。某些药物作用于血管细胞，可产生活性氧、活性氮，诱发氧化/硝化应激反应，引起细胞线粒体和溶酶体功能障碍，从而导致血管损伤。

1. 药物引起心脏损伤的类型

（1）心力衰竭　心力衰竭（heart failure）是指由于心脏损伤引起心脏泵血功能不足，心排血量减少，不能满足机体代谢所需血量的一种综合征。负性肌力药能够直接降低心肌的泵血能力，引起心力衰竭，这类药物包括钙通道阻滞药如维拉帕米、地尔硫䓬等。β 受体拮抗药（如普萘洛尔）能抑制心肌收缩能力并减慢心率，提高外周血管阻力，增加心脏后负荷，以此进一步降低心排血量。α 受体拮抗药如哌唑嗪能显著降低血压，这与充血性心力衰竭的发病显著相关。其他能引起或加重心力衰竭的药物有 I 类抗心律失常药、皮质醇、非甾体抗炎药、抗肿瘤药等。如酪氨酸激酶抑制药舒尼替尼，能显著降低心脏射血分数，引起心力衰竭。

（2）心律失常　心律失常（arrhythmia）是指心动节律和/或频率与激动心肌的次序异常。按照发生的机制分为冲动形成异常与传导异常。K^+、Na^+ 和 Ca^{2+} 通道等在心脏的起搏与冲动传导过程中起着重要的作用。各种能够影响心肌细胞膜离子通道功能的因素均有可能引发心律失常，同时任何干扰心脏代谢的因素也能导致心律失常的发生。药物可通过改变自主神经系统兴奋性，或者直接作用于细胞膜受体或离子通道而导致异常冲动/传导形成，导致心律失常。

（3）心肌炎　心肌炎（myocarditis）是指心肌本身的炎症病变，分为局灶性或弥漫性心肌炎两种，表现为心肌间质增生、水肿，以及炎性细胞浸润。药物引起的心肌炎可产生于心内膜、冠状血管周围及间质组织中，药物性心肌炎包括超敏性心肌炎与中毒性心肌炎。药物损伤心肌的机制复杂，可能通过诱导某些细胞因子的产生而影响心肌供血。临床引起超敏性心肌炎的药物有青霉素、异烟肼、磺胺类药物、两性霉素 B、氨苄西林、麻黄碱、吲哚美辛、四环素、氯霉素、链霉素、头孢克洛、甲基多巴、氯氮平等。其中最易引起心肌炎的药物是磺胺类、甲基多巴、青霉素及其衍生物。超敏性心肌炎的发生无药物剂量依赖性。引起中毒性心肌炎的药物有环磷酰胺、某些抗精神病类药、某些抗寄生虫药等。中毒性心肌炎有药物剂量依赖性，通常在停药后，药物对心肌的损伤仍可延续一定的时间。

（4）心肌病　心肌病（cardiomyopathy）是指非冠状动脉疾病、高血压、瓣膜病和先天性心脏缺陷导致的心肌结构和功能异常的心肌疾病。药物性心肌病（drug - induced cardiomyopathy）是指接受某些药物治疗时，因药物对心肌的毒副作用而引起的心肌损伤，临床表现类似于扩张型心肌病。药物引起心肌病的机制包括：①对心肌细胞的直接毒副作用，如抗肿瘤药多柔比星、柔红霉素等通过上调心肌细胞氧化应激反应，引起线粒体功能障碍，抑制脂肪酸氧化反应、促进细胞凋亡，诱导心肌细胞损伤；②抑制心肌收缩性，如抗精神病药物（如氯丙嗪、奋乃静、三氟拉嗪）、三环类抗抑郁药（如氯米帕明、阿米替林、多塞平）等；③引起心肌细胞的代谢异常，如某些抗寄生虫药（如依米丁等）可抑制心肌细胞氧化磷酸化进行；④引起类似于肥厚型心肌病的病变，如心肌对儿茶酚胺的反应性增高导致心肌肥厚发生。

（5）心包炎　心包炎（pericarditis）是心包发生炎症使心脏压迫而舒张不良，影响心脏功能的一种心脏疾病。引起心包炎的药物主要有普鲁卡因胺、异烟肼、肼屈嗪、色甘酸钠、麦角新碱、抗凝血药物、溶血栓药、苯妥英、青霉素、多柔比星等。其中，青霉素可能引发伴有嗜酸性粒细胞增多的过敏性心包炎。多柔比星和柔红霉素常诱发心肌病，同时也可诱发心包炎。

（6）心脏瓣膜病 心脏瓣膜病（valcular heart disease）是由于心脏瓣膜（包括瓣叶、腱索及乳头肌）的炎症引起的结构毁损、纤维化、粘连、缩短，黏液瘤样变性，缺血性坏死，钙质沉着或先天发育畸形的一种病症。瓣膜狭窄与瓣膜损伤是常见的损伤形式。预防偏头痛的麦角新碱、麦角胺和甲麦角胺长期应用可损伤瓣膜。其他引起心脏瓣膜病的药物有食欲抑制药（如芬氟拉明和右芬氟拉明）、多巴胺受体激动药（如培高利特和卡麦角林）等。药物导致心脏瓣膜疾病的可能机制是影响或干扰5-羟色胺的功能与代谢。

2. 药物引起血管损伤的类型

（1）高血压 交感神经系统和肾素－血管紧张素－醛固酮系统异常激活是引起高血压的重要病理机制。多种药物具有液体潴留、提高循环体液量的致高血压作用。这些药物主要有免疫抑制药（如环孢素）、非甾体抗炎药、皮质醇、高钠含量的药物如抗酸药。同时，非甾体抗炎药可以抑制前列腺素合成，促使血管收缩引起高血压。

（2）低血压 低血压（hypotension）没有明确的指标指征。大部分的低血压症状是出现一过性直立性低血压。直立性低血压是由于体位的改变，如从平卧位突然转为坐位或直立位时，或长时间站立发生的脑供血不足引起的低血压，通常直立性低血压患者站立后收缩压较平卧位时下降 20mmHg 或舒张压下降 10mmHg，并伴有明显症状，如头晕、视物模糊、乏力、恶心、认知功能障碍、心悸、颈背部疼痛等。药物性低血压的机制至今未阐明，可能与中枢神经细胞张力障碍有关。影响血管收缩类的药物，如α受体拮抗药、血管紧张素转化酶抑制药（angiotensin convertingenzyme imhibitors，ACEI）、甲基多巴、硝酸甘油等均可能导致直立性低血压。其他能导致直立性低血压的药物还有抗精神病药（如氯氮平）等。

（3）血管炎 血管炎是以血管壁及血管周围的炎性细胞浸润，并伴有血管损伤为特征的一种血管疾病。药源性血管炎（drug－induced vasculitis）是使用某些药物时引起的血管炎症。血管炎发生时，血管壁会变薄变窄并产生瘢痕。能引起血管炎的药物很多，如磺胺类、环丙沙星、丙硫氧嘧啶、吲哚洛尔、卡比马唑、甲巯咪唑、环磷酰胺、麦角胺等。抗甲状腺药物丙硫氧嘧啶可引起多种细胞因子分泌异常，促使血管炎发生。此外，吲哚洛尔等一些β受体拮抗药能使小动脉血管痉挛产生雷诺现象；麦角胺可直接作用于血管细胞引起坏疽。

常见药物对心血管系统的毒副作用见表5－6。

表5－6 常见药物对心血管系统的毒副作用

心血管系统损伤类型	代表药物
心力衰竭	钙通道阻滞药如维拉帕米、地尔硫䓬，β受体拮抗药如普萘洛尔
心律失常—窦性心动过速	灰黄霉素、丙米嗪、阿米替林、哌替啶、洛贝林、阿托品、肾上腺素、氯丙嗪、奋乃静、沙丁胺醇等
心律失常—心室颤动	两性霉素B、克霉唑、阿托品等
心律失常—室性期前收缩	克霉唑、依米丁、阿托品等
心律失常—室性心动过速	克霉唑、咖啡因、麻黄碱等
心律失常—窦性心动过缓	美沙酮、去甲肾上腺素、奥美拉唑等
心律失常—传导阻滞	卡马西平、乌头碱、三环类抗抑郁药、抗精神病药物、抗组胺药、抗惊厥药、右丙氧芬、抗疟疾药（氯喹、奎宁）、钙通道阻滞药、普萘洛尔、美托洛尔、索他洛尔等
心肌炎—超敏性心肌炎	青霉素、磺胺类、甲基多巴等
心肌炎—中毒性心肌炎	环磷酰胺、某些抗精神病类药、抗寄生虫药等
心肌病	多柔比星、柔红霉素、氯丙嗪、奋乃静、氯米帕明、依米丁、儿茶酚胺类等
心包炎	多柔比星、柔红霉素、青霉素、普鲁卡因胺、异烟肼等
高血压	环孢素、非甾体抗炎药、皮质醇等
低血压	α受体拮抗药、ACEI、血管扩张药等
血管炎	磺胺类、环丙沙星、丙硫氧嘧啶、环磷酰胺、吲哚洛尔、麦角胺等

（六）药物对血液系统的毒副作用及典型药物

血液系统包括造血组织及血液，由不同类型的细胞群体组成并通过循环系统与全身各个脏器紧密相连。造血组织主要包括骨髓、脾脏、胸腺及淋巴结，脾脏、胸腺及全身淋巴结在出生后的主要作用是促使淋巴细胞的第二次增殖，骨髓在正常情况下是产生红细胞、白细胞和血小板唯一的场所。血液是由血浆和悬浮于其中的血细胞组成，血浆的基本成分主要包括血浆蛋白、水、溶解于其中的多种电解质、小分子有机化合物和一些气体；血细胞包括红细胞、粒细胞、淋巴细胞、单核细胞、血小板等。血液在维持正常的新陈代谢及内、外环境的平衡中起到重要作用。机体接触化学物质或生物制剂后，骨髓和外周血可遭受直接或间接损害，突出表现包括骨髓抑制、红细胞毒性、白细胞毒性、血小板毒性及其他出血性疾病等。

1. 骨髓抑制　骨髓抑制是指骨髓中血细胞前体的活性下降。为了及时更新血液中的血细胞，造血干细胞须进行快速分裂。化学治疗和放射治疗，以及许多其他抗肿瘤治疗方法，都是针对快速分裂的细胞，常导致正常骨髓细胞受到抑制。骨髓抑制是化疗药常见的毒性反应，多数化疗药均可引起不同程度的骨髓抑制，使外周血细胞数量减少。常见的致骨髓抑制药物有氯霉素、多柔比星、卡铂、环磷酰胺、长春碱类等。药物引起的骨髓抑制通常见于药物使用后 1～3 周，持续 2～4 周后逐渐恢复。因白细胞平均生存时间最短，骨髓抑制常最先表现为白细胞数量下降，血小板数量下降出现较晚也较轻，而红细胞受化疗影响较小，下降通常不明显。少数药物如卡铂、丝裂霉素等以血小板数量下降为主。药物引起骨髓抑制的机制如下：①诱导造血干细胞不规则凋亡；②诱导造血干细胞衰老进而损伤其复制和自我更新能力；③破坏骨髓基质；④基因多态性，如 *GSTP*1 基因多态性与顺铂导致的骨髓抑制有关。

2. 红细胞毒性　红细胞毒性主要表现为红细胞数量和质量的改变。数量改变包括红细胞减少或增多；质的改变包括血红蛋白功能异常或红细胞存活周期改变等。红细胞数量改变可分为红细胞生成减少（如造血原料缺乏引起的缺铁性贫血、巨幼细胞贫血、铁幼粒细胞贫血、骨髓造血功能衰竭引起的再生障碍性贫血）、红细胞破坏过多（如免疫性溶血性贫血、机械性溶血性贫血）、红细胞丢失过多（如急性失血后贫血和慢性失血后贫血）；血红蛋白功能异常常见于红细胞运输能力的改变（如高铁血红蛋白血症、碳氧血红蛋白血症、硫化血红蛋白血症）；红细胞存活周期改变常导致红细胞减少，引发贫血（如溶血性贫血）。从机制方面划分药物的红细胞毒性包括骨髓红细胞生成抑制、外周血中红细胞破坏、血红蛋白改变及血红蛋白合成障碍等，具体机制包括：抑制血红素和珠蛋白合成，进而抑制血红蛋白合成；影响红细胞膜通透性，引起红细胞机械性脆性增加，造成红细胞在微循环过程中容易被破坏、溶解，最终导致红细胞数量减少；影响红细胞能量代谢；抑制还原型谷胱甘肽生成，破坏红细胞稳定性；影响铁的转化，形成高铁血红蛋白，导致组织缺氧。

3. 白细胞毒性　白细胞毒性主要表现为白细胞数量和质量的改变。白细胞数量的改变是指白细胞数量的增加或减少，药物、感染等因素可引起白细胞减少或异常增生，出现白细胞减少症、粒细胞缺乏症和白血病等；质的改变主要体现在细胞形态的异常和功能缺陷，如抑制中性粒细胞的运动、吞噬、黏附和脱颗粒作用。白细胞减少或粒细胞缺乏可根据机制划分为免疫介导和非免疫介导。药物以半抗原或抗原-抗体免疫复合物的形式（如氨基比林），或药物及其代谢物作为抗原直接刺激机体诱发机体产生体液免疫应答，引起免疫性白细胞破坏过多，而导致白细胞减少。免疫介导引起的白细胞减少会导致外周血白细胞破坏、祖粒细胞破坏或同时引起两者破坏。例如，氯丙嗪致粒细胞减少依赖免疫应答，而不是直接作用于骨髓粒细胞系，通过抑制幼粒细胞 DNA 的合成或抑制幼粒细胞的分裂和增殖，致使粒细胞生成障碍。另外，目前已经发现某些基因位点有可能增加患者出现粒细胞缺乏的风险，如 *ABCB*1 基因多态性是氯氮平所致粒细胞缺乏的危险因素。

4. 血小板毒性　药物血小板毒性主要表现为血小板减少症和血小板功能障碍。各种影响骨髓内巨核细胞增殖或生长成熟障碍的药物，均可引起血小板生成不足和数量减少。原发性免疫性血小板减少症的发病机制是由体液免疫和细胞免疫共同参与。药源性血小板减少症的免疫学机制主要是B淋巴细胞介导的体液免疫，其免疫学机制如下：①药物作为半抗原与细胞膜蛋白结合产生相应的免疫反应，如青霉素类和头孢菌素类药物；②药物被体内特异性抗体识别，从而形成药物-抗体血小板免疫反应体系，如阿西单抗；③药物诱导机体产生细胞膜蛋白相关性抗体，如奎宁、非甾体抗炎药等；④药物诱导机体产生自身反应性抗血小板抗体，如左旋多巴、普鲁卡因胺等；⑤药物与血小板因子4（platlet factor 4，PF4）结合后，被自身抗体所识别，然后药物-PF4-抗体通过血小板表面的Fc受体与血小板结合而诱发后续的免疫反应，如肝素；⑥非班类药物与血小板表面糖蛋白GPⅡb/Ⅲ结合，引起糖蛋白GPⅡb/Ⅲ构象改变，被机体中自然存在的抗体所识别，从而引起非班类血小板减少症，如替罗非班。药物干扰或损害血小板功能的非免疫性机制也有多种。例如，非甾体抗炎药抑制血栓素A_2合成从而抑制血小板聚集；腺苷二磷酸（adenosine diphosphate，ADP）受体拮抗药抑制内源性ADP与血小板膜上ADP受体结合，阻止血小板聚集；钙通道阻滞药或其他可减少细胞内钙的药物因减少血小板聚集所需要的细胞质钙，也具有抑制血小板聚集作用。

5. 其他与凝血相关的毒性　纤维蛋白溶解药将无活性纤溶酶原转化为有活性的纤溶酶，通过纤溶酶降解纤维蛋白和纤维蛋白原，限制血栓增大和溶解血栓。该类药物通过溶解病理性血栓发挥治疗效果，但能溶解血液中游离的纤维蛋白原，故而影响正常的血液凝固，引起出血。常用的纤维蛋白溶解药中链激酶、尿激酶出血风险相对较高，阿替普酶、组织纤溶酶原激活物等对血凝块中的纤维蛋白有选择性，出血的危险性较小。广谱抗菌药抑制肠道细菌制造维生素K，造成维生素K来源不足；某些头孢菌素的化学结构中含噻甲四唑基团，该基团与谷氨酸结构相似，在肝微粒体中与维生素K竞争结合γ-羧化酶，影响凝血因子Ⅱ、Ⅶ、Ⅸ、Ⅹ前体的γ-羧化而致活性凝血因子生成不足，引起出血；某些药物，如降脂药考来烯胺，可干扰维生素K的吸收，亦影响凝血因子生成。

常见药物对血液系统的毒副作用见表5-7。

表5-7　常见药物对血液系统的毒副作用

代表药物	血液系统损害的表现
氯霉素	可逆性全血细胞减少、再生障碍性贫血
卡马西平	白细胞减少、白细胞增加、叶酸缺乏、粒细胞缺乏、再生障碍性贫血、全血细胞减少、溶血性贫血等
氯氮平	粒细胞缺乏、白细胞减少等
磺胺类	白细胞减少、先天缺乏葡萄糖6-磷酸脱氢酶患者发生溶血性贫血、粒细胞缺乏、再生障碍性贫血、血小板减少等
头孢菌素类	溶血性贫血、凝血功能异常、白细胞减少、血小板减少、粒细胞缺乏等
四环素类	溶血性贫血、再生障碍性贫血等
紫杉醇	骨髓抑制、中性粒细胞减少、血小板减少等
环磷酰胺	骨髓抑制、白细胞减少、血小板减少、药源性白血病等
阿司匹林	缺铁性贫血、溶血性贫血、巨幼细胞贫血、凝血障碍、药源性血小板功能障碍等

（七）药物对免疫系统的毒副作用及典型药物

免疫系统由免疫器官、免疫细胞和免疫分子共同构成，三者通过血液循环、淋巴循环及神经支配形成相互联系，是机体免疫反应发生的基础。免疫系统主要行使机体自我识别和对抗原性异物排斥反应的功能，两者都与药物有关。药物（尤其是生物制剂）作为外源性物质进入人体时，一方面可能引发强烈的免疫反应；另一方面如药物直接伤害免疫系统，则可能导致免疫抑制，造成免疫功能低下。药物对免疫系统的影响包括免疫毒性和免疫原性。药物的免疫毒性大体分为免疫刺激反应和免疫抑制反应。药物诱发的机体免疫系统异常应答可发展为免疫性疾病，主要分为以下 3 类。

1. 药物引起的免疫抑制 药物对免疫功能的抑制作用包括对体液免疫、细胞免疫、巨噬细胞、NK 细胞等功能及宿主抵抗力的抑制。免疫抑制主要表现为骨髓抑制、免疫器官重量和组织学改变、血清球蛋白水平下降、感染率与肿瘤发生率提高。药物主要通过以下 3 个方面的作用引起免疫抑制：①抑制免疫细胞的增殖，如烷化剂（如环磷酰胺、苯丁酸氮芥）、抗代谢药（如甲氨蝶呤、硫唑嘌呤）等各种具有细胞毒性的抗肿瘤药物能直接抑制免疫细胞增殖，从而抑制机体的免疫功能；②抑制免疫细胞分化，如糖皮质激素、环孢素及雷帕霉素等药物，干预免疫细胞分化过程，影响正常功能的效应 T 细胞和浆细胞的发育，抑制机体的细胞和体液免疫；③抑制 T 细胞活化，T_h 细胞与抗原呈递细胞的相互作用是特异性免疫反应中最重要的步骤，药物影响相关分子的功能或表达水平，都将产生抑制免疫反应的作用。器官移植抗免疫排斥反应的药物，例如，环孢素、西罗莫司、莫罗单抗-CD3（muromonab-CD3，OKT3，一种阻断 T 细胞受体的单抗）都能抑制这类免疫反应激活。

2. 药物引起的变态反应 变态反应（allergy）是机体受同一抗原再次刺激后产生的异常或病理性免疫反应，是药物的常见不良反应之一，常见于镇痛药和抗生素。变态反应和免疫反应都是对外源性物质的特异性免疫反应，但是变态反应表现为组织损伤，免疫反应表现为生理性防御。变态反应需要预先接触抗原，激发初次反应后，再次接触抗原时引发强烈的免疫反应。变态反应共分为Ⅰ～Ⅳ型，药物可诱发所有的 4 型变态反应（表 5－8）。药物诱发的变态反应个体差异大，量-效关系不明显，可发生在用药过程的任何时段，一种药物可诱发多种变态反应，因此难以预测。药物诱发变态反应原的机制包括：①药物形成半抗原－载体复合物；②药物作为直接抗原物质；③药物毒性损伤诱发变态反应共刺激信号；④药物干扰 T 细胞的分化与功能。

表 5－8 常见药物引起的过敏反应

诱发药物	类型	临床表现
β－内酰胺类、普鲁卡因、苯佐卡因、链霉素、新霉素、蛋白制剂	Ⅰ型过敏反应（速发型）	胃肠变态反应、荨麻疹、特应性皮炎、鼻炎、支气管哮喘、过敏性休克
保泰松、吲哚美辛、安乃近、非那西丁、异烟肼	Ⅱ型过敏反应（细胞毒型）	溶血性贫血、输血反应、粒细胞减少、血小板减少性紫癜、肺－肾综合征
抗血清、抗毒素、大剂量青霉素和磺胺类	Ⅲ型过敏反应（免疫复合物型）	脉管炎、红斑狼疮、慢性肾小球肾炎、类风湿关节炎、超敏性肺炎
磺胺类、青霉素	Ⅳ型过敏反应（细胞介导型）	类 Arthus 反应、接触性皮炎、结核、变态反应性脑炎、甲状腺炎、移植排异、肉芽肿

3. 药物引起的自身免疫反应 药物引起的自身免疫是机体失去免疫耐受性时，攻击自身的蛋白和组织，导致组织损伤和类似自身免疫性疾病。药物引起的自身免疫反应发生率不高，多数与长期大剂量用药有关，停药后大多会自行消退，其机制与抑制自身免疫耐受、干扰机体对自身分子的识别等有关。药物诱发的自身免疫反应可以损伤特定的器官，也可以造成全身性损伤。器官特异性损伤往往是由于存在某种特定的组织抗原。例如，甲基多巴诱发的自身免疫性溶血，其作用的抗原靶分子为红细胞膜上的 Rh 蛋白；氟烷诱发的自身免疫性肝损伤，其作用的抗原靶分子为肝细胞的 CYP 酶类。在全身性自身免疫性损伤中，自身抗体可以针对细胞内广泛存在的成分，例如组蛋白和核酸分子等。这些成分从死亡的细胞中释放出来，若未被及时清除，则可作为抗原诱发广泛性组织损伤。系统性红斑狼疮是典型的全身性自身免疫性疾病，常见的诱发药物有肼屈嗪、普鲁卡因胺和异烟肼等。

（八）药物对内分泌系统的毒副作用及典型药物

内分泌系统由内分泌腺及内分泌细胞组成。内分泌腺体主要包括下丘脑、垂体、甲状腺、甲状旁腺、肾上腺、胰岛、性腺、松果体及胸腺。内分泌细胞分散于许多组织器官中，如心、肺、肾、肝、脑及消化道黏膜等部位。许多药物能干扰内分泌腺体合成和释放激素，对其功能甚至结构产生影响，从而产生各种内分泌系统毒副作用。

1. 药物对甲状腺的毒副作用 甲状腺激素主要有两种：四碘甲腺原氨酸（tetraiodothyronine，即甲状腺素，T_4）和三碘甲腺原氨酸（triiodothyronine，T_3）。在促甲状腺激素（thyroid stimulating hormone，TSH）的作用下，T_4和T_3释放入血。血浆中T_4的浓度远高于T_3，但T_3的活性是T_4的5倍左右。血液中87%的T_3来源于T_4，经5′-脱碘酶脱碘产生，其余来自甲状腺的分泌。药物可引起甲状腺功能紊乱、甲状腺肿大及肿瘤。

（1）引起甲状腺增生肿大和肿瘤形成 某些药物使血液中甲状腺激素水平降低，垂体的TSH会代偿性分泌增加。TSH将促进甲状腺滤泡细胞发生增殖改变，包括肥大、过度增生，甚至形成肿瘤。可能的机制包括：①抑制甲状腺的碘摄取；②抑制甲状腺激素的合成，例如，抑制过氧化物酶的药物如丙硫氧嘧啶、甲巯咪唑、磺胺类药物、安替比林等；③抑制甲状腺激素的分泌，如大剂量碘、碳酸锂等；④诱导肝微粒体酶，促进T_4和T_3经Ⅱ相代谢后从胆汁分泌，如中枢神经系统作用药物（如苯巴比妥、苯二氮䓬类药物）、钙通道阻滞药（如尼卡地平）等；⑤抑制5′-单脱碘酶，使T_4经单脱碘转化为T_3的过程受阻，T_4蓄积，随之转化为反式T_3，使T_3下降，如胺碘酮等。

（2）引起甲状腺功能紊乱 药物所致甲状腺功能紊乱包括功能亢进和功能减退。功能亢进的症状和体征有甲状腺肿大、体重下降、肌肉退化、震颤及原有的心律失常加重等。功能减退的症状和体征有疲劳、怕冷、精神萎靡、活动迟钝和皮肤干燥等。典型药物如：①胺碘酮脱碘，提供碘离子，促进T_4合成，可导致甲状腺功能亢进症或甲状腺毒症，多见于缺碘地区患者。胺碘酮也能诱导甲状腺功能减退，主要发生于长期使用的患者，在饮食摄入碘高的地区、有甲状腺自身抗体的妇女很易发生。②聚维酮碘用于妇科宫颈及阴道治疗炎症及术前准备，反复擦拭用药几天后可出现甲状腺功能亢进症状。③锂剂抑制T_4和T_3释放，主要引起甲减和甲状腺肿；停用锂剂也可反跳性引起甲状腺功能亢进。④干扰素α诱发的甲状腺疾病以慢性丙型肝炎患者的发生率最高，甲状腺自身抗体阳性及女性的患病危险性增加，常表现为甲状腺功能减退症、甲状腺炎、毒性弥漫性甲状腺肿，多可自行缓解。⑤抗甲状腺药，如丙硫氧嘧啶和甲巯咪唑可导致甲状腺功能减退症。⑥其他如硝普钠、磺脲类药物也可导致甲状腺功能减退症。

2. 药物对肾上腺的毒副作用 肾上腺包括皮质和髓质。肾上腺皮质由外向内依次分为球状带、束状带和网状带。球状带主要分泌醛固酮等盐皮质激素，束状带分泌可的松和氢化可的松等糖皮质激素，网状带分泌少量的性激素。肾上腺髓质主要分泌肾上腺素和去甲肾上腺素。药物一般影响较多的是肾上腺皮质。

（1）引起促激素源性萎缩 下丘脑释放促肾上腺皮质激素释放因子（corticotropin releasing factor，CRF），控制促肾上腺皮质激素（adrenocorticotropic hormone，ACTH）的分泌和释放，后者刺激肾上腺皮质合成和释放糖皮质激素与盐皮质激素。临床长期大剂量尤其是持续给予糖皮质激素，可引起肾上腺皮质萎缩和功能不全。

（2）引起损伤性萎缩 指肾上腺组织细胞受到直接损伤所导致的萎缩。米托坦（mitotane，双氯苯二氯乙烷）与杀虫剂滴滴涕（dichlorodiphenyl trichloroethane，DDT）为一类化合物，用于不可切除的肾上腺皮质癌、切除后复发癌及皮质癌术后辅助治疗。该药能相对选择性地作用于肾上腺皮质束状带及网状带细胞，使其萎缩、坏死，对正常细胞及瘤细胞均有损伤作用。螺内酯和卡托普利可引起球状带萎缩，可能与其抑制醛固酮的合成与分泌有关。

（3）引起肾上腺髓质增生 在动物实验中

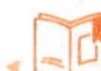

观察到了抗精神病药物氯丙嗪可引起肾上腺髓质增生，但临床未见相关报道。利血平可引起大鼠肾上腺髓质增生，其机制与耗竭去甲肾上腺素能神经递质，反射性增强肾上腺髓质功能有关。

3. 药物对性腺的毒副作用 性腺既是生殖器官又是内分泌器官，具有生成精子或卵子，以及分泌性激素的双重功能。

（1）引起睾丸损伤 睾丸由不同阶段的生精细胞、睾丸支持细胞和间质细胞构成。睾丸支持细胞为各阶段的生精细胞及精子提供营养、支持和保护作用。间质细胞合成和分泌睾酮，其内分泌作用受下丘脑 - 垂体 - 性腺轴的调节。例如，秋水仙碱可引起睾丸支持细胞胞质微管溶解，没有足够的结构支持作用，从而导致生精上皮中大量生殖细胞脱落，严重时可引起睾丸萎缩；睾酮或其他雄性激素类药物可恢复、代替睾丸的正常生理功能，对青春期可刺激和维持男性第二性征、躯体发育及正常性功能，对成年期可恢复和维持性欲、性功能和第二性征，但长期使用或滥用该类药物，可抑制精子的产生，并可导致睾丸萎缩；顺铂、烷化剂、甲氨蝶呤等抗肿瘤药物损伤细胞的 DNA，抗肿瘤治疗过程中不可避免地影响精子的生成。

（2）引起卵巢损伤 卵巢功能受下丘脑 - 垂体 - 卵巢轴的影响。给予较大剂量的雌激素和孕激素，可通过负反馈抑制作用，抑制下丘脑分泌促性腺激素释放激素（GnRH），使腺垂体分泌卵泡刺激素（follicle - stimulating hormone，FSH）和黄体生成素（luteinizing hormone，LH）减少，FSH 缺乏可使卵泡不能发育成熟，LH 减少会使排卵前必需的 LH 突发性分泌不能形成，从而抑制排卵，可用于临床避孕。同理，抗雌激素类药物氯米芬在腺垂体水平竞争性阻断雌激素受体，阻止正常的负反馈调节，促进 GnRH 和腺垂体 FSH、LH 分泌，刺激卵巢增大，诱发排卵，可用于不孕及闭经的治疗。呋喃妥因、他莫昔芬、雷洛昔芬等在小鼠实验中可引起卵巢肿瘤的发生率上升。

（3）引起药源性性腺疾病 药源性性腺疾病是指药物所致的性激素分泌紊乱及性腺功能障碍，男性主要表现为男性乳腺发育及与睾丸功能障碍有关的症状；女性主要表现为男性化、多毛症，以及与卵巢功能障碍有关的症状。例如，己烯雌酚、氯米芬、强心苷、雌激素、螺内酯等药物因具有雌激素活性，可导致男性乳腺增生；酮康唑、长春花碱、西咪替丁、环丙孕酮、氟他胺和苯妥英等药物可能通过减少睾酮的生物合成和干扰其作用而导致男性乳腺增生；白消安、卡莫司汀、金霉素、可乐定、肼屈嗪、长春新碱、苯乙肼等药物也可导致男性乳腺增生。又如，合成类固醇激素，包括糖皮质激素，都有不同程度的雄激素样作用，可致女性多毛症、声音变粗等；妊娠期给予合成类固醇激素可致女性胎儿男性化及男性胎儿性早熟；达那唑可以降低睾酮与血浆性激素球蛋白结合的结合能力，导致血中游离态即有活性的睾酮浓度增加，从而引起女性多毛症和男性化。

4. 药物对下丘脑及垂体的毒副作用 垂体增生性病变或肿瘤的发生与下丘脑及靶腺功能的改变密切相关，药物直接作用于垂体引起垂体功能的改变。多种药物可对垂体功能造成影响。糖皮质激素、促肾上腺皮质激素通过反馈轴调节作用能抑制生长激素分泌或释放。长期接受糖皮质激素类药物治疗的儿童肾病综合征患者，可致生长发育停滞。抗精神病药氯丙嗪可阻断结节 - 漏斗通路多巴胺神经元的多巴胺受体，导致垂体激素分泌紊乱出现催乳素分泌增加和生长素分泌减少，临床上表现为溢乳 - 闭经综合征。引起类似反应的其他常见的药物还包括抗抑郁药（如阿米替林、丙米嗪和氟西汀）、抗溃疡药（如西咪替丁和雷尼替丁）、镇痛药（如美沙酮、吗啡、苯二氮䓬类）、雌激素、利血平和甲基多巴等。抗利尿激素（antidiuretic hormone，ADH）作用于远曲小管和集合小管引起肾小管对水的重吸收增加，使尿液浓缩，尿量减少。药物可以导致药源性抗利尿激素分泌紊乱综合征，主要表现为低钠血症和继发的神经精神症状。常见药物有吩噻嗪类、三环类抗抑郁药、抗癫痫药（如卡马西平）、细胞毒性药物（如环磷酰胺、顺铂、长春新碱等）、降血糖药（如氯磺丙脲和甲苯磺丁脲等）等能增加 ADH 的释放。

5. 药物对胰腺的毒副作用

（1）引起胰岛损伤 某些药物能破坏胰岛

β细胞或干扰胰岛β细胞的功能。对胰腺产生毒副作用的典型药物是链佐菌素（streptozocin），是一种广谱抗生素，具有抗菌、抗肿瘤作用（如胰岛β细胞癌）和致糖尿病的副作用，对胰岛β细胞具有高度选择性毒副作用。喷他脒为抗寄生虫药，用于治疗艾滋病合并肺孢子菌肺炎，可破坏胰岛β细胞，促进胰岛素释放，引起严重的低血糖反应，最终可发展成糖尿病。

（2）引起药源性高血糖症　常见的引起高血糖症的药物及机制如下：①抑制胰岛素的生物合成或分泌，例如抗肿瘤药门冬酰胺酶（抑制胰岛素分子中门冬酰胺残基，使胰岛素生成过程受抑）、二氮嗪、噻嗪类利尿药、β受体拮抗药；②诱导胰岛素抵抗或影响胰岛素在靶组织利用，例如抗精神病药（如氯氮平和奥氮平）、糖皮质激素类药物（如氢化可的松和泼尼松）、噻嗪类利尿药和β受体拮抗药；③增强负反馈调节，例如β受体拟交感神经药。

（3）引起药源性低血糖症　低血糖症在大多数情况下由于药物的不合理使用所致，较低的血浆葡萄糖水平最终导致神经低血糖，临床表现为Whipple三联征，即精神错乱、昏迷、全身痉挛及神经障碍，如不及时发现常会危及生命。常见的引起低血糖的药物及机制如下：①增加胰岛素水平或胰岛素分泌的药物，如胰岛素、磺酰脲类、双胍类降糖药、水杨酸类药物、磺胺类抗菌药、丙吡胺、喷他脒、β受体拟交感神经药；②提高对胰岛素敏感性的药物，如血管紧张素转化酶抑制药；③降低负反馈调节，如β受体拮抗药；④其他机制，如奎宁、奎尼丁、色氨酸、单胺氧化酶抑制药、环丙沙星、对乙酰氨基酚。

（九）药物对呼吸系统的毒副作用及典型药物

呼吸系统是气体进出机体和进行气体交换的场所，吸入性药物或气源性毒物首先对呼吸道和肺产生影响，通过呼吸系统的吸收进入血液循环进而对其他组织和器官产生影响，其他途径吸收的药物及其代谢物也可随血液循环到达呼吸系统而造成损伤。右心室泵出全部血量进入肺动脉，在肺进行气体交换，所以血源性毒物的吸收对肺同样会产生毒副作用。因此，肺部是药物不合理使用最常累及的靶器官之一。此外，药物对神经、肌肉、心血管系统的毒副作用也可影响呼吸系统的功能，甚至可能危及生命。

药物引起呼吸系统损伤的原因和形式复杂多样，可能由药物或其代谢物的直接毒性导致，也可由氧自由基或非呼吸系统的间接毒性导致，或者由药物诱发的变态反应导致。药物的给药途径和自身的理化性质对其毒副作用也有重要的影响。呼吸系统中肺最易受损，原因有：①肺泡膜总面积大、肺泡壁薄、肺循环血流缓慢，药物和肺组织接触机会多；②其他途径吸收的药物可通过血液循环到达肺部；③肺部氧浓度高，有利于形成超氧化物，破坏肺部的抗氧化防御机制；④肺上皮细胞含有一些代谢酶，能使药物代谢转化成活性物质（包含肺毒物）。

药物对呼吸系统毒副作用的临床表现是非特异性的，如咳嗽、呼吸困难、低氧血症等症状。根据临床或影像学标准可以分为急性肺损伤、肺炎、非心源性肺水肿、急性呼吸窘迫综合征等，根据病理结果可分为弥漫性肺泡损伤、机化性肺炎、中性粒细胞肺炎等。药物对呼吸系统的毒副作用主要是对呼吸器官及呼吸功能的损害，主要表现为哮喘、呼吸抑制、间质性肺炎和肺纤维化、肺水肿或肺气肿、肺脂质沉积等类型。

1. 呼吸道反应

（1）鼻塞　某些药物可以通过舒张鼻部血管引起鼻组织充血、水肿，从而影响鼻腔通气出现鼻塞。常见药有抗高血压药（如哌唑嗪、普萘洛尔）、非甾体抗炎药和激素类药物等。

（2）咳嗽　大部分药物导致肺损伤时都会伴有咳嗽发生，引起药源性咳嗽的可能机制有：①药物在肺组织的高浓度摄取或者活性代谢物质在肺部聚积导致的肺局部毒性反应，如胺碘酮、博来霉素；②药物在肺部的急慢性变态反应，如青霉素类、红霉素类、呋喃妥因等抗菌药物及甲氨蝶呤、氯丙嗪等；③药物引起炎症介质在肺部蓄积导致，如ACEI可促使激肽类内源性活性物质蓄积而引起咳嗽。

（3）喉头水肿　药源性喉头水肿是喉部血

管神经性水肿，大多属于Ⅰ型变态反应，发病急骤（大多发生在用药30分钟内），进展迅速，重者可使患者在短期内窒息死亡。以静脉给药途经最多，涉及的药物种类主要以抗菌药物为主。

（4）哮喘　药源性哮喘为有明确的用药史，哮喘发作停药并治疗后缓解，以及再次用药时再发。有哮喘史者，发作较先前严重，甚至出现哮喘持续状态。主要药物为青霉素、阿司匹林、普萘洛尔等。

2. 呼吸抑制　呼吸抑制主要表现为呼吸周期延长、呼吸频率降低和呼吸不规则，严重时甚至出现呼吸暂停。药物引起的呼吸抑制主要是由于呼吸中枢抑制和呼吸肌麻痹所致。中枢性呼吸抑制主要由中枢抑制药（如巴比妥类、吗啡、哌替啶、硝西泮、芬太尼、美沙酮和喷他佐辛等药物）引起。发生呼吸抑制多与药物用量过大或使用不当有关。阿片类药物能够刺激脑桥和延髓内的μ受体，降低呼吸中枢对CO_2反应性，影响颈动脉体化学感受器的传入神经以阻断低氧通气反应，还可抑制呼吸道黏液纤毛运输系统，气流阻力增加引起阻塞性通气不足。巴比妥类药物的中枢作用主要为抑制多突触反应，该类药物激活GABA受体，能模拟GABA的作用，增加氯离子的通透性，使细胞膜超极化。

呼吸肌麻痹是由于药物引起的神经肌肉功能紊乱所致，代表药物有氨基糖苷类药物、多黏菌素、琥珀胆碱类药物、筒箭毒碱类药物。氨基糖苷类药物和多黏菌素可阻断运动终板膜的N_2受体结合钙离子，抑制运动神经末梢释放乙酰胆碱，产生肌肉松弛作用从而导致呼吸麻痹。琥珀胆碱类药物能竞争性地与运动终板膜上的N_2受体结合，从而阻断乙酰胆碱与N_2受体的结合并产生去极化作用，使呼吸肌松弛。

3. 肺炎及肺纤维化　药物引起的肺部炎症性损伤可以是药物或其代谢物的直接毒副作用，也可以是由氧自由基、变态反应等间接毒性引起。各种长期接触药物引发的慢性肺部损伤，最终都可引起肺纤维化，但药物诱发的肺纤维化也可不伴有明显的肺炎等损伤反应的发生。抗肿瘤药物博来霉素能引起急性进行性肺纤维化、过敏性肺炎、机化性肺炎和快速输注期间的急性胸痛综合征，其诱导肺损伤的机制可能包括氧化损伤、博来霉素水解酶的相对缺乏、遗传易感性和炎症细胞因子的形成等原因。表皮生长因子受体（epidermal growth factor receptor，EGFR）在Ⅱ型肺泡细胞上表达并参与肺泡壁修复，EGFR酪氨酸激酶抑制药吉非替尼通过中断肺泡修复机制，加重其他原因如放射疗法、败血症、既往肺损伤等对肺损伤的影响。程序性死亡受体-1（programmed death receptor -1，PD-1）抑制药在阻断免疫检查点时可引起免疫系统失调和T细胞活化，从而导致罕见但危及生命的免疫相关性肺炎，临床多表现为隐源性机化性肺炎或非特异性间质性肺炎。肺部放射治疗的同时使用放射增敏剂如紫杉烷类、环磷酰胺可引起放射性肺损伤；对先前接受过肺部放射治疗的患者在给予某些抗肿瘤药物（如多柔比星、厄洛替尼、依托泊苷）和免疫检查点抑制药时，可能会发生放射治疗回忆性肺炎。

过敏性肺炎与药物的肺部变态反应有关，主要为Ⅳ型变态反应，是由淋巴细胞和肺泡巨噬细胞活化引起的细胞介导型肺损伤。引起肺变态反应性炎症损伤的常见药物主要有青霉素类、头孢菌素类、磺胺类等抗菌药物，以及氯丙嗪、对氨基水杨酸钠、干扰素、甲氨蝶呤、阿糖胞苷、利巴韦林、氟尿嘧啶、吲达帕胺、呋喃妥因、肼屈嗪、普鲁卡因胺等。

接受胺碘酮治疗的患者会出现多种肺部疾病，主要包括间质性肺炎、嗜酸性粒细胞性肺炎、机化性肺炎、急性呼吸窘迫综合征、弥漫性肺泡出血、肺结节，其中最为严重的不良反应是肺间质纤维化。胺碘酮引起肺损伤的机制尚不完全清楚，目前主要认为与直接损伤肺细胞和间接诱导免疫肺炎有关。

4. 非心源性肺水肿　非心源性肺水肿是指不存在左心室、左心房负荷过重，不存在心肌收缩力减弱时单纯由药物引起的肺间质和/或肺泡腔内渗液增加的疾病。药物所致非心源性肺水肿包括药物变态反应性肺水肿和药物过量肺水肿，其产生原因可能是药物引起的变态反应和中毒反应，从而使呼吸抑制，换气功能减弱而导致缺氧，致使肺血管内皮细胞膜损害、肺毛细血管通透性增加引起肺水肿。变态反应多由青霉素、链霉素、磺胺类、丝裂霉素、吉西他滨、白介素-2、胺碘酮、噻嗪类等引起；中毒反应多由镇痛药、镇静催眠药、麻醉药、平喘药、链激酶、美沙酮、碘类造影剂等引起。

5. 肺泡出血　肺泡出血是指各种原因导致肺微血管的血液进入肺泡，临床表现主要包括咯血、双侧弥漫性肺泡浸润阴影、贫血、呼吸困难等。药物如抗凝血药物、抗血小板药和纤维蛋白溶解药的过量使用，以及药物引起的血小板数量下降和凝血因子减少、凝血和止血功能出现障碍时，都有可能诱发肺出血。抗肿瘤药如全反式维甲酸、贝伐珠单抗、依托泊苷、吉西他滨等，以及硝基呋喃妥因、两性霉素 B、D－青霉胺、丙基硫氧嘧啶等也可引起肺泡出血，目前致病机制尚不明确。

6. 肺动脉高压与肺静脉闭塞病　肺动脉高压以肺动脉压力升高为特征，可由肺动脉系统压力原发性升高单独导致，或继发于肺静脉及肺毛细血管系统压力的升高，如肺静脉闭塞病。常见引起肺动脉高压的药物包括阿米雷司、氟苯丙胺、右芬氟拉明、选择性5-羟色胺再摄取抑制药、安非他命，这些药物能升高5-羟色胺水平或者增强5-羟色胺作用，刺激肺动脉平滑肌细胞增殖，并促进肺血管收缩，继而引起肺动脉高压。肺静脉闭塞病是一种以肺小静脉弥漫性闭塞或狭窄、肺动脉高压、右心功能不全为表现的罕见肺血管疾病。博来霉素、丝裂霉素、卡莫司汀、顺铂、长春新碱、环磷酰胺等抗肿瘤药是肺静脉闭塞病发生发展的危险因素，可能原因是抗肿瘤药的毒性代谢物破坏肺静脉内皮细胞。

7. 肺栓塞　药物诱发的肺栓塞通常是由药物引起的外周血管内皮损伤、血液高凝状态等诱发静脉血栓形成，脱落的栓子随静脉血回流，泵入肺动脉堵塞肺血管造成。环磷酰胺、甲氨蝶呤、丝裂霉素等化疗药物可减少抗凝血酶Ⅲ；口服避孕药炔雌醇环丙孕酮片、肾上腺皮质激素能使血浆纤维蛋白原和血小板数量增加；吩噻嗪类、氯氮平等抗精神病药通过增加血小板的聚集或增加狼疮抗凝血因子及抗心磷脂抗体水平增加血凝状态，这些药物都可能诱发肺栓塞。

8. 类风湿性肺结节　类风湿性肺结节是类风湿关节炎的肺部表现，通常无症状，但结节的空洞化和破裂可导致并发症，包括胸腔积液、气胸、脓气胸、支气管胸膜瘘和咯血。甲氨蝶呤、来氟米特、硫唑嘌呤等药物与类风湿性肺结节的出现或加速进展有关。甲氨蝶呤通过增加腺苷的累积发挥抗炎作用，而在具有亚甲基四氢叶酸还原酶（5,10-methylenetetrahydrofolate reductase，MTHFR）和腺苷 A_{2A}受体（adenosine A_{2A} receptor）基因多态性的易感个体中，甲氨蝶呤可激活腺苷 A_{2A}受体导致细胞融合增强和多核巨细胞形成，从而增加甲氨蝶呤诱发的肺结节发生率。

（十）药物对皮肤的毒副作用及典型药物

皮肤覆盖于人体表面，是人体最大的器官，成人全身皮肤面积是 1.5～2.0m^2，质量约占体重的16%。皮肤的组织结构由外到内可分为3层，即表皮、真皮和皮下组织，并通过皮下组织与深部组织相连。皮肤中还附带有毛囊毛发、皮脂腺、汗腺及指（趾）甲等附属器官，另外还含有丰富的神经、血管、淋巴管及肌肉组织。皮肤的生理功能主要有屏障功能、吸收功能、感觉功能、调节体温功能、物质代谢功能、分泌和排泄功能及免疫功能。药物通过口服、外用、注射等途径发挥治疗作用的同时，也会对皮肤本身、皮肤附属器，乃至全身产生毒副作用。药物对皮肤的毒性类型主要包括以下几种。

1. 药疹　药疹是药物引起的皮肤炎症反应，亦称药物性皮炎，是药物引起的最常见的一种皮肤反应。大多数药疹都具有以下特点：①患者有明确的服药史；②发生突然、发展迅速，具有自上而下的发疹倾向；③皮疹色鲜红，伴随瘙痒；④除固定性药疹外，其他类型的药疹不易与同样症状的其他疾病区别；⑤停药后大多很快好转和消退。药疹的发生机制比较复杂，可分为免疫与非免疫两大类。绝大多数药疹由各型变态反应介导其中以Ⅰ型和Ⅳ型变态反应为多。非免疫机制包括效应途径的非免疫活化、药物过量反应、蓄积作用、原有皮肤病恶化、遗传性酶和蛋白缺陷等。根据药疹皮损特点的临床表现大致分为以下疹型（表5－9）。

表 5－9　常见药疹的临床表现及常见的诱发药物

疹型	发病部位	皮损特点	诱发药物
剥脱性皮炎型药疹	全身，以手足和面部为重	①初起为风疹样、猩红热样皮损 ②皮损逐渐加重并融成全身弥漫性潮红肿胀，可伴有水疱、糜烂和渗出 ③2～3 周后，红肿消退、全身出现大量鳞片状或落叶状脱屑，大片皮肤剥脱	抗癫痫药、磺胺类、巴比妥类、解热镇痛类、抗生素等药物
荨麻疹型药疹	可泛发全身	①大小不等的风团，呈圆形、椭圆形或不规则形 ②皮疹较一般荨麻疹色泽红 ③瘙痒，可伴有刺痛、触痛	青霉素、呋喃唑酮、血清制品（如破伤风抗毒素）、β－内酰胺类抗生素、阿司匹林和其他非甾体抗炎药
固定性药疹	全身，好发于口唇、肛门、外生殖器皮肤黏膜交界处	①典型皮损为大小不等的圆形或类圆形边界清楚的水肿性暗紫红色斑疹，严重者在红斑上可出现大疱或水疱，有痒感和灼痛 ②可在同一部位重复发作	解热镇痛类、磺胺类药物、巴比妥类药物和四环素类药物
湿疹型药疹	泛发全身	①大小不等的红斑、小丘疹、小丘疱疹及水疱，常融合成片 ②可继发糜烂、渗出 ③伴有不同程度瘙痒	汞剂、奎宁及磺胺类药物
麻疹型或猩红热型药疹（发疹型药疹）	以躯干为多，可泛发全身	①形态如麻疹样或猩红热样，表现为弥漫性鲜红色斑或米粒至豆大红色斑丘疹 ②密集对称分布	青霉素（尤其是半合青霉素）、磺胺类、解热镇痛类、巴比妥类药物
多形红斑型药疹	轻型：对称性，好发于四肢远端 重型：全身	①圆形或椭圆形水肿性红斑或丘疹，豌豆至蚕豆大 ②境界清楚，边缘潮红，中心呈暗紫色中央常出现水疱，自觉瘙痒 ③可引起黏膜糜烂、疼痛	磺胺类、解热镇痛类及巴比妥类药物
大疱型表皮松解型药疹	全身	①初起可似多形红斑型或麻疹型或猩红热型药疹 ②弥漫性紫红或暗红色斑迅速遍布全身伴大小不等的松弛性水疱或大疱，尼氏征阳性，大面积表皮松解坏死，皮损触痛明显	磺胺类、解热镇痛类、抗生素、巴比妥类药物
痤疮型药疹	面部、胸背部	毛囊性皮疹、丘脓疱疹等痤疮样皮损	碘剂、溴剂、糖皮质激素避孕药、表皮生长因子受体（EGFR）抑制药、抗 EGFR 单抗等药物
紫癜型药疹	四肢、躯干	①出现瘀点或瘀斑 ②压之不褪色，平或略隆起 ③散在或密集分布	阿司匹林、吲哚美辛、别嘌醇、重金属盐、吩噻嗪类、磺胺类、青霉素、奎宁及香豆素类等药物

2. Stevens－Johnson 综合征和中毒性表皮坏死松解症　Stevens－Johnson 综合征（Stevens－Johnson syndrome，SJS）和中毒性表皮坏死松解症（toxic epidemmal necrolysis，TEN）是一种常由药物引起的急性重症皮肤病，其临床特征为水疱、表皮剥脱和多部位黏膜炎，伴有系统功能紊乱。发病前期可能出现发热及类似上呼吸道感染的症状，严重者可出现水疱、大疱甚至大面积融合成片的表皮松解。大面积表皮松解可导致真皮外露形成大片糜烂、渗出，易导致出血和感染。SJS 和 TEN 临床表现类似，一般认为 SJS 皮肤受累面积＜10%，TEN 皮肤受累面积＞30%，10%～30%的皮肤受累面积表示 SJS、TEN 重叠。SJS/TEN 皮损组织病理上表现

为表皮广泛的角质形成细胞凋亡和坏死并伴有真皮层少量炎性淋巴细胞浸润，此过程主要由特异性的细胞毒性 T 细胞所介导。SJS/TEN 与抗惊厥药、磺胺类抗菌药、抗癫痫药（卡马西平、奥卡西平、苯妥英、苯巴比妥、拉莫三嗪）、非甾体抗炎药和别嘌醇之间存在明显相关性。此外，部分中草药和生物制剂（如 PD-1 单抗、西妥昔单抗）也有报道可引起 SJS/TEN。

3. 光敏反应　光敏反应是由某些药物与皮肤接触或经吸收后分布到皮肤，经特定波长光照后引起的皮肤损伤。光敏反应包含光毒性反应（phototoxicity）和光变态反应（photoallergy）。光毒性反应与光变态反应临床上不易区分，两者之间可相互转变，也可以同时并存。可致光毒性反应的药物有胺碘酮、喹诺酮类、四环素类及磺胺类药物等。可引起光变态反应的药物如噻嗪类和苯佐卡因。临床上喹诺酮类抗菌药导致光毒性反应的发生率较高，主要表现为在光照皮肤处出现红肿、发热、瘙痒及疱疹等症状。喹诺酮类的光敏反应和药物本身的结构有关，其基本母核之一萘啶酸本身就具有光敏作用。喹诺酮类的光毒性主要取决于其 8 位取代基，8 位取代基为氟或氯原子，如氟罗沙星、洛美沙星和司帕沙星，一般表现出较强的光毒性，而 8 位取代基为甲氧基时，如莫西沙星和加替沙星，则对紫外线的稳定性明显增强，在治疗条件下不存在光毒性。氟喹诺酮类药物光毒性的产生与日光中紫外线过度照射有关。四环素类抗生素引起的光毒性反应类似于轻至重度烧伤，患者可出现红斑、水肿、丘疹、荨麻疹，甚至起疱。使用去甲金霉素的光毒性反应发生率特别高。可引起光敏反应的其他四环素类药物为金霉素、强力霉素、土霉素、甲烯土霉素和二甲胺四环素。吩噻嗪类药物，尤其是氯丙嗪，具有高度抗原性，日光对氯丙嗪致皮炎有激发作用，患者服药期间受日光照射，可使机体产生更高的反应性。长期应用氯丙嗪可见患者光照部位出现蓝灰色或紫色色素沉着。

4. 荨麻疹　荨麻疹是由于皮肤黏膜小血管扩张及渗透性增加而致的一种局限性、水肿性反应。临床以风团为其病变为特征。临床上常按病程、病因或形态学特征将荨麻疹分为急性和慢性荨麻疹、寒冷性荨麻疹、胆碱能性荨麻疹、日光性荨麻疹和物理性荨麻疹等。许多药物均可以引起荨麻疹，主要药物有青霉素、链霉素、头孢菌素、生物制品、利福平、水杨酸类药物等。临床上多表现为急性荨麻疹，伴有发热等全身症状。

5. 痤疮　痤疮是一种发生于毛囊皮脂腺的慢性皮肤病，多发于头面部、颈部、前胸后背等皮脂腺丰富的部位。应用某些药物后引起痤疮，具体表现为毛囊性丘疹、脓疱，与寻常痤疮相似，但皮疹形态较单一，以炎性丘疹或小脓疱为主，粉刺少见。皮疹可见于头面、胸背上部、四肢远端。痤疮多见于长期服用雄激素、促肾上腺皮质激素、碘剂、溴剂、类固醇激素、异烟肼及避孕药的患者。服药 1～2 个月开始发生，病程较长，停药后可迁延数月。

6. 色素异常　色素异常是人体皮肤由于种种原因而致皮肤呈现不同颜色、不同范围及不同深浅的色素变化。由于药物导致黑色素合成、脂褐质增加、炎症后色素沉着和药物沉积引起皮肤、毛发、指（趾）甲和黏膜色素沉着。常见引起色素沉着的药物如米诺环素、氟尿嘧啶、环磷酰胺、氯丙嗪、四环素、氯喹等。当使用含有银、金、汞和铋的药物时，由于重金属在皮肤组织中沉积，导致皮肤颜色改变。发生的部位多数在面部及四肢，均为皮肤暴露部分，提示在给患者使用上述药物时应提醒患者应尽量避免长时间日光照射。药物剂量和用药时间与药物引起的色素沉着有关。

7. 红人综合征　红人综合征是注射或口服某些药物（如万古霉素、替考拉宁、利福平）后所出现的不良反应。红人综合征最常发生于静脉注射万古霉素，临床表现为脸、颈、躯干上部出现斑丘疹样红斑，常伴有低血压、寒战、发热、心动过速、胸痛等症状。红人综合征的发生与体内组胺水平升高有关，并产生由组胺介导的相关症状。组胺的释放与输注速度相关，控制静脉滴注的速度是预防红人综合征的首要措施，一般需保证药物的输注速度小于 10mg/min。若药物静脉滴注过程中出现红人综合征，应立即停止输注，并服用抗组胺药。

8. 手足综合征和手足皮肤反应　手足综合

征（hand-foot syndrome，HFS）又称掌跖感觉丧失性红斑（palmar-plantar erythrodysesthesia，PPE），通常是由细胞毒性化疗药物引起的一种皮肤不良反应，主要表现为皮肤病变的进行性加重，手掌或脚底发红、明显不适、肿胀和刺痛为特征的疾病。许多化疗药物可导致手足综合征，最常见的药物有卡培他滨、氟尿嘧啶、多西他赛、阿糖胞苷和长春瑞滨等。卡培他滨致手足综合征的发生率可高达68%，还可引起暂时性指纹丢失。

手足皮肤反应（hand-foot skin reaction，HFSR）是一种由靶向疗法引起的皮肤不良反应，主要表现为手掌和脚底弥漫性疼痛性水肿和发红，典型的临床特征是过度角化。目前认为诱发HFSR的原因可能是血管损伤，与新型多靶点抗肿瘤药物（如索拉非尼、卡博替尼、舒尼替尼等）抑制血管内皮生长因子受体有关。

（十一）药物对耳的毒副作用及典型药物

药物的耳毒性是指药物对内耳的毒副作用，通常影响听力和平衡感。通常药源性耳聋并不破坏声音在耳内的传导过程，而是破坏耳内的听觉感受器和平衡感受器，即耳蜗和前庭系统。药物耳毒性主要包括前庭毒性和耳蜗毒性。氨基糖苷类抗生素容易在内耳外淋巴液中富集，损伤前庭毛细胞、耳蜗毛细胞和神经元，从而引起耳毒性，发生率为15%～25%，与使用剂量、治疗时间，以及患者的生理病理因素和遗传因素有关。其他具有耳毒性的典型药物包括大环内酯类抗生素、多肽类抗生素（如万古霉素、多黏菌素）、氯霉素、抗肿瘤药（如博来霉素、铂类配合物、氮芥、长春新碱等）、非甾体抗炎药（如阿司匹林、吲哚美辛、布洛芬、双氯芬酸等）、抗疟药（如奎宁、磷酸氯喹）、高效利尿药（如呋塞米、依他尼酸）、局麻药（如普鲁卡因、利多卡因、丁卡因），以及四环素类抗生素、β-内酰胺类抗生素和氟喹诺酮类抗菌药。

（十二）药物对眼的毒副作用及典型药物

药物对眼的损伤可分为直接接触引起的损伤和药物全身性吸收所引起的损伤两大类。前者取决于药物理化性质、用药剂量和用药时间，后者可造成眼各种组织病变，从而影响眼的功能。眼局部用药也可因吸收入血引起全身毒性反应。药物引起眼毒性的类型如下：角膜、结膜损伤（包括染色和色素沉着、刺激性炎症、腐蚀灼伤）；眼周变态反应；眼球运动障碍；晶状体混浊或白内障；视网膜病变；视神经病变；眼压和瞳孔大小的改变。长期、大剂量应用氯喹或氯丙嗪，虽为全身性给药却可引起角膜损伤，其作用可能是药物通过泪腺分泌，并由角膜吸收所致。氯喹可导致角膜内出现弥漫性白色颗粒，引起视网膜轻度水肿和色素聚集，出现暗点，影响视力。氯丙嗪可致角膜影斑和混浊、晶状体混浊，亦可发生色素沉着性视网膜病、夜盲、视力减弱甚至失明。胺碘酮可引起角膜、结膜色素沉着、晶状体混浊，还可引起视神经病变，引起视敏度下降或视野缩小。皮质激素类药物局部、全身使用可导致白内障，其发生机制可能为药物抑制 Na^+, K^+-ATP 酶，使晶状体上皮细胞膜通透性增加，引起电解质紊乱所致；也可能是药物分子与晶状体结晶蛋白反应，形成高分子量挡光性复合物。抗有丝分裂药（如白消安、环磷酰胺、氮芥等）通过干扰晶状体上皮细胞的有丝分裂，引起白内障。强心苷类药物抑制视网膜 Na^+, K^+-ATP 酶，引起视觉异常，表现为雾视、雪视及色常障碍（如绿视和黄视）。吲哚美辛引起的视网膜病变表现为黄斑中央凹周围视网膜色素上皮细胞有不连续性色素分散、黄斑旁脱色素、视敏度降低、视野改变、暗适应阈值增加、蓝-黄色缺陷，还可引起角膜混浊。其他引起视网膜病变的药物还有非甾体类抗雌激素药他莫昔芬及抗结核药乙胺丁醇、异烟肼等。乙胺丁醇、异烟肼也可引起视神经病变。视网膜内含有 Cu^{2+}/Zn^{2+} 超氧化物歧化酶，乙胺丁醇可以螯合 Zn^{2+}，导致线粒体ATP合成受阻和线粒体膜电位升高，引起视网膜神经节细胞和视神经变性，出现视神经炎和视神经萎缩。异烟肼影响维生素 B_6 代谢，引起视神经炎和视神经萎缩。其他可引起视神经损伤的药物还包括氯霉素、糖皮质激素类、奎宁、单胺氧化酶抑制药、两性霉素B、锂盐、卡莫西汀、甲氨蝶呤、青霉胺、雌激素等。

二、药物制剂与用药安全

任何药物制剂在上市前均需进行严格的安全性评价，以确保药物制剂的安全性和有效性。但是，在临床用药时，也会存在潜在的安全性风险，主要体现在两方面，即：药物制剂的安全性和药物制剂临床使用过程的安全性风险。首先，药物制剂的安全性是临床用药是否安全的核心问题，是决定临床用药安全有效的基础。药物制剂中可能含有的药物杂质及研发药物制剂时辅料种类与用量的选择，均有可能导致出现安全性风险。其次，药物制剂临床使用过程中也可能存在安全性风险，诸如，剂型选择、使用剂量、联合用药等。

（一）药物杂质的安全性风险

药物制剂的安全性问题，除主药（API）本身的结构及作用机制外，在原料药及其制剂的生产与贮存过程引入的杂质同样存在着安全性风险。其中，安全性风险较高的杂质主要包括有关物质、残留溶剂和元素杂质。

1. 有关物质 药物中的有关物质包括药物合成的起始物料及其杂质、中间体、副产物、降解产物等。根据ICH推荐的未知结构有关物质限量通常为0.1%，当杂质的生理作用强烈时，应当更加严格限制其含量。其中，尤其需要特别关注的是含有基因毒性结构片段的杂质需要根据药品的给药途径、每日剂量、给药人群、杂质毒性、治疗周期及用药负担等因素制定合理的杂质限量。例如，2018年某药企生产的常用的血管紧张素Ⅱ受体拮抗药（ARB）类抗高血压药缬沙坦的原料药被检出含有微量（未超过0.1%）的基因毒性杂质*N*-亚硝基二甲胺（NDMA），导致多国宣布召回该涉案批次的缬沙坦及使用该批次缬沙坦原料药生产的相关制剂。随后，国家药品监督管理局（NMPA）发布修订缬沙坦的国家标准，修订后的药品标准规定NDMA限量不得超过0.00003%。其后，欧洲药品管理局（EMA）又在印度药企生产的氯沙坦、厄贝沙坦原料药中检出低水平的*N*-亚硝基二乙胺（NDEA），甚至在非沙坦类药物，如雷尼替丁中也有亚硝胺类杂质的检出。该事件引起广泛关注，经此事件后，国家药品监督管理局药品审评中心（CDE）分别于2019年和2020年发布了《关于在原料药工艺中生成亚硝胺类化合物的风险警示》和《化学药物中亚硝胺类杂质研究技术指导原则（试行）》。

亚硝胺类杂质属于ICH M7(R1)《评估和控制药物中DNA反应性（致突变）杂质以限制潜在的致癌风险》指南中提及的“关注列队物质”，其中根据世界卫生组织（WHO）公布的致癌物清单，NDMA和NDEA均属于2A类致癌物质，因此亚硝胺类（NDMA和NDEA）杂质应在药品中予以严格控制。一般来说，对于具有阳性致癌数据的诱变杂质，建议根据CPDB数据库中致癌物质的TD_{50}值来计算每日可接受的摄入量（AI）。NDMA在小鼠与大鼠的TD_{50}值分别为0.18mg/(kg·d)和0.0959mg/(kg·d)。按照更为保守的大鼠TD_{50}值0.0959mg/(kg·d)和人体重50kg来计算人对NDMA的每日最大摄入量为：0.0959mg/(kg·d)×50kg/50000＝0.0000959mg/d≈96ng/d，此时对应肿瘤发生风险约为十万分之一。按照缬沙坦每日最大用药量320mg计算，则其NDMA限度设定为：96ng/(320mg×1000000)＝0.00000030，即千万分之三(0.30ppm)。

2. 残留溶剂 药物中的残留溶剂为在原料药或辅料的生产中，以及制剂制备过程中使用或产生的有机挥发性化合物。这些溶剂在现有生产技术条件下不能完全除去，因此溶剂有时可能是合成工艺的关键要素。制剂的残留溶剂量不应高于安全性数据可支持的水平，在生产原料药、辅料或制剂时，应规避一些已知会引起不可接受的毒性的溶剂；对于一些毒性不那么严重的溶剂应进行限制，以防止患者出现潜在的不良反应；应尽可能使用低毒溶剂。为此，ICH于1997年7月为原料药、辅料和制剂中所含的残留溶剂制定了Q3C《杂质：残留溶剂的指导原则》，先后历经多次涉及多种溶剂PDE的修订，于2024年1月发布了Q3C（R9）。其中，R1修订了四氢呋喃（THF）的PDE信息；R2和R3修订了*N*-甲基吡咯烷酮（NMP）的PDE信息；R4更新了表2、表3和附录1，以反映对*N*-甲基吡咯烷酮和四氢呋喃的PDE的修订；R5修订了异丙基苯的PDE信息；R6修订了甲基异丁基酮的 PDE 信息，并纳入三乙胺的 PDE；R7 更正了乙二醇的 PDE 信息；R8 与 R9 纳入了 2-甲基四氢呋喃（2-MTHF）、环戊基甲基醚（CPME）和叔丁醇（TBA）的 PDE。《中国药典》通则 <0861 残留溶剂测定法>，主要阐述了溶剂的分类、各类溶剂的安全性与使用限制、限度要求，并规定了残留溶剂的测定方法与条件和技术要求。

（1）基于风险评估的残留溶剂的分类　“可耐受的日摄入量”（TDI）是国际化学品安全方案（IPCS）用于阐述毒性化合物暴露限度的术语，“可接受的日摄入量”（ADI）是世界卫生组织（WHO）及一些国家和国际卫生组织所用的术语。“每日允许暴露量”（permitted daily exposure，PDE）为药学上可接受的残留溶剂摄入量，避免与同一物质的 ADI 混淆。

根据对人体健康的潜在危害程度，ICH Q3C 将残留溶剂分为以下三类。

1）第 1 类溶剂：应避免的溶剂，即不建议使用的溶剂。该类溶剂包含已知的人体致癌物、强疑似人体致癌物及环境危害物。包括：苯（致癌物）、四氯化碳（有毒和危害环境）、1,2-二氯乙烷（有毒）、1,1-二氯乙烯（有毒）和 1,1,1-三氯乙烯（危害环境）共 5 种。

2）第 2 类溶剂：应限制的溶剂。该类溶剂属于非遗传毒性动物致癌物，或可能导致其他不可逆毒性如神经毒性或致畸性的溶剂，甚至可能有其他严重但可逆的毒性的溶剂。该类溶剂包括：氯苯、甲苯、三氯甲烷、二氯甲烷、环已烷、甲醇、乙腈、乙二醇、四氢呋喃等共 31 种。

3）第 3 类溶剂：低潜在毒性的溶剂。该类溶剂对人体具有低的潜在毒性、PDE 为每日 50mg 或 50mg 以上，无须制定基于健康的暴露限度。该类溶剂包括：乙酸、丙酮、乙醇、正丁醇、乙醚、乙酸乙酯、三乙胺等 27 种。

4）没有足够毒理学数据的溶剂：ICH Q3C（R9）列出了异辛烷、异丙醚、石油醚、三氯乙酸、三氟乙酸等 9 种没有足够毒理学数据，PDE 值未确定的溶剂。

（2）第 2 类溶剂限度的表示方法　制定第 2 类溶剂限度时，有以下两种选择。

1）方法 1：可以使用给出的 PDE（mg/d）计算浓度限度值（ppm）。假定某制剂的日给药量为 10g，用式（5-1）计算：

$$浓度(ppm)=\frac{1000\times PDE}{剂量} \quad (5-1)$$

其中，PDE 的单位为 mg/d，剂量的单位为 g/d。

这些限度适用于所有原料药、辅料和制剂。因此，若日摄入总量未知或未定，可采用这种方法。若处方中的所有辅料及原料药都符合方法 1 的限度，则这些组分可按任意比例使用。只要日摄入总量不超过 10g，就无须进一步计算。若制剂的给药剂量超过 10g/d，则应按方法 2 考虑。

2）方法 2：认为制剂的各种成分不必都符合方法 1 的限度。可用给出的 PDE（mg/d）、已知最大日摄入总量和式（5-1）来确定制剂中允许的残留溶剂的浓度。在证明已尽力降低该残留溶剂至实际可达到的最低水平的前提下，可接受这些计算所得限度。这些限度在分析精密度、生产能力和生产工艺的合理变异方面应现实可行，并应反映当前的生产技术水平。

应用方法 2 时可将制剂各成分所含的残留溶剂累加。每天的溶剂总量应低于 PDE 给定的值。

下面举例说明如何将方法 1 和方法 2 应用于制剂中乙腈的残留限度计算。乙腈的每日允许暴露量是 4.1mg/d，因此按方法 1 计算限度是 410ppm。制剂的日最大给药量是 5.0g，含两种辅料。制剂中的成分和算出的最大乙腈残留量见表 5-10。

表 5-10　制剂中的成分的最大乙腈残留量

组分	在处方中的量（g）	乙腈的含量（ppm）	日暴露量（mg）
原料药	0.3	800	0.24
辅料 1	0.9	400	0.36
辅料 2	3.8	800	3.04
制剂	5.0	728	3.64

辅料 1 符合方法 1 限度，但原料药、辅料 2 和制剂不符合方法 1 限度，即 410ppm。而制剂符合方法 2 限度，即 4.1mg/d，故符合指导原

则的建议。

再考虑以乙腈作为残留溶剂的另一示例。制剂的日最大给药量是5.0g，含两种辅料。制剂中的成分和算出的最大乙腈残留量见表5－11。

表5－11 制剂中的成分的最大乙腈残留量

组分	在处方中的量（g）	乙腈的含量（ppm）	日暴露量（mg）
原料药	0.3	800	0.24
辅料1	0.9	2000	1.80
辅料2	3.8	800	3.04
制剂	5.0	1016	5.08

在该示例中，根据累加结果，该制剂既不符合方法1也不符合方法2限度。生产企业可对制剂进行检测，确定处方工艺能否降低乙腈的水平。如果在制剂过程中不能将乙腈水平降至允许限度，制剂生产企业应采取其他措施来降低制剂的乙腈含量。若所有措施均不能降低残留溶剂的水平，在特殊情况下，生产企业可提供工作总结报告，说明为将残留溶剂降低到符合指导原则值所作的努力，提供风险-收益分析，为允许使用残留溶剂量较高的制剂提供支持。

（3）分析方法 残留溶剂通常用色谱技术（如气相色谱法）测定。如可行，应采用《中国药典》规定的、统一的残留溶剂测定方法。药品生产企业也可针对特定申请自行选择经验证的适宜分析方法。当仅有3类溶剂存在时，如果验证得当，可使用非专属性的方法（如，干燥失重）进行控制。验证时应考虑溶剂的挥发性对分析方法的影响。

（4）残留溶剂的限度

1）应避免的溶剂：由于第1类溶剂具有不可接受的毒性或会对环境造成危害，原料药、辅料及制剂生产中不应使用该类溶剂。但是，为了生产一种有显著治疗优势的制剂而不得不使用时，除非经过论证，否则应按给出的限度进行控制。其中，苯（2ppm，0.0002%）、四氯化碳（4ppm，0.0004%）、1，2－二氯乙烷（5ppm，0.0005%）、1，1－二氯乙烯（8ppm，0.0008%），1,1,1-三氯乙烷系因危害环境而列入本类，其限度1500ppm（0.15%）则是基于其安全性数据而定的。

2）应限制的溶剂：由于第2类溶剂的高毒性，其固有毒性（PDE）为0.5～45mg/d，应限制其在制剂中的使用。规定制剂中PDE约为0.1mg/d，浓度约10ppm（0.001%）。

3）低潜在毒性的溶剂：第3类溶剂可视为低毒、对人类健康危害风险较低的溶剂。该类溶剂不包括药学常见水平对人类健康有危害的溶剂。然而，许多第3类溶剂没有长期毒性或致癌性研究。现有数据表明，其在急性或短期研究中毒性较小，遗传毒性研究结果呈阴性。因此，认为每日50mg或更少量（用方法1计算时，对应于5000ppm或0.5%）时无须论证即可接受。如符合生产能力和GMP的实际情况，也可接受更大的残留量。

4）没有足够毒理学数据的溶剂：生产企业在辅料、原料药和制剂生产中还可能会采用某种尚无足够的毒理学数据的溶剂，故无PDE值。药品生产企业应论证这些溶剂在制剂中残留量的合理性。

3. 元素杂质 元素杂质又称重金属，可能存在于原料药、辅料或制剂中。元素杂质的来源广泛，包括：①在原料药、辅料或其他药品组分生产中有意添加元素（如催化剂）的残留；②非有意添加，但在药品生产所用原料药、水或辅料中可能存在的元素杂质；③生产设备可能引入到原料药和/或制剂中的元素杂质；④包装系统可能浸出至原料药和制剂中的元素杂质。某些元素杂质不仅对药品的稳定性、有效期产生不利影响，还可能因为潜在的毒性引发药物的副反应。例如，2012年“毒胶囊”事件：某些企业用生石灰处理皮革废料，熬制成工业明胶，最终流入药品企业的案件。由于皮革在工业加工时，要使用含元素铬（Cr）的鞣制剂，这样制成的空心胶囊往往元素铬超标。经检测，有多家药品生产企业采用这种空芯胶囊罐装的十余批次胶囊剂，其空芯胶囊铬含量严重超标（《中国药典》规定“明胶”中铬限度为百万分之二，即2mg/kg），最高超标90倍，从而引发震惊全国的“毒胶囊”事件。ICH自2013年6月发布Q3D《金属杂质指导原则》草案版（draft version），经修订后于2014年12月发布其最终版（final version）。随后，对其不断地修订，首先于2018年5月将其更名为《元素杂质指导原则》，发布Q3D（R1）草案版，并修订了镉的吸入途径PDE，于2019年3月发布其最终版，后于2020年9月发布Q3D（R2）《元素杂质指导原则》草案版，纠正金、银各论（附录3）、新增附录5（皮肤和透皮给药途径的元素杂质的限度增订），于2022年4月发布Q3D（R2）最终版。《中国药典》通则 <2321> 采用原子吸收分光光度法（AAS）和电感耦合等离子体质谱法（ICP-MS）测定中药中铅、镉、砷、汞、铜元素；<2322> 采用高效液相色谱-电感耦合等离子体质谱法（HPLC-ICP-MS）测定汞和砷元素的不同形态及价态。其中，汞元素包括氯化汞（二价汞）、甲基汞和乙基汞；砷元素包括砷胆碱、砷甜菜碱、亚砷酸（三价砷）、二甲基砷、一甲基砷和砷酸（五价砷）。

2022年，国家药品监督管理局药品审评中心发布了ICH Q3D（R2）《元素杂质指导原则》最终版，阐述了元素的分类、元素杂质的风险控制和评估、元素杂质的控制、形态和其他考虑等相关内容。

（1）元素的分类　根据元素的毒性（PDE）及其在药品中出现的可能性，将元素分为3类。元素杂质的分类如下。

1）第1类：砷（As）、镉（Cd）、汞（Hg）和铅（Pb）是人体毒素，在药品生产中应限制使用或禁用。在药品中出现的这类元素通常来自常用物料（如，矿物质辅料）。由于它们的独特性质，这四种元素的所有潜在元素杂质来源及给药途径都需要进行风险评估。

2）第2类：此类元素通常被认为是给药途径依赖型的人体毒素。根据它们出现在药品中的相对可能性，进一步分成2A和2B两个亚类。(a) 2A类：此类元素出现在药品中的相对可能性高，因此对所有潜在元素杂质来源及给药途径都需要进行风险评估。此类元素包括：钴（Co）、镍（Ni）和钒（V）。(b) 2B类：此类元素丰度较低，并且与其他物料共生的可能性较低，因此出现在药品中的概率较低。除非在原料药、辅料或其他药品组分生产中有意添加这些元素，否则无需进行风险评估。此类元素包括：银（Ag）、金（Au）、铱（Ir）、锇（Os）、钯（Pd）、铂（Pt）、铑（Rh）、钌（Ru）、硒（Se）和铊（Tl）。

3）第3类：此类元素口服给药途径的毒性相对较低（高PDE值，通常 > 500μg/d），但在吸入和注射给药途径的风险评估中仍需考虑。除非有意添加这些元素，否则在口服给药途径的风险评估中不需考虑；在注射和吸入给药药品的风险评估中，当给药途径特定的PDE值在500μg/d以下时，则应对是否可能含有这些元素杂质进行评估。此类元素包括：钡（Ba）、铬（Cr）、铜（Cu）、锂（Li）、钼（Mo）、锑（Sb）和锡（Sn）。

4）其他元素：由于固有毒性低和/或区域监管的差异，有些元素杂质的PDE值未被确定。如果药品中存在或包含这些元素，应遵从适用于特定元素的其他指导原则和/或地方法规和规范（如，铝导致肾功能损伤、锰和锌导致肝功能损伤）或药品的质量考虑（如，治疗性蛋白质中存在的杂质钨）。需考虑的一些元素包括：铝（Al）、硼（B）、钙（Ca）、铁（Fe）、钾（K）、镁（Mg）、锰（Mn）、钠（Na）、钨（W）和锌（Zn）。

（2）元素杂质的风险控制和评估　对于元素杂质，药品风险评估的重点是结合PDE值评估药品中元素杂质的水平。用于这种风险评估的信息包括但不限于：申请人的申报数据，原料药和/或辅料生产企业提供的信息和/或公开可获得的文献数据。

（3）元素杂质的控制　元素杂质的控制是药品整体控制策略的一部分，用以确保元素杂质不超过每日允许暴露量（PDE）。当元素杂质水平超过控制阈值时，需采取额外的措施来确保元素杂质水平不超过PDE值。

（4）元素的形态和其他考虑　形态为元素的化学态分布，包括同位素组成、电子或氧化态，和/或复合物或分子结构。当相同元素不同形态的毒性已知时，采用预期出现在药品中的形态的毒性信息确定PDE值。

（5）元素杂质的限度　药品中元素杂质的限度，即允许浓度，可根据元素杂质每日允许暴露量PDE（表5-12）值计算。

表 5-12　部分元素杂质每日允许暴露量

元素	类别	PDE (μg/d)		
		口服	注射	吸入
镉（Cd）	1	5	2	3
铅（Pb）	1	5	5	5
砷（As）	1	15	15	2
汞（Hg）	1	30	3	1
钴（Co）	2A	50	5	3
钒（V）	2A	100	10	1
镍（Ni）	2A	200	20	6

（6）元素杂质的安全性评估　以砷为例，砷（As）在环境中无处不在，普遍存在于食物、土壤、饮用水和空气中。无机砷以三价（如，As_2O_3、H_3AsO_3）或五价（如，Na_3AsO_4、As_2O_5、H_3AsO_4）的形式存在。砷在人类或哺乳动物体内没有已知有用的生物学功能。由于无机砷与药品最为相关，是评估的重点。

毒性安全限度无机砷已被证明具有遗传毒性，但无致突变性，是公认的1类致癌物。其安全性（PDE）评估如下：

1）口服途径的PDE值：口服PDE值是以砷对皮肤的长期效应为基础，并基于有毒物质和疾病登记处（ATSDR）的最小风险剂量（MRL）值，以及美国环境保护署（US EPA）0.0003mg/(kg·d）的限度，确定其限度为15μg/d。基于ATSDR的MRL值计算的PDE值与饮用水标准一致。

$$PDE = 0.0003mg/(kg \cdot d) \times 50kg = 0.015mg/d = 15\mu g/d$$

采用含调整因子的MRL值，故PDE计算时未再加调整因子。

2）注射途径的PDE值：砷的口服生物利用度约为95%。最直接的证据源于一项健康受试者饮用高砷样本地域水的研究，评估认为砷在健康人体内的消除时间为6天（未确定砷的形态），且具有将近95%的吸收率。因此注射途径PDE值等同于口服PDE值。

$$PDE = 15\mu g/d$$

3）吸入途径的PDE值：据报道，职业工人的呼吸暴露会增加肺癌和其他呼吸系统疾病的风险。使用癌症终点来设定呼吸途径PDE值是由于与口服途径相比，呼吸途径相对缺乏用于线性-剂量外推的信息。因为URF是为保护普通人而定，故不需使用调整因子。基于Erraguntla等人进行的评估，以及1∶100000的风险考虑，吸入途径的PDE值计算如下：

$$PDE = 0.067\mu g/m^3/1000L/m^3 \times 28800L/d = 1.9\mu g/d$$

由于以Erraguntla等人描述的由多种相对风险模型推算而来的URF值为基础，故PDE值的计算未再使用调整因子。

（二）药用辅料的安全性风险

就药物制剂的安全性风险而言，首先需要考虑的是药物本身，但有时安全性风险也可能来自于辅料。因此，在药物制剂研发时，若辅料种类和用量选择不当，也可能会引起相应的毒副作用。其中，可能引起毒性反应的辅料主要有表面活性剂和抑菌剂。

1. 表面活性剂　在研发口服固体制剂的过程中，为增加难溶性药物的溶解，添加表面活性剂增溶或润湿药物，若表面活性剂的种类选择不当或用量较大时，可能会引发机体胃肠道的不适或其他毒副作用。如吐温类表面活性剂（吐温20或吐温80），在药物制剂中，其浓度通常在0.1%～5%之间，在疫苗制剂中，其浓度通常不超过0.1%，皮肤用制剂中，其浓度范围一般在0.5%～2%。就出现溶血风险而言，聚氧乙烯烷基醚>聚氧乙烯芳基醚>聚氧乙烯脂肪酸酯>吐温20>吐温60>吐温40>吐温80，说明不同表面活性剂的安全风险存在差异，使用时应谨慎选择。

2. 抑菌剂　在研发注射剂的过程中，应慎重选择抑菌剂的种类和用量，现行版《中国药典》规定，静脉给药与脑池内、硬膜外、椎管内用的注射液均不得加抑菌剂。多剂量包装的注射液可加适宜的抑菌剂，抑菌剂的用量应能抑制注射液中微生物的生长，常用的抑菌剂为0.5%苯酚、0.3%甲酚、0.5%三氯叔丁醇、0.01%硫柳汞等。研发眼用制剂时，仍需慎重选择抑菌剂的种类和用量，现行版《中国药典》规定，多剂量眼用制剂一般应加适当抑菌剂，尽量选用安全风险小的抑菌剂，产品标签应标明抑菌剂种类和标示量。

3. 软膏基质　凡士林是制备软膏剂的常用辅料，但是在制备眼膏剂时，需选择黄凡士林。这是由于白凡士林是石油分馏后形成的一种产物，对眼睛具有刺激性，所以不能用作眼膏剂的辅料，但是可以作为软膏的基质。因此，不得随意将软膏作为眼膏使用。

4. 质量要求方面　在药物制剂研发时，还需关注各个剂型的质量要求，若无法满足相关的质量要求，也有可能带来安全性隐患。例如，注射液的 pH 值一般在 4 ~ 9 范围内，滴眼剂的 pH 值通常要求在 6 ~ 8，大容量注射液及滴眼剂需调节等渗等。此外，注射给药的局部刺激性，血管内给药的潜在溶血性，局部或全身给药可能带来的过敏性等。关注上述具体问题，对避免药物制剂可能出现的安全隐患是非常重要的。

（三）药物剂型与给药途径的安全性风险

在临床用药安全性方面，鉴于任何药物制剂在上市前确保其安全性是临床用药安全性的先决条件和重要基础。因此，临床使用过程的合理性也是决定药物制剂能够发挥最大药效、避免额外毒性反应的必要保障。对于已上市的药物制剂产品而言，应关注该药物制剂的剂型与给药途径、给药剂量和联用等可能带来的安全性隐患。

1. 药物剂型　药物的剂型和给药途径不同，起效速度和作用维持时间不同，产生的治疗作用和毒副作用强度则不同。在治疗疾病时，同一种药物采用不同给药途径，所需剂量可能不同。通常情况下，局部给药的安全性优于口服给药，优于注射给药；肌内注射的安全性优于血管内给药。因此，临床用药时，选择适宜的给药途径及其对应的剂型可有效降低潜在的安全性风险。

2. 给药剂量　在给予治疗剂量的前提下，药物主要是发挥治疗作用，但是当给予剂量达到或超过最小中毒量时，就会引起机体出现毒副作用，且随着剂量的进一步增加而加强。如呼吸中枢兴奋药，在给予治疗剂量时，可缓解呼吸抑制，但剂量过大时，可引起惊厥。此外，当出现下列情形时，也会引发安全性风险。如某些患者出于快速达到治疗预期的目的而自行增加给药剂量，或者未按足够的间隔时间连续服药，或者服用缓释、控释制剂时出于达到速效的治疗预期而自行增加给药剂量等。而对于一些安全范围窄的药物，因治疗剂量与中毒剂量非常接近，剂量过大时可引起严重中毒反应，甚至可导致死亡。如去乙酰毛花苷丙、洋地黄毒苷、三氧化二砷等。

（四）药物联用的安全性风险

1. 联合用药的安全性风险　对于已上市的药物制剂产品而言，还应关注药物制剂之间的配伍及配伍禁忌，使用时要严格遵循说明书所注明的配伍禁忌等注意事项。

例如，应关注注射剂使用时的配伍及配伍禁忌可能带来的安全性隐患。当两种注射液配伍使用时，应关注这两种注射液的溶剂是否存在差异：如某些难溶性药物注射液中含有一定比例的有机溶剂，当其与水性溶剂的注射液混合时，需关注是否出现药物沉淀析出；如两种注射液的 pH 值相差较大时，发生配伍变化的可能性也大，因为 pH 值的变化可引起药物的沉淀析出与变色。当注射液配伍使用时，还需关注注射液的混合顺序，若配伍时混合次序选择不当，也可能会发生药物配伍产生沉淀的现象。当注射液配伍使用时，仍需关注配伍后的注射液允许放置的时间，因为个别药物注射液配伍混合后，随着放置时间的延长，配伍注射液中的药物可能会出现析出，在这种情况下，应在规定时间内使用或使用完该配伍注射液。因为，上述配伍时，可能出现的药物沉淀析出，会引起机体出现严重的毒性反应。此外，例如口服给药时，与对待含酒精饮料的情况相似，在服药时，应严格按照说明书的规定，确定是否具有与含酒精药物制剂的使用禁忌。

2. 饮食的影响　酒或含酒精饮料与药物制剂同服时可能会引发药物制剂的剂量突释，尤其是针对固体制剂，特别是肠溶固体制剂、固体调释制剂（缓释制剂或控释制剂），所导致的药物加速释放可能会使药物的系统暴露量发生变化，具有潜在的引起药物安全性和有效性风险。因此，在服药时，应严格按照说明书的规定，确定是否具有与酒或含酒精饮料的使用禁忌。此外，果蔬中含有的某些成分，可能是代谢酶的底物、诱导剂亦或是抑制剂。因此，具有潜在的影响代谢酶活性的作用。与对待含酒精饮料的情况相似，在服药时，应严格按照说明书的规定，确定是否具有与果蔬的使用禁忌。

（尤启冬　胡长平　于治国
张　烜　罗　平　郭秀丽）

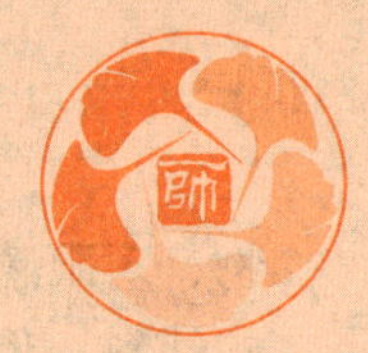

第六章　药物的结构与作用

第一节　药物结构与药物活性

化学药物都是具有一定的化学结构的物质。任何一个化合物只要其化学结构确定后，其自身的理化性质就已确定，进入体内后和人体相互作用就会产生一定的生物活性（包括毒副作用）。药物从给药到产生药效是一个非常复杂的过程，包括吸收、分布、代谢、组织结合，以及在作用部位产生相互作用，引发出生物活性等等。从本质上看，这种相互作用是药物分子与机体作用部位生物大分子在化学结构及理化性质上相互适配和作用的结果。药物在体内的作用结合位点即为药物靶点，包括受体、酶、离子通道、核酸等生物大分子。药物分子的结构改变，会引起生物活性强度变化（量变）或者生物活性类型变化（质变）。因此，通过药物的构效关系，有助于认识药物的作用机制和作用方式，为合理地研究利用现有药物与开发新药提供理论依据和实际指导。

一、结构特异性药物与结构非特异性药物

根据药物在体内的作用方式，药物可分为结构特异性药物和结构非特异性药物。结构特异性药物（structurally specific drugs）与药物靶点相互作用后才能产生活性，其活性除与药物分子的理化性质相关外，主要依赖于药物分子特异的化学结构，与药物分子与靶点的相互作用和相互匹配有关，化学结构稍加变化，会直接影响其药效学性质。结构非特异性药物（structurally nonspecific drugs）的活性主要取决于药物分子的理化性质，与化学结构关系不大，当结构有所改变时，活性并无大的变化。如全身麻醉药，尽管这些药物的化学结构类型有多种，但其麻醉作用与药物的脂水分配系数有关。

结构特异性药物需要通过药物分子特定的化学结构与靶点的相互作用后才能产生活性，药物的化学结构发生变化，就会直接影响该药物的药效学性质。这种药物的化学结构与生物活性（药理活性）之间关系，称为构效关系（structure-activity relationships，SAR）。

二、药物结构对活性的影响

（一）药物取代基对药物活性的影响

药物结构中不同的官能团（取代基）的改变可使整个分子的理化性质、电荷密度等发生变化，进而改变或影响药物与受体的结合、影响药物在体内的吸收和转运，最终影响药物的药效，有时会产生毒副作用。

1. 烃基　药物分子中引入烃基，可提高化合物的脂溶性、增加脂水分配系数（$\log P$），一般每增加一个碳原子可使 $\log P$ 变为原来的 2～4 倍；降低分子的解离度；体积较大的烷基还会增加立体位阻，从而增加稳定性。如环己巴比妥（cyclobarbital）（HA，pK_a 8.20）属于中时巴比妥类药物，而当巴比妥结构的氮原子上引入甲基后成为海索比妥（hexobarbital）使其不易解离（HA，pK_a 8.40），在生理 pH 值环境下未解离的分子态占 90.91%，口服后大约 10 分钟内即可生效。

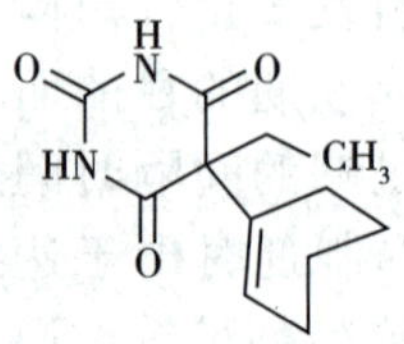

环己巴比妥 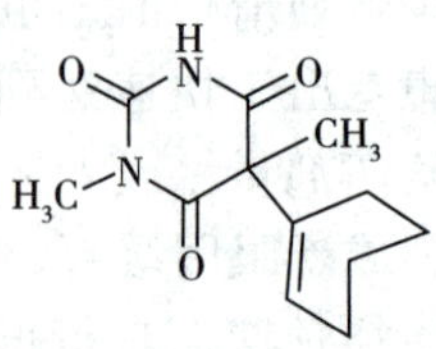　　海索比妥

2. 卤素　卤素有较强的电负性，会产生电性诱导效应，其疏水性及体积均随原子序数的

增加而增大（氟原子例外）。卤素的引入可增加分子的脂溶性，还会改变分子的电子分布，从而增强与受体的电性结合，使生物活性发生变化。

在药物分子中引入卤素，能影响药物分子的电荷分布，从而增强与受体的电性结合作用。如吩噻嗪类药物，2-位没有取代基时，几乎没有抗精神病作用；2-位引入三氟甲基得到氟奋乃静（fluphenazine），由于三氟甲基的吸电子作用比氯原子强，其安定作用比2-位氯原子取代的奋乃静（perphenazine）强4～5倍。引入卤素后由于位阻作用，减少药物的氧化代谢失活。如醋酸氟代氢化可的松（fluorocortisone acetate）的抗炎作用比醋酸氢化可的松（hydrocortisone acetate）强17倍，是由于醋酸氢化可的松的6-位氢原子被氟取代后，不容易被羟基置换而失活。另外，在苯环上引入卤素原子能增加脂溶性，每增加一个卤素原子，脂水分配系数可增加4～20倍。

3. 羟基和巯基　药物分子中的羟基一方面增加药物分子的水溶性，另一方面可能会与受体发生氢键结合，增强与受体的结合力，改变生物活性。在脂肪链上引入羟基取代，常使活性和毒性下降。取代在芳环上的羟基，会使分子解离度增加，也会有利于和受体的碱性基团结合，使活性和毒性均增强。有时为了减少药物的解离度，便于吸收，或为了减缓药物的代谢速度、减低毒性，将羟基进行酰化成酯或烃化成醚，但其活性多降低。

巯基形成氢键的能力比羟基低，引入巯基时，脂溶性比相应的醇高，更易于吸收。巯基有较强的还原能力，转变成二硫化物；巯基有较强的亲核性，可与α,β-不饱和酮发生加成反应，还可与重金属作用生成不溶性的硫醇盐，故可作为解毒药，如二巯丙醇（dimercaprol）的巯基可与重金属形成稳定的螯合物，用于治疗金、汞及含砷化合物的中毒。

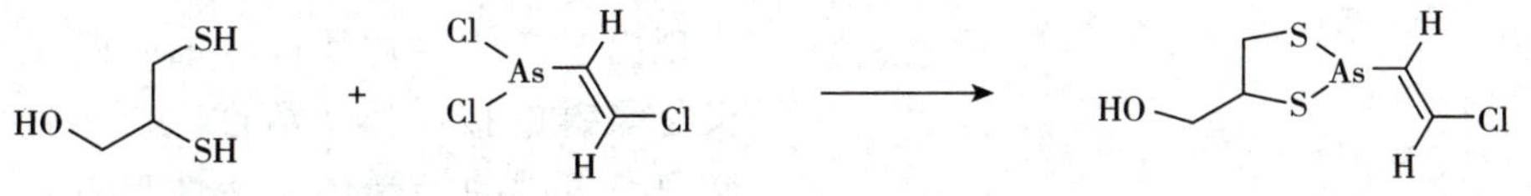

二巯基丙醇(dimercaprol)　　硫醇盐复合物(mercaptide complex)

巯基还可与一些酶的吡啶环生成复合物，可显著影响代谢。

4. 醚和硫醚　醚类化合物含有烷氧基键，其结构中的氧原子有孤对电子，能吸引质子，具有亲水性，烷烃基具有亲脂性，使醚类化合物在脂-水交界处定向排布，易于通过生物膜，有利于药物的转运。

硫的极性大于碳而小于氧，故硫醚呈弱吸电性。硫醚易被氧化成亚砜或砜，砜为对称结构，分子极性减小而脂溶性增大；亚砜为较稳定的棱锥形结构，硫氧键使其极性增大，水溶性亦增大。它们的极性强于硫醚，同受体结合的能力及作用强度因此有很大的不同。例如，广谱驱虫药阿苯达唑（albendazole）服用后在体内迅速代谢成亚砜和砜类化合物，抑制寄生虫对葡萄糖的摄取，导致虫体糖原耗竭，同时抑制延胡索酸还原酶系统，阻碍三磷酸腺苷产生，导致寄生虫无法生存和繁殖。

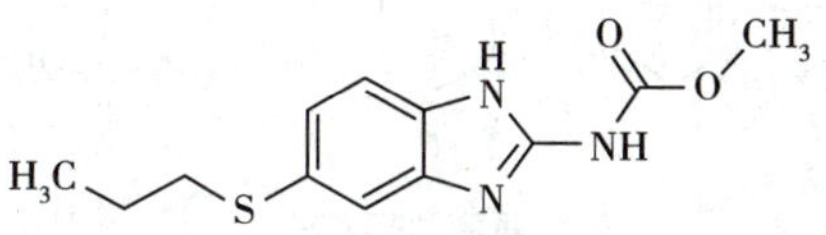

阿苯达唑

5. 磺酸、羧酸和酯　磺酸基的引入，使化合物的水溶性和解离度增加，不易通过生物膜，导致生物活性减弱，毒性降低。但仅有磺酸基的化合物一般无生物活性。但是为了增加水溶性，有时会引入磺酸基。例如，抗肿瘤药物巯嘌呤（mercaptopurine）难溶于水，但引入磺酸基后可制成钠盐得到磺巯嘌呤钠（sulfomercaprine sodium），增加了药物的水溶性，也克服了巯嘌呤的其他缺点。

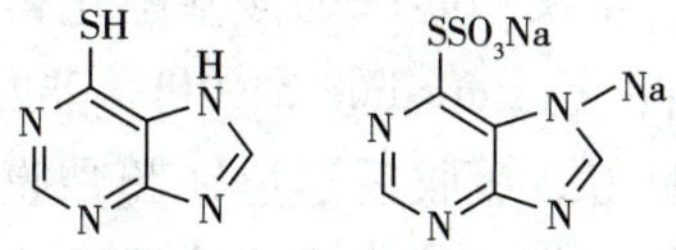

巯嘌呤　　磺巯嘌呤钠

羧酸水溶性及解离度均比磺酸小，羧酸成盐可增加水溶性。羧酸和磺酸在生理 pH 值条件下会发生高度的离子化，原则上强酸和高度离子化的酸不能通过生物膜，只有非离子化的分子才能通过生物膜。对一些易透过血-脑屏障，会产生中枢副作用的药物，可以通过增加羧酸基团来减少药物的中枢副作用。例如，抗组胺药物羟嗪（hydroxyzine）具有较大的脂溶性（$\log P=3.43$），能够穿过血－脑屏障产生中枢镇静的副作用。在此基础上，将其结构上羟基换成羧基得到西替利嗪（cetirizine）脂溶性下降（$\log P=2.98$；HA，$pK_a3.6$），在生理 pH 值条件下大部分以解离的羧酸负离子存在，成为第二代没有中枢副作用的抗组胺药物。

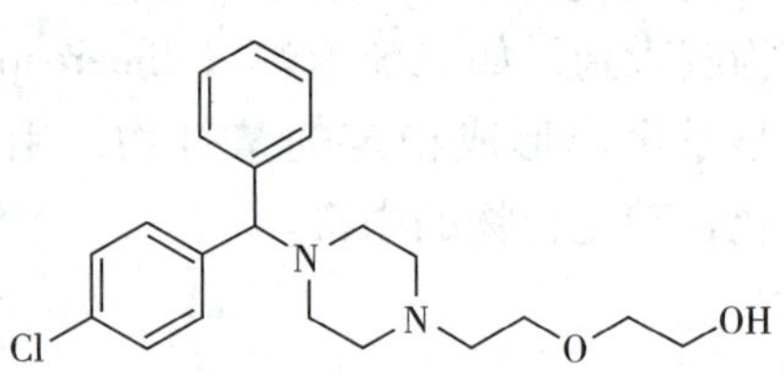

羟嗪

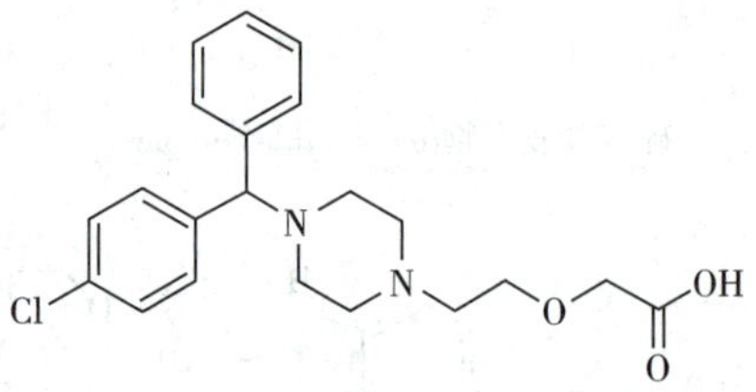

西替利嗪

羧酸成酯后可增大脂溶性，易被吸收。酯基易与受体的正电部分结合，其生物活性也较强。羧酸成酯的生物活性与羧酸有很大区别。酯类化合物进入体内后，易在体内酶的作用下发生水解反应生成羧酸，有时利用这一性质，将羧酸制成酯的前药，可降低药物的酸性，减少对胃肠道的刺激性。

例如，头孢呋辛（cefuroxime）极性较大，只能通过注射给药，使用不方便，体内半衰期也比较短。将头孢呋辛的羧基酯化得到的前药头孢呋辛酯（cefuroxime axetil），脂溶性增强，口服吸收良好，吸收后迅速在肠黏膜和门脉循环中被非特异性酯酶水解为头孢呋辛，分布至全身细胞外液，半衰期也得到延长。

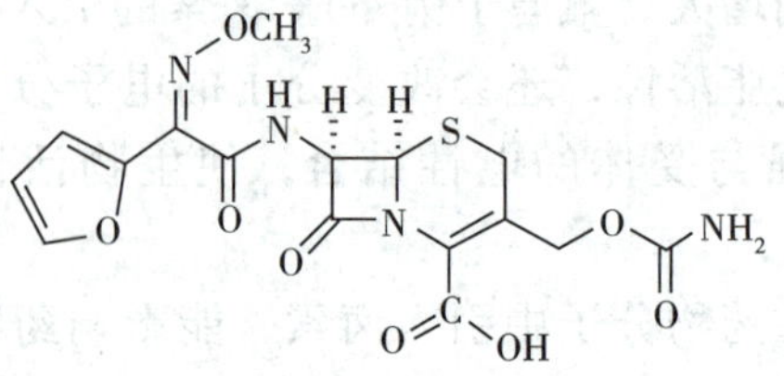

头孢呋辛

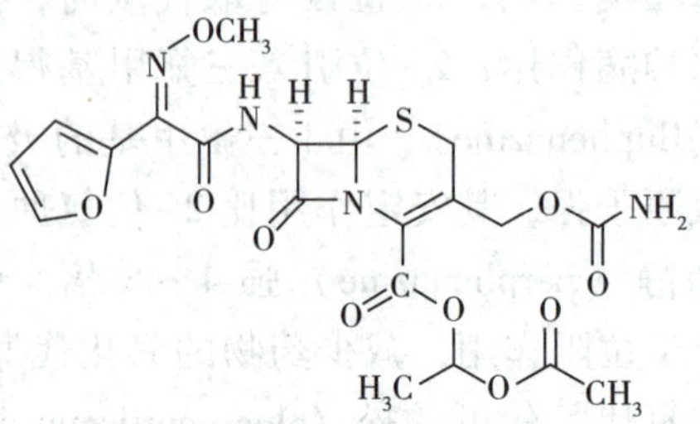

头孢呋辛酯

6. 含氮原子类 常见的含氮原子的碱性基团有胺类、脒类、胍类和几乎所有含氮原子的杂环类。含氮药物的氮原子上含有未共用电子对，一方面显示碱性，易与核酸或蛋白质的酸性基团成盐；另一方面含有未共用电子对氮原子又是较好的氢键接受体，能与多种受体结合，表现出多样的生物活性。伯胺既是氢键的供体又是氢键的接受体，活性较高，仲胺次之，叔胺只是氢键的接受体，活性最低。季铵易电离成稳定的铵离子，作用较强，但水溶性大，不易通过生物膜和血-脑屏障，以致口服吸收不好，也无中枢作用。

但芳香胺由于在体内代谢时，易产生强亲电性亚胺-醌，表现出潜在的毒副作用，临床应用时需加小心。例如，双氯芬酸（diclofenac）、对乙酰氨基酚（paracetamol）等，长时间和大剂量服用易导致肝脏损伤。

胺类药物酰化后得到酰胺类药物，一方面是对药物中氨基结构的修饰保护，另一方面酰胺结构与体内受体或酶的蛋白质和多肽结构中大量的酰胺键易发生相互作用，因此酰胺类药物易与生物大分子形成氢键，增强与受体的结合能力。但酰胺键在体内易发生互变异构，产生双极性的两性离子，极性加大对活性不利（图 6－1）。

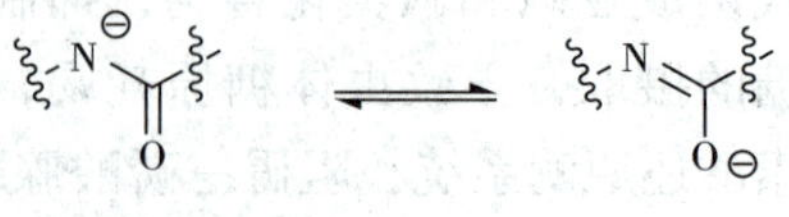

图 6－1 酰胺的解离和互变异构

（二）药物的电荷分布对药物活性的影响

药物分子的作用靶点是以蛋白质为主要成分的生物大分子，蛋白质分子从组成上来讲是由各种氨基酸经肽键结合而成，在整个蛋白质的链上存在各种极性基团造成电子云密度的分布不均匀，有些区域的电子云密度较高，形成负电荷或部分负电荷；有的区域电子云密度比较低，即带有正电荷或部分正电荷。如果药物分子中的电子云密度分布正好和受体或酶的特定受体相适应时，由于电荷产生的静电引力，有利于药物分子与受体或酶结合，形成比较稳定的药物-受体或药物-酶的复合物而增加活性。

如喹诺酮类抗菌药的作用靶点是DNA螺旋酶，其中4位的酮基是重要的作用部位，当羰基的氧电荷密度增加时，有利于和DNA螺旋酶的电性相互结合。喹诺酮类药物司帕沙星，其对金黄色葡萄球菌的抑制活性比类似物环丙沙星强16倍。分析原因是5位氨基和8位F均是给电子基团，通过共轭效应增加了4位羰基氧上的电荷密度，使司帕沙星与DNA螺旋酶的结合作用增强而增加了对酶的抑制作用。

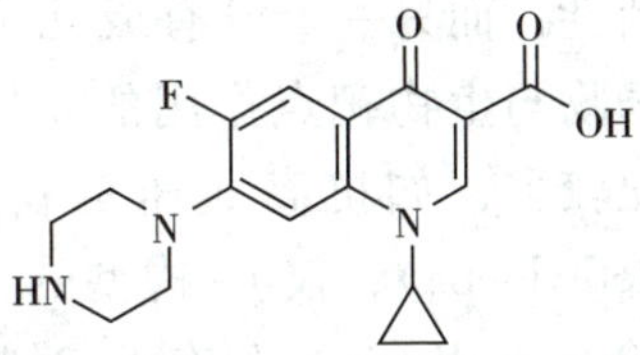

环丙沙星 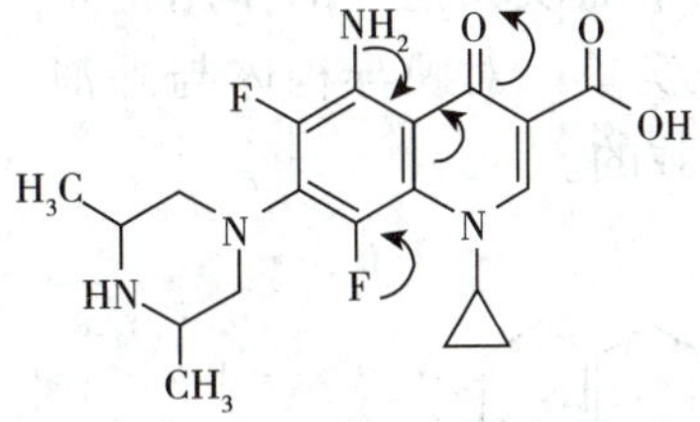　　司帕沙星

再如苯甲酸酯类局部麻醉药，在其结构中，苯环上取代基可通过共轭诱导对酯羰基上的电子云的密度分布产生影响。单纯的苯甲酸乙酯，其结构中没有任何取代基，其羰基的极性仅仅来自C—O原子的电负性，加上该酯羰基和苯环产生共轭，羰基的极性比较小。当苯甲酸酯中苯环的对位引入供电子基团氨基时，如普鲁卡因（procaine），该对位氨基上的电子云通过共轭诱导效应，增加了酯羰基的极性，使药物与受体结合更牢，作用时间延长。若是在苯甲酸酯的苯环对位引入吸电子基团硝基时，如对硝基苯甲酸乙酯，由于硝基的吸电子效应，导致羰基的电子云流向苯环，使极性降低，故对硝基苯甲酸酯与受体的结合能力比母体化合物弱、麻醉作用降低。

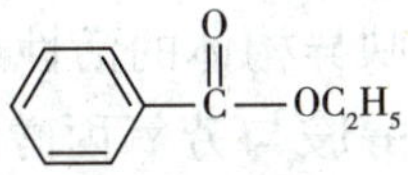

苯甲酸乙酯 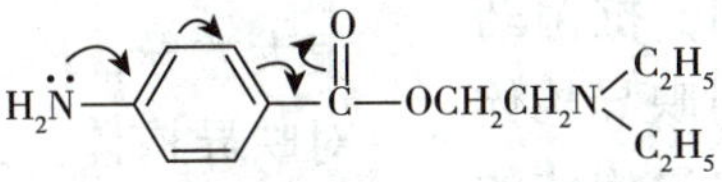　　普鲁卡因 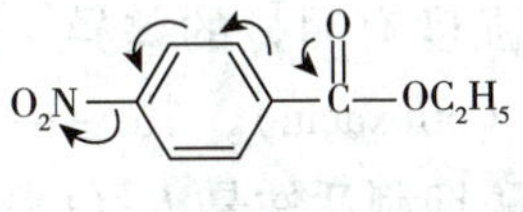　　对硝基苯甲酸乙酯

（三）药物的立体结构对药物活性的影响

药物所作用的受体、酶、离子通道等生物大分子，都是蛋白质，有一定的三维空间结构，在药物和受体相互作用时，两者之间原子或基团的空间互补程度对药物的吸收、分布、排泄均有立体选择性。因此，药物分子的立体结构会导致药效上的差异。药物与受体结合时，彼此间立体结构的匹配度越好，三维结构契合度越高，所产生的生物活性越强。药物立体结构对药效的影响主要有药物的手性（光学异构）、几何异构和构象异构。

1. 药物的手性结构对药物活性的影响　当药物分子结构中引入手性中心后，得到一对互为实物与镜像的对映异构体。这些对映异构体的理化性质基本相似，仅仅是旋光性有所差别。但是值得注意的是这些药物的对映异构体之间在生物活性上有时存在很大的差别，有时还会带来代谢途径的不同和代谢产物毒副作用的不同。近年来，人们将含有手性中心的药物称为手性药物，以手性药物的合成、分离、药效、毒理及体内代谢内容为主的研究已成为药物研究的一个重要组成部分。

手性药物的对映异构体之间药物活性的差异主要有以下几方面。

（1）对映异构体之间具有等同的药理活性和强度　手性药物的两个对映异构体之间的药理作用和强度，以及与消旋体之间没有明显差异，产生这样结果的原因是药物的手性中心不在与受体结合的部位，属于静态手性类药物。

多数Ⅰ类抗心律失常药的两个对映异构体具有类似的电生理活性。例如，普罗帕酮（propafenone）的两个对映异构体，抗心律失常的作用相当。氟卡尼（flecainide）的两个对映异构体，尽管在药物动力学方面存在立体选择性差异，但对降低0相动作最大电位和缩短动作电位时程方面，两个对映异构体的作用是相似的，人体试验也证实单一对映异构体与外消旋体的临床效果是一致的。

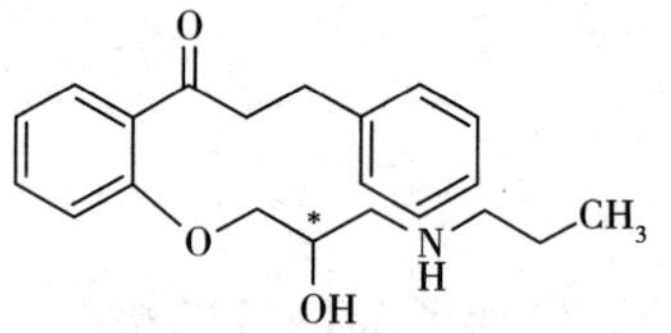

普罗帕酮

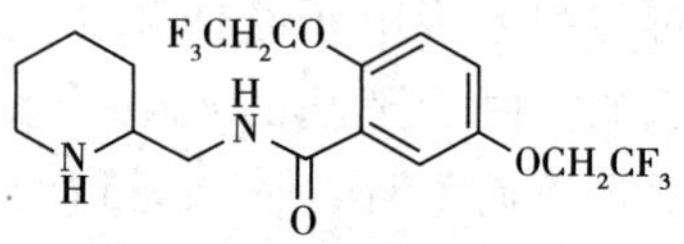

氟卡尼

（2）对映异构体之间产生相同的药理活性，但强弱不同　两个对映异构体有相似的药理活性，但作用强度有明显的差异。例如，抗菌药物氧氟沙星（ofloxacin），其*S*-(-)-对映异构体对细菌旋转酶抑制活性是*R*-(+)-对映异构体的9.3倍，是消旋体的1.3倍。氧氟沙星的吗啉环上含有一个手性碳原子，甲基在母核平面的取向不同，导致与酶活性中心结合的能力不同，故而抑制酶的活性不同。现左氧氟沙星（levofloxacin）已经取代了市场上使用的消旋氧氟沙星。

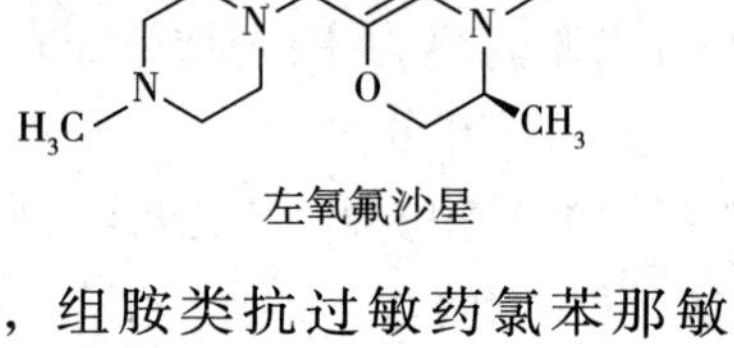

左氧氟沙星

例如，组胺类抗过敏药氯苯那敏（chlorphenamine），其右旋体的活性高于左旋体，产生的原因是由于分子中的手性碳原子离芳环近，对药物受体相互作用产生空间选择性。一些非甾体抗炎药物如萘普生（naproxen），*S*-(+)-对映异构体的抗炎和解热镇痛活性约为*R*-(-)-对映异构体的10～20倍。对于这类芳基烷酸类抗炎药物，高活性成分为*S*-(+)-对映异构体，低活性的是*R*-(-)-对映异构体，但这类药物的*R*-对映异构体往往在体内消化道酶的作用下可转化为高活性*S*-对映异构体。

（3）对映异构体中一个有活性，一个没有活性　手性药物中只有一个对映异构体有药理活性，而另一个没有或几乎没有活性，表现出药物与生物靶点作用的立体选择性。这种情况比较多，如抗高血压药物L-甲基多巴（L-Methyldopa），仅L-构型的化合物有效。氨己烯酸（vigabatrin）只有*S*-对映异构体是GABA转氨酶抑制剂。产生这种严格的构型与活性差异的原因，部分是来自受体对药物的空间结构要求比较严格。

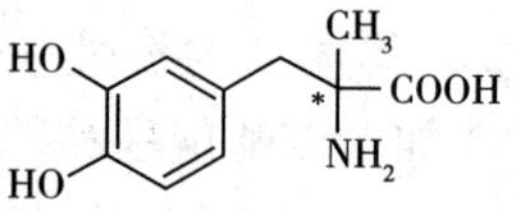

L-甲基多巴

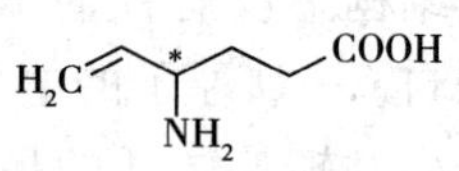

氨己烯酸

芳乙醇胺类β受体拮抗剂索他洛尔（sotalol），两个对映异构体的β受体拮抗作用也有很大差异，*R*-型对映异构体的活性远胜于*S*-型对映异构体。芳乙醇胺与芳氧丙醇胺类［如阿替洛尔（atenolol）］的活性对映异构体的构型相反，*R*-型对映异构体的活性大于*S*-构型，两种不同的构型并不矛盾，是因为由于确定绝对构型的原则所致。

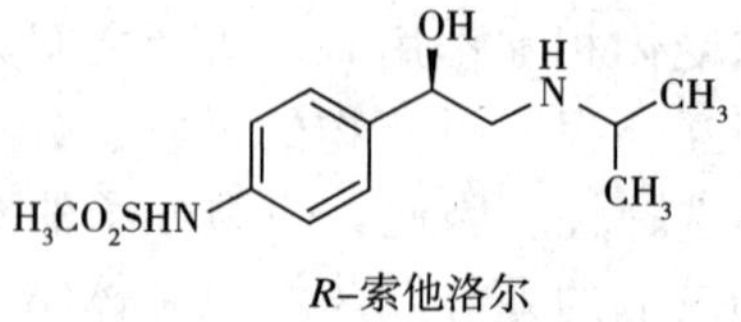

R-索他洛尔

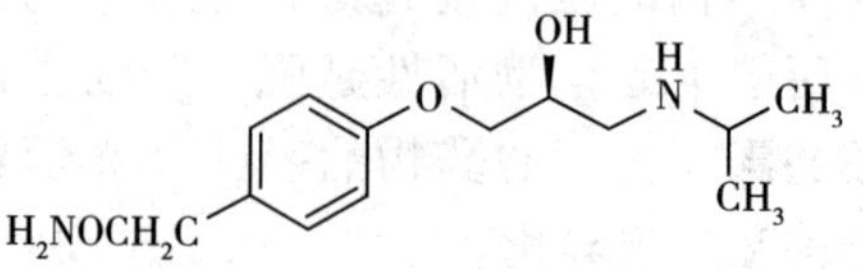

S-阿替洛尔

（4）对映异构体之间产生相反的活性　这类药物的对映异构体与受体均有一定的亲和力，但通常只有一种对映异构体具有活性，另一对映异构体反而起拮抗剂的作用。(+)-哌西那多（picenadol）具有阿片样作用，而(-)-对映异构体则呈拮抗作用，即(+)-对映异构体是阿片受体激动剂，而(-)-体为阿片受体拮抗剂，但由于其(+)-对映异构体具有更强的作用，其外消旋体表现为部分激动剂作用。

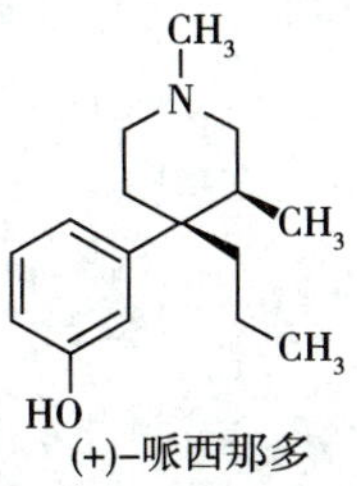

(+)-哌西那多 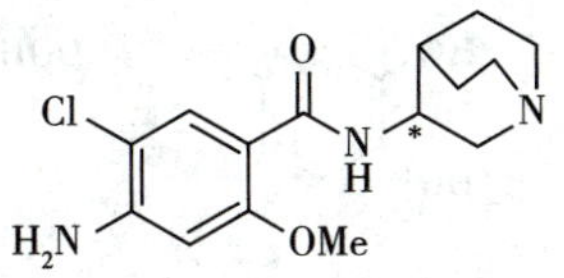　扎考必利 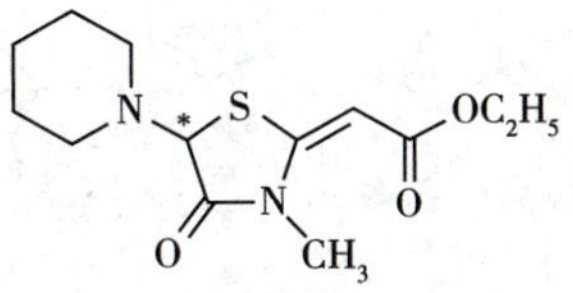　依托唑啉 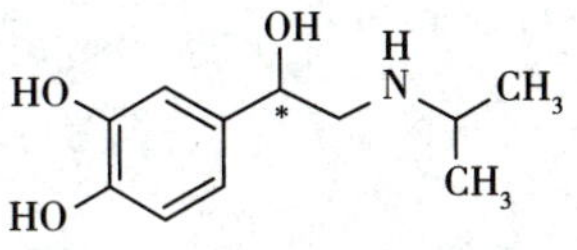　异丙肾上腺素

抗精神病药扎考必利（zacopride）通过作用于5-HT_3受体而起效的，其中*R*-对映异构体为5-HT_3受体拮抗剂，*S*-对映异构体为5-HT_3受体激动剂。再如，利尿药依托唑啉（etozolin）的左旋体具有利尿作用，而其右旋体则有抗利尿作用。这种例子比较少见，但需注意的是这类药物的对映异构体需拆分得到纯对映异构体才能使用，否则一个对映异构体将会抵消另一个对映异构体的部分药效。表6-1列举了几种相反作用的对映异构体。

表6-1　几种作用相反的对映体药物

药物	对映异构体/药理作用	对映异构体/相反的作用
派西那多	(+)/阿片受体激动药，镇痛作用	(-)/阿片受体拮抗作用
扎考必利	(*R*)/5-HT_3受体拮抗药，抗精神病	(*S*)/5-HT_3受体激动药
依托唑林	(-)/利尿	(+)/抗利尿

（5）对映异构体之间产生不同类型的药理活性　这类药物通过作用于不同的靶器官、组织而呈现不同的作用模式。最常见的例子是镇痛药，右丙氧酚（dextropropoxyphene）是镇痛药，而左丙氧酚（levopropoxyphene）则为镇咳药，这两种对映异构体在临床上用于不同的目的。光学对映体奎宁（quinine）为抗疟药，奎尼丁（quinidine）则为抗心律失常药。

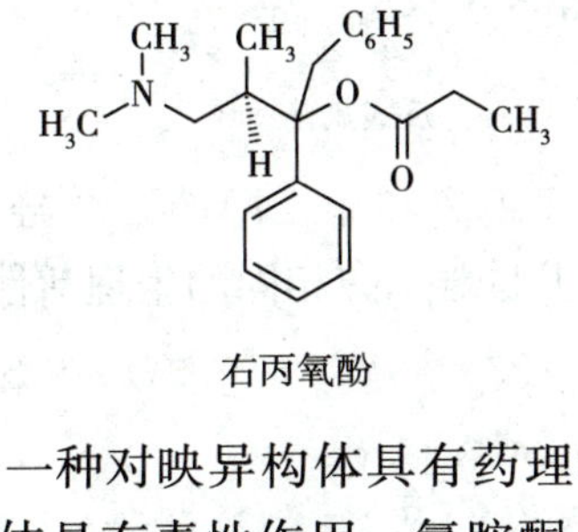

右丙氧酚 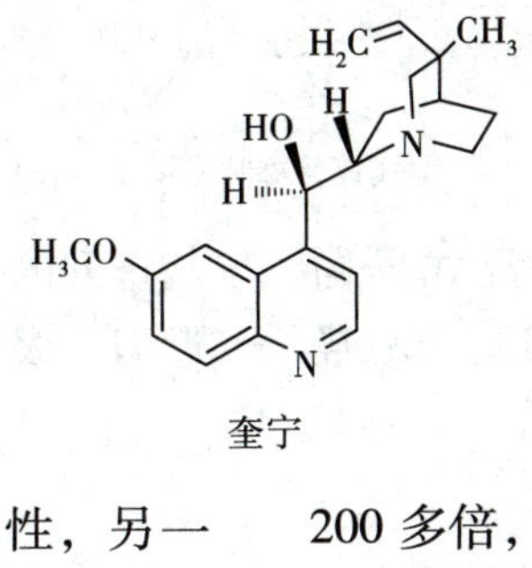　奎宁 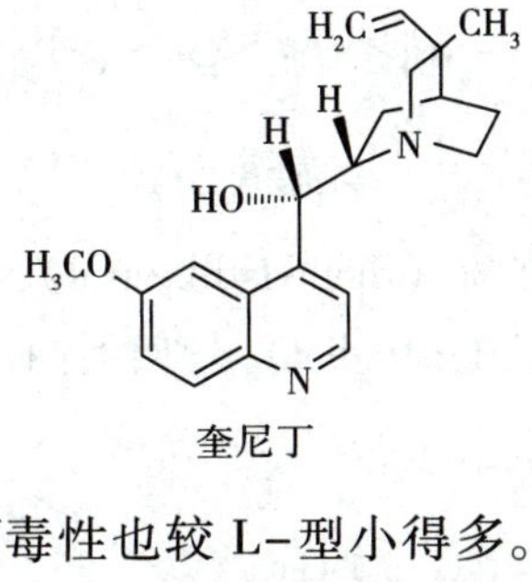　奎尼丁

（6）一种对映异构体具有药理活性，另一对映异构体具有毒性作用　氯胺酮（ketamine）为中枢性麻醉药物，只有*S*-(+)-对映异构体才具有麻醉作用，而*R*-(-)-对映异构体则产生中枢兴奋作用。抗结核病药乙胺丁醇（ethambutol），D-对映异构体活性比L-对映异构体强200多倍，而毒性也较L-型小得多。丙胺卡因（prilocaine）为局麻药，两种对映异构体的作用相近，但*R*-(-)-对映异构体在体内迅速水解生成可导致高铁血红蛋白血症的邻甲苯胺，具有血液毒性。表6-2列出了两对映异构体分别起不同的治疗作用和毒副作用的手性药物。

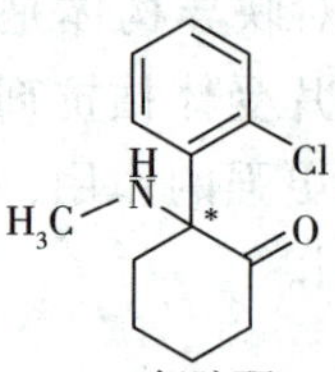

氯胺酮 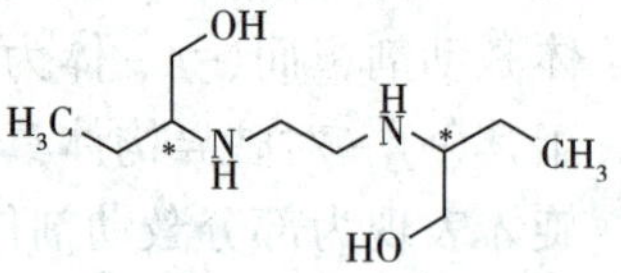　　乙胺丁醇 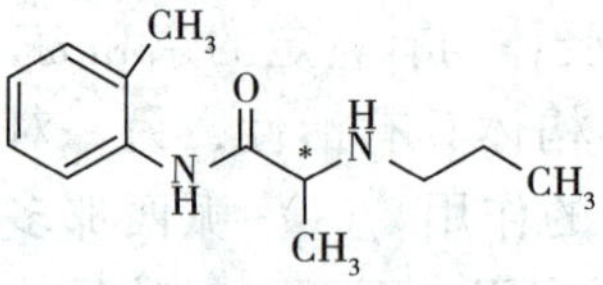　　丙胺卡因 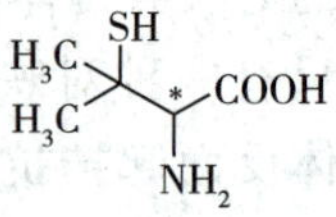　　青霉胺

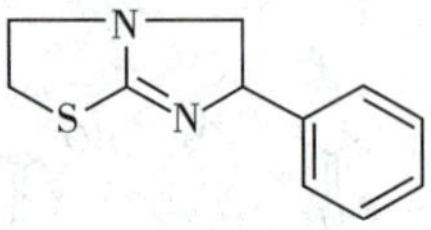

四咪唑 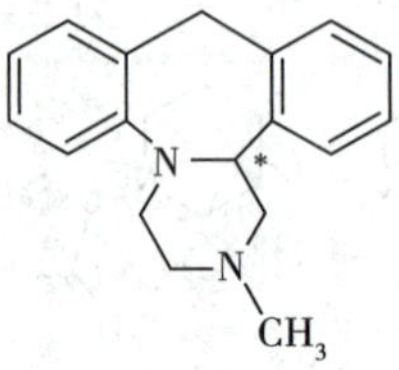　　米安色林 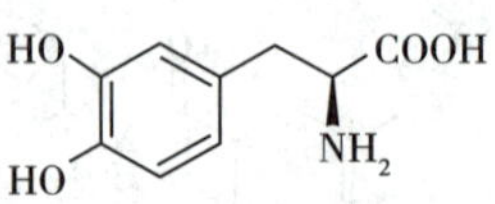　　左旋多巴

表 6-2　手性药物两对映异构体分别起不同的治疗作用和毒副作用

药物	治疗作用的对映异构体	产生毒副对映异构体
氯胺酮（ketamine）	*S*-体，安眠镇痛	*R*-体，术后幻觉
青霉胺（penicillamine）	(-)-体，免疫抑制，抗风湿	(+)-体，致癌
四咪唑（tetramisole）	*S*-体，广谱驱虫药	*R*-体，呕吐
米安色林（mianserin）	*S*-体，抗忧郁	*R*-体，细胞毒作用
左旋多巴（L-Dopa）	*S*-体，抗震颤麻痹	*R*-体，竞争性拮抗

2. 药物的几何异构对药物活性的影响　几何异构是由双键或环的刚性或半刚性系统导致分子内旋转受到限制而产生的。由于几何异构体的产生，导致药物结构中的某些官能团在空间排列上的差异，不仅影响药物的理化性质，而且也改变药物的生理活性。如氯普噻吨（chloroprothixene），其顺式异构体的抗精神病作用比反式异构体强 5～10 倍，原因在于顺式异构体的构象与多巴胺受体的底物多巴胺的优势构象相近，而反式异构体的构象则相差太远。

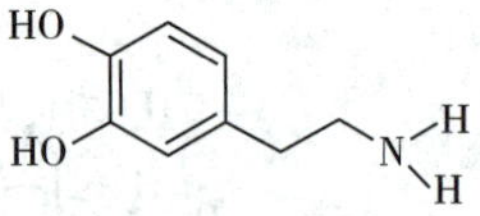

多巴胺优势构象 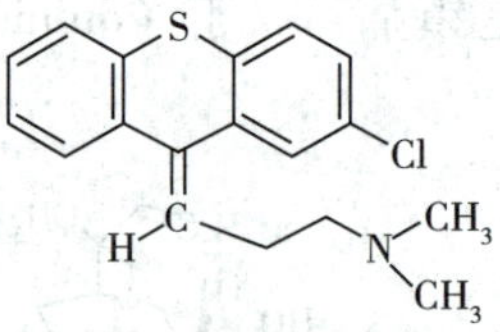　　顺式氯普噻吨 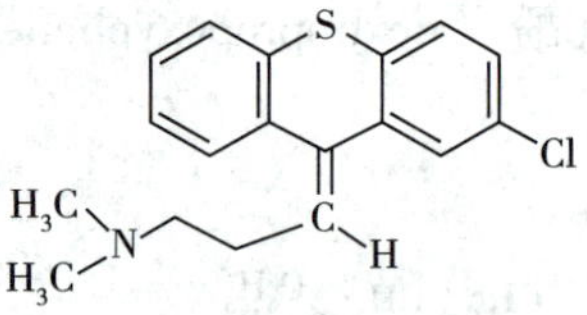　　反式氯普噻吨

己烯雌酚（diethylstilbestrol），其反式异构体与雌二醇（estradiol）骨架不同，但两个酚羟基排列的空间距离和雌二醇的二个羟基的距离近似，表现出与雌二醇相同的生理活性。

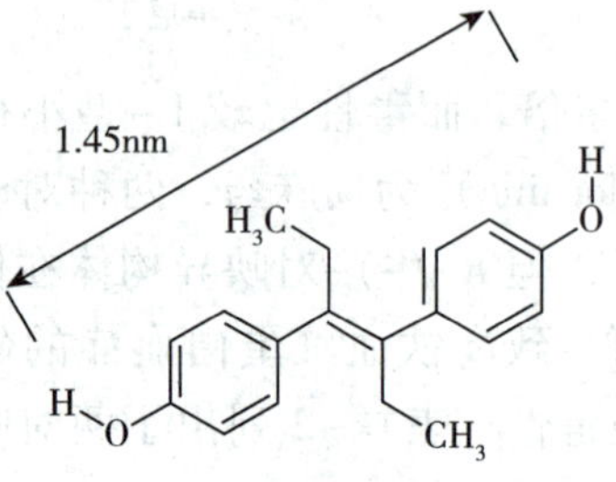

己烯雌酚 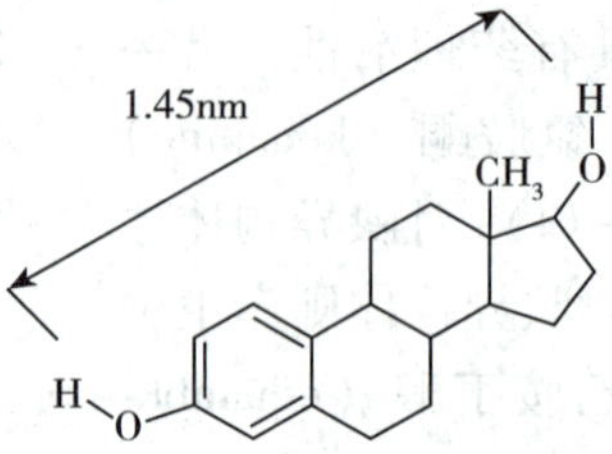　　雌二醇

3. 药物的构象异构体对药物活性的影响

构象是由分子中单键的旋转而造成的分子内各原子不同的空间排列状态，这种构象异构体的产生并没有破坏化学键，而仅产生分子形状的变化。药物分子构象的变化与生物活性间有着极其重要的关系，这是由于药物与受体间相互作用时，要求其结构和构象产生互补性，这种互补的药物构象称为药效构象。药效构象不一定是药物的最低能量构象。不同构象异构体的生物活性有差异。

（1）相同的一种结构，因具有不同构象，可作用于不同受体，产生不同性质的活性。如组胺，可同时作用于组胺 H_1 和 H_2 受体。经对 H_1 和 H_2 受体拮抗剂的研究发现，组胺是以反式构象与 H_1 受体作用（图 6 - 2a），而以扭曲式构象与 H_2 受体作用（图 6 - 2b），故产生两种不同的药理作用。

（a）组胺反式构象　（b）组胺扭曲式构象　（c）多巴胺反式构象　（d）多巴胺扭曲式构象

图 6 - 2　药物的构象对活性的影响

（2）只有特异性的优势构象才产生最大活性。如多巴胺，其反式构象是优势构象（图6 - 2c），而和多巴胺受体结合时也恰好是以该构象作用，故药效构象与优势构象为同一构象，而扭曲式构象（图 6 - 2d）由于两个药效基团—OH和—NH_2间的距离与受体不匹配，故没有活性。

第二节　中枢神经系统药物

一、镇静与催眠药物

镇静催眠药物（sedative-hypnotics）是一类对中枢神经系统（central nervous system，CNS）有普遍抑制作用，能引起安静和近似生理性睡眠状态的药物。这类药物在小剂量时可缓和激动，消除躁动，恢复安静情绪起到镇静作用，中等剂量时对 CNS 抑制较深，能促进和维持近似生理性睡眠的催眠作用；随着剂量的增加，还可产生中枢性肌松、抗惊厥或麻醉的作用。另外，有些镇静催眠药物（如巴比妥类）尚具有麻醉作用，但超剂量使用时可引起呼吸和心血管运动中枢抑制，而导致昏迷，甚至死亡。巴比妥类药物现已不再用作镇静催眠药物。

该类药物中除三唑仑被列为第一类精神药品外，其他均被列为第二类精神药品。具有第二类精神药品零售资质的企业应当凭执业医师出具的处方，按规定剂量销售第二类精神药品，并将处方保存 2 年备查。

按照化学结构分类，镇静催眠药可分为苯二氮䓬类及非苯二氮䓬类。这两类药物的都属于 $GABA_A$ 受体调节剂，作用于 $GABA_A$ 受体。

（一）苯二氮䓬类药物

1. 苯二氮䓬类药物的基本结构和构效关系

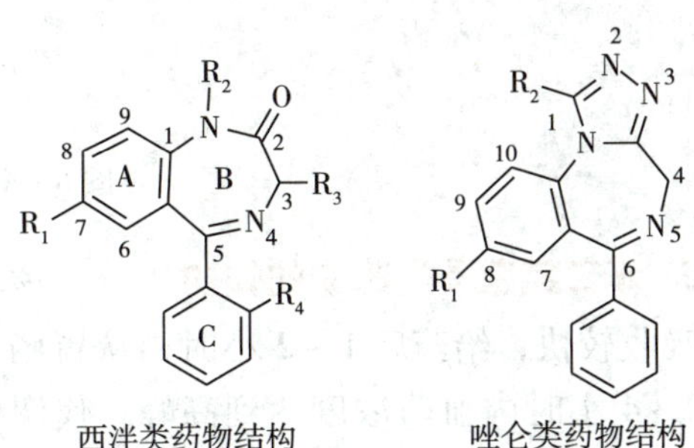

西泮类药物结构　　唑仑类药物结构

苯二氮䓬类镇静催眠药物的化学结构含有 A、B 和 C 环，根据 B 环上是否并合杂环，又分为西泮类药物和唑仑类药物。

苯二氮䓬类药物的构效关系如图 6 - 3 所示。

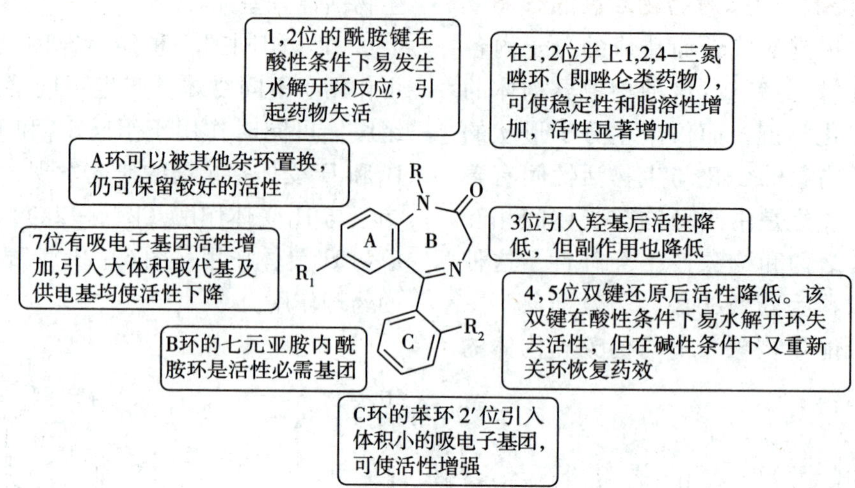

图 6-3　苯二氮䓬类药物的构效关系

2. 苯二氮䓬类药物的稳定性　地西泮等苯二氮䓬类药物的1,2位酰胺键和4,5位亚胺键在酸性条件下及受热时易发生1,2位或4,5位开环，两过程可同时进行，地西泮的最终开环产物为2-甲氨基-5-氯-二苯甲酮及甘氨酸。4,5位的开环反应是可逆性反应：在酸性条件下，发生水解开环；在碱性条件下，可以重新环合，如图6-4所示。在该类药物中这一过程具有规律性。如硝西泮、氯硝西泮等口服后在酸性的胃液中，4,5位水解开环，开环化合物进入弱碱性的肠道，又闭环成原药。故该类药物拥有生物利用度高，作用时间长等特点。

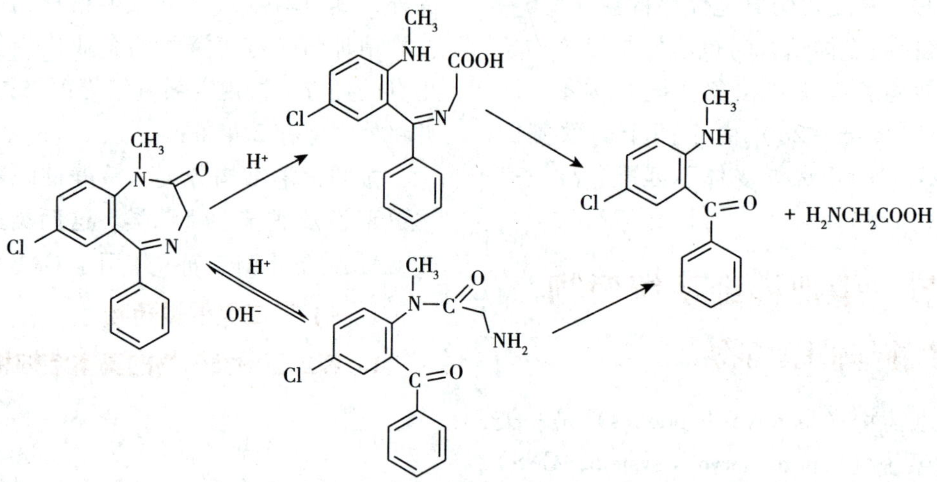

图 6-4　地西泮体内水解过程

3. 苯二氮杂䓬类药物的体内代谢　该类药口服吸收较快，给药后1～2小时内从胃肠道吸收，2～4小时内血药浓度达到高峰。代谢主要在肝脏进行，代谢途径相似，主要有1位*N*-去甲基、3位羟基化、苯环羟基化、1,2位开环等，这些代谢产物虽活性降低，但大多仍保留有活性。

有些代谢产物被开发成新的药物。以地西泮为例（图6-5），1位*N*-去甲基代谢产物，即去甲西泮（nordazepam），3位羟基化的代谢产物即替马西泮（temazepam），二者的进一步代谢产物为奥沙西泮（oxazepam），这些代谢产物均已广泛用于临床。奥沙西泮和替马西泮结构上3位羟基可与葡萄糖醛酸结合后从尿排出体外，具有半衰期短，副作用小，催眠作用较弱等特点，适用于老年人和肝肾功能不良的使用者。

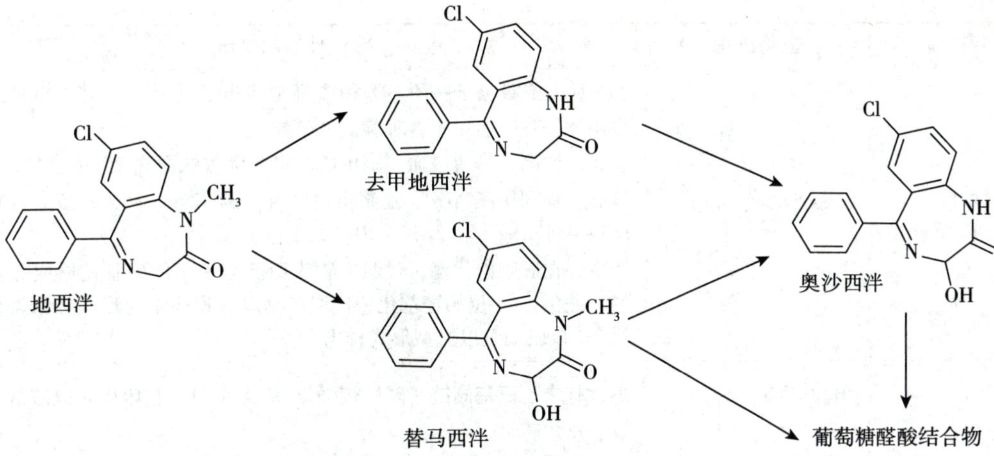

图 6-5　地西泮的主要代谢途径

但是这类药物由于代谢速度差异和代谢产物大多仍具有一定的活性，在临床应用时需注意药物可能在体内的蓄积。如半衰期长的地西泮、氟西泮，在长期多次用药时，常有母体药物及其代谢产物在体内蓄积，有的活性代谢产物会在血液内持续数天甚至数周，治疗结束后，药效消失很慢。半衰期中等或短的氯硝西泮、劳拉西泮、奥沙西泮、替马西泮、三唑仑、阿普唑仑一般无活性代谢物，连续用药时，药物的蓄积程度较轻。

4. 常用药物　苯二氮䓬类药物的发现起源于氯氮䓬，后经结构简化得到地西泮，现陆续有几十个药物上市。常用的1,4-苯二氮䓬类药物见表6-3。

表 6-3　常用的苯二氮䓬类药物

	药物名称	药物结构	性质和代谢
西泮类	地西泮 (diazepam)	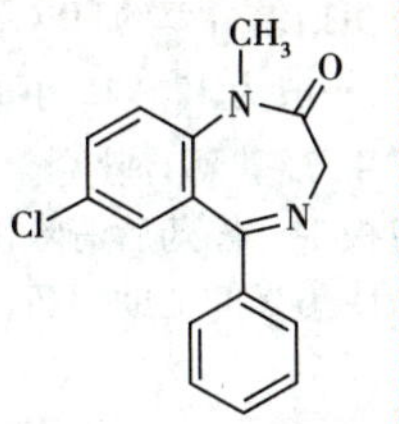	①本品亲脂性强，口服吸收快而完全，容易透过血-脑屏障，可通过胎盘和分泌入乳汁 ②生物利用度约76%，血浆蛋白结合率高达99%，$t_{1/2}$为1～2天；地西泮在肝脏代谢产物均有不同程度的药理活性，其$t_{1/2}$可延长至2～5天，长期用药有蓄积作用 ③地西泮主要以代谢物的游离或结合形式经肾排泄
	奥沙西泮 (oxazepam)	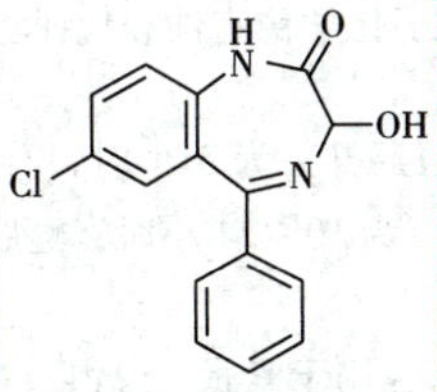	①地西泮的代谢产物，有毒性低、副作用小等特点，对焦虑、紧张及失眠均有效 ②奥沙西泮的C3位有手性，*S*-右旋体的活性比左旋体强，但左旋体毒性小，目前在临床使用的是外消旋体 ③口服吸收较好；血药浓度达峰时间为3小时血浆蛋白结合率为80%～99%；$t_{1/2}$为5～10小时；3-羟基可与葡萄糖醛酸结合失活，均经肾排泄，体内蓄积量极小
	劳拉西泮 (lorazepam)	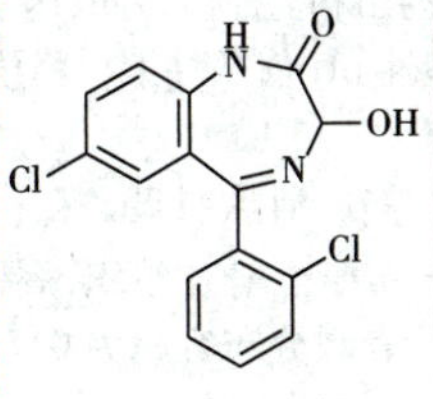	①A环和C环上均有吸电子基团Cl，对中枢神经的抑制作用比较强 ②属于短效和清除较快的镇静催眠药，口服易吸收，T_{max}为2小时，血浆蛋白结合率为85%，$t_{1/2}$约14小时；3-羟基与葡萄糖醛酸结合代谢失活，经肾脏排泄 ③适用于焦虑障碍的治疗或用于缓解焦虑症状，以及与抑郁症状相关的焦虑的短期治疗

续表

药物名称		药物结构	性质和代谢
西泮类	氯硝西泮(clonazepam)	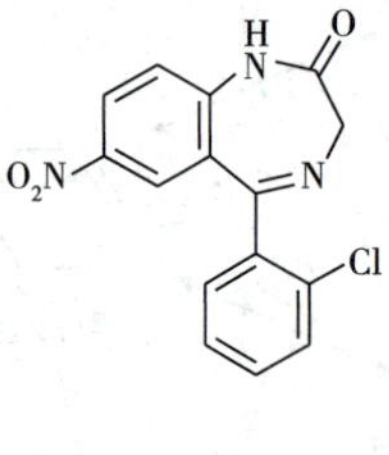	①A 环上强吸电子基团 NO_2 和 C 环上吸电子基团 Cl，对中枢神经的抑制作用比较强，适用于各种癫痫的治疗 ②脂溶性高，易通过血－脑屏障。口服吸收快而完全，T_{max} 为 1～4 小时，口服生物利用度 90%，血浆蛋白结合率为 82%～86%，表观分布容积为 1.5～4.4L/kg，$t_{1/2}$ 为 30～40 小时 ③主要在肝脏内代谢，代谢产物为原药分子中的硝基还原成氨基及氨基的乙酰化、C3 位的羟基化；代谢产物以游离或结合形式经尿排出，仅有约 2% 口服剂量以原型形式排出
	氟西泮(flurazepam)	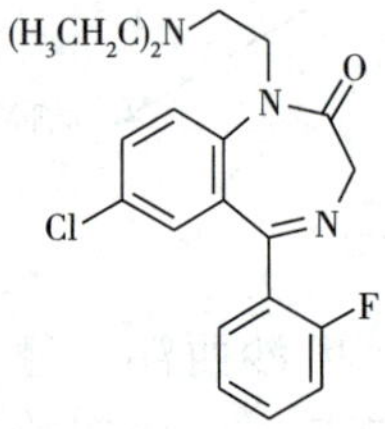	①含有二乙氨基侧链，碱性较强，pK_a 为 8.71，临床用其盐酸盐，属于速效、长效药物 ②盐酸盐口服吸收较快，30 分钟后即从胃肠道吸收，经肝脏代谢较快，$t_{1/2}$ 约 2 小时；但代谢产物羟乙基氟西泮和 N-去烃基氟西泮均具有活性，特别是 N-去烃基氟西泮在体内排泄较慢，$t_{1/2}$ 为 47～100 小时，作用时间延长
唑仑类	三唑仑(triazolam)	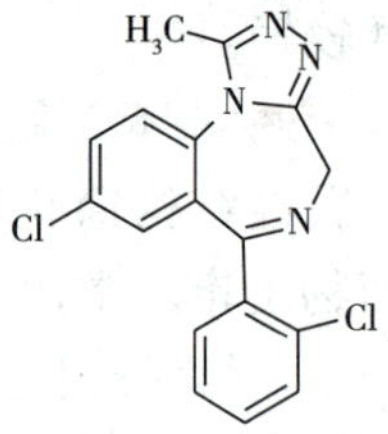	①三氮唑分子中的甲基提高了脂溶性，使其起效快，但该甲基易被代谢成羟甲基失去活性，而成为短效镇静催眠药 ②口服吸收快而完全，口服 15～30 分钟起效，T_{max} 为 2 小时，血浆蛋白结合率约 90%，$t_{1/2}$ 为 1.5～5.5 小时；大部分经肝脏代谢，主要代谢产物是羟甲基化物和 4-羟基化物，经肾排泄，仅少量以原型排出；多次服用很少发生体内蓄积
	阿普唑仑(alprazolam)	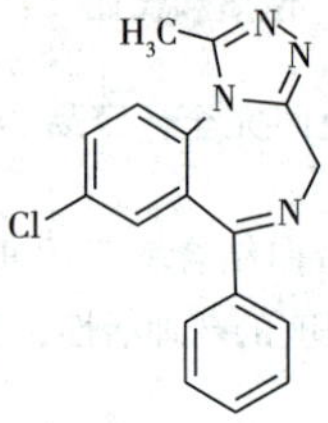	①与三唑仑的区别仅是 6 位为苯基，三唑仑为 6 位为 2′－氯苯基 ②口服吸收快而完全，血浆蛋白结合率约 80%，口服后 T_{max} 为 1～2 小时，2～3 天血药浓度达稳态，$t_{1/2}$ 一般为 12～15 小时，老年人为 19 小时；大部分经肝脏代谢，代谢产物 4-羟基阿普唑仑，也有一定药理活性，代谢产物经肾排泄；体内蓄积量极少，停药后清除快 ③可用于焦虑，也用于催眠或焦虑的辅助用药及抗惊厥药
	艾司唑仑(estazolam)	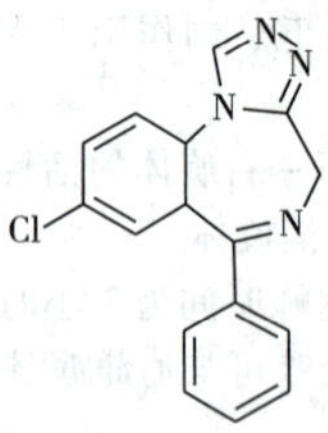	①苯二氮草环的 1,2 位骈合三氮唑环的产物，该基团引入使苯二氮草环的 1,2 位不易水解，因而增加了化学稳定性和代谢稳定性，也增强了药物与受体的亲和力 ②该药口服吸收较快，口服后 T_{max} 为 3 小时，2～3 天血药浓度达稳态，血浆蛋白结合率约 93%，$t_{1/2}$ 为 10～24 小时；经肝脏代谢，经肾排泄，排泄较慢 ③主要用于抗焦虑、失眠；也用于紧张、恐惧及抗癫痫和抗惊厥
	咪达唑仑(midazolam)	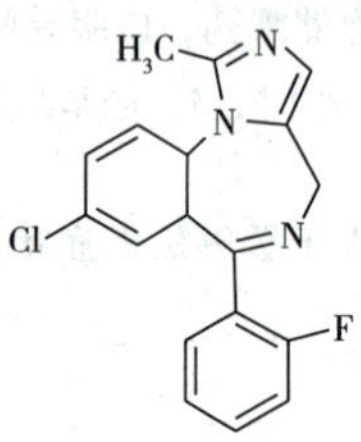	①将三唑仑分子中的三氮唑用咪唑替代，同样具有高脂溶性；临床常用马来酸盐，pH 3.3。在生理性 pH 值条件下，释放出其亲脂性碱基，迅速透过血－脑屏障，作用迅速 ②口服后吸收迅速而完全，首过消除明显，T_{max} 为 0.5～1.5 小时，人体绝对生物利用度为 40%，分布于全身各组织，易透过血－脑屏障，血浆蛋白结合率为 96%～98%，表观分布容积为 0.7～1.2L/kg；主要在肝脏代谢，主要活性代谢产物为 α－羟基咪达唑仑；代谢产物与葡萄糖醛酸结合后失活，经肾脏排出。其消除速度快，血浆消除 $t_{1/2}$ 仅为 1.5～2.5 小时 ③用于治疗失眠症，亦可用于外科手术或诊断检查时作诱导睡眠用

续表

	药物名称	药物结构	性质和代谢
唑仑类	依替唑仑（etizolam）	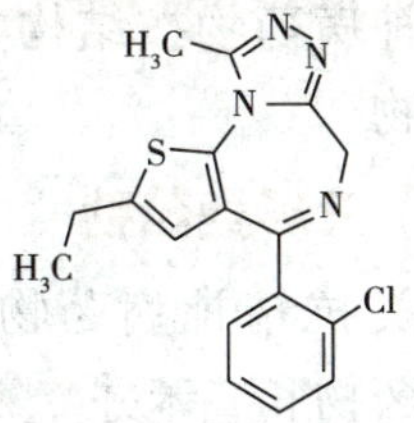	①将阿普唑仑分子中的苯核用5－乙基噻吩取代，作用时间低于阿普唑仑 ②口服后肠道吸收良好，生物利用度为93%，单次口服0.5mg，T_{max}为0.9小时，达到8.3ng/ml；表观分布容积为（0.9±0.2）L/kg；主要代谢产物为α－羟基依替唑仑，其保留与母体相当的药理活性，消除半衰期更长为8.2小时 ③适用于治疗各种原因引起的焦虑、紧张、抑郁、失眠等疾病

（二）非苯二氮䓬类药物

长期使用苯二氮䓬类药物，会使γ－氨基丁酸（GABA）的$GABA_A$受体活性下降，从而可能产生耐受性和较强的依赖性，且伴有较严重的停药反应和反跳现象。因此，非苯二氮䓬类药物正在成为镇静催眠药的主流，从非选择性向高选择性、副作用小的方向发展。最近10多年来，比较成熟的药物有酒石酸唑吡坦（zolpidem）、扎来普隆（zaleplon）和艾司佐匹克隆（eszopiclone）。

常见的非苯二氮䓬类药物见表6－4。

表6－4　常见非苯二氮䓬类药物

药物名称	药物结构	性质和代谢
酒石酸唑吡坦（zolpidem tartrate）	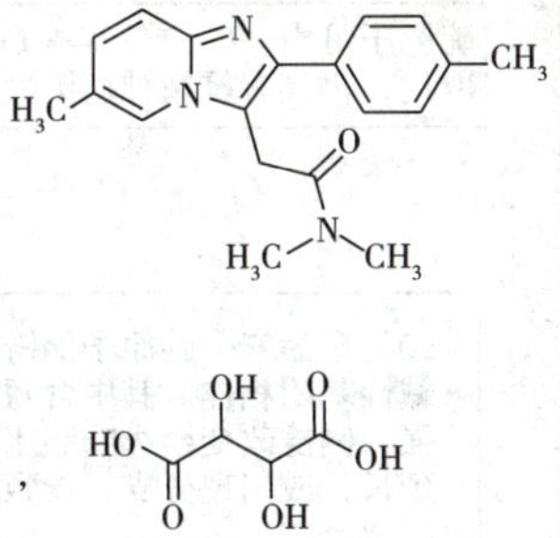	①咪唑吡啶类催眠药；选择性地作用于苯二氮䓬受体的ω－1－受体亚型，增加GABA的传递 ②口服吸收迅速；口服后，血浆蛋白结合率为92%；T_{max}为0.5～3小时；$t_{1/2}$为2.4小时；老年人略长，2～9小时；作用可维持6小时；口服生物利用度为70%；表观分布容积为（0.54±0.2）L/kg；可通过血－脑屏障，脑脊液浓度为血浓度的30%～50%，肝脏首过消除为35% ③代谢产物主要是芳核上甲基氧化成羟甲基和羧基的产物，代谢物无药理活性，在体内无蓄积，故残余效应较小
艾司佐匹克隆（eszopiclone）	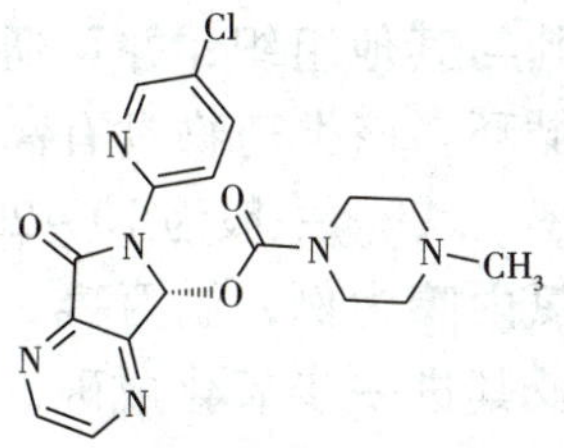	①作用在$GABA_A$受体－氯离子通道复合物的特殊位点上，与苯二氮䓬的结合位点完全不同 ②是佐匹克隆的*S*－(＋)－异构体，具有很好的短效催眠作用。而左旋佐匹克隆对映体无活性，而且是引起毒副作用的主要原因 ③口服吸收迅速；T_{max}为0.5～2小时；生物利用度为75%～80%；血浆蛋白结合率为45%～80%；组织分布广泛，分布容积为100L/kg；在体内，由P450酶代谢；代谢产物为活性较低的*N*－氧化物和无活性的*N*－脱甲基物；代谢物50%经肺脏排出，30%从尿液排出；$t_{1/2}$为3.5～6.5小时，老年人则延长为7～8小时。连续多次给药无蓄积作用 ④适用于入睡困难、夜间维持睡眠困难、早醒等不同类型的睡眠障碍
扎来普隆（zaleplon）	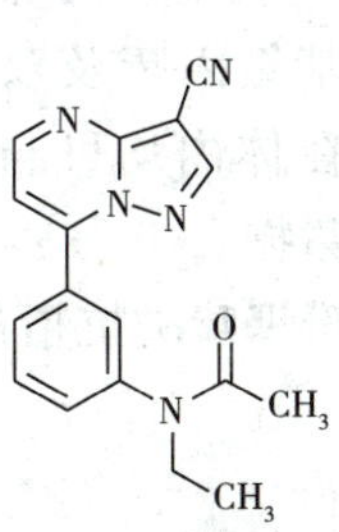	①属于吡唑并嘧啶的衍生物；log*P*＝1.23；对ω－1受体亚型的选择性强；与$GABA_A$受体复合体的亲和力高，增加GABA的抑制作用；同时也能与ω－2受体亚型结合，但不与其他神经递质结合；故副作用低，没有精神依赖性；使用常规剂量时，次日清晨不产生后遗效应；停药后失眠的复发率很低，不具有苯二氮䓬类药物的一些不良反应 ②口服后吸收迅速且完全；T_{max}为1小时，半衰期短，$t_{1/2}$为1～7小时。有明显的首过消除，生物利用度约为30%；血浆蛋白结合率大约是60%±15%；主要代谢物为脱乙酰基扎来普隆 ③适用于入睡困难的失眠症的短期治疗

二、抗精神病药物

精神分裂症可能与患者脑内多巴胺（dopamine，DA）系统功能亢进有关。抗精神病药物为多巴胺受体拮抗药，能阻断中脑－皮质系统和中脑－边缘系统的多巴胺受体，发挥抗精神病作用。

但由于经典的抗精神病药物同时还能阻断黑质－纹状体通路的多巴胺受体，常引起锥体外系的不良反应。非经典抗精神病药物由于阻断多个中枢神经递质与受体的作用，达到抗精神病作用，故而几乎不引起锥体外系的不良反应。

抗精神病药物按结构类型分为三环类和非三环类药物。

（一）三环类药物

三环类抗精神病药物主要有：吩噻嗪类、硫杂蒽类药物和二苯并二氮䓬类药物。

1. 吩噻嗪类

（1）吩噻嗪类药物的基本结构和构效关系（图6－6）。

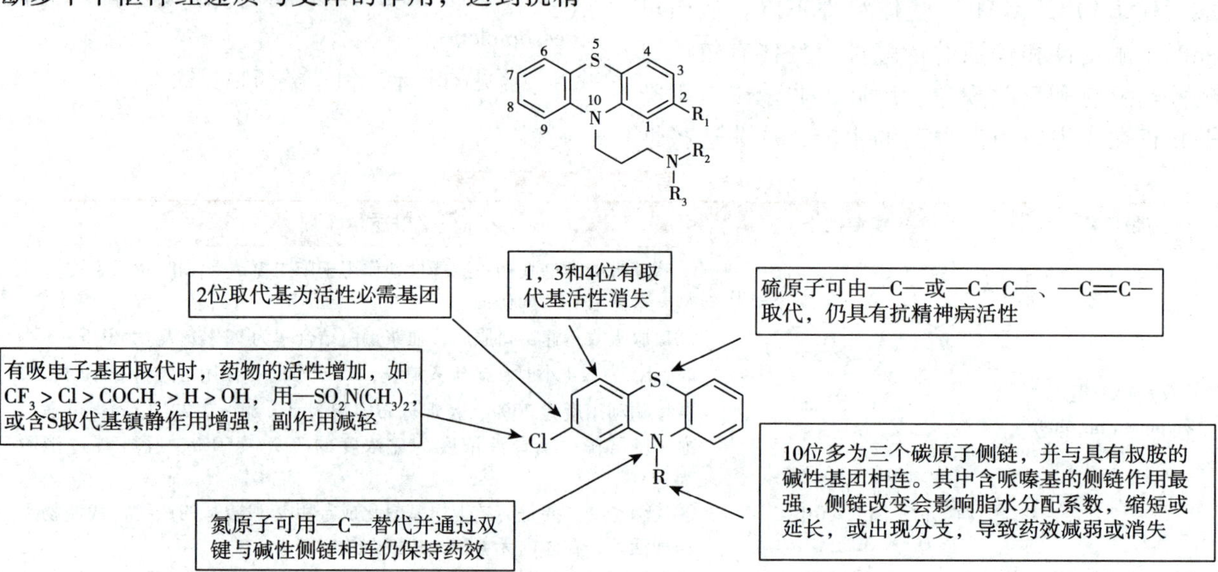

图6－6 吩噻嗪类药物的构效关系

（2）常见药物 氯丙嗪等吩噻嗪类抗精神病药物，遇光会分解，生成自由基并与体内一些蛋白质作用，发生过敏反应。故一些患者在服用药物后，在日光照射下皮肤会产生红疹，称为光毒化过敏反应。这是氯丙嗪及其他吩噻嗪药物的毒副作用之一。服用氯丙嗪等药物后应尽量减少户外活动，避免日光照射。

吩噻嗪类药物可口服吸收，但吸收的规律性不强，个体差异较大，肌内注射生物利用度较口服增加4～10倍。本类药物主要在肝脏代谢，经微粒体药物代谢酶氧化，在体内的代谢过程非常复杂，代谢产物在几十种以上，吩噻嗪类药物及其各种代谢降解产物主要分布于脑，其次为肺与其他组织，并可通过胎盘屏障进入胎－血循环。该类药物具有高度的亲脂性和蛋白结合率，其$t_{1/2}$一般为10～20小时。

以氯丙嗪为例，氯丙嗪5位S经氧化后生成亚砜及其进一步氧化成砜，两者均为无代谢活性的产物。苯环的氧化以7－羟氯丙嗪活性代谢物为主，羟基氧化物可进一步在体内烷基化，生成相应的甲氧基氯丙嗪。侧链去*N*－甲基可生成单脱甲基氯丙嗪及双脱甲基氯丙嗪，这两种代谢产物在体内均可与多巴胺D_2受体作用，均为活性代谢物。

常用的吩噻嗪类抗精神病药物见表6－5。

表 6－5　常用的吩噻嗪类抗精神病药物

药物名称	药物结构	性质和代谢
盐酸氯丙嗪（chlorpromazine hydrochloride）	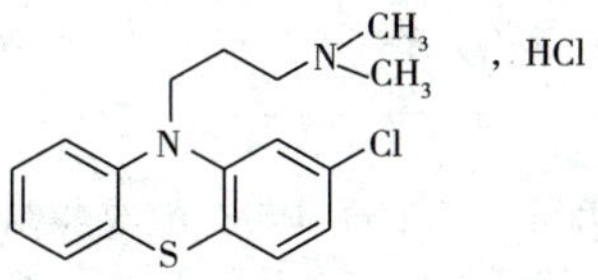	①作用机制主要与其阻断中脑边缘系统及中脑皮层通路的多巴胺受体 DA_2 有关；对多巴胺 DA_1 受体、5－羟色胺受体、M 胆碱受体、α－肾上腺素受体均有阻断作用，因此作用广泛；小剂量时可抑制延脑催吐化学感受区的多巴胺受体，大剂量时直接抑制呕吐中枢，产生强大的镇吐作用；可以抑制体温调节中枢，降低基础代谢体温；其阻断外周 α－肾上腺素受体作用，使血管扩张，引起血压下降 ②口服吸收好；T_{max} 为 1～3 小时；有首过消除；血浆蛋白结合率为 90% 以上；易透过血－脑屏障，颅内药物浓度高 4～5 倍；在肝脏代谢，$t_{1/2}$ 为 12～36 小时 ③主要以代谢物形式从尿和粪便中排出
三氟丙嗪（trifupromazine）	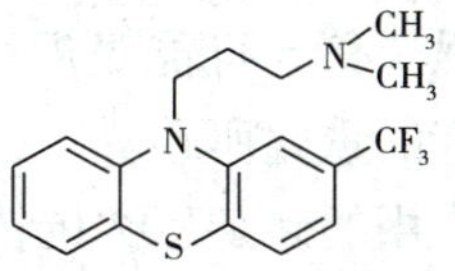	①以吸电子能力强的三氟甲基替代氯丙嗪中的氯原子，作用强；亦可用于镇吐；有锥体外系反应 ②口服易吸收；T_{max} 为 2～4 小时；易透过胎盘屏障；总蛋白结合率为 90%～99%；在肝脏中产生多种氧化活性代谢物 ③用于治疗精神分裂症、镇吐
三氟拉嗪（trifluoperazine）	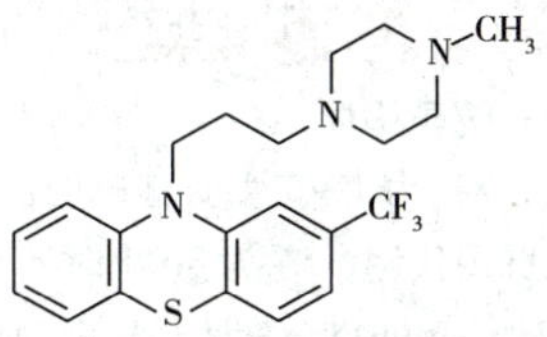	①将三氟丙嗪分子的二甲氨基用 *N*－甲基哌嗪替代，作用与氯丙嗪相同，但抗精神病和镇吐作用比氯丙嗪强，脂溶性高，在中枢神经系统内的浓度超过其在血浆中的浓度 ②口服易吸收，T_{max} 为 2～4 小时；$t_{1/2}$ 为 13 小时；单次给药作用可持续 24 小时；易透过胎盘屏障；血浆蛋白结合率为 90%～99%；在肝脏中通过氧化作用产生多种活性代谢产物 ③主要用于治疗精神分裂症和镇吐，作用快而持久
奋乃静（perphenazine）	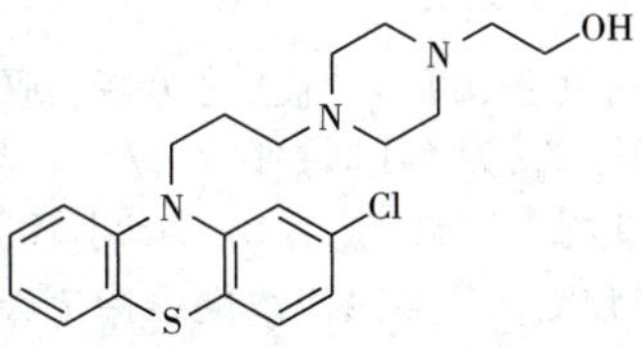	①氯丙嗪分子中的二甲氨基被羟乙基哌嗪取代，活性强于氯丙嗪，但可产生较重的锥体外系症状 ②肌内注射本品治疗急性精神病时 10 分钟起效，1～2 小时达最大效应，作用可持续 6 小时；口服吸收慢而不规则；生物利用度为 20%；T_{max} 为 4～8 小时；主要在肝脏代谢，在肝脏中有明显的首过消除并存在肠肝循环 ③用于治疗偏执性精神病、反应性精神病、症状性精神疾病，单纯型及慢性精神分裂症
氟奋乃静（fluphenazine）	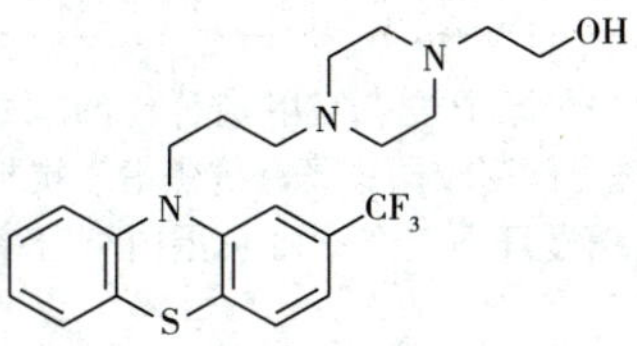	①奋乃静分子中 2 位氯原子被三氟甲基取代得到本品，为多巴胺 D_1、D_2 受体拮抗药，与 5－HT 受体有高度亲和力，作用比奋乃静强，持久，镇静、镇吐作用微弱，但锥体外系反应更多见 ②口服可吸收，生物利用度为 27%，T_{max} 为 2～4 小时；肌内注射后，T_{max} 为 1.5～2 小时达血药浓度；可分布于脑脊液中；可通过胎盘屏障进入胎儿血液循环 ③用于各型精神分裂症，有振奋和激活作用，适用于单纯型、紧张型及慢性精神分裂症，缓解情感淡漠及行为退缩等症状；亦可用于恶心、呕吐

续表

药物名称	药物结构	性质和代谢
氟奋乃静庚酸酯（fluphenazine enanthate）	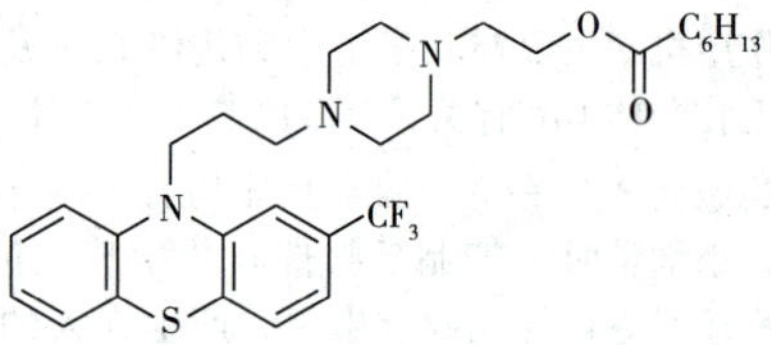	①利用氟奋乃静分子中羟基与庚酸成酯制成前药，为长效药物。注射后42～72小时起效，48～96小时作用最明显。油针剂一次肌内注射25～50mg可维持两周；皮下或肌内注射吸收缓慢，体内逐渐释放奋乃静，适宜一次性高剂量注射 ②作用同氟奋乃静
氟奋乃静癸酸酯（fluphenazine decanoate）	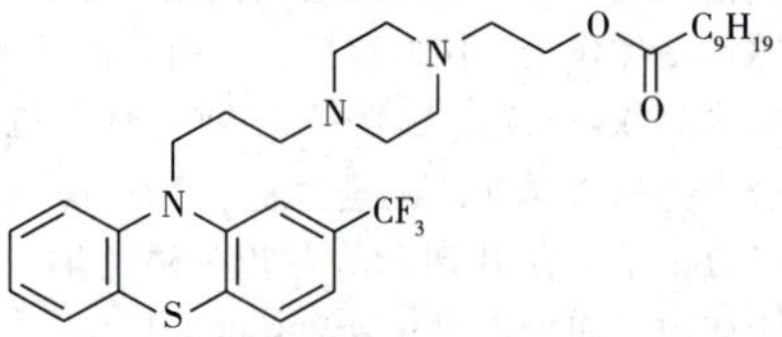	①氟奋乃静分子中羟基与癸酸成酯制成前药，作用较氟奋乃静长9～20倍；肌内注射后42～72小时起效，一次给药可维持2～4周，半衰期为3～7天 ②作用同氟奋乃静

2. 硫杂蒽类药物 根据生物电子等排原理，用碳原子替换吩噻嗪母核上的10位氮原子，并通过双键与碱性侧链相连，得到硫杂蒽类抗精神病药物，又称为噻吨类抗精神病药物。该类药物的特点是分子结构中存在双键，有顺式（*Z*）和反式（*E*）两种异构体。顺式的作用比反式强7倍，可能是顺式异构体与多巴胺分子有较好的重叠所致。

常用的硫杂蒽类抗精神病药物见表6－6。

表6－6 常用的硫杂蒽类抗精神病药物

药物名称	药物结构	性质和代谢
氯普噻吨（chlorprothixene）	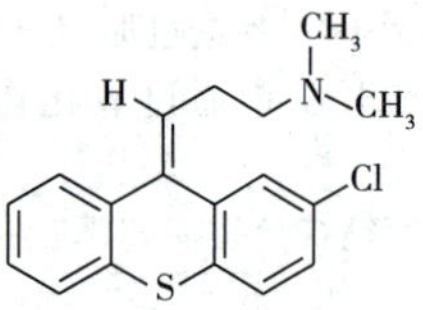	①顺式异构体为有效异构体 ②口服后吸收快；T_{max}为1～3小时；肌内注射后作用时间可达12小时以上；主要在肝内代谢，$t_{1/2}$为30小时 ③用于治疗以抑郁、焦虑症状为主要表现的精神分裂症、躁狂症、反应性精神病，更年期精神病、情感精神病性抑郁症，以及伴有兴奋或情感障碍的其他精神失常。也可用于焦虑性神经官能症和带状疱疹神经痛
珠氯噻醇（zuclopenthixol）	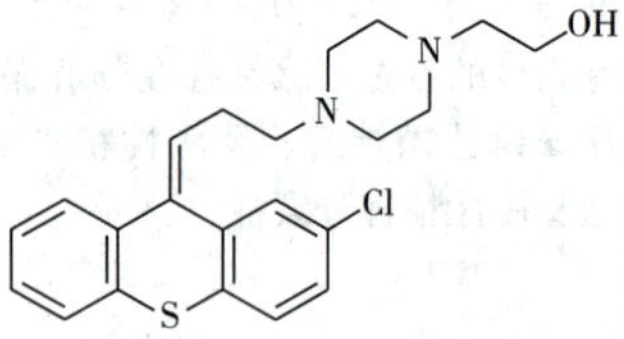	①氯普噻吨分子中的二甲氨基被羟乙基哌嗪取代的顺式产物 ②口服片剂后的T_{max}为4小时，在2～7天出现疗效；肌内注射短效针剂后4小时起效，血浆T_{max}为24～48小时；肌内注射长效针剂后第一周即出现疗效，最高血清浓度维持7天左右；生物利用度为44%；经肝脏代谢，代谢产物无药理活性；血浆$t_{1/2}$为20小时 ③适用于治疗有焦虑和幻觉症状的精神症、类妄想狂－幻觉型精神分裂症、青春期痴呆、躁狂及焦虑周期性精神病；精神因素引起的不安、兴奋、精神错乱，脑萎缩过程，外伤后的精神病、震颤谵妄等。本品较适用于老年患者
氟哌噻吨（flupenthixol）	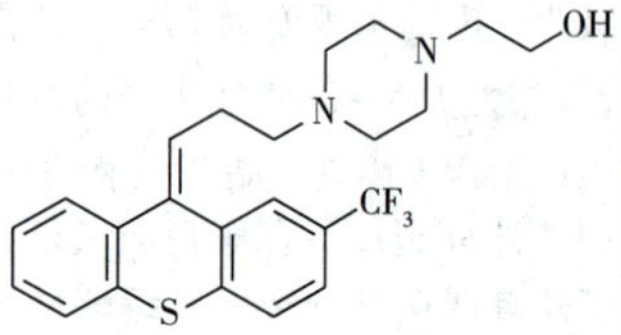	①为珠氯噻醇的氯原子被三氟甲基替代的顺式体；作用比氯普噻吨强4～8倍；镇静作用较弱；具有抗焦虑、抗抑郁作用的长效药物 ②口服后相当缓慢且不完全；血浆蛋白结合率大于95%；$t_{1/2}$为19～39小时 ③适用于急、慢性精神分裂症、忧郁症及忧郁性神经官能症，禁用于躁狂症患者

续表

药物名称	药物结构	性质和代谢
替沃噻吨 (thiochizene)	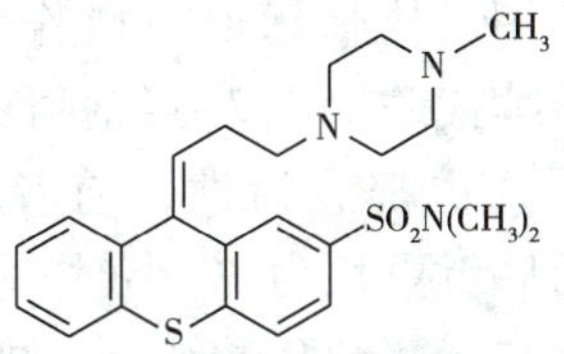	①为氯普噻吨分子中的二甲氨基被甲基哌嗪替代，氯原子用 N,N-二甲基氨磺酰基替代的顺式体 ②口服吸收良好，T_{max}为1~3小时，$t_{1/2}$为34小时；接受单剂量后24小时仍有较高的血药浓度；用药8周后血药浓度下降较快，但仍保持良好的量-效关系，每天1次给药即可 ③用于急慢性精神分裂症的淡漠、孤独、主动性减退等症状；也用于焦虑性神经官能症；尚有镇吐及轻微的降压和解痉作用

3. 二苯并二氮䓬类药物　对吩噻嗪类的噻嗪环用生物电子等排体原理进行结构改造，将6元环扩为七元环二氮䓬环得到氯氮平（clozapine），于1966年开始在临床上使用，具广谱的抗精神病作用，现已列入国家基本药物。但发现其有严重的致粒细胞减少的副作用，美国FDA对其严格限制使用。后来发现氯氮平为选择性多巴胺神经抑制药，特异性地作用于中脑皮层的多巴胺神经元，锥体外系副作用小，从1990年又重新批准使用，成为第一个非典型精神病药物。

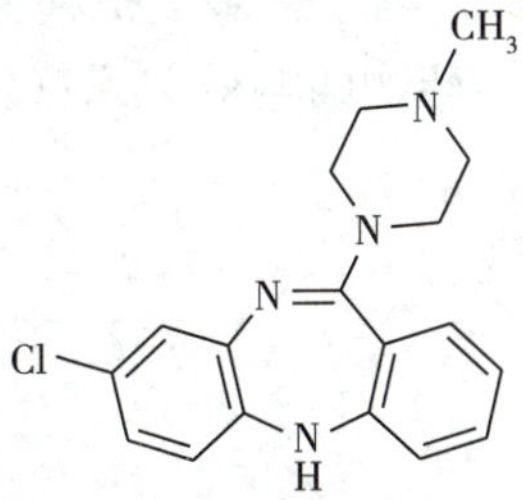

氯氮平 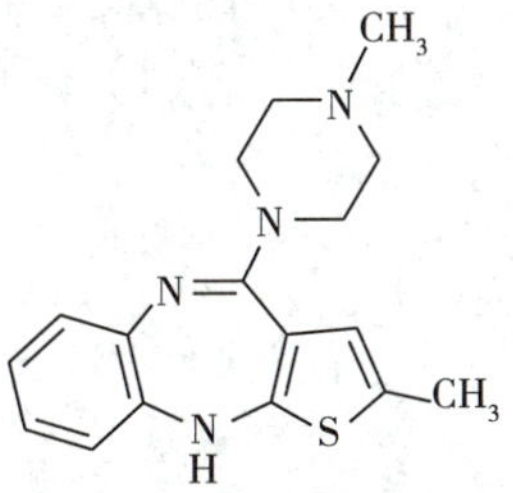　　奥氮平 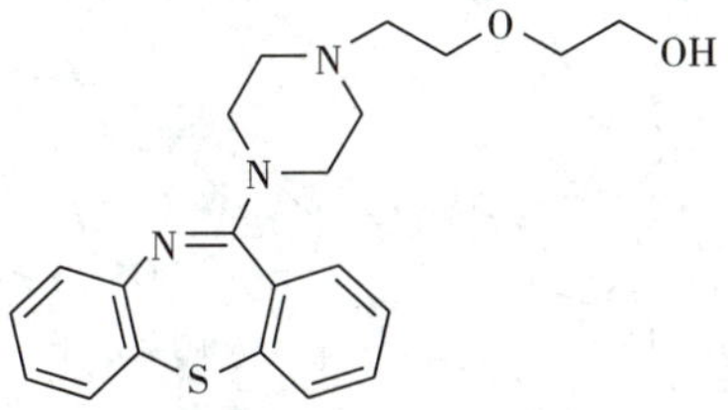　　喹硫平

氯氮平对脑内5-HT_{2A}受体和多巴胺DA_1受体的拮抗作用较强，对多巴胺DA_4受体的也有拮抗作用，对多巴胺DA_2受体的拮抗作用较弱，此外还有抗M_1胆碱受体、组胺H_1受体及α-肾上腺素受体作用，锥体外系反应及迟发性运动障碍较轻，一般不引起血中泌乳素增高。能直接抑制脑干网状结构上行激活系统，具有强大镇静催眠作用，用于治疗多种类型的神经分裂症。而且口服吸收快而完全，食物对其吸收速率和程度无影响，吸收后迅速广泛分布到各组织，平均生物利用度为50%~60%，有肝脏首过消除。服药后血浆T_{max}为3.2小时，消除半衰期$t_{1/2}$平均为9小时，表观分布容积（V_d）为4.04~13.78L/kg，主要代谢产物有N-去甲基氯氮平、氯氮平的N-氧化物等。

氯氮平分子中的苯核被甲基噻吩取代得到奥氮平（olanzapine），其结构属于噻吩并苯二氮䓬类似物，也可以视为氯氮平的生物电子等排体，对中枢神经系统的多种受体都具有作用，包括：5-HT_{2A}、5-HT_3、5-HT_6，多巴胺受体D_1~D_5，毒蕈碱受体M_1~M_5等。奥氮平口服后吸收良好，T_{max}为5~8小时。主要代谢产物N-去甲基和2-羟甲基代谢物，而这两个代谢物在活体动物实验中表现出的药理学活性均明显比奥氮平小。因此，奥氮平对精神病有广泛的疗效。另外它只选择性地减少中脑边缘系统的多巴胺神经元活动，对纹状体的运动功能影响小，故几乎没有锥体外系副作用。

对氯氮平进行构效关系的研究，发现5位的—NH—以生物电子等排体—S—取代时，可保留相同的抗精神病作用。5位—NH—替换为—S—形成二苯并硫氮䓬（dibenzsufazepines），如喹硫平（quetiapine）。喹硫平对多种大脑神经递质受体具有拮抗作用，虽然对DA_2和5-HT_2的结合力比较弱，作用不如其他的抗精神病药物，但对两者亲和力的比值比较高，因此几乎不产生锥体外系副作用。喹硫平口服后易于吸收，广泛分布于全身。生物利用度为100%，蛋白结合率为83%。在肝内主要通过CYP3A4

介导的磺化氧化作用进行广泛代谢，也通过氧化进行代谢。主要以失活代谢物被排出。消除 $t_{1/2}$ 为 6 ~ 7 小时。喹硫平用于治疗精神分裂症。

对氯氮平进行构效关系研究，发现 5 位的—NH—以生物电子等排体—O—取代时，可得到其生物电子等排体二苯并氮氧杂草类药物，可保留抗精神病作用。第一个使用的是洛沙平（loxapine），其作用机制是阻断纹状体多巴胺受体，故药理活性和不良反应与氯丙嗪相似，可导致锥体外系反应。洛沙平口服后迅速被吸收，主要以结合形式的代谢物随尿排出，其主要代谢物是具有活性的 7-羟基洛沙平和 8-羟基洛沙平，此代谢物可与葡萄糖醛酸或硫酸结合。洛沙平在体内广泛分布，临床上主要用于精神分裂症和焦虑症的治疗。

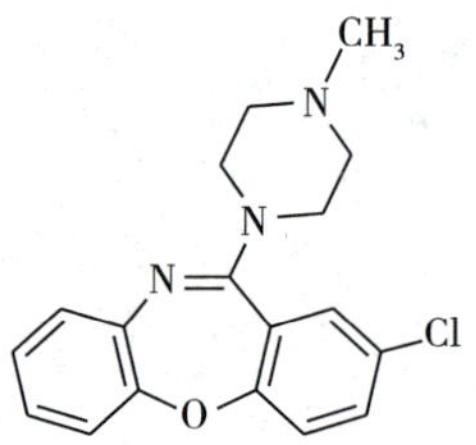

洛沙平 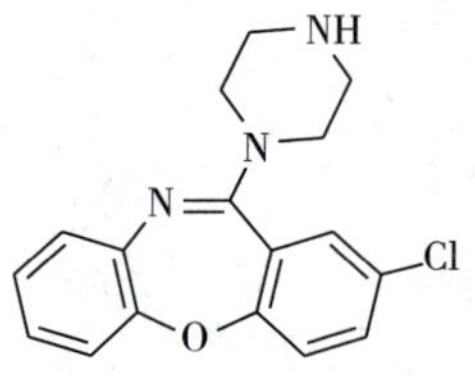　　阿莫沙平

阿莫沙平（amoxapine）是洛沙平的脱甲基活性代谢物，又称氯氧平。它通过抑制脑内突触前膜对 NA 的再摄取，产生很强的抗抑郁和精神兴奋作用，故临床上亦可作为抗抑郁药。阿莫沙平继续代谢生成 7-羟基阿莫沙平和 8-羟基阿莫沙平，也都有活性，前者的半衰期是 6.5 小时，而后者更长为 30 小时。大部分代谢中间产物最终与葡萄糖醛酸结合，排出体外。

（二）非三环类药物

非三环抗精神药物主要有丁酰苯类药物、苯甲酰胺类药物和其他类药物。

1. 丁酰苯类药物　丁酰苯类药物是在研究镇痛药的基础上发现的，较吩噻嗪类药物抗精神病作用强。氟哌啶醇（haloperidol）是最早应用于临床的代表药物，对其哌啶环对位取代基进行改造，得到一系列丁酰苯类抗精神药物。

（1）丁酰苯类药物的构效关系（图 6-7）

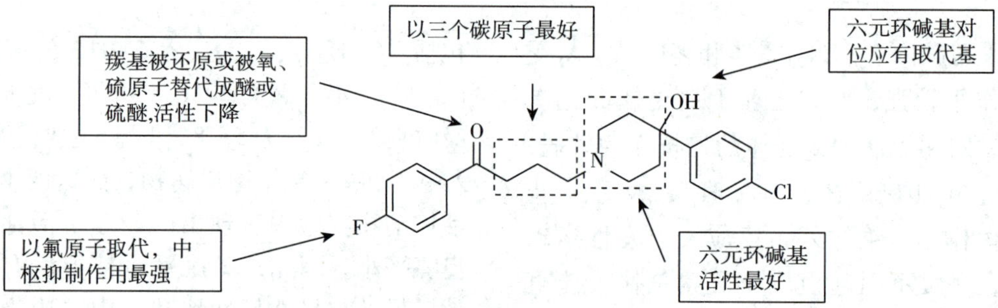

羰基被还原或被氧、硫原子替代成醚或硫醚，活性下降

以三个碳原子最好

六元环碱基对位应有取代基

以氟原子取代，中枢抑制作用最强

六元环碱基活性最好

图 6-7　丁酰苯类药物的构效关系

（2）常用药物　氟哌啶醇（haloperidol）是该类药物的代表药物，氟哌啶醇在室温避光条件下稳定，受光照射颜色加深。在 105℃ 干燥时，会发生部分降解，降解产物可能是脱水产物。氟哌啶醇可与乳糖中的杂质 5-羟甲基-2-糠醛发生加成反应，从而影响其片剂的稳定性。所以，本品的片剂处方中避免使用乳糖。

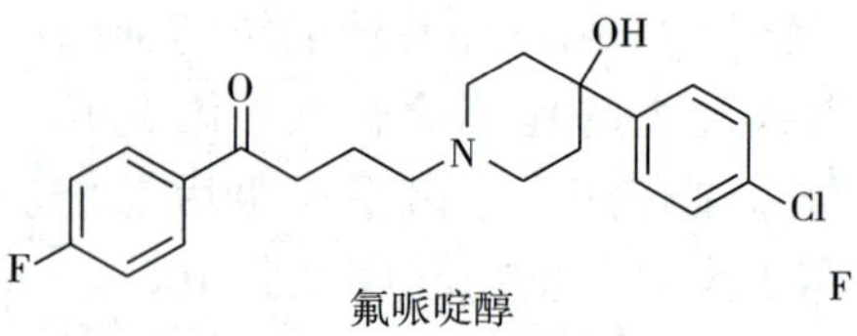

氟哌啶醇 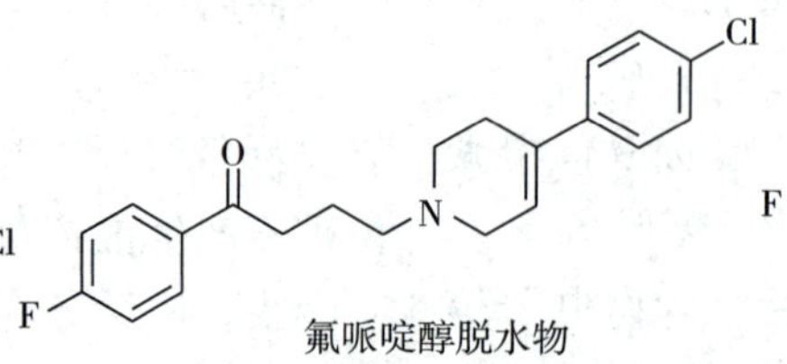　　氟哌啶醇脱水物 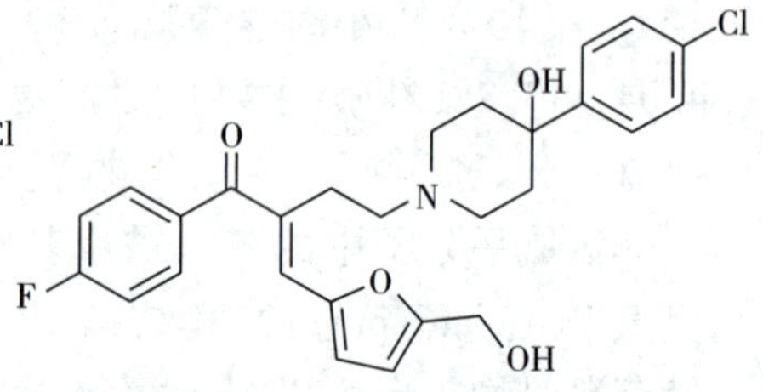　　氟哌啶醇与5-羟甲基-2-糠醛加成产物

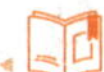

氟哌啶醇口服吸收快，血浆蛋白结合率约为92%，有首过消除，生物利用度为40%～70%，口服2～6小时血药浓度达峰值，半衰期为21小时。在肝脏内广泛被代谢，仅1%的药物以原型由尿排出，主要代谢途径由CYP3A4催化发生羰基还原反应、氧化性*N*-脱烷基反应、脱水反应、羟基与葡萄糖醛酸结合反应等，活性代谢物为羰基还原反应所产生的代谢物。

氟哌啶醇作用持续时间相对较短，肌内注射需2～3次/天。为延长作用持续时间，制成氟哌啶醇的癸酸酯前药，只需4周注射1次。

常用的丁酰苯类抗精神药物见表6-7。

表6-7 常用的丁酰苯类抗精神药物

药物名称	药物结构	性质和代谢
三氟哌多 (trifluperidol)	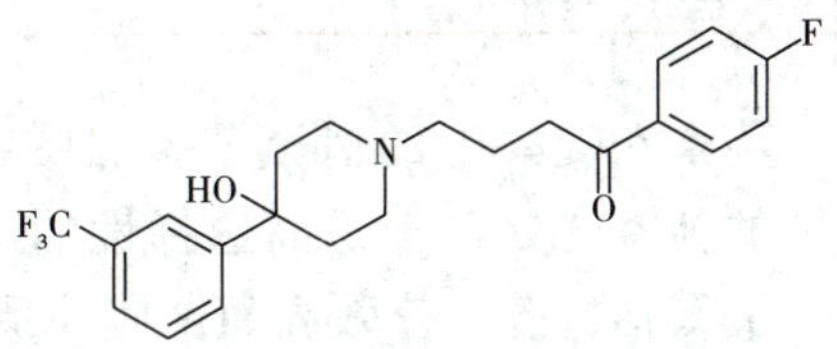	①将氟哌啶醇的分子中的4-氯苯基更换为3-三氟甲基，作用较氟哌啶醇迅速；对改善孤独、淡漠、迟钝、呆滞等慢性退缩症状疗效较好 ②可迅速从胃肠道吸收；口服 T_{max} 为5小时或肌内注射 T_{max} 为20分钟；$t_{1/2}$ 为12～36小时；吸收入血后，约92%与血浆蛋白结合；在肝内代谢，三氟哌多存在肠肝循环 ③主要用于治疗精神分裂症；尚可用作镇静治疗的辅助剂和止吐
氟哌利多 (droperidol)	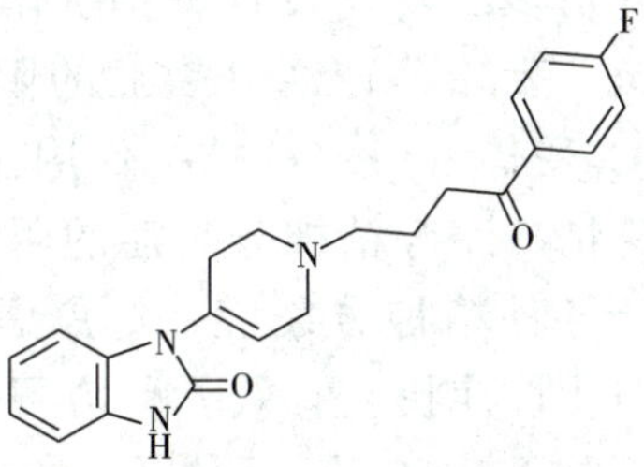	①哌啶4位为苯并咪唑酮衍生物，药理作用与氟哌啶醇基本相同；特点为在体内代谢快，作用维持时间短 ②肌内注射与静脉注射有相等的效果；作用时间2～7小时；与血浆蛋白结合率高；$t_{1/2}$ 为2.2小时；主要在肝内代谢 ③用于治疗精神分裂症和躁狂症兴奋状态；也可以与芬太尼合用静脉注射时，可使患者产生特殊麻醉状态

2. 苯甲酰胺类药物 20世纪70年代末，在对局麻药普鲁卡因胺的结构改造中发现了苯甲酰胺类抗精神病药物。该类药物可选择性地拮抗多巴胺受体，具有作用强而副作用小的优点，可用于精神分裂症和顽固性呕吐的对症治疗。

常用的苯甲酰胺类抗精神病药物见表6-8。

表6-8 常用的苯甲酰胺类抗精神病药物

药物名称	药物结构	性质和代谢
舒必利 (sulpiride)	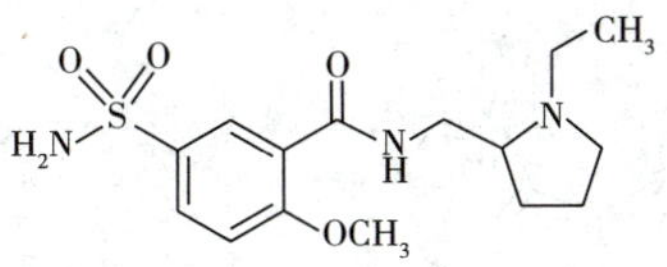	①对中枢多巴胺（D_2、D_3、D_4）受体有选择性拮抗作用 ②口服缓慢从胃肠道吸收；迅速分布于各组织中；T_{max} 为1～3小时；$t_{1/2}$ 为8～9小时；随尿排出的主要是原药；其血浆蛋白结合率低于40% ③适用于精神分裂症的抑郁状态、症状性精神病、抑郁性神经官能症和疑病状态、酒精中毒性精神病、智力发育不全伴有人格障碍；老年性精神病，尤其是具有淡漠、退缩、木僵、抑郁、幻觉、怀疑和妄想等症状的患者
硫必利 (tiapride)	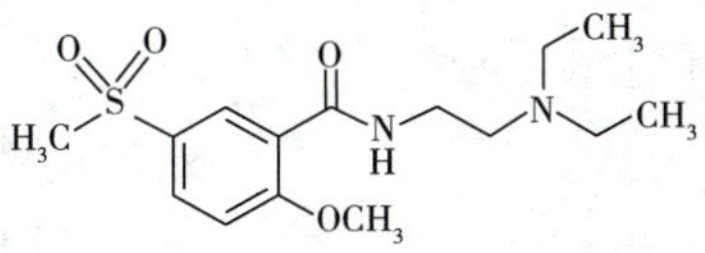	①结构与舒必利相似，可以看成四氢吡咯开环产物；其特点为对感觉运动方面神经系统疾病及精神运动行为障碍具有良效 ②口服吸收迅速；T_{max} 为1小时；口服 $t_{1/2}$ 为4小时，肌内注射 $t_{1/2}$ 为3小时 ③用于治疗舞蹈症、抽动-秽语综合征及老年性精神病；亦可用于治疗头痛、痛性痉挛、神经肌肉痛及酒精中毒等

续表

药物名称	药物结构	性质和代谢
瑞莫必利（remoxipride）	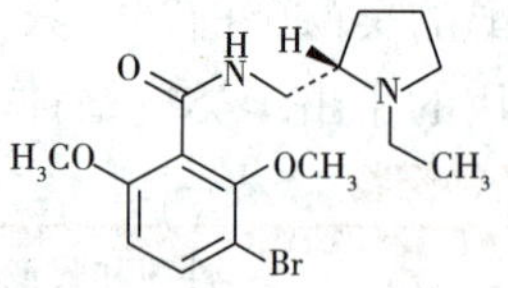	①其侧链选用 S－构型的药物；对多巴胺受体 DA_2 有高度的选择性；可阻断多巴胺与 DA_2 受体的结合，但对非多巴胺的神经介质如5－羟色胺、去甲肾上腺素、乙酰胆碱、组胺、GABA 受体的亲和性很低，因而减少了许多副作用 ②口服后吸收迅速而完全，T_{max} 为2小时；生物利用度高；吸收后迅速透过血－脑屏障，脑脊液中药物浓度相当于血浆内游离药物浓度；血浆 $t_{1/2}$ 为4～7小时 ③用于治疗急性和慢性精神分裂症和以妄想、幻觉和思维紊乱为主要症状的其他精神病

3. 其他类药物　齐拉西酮（ziprasidone）是运用骈合原理设计的非经典抗精神病药物，可视为抗精神病药物替螺酮（tiospirone）与氧代吲哚并合的产物。替螺酮具有高度 DA_2 受体亲合力，氧代吲哚对5-HT_{1A}受体和 DA_2 受体均有高亲合力，两者的骈合使齐拉西酮对 DA_2 受体和5-HT_{1A}受体均有很强的拮抗活性。齐拉西酮可治疗精神分裂症的阳性症状，并使认知损害、肥胖和高催乳素血症等不良反应相对较少。齐拉西酮的代谢受 CYP3A4 催化，发生去烃基和S-氧化。另外还可发生 S—N 的断裂，进而硫甲基化。

另一个按照骈合原理设计的是利培酮（risperidone），它的设计思路是为了得到作用于多靶点的抗精神病药，将选择性5－HT_{2A}受体拮抗药利坦色林（ritanserin）中的噻唑并嘧啶酮用其生物电子等排体哌啶并嘧啶酮替代，而分子中的1,2-苯并异噁唑相当于强效 DA_2 受体拮抗药氟哌啶醇中的对氟苯基哌啶片段。骈合后它的独特之处在于是高选择性的5-HT_2/DA_2受体平衡拮抗药，疗效高而锥体外系不良反应很少。

利培酮属于非经典的新一代抗精神病药物，它对多巴胺 D_2受体的拮抗作用极强，可控制幻觉、妄想等神经分裂症的阳性症状，又对5-HT_2受体有一定的拮抗作用，可改善思维贫乏、感情冷漠等精神分裂症的阴性症状。因此适用于各种精神分裂症，对焦虑和抑郁症都有效，对阴性症状也有效。利培酮口服吸收完全，在肝脏受P450酶催化氧化，生成9-羟基化合物帕利哌酮（paliperidone）也具有抗精神病活性。原药的半衰期只有3小时，而帕利哌酮的半衰期长达24小时。所以利培酮的作用时间较长。另外，利培酮的代谢 N-去烃基衍生物也有活性。帕利哌酮是利培酮经氧化生成羟基的活性代谢物，虽然生成新的手性中心，药用为外消旋体。

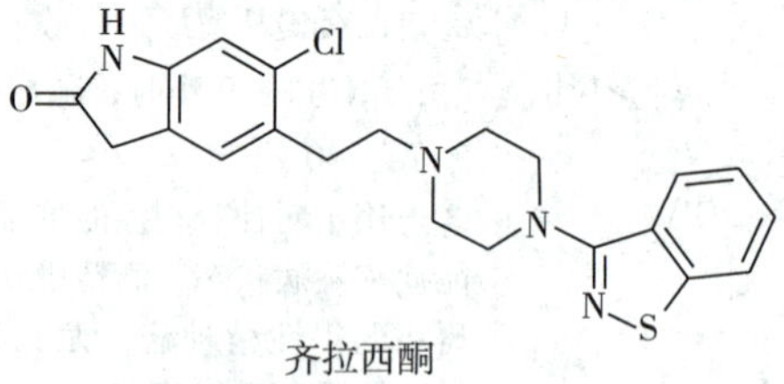

齐拉西酮

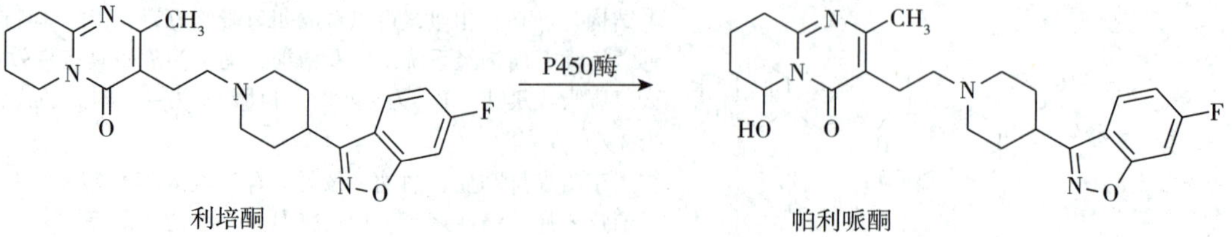

P450酶

利培酮　　帕利哌酮

三、抗抑郁药物

抑郁症是情感活动发生障碍的精神失常症，中枢特定的神经递质去甲肾上腺素（NE）和/或5-羟色胺（5-HT）的含量降低及其受体功能低下，被认为是引起抑郁症的原因。通过调节脑内NE及5-HT的含量，可达到治疗效果。

根据药物的作用机制，抗抑郁药可分为去甲肾上腺素再摄取抑制药、选择性5-羟色胺再摄取抑制药、单胺氧化酶抑制药、5-羟色胺与去甲肾上腺素再摄取抑制药等多种类型。

（一）去甲肾上腺素再摄取抑制剂

去甲肾上腺素再摄取抑制剂（noradrenaline-reuptake inhibitors）为三环类化合物，或称三环类抗抑郁药物（tricyclic antidepressants，TCAs）。药物分子结构特点是：具有一个二苯并氮杂草母环和一个具有叔胺或仲胺的碱性侧链。主要是通过选择性抑制中枢神经突触前膜对去甲肾上腺素的再摄取，增强中枢神经系统去甲肾上腺素的功能，从而起到抗抑郁的作用。

1. 去甲肾上腺素再摄取抑制剂的构效关系（图6-8）

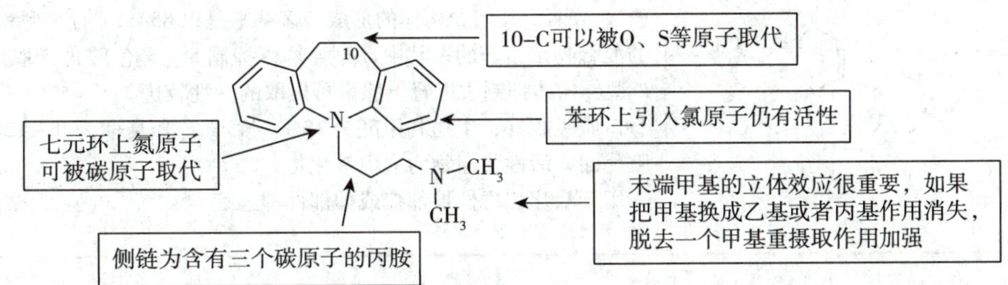

图6-8　去甲肾上腺素再摄取抑制剂的构效关系

2. 常用药物　丙米嗪（imipramine）是利用生物电子等排原理，将吩噻嗪类分子中的硫原子以生物电子等排体亚乙烯基—CH═CH—或亚乙基—CH_2—CH_2—取代后，得到的二苯并氮杂草类抗抑郁药。丙米嗪可完全由胃肠道吸收，其主要代谢是通过CYP2D6代谢成2-或10-羟化代谢产物和通过CYP2C19和CYP1A2代谢成*N*-去甲基化的地昔帕明（desipramie），地昔帕明也是去甲肾上腺素再摄取抑制药。丙米嗪或地昔帕明的失活主要通过变成2-羟基代谢物后与葡萄糖醛酸结合。

利用生物电子等排原理，对丙米嗪进行结构改造，将七元杂环中的氮原子用碳原子替换，并通过双键与碱性侧链相连得到其他三环类抗抑郁药物。

其他常用的三环类抗抑郁药物见表6-9。

表6-9　常用的三环类抗抑郁药物

药物名称	药物结构	性质和代谢
氯米帕明（clomipramine）		①在丙米嗪2位引入氯原子的抗抑郁药物，具有起效快的特点，同时还能抗焦虑；在肝脏代谢生成活性的代谢产物去甲氯米帕明，其血药浓度是原药的2倍，亦具有抑制去甲肾上腺素再摄取的作用 ②口服吸收快而完全；生物利用度为30%～40%；血浆蛋白结合率为96%～97%；$t_{1/2}$为8～22小时；表观分布容积（V_d）为7～20L/kg ③用于治疗各种抑郁状态；也常用于治疗强迫性神经症、恐怖性神经症
地昔帕明（desipramine）		①丙米嗪的活性代谢物，作用与丙米嗪相似 ②口服易吸收；血药浓度达峰时间为4～6小时；经肝脏代谢，主要发生羟化或结合反应；血浆半衰期为17～28小时 ③用于治疗内因性、更年期、反应性及神经性抑郁症

续表

药物名称	药物结构	性质和代谢
阿米替林（amitriptyline）	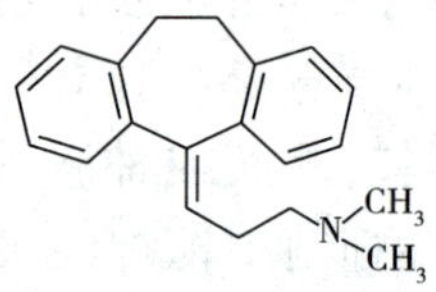	①采用生物电子等排体原理，将二苯并氮杂䓬药物丙米嗪的氮原子以碳原子取代，并通过双键与侧链相连，便形成二苯并环庚二烯类抗抑郁药 ②口服吸收好；生物利用度为31%～61%；血浆蛋白结合率为82%～96%；$t_{1/2}$为31～46小时；表观分布容积（V_d）为5～10L/kg；主要在肝脏代谢，活性代谢产物为去甲替林 ③用于治疗各种抑郁症，其的镇静作用较强，主要用于治疗焦虑性或激动性抑郁症
多塞平（doxepin）	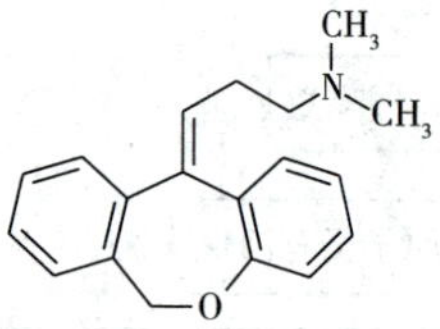	①在二苯并环庚二烯环中的碳原子用氧原子取代得到二苯并噁嗪结构，氧原子的引入使三环系统不对称，从而导致了*E*型（trans－）和*Z*型（cis－）两个几何异构体的形成：多塞平是以85∶15的*E*型和*Z*型异构体的混合物来给药的；其中*Z*型异构体抑制5－羟色胺再摄取的活性较强，*E*型异构体抑制去甲肾上腺素再摄取的活性较优 ②口服吸收好；生物利用度为13%～45%；半衰期为8～12小时；在肝脏代谢，活性代谢物为去甲基化物 ③用于治疗焦虑性抑郁症或抑郁性神经症

（二）选择性5－羟色胺再摄取抑制药

选择性5-羟色胺再摄取抑制药（selective-serotonin-reuptake inhibitors，SSRIs）的特点是可选择性抑制突触前膜5-羟色胺的再摄取，提高突触间隙中5-羟色胺的浓度从而起到抗抑郁的作用。本类药物不仅对5-羟色胺再摄取的抑制作用选择性强，对去甲肾上腺素、多巴胺、组胺及胆碱能神经影响较小，而且具有口服吸收良好、生物利用度高、耐受性好、疗效与三环类抗抑郁药相当、不良反应较三环类抗抑郁药少等优点。

常用的5-羟色胺再摄取抑制药见表6－10。

表6－10 常用的5－羟色胺再摄取抑制药

药物名称	药物结构	性质和代谢
西酞普兰（citalopram）	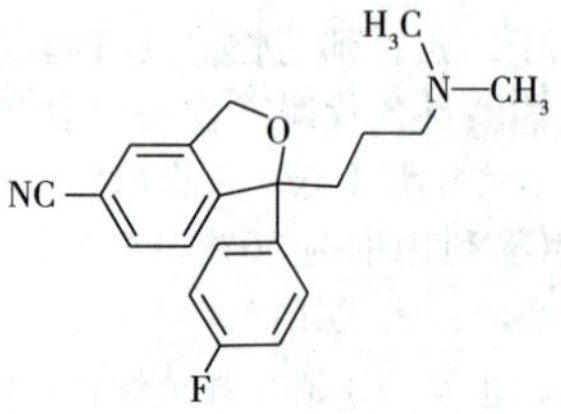	①分子含有异苯并呋喃结构的选择性5－羟色胺再摄取抑制药，在肝脏中代谢生成*N*－去甲基西酞普兰；活性约为西酞普兰的50%；分子中含有一个手性碳原子，药用有外消旋体和光学异构体两种；艾司西酞普兰（escitalopram）是西酞普兰的*S*－对映异构体，在5-HT再摄取抑制方面，艾司西酞普兰的活性比*R*-对映异构体至少强100倍；艾司西酞普兰的抗抑郁活性为西酞普兰的2倍，是*R*-对映异构体活性的至少27倍 ②口服吸收完全，不受食物的影响；绝对生物利用度约为80%；表观分布容积为12～26L/kg；血浆蛋白结合率约为80%；在肝脏内主要经去甲基化合物和去二甲基化物，两者都有药理活性，还有*N*－氧化代谢产物。消除半衰期约为30小时；主要代谢产物半衰期更长，其代谢产物主要经肝脏（代谢）和肾脏消除，主要以代谢产物形式从尿液中排泄。代谢物半衰期为35小时 ③适用于抑郁性精神障碍的治疗

续表

药物名称	药物结构	性质和代谢
氟伏沙明（fluvoxamine）	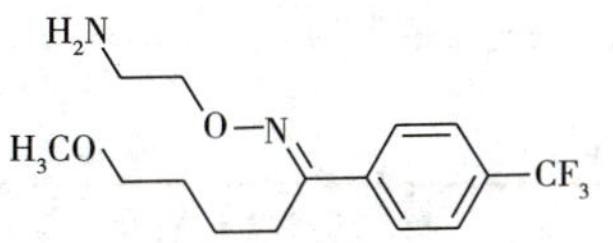	①非三环类的抗抑郁药；与传统三环类相比，有强抑制5－羟色胺的再摄取作用，而对中枢多巴胺的摄取无影响；其优点是没有兴奋和镇静作用，也不影响单胺氧化酶的活性及NA的再摄取；分子中的4-三氟甲基具电负性，对选择性5－HT再摄取的亲和力和选择性起关键作用；分子中含C═N双键，只有*E*－异构体有活性，但紫外线光照可致异构化产生药理学无效的*Z*－异构体，故氟伏沙明溶液必须避光保存，防止疗效的损失 ②口服后吸收迅速；2～8小时可达血药峰值（9～51mg/L）；蛋白结合率约为77%；主要通过氧化途径代谢，尿中可分离出11种无明显药理活性的代谢产物；$t_{1/2}$约为15小时；治疗后5～10天才能达到稳态血药浓度；比口服单剂量的血药峰值高30%～50% ③在临床上常用于抑郁症及相关症状和强迫症的治疗
氟西汀（fluoxetine）	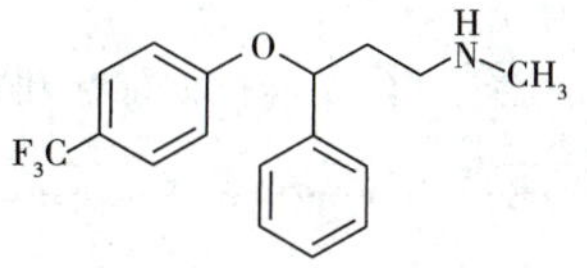	①非三环类的抗抑郁药，与传统三环类相比，具有疗效好、不良反应轻、安全性高、耐受性好等特点 ②分子中含手性碳原子，两个对映体对5-HT重吸收转运蛋白的亲和力相同；但*R*-对映异构体和*S*-对映异构体在活性和体内代谢作用上存在着差异，*S*-对映异构体作用时间长，是*R*-对映异构体作用时间的3倍，*R*-对映异构体起效快；*S*－对映异构体抑制5-HT再吸收作用强于*R*-对映异构体，*S*-氟西汀比*R*-氟西汀作用强1.5倍，*S*型还可用于预防偏头疼 ③主要的代谢产物均为*N*－去甲氟西汀（demethyl fluoxetine）也是*R*－和*S*－对映异构体；具有与氟西汀相同的药理活性，均是5－HT再吸收的强效抑制药；*S*－去甲氟西汀比*R*－去甲氟西汀作用强20倍；过去临床上使用氟西汀的消旋体，现已分离单独使用*S*－氟西汀，降低了毒副作用，安全性更高 ④氟西汀半衰期约为70小时，而其代谢产物半衰期约为330小时，故氟西汀是长效的口服抗抑郁药 ⑤口服吸收良好，进食不影响药物的生物利用度；具有非线性的药代动力学特征；首先通过肝脏首过消除；T_{max}为6～8小时；$t_{1/2}$为4～6天，去甲氟西汀$t_{1/2}$为4～16天，长的半衰期是造成停药后其在体内存留5～6周的原因 ⑥氟西汀及去甲氟西汀用于抗抑郁症、强迫症和暴食症等
去甲氟西汀（demethyl fluoxetine）	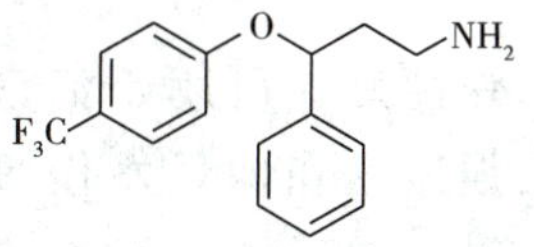	
舍曲林（sertraline）	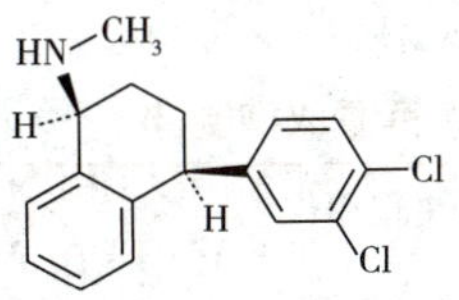	①含两个手性中心选择性5－羟色胺再摄取抑制药；目前使用的是（*S*,*S*）－（＋）－对映异构体，其他对映异构体对5－羟色胺再摄取的抑制作用较弱 ②连续用药14天；T_{max}为4.5～8.4小时；平均$t_{1/2}$为22～36小时；每天给药一次，一星期后达稳态浓度；在这过程中有两倍的浓度蓄积；舍曲林的血浆蛋白结合率为98%；主要首先通过肝脏代谢，血浆中的主要代谢产物*N*－去甲基舍曲林，药理活性是舍曲林的1/20，$t_{1/2}$为62～104小时 ③用于治疗抑郁症的相关症状；也用于治疗强迫症
盐酸帕罗西汀（paroxetine hydrochloride）	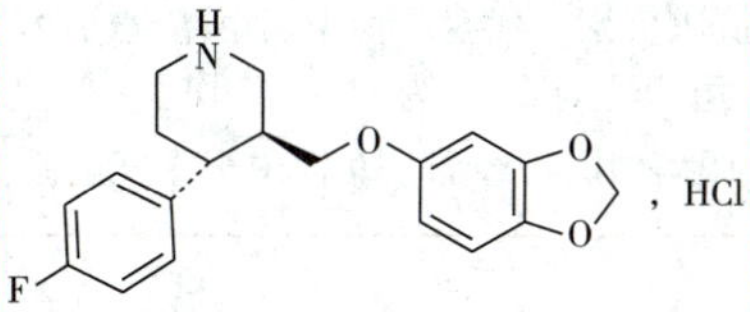 ，HCl	①含2个手性中心，市售帕罗西汀的构型是(3*S*,4*R*)-(-)-对映异构体；能竞争性地干扰神经递质进入神经元膜的主动转运过程，从而选择性地抑制突触对5－HT的重吸收，对去甲肾上腺素和多巴胺的再摄取仅有微弱抑制 ②口服后易吸收，不受抗酸药物和食物的影响；口服40mg，$t_{1/2}$为19.74小时，T_{max}为5.3小时，峰浓度为31.01ng/ml；口服30mg，约10天能达到稳态，T_{max}为5.2小时，峰浓度为61.7ng/ml，血浆蛋白结合率为95% ③能够有效改善各种强迫症、广泛性焦虑症、惊恐障碍、社交障碍、创伤后应激障碍等各种类型的抑郁症，包括伴有焦虑的抑郁症及反应性抑郁症

（三）单胺氧化酶抑制药

单胺氧化酶（MAO）是一种催化体内单胺类递质代谢失活的酶，单胺氧化酶抑制药可以通过抑制 NE、肾上腺素、5-HT 等的代谢失活，减少脑内 5-HT 和 NE 的氧化脱胺代谢，使脑内受体部位神经递质 5-HT 或 NE 的浓度增加，利于突触的神经传递而达到抗抑郁的效果。脑内 MAO 有 MAO-A 和 MAO-B 两种亚型。MAO-A 与 NE 和 5-HT 的代谢脱胺有关，为抗抑郁药的主要靶酶。吗氯贝胺（moclobemide）和托洛沙酮（toloxatone）为选择型 MAO-A 抑制药的代表药物（表 6－11）。

表 6－11　单胺氧化酶抑制药

药物名称	药物结构	性质和代谢
吗氯贝胺（moclobemide）		①本品与苯甲酰胺舒必利和甲氧氯普胺结构相似，对 MAO－A 有可逆性抑制作用，从而提高脑内去甲肾上腺素、多巴胺和 5－羟色胺的水平，产生抗抑郁作用 ②口服易吸收；单次口服 50～300mg，血药浓度峰值为 0.3～2.7μg/ml，T_{max} 为 1～2 小时；生物利用度与剂量和重复用药呈正相关；血浆蛋白结合率约为 50%；表观分布容积为 75～95L/kg；体内分布较广，经肝脏代谢，$t_{1/2}$ 为 2～3 小时 ③用于治疗内源性抑郁症、神经功能性抑郁症和精神性和反应性抑郁症
托洛沙酮（toloxatone）		①为分子内的氨基甲酸酯结构，可以选择性地抑制 MAO-A 活性，阻断 5-HT 和 NA 的代谢 ②适用于治疗神经官能性抑郁症、神经质和非神经质性抑郁、退化性抑郁症、躁狂抑郁性精神病患者的抑郁症发作；亦可用于精神病的抑郁或痴呆期

（四）5－羟色胺与去甲肾上腺素再摄取抑制药

5-羟色胺与去甲肾上腺素再摄取抑制药（serotonin－reuptake inhibitors and serotonin－reuptake inhibitors，SNRI）对 NA 和 5-HT 的再摄取具有双重抑制作用，对胆碱能、组胺或肾上腺素能受体几乎无亲和力。不良反应较少，安全性和耐受性好，可用于治疗抑郁症、广泛性焦虑症、强迫症和惊恐发作等。主要通过同时阻断 NA 和 5-HT 的再摄取，升高 NA 和 5-HT 的浓度而发挥双重抗抑郁作用。

常用的 5-羟色胺与去甲肾上腺素再摄取抑制药见表 6－12。

表 6－12　常用的 5－羟色胺与去甲肾上腺素再摄取抑制药

药物名称	药物结构	性质和代谢
度洛西汀（duloxetine）		①为一种强效的选择性 5－HT 和 NE 再摄取抑制药；对两者都有高度亲和力，对多巴胺受体、肾上腺素受体、胆碱受体、组胺受体、阿片受体、谷氨酸受体、GABA 受体无明显亲和力；分子中含有手性碳原子，药用右旋体 ②口服治疗抑郁症 3 周内起效，T_{max} 为 4～6 小时；多剂量给药作用可持续 7 天以上，T_{max} 为 6～10 小时；口服给药生物利用度高于 70%；蛋白结合率高于 95%；表观分布容积为 1640L；在肝脏代谢，代谢产物为去甲基度洛西汀、羟化代谢产物；体内清除率为 114L/h，原型药消除 $t_{1/2}$ 为 11～16 小时 ③用于治疗重度抑郁症，糖尿病周围神经痛，女性中至重度应激性尿失禁

续表

药物名称	药物结构	性质和代谢
文拉法辛（venlafaxine）	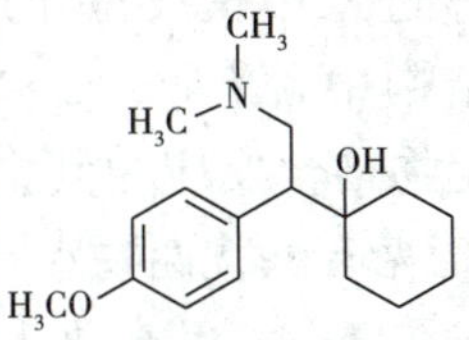	①5-羟色胺与去甲肾上腺素再摄取抑制药；其小剂量时主要抑制5-HT的再摄取，大剂量时对5-HT和NE的再摄取均有抑制作用；文拉法新和它的活性代谢物*O*-去甲文拉法辛，都有双重的作用机制 ②文拉法辛和*O*-去甲文拉法辛在3天内达到稳态血药浓度；在一日75～450mg的剂量范围内文拉法辛和*O*-去甲文拉法辛属线性药动学模型，血浆清除率分别为（1.3±0.6）L/(h·kg）和（0.4±0.2）L/(h·kg）；$t_{1/2}$分别为（5±2）小时和（11±2）小时；表观分布容积分别为7.5±3.7和5.7±1.8L/kg；文拉法辛和*O*-去甲文拉法辛在治疗浓度下与血浆蛋白的结合率较小，分别为27%和30%文拉法辛；主要在肝脏内代谢，*O*-去甲文拉法辛是其主要的活性代谢产物；单次口服文拉法辛后，至少有92%被吸收；文拉法辛的绝对生物利用度约为45%；文拉法辛吸收后在肝脏进行首过消除，主要代谢产物为*O*-去甲文拉法辛，同时包括*N*-去甲基文拉法辛、*N*,*O*-去二甲基文拉法辛及其他少量代谢产物 ③适用于各种类型抑郁症，包括伴有焦虑的抑郁症及广泛性焦虑症
去甲文拉法辛（desvenlafaxine）	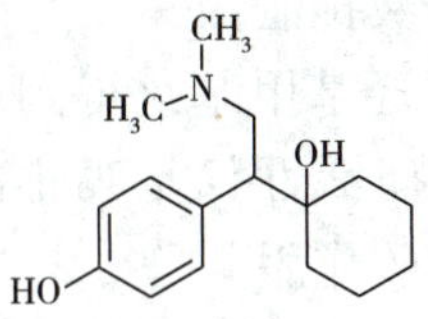	
米氮平（mirtazapine）	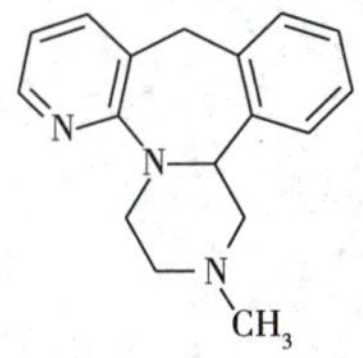	①本品有两种光学异构体，均有抗抑郁活性，但活性有差异，*S*-(-)-异构体比*R*-(-)-异构体对突触后膜α_2受体的结合力至少强10倍；而*R*-米氮平比*S*-米氮平对5-HT_3受体的抑制强140倍，并有H_1受体作用，具镇静作用 ②口服后吸收，生物利用度约为50%，约2小时血药浓度达到高峰；血浆蛋白结合率约为85%；平均$t_{1/2}$为20～40小时；偶见长达65小时；血药浓度在服药3～4天后达到稳态；主要的代谢方式为*N*-脱甲基及氧化反应，脱甲基后的代谢产物与原化合物一样仍具有药理活性 ③用于治疗各种抑郁症；对症状如快感缺乏、精神运动性抑郁、睡眠欠佳（早醒）及体重减轻均有疗效

四、镇痛药物

镇痛药物的靶点为阿片受体（opioid receptors），阿片受体现分为μ、κ、δ和σ四种，每种受体都有不同的亚型，可以进一步细分为μ_1、μ_2；δ_1、δ_2；κ_1、κ_2、κ_3亚型等，μ受体广泛分布于中枢神经系统，尤其是边缘系统、纹状体、下丘脑、中脑导水管周围灰质区等，κ受体主要存在于脊髓和大脑皮层。不同受体可兴奋产生各自的生物效应。

镇痛药物按来源分为天然来源和合成的镇痛药，他们在化学结构有较大的区别，但都具有相似的药理作用。

镇痛药物在结构上的差异，以及在镇痛作用与成瘾性之间的关系，说明了镇痛药都是通过与体内的阿片受体作用而呈现共同的镇痛作用。

（一）天然生物碱及类似物

吗啡（morphine）从植物罂粟（papaver somniferum）的浆果浓缩物即阿片中可提取得到，临床常用其盐酸盐。

吗啡是具有菲环结构的生物碱，是由5个环稠合而成的复杂立体结构有效的吗啡构型是左旋吗啡，其水溶液的［α］-98°。而右旋吗啡则完全没有镇痛及其他生理活性。

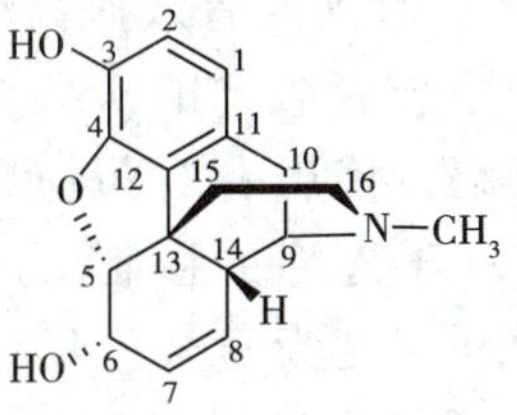

吗啡

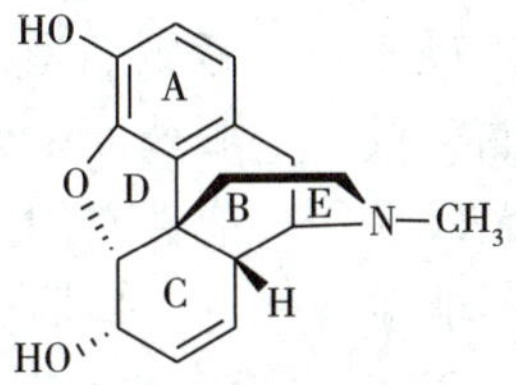

吗啡环的编号

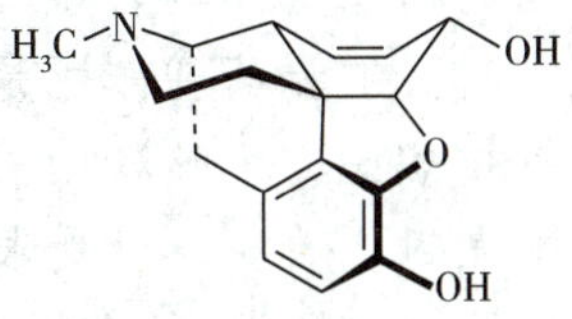

吗啡的"T"-型立体构象

吗啡结构的3位是具有弱酸性的酚羟基，17位是碱性的N-甲基叔胺，因此，吗啡具有酸碱两性。通常将吗啡的碱性基团与酸，如盐酸、硫酸等成盐后供药用，在国内临床上用吗啡的盐酸盐。

吗啡及其盐类的化学性质不稳定，在光照下即能被空气氧化变质，这与吗啡具有苯酚结构有关。氧化可生成伪吗啡和N-氧化吗啡。伪吗啡亦称双吗啡，是吗啡的二聚物，毒性增大。故本品应避光，密封保存。吗啡在酸性溶液中加热，可脱水并进行分子重排，生成阿扑吗啡（apomorphine）。阿扑吗啡为多巴胺激动剂，可兴奋中枢的呕吐中心，临床上用作催吐剂。

吗啡口服虽可吸收，但由于肝首过效应大，生物利用度低，故一般制成注射剂或缓释片。口服30分钟后可吸收60%，三分之一与血浆蛋白结合。游离的吗啡迅速分布全身组织，少量通过血－脑屏障进入中枢发挥作用。本品在肝脏代谢，吗啡结构中含有两个羟基，在体内羟基发生第Ⅱ相生物结合反应为其主要代谢途径，主要生成3-葡萄糖苷酸代谢物和6-葡萄糖苷酸代谢物，少数发生N-去甲基化生成去甲吗啡。吗啡及其代谢产物经肾脏随尿液排泄，少量经胆汁、汗液和唾液排泄。

将吗啡3位羟基甲基化得到可待因（codeine）。可待因镇痛活性仅是吗啡的1/10，可待因具有较强的镇咳作用。吗啡3位、6位羟基同时酯化，得到二乙酰吗啡即海洛因（heroin）。海洛因因脂溶性强，更易进入血-脑屏障，镇痛作用和成瘾性都增强。

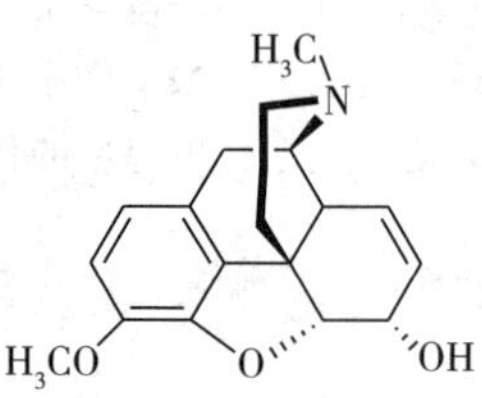

可待因 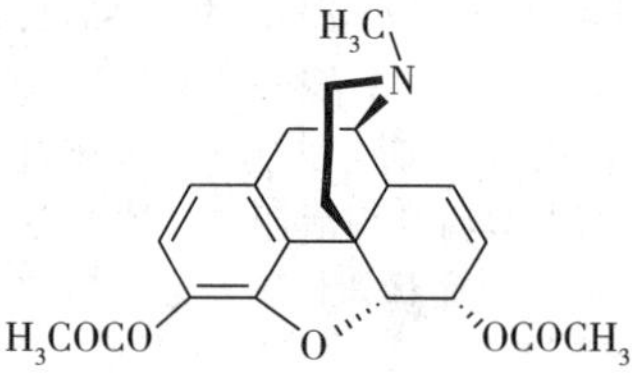　海洛因 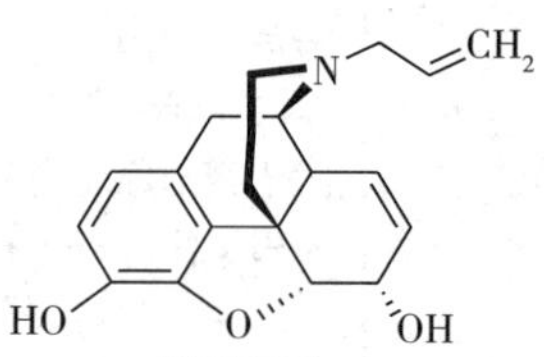　烯丙吗啡 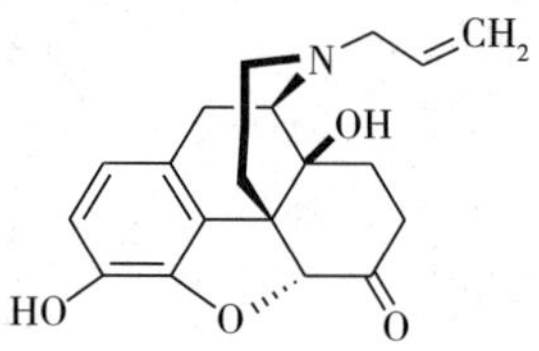　纳洛酮

当用将吗啡的N-甲基被烯丙基、环丙基甲基或环丁基甲基等取代后取代吗啡结构中的氮原子时，导致吗啡样物质对受体的作用发生逆转，由激动剂变为拮抗剂。如，烯丙吗啡（nalorphine）、纳洛酮（naloxone）和纳曲酮（naltrexone），均无镇痛作用，都是阿片受体的拮抗剂，其中纳曲酮的活性比纳洛酮强8倍。它们在临床上可用于服用吗啡或海洛因中毒的成瘾者的解救。

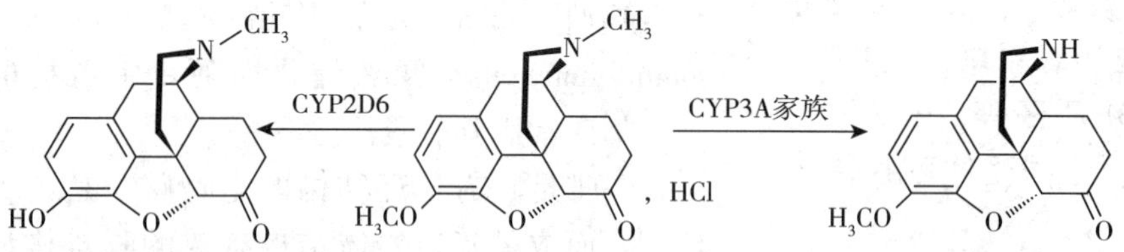

CYP2D6　CYP3A家族　HCl

羟吗啡酮　盐酸羟考酮　去甲羟考酮 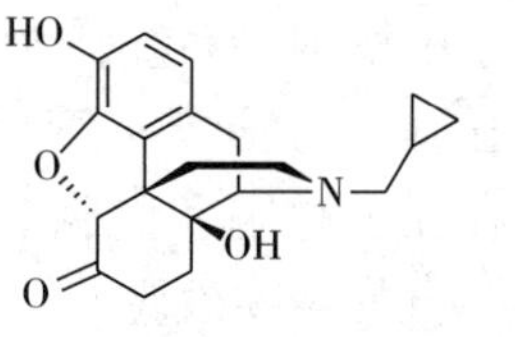　纳曲酮

将可待因的6位羟基氧化成酮，同时将7、8位的双键氢化得到的镇痛药物盐酸羟考酮（oxycodone hydrochloride）为阿片受体纯激动剂，对脑和脊髓的阿片受体具有亲和力，羟考酮的作用类似吗啡。主要药理作用是镇痛，其他药理作用包括抗焦虑、止咳和镇静。无极量限制，镇痛作用无封顶效应，只受限于不能耐受的副作用。现使用盐酸羟考酮控释片，用于治疗需要服用数天阿片类镇痛药物的中、重度疼痛患者。羟考酮控释片具有双相吸收模式：药物迅速释放以促使药物早期吸收（在1小时内药物发挥作用），之后出现一段较长的吸收时相以保证在12小时内的有效血药浓度。这种羟考酮剂型减少了患者服药的次数，不必因频繁服药而中断睡眠，使患者对药物具有良好的顺应性，因而有利于疼痛的控制。羟考酮吸收良好，口服生物利用度为60%～87%。羟考酮由CYP3A家族代谢成去甲羟考酮和由CYP2D6代谢成羟吗啡酮，代谢物主要经肾脏排泄。老年人的AUC较青年人增加15%。在调整体重的基

础上，女性血浆羟考酮平均浓度比男性高25%。

吗啡的镇痛活性与T型骨架构象严格相关，引入多余的稠合环有助于限制阿片类镇痛药的T型骨架构象。通过蒂巴因合成得到疏水性更大的埃托啡（etorphine），它的镇痛活性是吗啡的10000倍，透过血-脑屏障的速度是吗啡的300倍，与受体结合位点的结合力是吗啡的200倍，但其治疗指数低。将埃托啡的双键还原得到二氢埃托啡（dihydroetorphine），它的镇痛活性高于埃托啡，戒断症状及精神依赖性明显轻于吗啡，但易于导致成瘾性，滥用倾向加大。适用于各种急性重度疼痛的镇痛，如重度创伤性疼痛和使用吗啡、哌替啶无效的急性剧烈疼痛的镇痛。

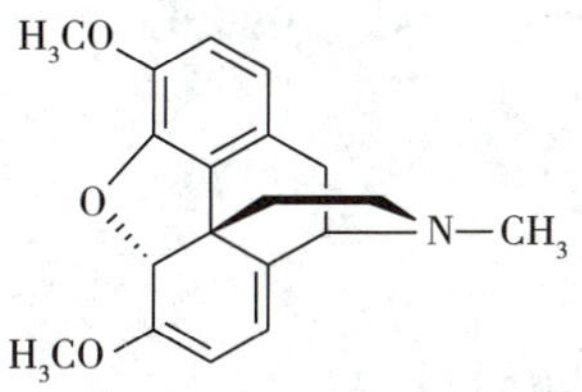

蒂巴因 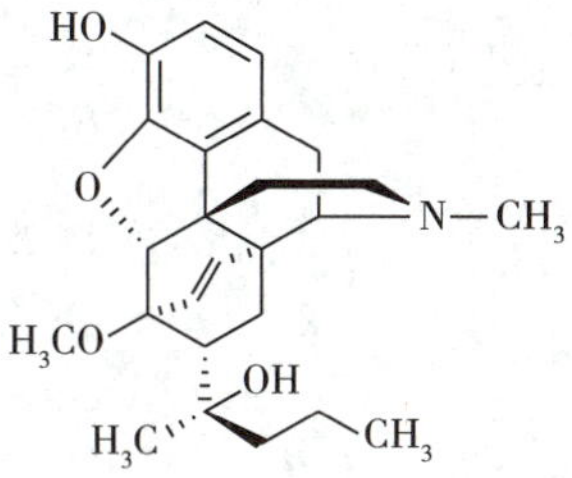　　埃托啡 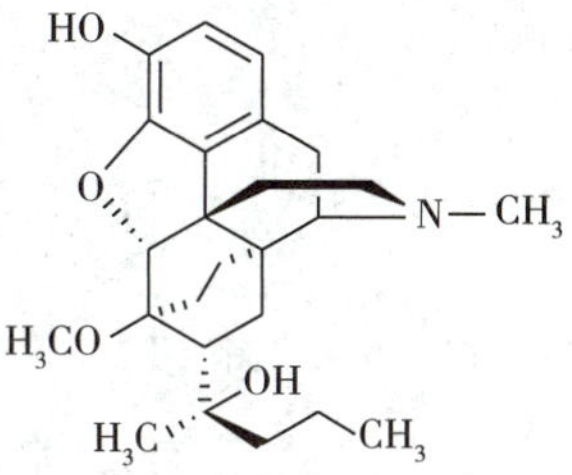　　二氢埃托啡

（二）合成镇痛药物

盐酸哌替啶（pethidine hydrochloride）属于4-苯基哌啶类结构的镇痛药，其结构可以看作仅保留吗啡A环和D环的类似物。其分子中的酯键与一般酯键药物不同，盐酸哌替啶结构中酯羰基的邻位有苯基存在，空间位阻大，水溶液短时间煮沸不至于被水解。盐酸哌替啶给药后被血浆中的酯酶水解生成无镇痛活性的哌替啶酸。也可以在肝脏中脱甲基，生成几无镇痛作用的去甲基哌替啶，进一步水解生成去甲基哌替啶酸。哌替啶酸和去甲基哌替啶酸均与葡萄糖醛酸结合经肾排出体外。去甲基哌替啶体内消除很慢，易蓄积产生中枢毒性，引发癫痫。

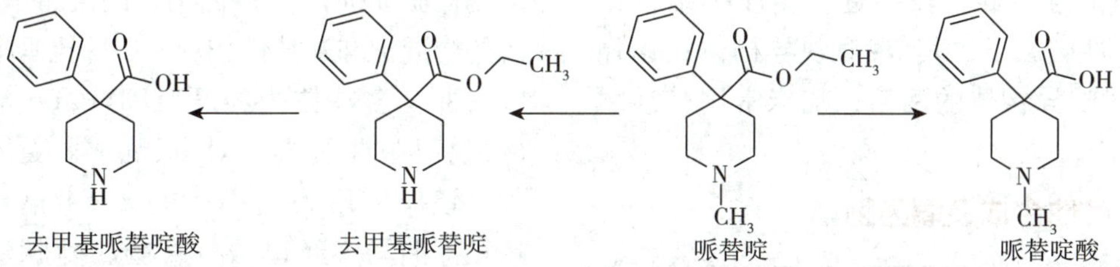

去甲基哌替啶酸　　去甲基哌替啶　　哌替啶　　哌替啶酸

在4-苯基哌啶类结构中，哌啶环的4位引入苯氨基，并在苯基氨基的氮原子上丙酰化得到4-苯氨基哌啶类（4-anilidopiperidines）结构的强效镇痛药，代表药物是枸橼酸芬太尼（fentanyl citrate），亲脂性高，易于通过血-脑屏障，起效快，作用强，镇痛作用为哌替啶的500倍，吗啡的80～100倍。作用时间短，仅持续1～2小时，这源于芬太尼脂溶性大，在体内迅速再分布造成药物浓度下降。进一步的结构优化，将芬太尼哌啶环的4-位碳原子由叔碳改为季碳原子后，开发了一系列芬太尼类药物，将哌啶环中的苯基以极性乙基四氮唑取代得到阿芬太尼（alfentanil），因为其pK_a（6.5）较低，在生理条件下，更易透过血-脑屏障。将哌啶环中的苯基以噻吩替代，得到舒芬太尼（sufentanil），镇痛作用强，安全性好，治疗指数高，作用发生快，持续时间短，临床用于辅助麻醉的药物。将哌啶环中的苯基以羧酸酯替代得到属于前体药物的瑞芬太尼（remifentanil）。具有起效快，维持时间短，在体内迅速被非特异性酯酶生成无活性的羧酸衍生物，无累积性阿片样效应。临床用于诱导和维持全身麻醉期间止痛、插管和手术切口止痛。

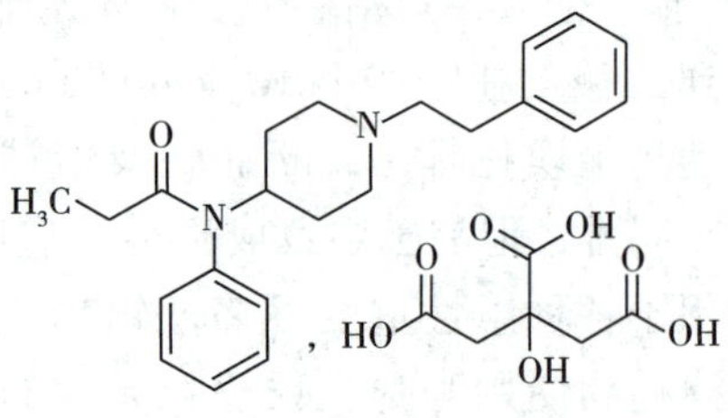

枸橼酸芬太尼

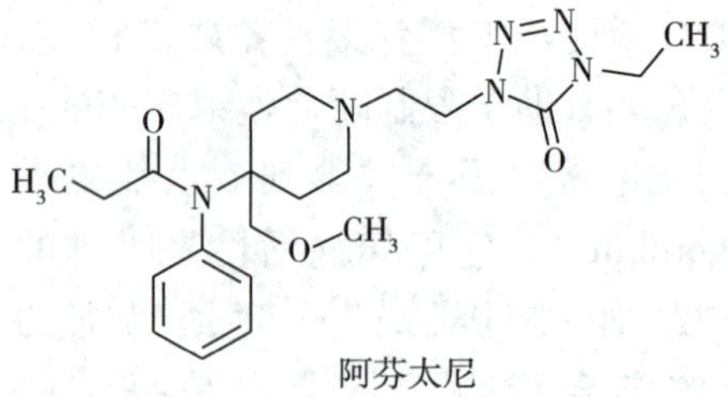

阿芬太尼

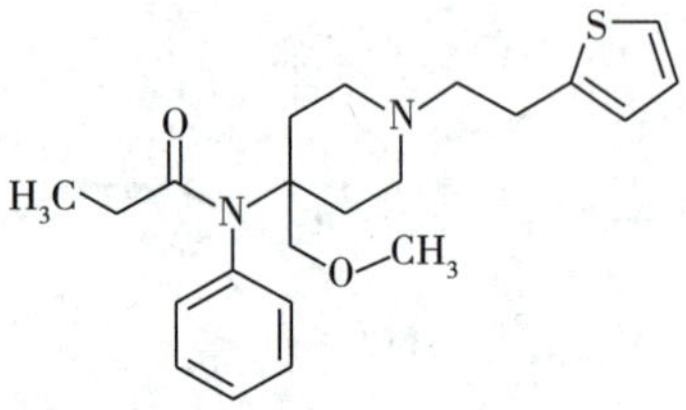

舒芬太尼

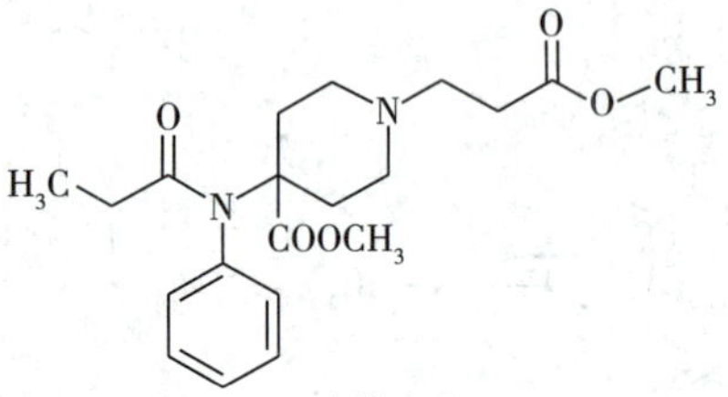

瑞芬太尼

盐酸美沙酮（methadone hydrochloride）。美沙酮的镇痛作用比吗啡、哌替啶稍强，成瘾性等副作用也相应较小，适用于各种原因引起的剧痛。与吗啡比较，具有作用时间较长、不易产生耐受性、药物依赖性低的特点。临床上美沙酮被用于治疗海洛因依赖脱毒和替代维持治疗的药效作用。常作为依赖阿片患者的维持治疗药。但长期应用也能成瘾。本品的安全窗较小，有效剂量与中毒量较接近。美沙酮结构中含有一个手性碳原子，其 *R*-对映异构体的镇痛活性是 *S*-对映异构体的两倍，临床常用美沙酮的外消旋体。

（三）其他合成镇痛药物

盐酸布桂嗪（bucinnazine hydrochloride）又名强痛定，是阿片受体的激动－拮抗剂。本品镇痛作用约为吗啡的1/3，显效速度快，一般注射后10分钟起效。临床上用于各种疼痛，如神经痛、手术后疼痛、腰痛、灼烧后疼痛、排尿痛及肿瘤痛。偶有恶心或头晕、困倦等，停药后即消失，连续使用本品可致耐受和成瘾，故不可滥用。

盐酸曲马多（tramadol hydrochloride）是微弱的 μ 阿片受体激动剂，分子中有两个手性中心，临床用其外消旋体。(-)-曲马多主要抑制5-HT 再摄取，同时为弱 μ 受体激动剂，对 μ 受体的亲和性约相当吗啡的1/3800，而(-)-曲马多是去甲肾上腺素再摄取抑制药和肾上腺素能 α_2 受体激动剂，(±)-曲马多的镇痛作用得益于两者的协同性和互补性作用，ED_{50} 比吗啡大9倍。

曲马多在体内经肝脏 CYP2D6 酶代谢生成 *O*-脱甲基曲马多，对 μ、δ、κ 受体亲和力增加，镇痛作用为曲马多的2～4倍，为吗啡的1/35。曲马多经口服、直肠、静脉注射或肌内注射给药，短时间应用曲马多较少出现呼吸抑制或便秘，几无成瘾性，可代替吗啡用于中度至重度术后或慢性疼痛的镇痛。曲马多的镇痛作用显著。用于中重度、急慢性疼痛的止痛。

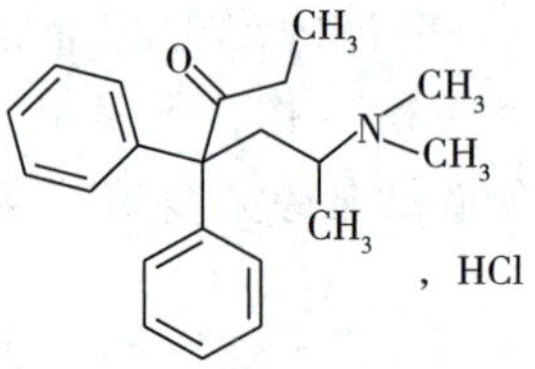

盐酸美沙酮

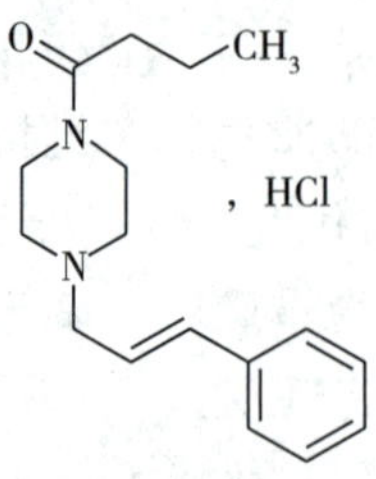

盐酸布桂嗪

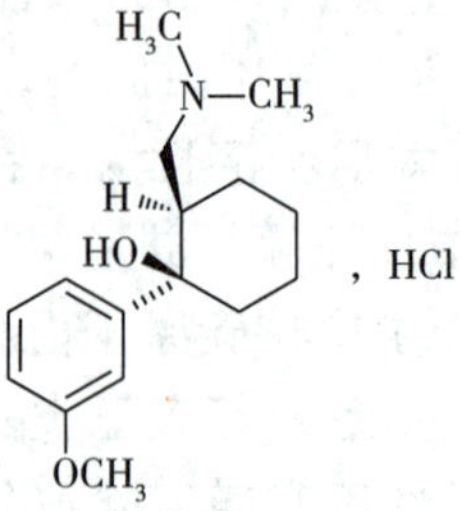

盐酸曲马多

第三节 解热镇痛及非甾体抗炎药物

非甾体抗炎药物（NSAIDs）是一类具有抗炎、解热和镇痛作用的药物。炎症是机体对感染的一种防御机制，主要表现为红肿、疼痛等。已经证明前列腺素（PGs）是一类炎症介质和致热物质，其中前列腺素 E_2 致热作用最强；前列腺素本身致痛作用较弱，但能增强其他致痛物质如缓激肽、5-羟色胺等的致痛作用，使疼痛加重。

非甾体抗炎药物的作用机制是通过抑制合成前列腺素所需的环氧合酶（COX），阻断前列腺素的生物合成，而发挥抗炎、解热、镇痛作用。环氧合酶有两种不同形式：COX－1 和 COX－2。

一、解热镇痛药物

解热镇痛药物是一类能使发热患者的体温降至正常，并能缓解疼痛的药物，其中大部分具有抗炎作用（除苯胺类药物）。解热镇痛药物作用于下丘脑的体温调节中枢，选择性地抑制中枢环氧合酶，使前列腺素的合成和释放减少，发挥解热作用。

解热镇痛药物从化学结构上主要可分为水杨酸类药物、苯胺类药物及吡唑酮类药物。

（一）水杨酸类药物

阿司匹林（aspirin）是水杨酸类药物的代表，是优良的解热镇痛抗炎药物，同时还用于预防和治疗心血管系统疾病等。

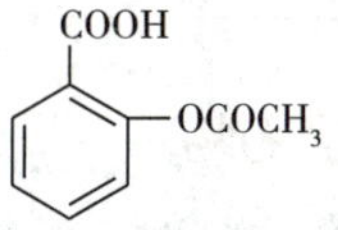

COOH
OCOCH$_3$

阿司匹林

阿司匹林水解生成的水杨酸与三氯化铁试液反应，呈紫堇色。此反应可用于本品的鉴别。

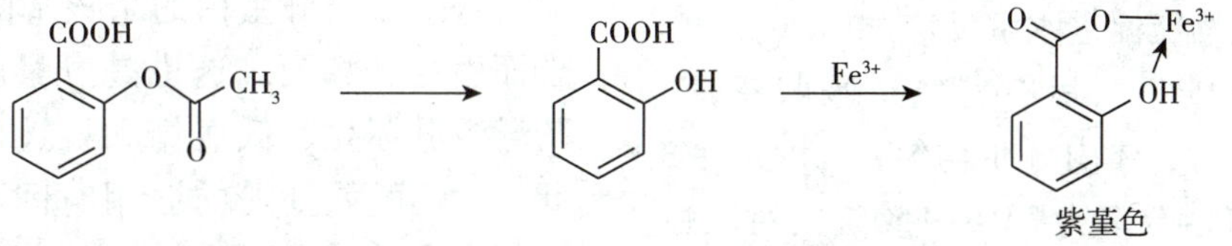

COOH O CH$_3$ O → COOH OH —Fe^{3+}→ O O—Fe^{3+} OH

紫堇色

本品可在生产中带入水杨酸或在贮存中水解产生水杨酸，不仅有一定的毒副作用，还可在空气中逐渐被氧化成一系列淡黄色、红棕色甚至深棕色的醌类有色物质。本品变色后不可使用。

阿司匹林口服吸收迅速，口服生物利用度约为70%，T_{max} 为2小时。本品大部分在肝内脱乙酰化生成水杨酸，并以水杨酸盐的形式迅速分布于全身各组织，也能渗入关节腔和脑脊液中。$t_{1/2}$ 为20分钟，水杨酸的 $t_{1/2}$ 为3～5小时，水杨酸的血浆蛋白结合率为65%～90%，水杨酸盐血浆蛋白结合率为80%～90%。水杨酸的主要代谢途径是在甘氨酸－*N*－酰基转移酶（GLYAT）的作用下与甘氨酸结合，形成水杨酰甘氨酸，以及在UDP－葡萄糖醛酸转移酶（UGTs）的催化下与葡萄糖醛酸结合，最后从肾脏排泄。另有小部分水杨酸（＜1%）被氧化为龙胆酸（图6－9）。

其他常用的水杨酸类药物见表6－13。

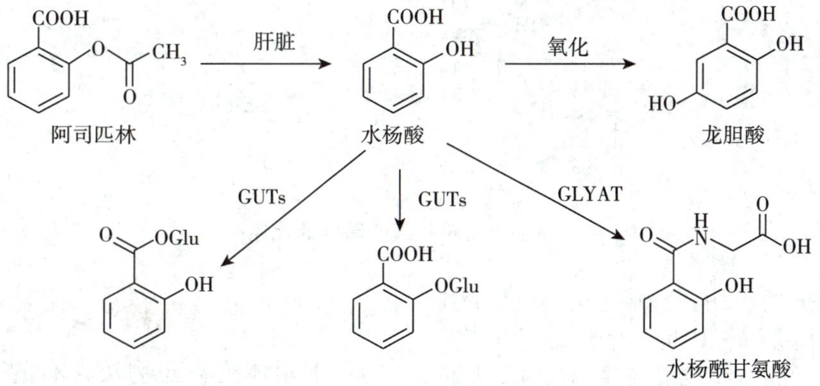

COOH O CH$_3$ O 阿司匹林 —肝脏→ COOH OH 水杨酸 —氧化→ COOH OH HO 龙胆酸

GUTs：O OGlu OH

GUTs：COOH OGlu

GLYAT：O H N O OH OH 水杨酰甘氨酸

图6－9　阿司匹林的代谢

表 6-13　常用的水杨酸类药物

药物名称	化学结构	性质和代谢
贝诺酯（benorylate）	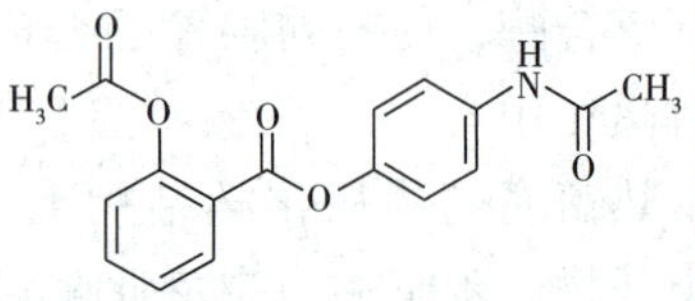	①阿司匹林的分子中的羧基与对乙酰氨基酚的酚羟基成酯后的孪药 ②口服后在胃肠道不被水解，以原型吸收，很快达有效血药浓度；生物利用度为83%；吸收后代谢为水杨酸和对乙酰氨基酚；分解半衰期约为1小时；主要以水杨酸及对乙酰氨基酚的代谢产物的形式自尿中排出 ③适用于急慢性风湿性关节炎、类风湿关节炎、痛风，还可用于发热、头痛、牙痛、神经痛、手术后轻中度疼痛等
二氟尼柳（diflunisal）	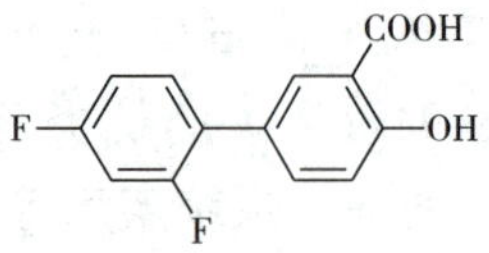	①乙酰水杨酸的5位上引入2,4-二氟苯基衍生物 ②口服吸收好，T_{max}为2~3小时；血浆蛋白率为98%~99%；主要代谢物是羧基和羟基与葡糖醛酸结合物（90%的给药剂量）。$t_{1/2}$为8~12小时 ③主要用于轻、中度疼痛的镇痛，如关节炎、腕、踝关节的扭伤、小手术、肿瘤等疼痛

（二）苯胺类药物

苯胺的代表药物是对乙酰氨基酚（paracetamol）。对乙酰氨基酚在空气中稳定，在25℃和pH 6时，半衰期可达21.8年。其分子中具有酰胺键，故贮藏不当时可发生水解，产生对氨基酚，酸性及碱性均能促进水解反应。

对乙酰氨基酚口服后在胃肠道吸收迅速，T_{max}为0.5~1小时，体内分布均匀，$t_{1/2}$为1~3小时，血浆蛋白结合率为25%~50%。对乙酰氨基酚主要在肝脏代谢（图6-10），其主要代谢物是与葡萄糖醛酸或硫酸结合产物；极少部分可由CYP450氧化酶系转化成毒性代谢产物*N*-羟基衍生物和*N*-乙酰亚胺醌。正常情况下代谢产物*N*-乙酰亚胺醌可与内源性的谷胱甘肽结合而解毒，但在大量或过量服用对乙酰氨基酚后，肝脏内的谷胱甘肽会被耗竭，*N*-乙酰亚胺醌可进一步与肝蛋白的亲核基团（如—SH）结合而引起肝坏死。这也是过量服用对乙酰氨基酚导致肝坏死、低血糖和昏迷的主要原因。因此，对乙酰氨基酚的服用时间不宜过长，剂量也不宜太大。各种含巯基的药物可用作对乙酰氨基酚过量的解毒剂。

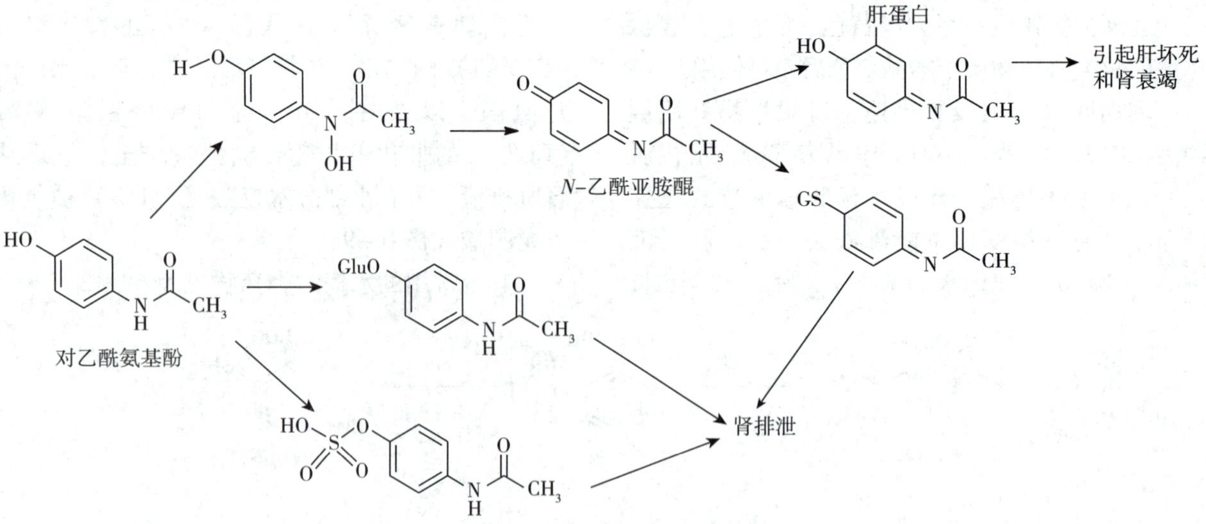

图 6-10　对乙酰氨基酚的代谢

本品不具有抗炎作用。临床上用于感冒引起的发热、头痛及缓解轻中度疼痛，如关节痛、神经痛及痛经等，同时也适用于对阿司匹林不能耐受或过敏的患者。

二、非甾体抗炎药物

非甾体抗炎药物按含有的药效团分为羧酸类和非羧酸类两大类。

（一）羧酸类

含有的羧酸药效团的非甾体抗炎药物主要有：芳基乙酸类药物和芳基丙酸类药物。

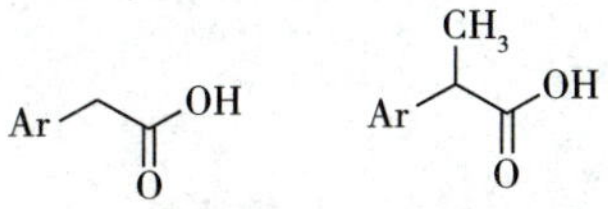

芳基乙酸类　芳基丙酸类

1. 芳基乙酸类药物

芳基乙酸类的代表药物之一是含吲哚乙酸结构的吲哚美辛（indomethacin）。吲哚美辛的抗炎活性强度与其乙酸基的酸性强度呈正相关，分子中5位取代基（如甲氧基）的存在可以有效防止该药在体内的代谢，且5位取代基的性质对活性亦有影响。吲哚美辛2位的甲基取代基会产生立体排斥作用，可使*N*-芳酰基与甲氧基苯环处于同侧的优势构象，加强了与受体的作用。

吲哚美辛口服吸收迅速，T_{max}为2～3小时，由于吲哚美辛为酸性物质（pK_a 4.5），它与血浆蛋白高度结合（97%）。吲哚美辛经代谢失活，大约50%被代谢为5位*O*-去甲基化的代谢物，有10%代谢物与葡萄糖醛酸结合，排出体外。吲哚美辛在室温下空气中稳定，但对光敏感。水溶液在pH 2～8时较稳定。可被强酸或强碱水解，生成对氯苯甲酸和5-甲氧基-2-甲基吲哚-3-乙酸，后者脱羧生成5-甲氧基-2,3-二甲基吲哚，这些都会被氧化成有色物质。

利用电子等排原理，将吲哚环上的-*N*-换成—CH═得到茚类衍生物，发现了舒林酸（sulindac）。舒林酸有几何异构，药用顺式体（*Z*），这可保证亚磺酰苯基与茚的苯环在同侧。舒林酸属前体药物，它在体外无效，在体内经肝代谢，甲基亚砜基被还原为甲硫基化合物而显示生物活性。舒林酸自肾脏排泄较慢，半衰期长，故起效慢，作用持久。具有副作用较轻、耐受性好、长期服用不易引起肾坏死等特点。

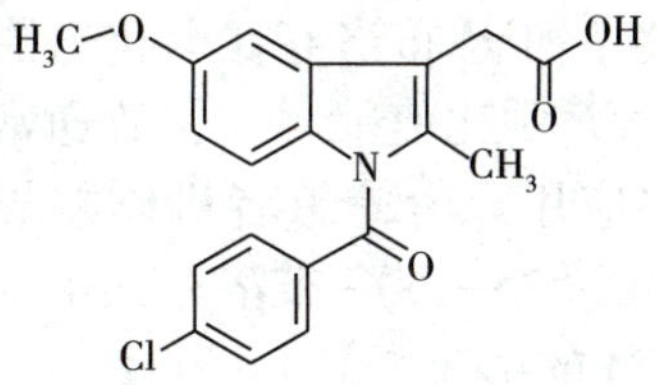

吲哚美辛 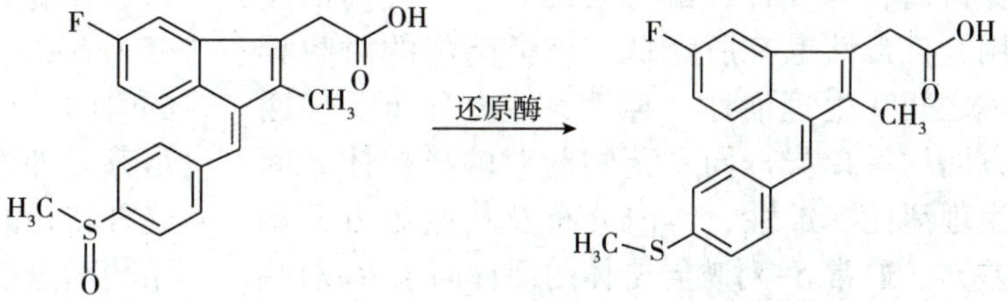　舒林酸　还原酶　舒林酸还原产物

双氯芬酸钠（diclofenac sodium）是芳基乙酸类药物中具有标志性的代表药物，抗炎、镇痛和解热作用很强。不良反应少，且在非甾体药物中剂量最小，双氯芬酸钠分子中两个间位氯原子迫使苯胺中的苯环与苯乙酸中的苯环非共平面，此种结构有利于非甾体抗炎药与环氧酶的活性部分结合。

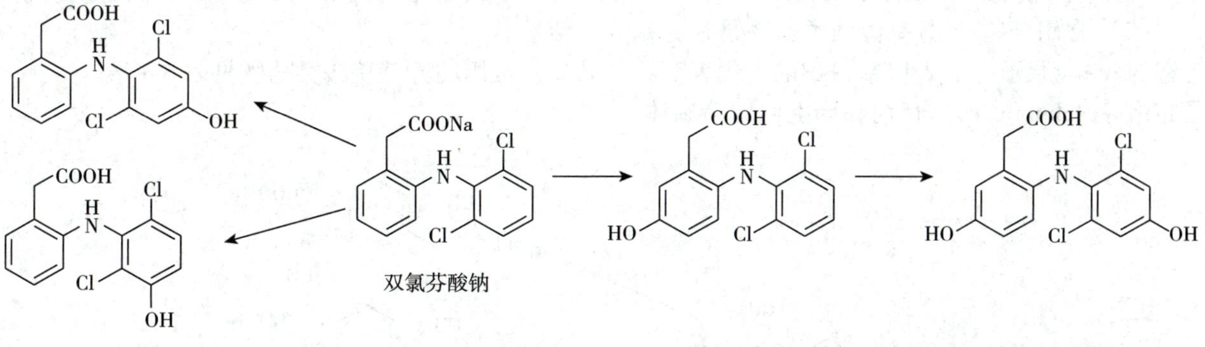

双氯芬酸钠

双氯芬酸钠的作用机制除抑制环氧合酶的活性，阻断前列腺素的生物合成外，还能抑制5-脂氧合酶，使炎症介质白三烯的合成减少。同时，本品也能促进花生四烯酸与甘油三酯结合，使细胞内游离的花生四烯酸浓度降低，抑制花生四烯酸的释放。

双氯芬酸钠口服吸收迅速且完全，2～3小时血浆药物浓度达峰值，血浆蛋白结合率为

99.5%，$t_{1/2}$约为2小时。大约50%药物在肝脏内发生首过消除，口服生物利用度只有50%~60%。主要代谢产物为苯环羟基化衍生物，均有抗炎、镇痛活性，但活性均低于本品，经肾脏和胆汁排泄。

临床上用于治疗风湿性关节炎、骨性关节炎、强直性脊柱炎等。

2. 芳基丙酸类药物

（1）芳基丙酸类药物的构效关系（图6-11）

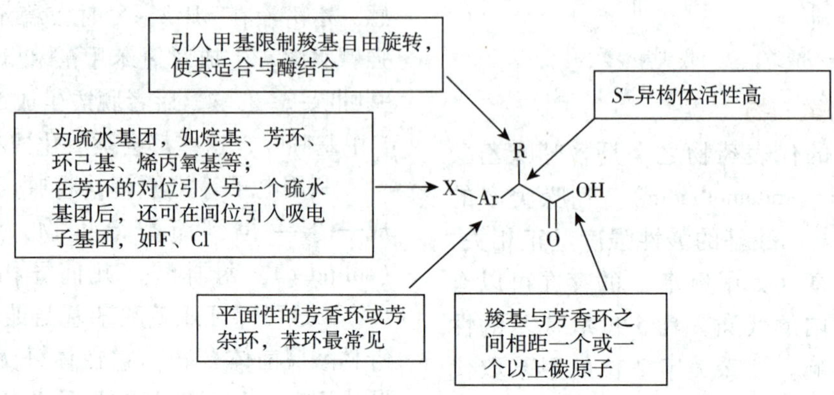

图6-11　芳基丙酸类药物的构效关系

芳基丙酸类药物的羧基α位碳原子为手性原子，甲基的引入限制了羧基的自由旋转，使其保持适合与受体或酶结合的构象，提高消炎作用，且毒性也有所降低。该类药物的对映异构体之间在生理活性、毒性、体内分布及代谢等方面均有差异。同一药物的对映异构体之间在生理活性、毒性、体内分布及代谢等方面均有差异。通常S-对映异构体的活性高于R-对映异构体，如萘普生S-对映异构体的活性比R-对映异构体强35倍，布洛芬S-对映异构体的活性比R-对映异构体强28倍，通常以光学S-对映异构体上市。但布洛芬的R-(-)-对映异构体在体内可转化为S-(+)-对映异构体，故使用时不必拆分，目前临床上使用消旋体。

（2）常用药物　芳基丙酸类药物是在芳基乙酸的α-碳原子上引入甲基得到的，代表药物是布洛芬（ibuprofen），目前临床上使用消旋体，但S-对映异构体的活性优于R-对映异构体。在体内无效的R-(-)-布洛芬在酶的催化下，通过形成辅酶A硫酯中间体，发生构型逆转，可转变为S-(+)-布洛芬，而且布洛芬在消化道滞留的时间越长，其S∶R的比值就越大，故通常布洛芬以外消旋形式应用。考虑患者机体差异对这种转化的影响，已有S-(+)-布洛芬上市，其用药剂量仅为消旋体的1/2。

布洛芬口服吸收快，T_{max}约为2小时。与血浆蛋白的结合率较高。体内消除快速，在服药24小时后，药物基本上以原型和氧化产物形式被完全排出。代谢物包括对异丁基侧链的氧化（羟基化产物），进而羟基化产物进一步被氧化成羧酸代谢物（图6-12）。所有的代谢物均无活性。

常用的芳基烷酸类药物见表6-14。

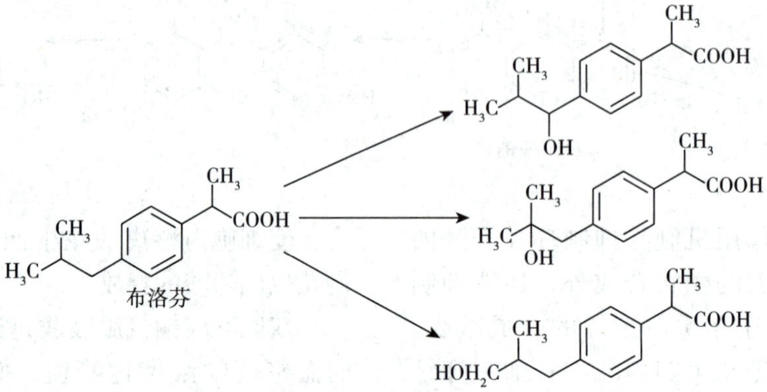

图6-12　布洛芬的代谢

表 6－14 常用的芳基烷酸类药物

药物名称	化学结构	性质和代谢
萘普生 (naproxen)	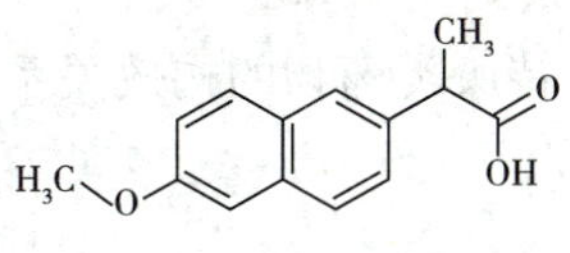	① *S*－对映异构体的活性是 *R*－对映异构体的 35 倍，以 *S*－对映异构体上市 ②萘普生口服吸收迅速而完全，T_{max} 为 2～4 小时。与血浆蛋白有高度的结合能力。大约有 70% 的药物以原型排出，余下的以葡萄糖醛酸结合物的形式或以无活性的 6－去甲基萘普生从尿中排出
萘丁美酮 (nabumetone，萘普酮)	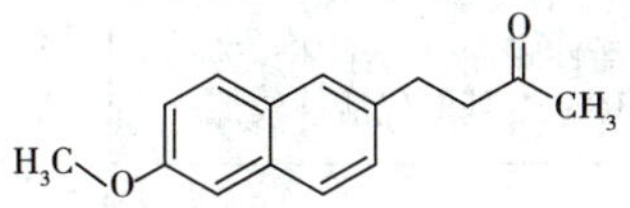	①为非酸性的前体药物，其本身无环氧合酶抑制活性。小肠吸收后，经肝脏首过消除为活性代谢物，即原药 6－甲氧基－2－萘乙酸起作用 ②萘丁美酮在体内对环氧合酶－2 有选择性的抑制作用，不影响血小板聚集，且肾功能不受损害。用于治疗类风湿关节炎，服后对胃肠道的不良反应较低
依托度酸 (etodolac)	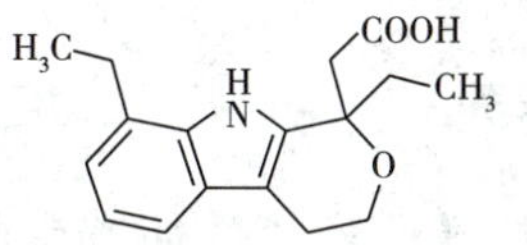	①吡喃羧酸类非甾体类抗炎药；抑制环氧合酶－2(COX－2)，对环氧合酶－1(COX－1)影响小，抗风湿作用为阿司匹林的 10 倍，止痛作用为阿司匹林的 2～3 倍 ②生物利用度至少为 80%；蛋白结合率 >99%；主要代谢产物是依托度酸与葡萄糖醛酸结合物（13%），羟基化代谢物（6－OH、7－OH 和 8－OH，5%），羟基化代谢物与葡萄糖醛酸（20%）结合物和未知的代谢产物（33%）；$t_{1/2}$ 为（7.3±4.0）小时；清除率与年龄和身体状态相关 ③用于治疗类风湿关节炎、骨性关节炎及轻、中度疼痛
氟比洛芬 (fluprofen)	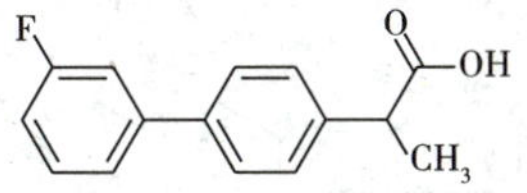	①丙酸类非甾体类抗炎药，为 4 位 3′－氟代苯基布洛芬，抗炎作用和镇痛作用分别为阿司匹林的 250 倍和 50 倍 ②口服吸收好；T_{max} 为 1～2 小时；$t_{1/2}$ 为 3～4 小时；血浆蛋白结合率约 99%；代谢物主要是羟化物和结合物形式 ③适用于类风湿关节炎、骨性关节炎、强直性脊柱炎等
酮洛芬 (ketoprofen)	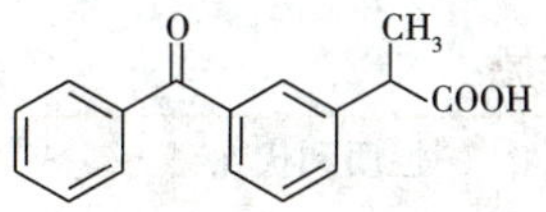	①为 3 位苯甲酰基布洛芬，消炎作用较布洛芬强，且副作用小 ②口服易吸收，与食物同服时吸收减慢；血浆蛋白结合率为 99%；T_{max} 为 1.2～2.1 小时；$t_{1/2}$ 为 1.8～2 小时；服药 5 小时后关节液浓度与血药浓度相等，之后的 12 小时内关节液浓度高于血浆浓度 ③用于类风湿关节炎、风湿性关节炎、骨性关节炎、关节强硬性脊椎炎及痛风等
洛索洛芬 (loxoprofen)	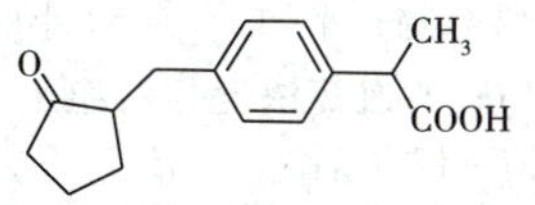	①为 4 位环戊酮甲基布洛芬，比吲哚美辛强 10 倍；是一种前药，可通过肝脏中的羰基还原酶迅速转化为其活性的反式醇代谢物；代谢中产生的顺式醇代谢物没有药理活性 ②在胃肠道迅速完全吸收；生物利用度为 95%；血浆蛋白结合率为 99%；50% 的药物经肾脏排泄，20%～30% 的药物从粪便中排泄；$t_{1/2}$ 约为 15 小时 ③适用于治疗类风湿关节炎、骨性关节炎、腰痛、肩周炎、颈肩腕综合征
非诺洛芬 (fenoprofen)	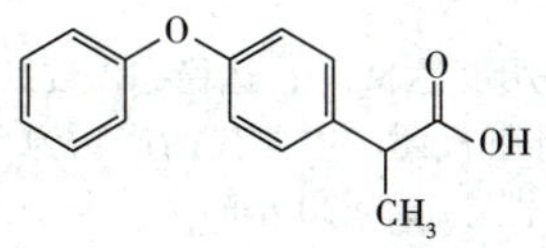	①为 3 位苯氧基布洛芬，抗炎作用约是阿司匹林的 50 倍，保泰松的 10 倍 ②迅速吸收，口服 600mg 剂量后，T_{max} 为 2 小时，血浆峰值水平达到 50μg/ml；血浆蛋白结合率为 99%；单次口服剂量在 24 小时内消除了约 90%，其中非诺洛芬及其主要代谢产物 4′－羟基苯洛芬均通过与葡萄糖苷酸形成结合物，排出体外；$t_{1/2}$ 为 3 小时 ③适用于治疗骨性关节炎、关节强直性脊柱炎、关节炎、痛风等

（二）非羧酸类

非羧酸类非甾体抗炎药物主要是一些含有潜在酸性药效团的药物和作用于环氧合酶-2 的药物。

1. 昔康类药物 含有 1,2-苯并噻嗪结构的抗炎药称为昔康类（oxicams），其分子含有烯醇结构药效团。

（1）昔康类药物的构效关系（图 6-13）

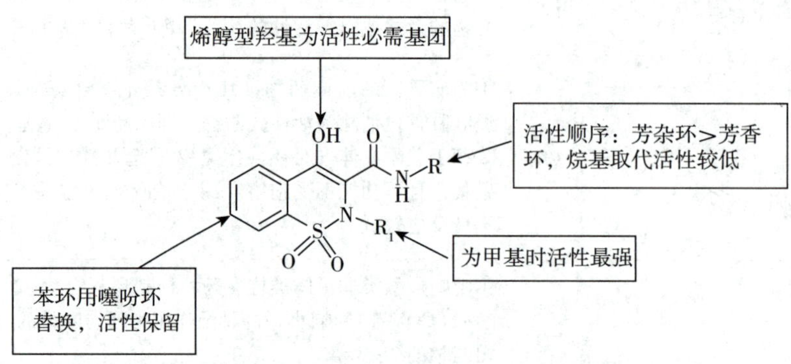

图 6-13 昔康类药物的构效关系

该类化合物具有酸性，pK_a 大多为 4～6，*N*-杂环氨甲酰的酸性通常强于 *N*-芳环氨甲酰化合物。这种增强的酸性是由于吡啶氮原子可进一步稳定烯醇阴离子，使产生的 B 异构体更为稳定。

（2）常用药物（表 6-15）

A异构体　　B异构体

表 6-15 常用的昔康类抗炎药物

药物名称	化学结构	性质和代谢
吡罗昔康（piroxicam）		①骨架为 1,2-苯并噻嗪结构，含有烯醇型羟基药效团，是第一个上市的昔康类药物 ②口服吸收好；食物可降低吸收速度，但不影响吸收总量；血浆蛋白结合率高达 90%；经肝脏代谢，主要代谢物是吡罗昔康和 5′-羟基吡罗昔康与葡萄糖醛酸结合物；平均 $t_{1/2}$ 为 50 小时（30～86 小时）；一次给药即可维持 24 小时的血药浓度相对稳定，多次给药易致蓄积；血药稳定浓度需在 7～12 天后 ③用于治疗风湿性关节炎及类风湿关节炎，有明显的镇痛、抗炎及一定的消肿作用
美洛昔康（meloxicam）		①吡罗昔康分子中的芳杂环 *N*-（2-吡啶基）被 5-甲基-*N*-（2-噻唑基）替代产物，选择性抑制环氧合酶-2（COX-2），对环氧合酶-1 的抑制作用弱 ②口服吸收好；生物利用度达 89%；达稳态需要 5～6 小时；血浆蛋白结合率为 99%；在肝脏代谢，主要代谢产物为 5′-羧基美洛昔康，代谢产物没有药效学活性；$t_{1/2}$ 为 20 小时 ③适用于类风湿关节炎和骨性关节炎等的疼痛、肿胀及软组织炎症、创伤性疼痛、手术后疼痛的对症治疗

续表

药物名称	化学结构	性质和代谢
依索昔康 (isoxicam)	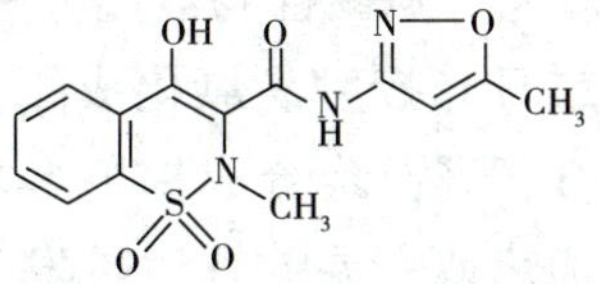	①将美洛昔康的噻唑环用异噁唑替代产物 ②口服 T_{max} 为 4 ~ 8 小时；$t_{1/2}$ 为 21 ~ 70 小时；血浆蛋白结合率为 95% ~98% ③用于类风湿关节炎、关节强直性脊柱炎、痛风发作、术后或外伤疼痛等
替诺昔康 (tenoxicam)	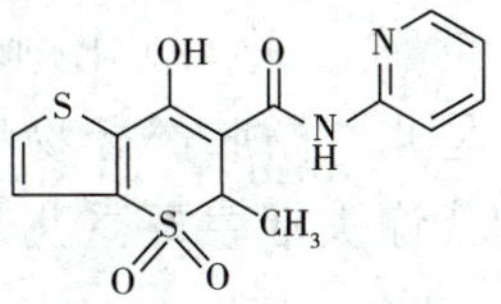	①将吡罗昔康中的苯环以噻吩替代得到替诺昔康 ②口服吸收迅速而完全；T_{max} 为 1.5 小时，绝对生物利用度为 100%；血浆蛋白结合率为 99%；在肝脏中代谢产物无药理活性，主要为 5′ - 羟基 - 替诺昔康；$t_{1/2}$ 为 72 小时 ③用于慢性和变形性关节炎、腰痛、颈肩腕综合征、术后及外伤后的炎症、急性痛风等
氯诺昔康 (lornoxicam)	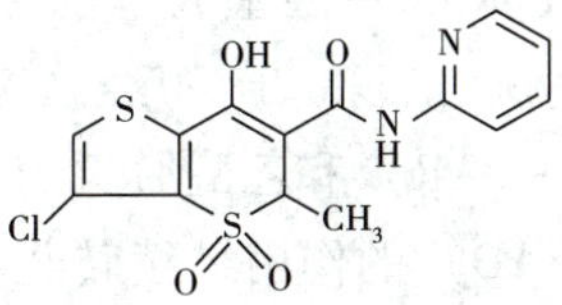	①替诺昔康的 7 - 氯代物 ②口服完全吸收；与食物同时服用，延迟氯诺昔康的吸收，T_{max} 从 1.5 小时增加到 2.3 小时，AUC 减少约 15%；血浆蛋白结合率为 99.7%；口服表观分布容积为 0.1 ~ 0.2L/kg；主要在肝脏被代谢成无活性的 5-羟基氯诺昔康；本品体内半衰期非常短，多次重复给药不会在体内蓄积 ③本品用于各种急性、轻度至中度疼痛和风湿性疾病引起的关节疼痛和炎症

2. 昔布类药物　是一类选择性的 COX-2 抑制药。

人体内的环氧合酶有两种类型——COX-1 和 COX-2，这两种酶的生理性质有很大区别，COX-1 是一种结构酶，其空间比较狭小。存在于肠、胃道、肾等大多数组织中，通过促进前列腺素（PG）及血栓烷 A_2 的合成，保护胃肠道黏膜、调节肾脏血流和促进血小板聚集等内环境稳定；因此，对 COX-1 的抑制会导致对胃肠道的副作用。而 COX-2 是诱导酶，其空间比较宽阔，在大多数正常组织中通常检测不到，炎症部位 COX-2 由炎症介质诱导产生，促进 PG 的合成，介导疼痛、发热和炎症等反应。因此，选择性 COX-2 抑制药能避免药物对胃肠道的副作用。

传统的非甾体抗炎药作用于 COX-1 和 COX-2。在产生抗炎作用的同时，由于抑制 COX-1 而产生胃肠道黏膜伤害作用；COX-2 抑制药抗炎作用强，胃肠道副作用小，但由于打破正常情况下的 TXA_2 和 PGI_2 处于平衡状态，而产生心血管事件。临床上需加以重视。

依据 COX-2 和 COX-1 空间差异，设计出二芳基杂环类 COX-2 选择性抑制药塞来昔布（celecoxib）和罗非昔布（rofecoxib）。

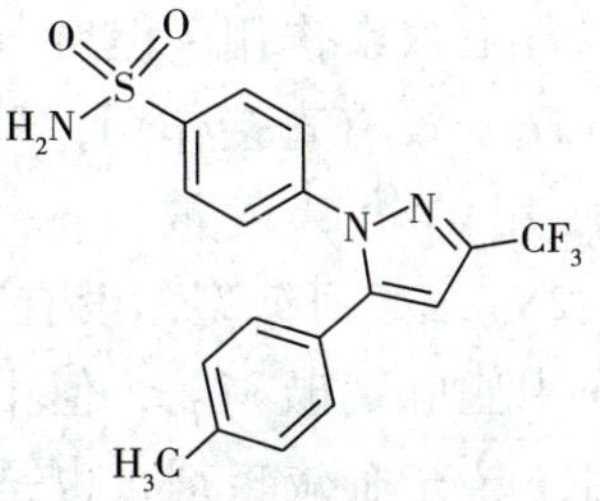

塞来昔布 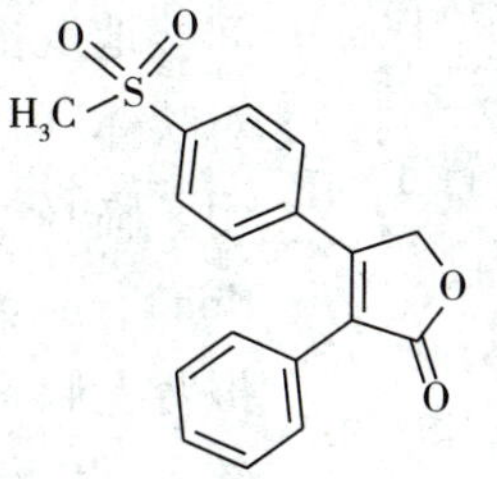　罗非昔布 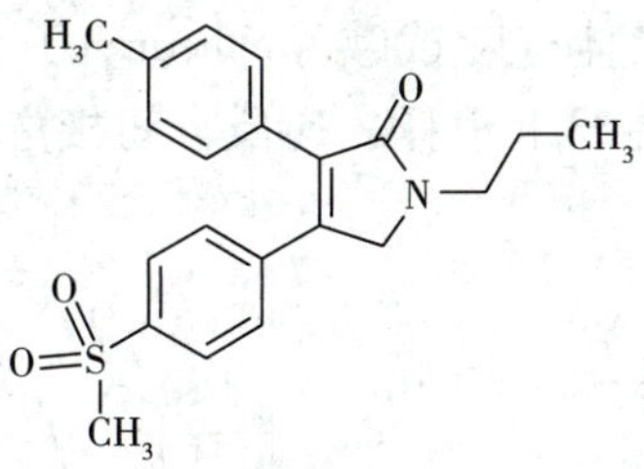　艾瑞昔布

塞来昔布和罗非昔布都有三环结构，含有的氨磺酰基和甲磺酰基取代苯的分子体积较大，不易进入 COX-1 的开口，但可进入空穴相对大的 COX-2，并与相应的结合位点结合，使酶抑制，而呈现选择性。但在该类药物上市后的短短 5 年中，药物监测发现，该类药物有增大心血管事件的风险。罗非昔布已被主动召回。这源于 COX-2 也存在于人体脑部和肾脏等处，具

有影响电解质代谢和血压的生理作用，而COX-1抑制药具有心血管保护作用。选择性的COX-2抑制药在阻断前列环素（PGI_2）产生的同时，并不能抑制血栓素（TAX_2）的生成，会打破体内促凝血和抗凝血系统的平衡，从而在理论上会增加心血管事件的发生率。

我国药物化学家提出了“适度抑制”的理念作为研制COX抑制药的原则，即对COX-2有选择性抑制作用，但选择性不宜过强，对COX-2和COX-1的抑制活性调节在一定的范围内，在消除炎症的同时，应维持PGI_2和TXA_2之间功能的平衡。基于已有COX-2抑制药的结构构建了药效团，以不饱和吡咯烷酮作为支架，连接有甲磺酰基取代苯和甲基苯形成的药物结构，设计合成了艾瑞昔布（imrecoxib），成为治疗关节疼痛、骨性关节炎的一线治疗药物。

第四节 呼吸系统疾病药物

一、平喘药物

（一）拟肾上腺素类药物

肾上腺素受体激动剂（adrenergic agents）或称拟肾上腺素药物（adrenergic agonists），是一类化学结构与肾上腺素相似的胺类药物，能产生与肾上腺素能神经兴奋相似的效应，根据作用受体与机制的不同，分为α、β肾上腺受体混合激动剂、α肾上腺受体激动剂和β肾上腺受体激动剂。

1. α、β肾上腺受体混合激动剂 α、β肾上腺受体激动剂对肾上腺能受体无选择性激动作用，可间接或直接作用于α受体和β受体产生激动效应，如肾上腺素（adrenaline）可直接激动α、β受体；麻黄碱（ephedrine）可促进肾上腺素能神经末梢释放递质，间接产生拟肾上腺素作用。

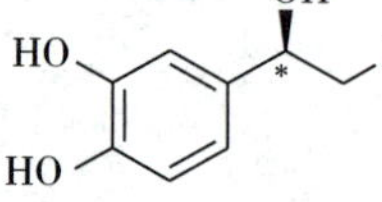

肾上腺素 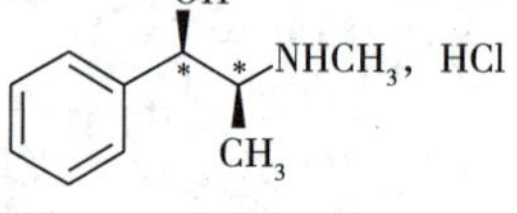　　麻黄碱

肾上腺素（adrenaline）是体内神经递质，在分子中含有邻二酚羟基。在中性或碱性水溶液中不稳定，遇碱性肠液能分解，故口服无效。与空气或日光接触易氧化成醌，脱氢后生成肾上腺素红，进而聚合成棕色多聚体。肾上腺素水溶液加热或室温放置后可发生消旋化而降低效用。尤其在酸性（$pH < 4$）情况下，消旋速度更快。对酸、碱、氧化剂和温度的敏感性、不稳定性是儿茶酚胺类药物的化学通性。该药物体内的代谢失活主要受儿茶酚-*O*-甲基转移酶（catechol-*O*-methyhransferase，COMT）和单胺氧化酶（monoamine oxidase，MAO）的催化，分别发生苯环3-羟基的甲基化反应和侧链末端氨基的氧化脱除。产物经醛糖还原酶（aldose reductase，AR）和乙醛脱氢酶（alcohol dehydrogenase，AD）的作用继续转化，最终生成3-甲氧基-4-羟基苯乙醇酸和3-甲氧基-4-羟基苯乙二醇。

肾上腺素是内源性活性物质，能兴奋心脏，收缩血管，松弛支气管平滑肌。临床上用于过敏性休克、心搏骤停的急救，控制支气管哮喘的急性发作。

盐酸麻黄碱（ephedrine hydrochloride）来自于天然植物，分子中含有2个手性碳原子，共有4个光学异构体，一对为赤藓糖型对映异构体，称为麻黄碱；另一对为苏阿糖型，称为伪麻黄碱。药用麻黄碱为(1*R*，2*S*)，赤藓糖型，分子中与羟基相连的碳原子与去甲肾上腺素*R*-构型一致。本品能兴奋α、β两种受体，同时还能促进肾上腺素能神经末梢释放递质，直接和间接地发挥拟肾上腺素作用。但麻黄碱的右旋对映体（1*S*，2*R*）没有直接作用，只有间接作用。临床上使用的伪麻黄碱（pseudo ephedrine），（1*S*，2*S*），苏阿糖型，没有直接作用，拟肾上腺素作用比麻黄碱稍弱，但中枢副作用较小，广泛用作鼻充血减轻剂，也是很多复方感冒药的主要成分。

(1*S*,2*R*) (−)-麻黄碱　(1*R*,2*S*) (+)-麻黄碱　(1*S*,2*S*) (+)-伪麻黄碱　(1*R*,2*R*) (−)-伪麻黄碱

麻黄碱口服后易被肠道吸收，大部分以原型从尿中排泄。由于代谢和排泄较慢，故作用持久。临床上用于支气管哮喘，也用于过敏性反应及鼻黏膜充血肿胀引起的鼻塞等的治疗，也可以用于心动过缓。

麻黄碱为二类精神药品，同时又是多种毒品，如 *N*－甲基苯丙胺（俗称冰毒）、3,4－亚甲基双氧基甲基安非他明（3,4－Methylenedioxy-methamphetamine，MDMA）及其类似物（统称摇头丸）的合成中间体，因此对生产和处方剂量均有特殊管理要求，被列为“易制毒品”。

2. β 肾上腺受体激动剂

（1）非选择性 β 肾上腺受体激动剂　异丙肾上腺素（isoprenaline）为该类药物的代表，为人工合成品，其外消旋体盐酸盐临床用于治疗支气管哮喘发作。该药能兴奋 $β_1$ 和 $β_2$ 受体，有松弛支气管平滑肌的作用，同时可兴奋心脏而加快心率，产生心悸、心动过速等较强的心脏副作用。由于与肾上腺素的区别仅限于 N 原子上的取代基为异丙基，对受体作用强，但同样口服经肠肝循环而失效。

异丙肾上腺素

（2）选择性 $β_2$ 受体激动剂　$β_2$ 受体激动剂作用的靶点是 $β_2$ 肾上腺素受体。

1）$β_2$ 受体激动剂的基本结构和构效关系（图 6－14）

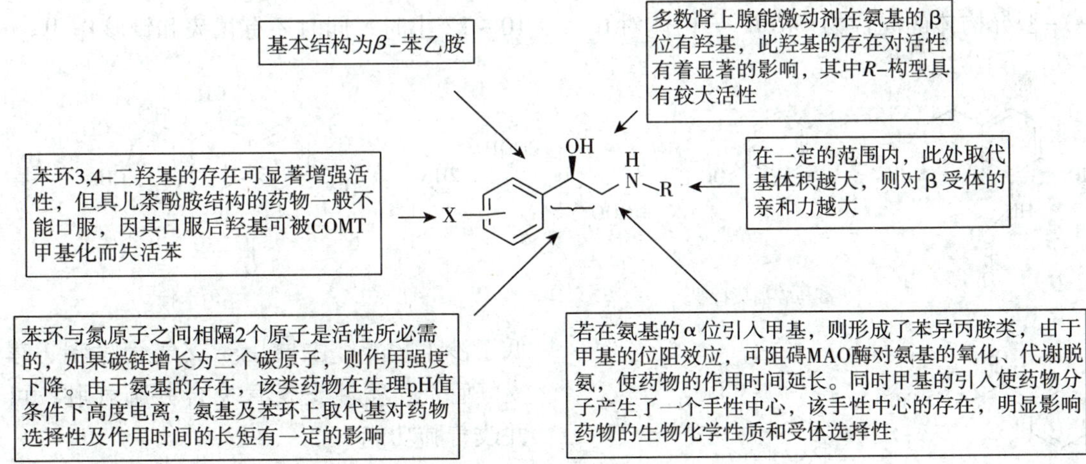

图 6－14　$β_2$ 受体激动剂的基本结构和构效关系

2）常用药物

沙丁胺醇　　沙美特罗

将异丙肾上腺素苯核 3 位的酚羟基用羟甲基取代，N 原子上的异丙基用叔丁基取代，得

到沙丁胺醇（salbutamol），其化学稳定增加，β_2受体的选择性增强。市售的沙丁胺醇是外消旋体，常用其硫酸盐。其*R*-左旋体对β_2受体的亲和力较大，分别为消旋体和右旋体的2倍和100的倍。而*S*-右旋体代谢较慢，对气管副作用较高。在沙丁胺醇的侧链氮原子上的叔丁基用一长链的亲脂性取代基取代得到沙美特罗（salmeterol），是一长效β_2受体激动剂，作用时间长达12小时。

将异丙肾上腺素的分子中的邻二羟基改为间二羟基得到硫酸特布他林（terbutaline sulphate），对气管β_2受体选择性较高，对心脏β_1受体的作用仅为异丙肾上腺素的1/100。且不易被COMT、MAO或硫酸酯酶代谢，化学稳定提高，可口服，作用持久。将特布他林苯环上两个酚羟基酯化制成的双二甲氨基甲酸酯前药为盐酸班布特罗（bambuterol hydrochloride），吸收后在体内经肝脏代谢成为有活性的特布他林而发挥作用。

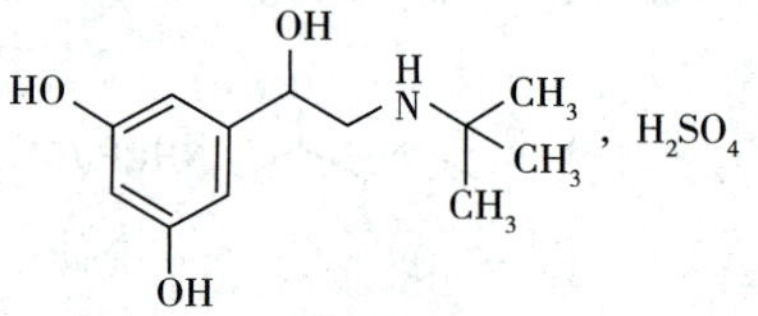

硫酸特布他林

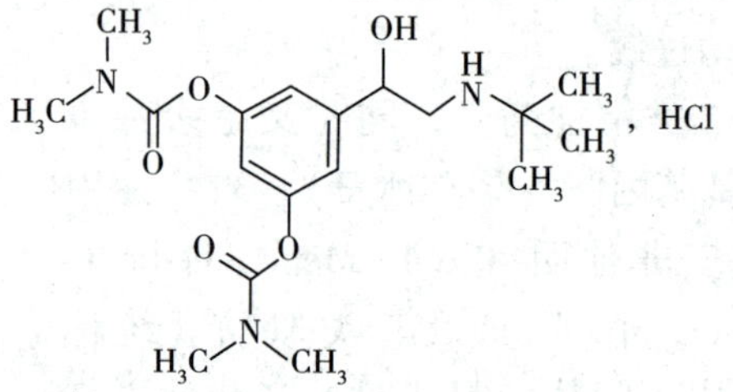

盐酸班布特罗

富马酸福莫特罗（formoterol fumarate）含有3′-甲酰氨-4′-羟基苯环及烷氧苯乙基的脂溶性结构。虽然其脂溶性比沙美特罗略小，但作用持续时间相同（12小时），亦属于长效的β_2受体激动剂。福莫特罗是*R*,*R*-(-)-型和*S*,*S*-(+)-型异构体的混合物，*R*,*R*-异构体对β_2受体的亲和力是*S*,*S*-异构体的1000倍。

盐酸丙卡特罗（procaterol hydrochloride）对支气管的β_2受体具有高度选择性，扩张支气管作用为沙丁胺醇的3～10倍，用药量小而作用持久。口服10～30分钟即起平喘作用，可维持10～12小时；同时还有祛痰和镇咳作用。

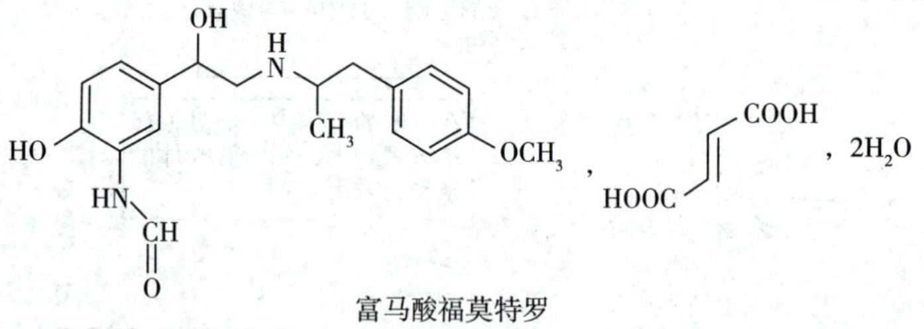

富马酸福莫特罗

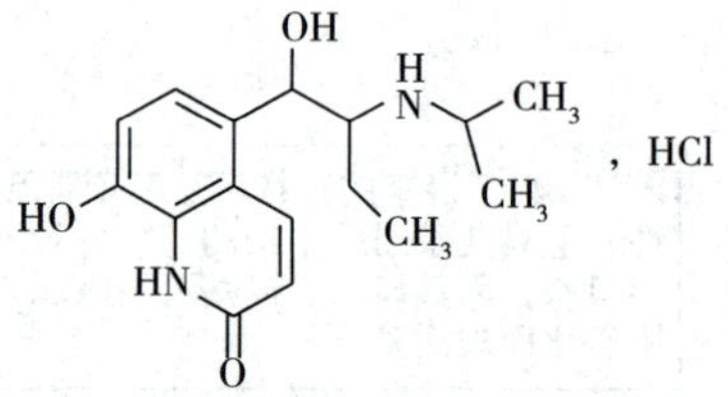

丙卡特罗

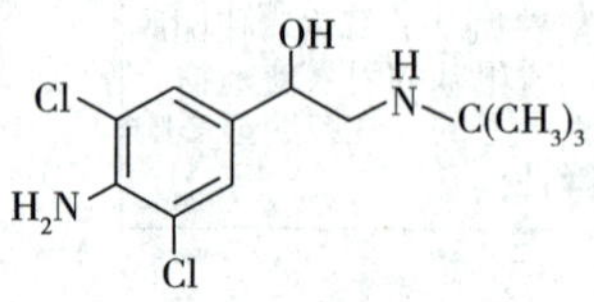

克仑特罗

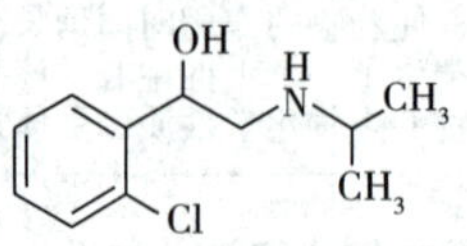

氯丙那林

克仑特罗（clenbuterol）为强效的选择性β_2受体激动剂，其松弛支气管平滑肌作用强而持久，主要用于治疗支气管哮喘及哮喘型慢性支气管炎合并肺气肿等疾病，分子结构稳定，不易代谢，且脂溶性大，易于沉积在机体中。对β_3受体作用强，俗称瘦肉精。氯丙那林（clorprenaline）常用其盐酸盐，对β_2受体的选择性低于沙丁胺醇，主要用于支气管哮喘、哮喘型支气管炎、慢性支气管炎合并肺气肿，可止喘并改善肺功能

（二）影响白三烯系统药物

白三烯（leukotrienes，LTs）是一类含三个共轭双键的二十碳直链羟基酸的总称，化学结构有LTA、LTB、LTC、LTD、LTE、LTF等大类，这些缩写的右下角以数字标示出分子中双键的数目。LTC_4、LTD_4、LTE_4和LTF_4的结构中都含有半胱氨酸残基，称半胱氨酰白三烯（cysLT），有着比组胺更强的收缩支气管和增加微血管通透性的活性，是重要的过敏介质，也

称过敏的慢反应物质（slow - reacting substance of anaphylaxis，SRS-A）。花生四烯酸为LTs生物合成的前体物质。抗原-抗体反应会激发肥大细胞或嗜碱性细胞内磷脂酶 A_2 的活化，裂解为膜磷脂，释放出花生四烯酸，5-脂氧合酶激活蛋白（5-lipoxygenase-activation protein，FLAP）促进花生四烯酸的转移，在关键酶5-脂氧合酶（5-Lipoxygenase，5-LO）催化下花生四烯酸被氧化，进而经一系列酶促反应，形成LTs。

影响白三烯系统药物有白三烯受体的拮抗剂、5-脂氧合酶抑制剂等。

白三烯受体的拮抗剂药物主要有孟鲁司特（montelukast）、扎鲁司特（zafirlukast）、曲尼司特（tranilast）、普鲁司特（pranlukast）、齐留通、色甘酸钠。

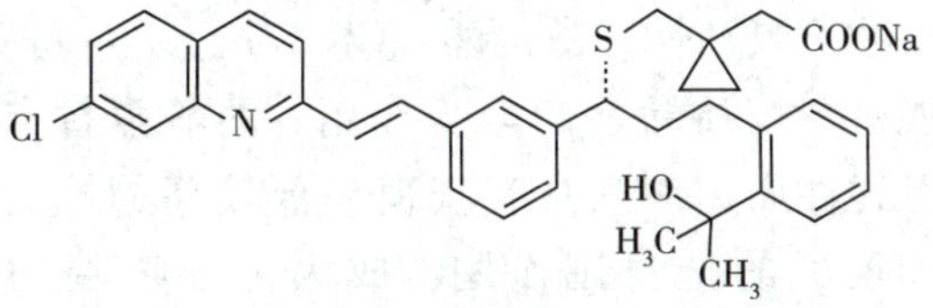

孟鲁司特

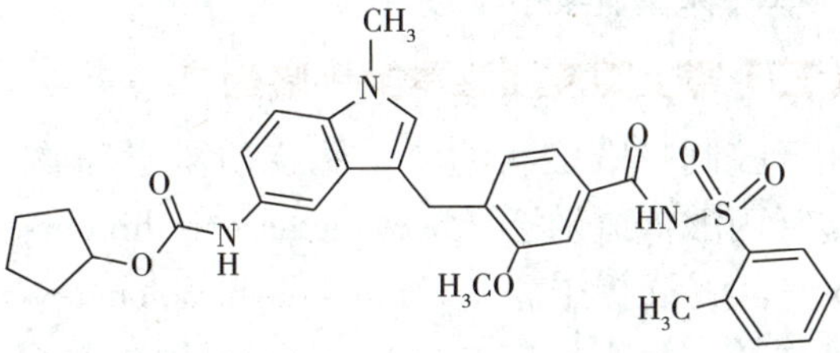

扎鲁司特

孟鲁司特（montelukast）是选择性白三烯受体拮抗剂，与气道白三烯受体选择性结合，阻断过敏介质介导的气道收缩、气管嗜酸性粒细胞的浸润和支气管痉挛，可改善呼吸道炎症，使气管通畅。口服吸收迅速而完全，血药浓度达峰时间为3小时，口服药物的平均生物利用度为64%。本品几乎完全被代谢，并全部从胆汁排泄。代谢与CYP3A4和CYP2C9有关，但在治疗剂量下不抑制CYP3A4、CYP2C9、CYP1A2、CYP2A6、CYP2C19或CYP2D6。

孟鲁司特钠稳定性差，对光、湿、热均不稳定，一旦溶于水并见光会快速分解。一旦见光后，就容易转化为其顺式异构体，而其顺式异构体对治疗是无效的。因此，孟鲁司特钠颗粒不能溶于水等遮光性差的液体中服用，但是服药后可以喝水。

扎鲁司特（zafirlukast）以天然白三烯为模型化合物，经结构衍化而得。它是有效的 LTD_4 拮抗剂，亲和力约为天然配基的2倍，可作为轻中度哮喘的有效治疗药物。扎鲁司特的血浆浓度在口服后约3小时达到峰值。消除半衰期约为10小时，与食物同服，大部分患者（75%）的生物利用度降低，下降幅度可达40%。扎鲁司特体内代谢完全，主要有CYP3A4和CYP2C9酶代谢，代谢物活性至少较原药差90倍。

曲尼司特（tranilast）是一种过敏介质阻滞剂，曲尼司特给药后2~3小时，血药浓度达到峰值，半衰期为8.6小时左右，24小时明显降低，48小时后在检出限度之下。主要从尿中排出，体内代谢产物主要是曲尼司特的4位脱甲基与硫酸及葡萄糖醛酸的结合物。

普鲁司特（pranlukast）为白三烯（LTs）受体拮抗药，为新型抗哮喘药，可选择性结合白三烯 LTC_4、白三烯 LTD_4、白三烯 LTE_4 受体，其中对LTD和 LTE_4 受体的亲和力比 LTC_4 更高。对乙酰胆碱、组胺及5-羟色胺受体无拮抗作用。本品主要通过拮抗炎症介质白三烯与其受体结合而抑制支气管收缩、血管高渗透性和肺功能。本品能改善轻、中度患者的肺功能，显著降低日间及夜间哮喘症状评分，减少夜间憋醒次数。

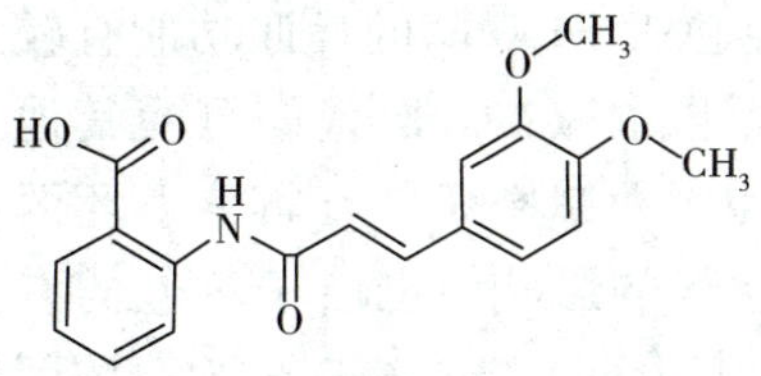

曲尼司特

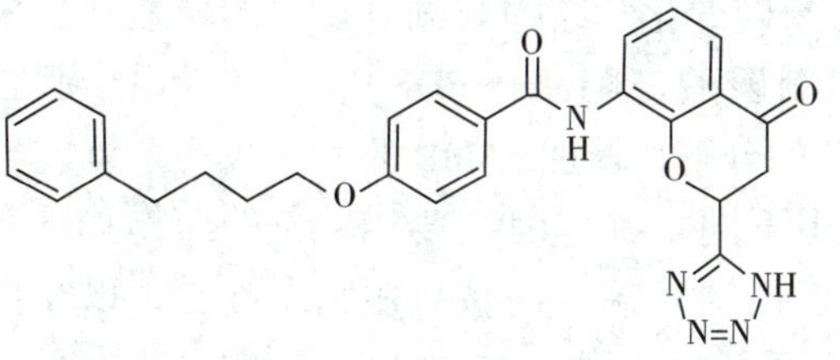

普鲁司特

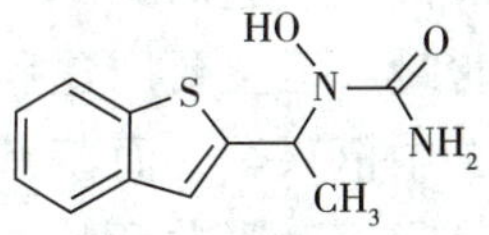

齐留通

齐留通（zileuton）是 N-羟基脲类 5-脂氧合酶抑制剂，其两个对映体活性相同，N-羟基脲是活性基团，而苯并噻吩部分则是提供亲脂性，齐留通口服吸收迅速，在血浆中蛋白结合率为93%，其代谢主要在肝脏，主要产物为无活性的葡萄糖醛酸苷化物，少于 0.5% 的 N-脱羟基物，葡萄糖醛酸苷化有立体选择性，S-异构体代谢和消除迅速。齐留通增加普萘洛尔、茶碱、华法林在血浆中浓度。

（三）肾上腺皮质激素类平喘药物

用于控制哮喘症状的肾上腺皮质激素药物主要包括丙酸倍氯米松（beclomethasone dipropionate）、丙酸氟替卡松（fluticasone propionate）和布地奈德（budesonide）。这三个药物在分子中都存在，在体内易于代谢使药效团失活，在非作用部位易于代谢为无效或糖皮质激素作用小的物质，减少糖皮质激素的副作用。

丙酸倍氯米松（beclomethasone dipropionate）吸入后迅速自肺吸收，生物利用度为10%～25%，可有部分残留在口腔，其中75%经胃肠道吸收。本品主要在肝部代谢，也可在胃肠道和肺部等组织代谢。通过酶迅速地水解成有一些活性的单丙酸酯，然后继续水解成实际上没有活性的倍氯米松。被吸收的量少部分通过肾脏排泄，大部分以代谢物的方式从粪便排出。

丙酸氟替卡松（fluticasone propionate）的分子结构中存在 17 位 β-羧酸的衍生物。由于仅 17 位 β-羧酸酯衍生物具有活性，而 β-羧酸衍生物不具活性，故丙酸氟替卡松经水解可失活，能避免皮质激素的全身作用。丙酸氟替卡松的上述性质，使其具有气道局部较高的抗炎活性和较少的全身副作用，成为治疗哮喘的吸入药物。

布地奈德（budesonide）经吸收进入肝脏后，由 CYP3A4 迅速地代谢成 16α-羟基氢化泼尼松和 6β-羟基-布地奈德，代谢产物的活性为原药的 1%。

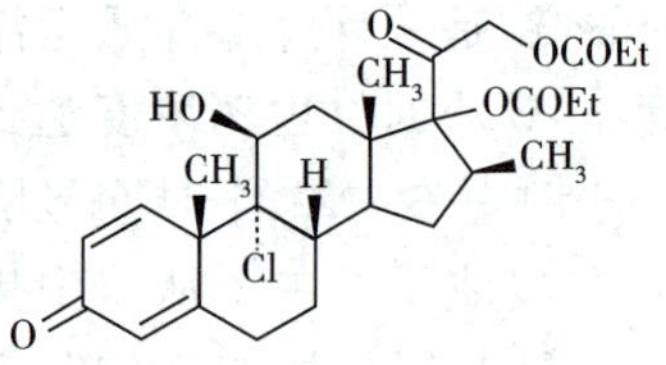

丙酸倍氯米松 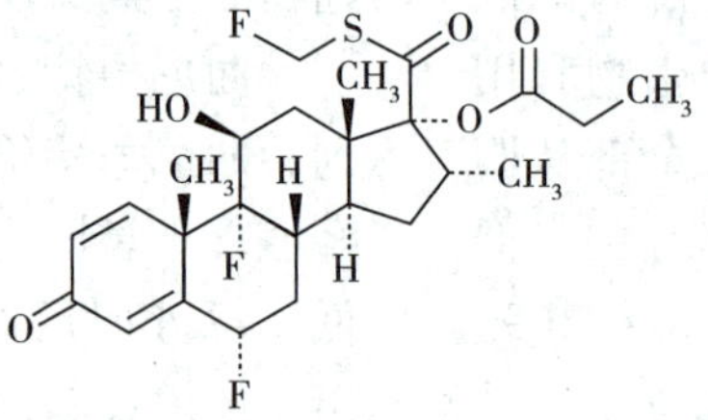　　丙酸氟替卡松 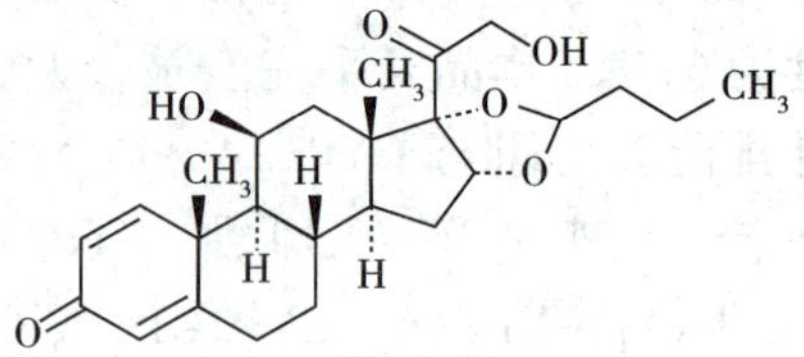　　布地奈德

（四）磷酸二酯酶抑制药物

磷酸二酯酶抑制药物主要有茶碱（theophylline）、氨茶碱（aminofylline）、二羟丙茶碱（diprophylline）、多索茶碱（doxofylline）。

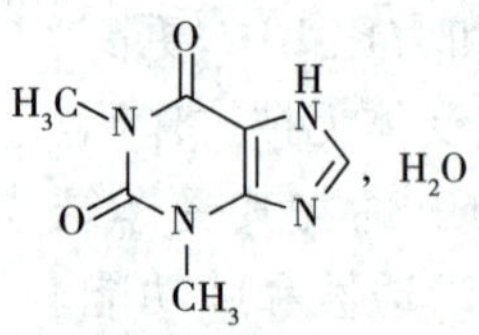

茶碱 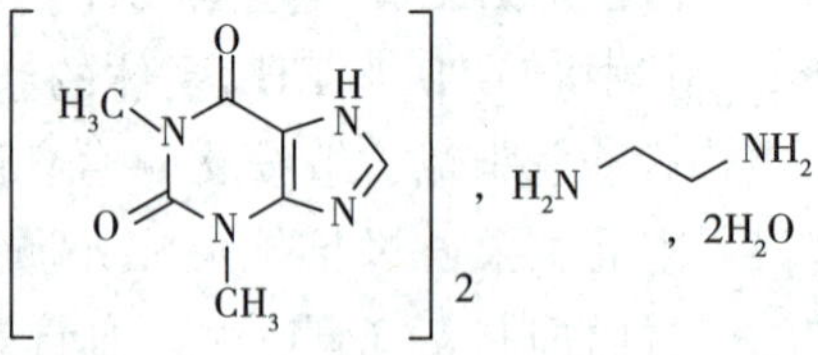　　氨茶碱 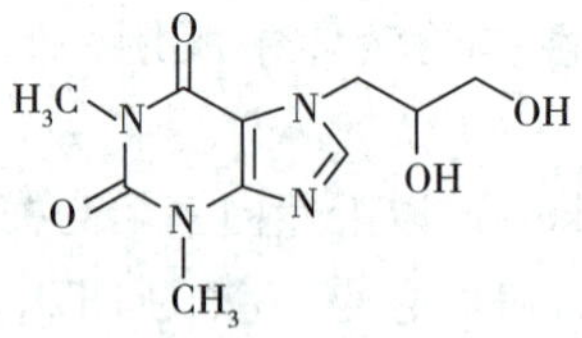　　二羟丙茶碱 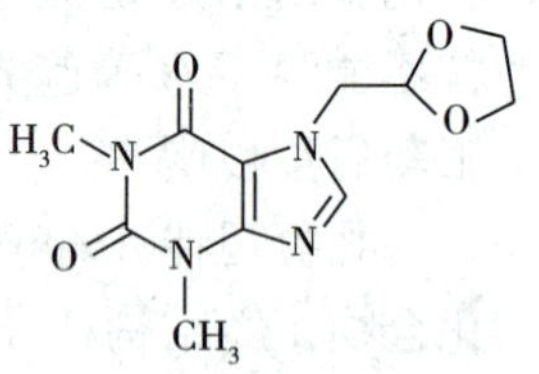　　多索茶碱

茶碱为黄嘌呤衍生物，茶碱的 pK_a（HA）8.6，pK_a（HB^+）3.5。茶碱的化学结构与咖啡因的相似，虽然均是抑制磷酸二酯酶（PDE）的活性，进而减少 cAMP 的分解，增加 cAMP 的含量。但主要用途和作用不同，咖啡因主要用于中枢兴奋，而茶碱用于控制哮喘。茶碱口服易吸收，吸收程度视剂型而异。吸收后，在肝中被细胞色素 P450 酶系代谢，N-甲基 8 位氧化的尿酸并从尿中排泄。

由于肝脏细胞色素 P450 酶的代谢功能有较大的个体差异，而且茶碱在肝脏代谢可受其他的药物如地尔硫䓬、西咪替丁、红霉素、环丙沙星，以及食物饮料的影响，也由于茶碱的有效血药浓度（5～10μg/ml）与中毒时的血药浓度

(20μg/ml) 相差不大，故在用药期间应监测其血药浓度。

氨茶碱（aminofylline）是茶碱与乙二胺的复盐，含茶碱 77%～83%。药理作用主要来自茶碱。但乙二胺增加其水溶性，可作为注射剂使用。本品用于治疗支气管哮喘、哮喘性支气管炎、阻塞性肺气肿、心源性哮喘等疾病。

二羟丙茶碱（diprophylline）为茶碱 7 位二羟丙基取代的衍生物。但在体内不能被代谢成茶碱，其药理作用与茶碱类似，但平喘作用比茶碱稍弱，心脏兴奋作用仅为氨茶碱的 0.05～0.10。对心脏和神经系统的影响较小，尤适用于伴心动过速的哮喘患者。

多索茶碱（doxofylline）是甲基黄嘌呤的衍生物，可直接作用于支气管，松弛支气管平滑肌。通过抑制平滑肌细胞内的磷酸二酯酶等作用，松弛平滑肌，从而达到抑制哮喘的作用。临床上用于支气管哮喘、喘息性慢性支气管炎及其他支气管痉挛引起的呼吸困难。

（五）抗胆碱类药物

抗胆碱类药物主要有异丙托溴铵（ipratropium bromide），噻托溴铵（tiotropium bromide）、阿地溴铵（aclidinium bromide）、乌美溴铵（umeclidinium bromide）和格隆溴铵（glycopyrronium bromide）。

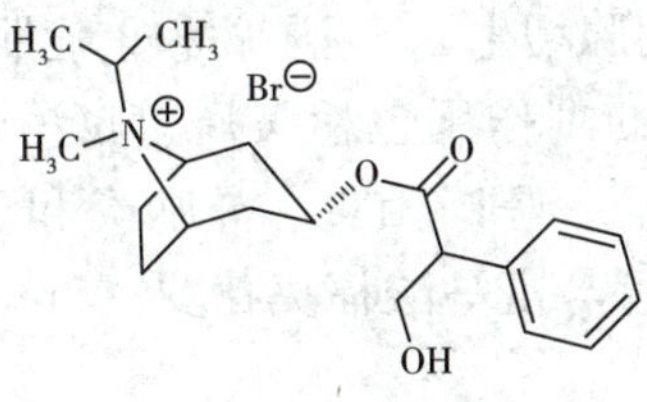

异丙托溴铵 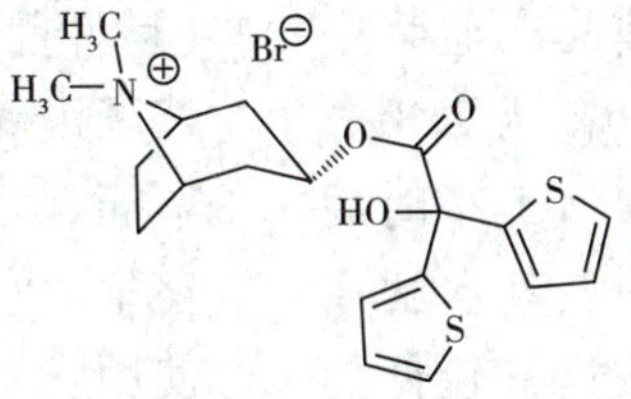　　噻托溴铵 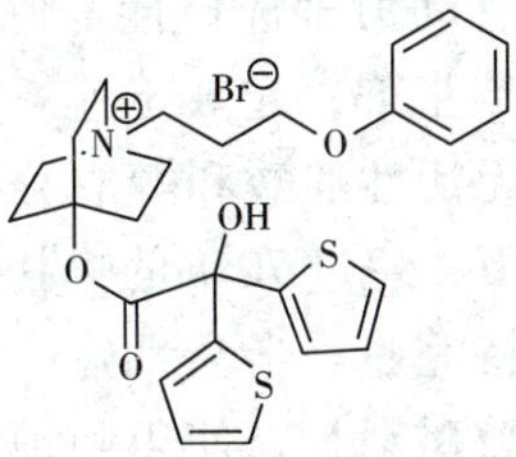　　阿地溴铵

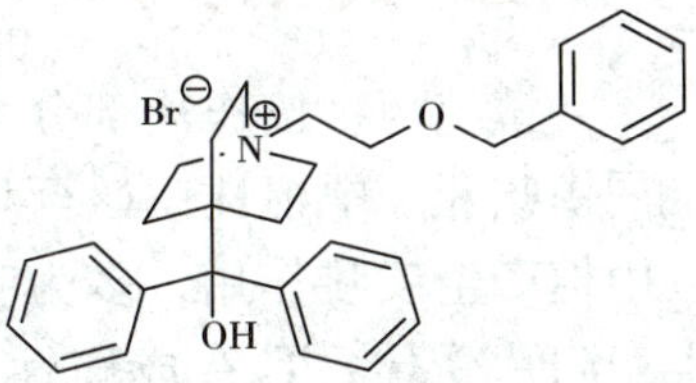

乌美溴铵 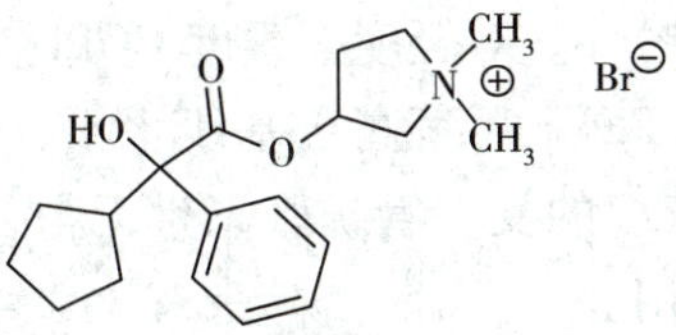　　格隆溴铵

异丙托溴铵（ipratropium bromide）是阿托品的 *N*-异丙基类似物。其季阳离子性质使其具有高度亲水性，在通过溶液或气雾剂吸入后，从肺中吸收很差；因此，支气管扩张效应可以被认为是局部的、位点特异性的效应。吸入剂量的大部分被吞咽和排泄，没有明显的吸收。异丙托溴铵主要用于缓解与 COPD 相关的支气管痉挛，用于治疗哮喘很少。它还可以通过鼻腔喷雾给药，用于缓解与普通感冒和常年性鼻炎相关的鼻漏。吸入异丙托溴铵的起效时间为 15 分钟，作用持续时间相当短（<4 小时）；因此，需每天给药 4 次。其他药物，包括肾上腺素能激动剂、甲基黄嘌呤、类固醇和色甘酸钠，可与异丙托溴铵合用治疗慢性阻塞性肺疾病，且无不良药物相互作用。异丙托溴铵到达循环系统的量少，并且部分被酯酶代谢成无活性的产物。异丙托溴铵的大多数副作用是抗毒蕈碱剂常见的副作用，包括视物模糊、口干、心动过速、排尿困难和头痛。患者应小心不要将异丙托溴铵喷入眼中，因为其扩张作用会诱发或加重窄角青光眼。

噻托溴铵（tiotropium bromide）是 *N*-甲基东莨菪碱的 α,α-二噻吩衍生物，是颠茄中天然存在的东莨菪碱的季铵类似物。东莨菪碱与阿托品的区别仅在于托品碳 2 和 3 之间插入了一个环氧桥。噻托溴铵主要用于缓解与 COPD 相关的支气管痉挛，当吸入时，可以被认为是一种针对肺部的特定部位局部药物。噻托溴铵以干粉形式通过使用其中放置有药物胶囊的手柄吸入给药。因为其亲水特性强，口服吸入后的全身分布极小，如果吞咽，只有大约 14% 的剂量在尿液中消除，其余的在粪便中发现。吸入噻托溴铵的起效时间为30分钟，但持续时间比异丙托溴铵长得多（分别为24小时和 < 4小时）。噻托溴铵由CYP3A4和CYP2D6代谢。只有非常少量的非酶水解成无活性的产物*N*-甲基斯考品和二噻吩基乙醇酸。噻托溴铵的不良反应与异丙托溴铵相似，口干是最常见的不良反应，此外还包括视物模糊、心动过速、排尿困难、头痛和窄角青光眼恶化。

阿地溴铵（aclidinium bromide）用于慢性阻塞性肺疾病的吸入治疗。它在结构上与噻托溴铵含有相同的侧链，噻托溴铵结构中*N*-甲基东莨菪碱部分被*N*-苯氧基丙基-1-氮杂双环[2,2,2]辛烷环取代。阿地溴铵对M_3和M_2毒蕈碱受体具有动力学选择性。阿地溴铵是一种长效支气管扩张剂，起效迅速。其酯在血浆中迅速水解成无活性的酸和醇成分，$t_{1/2}$为2.4分钟。相比之下，超过70%的噻托溴铵1小时后在血浆中保持完整。半衰期短，加上其水解产物缺乏抗毒蕈碱活性，使得阿地铵具有较低的抗毒蕈碱副作用。除了水解之外，阿地溴铵还经由CYP3A4和CYP2D6代谢产生一个单氧化的苯环并失去一个噻吩环。对轻度至重度COPD患者使用阿地溴铵其FEV_1显著高于基线水平，可在24小时内产生持续的支气管扩张，且无与治疗方案相关的副作用。

乌美溴铵（umeclidinium bromide）用于COPD患者气流阻塞的长期维持治疗。它在结构上与阿地溴铵类似，具有相同的氮杂双环体系，但是噻吩基环被苯基取代，并且*N*-芳烷基醚的氧原子在碳链中的位置发生了变化。使用Ellipta吸入器吸入。乌美溴铵是对M_3毒蕈碱受体具有选择性的竞争性可逆拮抗剂；然而，它对所有的毒蕈碱受体都有一些特异性。吸入后，乌美溴铵停留在肺部，静脉给药后，药物与血浆蛋白高度结合（89%）。乌美溴铵是P-糖蛋白和CYP2D6的底物，形成*O*-脱烷基化、羟基化和葡萄糖醛酸化的代谢物。消除主要发生在粪便中（58%），在尿液中消除的数量较少（22%）。口服后只有不到10%的药物被吸收，因此没有口服剂型上市。乌美溴铵可能会加重急性窄角青光眼和尿潴留，尤其是在前列腺增生或膀胱颈梗阻的患者中。它是一种长效支气管扩张剂，每日一次给药。

格隆溴铵（glycopyrrolate bromide）是一种氨基醇酯抗胆碱能药。乙酰基甲基碳最佳地被一个芳族（苯基）环和一个脂环族（环己烷）环取代，并且氨基在吡咯烷环内被季铵化。格隆溴铵是一种支气管扩张药，适用于COPD的吸入治疗，剂量为15.6μg，每日2次。格隆溴铵竞争性且可逆地抑制乙酰胆碱对三种毒蕈碱受体的作用，对M_1和M_3亚型的作用更强。静脉给药后，其T_{max}在5分钟内出现，稳态分布体积为83L。它在肝脏中经历最少的酯水解，并通过尿液和胆汁排出。中度肾功能损害患者的全身暴露量仅略有增加。与所有抗胆碱能药一样，格隆溴铵应谨慎用于青光眼、BPH（良性前列腺增生）、糖尿病和重症肌无力患者。格隆溴铵的副作用包括腹痛、腹泻、恶心、关节痛、背痛、呼吸困难、鼻咽炎和诱发支气管痉挛。它可与富马酸福莫特罗（brevespi）联合使用。

二、镇咳药物

镇咳药物按作用部分为中枢性镇咳药和外周镇咳药，中枢性镇咳药可直接抑制延脑咳嗽中枢产生镇咳作用，多为吗啡的类似物，作用于阿片受体，具有成瘾性，属特殊管理药品。主要代表药物是可待因（codeine）和右美沙芬（dextromethorphan）。

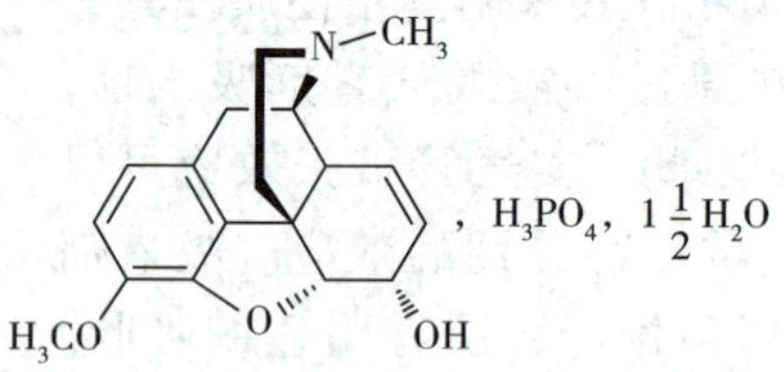

磷酸可待因 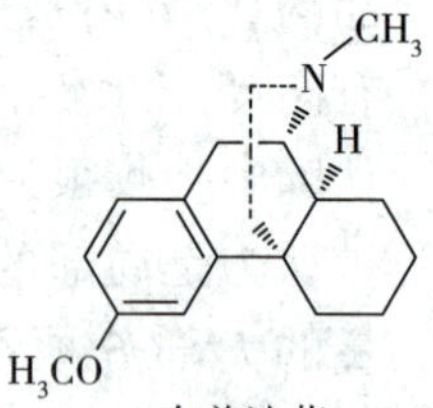　　右美沙芬

磷酸可待因（codeine phosphate）系吗啡的3位甲醚衍生物，对延脑的咳嗽中枢有直接抑制作用，其镇咳作用强而迅速，类似吗啡。镇痛作用弱于吗啡。口服后迅速吸收，体内代谢在肝脏进行。约有8%的可待因代谢后生成吗啡，可产生成瘾性，仍需对其的使用加强管理；其他代谢物有*N*-去甲可待因、去甲吗啡和氢化可待因。可待因及代谢产物以葡萄糖醛酸结合物的形式从尿中排出。

右美沙芬（dextromethorphan）具有吗啡喃的基本结构，是中枢镇咳药，主要用于治疗感冒、急慢性支气管炎、咽喉炎等引起的少痰咳嗽。本品主要通过抑制延髓咳嗽中枢而发挥镇咳作用。其镇咳强度与可待因相等或略强。主要用于治疗干咳。右美沙芬在胃肠道迅速吸收，在肝脏代谢，主要代谢物为3-甲氧吗啡烷、3-羟基-17-甲吗啡烷及3-羟吗啡烷。由肾脏排泄，包括原型物和脱甲基代谢物等。右美沙芬有中枢镇咳作用，如果大剂量服用含有该成分的药物，可能对患者产生大脑损伤、失去意识及心律不齐等副作用。因为这一成分可以使使用者产生迷幻感觉，易发生滥用的现象。2024 年 7 月 1 日起，根据《麻醉药品和精神药品管理条例》有关规定，国家药品监督管理局、公安部、国家卫生健康委员会已将右美沙芬列入第二类精神药品。

三、祛痰药物

祛痰药物常用药物主要有盐酸溴己新（bromhexine hydrochloride）、盐酸氨溴索（ambroxol hydrochloride）、乙酰半胱氨酸（acetylcysteine）和羧甲司坦（carbocisteine）。

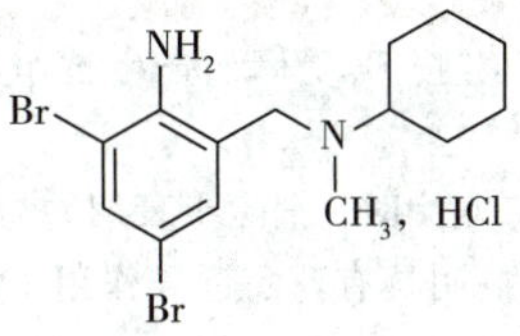

盐酸溴己新 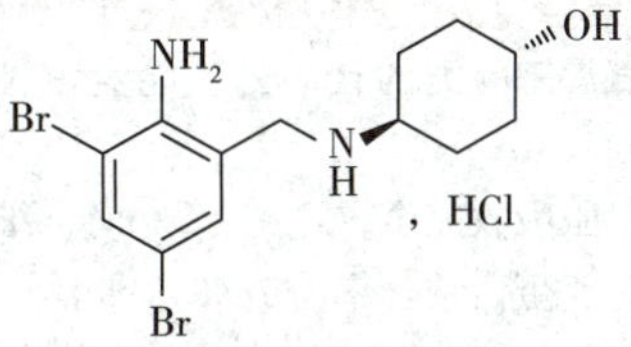　　盐酸氨溴索 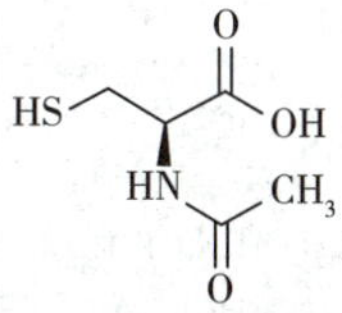　　乙酰半胱氨酸 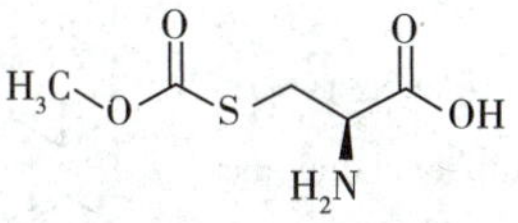　　羧甲司坦

盐酸溴己新可降低痰液的黏稠性，用于支气管炎和呼吸道疾病。口服易吸收，溴己新分子在体内可发生环己烷羟基化代谢和 *N*-去甲基代谢得到活性代谢物氨溴索（ambroxol）。盐酸氨溴索（ambroxol hydrochloride）口服吸收迅速，生物利用度为 70% ~80%。0.5 ~3 小时血药浓度达到峰值，半衰期约 7 小时。盐酸氨溴索为黏痰溶解剂，作用比溴己新强。能增加呼吸道黏膜浆液腺的分泌、减少黏液腺分泌，减少和断裂痰液中的黏多糖纤维，使痰液黏度降低，痰液变薄，易于咳出。本品还有一定的镇咳作用，作用为可待因的 1/2。

乙酰半胱氨酸（acetylcysteine）为巯基化合物，易被氧化，应密闭，避光保存，其水溶液在空气中易氧化变质，应临用前配制。不应接触某些金属、橡胶、空气和氧化剂；与抗生素如两性霉素、氨苄西林等，有配伍禁忌。

乙酰半胱氨酸具有较强的黏液溶解作用。该作用在 pH 7 时最大，在酸性环境下作用弱，故可用碳酸氢钠或氢氧化钠调节 pH 值。乙酰半胱氨酸尚可作为谷胱甘肽的类似物，用于对乙酰氨基酚中毒的解毒。其作用机制是可以通过巯基与对乙酰氨基酚在肝内的毒性代谢物 *N*-乙酰亚胺醌结合，使之失活；结合物易溶于水，通过肾脏排出。

羧甲司坦（carbocisteine）为半胱氨酸的类似物，用作黏痰调节剂。主要在细胞水平影响支气管腺体的分泌，使低黏度的唾液黏蛋白分泌增加，而高黏度的岩藻黏蛋白产生减少，因而使痰液的黏滞性降低，易于咳出。该药物的巯基不是游离的，其作用机制与乙酰半胱氨酸也不同。

四、组胺 H_1 受体拮抗药物

组胺 H_1 受体拮抗药物按化学结构可分为乙二胺类、氨基醚类、丙胺类、三环类、哌嗪类和哌啶类。

（一）组胺 H_1 受体拮抗药物的结构特征和构效关系

组胺 H_1 受体拮抗药物的结构特征和构效关系如图 6－15 所示。

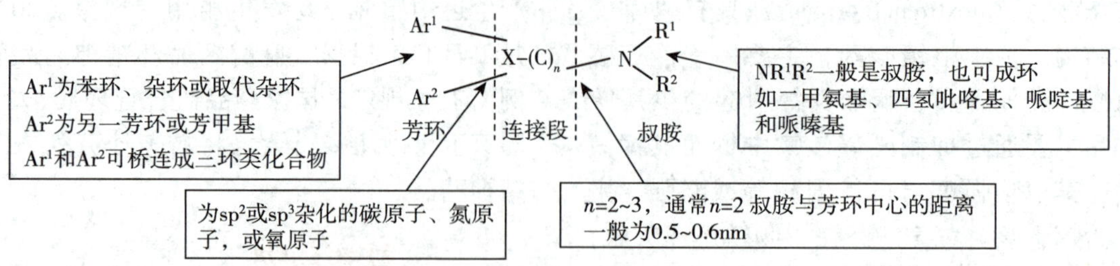

图 6－15　组胺 H_1 受体拮抗药的结构特征和构效关系

（二）常用药物

1. 氨基醚类药物　用 Ar_2CHO—代替乙二胺类的 $ArCH_2N(Ar)$—部分，得到氨烷基醚类 H_1 受体拮抗药常用药物见表 6－16。

表 6－16　常用的氨烷基醚类组胺 H_1 受体拮抗药

药物名称	化学结构	性质和代谢
盐酸苯海拉明（diphenhydramine hydrochloride）	$CHOCH_2CH_2N(CH_3)_2$，HCl	①氨烷基醚类的代表药，能竞争性阻断组胺 H_1 受体而产生抗组胺作用 ②口服吸收完全，T_{max} 为 2 小时，维持 4～6 小时，消除半衰期约为 4 小时，蛋白结合率为 78%～99%。苯海拉明具有药酶诱导作用，加速自身代谢。24 小时内几乎全部排出 ③临床上主要用于荨麻疹、过敏性鼻炎和皮肤瘙痒等皮肤、黏膜变态性疾病
茶苯海明（dimenhydrinate）	$CHOCH_2CH_2\overset{+}{N}H(CH_3)_2$ · （8-氯茶碱阴离子：CH_3，O，N，Cl）	①为克服苯海拉明的嗜睡和中枢抑制副作用，与其具有中枢兴奋作用的 8－氯茶碱结合成盐 ②口服吸收迅速完全，蛋白结合率高。口服后 15～60 分钟起效，一次给药可维持 3～6 小时，口服后经肝脏代谢，代谢物大部分经尿液及粪便排出 ③用于防治晕动病，如晕车，晕船，晕机所致的恶心，呕吐。对肿瘤化疗引起的恶心、呕吐无效
氯马斯汀（clemastine）	Cl，H_3C，O，N，CH_3	①氯马斯汀分子中含有手性中心，对受体有着立体选择性。氯马斯汀 *RR* 和 *RS* 构型活性较大，优映体是 *R*,*R*－(＋)－体，ER＝29，*SR* 构型次之，*SS* 构型活性最小 ②临床上用其富马酸盐治疗荨麻疹、过敏性鼻炎、湿疹及其他过敏性皮肤病，也可用于治疗支气管哮喘
司他斯汀（setastine）	Cl，H_3C，O，N	①氯马斯汀分子中的甲基四氢吡咯被环己亚胺替代物。 ②口服吸收快，30 分钟内起效，口服 2mg 后血浆峰浓度在 10～13ng/ml 之间，两次服用无蓄积倾向，$t_{1/2}$ 为 14.54 小时 ③用于治疗由组胺引起的各种过敏性疾病

2. 丙胺类（monoaminopropyl analogs）药物　运用生物电子等排原理，将乙二胺和氨烷基醚类结构中—N—和—O—用—CH—替代，获得一系列芳香基取代的丙胺类衍生物。常用药物为马来酸氯苯那敏（chlorphenamine maleate），氯苯那敏结构中含有一个手性碳原子，*S*－构型右旋体的活性强于 *R*－构型左旋体，药用品为其外消旋体。

Cl　$\overset{*}{C}HCH_2CH_2N(CH_3)_2$ ，（H、COOH；H、COOH）

马来酸氯苯那敏

氯苯那敏口服后吸收快且完全，蛋白结合

率为72%。口服起效时间为15～60分钟，血药浓度经3～6小时可达峰值。$t_{1/2}$为12～15小时，可在体内维持3～6小时。该药在体内大部分由肝脏代谢，代谢物主要有*N*-去甲基氯苯那敏和氯苯那敏*N*-氧化物，24小时后大部分经肾脏排出体外，同时也可经大便、汗液排泄，部分也可经乳汁排出。

氯苯那敏对组胺H_1受体的竞争性拮抗作用甚强，且作用持久。对中枢抑制作用较轻，嗜睡副作用较小，抗胆碱作用也较弱，适于日间服用，治疗荨麻疹、过敏性鼻炎、结膜炎等。也可用在多种复方制剂和化妆品中。

3. 三环类（tricyclines）药物　将前述的组胺H_1受体拮抗药物结构中的两个芳香环的邻位连接起来即构成三环类组胺H_1受体拮抗药物，常用药物见表6－17。

表6－17　常用的三环类组胺H_1受体拮抗药物

药物名称	化学结构	性质和代谢
异丙嗪（promethazine）	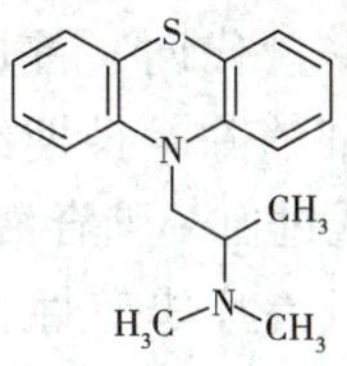 S; N; CH_3; H_3C; N; CH_3	①最早的吩噻嗪结构的三环类抗组胺药，能竞争性拮抗组胺H_1受体而产生抗组胺作用 ②注射给药后吸收快而完全，血浆蛋白质结合率高。肌内注射给药后起效时间为20分钟，静脉注射后为3～5分钟，抗组胺作用一般持续时间为6～12小时，镇静作用可持续2～8小时。主要在肝内代谢，无活性代谢产物经尿排出，经粪便排出量少 ③用于皮肤及黏膜过敏、过敏性鼻炎、哮喘、食物过敏、皮肤划痕症，以及晕车、晕船、晕机等
赛庚啶（cyproheptadine）	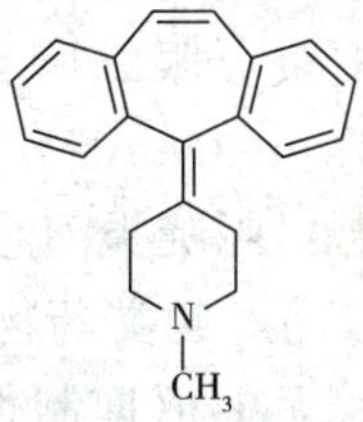 N; CH_3	①将吩噻嗪环上的硫原子被其电子等排体—CH═CH—置换，氮原子被sp^2杂化的碳原子置换，异丙胺侧链换为甲基哌啶物，有较强的H_1受体拮抗作用，可抑制肥大细胞释放过敏介质，并具有轻、中度的抗5－HT及抗胆碱作用 ②口服后经胃肠黏膜吸收，30～60分钟内起效。2～3小时达药峰浓度，可维持疗效6～8小时。赛庚啶分布广泛，可通过血－脑脊液屏障。尿中代谢物为葡萄糖醛酸结合的季铵盐型赛庚啶 ③可用于治疗荨麻疹、湿疹、过敏性和接触性皮炎、皮肤瘙痒等，疗效良好。也可用于治疗鼻炎、偏头痛、支气管哮喘等
酮替芬（ketotifen）	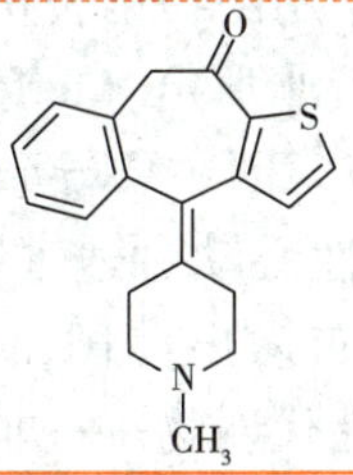 O; S; N; CH_3	①将赛庚啶结构中的—CH═CH—替换为—CH_2CO—，并用噻吩环替代靠近羰基的苯环得到酮替芬，强效的H_1受体拮抗药，还可抑制过敏介质释放 ②口服后迅速吸收，3～4小时达血浆浓度峰值，蛋白结合率为75%，主要代谢产物是非活性酮替芬-*N*-葡萄糖醛酸、去甲酮替芬和10α-羟基衍生物，$t_{1/2}$为21小时 ③用于防治哮喘和支气管痉挛

将赛庚啶结构中的—CH═CH—替换为—CH_2CH_2—，并用噻吩环替代一个苯环，得到阿扎他定（azatadine）。以上这些三环类药物仍具有中枢抑制作用，属于第一代H_1受体拮抗药物。对阿扎他定的结构进行改造得到了一系列非镇静性H_1受体拮抗药物，这些药物的共同特点是苯环上引入氯原子，不同的是哌啶环氮原子上的取代基。目前在临床应用较广的是氯雷他定（loratadine），地氯雷他定（desloratadine）。地氯雷他定是氯雷他定的活性代谢物，为第三代H_1受体拮抗药物。

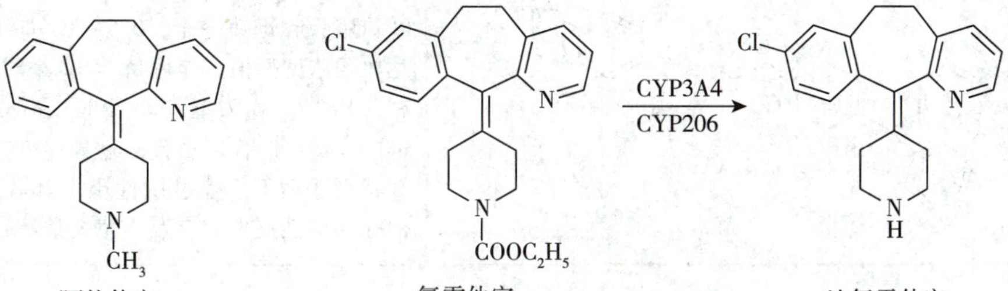

N; N; CH_3

阿扎他定

Cl; N; N; $COOC_2H_5$

氯雷他定

CYP3A4 / CYP206 →

Cl; N; N; H

地氯雷他定

氯雷他定可看成是在阿扎他定的苯环上氯代，并将碱性氮甲基部分换以中性的氨甲酸乙酯得到。本品为强效、长效、选择性对抗外周 H_1 受体的非镇静类 H_1 受体拮抗药，为第二代抗组胺药。无抗肾上腺素能和抗胆碱能活性及中枢神经抑制作用。同时还具抗过敏介质血小板活化因子 PAF 的作用。临床上用于治疗过敏性鼻炎、慢性荨麻疹及其他过敏性皮肤病。本品口服吸收迅速，1～3 小时起效，持续时间达 24 小时以上，$t_{1/2}$ 为 8.4 小时，血浆蛋白结合率为 98%，不能通过血-脑屏障。抑制肝药酶活性的药物能使本品的代谢减慢。无明显镇静作用，罕见嗜睡、肝功能改变等不良反应。

氯雷他定在体内的主要代谢产物为去乙氧羰基氯雷他定，对 H_1 受体选择性更好，药效更强，现已开发成新的抗组胺药地氯雷他定（desloratadine），是新型第三代抗组胺药，无心脏毒性，且有起效快、效力强、药物相互作用少等优点。许多临床试验证实了地氯雷他定对过敏性鼻炎和慢性荨麻疹的疗效和安全性。

4. 哌嗪类药物　将乙二胺结构环化成哌嗪环后，同样具有很好的抗组胺活性，且作用时间较长，如氯环利嗪（chlorcyclizine）。分子中引入亲水性基团羧甲氧烷基，得到西替利嗪（cetirizine）。分子呈两性离子，不易穿透血-脑屏障，故大大减少了镇静作用，发展为第二代抗组胺药物，即非镇静 H_1 受体拮抗药物。西替利嗪结构中含有一个手性中心，具有旋光性，左旋体活性比右旋体活性更强。其 *R*-(-)-异构体左西替利嗪（levocetirizine）现已上市。左西替利嗪对 H_1 受体的亲和力约为右旋体的 30 倍，是西替利嗪的 2 倍。

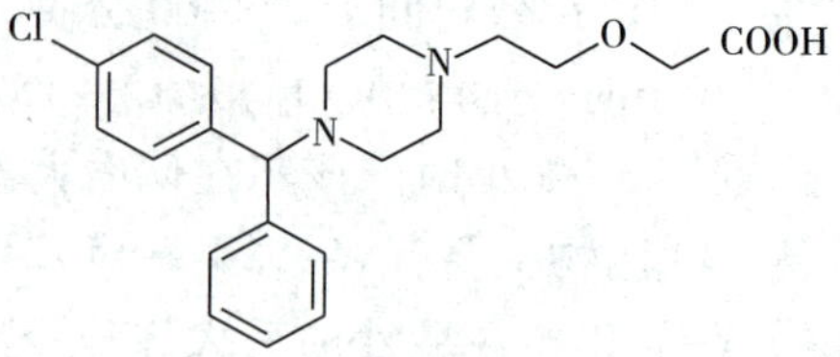

Cl　N　N　O　COOH

西替利嗪

西替利嗪口服 10mg 后，30～60 分钟达血药浓度，1 小时血浓度峰值为 257μg/L（儿童 980μg/L）。食物因素对吸收程度无影响，但可以轻微影响吸收速率。$t_{1/2}$ 为 6.7～10.9 小时（儿童 6.9～7.1 小时）。血浆蛋白结合率为 93%，肝脏仅有少量代谢，首过消除很小。主要以原型通过肾脏消除。长期给药并不改变药物清除率。不易透过血－脑脊液屏障。

西替利嗪用于治疗季节性变应性鼻炎（过敏性鼻炎，花粉症）。对急性和慢性的皮肤、眼部、呼吸道等过敏反应均有较好的疗效，常用于过敏性鼻炎、皮炎、眼结膜炎、哮喘、荨麻疹等。

5. 哌啶类药物　哌啶类 H_1 受体拮抗药物均为非镇静性抗组胺药。此类药物对外周 H_1 受体具有高度选择性，无中枢抑制作用，没有明显的抗胆碱作用，常用药物见表 6－18。此类药物中应用较早的是特非那定（terfenadine）和阿司咪唑（astemizole），因主要导致 Q-T 间期延长和尖端扭转型室性心动过速（TDP）等心脏不良反应，后被宣布撤出美国市场和欧美市场，这两个药物的活性代谢物——非索非那定（fexofenadine）和诺阿司咪唑（norastemizole），具有比原型药物更强的抗组胺活性和更低的心脏毒性，已作为第三代组胺 H_1 受体拮抗药物用于临床。

表 6－18　常用的哌啶类 H_1 受体拮抗药物

药物名称	化学结构	性质和代谢
特非那定（terfenadine）	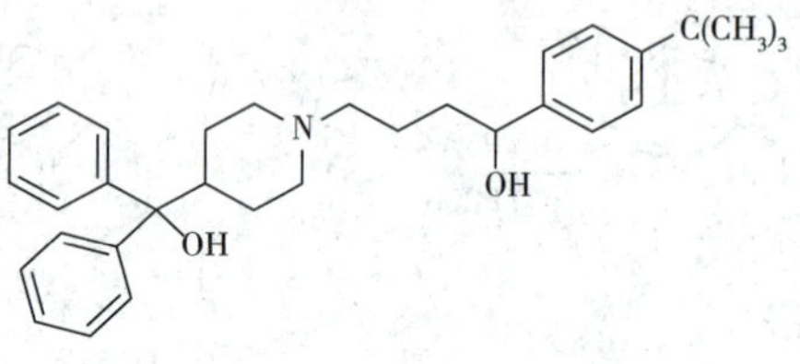 $C(CH_3)_3$　N　OH　OH	①第一个哌啶类 H_1 受体拮抗药物 ②口服吸收迅速完全，0.5～1 小时起效，2～3 小时达血药浓度峰值；作用持续 12 小时，血浆蛋白结合率为 97%，$t_{1/2}$ 为 16～23 小时；不易通过血－脑脊液屏障；经肝脏代谢，代谢物具抗组胺药理活性 ③特别适用于治疗过敏性鼻炎和荨麻疹，也可用于治疗神经性皮炎，有致心律失常等心脏毒性

续表

药物名称	化学结构	性质和代谢
非索非那定（fexofenadine）	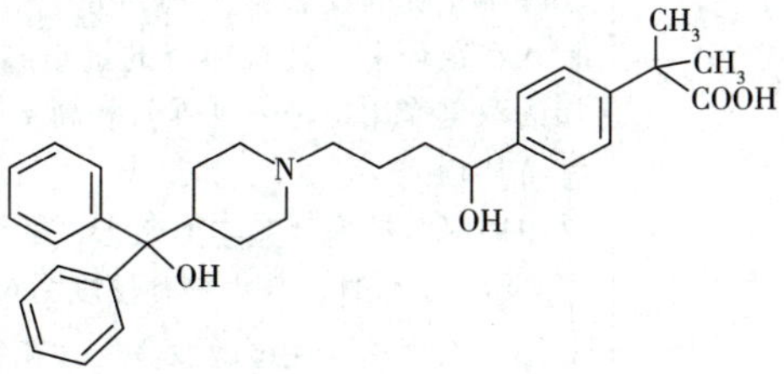	①特非那定的活性代谢物，无中枢镇静作用，也无心脏毒性；为第三代抗组胺药 ②口服后吸收迅速，1～3小时血药浓度达峰值，分别口服60mg、120mg和180mg后，药物血清峰浓度C_{max}分别为142ng/ml、427ng/ml和494ng/ml。蛋白结合率为60%～70%。不能通过血-脑屏障，几乎不代谢，$t_{1/2}$约为14.4小时 ③本品适用于减轻季节性过敏性鼻炎和慢性特发性荨麻疹引起的症状
依巴斯汀（ebastine）	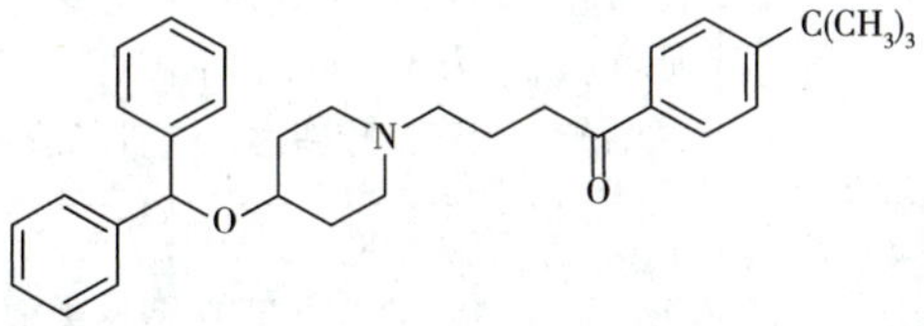	①将特非那定分子中二苯羟甲基替换为二苯甲氧基，并将羟基换为羰基，得到其生物电子等排体药物，比特非那定更有效且作用持续时间更长的非镇静抗过敏药 ②口服吸收良好，药动学研究主要测定其活性代谢产物卡瑞斯汀（carebastine）。口服后1～2小时起效，T_{max}为2.6～5.7小时，可维持24小时，血浆蛋白结合率为95%以上。$t_{1/2}$为13.8～15.3小时，较少或不透过血－脑脊液屏障 ③临床上用于变应性疾病，包括儿童变应性鼻炎、成人的终年鼻炎、季节性鼻炎、枯草热和慢性荨麻疹等
卡瑞斯汀（carebastine）	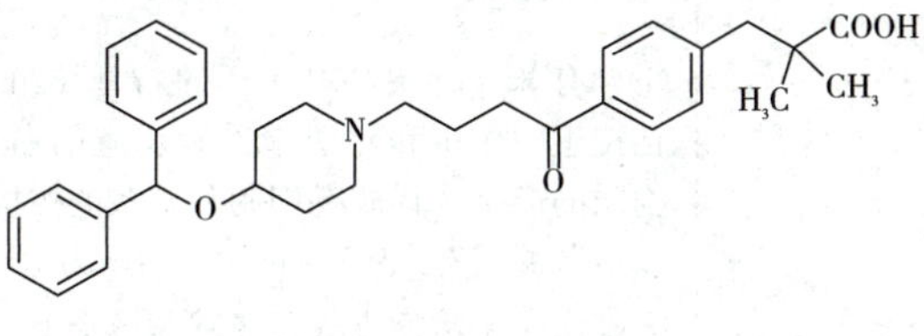	①依巴斯汀的活性代谢物，抗组胺作用比依巴斯汀更强 ②作用同依巴斯汀
阿司咪唑（astemizole）	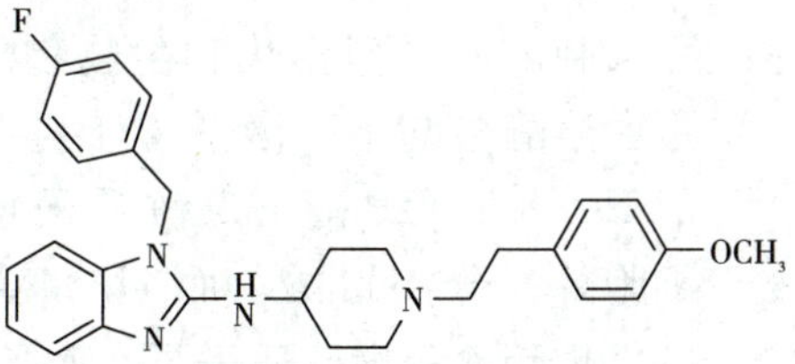	①含苯并咪唑的哌啶类抗组胺药物 ②口服吸收快，服药后1～2小时血药浓度可达峰值。具有广泛的首过消除和组织分布。达稳态时，阿司咪唑加上其活性代谢产物去甲基阿司咪唑的平均血浆峰浓度为3～5ng/ml。$t_{1/2}$为1～2天，去甲基阿司咪唑$t_{1/2}$为9～13天 ③本品为长效、强效的抗过敏药物，无抗胆碱和局部麻醉作用；有致心律失常等心脏毒性
诺阿司咪唑（norastemizole）	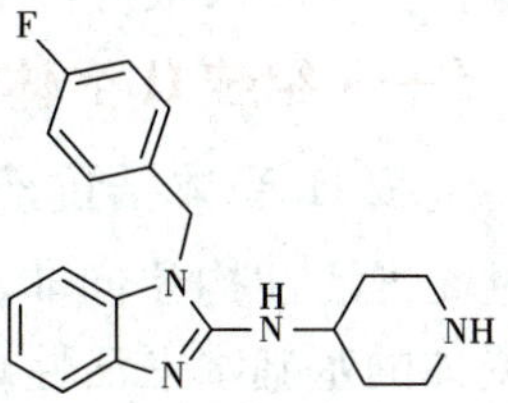	①为阿司咪唑的活性代谢物，抗组胺作用比阿司咪唑强40倍，毒性低；为第三代H_1受体拮抗药物 ②作用同阿司咪唑

续表

药物名称	化学结构	性质和代谢
咪唑斯汀 (mizolastine)	F; O; HN; N; N; N; N; N; CH_3	①与阿司咪唑结构有一定的相似性，可以看成阿司咪唑中哌啶的反转衍生物，分子中含有两个胍基并掺入在杂环中。具有独特的抗组胺和抗其他炎症介质的双重作用，是一种强效和高度选择性的 H_1 受体拮抗药物 ②口服吸收迅速，其与血浆蛋白的结合率为98.4%。$t_{1/2}$约为13小时，其生物利用度为65%～90% ③用于治疗季节性过敏性鼻炎（花粉症）、常年性过敏性鼻炎及荨麻疹、寒冷性荨麻疹等
左卡巴斯汀 (levocabastine)	CH_3; NC; H; N; COOH; F	①在阿司咪唑基础上获得的具更高 H_1 拮抗活性的化合物。有光学异构体，左旋体左卡巴斯汀为优映体，ED_{50}比阿司咪唑强100倍 ②鼻腔给药后，一般5～10分钟起效，清除相半衰期（$t_{1/2\beta}$）为35～40小时 ③临床上用于治疗变态反应性结膜炎和鼻炎
依美斯汀 (emedastine)	CH_3; O; N; N; N; N; CH_3	①与阿司咪唑的苯并咪唑结构类似，具较强的选择性 H_1受体拮抗作用，能抑制组胺和白三烯的释放，抗胆碱能和抗5-HT等中枢副作用较弱 ②适用于过敏性鼻炎和荨麻疹
氮䓬斯汀 (azelastine)	Cl; N; N; O; N; CH_3	①含有苯并哒嗪和氮䓬环的新型抗组胺药物，具有拮抗组胺作用和对引起过敏反应的白三烯和组胺等物质的产生、释放有抑制和直接的拮抗作用 ②口服后，T_{max}为3～4小时。$t_{1/2}$为16小时 ③临床用于治疗支气管哮喘和鼻炎

第五节 消化系统疾病药物

一、抑制胃酸分泌药物

目前临床上使用的抗溃疡药物主要有 H_2受体拮抗药和质子泵抑制药。

在胃黏膜壁细胞底膜表面存在组胺2型受体（histamine H_2 receptor，H_2 receptor）、毒蕈碱乙酰胆碱受体（muscarinic acetylcholine receptor，M receptor）和胃泌素受体（gastrin receptor，G receptor），当相应的配基与这些受体作用后，可激活胃壁细胞的泌酸作用。

组胺与受体结合后通过腺苷环化酶使环腺苷酸（cAMP）浓度升高或直接增高 Ca^{2+}浓度，引发胞内一系列生化和生物物理过程，最后在蛋白激酶参与下，激活位于胃壁细胞小管膜上的 H^+, K^+-ATP 酶（又称质子泵），将 H^+ 泵出细胞外，分泌胃酸。而 M_3 和胃泌素受体通过 Ca^{2+}依赖途径激活质子泵。质子泵通过 H^+, K^+-ATP 酶使胃黏膜的细胞质 H^+ 和细胞质外 K^+ 离子进行交换，以维持胃中的酸性。

（一）组胺 H_2受体拮抗药

组胺 H_2受体拮抗药被认为是反向激动剂，通过促进活性构象向非活性构象的转变来阻断 H_2受体的基础水平活性。临床上使用的组胺 H_2受体拮抗药主要有西咪替丁（cimetidine），盐酸雷尼替丁（ranitidine hydrochloride），法莫替丁（famotidine），尼扎替丁（nizatidine）。

西咪替丁

雷尼替丁

法莫替丁

尼扎替丁

1. 组胺 H_2 受体拮抗药的基本结构与构效关系

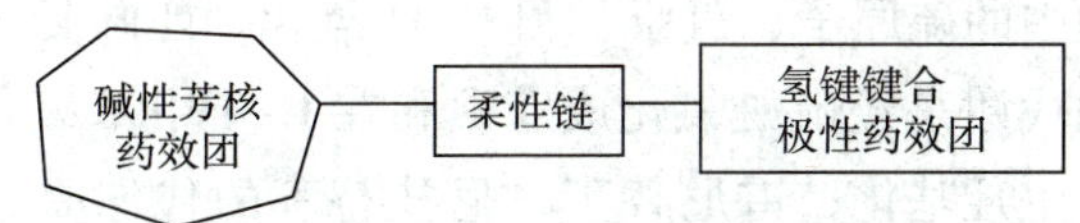

组胺 H_2 受体拮抗药的结构由三部分组成：碱性或含碱性取代基的芳杂环、柔性链和含氮的平面极性"脒脲基团"。碱性或含碱性取代基的芳杂环在生理条件下不会发生质子化，以阳离子形式与受体上谷氨酸残基阴离子相结合。平面极性"脒脲基团"与受体发生氢键键合的相互作用，阻止了组胺的结合，从而抑制 H_2 受体的作用。碱性或含碱性取代基的芳杂环和含氮的平面极性"脒脲基团"通过含硫醚的四原子柔性链相连接。药物的亲脂性与其吸收分布有关，对药效产生影响。组胺 H_2 受体拮抗药的构效关系如图 6－16 所示。

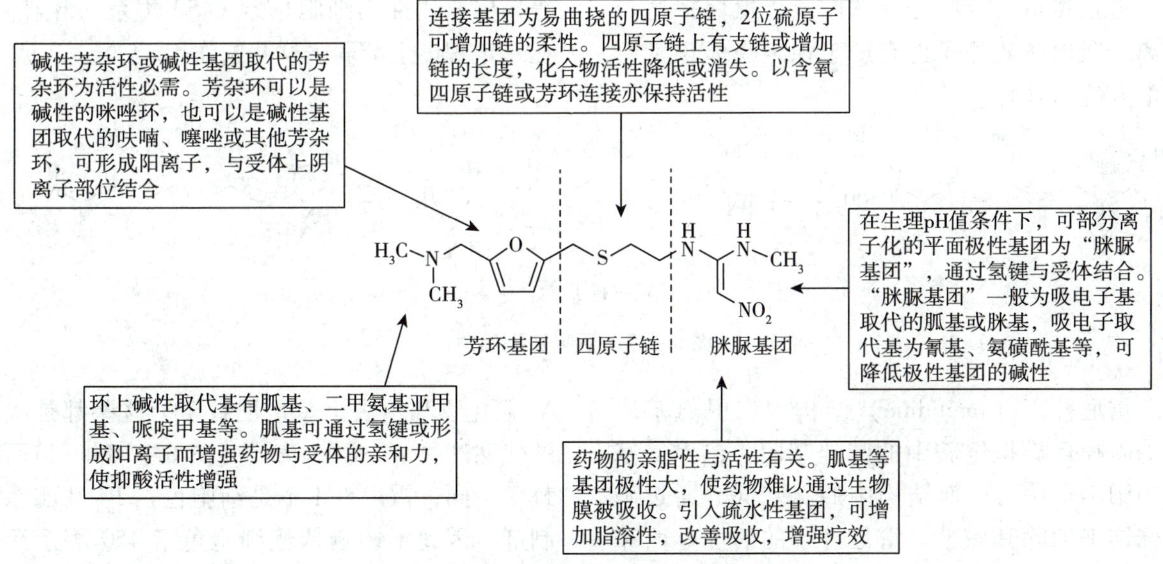

图 6－16 组胺 H_2 受体拮抗药的构效关系

结构中的芳环基团，西咪替丁为咪唑环，是第一个临床用于治疗胃灼热和消化性溃疡的药物，模拟了组胺引入 C-4 甲基的结构特征。雷尼替丁、法莫替丁和尼扎替丁是其他杂环取代（如呋喃、噻唑）。由于芳环基团是碱性或含碱性取代基的芳杂环，其碱性对于与受体的结合是必需的，因此这些药物结构的碱性取代基多是一个碱性胺或胍基连接到芳杂环上。

2. 组胺 H_2 受体拮抗药的代谢特点 西咪替丁、雷尼替丁和法莫替丁口服给药，口服后经过首过消除，其口服生物利用度为 40%～60%，而尼扎替丁具有高口服生物利用度（90%）。这

四种组胺 H_2受体拮抗药的半衰期为 1～4 小时，通常以尿液形式排出。主要的代谢途径包括结构中的硫原子、氮原子和 C–H 氧化。西咪替丁的代谢是经硫醚氧化成亚砜和在 C–4 甲基氧化产生羟基化；雷尼替丁、尼扎替丁的代谢是通过 *N*–去甲基化、*N*–氧化和 *S*–氧化；法莫替丁的代谢是经 *S*–氧化代谢。除尼扎替丁外，组胺 H_2受体拮抗药的代谢物均无活性，尼扎替丁的 *N* 常用的芳基烷酸类药物见表 6－14。单去甲基代谢物的组胺 H_2 受体拮抗活性约为母体药物的 61%。

3. 典型药物构效关系 西咪替丁（cimetidine）是第一个开发的组胺 H_2受体拮抗药，4–甲基咪唑环模拟组胺中的咪唑基团，由于其结构通过互变异构稳定了活性构象，使它对 H_2 受体更具选择性，化学结构由咪唑五元环、含硫醚的四原子链和末端取代胍三个部分构成。此外，不可离子化的氰基胍基是提高 H_2受体亲和力和拮抗活性的关键，它通过含硫醚的四原子链连接链，与咪唑环的阳离子氮保持适当距离，吸电子硫原子也有助于稳定受体识别所需的互变异构体。

西咪替丁分子具有较大的极性，在酸性条件下，主要以质子化形式存在。口服吸收良好，口服生物利用度为 60%～70%（在肝脏经过首过消除，生物利用度为静脉注射量的 50%），约 20% 与血浆蛋白结合，消除半衰期约为 2 小时，40%～80% 的药物以未改变的形式通过尿液排出。

西咪替丁经过肝脏代谢转化，产生亚砜和 4–羟甲基代谢物（图 6－17）。西咪替丁是细胞色素 P450 酶系的可逆抑制剂，是由于西咪替丁的咪唑环和细胞色素 P450 酶系蛋白上 His 残基的咪唑环与血红素铁（Fe^{2+}）发生竞争结合。导致与许多药物发生相互作用。西咪替丁抑制华法林、苯妥英、普萘洛尔、利多卡因和地西泮等药物的肝脏代谢，导致这些药物的血浆水平升高，存在严重或潜在的不良反应。由于西咪替丁广泛分布于各种组织中，因此会产生一些副作用，包括头晕、头痛、嗜睡和恶心等。后续上市的组胺 H_2受体拮抗剂通过用芳族电子等排体取代抑制细胞色素 P450 酶系的咪唑环，在一定程度上减弱了这些副作用。

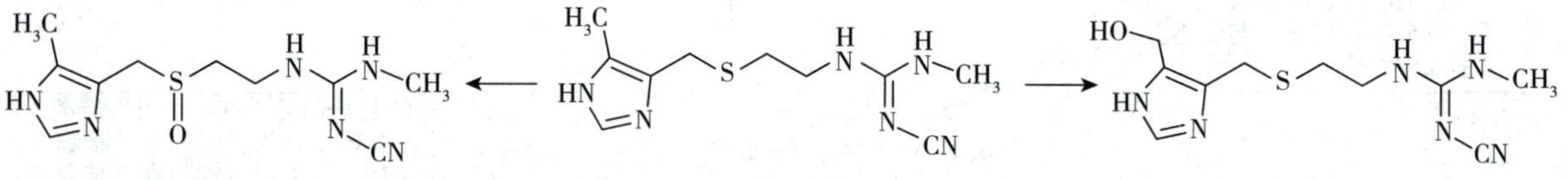

西咪替丁

图 6－17 西咪替丁代谢

雷尼替丁（ranitidine）结构中二甲氨基取代的呋喃环模拟组胺中的咪唑基团，二甲氨基作为阳离子中心，而结构中的脒基部分通过硝基修饰来消除其碱性。雷尼替丁的活性是西咪替丁的4～9 倍。

雷尼替丁体内吸收迅速，在 3 小时内达到血浆浓度峰值。虽然生物利用度只有 50%～60%，但与西咪替丁相比，它更有效，且副作用更小。肾脏排泄是该药物的主要消除方式，其消除半衰期为 2～3 小时。细胞色素 P450 酶系将雷尼替丁代谢为雷尼替丁亚砜、雷尼替丁 *N*–氧化物和单去甲基雷尼替丁，这些都是次要的代谢产物（1%～4%）（图 6－18）。与西咪替丁不同，雷尼替丁不是细胞色素 P450 酶系抑制剂，因此不影响依赖细胞色素 450 酶系活性进行清除的药物作用。但在较大剂量时，也可能抑制细胞色素 P450 酶系，其临床影响明显小于西咪替丁。由于雷尼替丁改变胃的 pH 值，某些依赖于高酸性胃环境的药物的吸收会受到影响。例如，三唑仑和咪达唑仑的吸收会增加，酮康唑和吉非替尼的吸收会减少。

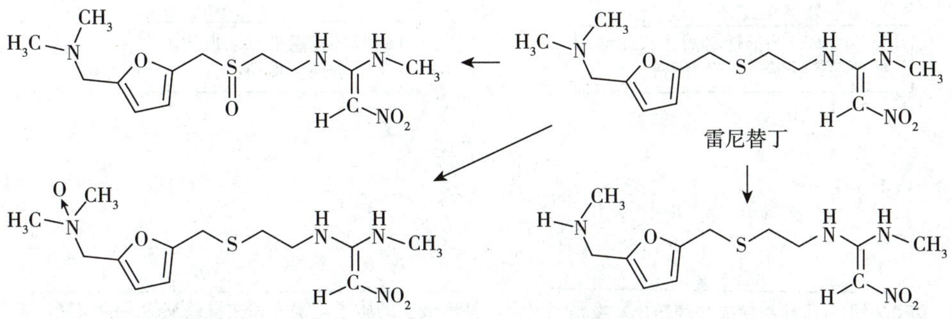

图6-18 雷尼替丁代谢

法莫替丁（famotidine）有一个2-胍基噻唑环代替西咪替丁中的咪唑环，这种碱性胍基提供与H_2受体结合所需的阳离子。含氮的平面极性基团为氨磺酰基脒，确保在生理pH值下为中性而提高了法莫替丁的活性。法莫替丁的作用比雷尼替丁高约7.5倍，比西咪替丁高约20倍，为选择性最高和作用最强的组胺H_2受体拮抗药。它对H_1、M、N、5-HT以及α、β受体均无协同或拮抗作用，无抗雄激素作用。与肝药酶系统的细胞色素P450酶系无相互作用，几乎不影响其他药物经该系统的代谢。法莫替丁还能增加胃黏膜的血流，加强防御机制，提高止血效果。

法莫替丁口服吸收迅速但不完全，口服生物利用度约为50%，且不受食物影响。口服后约1小时起效，2~3小时血药浓度达峰值，作用持续时间约12小时以上。法莫替丁在体内分布广泛，但不透过胎盘屏障。血浆蛋白结合率为15%~20%。法莫替丁的消除半衰期为4.5小时，肾功能不全者半衰期延长。法莫替丁少量在肝脏代谢成*S*-氧化物，大部分（65%~70%）通过肾脏排泄消除，胆汁排泄量少。法莫替丁被CYP酶系代谢为法莫替丁亚砜。

（二）质子泵抑制药

质子泵抑制药用于治疗消化性溃疡、糜烂性食管炎、胃食管反流病（GERD）、与GERD相关喉炎、巴雷特食管炎和佐林格-埃利森综合征，与抗生素联用治疗幽门螺杆菌引起的感染。

由于H^+,K^+-ATP酶介导的过程是胃酸分泌的最后一步，抑制这种酶被认为是抑制胃酸的最有效方法。根据其酸依赖性活性，质子泵抑制药为一种酸激活的前药。

质子泵抑制药抑制H^+,K^+-ATP酶，该酶是一种存在于胃壁伸入到分泌细管膜的微绒毛内的跨膜蛋白，由α和β两个亚单位组成，α亚单位作为触酶，使ATP水解，产生能量输出H^+离子，故H^+,K^+-ATP酶又称为质子泵，其抑制药称为质子泵抑制药（proton pump inhibitor，PPI）。H^+,K^+-ATP酶可经历磷酸化和去磷酸化，同时发生H^+的向外和K^+的向内输送。

1. 不可逆质子泵抑制药

（1）不可逆质子泵抑制药的基本结构　不可逆质子泵抑制药的结构由吡啶环、甲基亚磺酰基及苯并咪唑三部分组成。环上取代基的不同会影响药物解离度和药代动力学性质，不可逆质子泵抑制药的构效关系如图6-19所示。

（2）不可逆质子泵抑制药的特点　不可逆质子泵抑制药（以奥美拉唑为例）具较弱的碱性，在碱性环境中不易解离，处于非活性状态。不可逆质子泵抑制药可通过细胞膜进入强酸性的胃壁细胞泌酸小管口，酸质子对苯并咪唑环上氮原子质子化而活化，发生分子内的亲核反应，通过发生Smiles重排、生成次磺酸和次磺酰胺，然后与H^+,K^+-ATP酶上Cys813和Cys892的巯基共价结合，形成二硫化的酶抑制剂复合物而阻断质子泵分泌H^+的作用，表现出选择性和专一性的抑制胃酸分泌作用。共价复合物在pH<6时相当稳定，但可被谷胱甘肽和半胱氨酸等内源性巯基化合物相竞争而复活，但在胃壁细胞酸性空室中谷胱甘肽极少，故本品的抑酶作用可以持久。复活生成的代谢物，经碱催化的Smiles重排得硫醚化合物，在肝脏可再被氧化成奥美拉唑。这种奥美拉唑体内循环共价结合和解除结合等一系列的反应，称为奥美拉唑循环或前药循环。

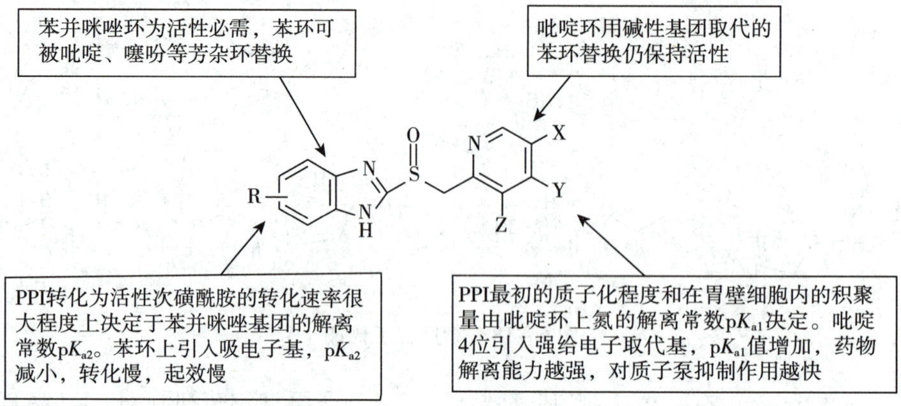

苯并咪唑环为活性必需，苯环可被吡啶、噻吩等芳杂环替换

吡啶环用碱性基团取代的苯环替换仍保持活性

PPI转化为活性次磺酰胺的转化速率很大程度上决定于苯并咪唑基团的解离常数pK_{a2}。苯环上引入吸电子基，pK_{a2}减小，转化慢，起效慢

PPI最初的质子化程度和在胃壁细胞内的积聚量由吡啶环上氮的解离常数pK_{a1}决定。吡啶4位引入强给电子取代基，pK_{a1}值增加，药物解离能力越强，对质子泵抑制作用越快

图 6-19　不可逆质子泵抑制药的构效关系

不可逆质子泵抑制剂类抗溃疡药分子中，甲基亚磺酰基的硫原子为手性原子，存在一对对映异构体。因分子的外消旋化的能量较高，即使在高温下也不会产生外消旋化。奥美拉唑的*S*-异构体被开发为药物艾司奥美拉唑（esomeprazole）上市，是第一个上市的光学活性质子泵抑制药。艾司奥美拉唑在体内的代谢更慢，并且经体内循环更易重复生成，导致血药浓度更高，维持时间更长，其疗效和作用时间都优于奥美拉唑。

不可逆质子泵抑制药主要代表药物有奥美拉唑（omeprazole）、艾司奥美拉唑（esomeprazole），兰索拉唑（iansoprazole）、右兰索拉唑（dexlansoprazole），泮托拉唑（pantoprazole）和雷贝拉唑（rabeprazole sodium）等。右兰索拉唑和艾司奥美拉唑分别是兰索拉唑和奥美拉唑的对映体纯形式。奥美拉唑和兰索拉唑也作为外消旋混合物销售。

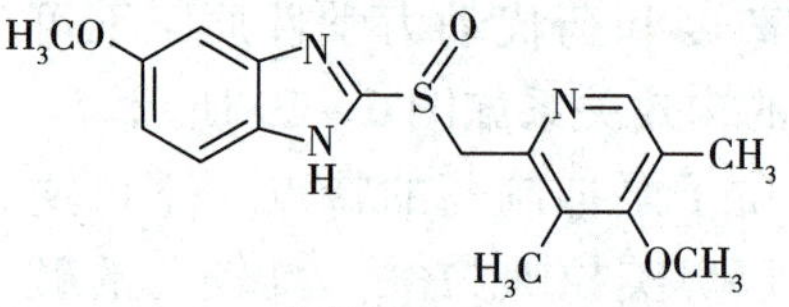

奥美拉唑 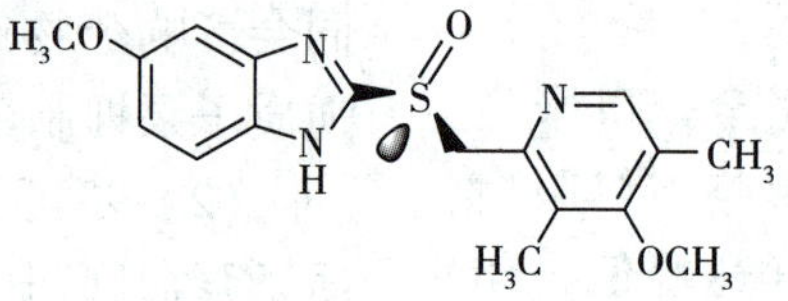　　艾司奥美拉唑 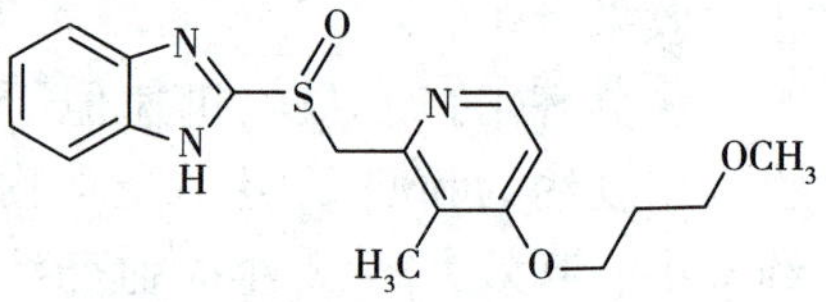　　雷贝拉唑

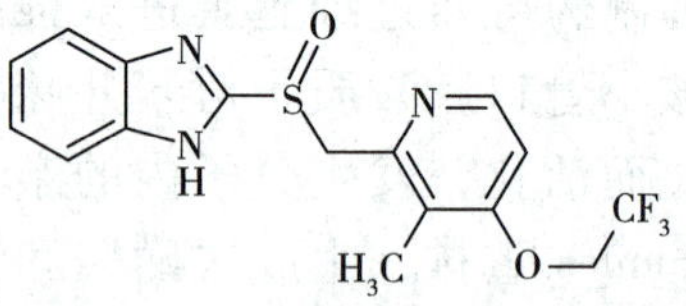

兰索拉唑 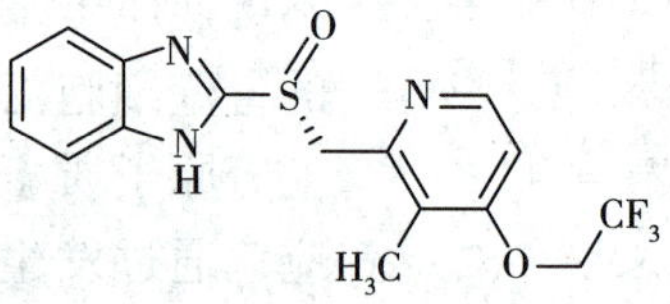　　右兰索拉唑 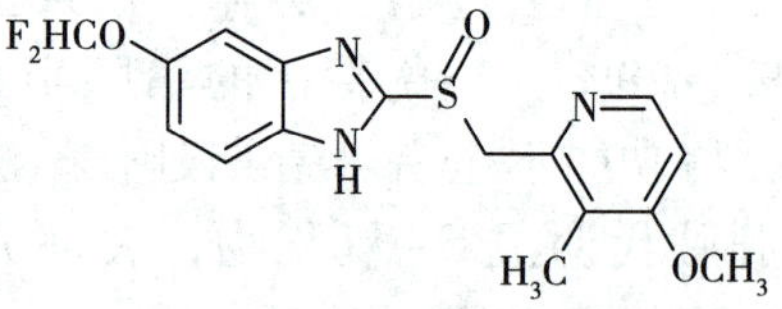　　泮托拉唑

不可逆质子泵抑制药为弱碱性，吡啶 pK_a 为3.8~4.9，这使它们能够通过离子捕获在受刺激的酸性壁细胞（pH 1.0）中选择性积累。这种酸性环境选择性积累有助于其选择性和活性。2-吡啶基-甲基亚磺酰基-苯并咪唑结构在酸作用下形成活性亚磺酸和亚磺酰胺结构，能够与ATP酶的半胱氨酸残基的巯基反应，形成共价加合物，该加合物导致该酶催化功能的失活。通常，在吡啶环或苯并咪唑的苯环上进行结构修饰，可以产生具有不同酸稳定性水平的不可逆质子泵抑制药，对质子泵抑制作用的持续时间有影响。

不可逆质子泵抑制药的苯并咪唑 N1 在生理 pH 值下通常是不可电离的，呈中性。然而，由于连接的亚磺酰基部分具有吸电子特性，使苯并咪唑 N1 呈微酸性。若将苯并咪唑 N1 通过用强碱处理使其失去质子并与金属阳离子（如 Na^+ 或 Mg^{2+}）形成离子对，可以制成盐的形式，改进其水溶性（如奥美拉唑镁）。

由于不可逆质子泵抑制药的活化和重排发

生在强酸性 pH 值下，所有不可逆质子泵抑制药的口服制剂都被开发成酸稳定的制剂，如肠溶制剂，可使得不可逆质子泵抑制药在肠道中更好地溶解和吸收。兰索拉唑肠溶片和奥美拉唑肠溶片（或用碳酸氢钠配制）都有颗粒形式，药物容易被吸收，在胃中的药物破坏小。在药物从肠中吸收并递送到靶位后，重排选择性地发生在壁细胞内小管的酸性环境中。通常，这类药物的半衰期相对较短（1 小时），而作用持续时间长（20～48 小时），具有不可逆地抑制质子泵的能力。

（3）典型药物构效关系　奥美拉唑（omeprazole）具弱碱性和弱酸性。稳定性较差，需低温避光保存。可集中于强酸性的壁细胞泌酸小管口，酸对苯并咪唑环上 N 原子催化，通过发生重排、共价结合和解除结合等一系列的反应，称为奥美拉唑循环或前药循环，发挥作用。

奥美拉唑半衰期为 0.5～1 小时，在体内经细胞色素 P450 同工酶系代谢。在体内，奥美拉唑的 *R*-型和 *S*-型异构体均产生作用强度相同的抗酸分泌作用。但是两种异构体的代谢途径有立体选择性差异，*R*-型异构体在体内 98% 经由 CYP2C19 催化代谢，大部分代谢产物为羟基化物，被清除至体外。而 *S*-型异构体对 CYP2C19 依赖性下降，经由 CYP3A4 途径代谢的比例增加至 27%。*S*-型异构体比 *R*-型异构体在体内的代谢清除率低，在体内更易重复循环，维持时间更长，有更优良的药理性质。*S*-型异构体即艾司奥美拉唑（esomeprazole）由 CYP3A4 和 CYP2C19 代谢，且代谢速率很慢，故血浆中活性药物浓度高而持久，药物之间相互影响小，生物利用度和血浆浓度较奥美拉唑或 *R*-型异构体为高，半衰期延长为 2 小时以上。艾司奥美拉唑在体内的代谢更慢，并且经体内循环更易重复生成，导致血药浓度更高，全身药物暴露（AUC）大于外消旋奥美拉唑，维持时间更长，其疗效和作用时间都优于奥美拉唑。

奥美拉唑单次给药时生物利用度约为 35%，反复给药的生物利用度可达 60%。奥美拉唑口服后 0.5～7 小时血药浓度达峰值，达峰浓度为 0.22～1.16mg/L。奥美拉唑吸收入血后主要和血浆蛋白结合，其血浆蛋白结合率为 95%～96%。血浆消除半衰期为 0.5～1 小时，慢性肝病患者为 3 小时；血药浓度在给药后 4～6 小时基本消失。

艾司奥美拉唑钠盐通常制成注射剂，镁盐为口服制剂。艾司奥美拉唑口服吸收迅速，单剂量 40mg 给药后的绝对生物利用度为 64%，而每日 1 次重复给药后的绝对生物利用度为 89%。20mg 剂量绝对生物利用度的相应值分别为 50% 和 68%。艾司奥美拉唑的血浆蛋白结合率为 97%。总血浆清除率在单次用药后约为 17L/h，多次用药后约为 9L/h。血浆消除半衰期在重复每日 1 次用药后约为 1.3 小时。

兰索拉唑（lansoprazole）的结构与奥美拉唑相似，结构的区别在苯并咪唑环上的苯环无取代，而吡啶环上的 4 位引入了含有三氟乙氧基。理化性质也与奥美拉唑相似，本品在酸性情况下不稳定，通常制成肠溶制剂。

兰索拉唑口服可快速吸收，1.5 小时可达血药浓度峰值，生物利用度可超过 80%。与奥美拉唑相似，兰索拉唑也有光学异构体代谢的差异，兰索拉唑的 *R*-(+)-异构体不易代谢，有较高的最大血药浓度（C_{max}）、血药浓度-时间曲线下面积（AUC）和代谢比。

兰索拉唑在肝脏中由 CYP2C19 和 CYP3A4 代谢。CYP2C19 基因型对 *S*-兰索拉唑代谢的影响程度大于 *R*-兰索拉唑。由于两种对映异构体的效力相等，使用 *R*-兰索拉唑更为理想。

右兰索拉唑（dexlansoprazole）是兰索拉唑的光学异构体，其代谢作用与艾司奥美拉唑类似。右兰索拉唑控释胶囊是首个设计提供分 2 次释药的双重控释（DDR）的质子泵抑制药，通过关闭胃内许多酸泵来减少胃酸的产生。

右兰索拉唑作为双重延迟释放药物制剂上市，其控释胶囊含有 2 种类型的 pH 敏感性肠溶颗粒，在血药浓度-时间曲线图上形成 2 个独特的峰值：口服后 1～2 小时出现第 1 个峰值（约 25% 的药物在 2 小时内释放），4～5 小时出现第 2 个峰值（其余 75% 在 4～5 小时内从远端肠道释放）。此外，本品口服不受食物的影响，不良反应与兰索拉唑相似。

虽然由此产生的持续时间并不完全类似于每日 2 次给药的持续时间，且夜间酸反弹仍会发生，但与简单的肠溶制剂（如外消旋兰索拉唑或奥美拉唑）相比，更有可能实现 24 小时覆盖。给药后 6.5 小时，右兰索拉唑作用持续时间约为外消旋混合物的 2 倍，与其他 PPI 一样，由于右兰索拉唑降低胃内容物的 pH 值，依赖于较低胃 pH 值吸收的药物会受到影响，如氨苄西林酯、地高辛和酮康唑等。

泮托拉唑（pantoprazole）结构特征为苯并咪唑的 5 位上有二氟甲氧基，泮托拉唑的结构与奥美拉唑相比较，在苯并咪唑和吡啶两个环系上的取代基都有不同。泮托拉唑呈弱碱性，通常以钠盐的形式使用。在弱酸环境中比同类药物更稳定，被激活后仅与质子泵上活化部位的两个位点结合，从分子水平上体现出与质子泵结合的高度选择性。

泮托拉唑也具有两个手性异构体。在体内可发生右旋体向左旋体的单方向构型转化，转化率分别为 28.1% 和 36.3%，两个手性异构体在药代动力学上存在立体选择性差异。泮托拉唑的生物利用度约为 77%，需要 2～3 小时达到最大血浆浓度。98% 的药物与血浆蛋白结合。泮托拉唑通过 CYP2C19 和随后的磺化途径代谢，对 CYP3A4 催化的代谢不太敏感。研究表明，泮托拉唑与经 CYP2C19、CYP3A4、CYP2D6 或 CYP1A2 代谢的其他常见药物合用时，未观察到明显的药物相互作用。

泮托拉唑钠作为 *R*-和 *S*-对映异构体的外消旋混合物上市。泮托拉唑是目前上市的不可逆质子泵抑制药中激活最慢的，这与其持续时间长直接相关。尽管半衰期很短（1～2 小时），但泮托拉唑以其活性形式可以与质子泵深处的作用位点结合，增加其药理作用。由于失活的泮托拉唑与质子泵的共价结合物不能被还原型谷胱甘肽复活，因此治疗效果持续的时间（47 小时）比其他质子泵抑制剂（约 20 小时）更长。

雷贝拉唑（rabeprazole）是在兰索拉唑的基础上发展起来的，不同之处只是在吡啶环上的 4 位延长了侧链。雷贝拉唑对基础胃酸和由刺激引起的胃酸分泌均有抑制作用。具体作用包括以下两方面。①胃酸分泌抑制作用。②抗幽门螺杆菌作用：体外试验显示雷贝拉唑比奥美拉唑和兰索拉唑有更强的抗幽门螺杆菌活性，其可在几个位点直接攻击幽门螺杆菌，并可非竞争性、不可逆地抑制幽门螺杆菌的脲酶。此外，雷贝拉唑对胆碱受体和组胺 H_2 受体无拮抗作用。雷贝拉唑口服半衰期约为 1 小时，并且与剂量无关，血浆蛋白结合率为 96.3%。雷贝拉唑经细胞色素 P450 酶系代谢，生物利用度不受食物或抗酸剂的影响，约 30% 的药物以硫羧酸及葡萄糖苷酸衍生物的形式从尿液中排泄。

2. 可逆性质子泵抑制药　拉唑类不可逆性质子泵抑制药在使用过程中，一般 1～2 个疗程需要停药一段时间，若长期或过多使用会造成安全性问题，如胃酸缺乏及由此导致的胃癌发生，还有局部黏膜分泌紊乱、肠道感染和影响骨代谢等。

可逆性质子泵抑制药（reversible proton pump inhibitors，rPPI）不需要进行转化激活，即可与质子泵的钾离子区域进行离子化的竞争性结合，从而阻断胃酸分泌，因此该类抑制剂又称钾离子竞争性酸阻滞剂（potassium－competitive acid blocker，P－CAB）。由于其对 H^+，K^+-ATP 酶的抑制是可逆的，既能调节性减少胃酸的分泌，又不会造成过度抑制，因此能避免不可逆性质子泵抑制剂造成的胃酸缺乏症，减少相应的副作用。

此类药物的代表有伏诺拉生（vonoprazan），2014 年在日本获批上市，主要用于治疗反流性食管炎。伏诺拉生具有弱碱性，其 pK_a 为 9.3，在酸性条件下能迅速质子化，进而与 K^+ 竞争 H^+,K^+－ATP 酶 E2－P（H^+）构象的离子结合位点，从而抑制了该酶的构象改变，阻断了 H^+ 和 K^+ 交换，达到抑制胃酸分泌的作用。由于结构具有较强的酸稳定性，该药能够较长时间停留在分泌小管中；加之该药能同时抑制激活和静息状态的 H^+，K^+-ATP 酶，从而产生持久的抑酸作用。此类药物还有瑞普拉生（revaprazan），用于治疗十二指肠溃疡和胃炎。瑞普拉生对 H^+，K^+-ATP 酶的选择性比 Na^+，K^+-ATP 酶高 100 倍以上，选择性高，对机体生理功能影响小，其作用强且完全可逆，体内抑制 H^+，K^+-ATP 酶活性强（IC_{50} = 0.19μmol/L），抑酸的起效速度、强度及持久度均超过艾司奥美拉唑。

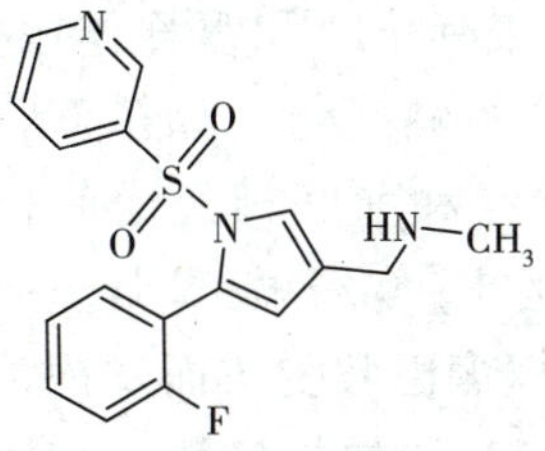

伏诺拉生

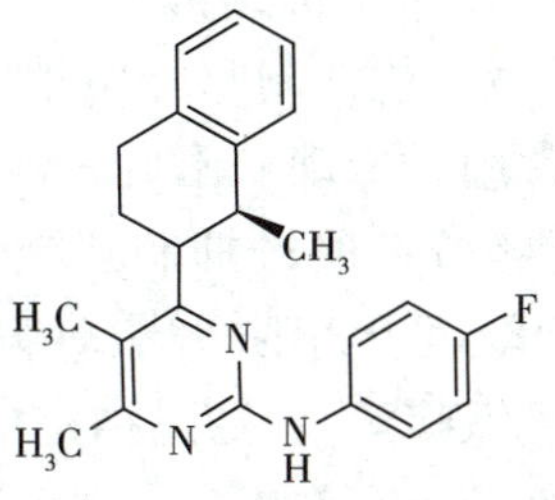

瑞普拉生

二、促胃肠动力药物

胃动力药物（prokinetics），也称促胃肠动力药物，是促使胃肠道内容物向前移动的药物，临床上用于治疗胃肠道动力障碍的疾病，如反流症状、反流性食管炎、消化不良、肠梗阻等临床上的常见病。促胃肠动力药是近年来发展起来的一类药物。现常用的有多巴胺 D_2受体拮抗药甲氧氯普胺（metoclopramide），外周性多巴胺 D_2受体拮抗药多潘立酮（domperidone），既能阻断多巴胺 D_2受体又能抑制乙酰胆碱活性的药物的伊托必利（itopride）和选择性 5-HT_4受体激动药莫沙必利（mosapride）等。

甲氧氯普胺（metoclopramide）结构与普鲁卡因胺类似，均为苯甲酰胺的类似物，但无局部麻醉和抗心律失常的作用。本品为多巴胺 D_2受体拮抗药，同时还具有 5-羟色胺 4（5-HT_4）受体激动效应，对 5-HT_3受体有轻度抑制作用。可作用于延髓催吐化学感受区（CTZ）中多巴胺受体而提高 CTZ 的阈值。本品亦能阻断下丘脑多巴胺受体，抑制催乳素抑制因子，促进泌乳素的分泌，故有一定的催乳作用。具有促动力作用和止吐的作用，是第一个用于临床的促动力药，本品有中枢神经系统的副作用（锥体外系症状），常见嗜睡和倦怠。

多潘立酮（domperidone）为较强的外周性多巴胺 D_2受体拮抗药，极性较大，不能透过血-脑屏障，故较少甲氧氯普胺的中枢神经系统的副作用（锥体外系症状），其止吐活性也较甲氧氯普胺小。多潘立酮的蛋白结合率为 90%，消除半衰期为 7.5 小时，多潘立酮几乎全部在肝内代谢，经 CYP3A4 代谢生成 *N*-去烃化物。经 CYP3A4、CYP1A2 和 CYP2E1 代谢生成羟基化物。其代谢物基本无活性。

多潘立酮较为安全的口服剂量为 10mg，日最高剂量限制到 30mg；多潘立酮需要经过 CYP3A4 酶来代谢，如果同时服用显著抑制 CYP3A4 酶的其他药物，可能导致药物在人体内的代谢被延缓，血药浓度增加。增加心脏方面的不良反应。

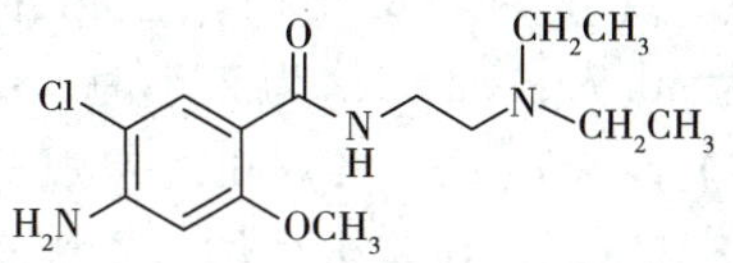

甲氧氯普胺

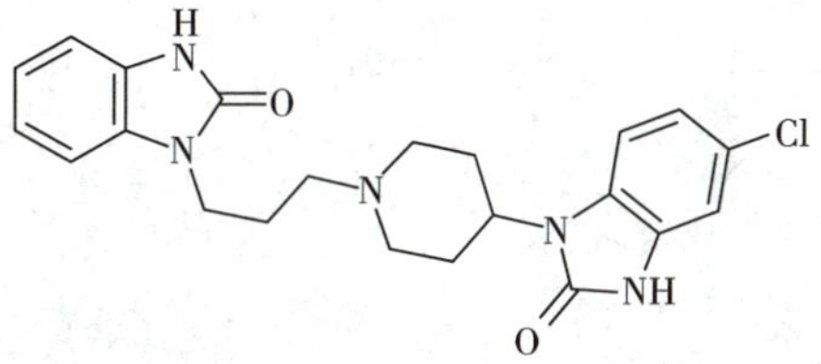

多潘立酮

伊托必利（itopride）是一种具有阻断多巴胺 D_2受体活性和抑制乙酰胆碱酯酶活性的促胃肠动力药物，其在中枢神经系统分布少，无致室性心律失常作用及其他严重药物不良反应和实验室异常，在相当于 30 倍西沙必利的剂量下不导致 Q-T 间期延长和室性心律失常。

口服吸收迅速，给药 30 分钟血药达峰，半衰期约为 6 小时，多次给药血清药物浓度与单次给药相同，不依赖于细胞色素 P450 酶系代谢，主要经肝脏黄素单氧化酶（FMO）代谢，本品原型药物 4% ~5%、代谢物 75% 通过尿液排泄。动物实验体内主要分布于肝、胆、肾、脑和消化系统，中枢系统分布很少。

西沙必利（cisapride）是全胃肠促动力药，对各种胃肠动力障碍疾病均有良好疗效。上市后的不良反应监测中发现西沙必利可延长心脏 Q-T 间隔，导致罕见的、可危及生命的室性心律失常。这种副作用的发生与患者并用了 CYP3A4 抑制剂类药物相关。现已相继被各国停用。

莫沙必利（mosapride）为新型胃动力药物，由于从分子结构上进行了优化，克服了西沙必利的心脏副作用，无导致Q-T间期延长和室性心律失常作用。莫沙必利是强效、选择性5-HT_4受体激动药，莫沙必利在肝脏中由细胞色素P450酶系中的CYP3A4代谢，其主要代谢产物为脱4-氟苄基莫沙必利，后者具有5-HT_3受体拮抗作用。

口服后吸收迅速，在胃肠道及肝、肾局部组织中浓度较高，血浆中次之，脑内几乎没有分布。健康受试者服用本药5mg，血药浓度达峰时间（T_{max}）为0.8小时，血药浓度峰值（C_{max}）为30.7ng/ml，$t_{1/2}$为2小时，曲线下面积（AUC）为67(ng·h)/ml，表观分布容积（V_d）为3.5L/kg，血浆蛋白结合率为99%，总清除率为80L/h。

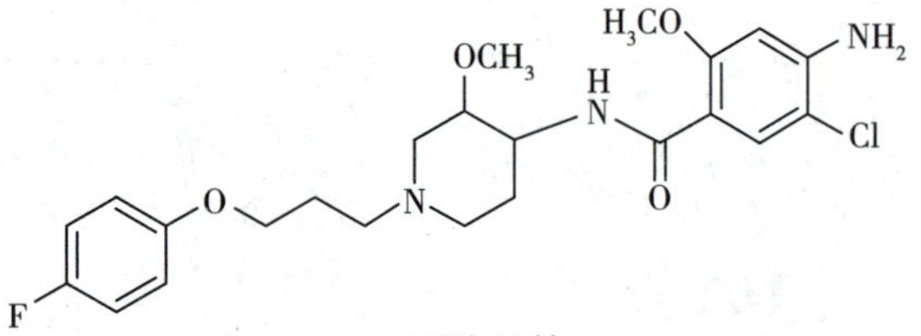

西沙必利

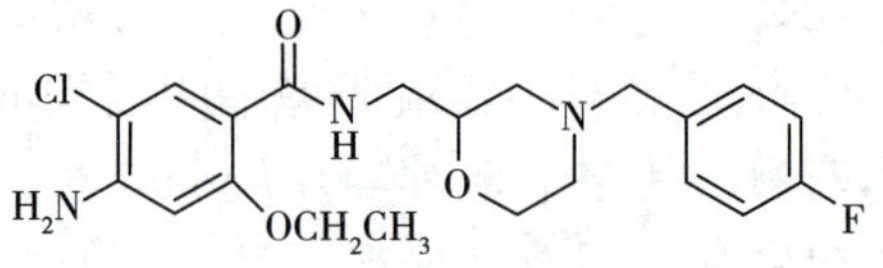

莫沙必利

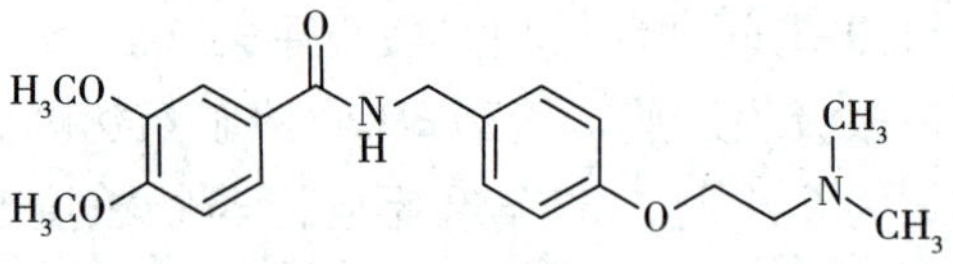

伊托必利

三、止吐药物

早期的止吐药物主要有以下几种。①类固醇类（如地塞米松、强的松）：能抑制体内缓激肽、5-HT和前列腺素释放，从而抑制恶心呕吐；②噻嗪类（如氯丙嗪、异丙嗪、三氟拉嗪等）：主要抑制催吐化学感受区，对各种呕吐均有效；③抗组胺药（如苯海拉明、茶苯海明等）：能抑制呕吐中枢，兼有止吐和镇静作用，常用于晕动病呕吐；④抗胆碱能药（如东莨菪碱等）：通过抑制迷走神经和前庭神经而起作用，可用于防治晕动病呕吐；⑤丁酰苯类（如氟哌啶醇）：通过拮抗中枢多巴胺受体而发挥镇静、镇吐作用；⑥多巴胺D_2受体拮抗药（如甲氧氯普胺和多潘立酮）：具促胃动和镇吐作用。

自20世纪90年代起，开发出了一系列新型的5-HT_3受体拮抗剂类镇吐药。5-HT_3受体拮抗剂通过阻断中枢和外周神经中的5-HT_3受体而发挥止吐效应，效率高、耐受性好，且无锥体外系反应，已成为目前主要的镇吐药物，特别是用于预防和治疗化疗引起的恶心、呕吐。

已经发现了7个不同的5-HT受体家族或亚型，命名为5-HT_1至5-HT_7。大部分5-HT受体存在于胃肠道中，在胃肠道中它调节生理功能和变化。刺激5-HT_3受体可抑制胃分泌，并刺激肠道中的离子迁移运动复合体。这可增强肠道分泌，从而促进排便。肠5-HT_3受体的激活也刺激胃窦收缩和迷走神经传入神经，从而引起恶心。化疗药物诱导恶心，至少部分是通过在肠嗜铬细胞中释放大量5-HT，刺激迷走神经传入神经并启动呕吐反射。

1. 5-HT_3受体拮抗剂结构特征和作用机制

昂丹司琼（ondansetron）、帕洛诺司琼（palonosetron）、格拉司琼（granisetron）、阿洛司琼（alosetron）、多拉司琼（dolasetron）和托烷司琼（tropisetron）是临床上可用的5-HT_3受体拮抗剂。

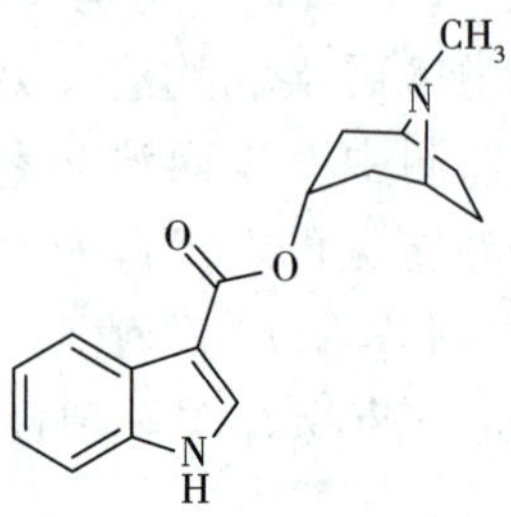

托烷司琼 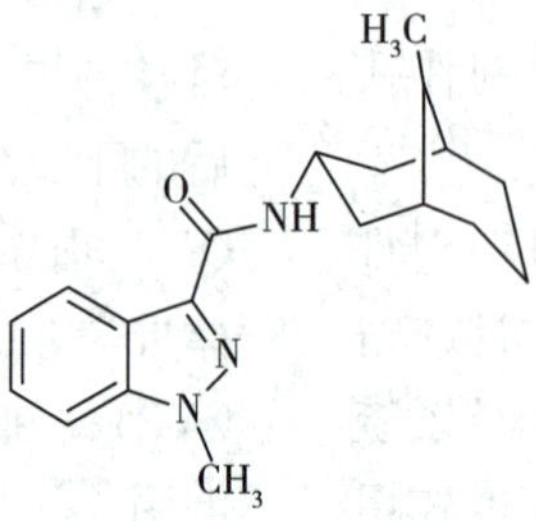　　格拉司琼 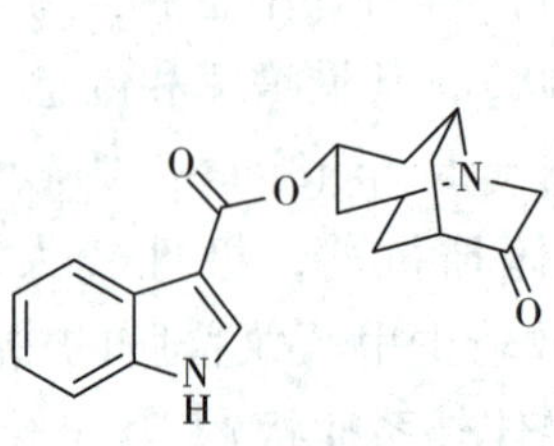　　多拉司琼

帕洛诺司琼　　昂丹司琼　　阿洛司琼

$5-HT_3$受体拮抗剂结构主要有：①咔唑衍生物（昂丹司琼、阿洛司琼）；②吲唑衍生物（格拉司琼）；③吲哚衍生物（托烷司琼、多拉司琼）；④稠合三环衍生物（帕洛诺司琼）。帕洛诺司琼是第二代药物，对$5-HT_3$受体具有高度选择性。

$5-HT_3$受体拮抗剂的构效关系如图6-20所示。

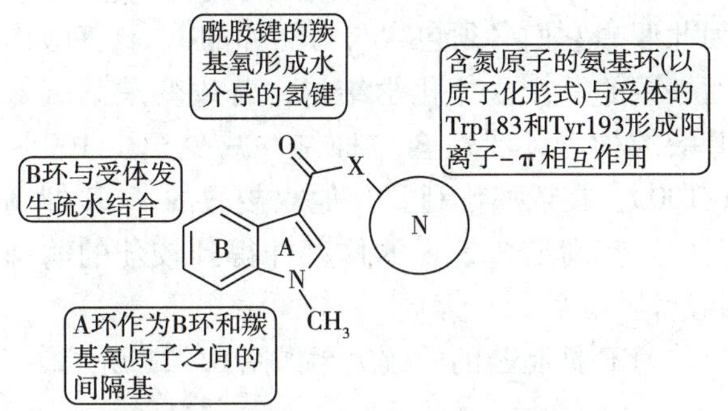

图6-20　$5-HT_3$受体拮抗剂的构效关系

2. 常用药物　昂丹司琼为首个上市的$5-HT_3$受体拮抗剂类镇吐药，为高度选择性的外周神经元和中枢神经系统内$5-HT_3$受体拮抗剂，对$5-HT_1$受体，$5-HT_2$受体，肾上腺素α_1、α_2和β_1受体，胆碱受体，GABA受体，组胺H_1和H_2受体，以及神经激肽NK_1等均无拮抗作用。细胞毒性药物化疗引起小肠嗜铬细胞释放5-HT，通过$5-HT_3$受体引起迷走传入神经兴奋从而导致呕吐反射，而本品可阻断这一反射发生，临床上用于化疗和放射治疗引起的恶心呕吐，也用于预防和治疗手术后的恶心呕吐。

昂丹司琼口服吸收迅速，口服生物利用度约为60%，消除半衰期约3小时，血浆蛋白结合率为75%，主要自肝脏代谢，代谢产物主要经尿（75%）排泄，50%以内的本品以原型自尿排出。由于本品的高选择性作用，因而不具有经典镇吐药的副作用，如锥体外系反应、过度镇静等。常见副作用有头痛、腹部不适、腹泻、口干、便秘、短暂性无症状转氨酶增加等。

昂丹司琼主要由CYP3A4代谢，并遵循由CYP1A2、CYP2D6和CYP2E1催化的次级代谢途径。主要的代谢反应包括6、7或8位的芳基羟基化和咔唑氮的去甲基化。除头痛外，尚未报告任何与昂丹司琼有关的主要不良反应。

托烷司琼作用于外周神经元及中枢神经系统内$5-HT_3$受体，能特异性地与之结合。止吐作用时间长，耐受性好，副作用小。广泛应用于预防放化疗引起的恶心、呕吐。常见不良反应是头晕和疲劳。

口服托烷司琼优于肌内注射，提示托烷司琼可直接在肠道起作用，也可由肠道吸收后通过血液循环产生作用。止吐作用除了$5-HT_3$受体机制外，可能还与激动$5-HT_4$受体有关。托烷司琼口服吸收迅速，3小时达血药峰值，消除半衰期为7～10小时。托烷司琼代谢主要为吲哚环上5、6和7位的羟化，再进一步形成葡萄糖醛酸和硫酸的结合产物，然后经尿或胆汁排泄（代谢物经尿和粪排出的比例为5∶1）。托烷司琼代谢与CYP2D6相关，代谢物对$5-HT_3$受体的作用极弱，不呈现药理作用。

帕洛诺司琼为第二代$5-HT_3$受体拮抗剂，其化学结构与第一代$5-HT_3$受体拮抗剂不同，由一个稠合的三环酰胺结构与奎宁环相连；其与$5-HT_3$受体的结合力是第一代$5-HT_3$受体拮抗剂的30～100倍；半衰期也较第一代$5-HT_3$受体拮抗剂明显延长，约为40小时。帕洛诺司琼的高度亲和力及较长的滞留时间，比第一代$5-HT_3$受体拮抗剂有更好的疗效，具有用量小、疗效高等特点。用于治疗化疗引起的急性期恶心、呕吐。因持续时间更长，可用于预防迟发性化疗所致恶心、呕吐。

帕洛诺司琼用于预防成人和老年患者癌症化疗引起的恶心和呕吐。帕洛诺司琼在组织中分布良好，并表现出适度的血浆蛋白结合。其代谢主要在肝脏中进行，主要是 CYP2C9、CYP3A4 和 CYP1A2 负责其生物转化。帕洛诺司琼与临床药物相互作用的可能性很低，能安全地与皮质类固醇类、镇痛药、解痉药和抗胆碱药物一起使用。本品引起不良反应的发生率及严重程度与昂丹司琼或多拉司琼相似。

第六节 循环系统疾病药物

一、抗高血压药物

（一）血管紧张素转化酶抑制药

血管紧张素转化酶（angiotensin converting enzyme，ACE）系指在肺或肾等器官中将十肽血管紧张素Ⅰ（Ang Ⅰ）水解成八肽血管紧张素Ⅱ（Ang Ⅱ）的锌蛋白酶。

在体内，肾素-血管紧张素-醛固酮系统（renin - angiotensin - aldosterone system，RAAS）是一种复杂的、调节血流量、电解质平衡以及动脉血压所必需的高效系统。肝脏分泌的血管紧张素原（α_2球蛋白）在水解蛋白酶肾素水解下，生成无生理活性的十肽血管紧张素Ⅰ（Ang Ⅰ），血管紧张素Ⅰ在血管紧张素转化酶（angiotensin converting enzyme，ACE）的作用下生成血管紧张素Ⅱ（Ang Ⅱ），作用于 Ang Ⅱ 受体产生强烈的收缩血管作用，其升压作用为肾上腺素的 10～40 倍，而且还通过刺激肾上腺皮质球状带，促使醛固酮分泌，水钠潴留，刺激交感神经节增加去甲肾上腺素分泌，提高交感神经递质和特异性受体的活性等，使血压升高。

从肾素水解作用开始到促进醛固酮分泌的调节机制过程，是肾素－血管紧张素－醛固酮系统的重要功能，该系统中的 ACE 和 Ang Ⅱ 受体现已成为抗高血压药物的重要作用靶点。

1. ACE 抑制药的构效关系 ACE 是一个立体选择性的药物靶点。由于临床上的 ACE 抑制药是模拟二肽或三肽作为酶的底物而起作用的，因此假想它们必须包含与自然界的 L-氨基酸构型一致的一个立体化学结构，若改变羧基端氨基酸的构型，活性会被抑制，减少至 1/100～1/1000。在依那普利及其他双羧酸的 ACE 抑制药中，都满足 *S*,*S*,*S* 的构型并得到较佳的酶抑制活性。

ACE 抑制药的构效关系如图 6－21 所示。

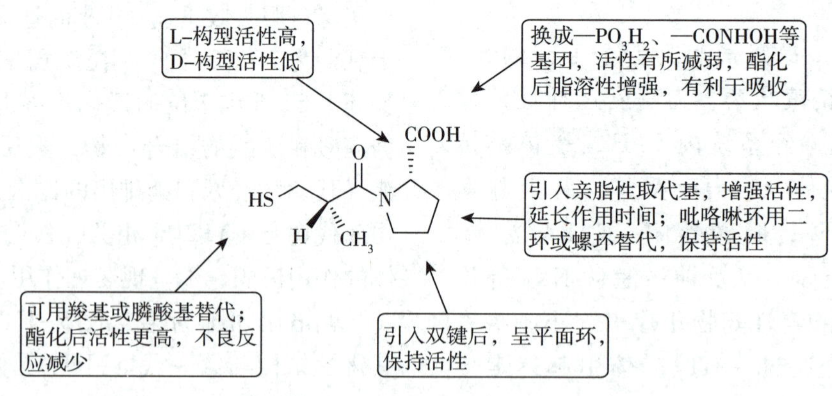

图 6－21 ACE 抑制药的构效关系

基于化学结构，ACE 抑制药可以分成三类：含巯基的 ACE 抑制药、含二羧基的 ACE 抑制药和含磷酰基的 ACE 抑制药。

所有 ACE 抑制药都能有效地阻断血管紧张素Ⅰ向血管紧张素Ⅱ转化，同时都具有相似的治疗与生理作用。这些药物的主要不同之处在于它们的作用效果和药动学参数。

ACE 抑制药可以单独使用，也可以与其他药物联合使用。ACE 抑制药特别适用于患有充血性心力衰竭（CHF）、左心室功能紊乱（LVD）或糖尿病的高血压患者。ACE 抑制药能引起动脉和静脉的扩张，这不仅降低血压，而且对患有 CHF 的患者的前负荷和后负荷都有较好的效果。

ACE抑制药的副作用有血压过低、血钾过多、咳嗽、皮疹、味觉障碍、头痛、头晕、疲劳、恶心、呕吐、痢疾、急性肾衰竭、嗜中性白细胞减少症、蛋白尿及血管浮肿等，其中一部分副作用归因于个别药物的特定官能团，而其他副作用则直接与这类药物的作用机制有关。这类药物最主要的副作用是引起干咳，其产生原因是在发挥ACE抑制的同时也阻断了缓激肽的分解，增加呼吸道平滑肌分泌前列腺素、慢反应物质及神经激肽A等刺激咽喉－气道的C受体。研究表明，斑丘疹和味觉障碍的高发生率则与卡托普利的巯基有关。

2. 常用药物（表6－19）

表6－19 常用的血管紧张素转化酶抑制药

药物名称	药物结构	性质和代谢
卡托普利（captopril）	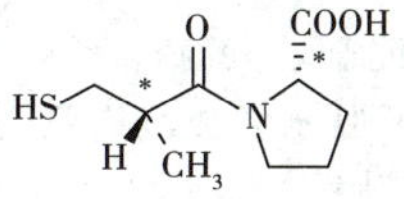	①含巯基的ACE抑制药的唯一代表药；分子中含有巯基和脯氨酸片段，是关键的药效团 ②分子中的巯基可有效地与酶中的锌离子结合，为关键药效团；会产生皮疹和味觉障碍；由于巯基的存在，卡托普利易被氧化，能够发生二聚反应而形成二硫键；体内代谢有40%～50%的药物以原药形式排泄；剩下的以二巯聚合体或卡托普利－半胱氨酸二硫化物形式排泄 ③口服吸收迅速，约15分钟起效；T_{max}为1小时；分布广泛，可透过胎盘，并可进入乳汁；生物利用度60%；血浆蛋白结合率约为30%；$t_{1/2}$为4小时；作用可维持6～8小时；增加剂量可延长作用时间，但不增强降压作用 ④用于治疗各种类型的高血压，特别是其他降压药治疗无效的顽固性高血压，与利尿药合用可增强疗效，对血浆肾素活性高者疗效较好；也用于急、慢性充血性心力衰竭，与强心药或利尿药合用效果更佳
阿拉普利（alacepril）	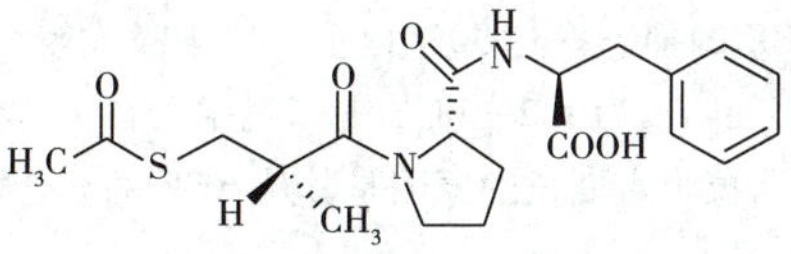	①是卡托普利的巯基乙酰化及羧基与苯甘氨酸的氨基成酰胺的前药。在体内去乙酰化和酰胺水解后迅速转变为卡托普利，但作用比卡托普利强3倍 ②口服吸收好，生物利用度为67%；T_{max}为1小时；血中游离、蛋白结合和总的卡托普利$t_{1/2}$分别为1.9小时、4.2小时和5.2小时 ③降压作用产生较慢，持久。用于治疗高血压，心肌缺血，心力衰竭
依那普利（enalapril）	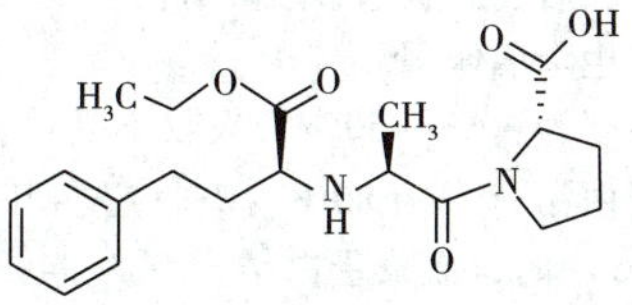	①双羧基的ACE抑制药的代表药；分子中含有三个手性中心，均为S－构型；依那普利是前体药物，口服给药后在体内水解代谢为依那普利拉 ②依那普利拉是一种长效的血管紧张素转化酶抑制药，抑制血管紧张素Ⅱ的生物合成，导致全身血管舒张，血压下降；依那普利拉在小肠内，结构中的仲胺易被离子化，与邻近的羧基形成两性离子，导致其亲脂性低和口服生物利用度较低，口服吸收极差，故只能静脉注射给药；而依那普利在体内主要以非离子形式存在，因此，口服较好 ③口服后能被快迅速吸收，依那普利T_{max}为1小时，依那普利拉T_{max}约为4小时；吸收程度大约为60%；口服吸收后，依那普利快速而充分完全地水解为依那普利拉；依那普利拉的$t_{1/2}$为11小时 ④主要用于治疗高血压；可单独应用或与其他降压药如利尿药合用；也可治疗心力衰竭，可单独应用或与强心药、利尿药合用
依那普利拉（enalaprilat）	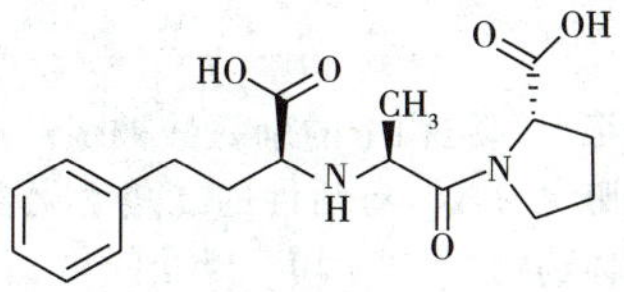	

续表

药物名称	药物结构	性质和代谢
贝那普利 (benazepril)	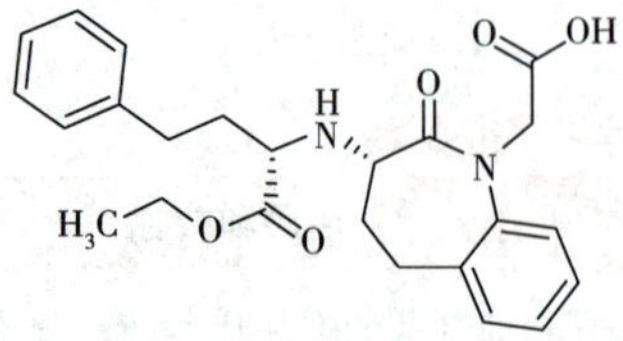	①双羧基的 ACE 抑制药；是一种前体药，水解后才具有活性；贝那普利是用7元环的内酰胺代替依那普利分子中丙氨酰脯氨酸结构 ②口服 T_{max} 为0.5～1小时，食物对吸收没有明显影响；贝那普利主要在肝脏被酯解成活性代谢物贝那普利拉，贝那普利拉的 T_{max} 为2～4小时；贝那普利的血清蛋白结合率约为96.7%，贝那普利拉约为95.3%；在10～80mg 剂量范围内，贝那普利的药代动力学存在剂量比例；在多次给药时，贝那普利拉的 $t_{1/2}$ 是10～11小时；每天一次，给药2～3天后贝那普利拉达稳态血药浓度；在肝硬化引起肝功能损害的患者，贝那普利拉的血药浓度基本没有改变；年龄因素不影响贝那普利和贝那普利拉的药动学特征 ③可用于治疗心力衰竭；可单用或与强心药、利尿药合用
喹那普利 (quinapril)	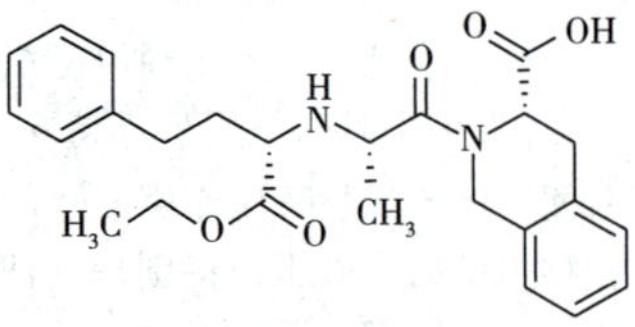	①可看成依那普利结构中的脯氨酸被四氢异喹啉羧酸所替代的药物。口服后在肝脏水解成具有活性的二酸型药物喹那普利拉，而产生降压作用 ②口服本品后，喹那普利和喹那普利拉的 T_{max} 分别为1小时和2小时，但喹那普利拉浓度比喹那普利高四倍，$t_{1/2}$ 分别为0.8小时和1.9小时 ③用于治疗肾性高血压和原发性高血压及充血性心力衰竭
培哚普利 (perindopril)	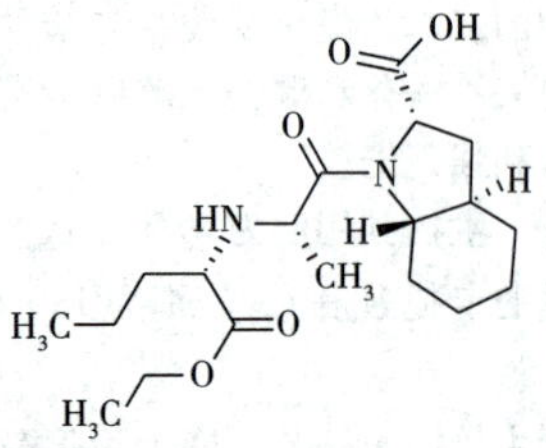	①依那普利侧链中苯丁酸被戊酸取代和脯氨酸被八氢-1*H*-吲哚羧酸替代的药物；口服后在肝脏水解成具有活性的二酸型化合物培哚普利拉，而产生降压作用 ②对 ACE 的抑制率达90%以上；口服吸收较快 T_{max} 为1小时，培哚普利的 $t_{1/2}$ 为1.2小时，培哚普利拉的 $t_{1/2}$ 为30～120小时，培哚普利拉半衰期长的原因是其从 ACE 的结合位点解离较慢的缘故 ③适用于治疗各型高血压和心力衰竭
群多普利 (trandolapril)	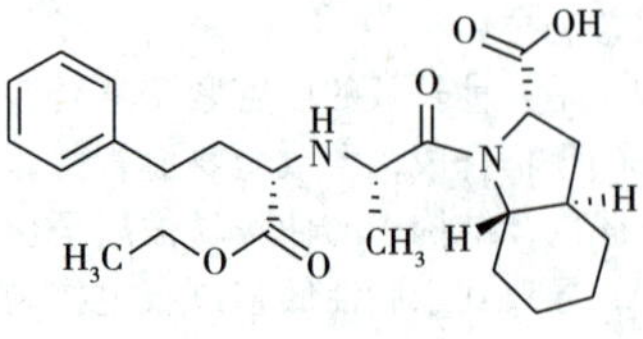	①可看成依那普利结构中的脯氨酸被八氢-1*H*-吲哚羧酸所替代的药物；口服后在肝脏水解成具有活性的二酸型化合物群多普利拉，而产生降压作用 ②口服吸收率为40%～50%，吸收不受饮食影响；T_{max} 为1小时；血浆蛋白结合率为80%；吸收后在肝脏水解成群多普利拉，T_{max} 为6小时，血浆蛋白结合率为94%；原药在体内很快代谢，$t_{1/2}$ 仅为0.7小时；生成的群多普利拉代谢较慢，稳态时 $t_{1/2}$ 可长达24小时 ③临床主要用于治疗动脉高血压，对其他类型高血压也有一定疗效
螺普利 (spirapril)	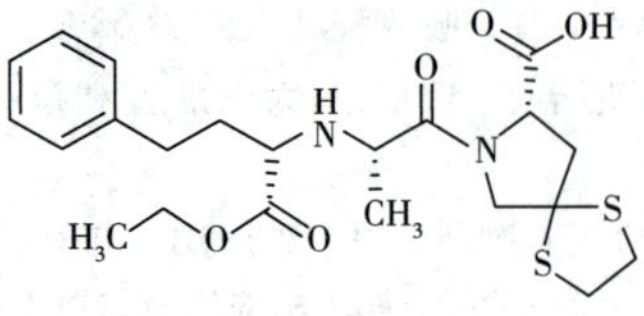	①可看成依那普利结构中的脯氨酸被螺环羧酸所替代的药物。口服后在肝脏水解成具有活性的二酸型化合物螺普利拉；ACE 抑制药的前体药物，$t_{1/2}$ 为30～35小时 ②用于治疗原发性高血压，长期应用要防止低血钾

续表

药物名称	药物结构	性质和代谢
赖诺普利（lisinopril）	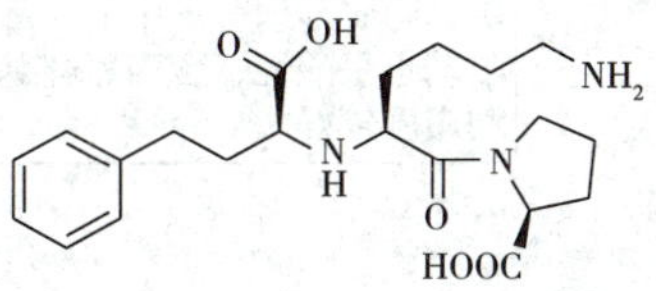	①结构中含有碱性的赖氨酸基团（$R = CH_2CH_2CH_2NH_2$）取代了经典的丙氨酸（$R = CH_3$）残基，且具有两个没有被酯化的羧基；是唯一的含游离双羧酸的普利类药物 ②与依那普利相比，尽管增加了一个可离子化的羧基基团，口服活性不如依那普利，但赖诺普利的口服吸收却优于依那普利拉；赖诺普利和卡托普利也是当前仅有的两个非前药的 ACE 抑制药 ③口服 T_{max} 为6～8小时，生物利用度为25%，饮食不影响吸收及生物利用度，连续给药3～4日可达稳态血药浓度；该药在体内不被代谢，亦不与血浆蛋白结合。主要从肾脏排泄，肾清除率达100ml/min，$t_{1/2}$ 为12.6小时；严重肾功能减退者 $t_{1/2}$ 可延长至40小时以上；会发生体内蓄积，蓄积的原药可经透析去除。老年人用药达峰时间延长 ④主要用于治疗高血压，可单独应用或与其他降压药（如利尿药）合用；也可治疗心力衰竭，可单独应用或与强心药、利尿药合用
福辛普利（fosinopril）	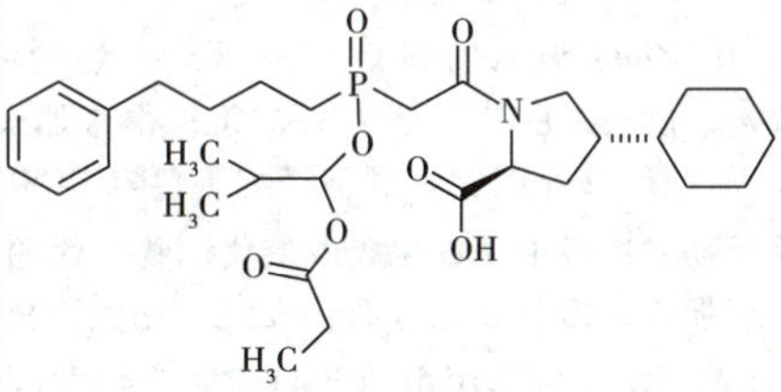	①含有膦酰基的 ACE 抑制药的代表；以次膦酸类结构替代依那普利拉中的羧基，可产生与巯基和羧基相似的方式和 ACE 的锌离子结合 ②福辛普利为前药，是次膦酸与酰氧基烷基形成的酯，能使福辛普利具有较好的脂溶性，同时也能提高其生物利用度。口服后经肠壁和肝的酯酶催化，便形成了活性的福辛普利拉作用效果优于卡托普利，但低于依那普利拉。绝对吸收率为平均口服剂量的36%；达峰浓度（C_{max}）的时间与剂量无关，T_{max} 约为3小时，$t_{1/2}$ 为12小时；福辛普利拉蛋白结合率很高（>95%） ③适用于治疗高血压和心力衰竭，治疗高血压时，可单独使用作为初始治疗药物或与其他抗高血压药物联合使用；治疗心力衰竭时，可与利尿剂合用

（二）血管紧张素Ⅱ受体拮抗药

血管紧张素Ⅱ（AⅡ）受体拮抗药是含有酸性基团的联苯结构，酸性基团可以为四氮唑环也可以是羧基，在联苯的一端联有咪唑环或可视为咪唑环的开环衍生物，咪唑环或开环的结构上都联有相应的药效基团。

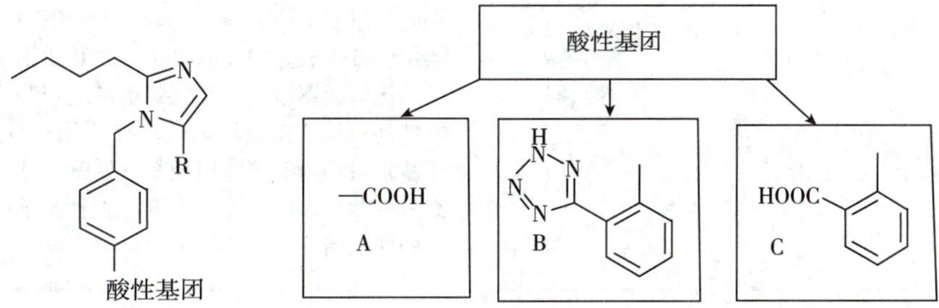

1. 血管紧张素Ⅱ受体拮抗药的构效关系（图6-22）

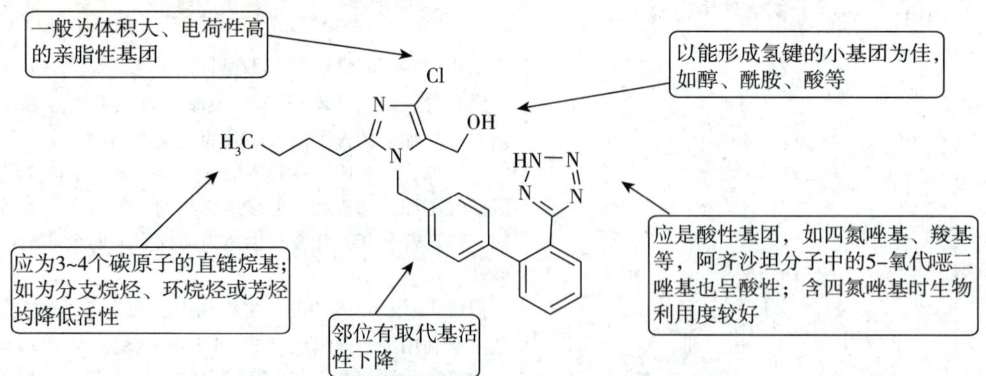

图6-22　血管紧张素Ⅱ受体拮抗药的构效关系

2. 常用药物（表6-20）

表6-20　常用的血管紧张素Ⅱ受体拮抗药

药物名称	药物结构	性质和代谢
氯沙坦 （losartan）		①分子中的四唑结构为酸性基团，为中等强度的酸，其 pK_a 5~6，能与钾离子成盐；咪唑环2位的丁基为该药物提供了必要的脂溶性和疏水性 ②氯沙坦口服吸收迅速，T_{max}为0.5~1小时，血药峰浓度为80ng/ml；肝脏首过效应显著，生物利用度为33%~37%；血浆蛋白结合率为98.7%；很难通过血-脑屏障；$t_{1/2}$为1.5~2小时；在肝脏经细胞色素P450酶代谢，14%的药物发生羟甲基氧化成甲酸代谢物，代谢物的活性比氯沙坦强10~40倍，血浆蛋白质结合率大于99%，$t_{1/2}$为6~9小时；本品的作用由原药与代谢产物共同产生。使降压作用进一步加强和持久 ③主要用于原发性高血压
缬沙坦 （valsartan）		①不含咪唑环的AⅡ受体拮抗药；其作用稍高于氯沙坦，分子中的酰胺基与氯沙坦的咪唑环上的N为电子等排体，可与受体形成氢键 ②为非前体药，不需要经过肝脏的生物转化而直接具有药理活性；口服吸收快，进食影响其吸收，生物利用度为25%，与血浆蛋白结合率为95%；药物起效快，作用强，口服后T_{max}为2小时，作用持续24小时以上；$t_{1/2}$为5~9小时，以原型经胆道（70%）及肾脏（30%）排出 ③用于各类轻、中度高血压，尤其适用于ACE抑制药不耐受的患者；缬沙坦可和氨氯地平组成复方制剂用于治疗原发性高血压，特别是单药治疗不能充分控制血压的患者；缬沙坦可和氢氯噻嗪组成复方制剂用于治疗单一药物不能充分控制血压的轻度至中度原发性高血压，但不适用高血压的初始治疗

续表

药物名称	药物结构	性质和代谢
厄贝沙坦（irbesartan）	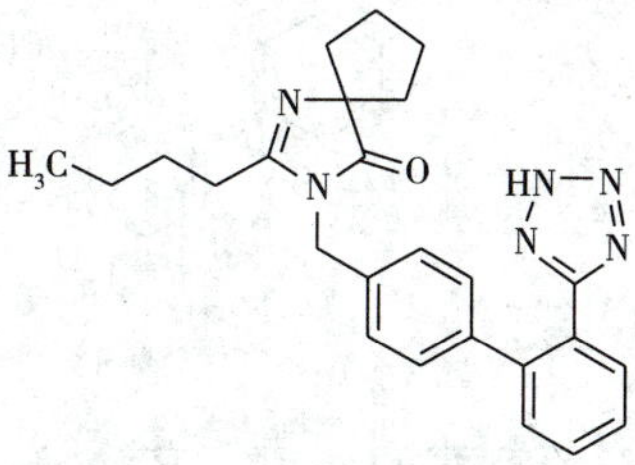	①厄贝沙坦为螺环化合物，缺少氯沙坦结构中羟甲基，但与受体结合的亲和力却是氯沙坦的10倍；羰基与受体的氢键或离子偶极结合能模拟氯沙坦的羟基与受体的相互作用，而螺环能提高与受体的疏水结合能力 ②厄贝沙坦吸收良好，其绝对生物利用度为60%～80%，进食不会明显影响其生物利用度，T_{max}为1～1.5小时，$t_{1/2}$为11～15小时，3天内达稳态；厄贝沙坦通过CYP2C9发生氧化代谢或与葡萄糖醛酸结合代谢，本品及代谢物经胆道和肾脏排泄；厄贝沙坦的血浆蛋白结合率约为90%；厄贝沙坦的药代动力学在10～600mg范围内显示线性和剂量相关性 ③治疗原发性高血压，合并高血压的2型糖尿病肾病的治疗；厄贝沙坦也可与氢氯噻嗪组成复方用于治疗单用厄贝沙坦或氢氯噻嗪不能有效控制血压的患者
替米沙坦（telmisartan）	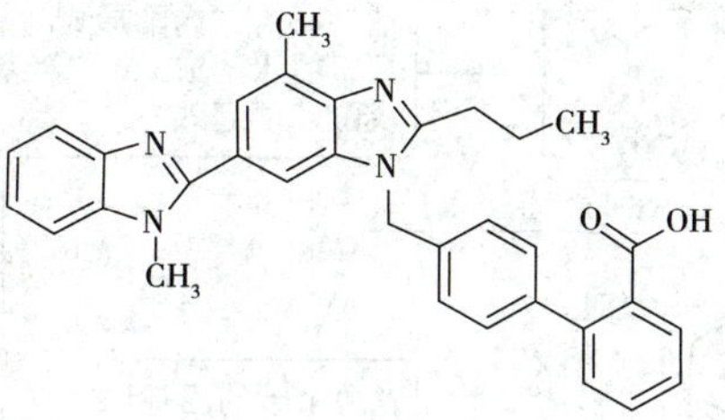	①分子中不含四氮唑基的AⅡ受体拮抗药，分子中的酸性基团为羧酸基；替米沙坦是一种特异性AT_1受体拮抗药，与AT_1受体（已知的血管紧张素Ⅱ作用位点）具有较高亲和性，是AT_2受体的3000倍 ②口服后迅速吸收，绝对生物利用度平均值约为50%；替米沙坦与食物同时摄入时，$AUC_{0\to\infty}$减少6%（40mg剂量）到19%（160mg剂量），AUC的轻度降低不会引起疗效降低，剂量和血药水平无线性关系，在40mg以上剂量时出现C_{max}与AUC轻度的不成比例增高；大部分与血浆蛋白结合（>99.5%）；平均稳态表观分布容积约为500L；替米沙坦通过母体化合物与葡糖苷酸结合代谢，结合产物无药理学活性 ③用于原发性高血压的治疗
依普罗沙坦（eprosartan）	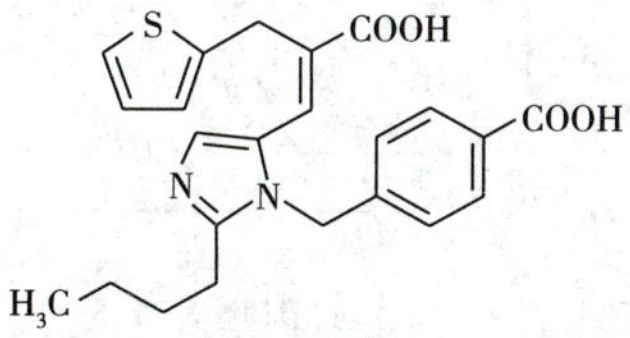	①含有噻吩丙烯酸结构，不经CYP代谢，基本以原型药物形式排泄，耐受性好 ②单剂量口服300mg后，T_{max}为1.5小时（1～3小时）；口服100mg、200mg、400mg及800mg后T_{max}为3小时，C_{max}为439μg/L、702μg/L、1273μg/L及1857μg/L，AUC则为1400(μg·h)/L、2620(μg·h)/L、4887(μg·h)/L及7855(μg·h)/L；血浆蛋白结合率达98% ③适用于高血压患者，尤其是高血压伴肾功能障碍者
坎地沙坦酯（candesartan cilexetil）	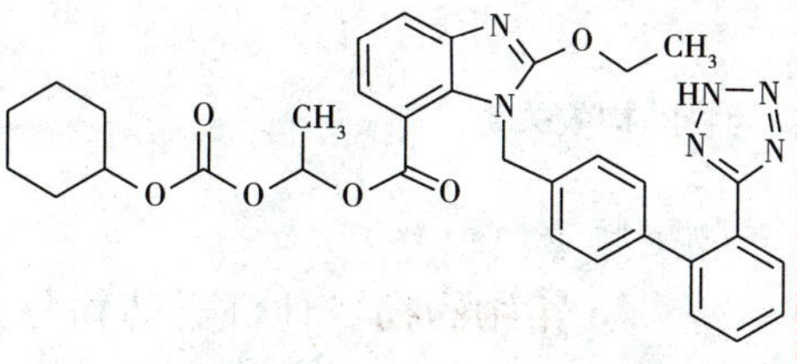 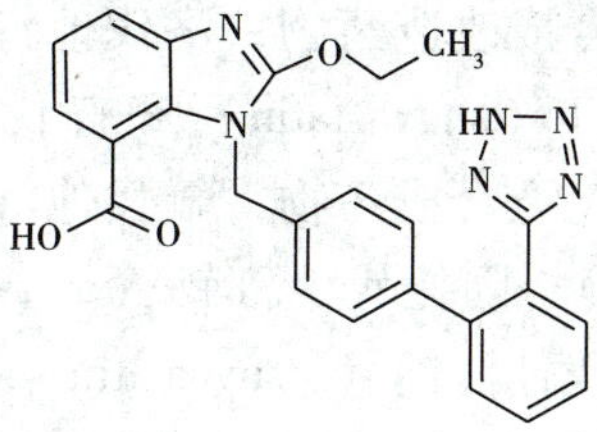 坎地沙坦	①为坎地沙坦的前药，在体内迅速并完全地代谢成活性化合物坎地沙坦；坎地沙坦的绝对生物利用度约为15%，坎地沙坦T_{max}为3～4小时。坎地沙坦与血浆蛋白的结合率大于99%，表观分布容积为0.13L/kg。大鼠实验证明，坎地沙坦极少通过血-脑屏障，但可透过胎盘屏障并分布至胎儿 ②用于治疗原发性高血压，可单独使用，也可与其他抗高血压药物联用

二、血脂调节药物

1. 羟甲戊二酰辅酶 A 还原酶抑制药基本结构和构效关系 羟甲戊二酰辅酶 A 还原酶（HMG－CoA 还原酶）是体内生物合成胆固醇的限速酶，是调血脂药物的重要作用靶点。羟甲戊二酰辅酶 A 还原酶抑制药基本结构如下。

环A或B　　环A　　环B

无论是对天然还是合成的 HMG－CoA 还原酶抑制药分子中都含有3,5-二羟基羧酸药效团，3,5-二羟基羧酸的5位羟基有时会和羧基形成内酯，该内酯须经水解后才能起效，可看作前体药物。且3,5-二羟基的绝对构型对产生药效有至关重要的作用。环 A 部分的十氢化萘环与酶活性部位结合是必需的，若以环己烷基取代则活性降低10000倍。环 B 部分的 W、X、Y 可以为碳或氮，*n* 为0或1。

他汀类药物的构效关系如图6－23所示。

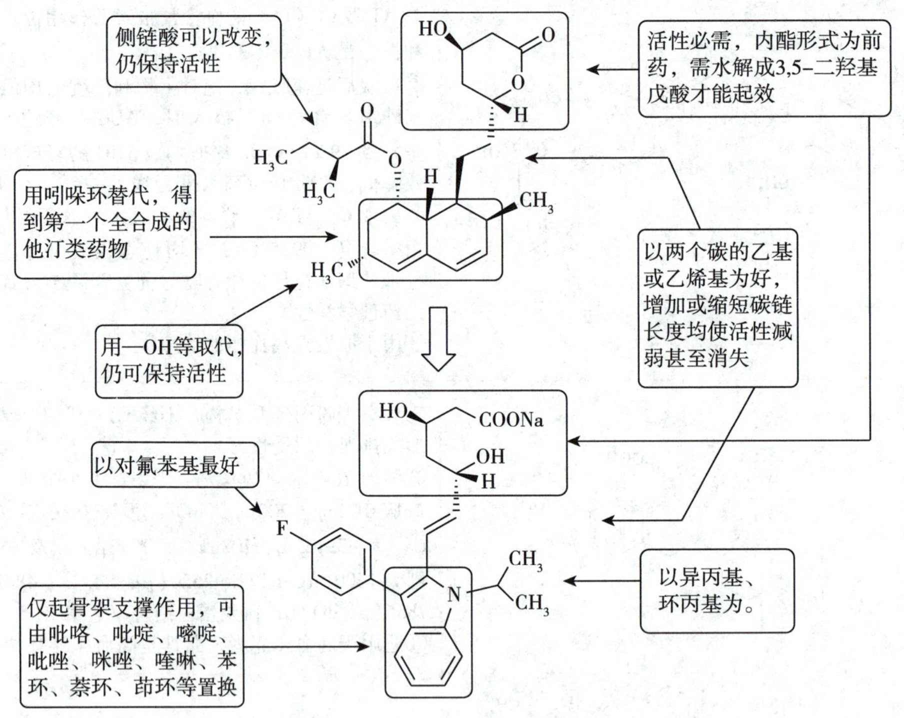

图6－23 他汀类药物的构效关系

他汀类药物会引起肌肉疼痛或横纹肌溶解的副作用，特别是西立伐他汀（cerivastatin）由于引起横纹肌溶解，导致患者死亡的副作用而撤出市场后，更加引起人们的关注。实际上，所有他汀类药物均可能有一定程度的横纹肌溶解副作用，而西立伐他汀相关的引起危及生命的横纹肌溶解病例报告明显地比其他他汀类药物更频繁。

2. 常用药物 他汀类药物分为：天然的及半合成改造药物，洛伐他汀（lovastatin）、辛伐他汀（simvastatin）和普伐他汀（pravastatin）；人工全合成药物，氟伐他汀钠（fluvastatin sodium）、阿托伐他汀钙（atorvastatin calcium）、瑞舒伐他汀钠（rosuvastatin sodium）。

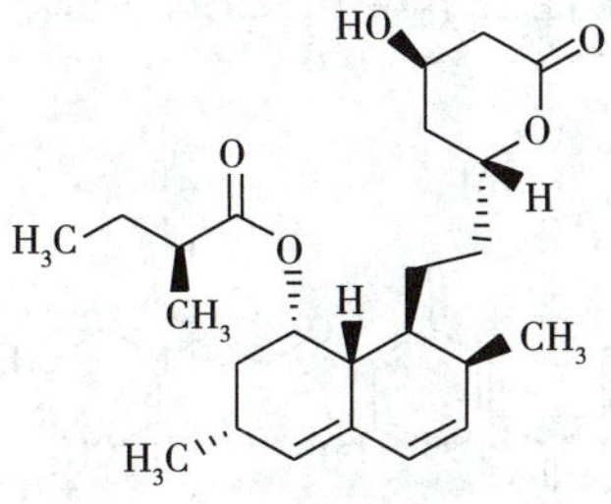

洛伐他汀 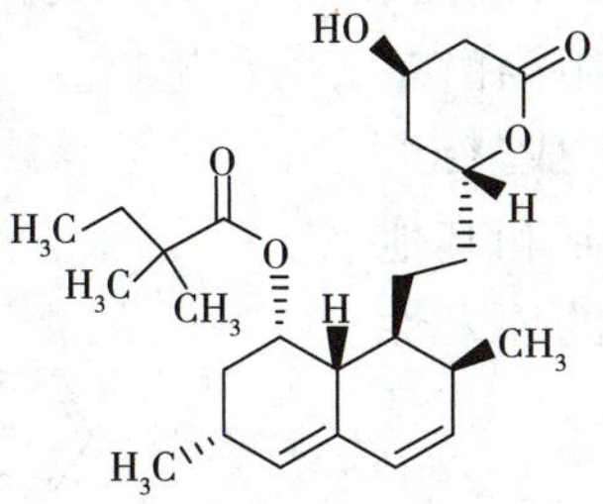　　　　辛伐他汀 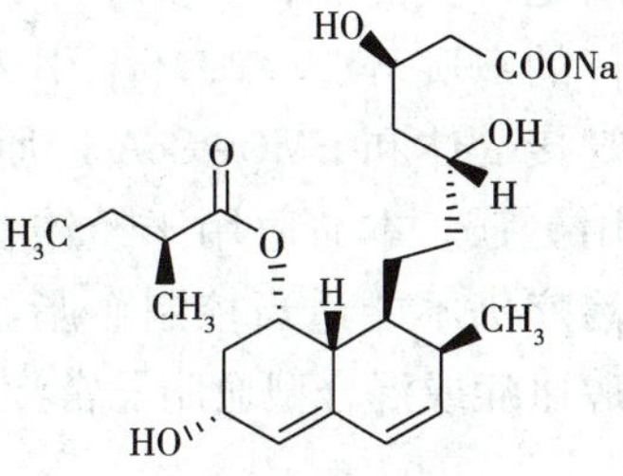　　　　普伐他汀钠

洛伐他汀（lovastatin）是天然的HMG-CoA还原酶抑制药，但由于分子中存在内酯结构，所以体外无HMG-CoA还原酶抑制作用，需进入体内后分子中的羟基内酯结构水解为3,5-二羟基戊酸才表现出活性。关键药效团3,5-二羟基戊酸与其骨架十氢化萘环间，存在乙基连接链，洛伐他汀有8个手性中心，若改变手性中心的构型，将导致活性的降低。但十氢化萘环上酯侧链的立体化学对活性影响不大。洛伐他汀可竞争性抑制HMG-GoA还原酶，选择性高，能显著降低LDL水平，并能提高血浆中HDL水平。临床上用于治疗高胆固醇血症和混合型高脂血症，也可用于缺血性脑卒中的防治。

辛伐他汀（simvastatin）是在洛伐他汀十氢萘环的侧链上改造得到的药物，区别仅在于十氢萘环侧链上多一个甲基取代基，使其亲脂性略有提高，辛伐他汀的活性比洛伐他汀略高。临床上用于治疗高胆固醇血症和混合型高脂血症，也可用于冠心病和缺血性脑卒中的防治。

普伐他汀钠（pravastatin sodium）是在洛伐他汀的基础上将内酯环开环成3,5-二羟基戊酸形成钠盐，以及将十氢萘环2位的甲基用羟基取代而得的药物。普伐他汀比洛伐他汀具有更大的亲水性，这种亲水性增加的优点是减少了药物进入亲脂性细胞，对肝组织有更好的选择性，从而减少了洛伐他汀偶尔出现的副作用。临床上用于治疗高脂血症、家族性高胆固醇血症。

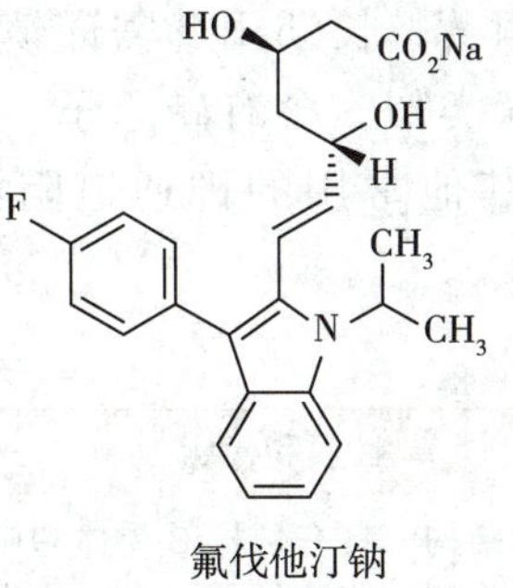

氟伐他汀钠 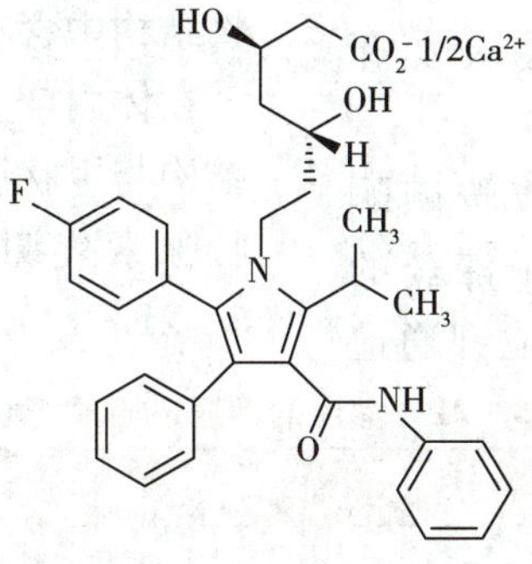　　　　阿托伐他汀钙 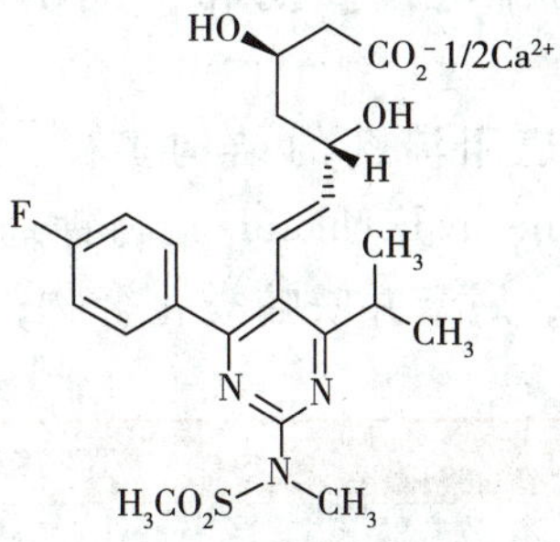　　　　瑞舒伐他汀钙

氟伐他汀钠（fluvastatin sodium）是第一个通过全合成得到的他汀类药物，用吲哚环替代洛伐他汀分子中的双环，并将内酯环打开与钠成盐后得到氟伐他汀钠。氟伐他汀水溶性好，口服吸收迅速而完全，与蛋白结合率较高。本品除具强效降血脂作用外，还能抗动脉硬化的潜在功能，降低冠心病发病率及死亡率。

阿托伐他汀钙（atorvastatin calcium）是全合成的HMG-CoA还原酶抑制药，用吡咯环替代洛伐他汀分子中的双环，具有开环的二羟基戊酸侧链。阿托伐他汀通过抑制HMG-CoA还原酶降低了胆固醇的从头合成，增加肝细胞中低密度脂蛋白受体的表达，从而增加肝细胞对低密度脂蛋白的摄取和分解，降低血液中低密度脂蛋白的量。和其他他汀类药物一样，阿托伐他汀也会减少血液中甘油三酯和少量增加高密度脂蛋白-胆固醇的量。阿托伐他汀临床上用于各型高胆固醇血症和混合型高脂血症；也可用于冠心病和脑卒中的防治。本品可降低心血管病的总死亡率。亦适用于心肌梗死后不稳定型心绞痛及血管重建术后。

瑞舒伐他汀钙（rosuvastatin calcium）也是

全合成的他汀类药物，其分子中的双环部分改成多取代的嘧啶环，嘧啶环上引入的甲磺酰基作为氢键接受体和 HMG-CoA 还原酶形成氢键，抑制作用更强。本品适用于经饮食控制和其他非药物治疗仍不能适当控制血脂异常的原发性高胆固醇血症或混合型血脂异常症。

三、抗心律失常药物

心律失常是心动规律和频率异常，其临床表现为心动过缓或心动过速。心动过缓型心律失常可采用异丙肾上腺素或阿托品类药物治疗，而抗心律失常药物特指用于治疗心动过速型心律失常的药物。

抗心律失常药物按其药理作用机制分为四类：①Ⅰ类，钠通道阻滞药；②Ⅱ类，β受体拮抗药；③Ⅲ类，延长动作电位时程药物，通常指钾通道阻滞药；④Ⅳ类，钙通道阻滞药。Ⅰ、Ⅲ、Ⅳ类统称为作用于离子通道的抗心律失常药物。

（一）钾通道阻滞药

钾通道阻滞药（potassium channel blokers）延长动作电位时程，增加不应期；主要通过阻断参与动作电位 2 期和 3 期的钾通道发挥作用。

钾通道阻滞药的结构多样，盐酸胺碘酮（amiodarone hydrochloride）为钾通道阻滞药的代表药物，属苯并呋喃类化合物；其他钾通道阻滞药大都是索他洛尔及 *N*-乙酰普鲁卡因胺的衍生物。

胺碘酮

盐酸胺碘酮能选择性地扩张冠状血管，增加冠脉血流量，减少心肌耗氧量，减慢心律。用于阵发性心房扑动或心房颤动，室上性心动过速及室性心律失常。本品口服吸收慢而多变，生物利用度为22%～65%，表观分布容积约 60L/kg，在血浆中 62.1% 与白蛋白结合，33.5% 可能与β-脂蛋白结合起效极慢，口服一般 1～3 周后出现作用，$t_{1/2}$ 长达 9.33～44 天，体内分布广泛。在肝脏代谢，代谢反应主要为 *N*-去乙基化，其主要代谢物为 *N*-脱乙基胺碘酮，也具有相似的电生理活性，延长心肌动作电位时程和有效不应期。*N*-脱乙基胺碘酮与母体药物一样，两者均为高亲脂性化合物，可蓄积在多种器官和组织内。胺碘酮及其代谢物结构中含有碘原子，进一步代谢较困难，易于在体内产生积蓄，长期用药需谨慎。胺碘酮结构与甲状腺素类似，含有碘原子，可影响甲状腺素代谢。其他常用的钾通道阻滞药见表 6－21。

表 6－21　常用的钾通道阻滞药

药物名称	药物结构	性质和代谢
索他洛尔（sotalol）		①苯乙醇胺类结构，具有拮抗β受体和延长心肌动作电位的双重作用，脂溶性低，右旋体为Ⅱ类和Ⅲ类抗心律失常药，不良反应少 ②口服生物利用度达90%以上；口服后 T_{max} 为2.5～4小时，2～3 天达到稳态血药浓度；进食时服用会使药物吸收减少约20%；在 40～640mg/d 剂量范围时，血药浓度随剂量成比例增加；药物在中央室（血浆）和周边室都有分布、消除，$t_{1/2}$ 为 10～20 小时；不与血浆蛋白结合，且无代谢过程；血浆浓度的个体差异极小 ③各种危及生命的室性快速型心律失常

续表

药物名称	药物结构	性质和代谢
伊布利特 (ibutilide)		①静脉注射后，伊布利特血药浓度呈多指数式快速增加；伊布利特血流动力学在受试者呈高度的变异性；在接受心房颤动、心房扑动治疗的患者中，伊布利特也能被快速地从血浆中清除和广泛的组织分布；$t_{1/2}$平均约6小时（2~12小时范围）；伊布利特在0.01~0.10mg/kg的剂量范围内，药代动力学呈线性特征；伊布利特的对映体与伊布利特有相同的药代动力学特点 ②用于心房扑动、心房颤动的发作治疗
多非利特 (dofetilide)		①口服吸收完全，空腹吸收的T_{max}为2.5小时，餐后T_{max}为3.3小时；分布容积为3.1~4.0L/kg，其药-时曲线下面积（AUC）和剂量呈线性关系；血浆蛋白结合率为60%~70%；生物利用度为90%；$t_{1/2}$为7~13小时；可在2~3天达到稳态血药浓度，近58%的量在前24小时内排出 ②用于心房颤动、心房扑动的治疗

（二）β 受体拮抗药

β 受体拮抗药具有较好的抗心律失常作用，约占所有抗心律失常药物数目的一半，为抗心律失常的重要药物。这类药物通过对抗兴奋心脏的作用，降低血压，减慢心率，减弱心肌收缩力，降低心肌耗氧量，临床上主要用于治疗心律失常、心绞痛、高血压、心肌梗死等心血管疾病。这类药物还有良好的抗高血压和抗心绞痛作用。

1. β 受体拮抗药的基本结构与构效关系

芳氧丙醇胺类　　苯乙醇胺类

β 受体拮抗药有两类基本结构，即芳氧丙醇胺类和苯乙醇胺类。侧链上均含有带羟基的手性中心，该羟基在药物与受体相互结合时，通过形成氢键发挥作用，是关键药效团。对芳环部分的要求不甚严格，可以是苯环、萘环、芳杂环或稠环等。苯环或其他芳环上不同位置带有不同取代基，氨基N上大多带有一个取代基。芳氧丙醇胺类侧链较苯乙醇胺类多一个亚甲氧基，但分子模型研究表明，在芳氧丙醇胺类的较低能量构象中，芳环、羟基和氨基可与苯乙醇胺类拮抗药完全重叠，因此亦符合与β受体结合的空间要求。

芳氧丙醇胺类 β 受体拮抗药的构效关系如图6-24所示。

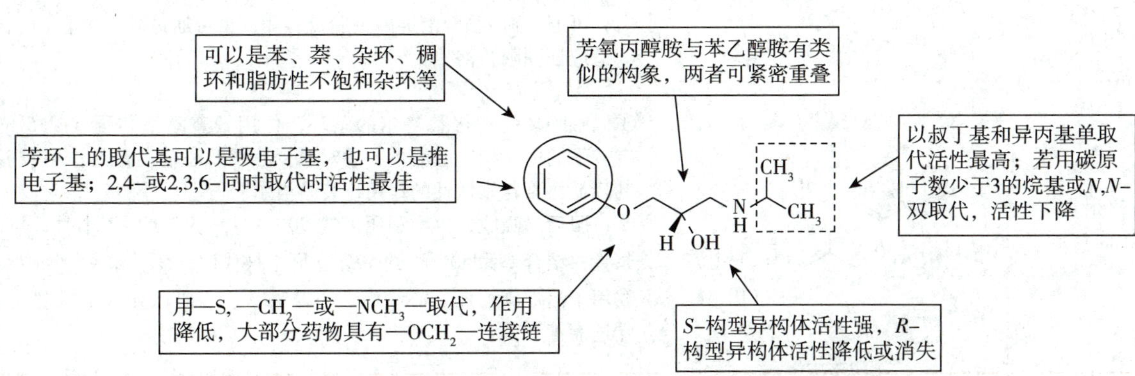

图6-24 芳氧丙醇胺类 β 受体拮抗药的构效关系

苯乙醇胺类和芳氧丙醇胺类药物的构效关系基本一致，仅在与醇羟基相连的β碳原子构型表述上有所差异。芳氧丙醇胺类药物β碳原子的*S*-构型活性大于*R*-构型，而苯乙醇胺类*R*-构型的活性大于*S*-构型。其原因是与苯乙醇胺类药物相比，在芳氧丙醇胺类药物结构的苯环和侧链之间插入了氧原子，命名时优先基团顺序发生改变，但芳氧丙醇胺类药物β碳原子的*S*-构型与苯乙醇胺类药物的*R*-构型的立体结构是相当的。

2. 非选择性β受体拮抗药 非选择性β受体拮抗药是在普萘洛尔的研究基础上获得的。普萘洛尔生物利用度低，仅为30%，为克服这一缺点，对其结构改造获得了一系列的非选择性β受体拮抗药。

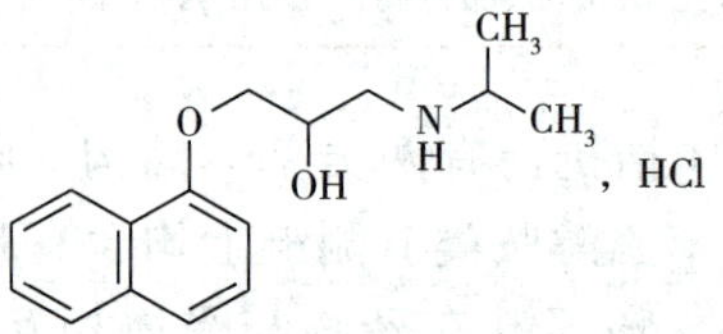

盐酸普萘洛尔

盐酸普萘洛尔（propranolol hydrochloride）是β受体拮抗药的代表药物，属于芳氧丙醇胺类结构类型的药物，芳环为萘核。普萘洛尔的*S*-异构体具有强效的β受体拮抗作用，而*R*-异构体的阻断作用很弱。研究还发现*R*-异构体在体内竞争性取代*S*-异构体，导致后者血浆蛋白结合率下降，发生药动学相互作用，外消旋体的毒性比单个对映体强。但临床上仍应用其外消旋体。

本品口服后几乎完全经胃肠道吸收，吸收率大于90%，由于其脂溶性高，能进入CNS系统产生中枢效应，对β_1受体和β_2受体均有拮抗作用。有较强的抑制心肌收缩和引起支气管痉挛及哮喘的副作用。本品主要由肝脏代谢，因首过消除，只有1/3进入体内循环，生物利用度仅30%，因此肝脏疾病患者要慎用。本品几乎完全经代谢从体内消除，只有剂量的1%～4%以原型药排出。

其他常用的非选择性β受体拮抗药见表6-22。

表6-22 常用的非选择性β受体拮抗药

药物名称	药物结构	性质和代谢
阿普洛尔（alprenolol）	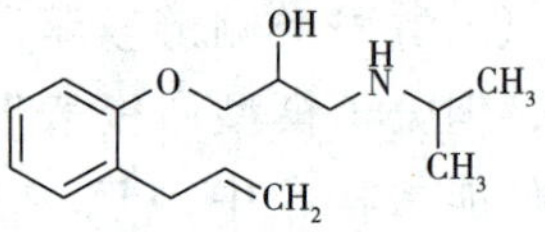	①具有苯丙醇胺结构和烯烃结构，是有内在拟交感活性的非选择性的β受体拮抗药，作用与普萘洛尔相似，但β受体拮抗作用较弱（为其1/3） ②血浆蛋白结合率为80%～90%；活性代谢产物之一为4-羟基阿普萘洛尔；$t_{1/2}$为2～3小时 ③临床用于窦性心动过速、阵发性室上性和室性心动过速等
氧烯洛尔（oxprenolol）	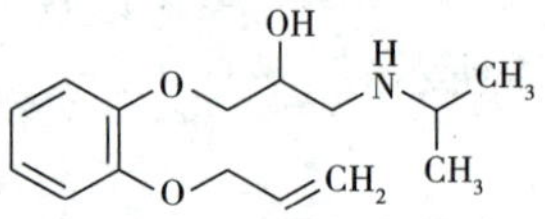	①与阿普洛尔结构相似，阿普洛尔结构中是烯丙基，氧烯洛尔是烯丙氧基 ②口服吸收良好，吸收率为90%，T_{max}为1～2小时；血浆蛋白结合率为80%；主要在肝脏代谢，经肾脏排出体外；$t_{1/2}$为1～3小时；可通过血-脑脊液屏障及胎盘屏障，也可通过乳汁排泄 ③适应证同阿普洛尔
吲哚洛尔（pindolol）	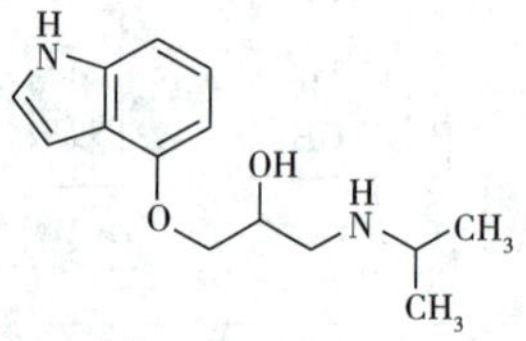	①以吲哚环代替普萘洛尔的萘环，作用较普萘洛尔强6～15倍，有较强的内在拟交感活性，故对减少心率及心输出量的作用较弱，其降低血浆肾素活性的作用比普萘洛尔弱 ②口服后易吸收，生物利用度为90%；T_{max}为0.5～3小时；与血浆蛋白结合率为50%；约50%在肝中被代谢；$t_{1/2}$为2～5小时 ③用于治疗高血压、心绞痛、心律失常、心肌梗死、甲状腺功能亢进症等

续表

药物名称	药物结构	性质和代谢
纳多洛尔 (nadolol)	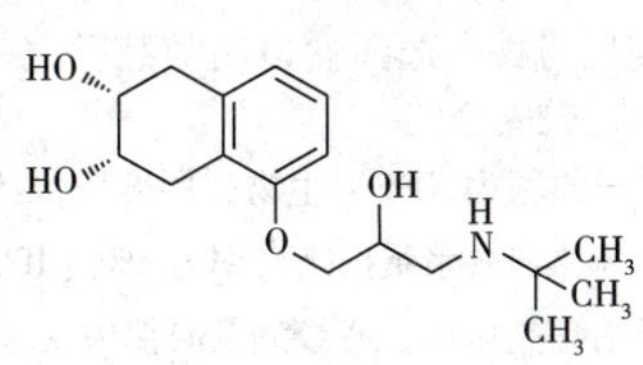	①含有二羟基四氢萘的苯丙醇胺结构，半衰期最长，无膜稳定和内在拟交感活性的药物 ②作用类似于普萘洛尔，但强2~4倍；生物利用度约为30%；T_{max}为3~4小时；血浆蛋白结合率为30%；$t_{1/2}$为14~24小时 ③临床上主要用于治疗高血压、心绞痛、心律失常、甲状腺功能亢进症、偏头痛等
噻吗洛尔 (timolol)	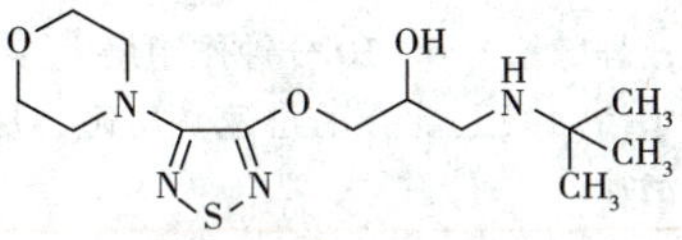	①取代噻二唑结构，对β受体拮抗作用为普萘洛尔的5~10倍，对心肌抑制作用较普萘洛尔轻 ②用于治疗高血压病、心绞痛、心动过速及青光眼

3. 选择性β_1受体拮抗药　选择性β_1受体拮抗药的选择性是相对的，是与β_1受体的结合能力相对大于与β_2受体的结合能力，即在低于拮抗β_2受体激动所需的浓度时即能拮抗β_1受体的激动，所以在较高的浓度和剂量下β_1选择性消失。常用的选择性β_1受体拮抗药见表6-23。

表6-23　常用的选择性β_1受体拮抗药

药物名称	药物结构	性质和代谢
酒石酸美托洛尔 (metoprolol tartrate)	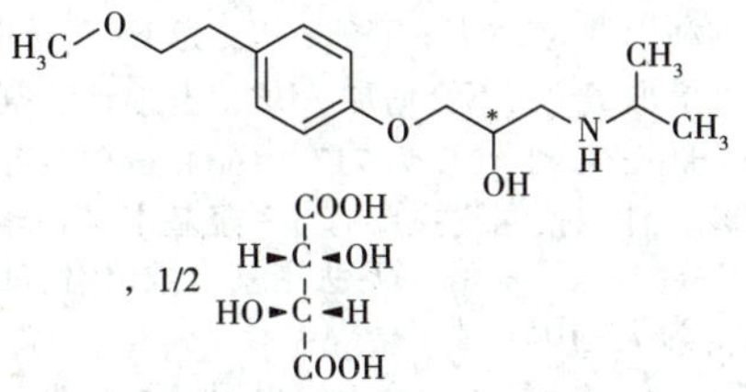	①又名倍他洛克。属第二代β受体拮抗剂，为选择性的β_1受体拮抗药，其β_1/β_2值约为3。抑制β_1受体的强度与普萘洛尔相仿，但拮抗β_2受体的作用比普萘洛尔弱，只有普萘洛尔的1/50~1/100，无内源性拟交感活性。临床用于治疗心绞痛、心肌梗死、心律失常和高血压等 ②酒石酸美托洛尔口服吸收迅速、完全，生物利用度约50%，吸收后迅速进入细胞外组织，并能通过血-脑脊液屏障及胎盘屏障。血浆蛋白结合率低，约10%。口服后T_{max}为1.5小时，最大作用时间为1~2小时。在肝内代谢，主要以代谢物经肾排泄，$t_{1/2}$为3~45h
倍他洛尔 (betaxolol)	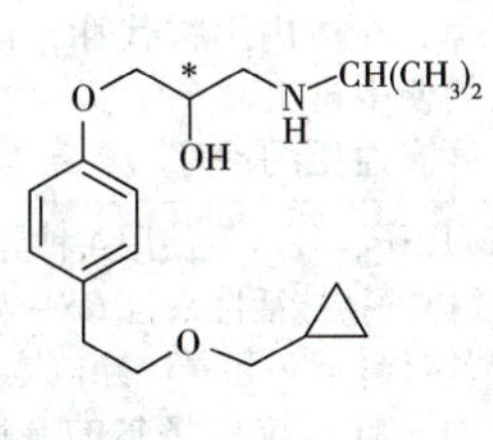	①结构与美托洛尔相似，临床应用的是其盐酸盐。为较新的选择性β_1受体拮抗药，其β_1受体拮抗作用为普萘洛尔的4倍 ②脂溶性较大，口服后在胃肠道易于吸收，生物利用度为80%~90%，无首过消除，T_{max}为2~4小时，血浆蛋白结合率为50%，$t_{1/2}$为14~22小时。每天给药1次，可控制血压与心率达24小时
醋丁洛尔 (acebutolol)	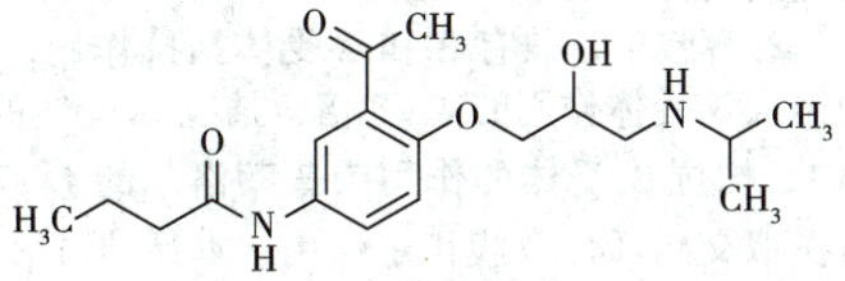	①肠道吸收，2~4小时血浆浓度达峰；84%与血浆蛋白结合。$t_{1/2}$为3~6小时；其代谢产物二醋洛尔有选择性β受体拮抗作用；$t_{1/2}$超过12小时 ②用于治疗高血压及心律失常

续表

药物名称	药物结构	性质和代谢
阿替洛尔（atenolol）	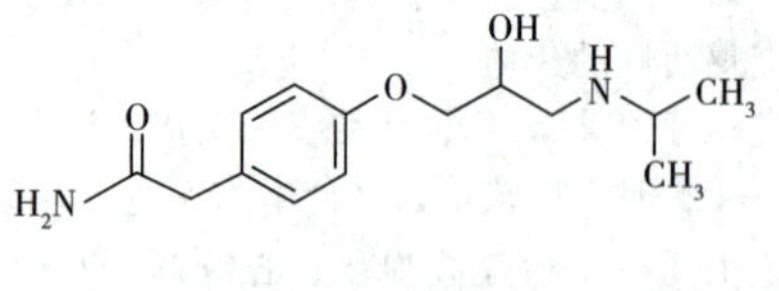	①长效 β_1 受体拮抗药，无内在拟交感活性和膜稳定性，是这类型药物中选择性最高的品种之一，作用持续时间较长且比较安全 ②口服吸收率为50%；生物利用度较低约40%；T_{max} 为2～3小时；药物与血浆蛋白结合率为5%～10%；$t_{1/2}$ 为6～9小时 ③用于治疗高血压、心绞痛及心律失常，对青光眼也有效
盐酸艾司洛尔（esmolol hydrochloride）	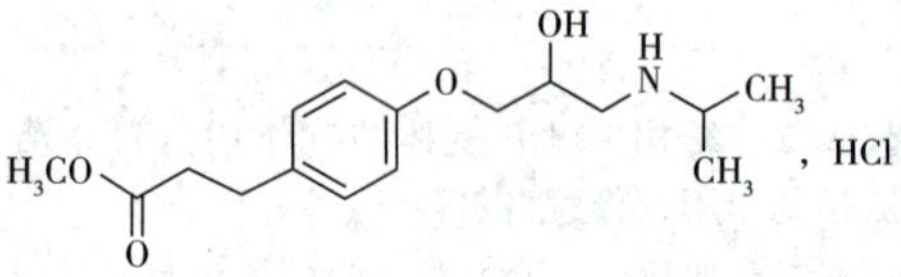	①分子中含有易水解的甲酯基 ②在体内可迅速被红细胞内酯酶水解而失活；$t_{1/2}$ 约9.2分钟；静脉给药6～10分钟作用最大 ③用于治疗室上性心动过速、房颤、房扑，也用于高血压的治疗

4. α，β 受体拮抗药 单纯的β受体拮抗药因血流动力学效应使外周血管阻力增高，致使支端循环发生障碍，在治疗高血压时产生相互拮抗。临床研究发现，同时使用α和β受体拮抗药对降压作用有协同性，因而设计了同一分子兼具对α和β受体均产生拮抗作用的药物，如拉贝洛尔（labetalol）、卡维地洛（carvedilol）等。常用的α、β受体拮抗药见表6－24。

表6－24 常用的α、β受体拮抗药

药物名称	药物结构	性质和代谢
卡维地洛（carvedilol）	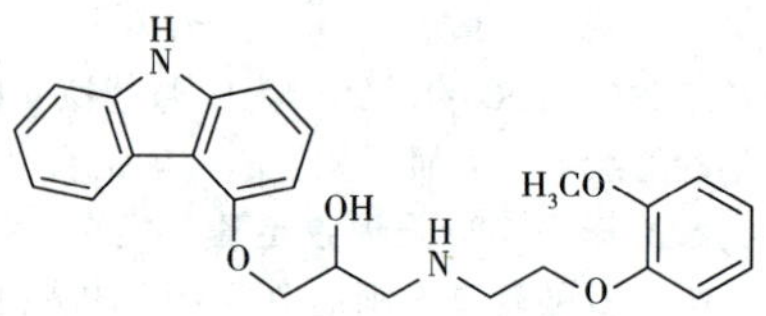	①含咔唑结构的α、β受体拮抗药，分子中儿茶酚结构使其具有抗氧化功能 ②生物利用度为25%～35%；T_{max} 为1～2小时；随餐服用卡维地洛可增加 T_{max} 而不会增加AUC；卡维地洛剂量50mg的 C_{max} 为122～262μg/L和AUC为717～1600μg/(L·h)；蛋白质结合率为98%；体内代谢物主要有8－羟基卡维地洛、4′-羟基卡维地洛、5′-羟基卡维地洛、*O*-去甲基卡维地洛、1-羟基苯基卡维地洛；$t_{1/2}$ 为7～10小时 ③适用于有症状的心力衰竭，也用于原发性高血压的治疗
塞利洛尔（celiprolol）	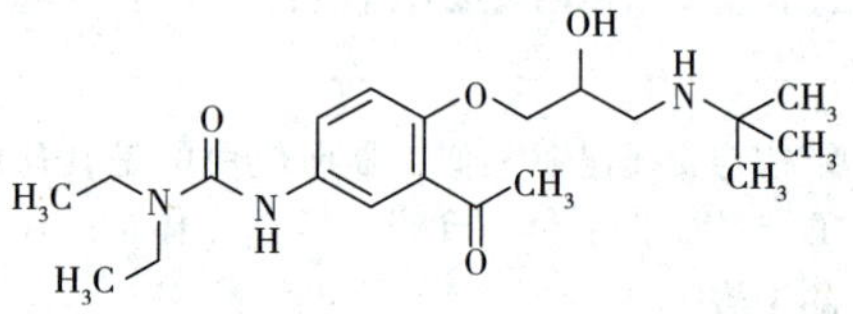	①分子中含脲结构片段的α、β受体拮抗药 ②生物利用度为30%；服药后2～4小时血药浓度达峰值；约30%的药物以可逆方式和血浆蛋白结合；$t_{1/2}$ 为2～3小时；该药能通过胎盘屏障，在体内不被代谢，以原型排出，其中10%从尿中、85%从粪便中排出 ③适于轻、中度高血压的治疗
拉贝洛尔（labetalol）		①含两个手性碳原子，临床上使用4种异构体（*RR*、*SR*、*SS*和*RS*）的混合物。β受体的拮抗活性来自*RR*－异构体，而α受体拮抗活性大多来自*SR*-异构体，*SS*-和*RS*-异构体几乎无药理活性 ②与普萘洛尔不一样，拉贝洛尔的亲脂性较低，进入中枢神经系统较少，没有活性代谢物，主要代谢途径为酚羟基与葡萄糖醛酸直接结合，消除半衰期为2.5～8小时 ③属苯乙醇胺类，兼有β和α受体拮抗作用，拮抗β受体的作用为拮抗α受体作用的4～8倍，拮抗 β_1 受体的作用为普萘洛尔的1/4，拮抗 β_2 受体的作用为普萘洛尔的1/17～1/11，有较弱的内在拟交感活性及膜稳定作用；本品拮抗 β_1 受体的作用比拮抗 β_2 受体的作用略强。在等效剂量下，其心率减慢作用比普萘洛尔轻，降压作用出现较快。此外可使肾血流量增加，而普萘洛尔使之减少 ④副作用较少，可用于中度或严重的高血压患者及老年高血压患者，近年来更成为妊娠高血压的首选降压药物

四、抗心绞痛药物

（一）硝酸酯类药

硝酸酯类药进入体内后可通过生物转化形成一氧化氮（NO），NO 具有高度的脂溶性，能通过细胞膜，激活鸟苷酸环化酶，使细胞内 cGMP 的含量增加，激动依赖性的蛋白激酶引起相应底物磷酸化状态的改变，结果导致肌凝蛋白轻链去磷酸化。由于肌凝蛋白轻链去磷酸化过程调控平滑肌细胞收缩状态的维持，因此，可松弛血管平滑肌（图 6－25）。现已证明，NO 为内皮衍生的松弛因子（EDRF），在冠状动脉粥样硬化及急性缺血时，EDRF 释放减少，外源性硝酸酯可以补充内源性 NO 的不足，这些非内皮依赖性的 NO 供体，对冠状动脉病变处于痉挛状态血管的松弛作用远远强于对正常血管段的作用。

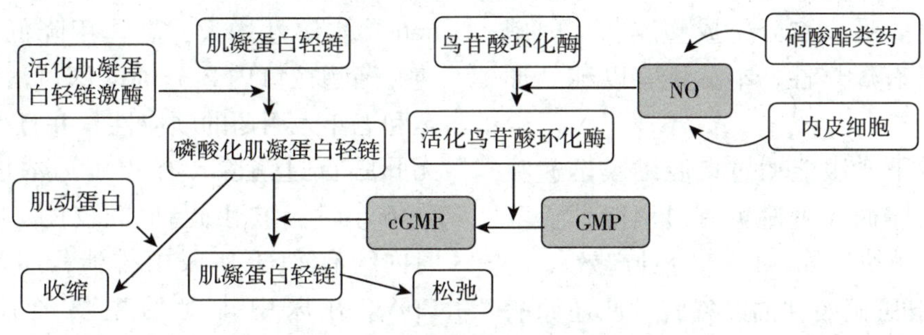

图 6－25 硝酸酯类药的作用机制

硝酸酯类药的基本结构是由醇或多元醇与硝酸或亚硝酸而成的酯，临床上使用的药物主要有硝酸甘油（nitroglycerol）、丁四硝酯（erythrityl tetranitrate）、戊四硝酯（pentaerythritol tetranitrate）、硝酸异山梨酯（isosorbide tinitrate）及其代谢产物单硝酸异山梨酯（isosorbide mononitrate），以及甘露六硝酯（mannitol hexanitrate）。这些不同醇的变化，改变药物的作用时间和起效时间和作用时程。

硝酸甘油　亚硝酸异戊酯　丁四硝酯

硝酸异山梨酯　单硝酸异山梨酯　戊四硝酯

硝酸酯类药连续用药后会出现耐受性。耐受性的发生可能与“硝酸酯受体”中的巯基被耗竭有关，给予硫化物还原剂能迅速反转这一耐受现象。若在使用硝酸酯类药的同时，给予保护体内硫醇类的化合物 1,4－二巯基－2,3－丁二醇，就不易产生耐药性。

硝酸酯类药的药代动力学特点是吸收快、起效快。本类药物在肝脏被谷胱甘肽、有机硝酸酯还原酶降解，脱去硝基成为硝酸盐而失效，并与葡萄糖酸结合，主要经肾脏排泄，其次经胆汁排泄。各种硝酸酯类药的起效时间、最大有效时间和作用时程的关系见表 6－25。

表 6-25 各种硝酸酯类药物的起效时间、最大有效时间和作用时程的关系

药物	起效时间 (min)	最大有效时间 (min)	作用时程 (min)	给药方式
亚硝酸异戊醇	0.25	0.5	1	吸入
硝酸甘油	2	8	30	舌下黏膜
硝酸异山梨酯	3	15	60	舌下（缓解） 口服（预防）
丁四硝酯	15	32	180	口服
硝酸异戊四醇酯	20	70	330	口服

硝酸甘油（nitroglycerin）有挥发性，会导致药物损失，也能吸收水分子成塑胶状。因硝酸酯类化合物具有爆炸性，本品不宜以纯品形式放置和运输。

硝酸甘油舌下含服能通过口腔黏膜迅速吸收，直接进入人体循环可避免首过消除，舌下含服后血药浓度很快达峰，1~2 分钟起效，$t_{1/2}$ 为 42 分钟。在肝脏硝酸甘油经谷胱甘肽还原酶还原为水溶性较高的二硝酸代谢物、少量的单硝酸代谢物和无机盐。前者仍有扩张血管作用，但作用仅为硝酸甘油的 1/10。脱硝基的速度主要取决于谷胱甘肽的含量，谷胱甘肽的消耗可导致对本品的快速耐受性。在体内代谢生成的 1,2-甘油三硝酸酯、1,3-甘油三硝酸酯、甘油单硝酸酯和甘油均可经尿和胆汁排出体外，也有部分甘油进一步转化成糖原、蛋白质、脂质和核苷参与生理过程，还有部分甘油氧化为二氧化碳排出。

硝酸异山梨酯（isosorbide dinitrate）有稳定型和不稳定型两种晶型，药用稳定型。两种晶型的其他理化性质相同。不稳定型在 30℃ 放置数天后，即转为稳定型。作用较持久，能维持 4 小时以上。口服后经胃肠道吸收完全，不受食物的影响，服药后 15~20 分钟起效，T_{max} 为 30~120 分钟。硝酸异山梨酯进入人体后很快被代谢为 2-单硝酸异山梨醇酯和 5-硝酸异山梨醇酯，两者均具有抗心绞痛活性，但 $t_{1/2}$ 分别为 1.8~2 小时和 5~7.6 小时。舌下含化 2.5~5mg，T_{max} 为 6 分钟，$t_{1/2}$ 为 45 分钟，有效作用时间持续 10~60 分钟。正是由于 5-硝酸异山梨醇酯的半衰期长，加之硝酸异山梨酯为二硝酸酯，脂溶性大，易透过血-脑屏障，有头痛的不良作用。现将 5-单硝酸异山梨醇酯开发为临床用药，名为单硝酸异山梨酯（isosorbide mononitrate）水溶性增大，副作用降低。含服吸收迅速，药物在口内 2 分钟内即可溶解。可提高儿童和老年人用药的顺应性。并且生物利用度高，无肝脏首过消除，有效血药浓度稳定，$t_{1/2}$ 为 5~6 小时，作用维持时间较长。口服该药 48 小时内约有 81% 从尿中排泄，胆汁排泄量约有 18%。在尿中排泄的主要形式为异山梨酯（48%），其次为 5-单硝酸异山梨酯-葡萄醛酸结合物（27%），以原型排泄仅占 6%。胆汁排泄的主要形式也为 5-单硝酸异山梨酯-葡萄醛酸结合物，它们随胆汁进入肠腔后被水解，释放出的单硝酸异山梨酯，绝大部分以重吸收至血液。

（二）钙通道阻滞药

Ca^{2+} 是兴奋-收缩偶联作用的关键元素，兴奋-收缩偶联作用发生在心血管系统内，Ca^{2+} 扮演了细胞信使这个角色，能够联结细胞内外的兴奋效应。细胞内 Ca^{2+} 浓度的增加将导致 Ca^{2+} 与调节蛋白结合，也就是与位于心肌和骨骼肌的心肌钙结合蛋白或者与位于血管平滑肌的钙调素结合。它们最初结合使位于肌动蛋白分子上的肌球蛋白结合位点显露出来，随后肌动蛋白与肌球蛋白之间的相互作用引起肌肉收缩。一旦细胞内 Ca^{2+} 浓度下降，所有这些过程将朝相反的方向发展。在这种情况中，Ca^{2+} 从结合位点脱离，而肌球蛋白的结合位点被隐藏，肌动蛋白和肌球蛋白不再相互作用，肌肉收缩也停止。

钙通道阻滞药是通过连接在位于 L 通道的 α_1 亚单位内的特异性受体部位而发挥作用的。维拉帕米、地尔硫䓬和 1,4-二氢吡啶类钙通道阻滞药三者与受体结合的相互关系已经明确，

维拉帕米与其受体的结合抑制了地尔硫䓬和1,4-二氢吡啶类钙通道阻滞药与它们各自受体的结合。同样，地尔硫䓬或1,4-二氢吡啶类钙通道阻滞药与其受体的结合也抑制维拉帕米的结合。相反，地尔硫䓬和1,4-二氢吡啶类钙通道阻滞药可起到相互促进作用。

钙通道阻滞药按化学结构特征可把钙通道阻滞药分为四类：1,4-二氢吡啶类、芳烷基胺类、苯硫氮䓬和三苯哌嗪类。

1. 1,4-二氢吡啶类

（1）1,4-二氢吡啶类钙通道阻滞药的构效关系（图6-26）

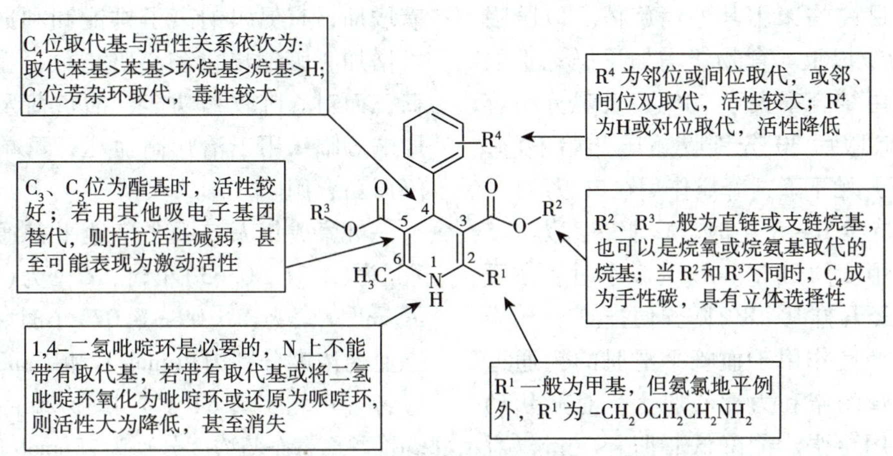

图6-26　1,4-二氢吡啶类钙通道阻滞药的构效关系

1,4-二氢吡啶环是该类药物的必需药效团，且N_1上不宜带有取代基，1,6位为甲基取代，C4位常为苯环，3,5位存在羧酸酯的药效团，不同的羧酸酯结构体内的代谢速度和部位都有较大的区别。该类药物遇光极不稳定，分子内部发生光催化的歧化反应，降解产生硝基苯吡啶衍生物和亚硝基苯吡啶衍生物。亚硝基苯吡啶衍生物对人体极为有害，故在生产、贮存过程中均应注意避光。

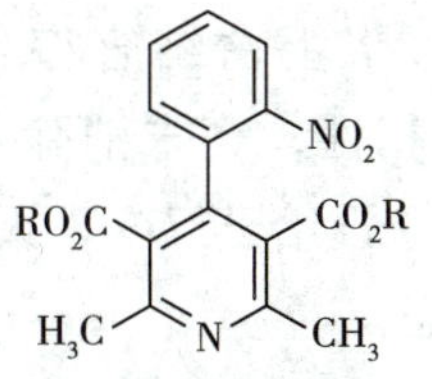

硝基苯吡啶衍生物 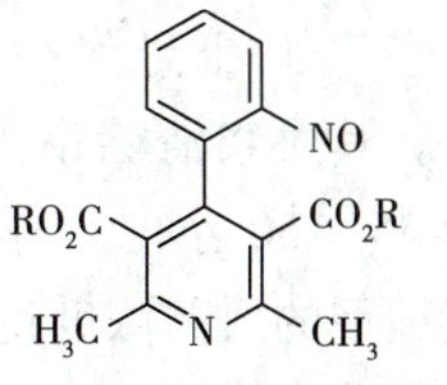　　亚硝基苯吡啶衍生物

该类药物与柚子汁一起服用时，会产生药物-食物相互作用，导致其的体内浓度增加，这种相互作用的机理可能是由于存在于柚子汁中的黄酮类和香豆素类化合物抑制了肠内的细胞色素P450酶系，减慢了1,4-二氢吡啶类钙通道阻滞药代谢速度。该类药物分子中若存在手性因素时，光学异构体活性有差异。

除尼索地平外，所有的二氢吡啶类钙通道阻滞药都经历肝首过消除，1,4-二氢吡啶类钙通道阻滞药被肝脏细胞色素P450酶系氧化代谢，产生一系列失活的代谢物。二氢吡啶环首先被氧化成一个失活的吡啶类似物，随后这些代谢物通过水解、聚合，以及氧化进一步被代谢。

（2）常用药物

硝苯地平（nifedipine）为对称结构的二氢吡啶类药物，口服后吸收迅速、完全。口服后10分钟即可测出其血药浓度，约30分钟后达血药峰浓度，嚼碎服或舌下含服达峰时间提前。硝苯地平在10～30mg，生物利用度和半衰期无显著差别。吞服、嚼碎服或舌下含服硝苯地平片，相对生物利用度基本无差异。硝苯地平与血浆蛋白高度结合，约为90%。口服15分钟起效，T_{max}为1～2小时，作用持续4～8小时；舌下给药2～3分钟起效，T_{max}为20分钟。$t_{1/2}$呈双相，$t_{1/2\alpha}$为2.5～3小时，$t_{1/2\beta}$为5小时。药物在肝脏内转换为无活性的代谢产物，约80%经肾排泄，20%随粪便排出。硝苯地平能抑制心肌对钙离子的摄取，降低心肌兴奋-收缩偶联中ATP酶的活性，使心肌收缩力减弱，降低心肌耗氧量，增加冠脉血流量。还可通过扩张周边血管，降低血压，改善脑循环。用于治疗冠心病，缓解心绞痛。硝苯地平适用于各种类型的高血压，对顽固性、重度高血压和伴有心力衰竭的高血压患者也有较好疗效。

尼群地平（nitredipine）为1,4-二氢吡啶环上所连接的两个羧酸酯的结构不同，使其4位碳原子具手性。目前临床用其外消旋体。口服吸收良好，达90%以上。食物能增加尼群地平的吸收。血浆蛋白结合率大于90%。表观分布容积为6L/kg。口服后30分钟收缩压开始下降，60分钟舒张压开始下降，降压作用在口服后1～2小时最大，持续6～8小时。口服 T_{max} 为1.5小时。生物利用度约30%。$t_{1/2}$ 为2小时。在肝内代谢，70%经肾排泄，8%随粪便排出。

本品为选择性作用于血管平滑肌的钙通道阻滞药，对血管的亲和力比心肌大，对冠状动脉的选择性作用更强。能降低心肌耗氧量，对缺血心肌有保护作用。可降低总外周阻力，使血压下降。降压作用温和而持久。临床用于治疗高血压，可单用或与其他降压药合用。本品也可用于充血性心力衰竭。

非洛地平（felodipine）为选择性钙通道阻滞药，主要抑制小动脉平滑肌细胞外钙离子的内流，选择性扩张小动脉，对静脉无此作用，不引起体位性低血压；对心肌亦无明显抑制作用。在降低肾血管阻力的同时，不影响肾小球滤过率和肌酐清除率，肾血流量无变化甚至稍有增加，有促尿钠离子排泄和利尿作用。本品可增加心脏输出量和心脏指数，显著降低后负荷，而对心脏收缩功能、前负荷及心率无明显影响。临床用于治疗高血压，可单用或与其他降压药合用。

健康成年人口服非洛地平普通片10mg后，T_{max} 为(2.01±0.63)小时，C_{max} 为(4.78±0.89)ng/ml，$t_{1/2\beta}$ 为(16.09±6.07)小时。平均峰谷稳态血药浓度分别为7nmol/L和2nmol/L。高血压患者（平均年龄64岁）口服20mg本品后的平均峰谷稳态血药浓度分别为23nmol/L和7nmol/L。由于本品的半数有效浓度为4～6nmol/L，所以根据不同患者，口服5～10mg或口服20mg，均可期望达到24小时降压效应。

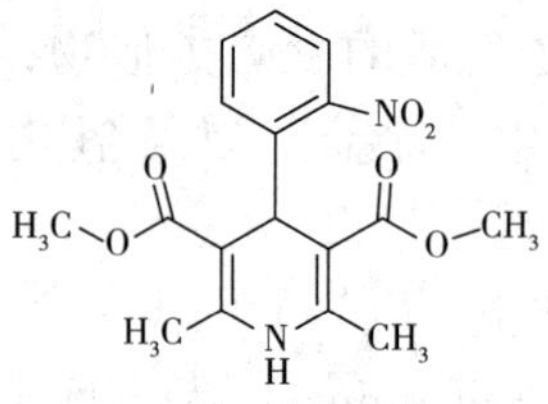

硝苯地平 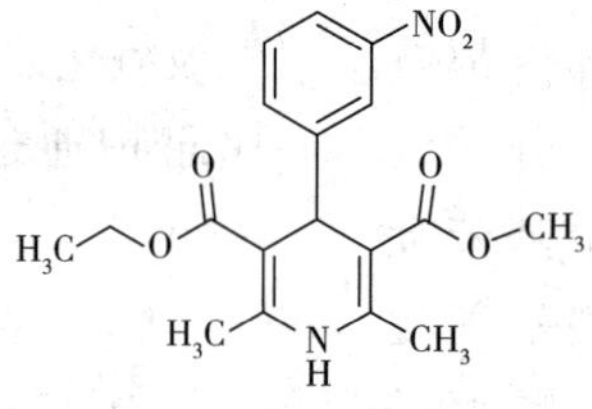　　尼群地平 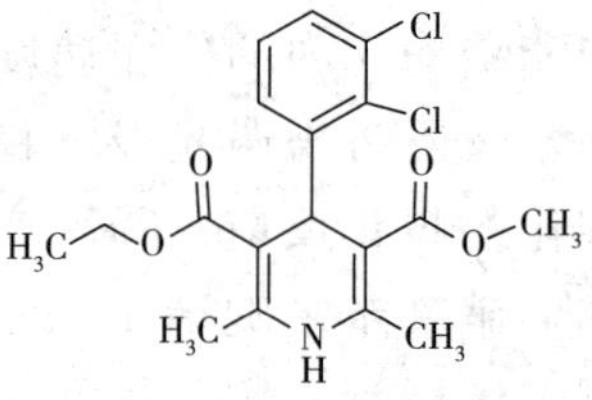　　非洛地平

苯磺酸氨氯地平（amlodipine besilate）与其他二氢吡啶类钙通道阻滞药不同，氨氯地平分子中的1,4-二氢吡啶环的2位甲基被2-氨基乙氧基甲基取代，3,5位羧酸酯的结构不同，因而4位碳原子具手性，可产生两个光学异构体，临床用其外消旋体和左旋体。本品的生物利用度接近100%，其吸收不受食物影响，血药浓度稳定。主要在肝脏代谢，为氧化的吡啶衍生物，无药理活性。

给予口服氨氯地平治疗剂量后，6～12小时血药浓度达峰值，绝对生物利用度为64%～90%，氨氯地平的生物利用度不受摄入食物的影响。氨氯地平通过肝脏被广泛（约90%）代谢为无活性的代谢产物，其他10%以原药形式排出，60%的代谢物经尿液排出，体外研究表明，在高血压患者中，血浆蛋白结合率约为93%。其血浆清除率为双相性，终末消除半衰期为35～50小时。连续每日给药7～8天后，氨氯地平的血药浓度达稳态。

尼莫地平（nimodipine）容易通过血-脑屏障而作用于脑血管及神经细胞，选择性扩张脑血管，在增加脑血流量的同时而不影响脑代谢。具有抗缺血和抗血管收缩作用，能选择性地扩张脑血管，对抗脑血管痉挛，增强脑血管流量，对局部缺血有保护作用。临床用于预防和治疗蛛网膜下隙出血后脑血管痉挛所致的缺血性神经障碍、高血压和偏头痛等。

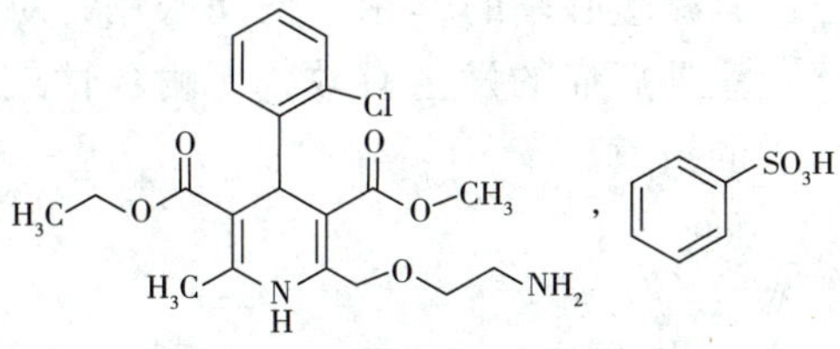

苯磺酸氨氯地平

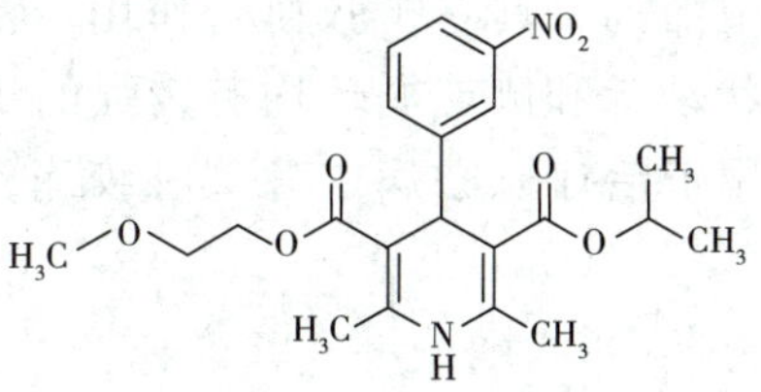

尼莫地平

依拉地平（isradipine）是分子中4位为2,1,3-苯并氧杂草二唑的二氢吡啶类钙通道阻滞药，首过消除明显，生物利用率仅17%。由于对血管的选择性高，能舒张外周血管，可使血压下降，持续时间较久，但是起效较慢（2～4周）。而在拉西地平（lacidipine）的苯环上取代基为3-(羧叔丁基)-3-氧代-1-丙烯基，系特异、强效持久的二氢吡啶类钙通道阻滞药，主要选择性地阻滞血管平滑肌的钙通道，扩张周围动脉，减低周围血管阻力和心脏后负荷，降低血压。

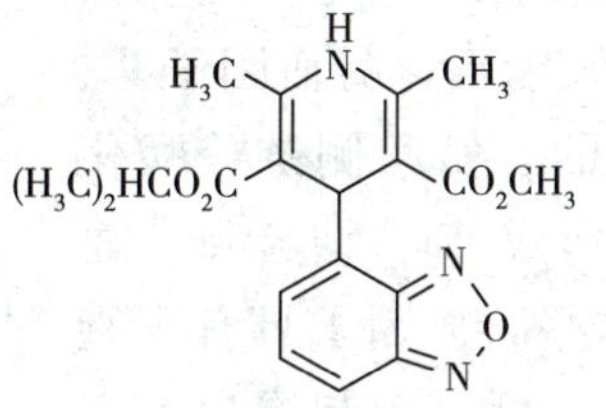

依拉地平 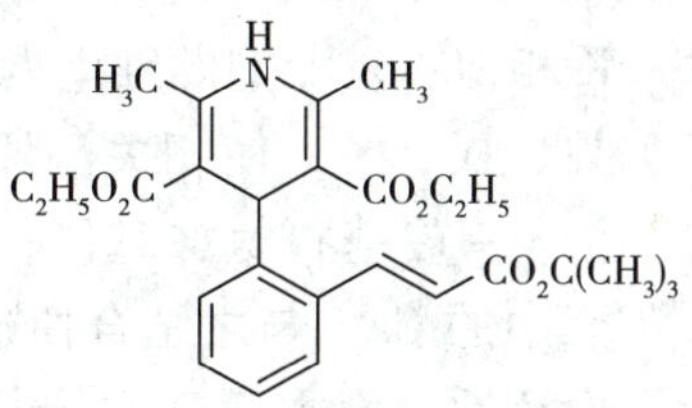　　拉西地平

2. 芳烷基胺类

芳烷基胺类的药物主要为盐酸维拉帕米（verapamil hydrochloride），分子中含有手性碳原子，右旋体比左旋体的作用强得多。现用外消旋体。盐酸维拉帕米呈弱酸性，$pK_a=8.6$。化学稳定性良好，不管在加热、光化学降解条件，还是酸、碱水溶液，均能不变，然而维拉帕米的甲醇溶液，经紫外线照射2小时后，则降解50%。维拉帕米口服吸收后，经肝脏代谢，生物利用度为20%，维拉帕米的代谢物主要为*N*-脱甲基化合物，也就是去甲维拉帕米。去甲维拉帕米保持了大概20%的母体活性，并且能够达到甚至超过母体的稳定血药浓度。活性较高的*S*-(-)-异构体的肝脏首过消除高于活性较低的*R*-(+)-异构体，这一点是很重要的，因为当静脉给药时，维拉帕米将延长P-R间期直至大于口服给药时的P-R间期，原因在于当肠外注射给药时，活性较高的对映体并没有优先被代谢。

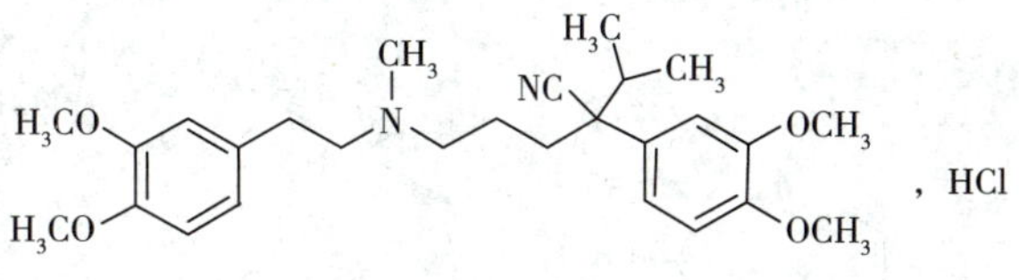

盐酸维拉帕米

本品口服吸收90%，有较强的首过消除，生物利用度为20%～35%，血浆蛋白结合率约为90%。单剂口服后1～2小时内达峰浓度，作用持续6～8小时。平均半衰期为2.8～7.4小时，在增量期可能延长。长期口服（间隔6小时给药，至少10次）半衰期增加至4.5～12.0小时。老年患者的半衰期可能延长。其代谢物主要为*N*-脱甲基化合物（去甲维拉帕米，仅原药活性的20%）。口服后5天内大约70%以代谢物由尿中排泄，16%或更多由粪便清除，3%～4%以原型由尿排出。肝功能不全患者代谢延迟，清除半衰期延长至14～16小时，表观分布容积增加，血浆清除率降低至肝功能正常人的30%。

3. 苯硫氮䓬类　苯硫氮䓬类药物主要有地尔硫䓬（diltiazem），分子结构中有两个手性碳原子，具有四个立体异构体，即反式*d*-异构体和反式*l*-异构体，以及顺式*d*-异构体和顺式*l*-异构体，其中以顺式*d*-异构体活性最高，其活性大小顺序依次为：顺式*d*-异构体＞顺式*dl*-异构体＞顺式*l*-异构体＞反式*dl*-异构体。冠脉扩张作用对顺式*d*-异构体具立体选择性，临床仅用其顺式*d*-异构体，即2*S*,3*S*-异构体。

地尔硫䓬口服吸收迅速完全，但有较高的首过消除，导致生物利用度下降，为25%～60%，体内有效期为6～8小时。地尔硫䓬经肠肝循环，主要代谢途径为脱乙酰基、*N*-脱甲基和*O*-脱甲基化。去乙酰基地尔硫䓬保持了母体冠状血管扩张作用的25%～50%，并且达到母体血药浓度的10%～45%。地尔硫䓬是高选择性的钙通道阻滞药，具有扩张血管作用，特别是对大的冠状动脉和侧支循环均有较强的扩张作用。临床用于治疗冠心病中各型心绞痛，也有减缓心率的作用。长期服用，对预防心血管意外病症的发生有效，无耐药性或明显副作用的报道。

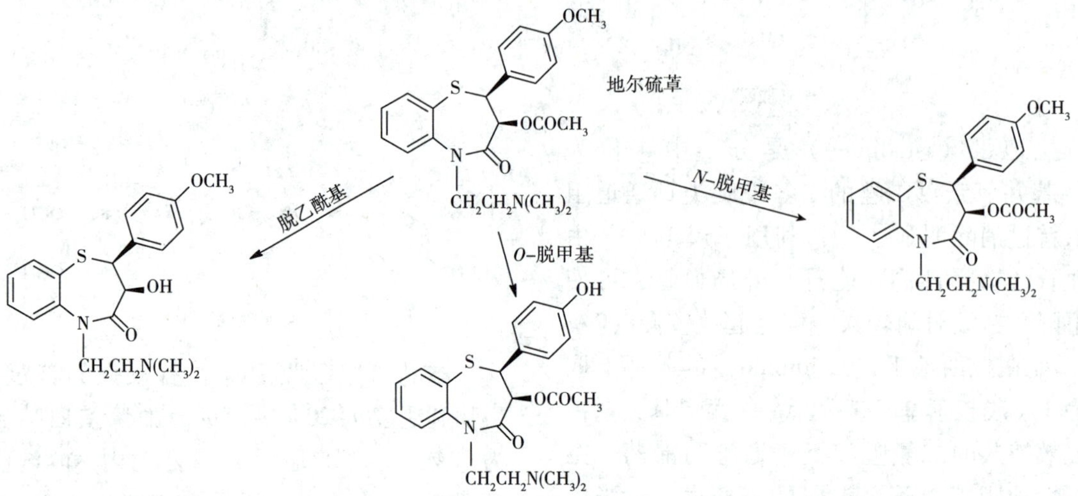

地尔硫䓬

脱乙酰基　　O-脱甲基　　N-脱甲基

五、抗血栓药物

根据作用靶点及作用机制的不同，抗血栓药物可以分为三大类：抗凝血药物、抗血小板药物和溶栓药物。前两类药物可阻止血栓的形成和发展，用于防止血栓性疾病的发生；而溶栓药物能溶解已经形成的血栓，用于急性血栓性疾病的治疗。

（一）抗凝血药物

1. 香豆素类药　香豆素类药是一类含4-羟基香豆素基本结构的药物，口服有效，体外无抗凝作用。常用的该类药物包括华法林（warfarin）、双香豆素（dicoumarol）和醋硝香豆素（acenocoumarol），它们的化学结构均与维生素K相似。氢醌型的维生素K能活化凝血因子Ⅱ、Ⅶ、Ⅸ、Ⅹ，使相关酶原的谷氨酸侧链羧酸化为γ-羧基谷氨酸基团，形成Ca^{2+}结合点，血浆中的Ca^{2+}与之结合使这些凝血因子具有了凝血活性。而香豆素类抗凝药可以抑制维生素K环氧还原酶，阻止维生素K由环氧型向氢醌型转变，从而影响凝血因子Ⅱ、Ⅶ、Ⅸ、Ⅹ的活性。

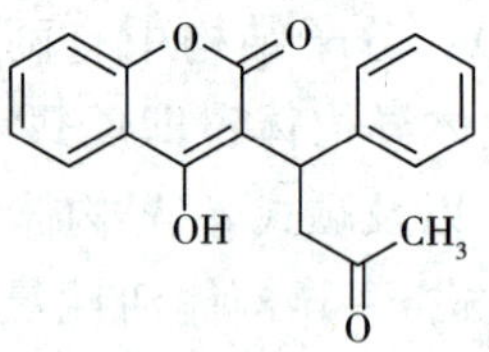

华法林 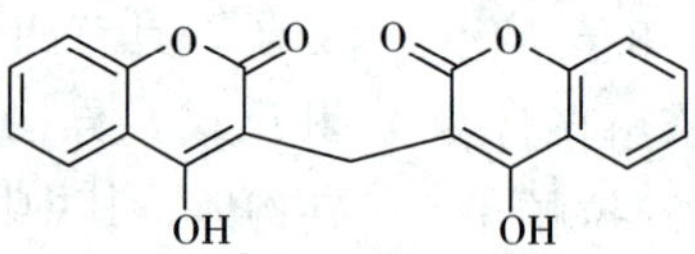　　双香豆素 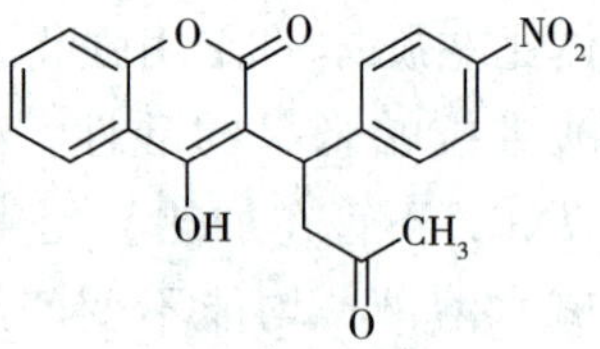　　醋硝香豆素

华法林钠（warfarin sodium）口服吸收完全，生物利用度近100%，血浆蛋白结合率约为99.5%，口服后12～18小时起效，24～36小时作用达到高峰，静脉注射和加大剂量均不能加速其作用。

本品结构中含有一个手性碳，S-异构体的抗凝活性是R-异构体的4倍，药用其外消旋体。本品在体内的代谢因构型不同而有所区别，R-华法林经代谢失活，生成4′,6-和8-羟基华法林。C-3侧链上的酮被还原为一对具有药理活性的非对映体2′-羟基华法林，经尿液排泄。S-华法林的代谢物为主要的无活性代谢物6-和7-羟基华法林，而7位羟化的代谢产物进入胆汁，随粪便排出体外。由于本品主要经肝脏细胞色素P450酶系（CYP）代谢，故能够抑制CYP活性的药物，如甲硝唑、氯霉素、西咪替丁、奥美拉唑和选择性5-羟色胺再摄取抑制药等，均可使本品的代谢减慢，半衰期延长，抗凝作用加强，因此，使用本品时应注意其与其他药物的相互作用。

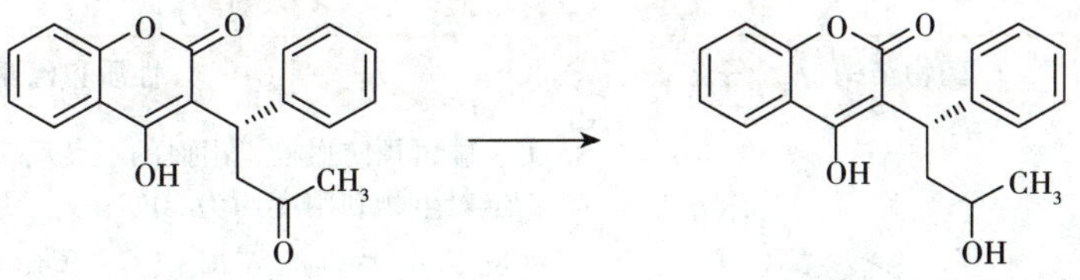

S-异构体

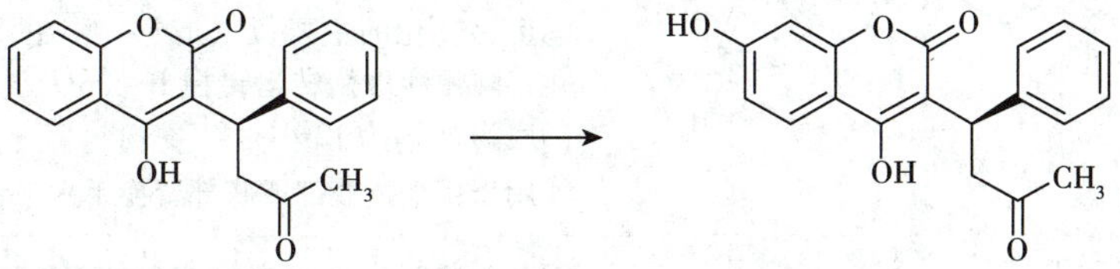

R-异构体

2. 凝血酶抑制药 凝血酶（thrombin）是一种丝氨酸蛋白水解酶，对多种凝血因子具有水解作用。凝血酶使纤维蛋白原转变成纤维蛋白，并能使纤维蛋白成为共价交叉连接结构，从而达到稳定血栓的作用。

凝血酶抑制药与凝血酶的催化活性部位结合，灭活凝血酶活性或减少其生成而抑制酶的凝血活性。常用的小分子凝血酶抑制药见表6-26。

表6-26 常用的小分子凝血酶抑制药

药物名称	药物结构	性质和代谢
达比加群酯（dabigatran etexilate）	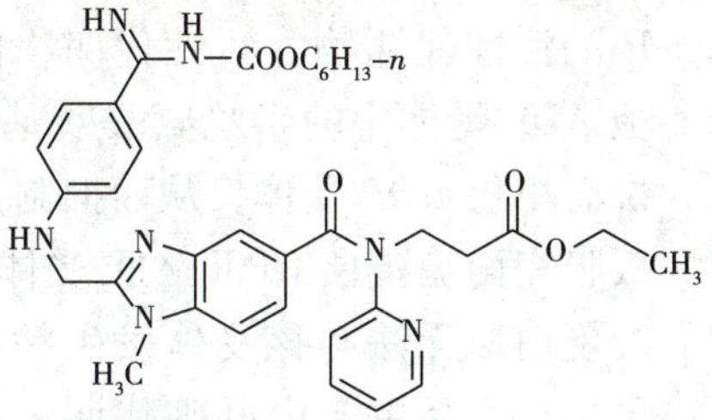	①口服给药经胃肠道吸收后，部分转化为原药，以原药和前药两种形式进入门静脉，在肝脏中完全转化为达比加群（dabigatran） ②用于接收选择性全髋关节或膝关节置换术的成年患者静脉血栓的预防
阿加曲班（argatroban）	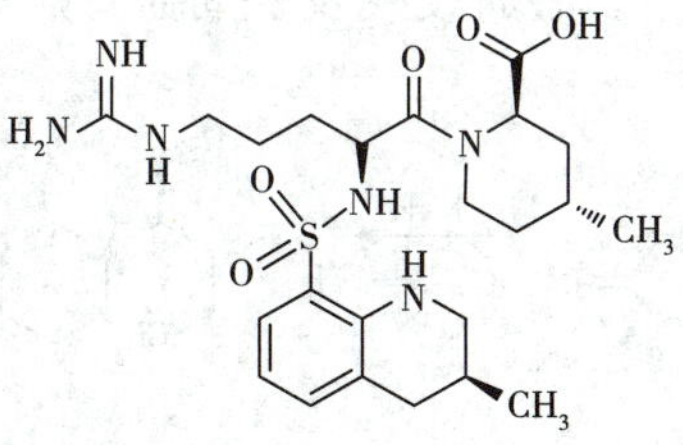	①本品化学结构中包含精氨酸、哌啶和喹啉的三脚架结构，与凝血酶的活性部位形成立体型的结合，可逆性地阻断凝血酶的催化位点和非极性区，从而阻止凝血酶在血栓形成过程中发挥作用 ②在静脉滴注阿加曲班每分钟40μg/kg以内，剂量与血药浓度呈线性关系；T_{max}为2h；持续静脉滴注在1～3小时内血药浓度达稳态；阿加曲班在体内分布容积是174ml/kg；血浆蛋白结合率为54%；阿加曲班主要在肝脏代谢，约65%被代谢为4个代谢产物，主要代谢产物的抗凝活性较原药弱，为1/3～1/5 ③本品临床主要用于改善慢性动脉闭塞症患者的四肢溃疡、静息痛及冷感等

3. 凝血因子Xa抑制药 凝血因子Xa为凝血过程中内外凝血途径共同通路的起始关键，是药物的适宜靶标。Xa抑制药能够与游离的Xa活性位点结合，阻断其与底物的结合，而且也能够灭活与血小板上的凝血酶原酶复合物结合的Xa。大量临床数据显示，直接作用于凝血因子Xa的抗凝血药物有良好的抑制初期血栓形成的疗效。近年上市的凝血因子Xa抑制药见表6-27。

表 6-27 近年上市的凝血因子Xa抑制药

药物名称	药物结构	性质和代谢
阿哌沙班（apixaban）	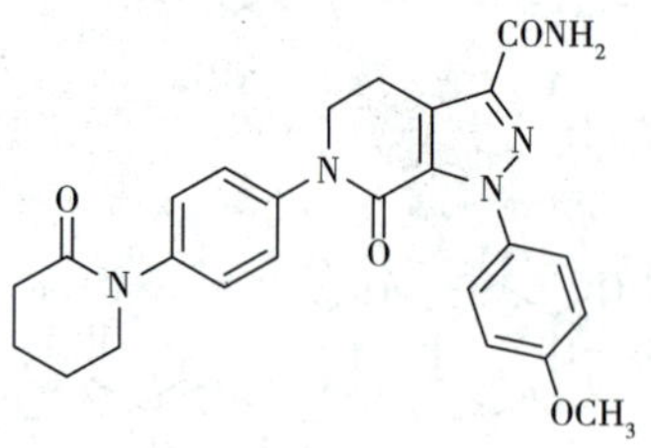	①口服可预防血栓，出血的不良反应低于华法林 ②绝对生物利用度约为 50%；T_{max}为 3～4 小时；进食对阿哌沙班 10mg 片剂的 AUC 或 C_{max}无影响；在 10mg 剂量范围内，呈线性药代动力学特征，具有剂量依赖性；血浆蛋白结合率约为 87% ③生物转化的主要位点是 3－哌啶酮基的 *O*－脱甲基或羟基化；阿哌沙班是转运蛋白 P－gp 及乳腺癌耐药蛋白（BCRP）的底物；$t_{1/2}$为 12 小时 ④用于接受过髋部或膝部置换手术患者的血栓预防
利伐沙班（rivaroxaban）	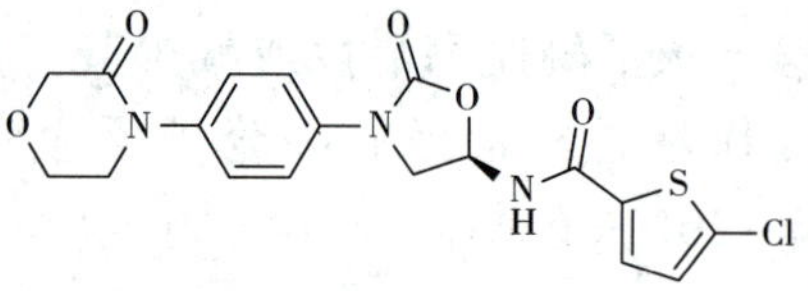	①与磺达肝素钠或者肝素的本质区别在于它不需要抗凝血酶Ⅲ参与，可高度选择性、竞争性地直接拮抗游离和结合的Xa 因子及凝血酶原活性，以剂量依赖方式延长活化部分凝血酶时间（APTT）和凝血酶原时间（PT） ②吸收迅速，T_{max}为 2～4 小时；进食对 AUC 或 C_{max}无明显影响；本品通过 CYP3A4、CYP2J2 和不依赖 CYP 机制进行代谢，吗啉酮部分的氧化降解和酰胺键的水解是主要的生物转化部位 ③临床用于择期髋关节或膝关节置换手术成年患者，以预防静脉血栓（VTE）形成

（二）血小板二磷酸腺苷受体拮抗药

临床应用的血小板二磷酸腺苷受体拮抗药主要有氯吡格雷（clopidogrel）和噻氯匹定（ticlopidine）。近年有普拉格雷（prasugrel）、坎格雷洛（cangrelor）和替卡格雷（ticagrelor）等药物。

氯吡格雷（clopidogrel）有一个手性碳原子，为 *S*－构型，本品体外无活性，为前药。口服后经 CYP 酶系转化，再经水解形成噻吩环开环的活性代谢物。活性代谢物的巯基可与血小板 ADP 受体中的半胱氨酸残基形成二硫键，拮抗血小板 ADP 受体，从而抑制 ADP 诱导的血小板膜表面糖蛋白 GPⅡ$_b$/Ⅲ$_a$受体的活化，导致纤维蛋白原无法与该受体发生粘连而抑制血小板聚集。本品主要由肝脏代谢，血中主要代谢产物是其羧酸盐衍生物，占血浆中药物相关化合物的 85%。本品临床主要用于预防缺血性脑卒中、心肌梗死及外周血管病等。

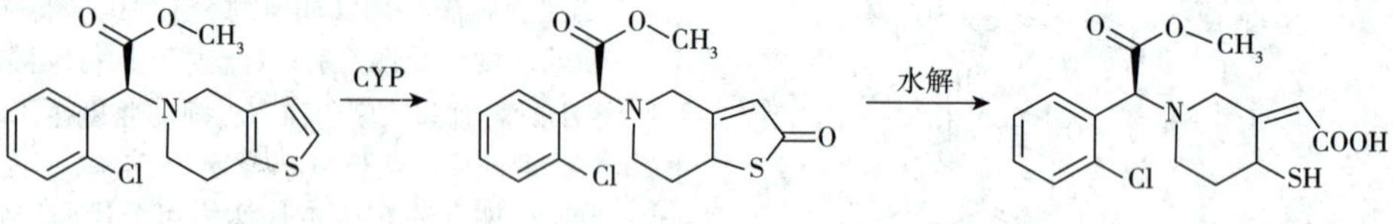

CYP → 水解

氯吡格雷

（三）糖蛋白 GPⅡ$_b$/Ⅲ$_a$受体拮抗药

糖蛋白 GPⅡ$_b$/Ⅲ$_a$受体拮抗药主要分为肽类和小分子非肽类拮抗药，用于临床的肽类药物主要包括单克隆抗体阿昔单抗（abciximab）和依替巴肽（eptifibatide）；小分子非肽类药物有替罗非班（tirofiban）。

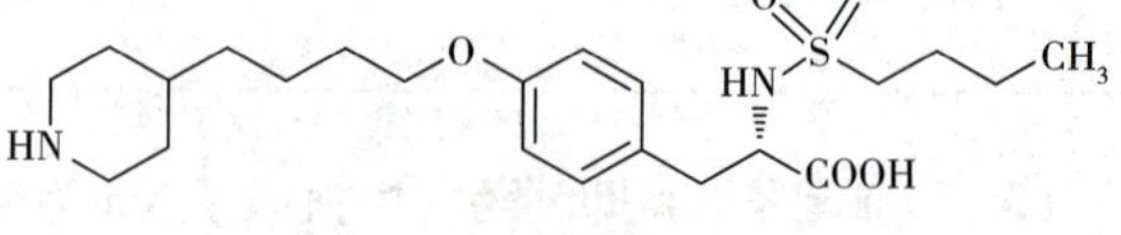

替罗非班

替罗非班能够与该受体结合，竞争性地阻断纤维蛋白原及血管性血友病因子与血小板受体的结合，阻止血小板聚集、黏附等活化反应，有效地抑制血小板介导的血栓形成并延长出血时间。推荐剂量静脉给药时，在30分钟后本品对血小板聚集的抑制率可达90%，持续静脉滴注给药，血药浓度可达到稳态，血浆蛋白结合率为65%，稳态分布容积范围为22～42L。停用本品后，血小板的聚集功能恢复，为可逆性抑制。替罗非班主要用于治疗急性冠脉综合征、不稳定型心绞痛和非Q波心肌梗死、急性心肌梗死和急性缺血性心脏猝死等。本品还可减少急性冠脉综合征和冠脉内介入治疗后冠心病事件的发生率，改善患者症状和预后。

第七节 内分泌系统疾病药物

一、甾体激素类药物

甾体激素类药物的基本母核主要有：孕甾烷、雄甾烷和雌甾烷。

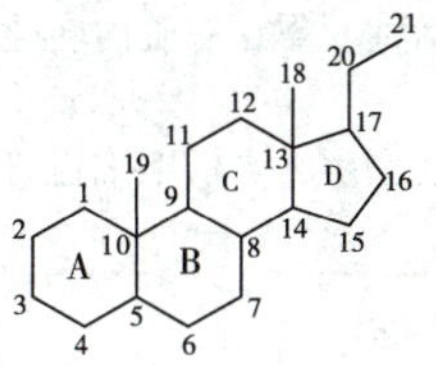

孕甾烷

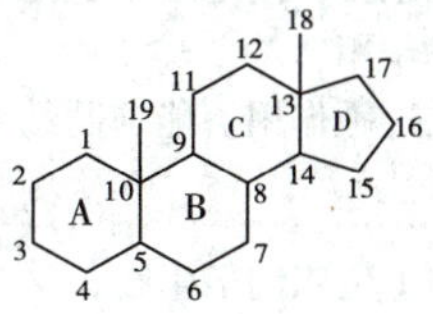

雄甾烷

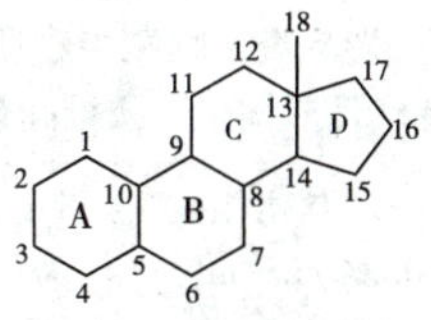

雌甾烷

（一）肾上腺糖皮质激素类药物

肾上腺糖皮质激素的基本结构是含有Δ^4-3,20-二酮和21-羟基、11位和17α位羟基孕甾烷，若结构中不同时具有17α-羟基和11-氧（羟基或氧代）的为盐皮质激素。由于糖皮质激素和盐皮质激素的结构仅存在细微的差别，通常糖皮质激素药物多带有一些盐皮质激素活性的副作用，如可产生钠潴留，导致水肿等。

1. 肾上腺皮质激素类药物的构效关系

（1）Δ^1衍生物　在醋酸氢化可的松（hydrocortisone acetate）分子中引入C_1、C_2双键，称为醋酸氢化泼尼松（hydroprednisone acetate），其抗炎活性增大4倍，不增加钠潴留作用。抗炎活性增加的原因可能是由于A环几何形状改变所致，从半椅式变为平船式构象，增加了与受体的亲和力和改变了药代动力学性质。

（2）6α-氟及9α-氟衍生物　在甾体激素中引入氟原子，已成为获得强效糖皮质激素类药物的最重要手段。6α-或9α-氟代皮质激素的活性显著增加，可能的原因是在引入9α-氟原子后，增加了邻近11β-羟基的离子化程度；引入6α-氟原子后，则可阻止6位的氧化代谢失活。醋酸6α-氟代氢化可的松（6α-fluorocortisol acetate）及醋酸6α-氟代泼尼松（6α-fluoroprednlsolone acetate）的抗炎活性比未氟代的母体分别增大10和20倍，未增加钠滞留作用。

单纯9α-氟代的皮质激素，抗炎活性和钠潴留作用同时增加，无实用价值。后发现同时在其他部位进行结构改造，如C16位引入羟基并与C17位α-羟基制成丙酮的缩酮；C6位引入卤素，可抵消9α-氟代增加钠潴留作用，成为优秀的糖皮质激素，如曲安西龙（triamcinolone）、曲安奈德（triamcinolone acetonide）及氟轻松（fluocinolone acetonide）。

（3）16-甲基衍生物　在皮质激素中引入16-甲基也是结构改变的重要手段，它使抗炎活性增加，钠潴留减少。在其他位结构改变的基础上（Δ^1，9α-氟），再引入16-甲基的化合物得到地塞米松（dexamethasone）和倍他米松（betamethasone）。引入16-甲基后使抗炎活性增加，主要是由于立体位阻妨碍了17-位的氧化代谢。

（4）21-位酯化衍生物　这种结构修饰与雌激素、孕激素药物一样，制成其前药。最常见的皮质激素的21-位酯化化合物是乙酸酯，除可增加口服的吸收率外，也可适应制备外用软膏剂的需要，增加其溶解性。目前已有各种酯的前药出现，如丙酸酯、缬草酸酯、磷酸酯及琥珀酸酯等。

2. 常用的糖皮质激素类药物（表6-28）

表6-28 常用的糖皮质激素类药物

药物名称	药物结构	性质和代谢
氢化可的松 (hydrocortisone)	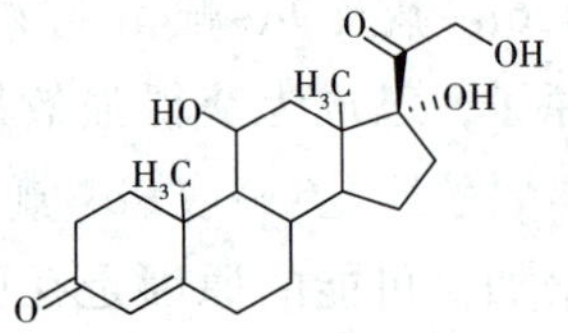	①天然存在的糖皮质激素，抗炎作用为可的松的1.25倍 ②口服吸收快而完全；T_{max}为1~2小时；每次服药可维持8~12小时；磷酸酯或琥珀磷酸酯水溶性增加，肌内或皮下注射后迅速吸收，T_{max}为1小时；但醋酸氢化可的松的溶解度很差，一般用其混悬液；肌内注射吸收缓慢，每次注射可维持24小时；血浆蛋白结合率约90%；$t_{1/2}$为80~144分钟 ③急、慢性肾上腺皮质功能减退、腺垂体功能减退及肾上腺次全切除术后行替代治疗；严重感染并发的毒血症；过敏性疾病及抗休克治疗
可的松 (cortisone)	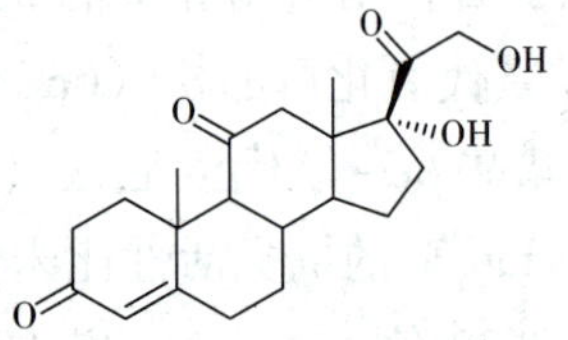	①可的松本身无活性，必须先在肝内转化成氢化可的松才有效 ②可的松口服易从胃肠道吸收，T_{max}约为1小时。其血浆生物学作用的$t_{1/2}$仅30分钟 ③主要应用于肾上腺皮质功能减退症及垂体功能减退症的替代治疗，亦可用于过敏性和炎症性疾病
泼尼松 (prednisone)	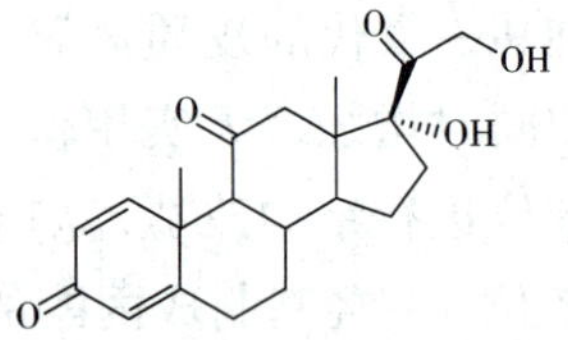	①可的松的1位双键衍生物 ②口服后吸收迅速而完全；$t_{1/2}$约60分钟；在体内可与皮质激素转运蛋白结合转运至全身；泼尼松本身无生物学活性，需在肝脏内转化成泼尼松龙而发挥作用 ③具有抗炎及抗过敏作用，能抑制结缔组织的增生，降低毛细血管壁和细胞膜的通透性
泼尼松龙 (prednisolone)	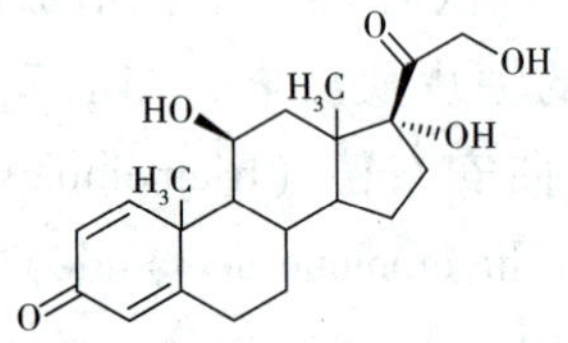	①氢化可的松的1位双键衍生物，又名氢化泼尼松 ②本品极易由消化道吸收，其本身以活性形式存在，无须经肝脏转化即发挥其生物效应；口服T_{max}为1~2小时；$t_{1/2}$为2~3小时 ③主要用于治疗活动性风湿痛、关节炎、腱鞘炎、肌腱劳损等。据报道，硬膜外封闭对腰肌劳损、腰椎骨质增生、腰椎间盘突出症等有良效
曲安西龙 (triamcinolone)	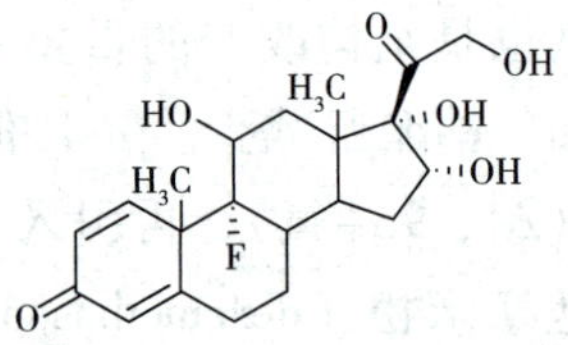	①为氢化泼尼松的6α-氟及16α-羟基衍生物 ②口服16mg的C_{max}为(5.23±0.84)ng/ml、T_{max}为(2.24±0.78)h及AUC为(36.0±6.2)(ng·h)/ml；$t_{1/2}$为2.7小时；主要代谢物为6β-羟基曲安西龙 ③用于系统性红斑狼疮、风湿性疾病、肾病综合征等免疫性肾脏疾病、特发性血小板减少性紫癜等免疫性血液病
曲安奈德 (triamcinolone acetonide)	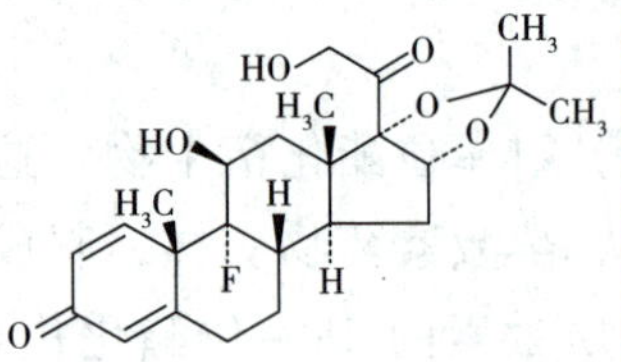	①为曲安西龙的丙酮叉衍生物，提高脂溶性 ②吸入2mg的AUC为57.7(ng·h)/ml；吸入800μg生物利用度为25%；C_{max}为0.92ng/ml，T_{max}为1.74小时；AUC为5.12(ng·h)/ml；$t_{1/2}$为2.4小时；曲安奈德口服易吸收，口服5mg，生物利用度约23%；T_{max}为1小时，C_{max}为10.5ng/ml；$t_{1/2}$为2.0小时；肌内注射吸收缓慢，数小时内起效，1~2天达最大效应；作用可维持2~3周；皮内、关节腔内局部注射吸收缓慢，作用持久，一般注射一次疗效可维持1~2周以上 ③吸入给药治疗哮喘，可避免产生全身性的作用
醋酸氟轻松 (fluocinonide)	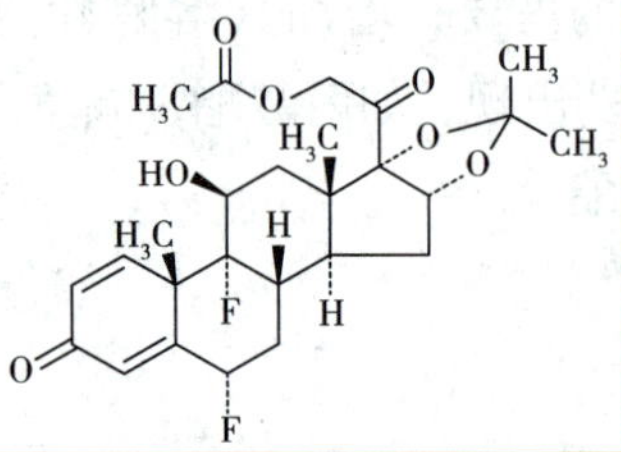	①在曲安奈德分子中引入6-氟原子，并将21-位羟基乙酯化，活性强 ②由于全身性吸收作用，可造成可逆性下丘脑-垂体-肾上腺轴的抑制，部分患者可出现库欣综合征、高血糖等，所以只能外用；具有强局部抗炎活性

续表

药物名称	药物结构	性质和代谢
地塞米松（dexamethasone）	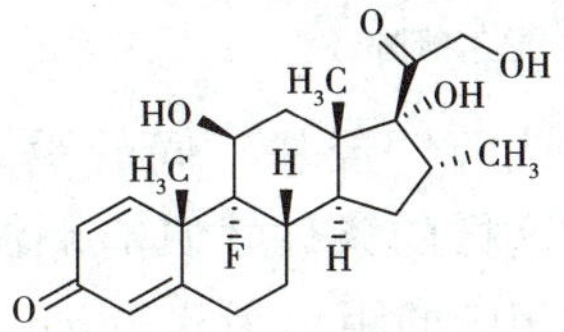	①曲安西龙分子的16α-羟基被甲基取代得到的化合物，稳定性和活性都得到提高 ②肌内注射比静脉注射吸收慢；肌内注射3mg的 C_{max} 达到（34.6±6.0）ng/ml，T_{max} 为（2.0±1.2）小时，AUC为（113±38）（ng·h）/ml；口服1.5mg的 C_{max} 为（13.9±6.8）ng/ml，T_{max} 为（2.0±0.5）小时，AUC为（331±50）（ng·h）/ml；生物利用度为70%～78%；在血浆中的结合蛋白约为77%；口服1.5mg的 $t_{1/2}$ 为（6.6±4.3）小时，而肌内注射3mg的 $t_{1/2}$ 为（4.2±1.2）小时 ③为强效糖皮质激素，作用广泛，主要用于过敏性与自身免疫性炎症性疾病
丙酸氟替卡松（fluticasone propionate）	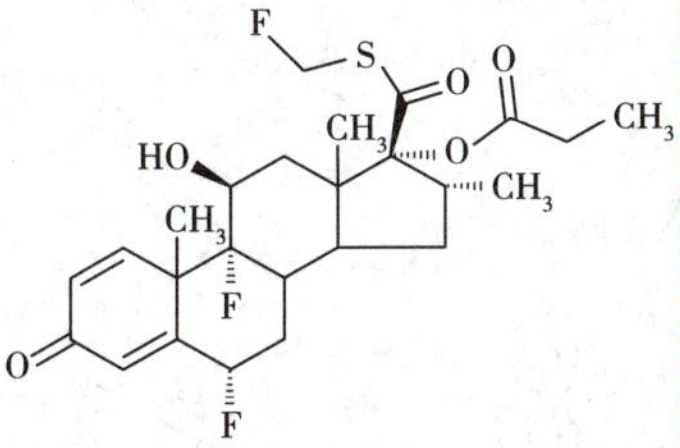	①分子中存在具有活性的17位β-羧酸酯，水解成β-羧酸则不具活性，口服时经水解可失活，能避免皮质激素的全身作用 ②吸入给药时，具有较高的抗炎活性和较少的全身副作用

（二）雌激素类药物

1. 雌激素受体激动剂

雌激素在化学结构上都属于雌甾烷类，A环为芳香环，无19-甲基，3位带有酚羟基，17位带有羟基或羰基。天然的雌激素有雌二醇（estradiol）、雌酮和雌三醇（estriol）。天然雌激素在肠道大部分被微生物降解，虽有少量在肠道可被迅速吸收，但在肝脏又被迅速代谢，所以口服几乎无效。主要代谢是在A环和D环的2、4及16位发生羟基化反应。雌二醇有极强的生物活性，10^{-8}～10^{-10} mol/L的浓度对靶器官即能表现出活性。对雌二醇进行结构改造主要目的是延长作用时间和口服有效。将雌二醇的3位和17β位羟基酯化，得到作用时间长的酯类前药，苯甲酸雌二醇（estradiol benzoate）和戊酸雌二醇（estradiol valerate）。在雌二醇的17α位引入乙炔基，因增大了空间位阻，提高了D环的代谢稳定性，得到了口服有效的炔雌醇（ethinylestradiol）。由于17α位引入乙炔基之后，使17β-OH的代谢受阻，在胃肠道中也可抵御微生物降解，其口服活性是雌二醇的10～20倍。将炔雌三醇的3位羟基醚化，提高了A环的代谢稳定性，得到尼尔雌醇（nilestriol），可口服的长效雌激素。

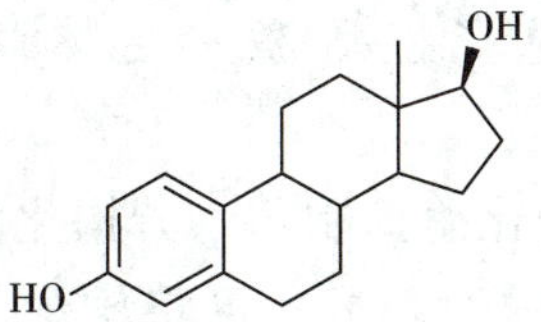

雌二醇 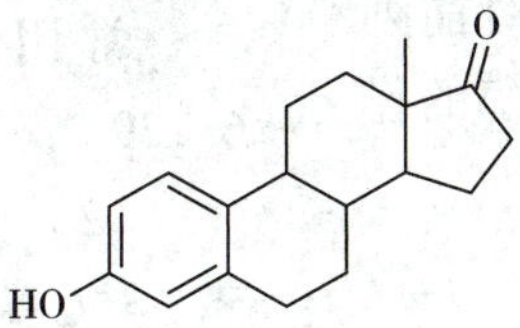　　雌酮 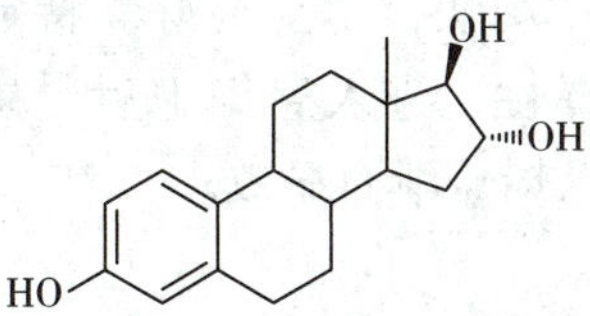　　雌三醇

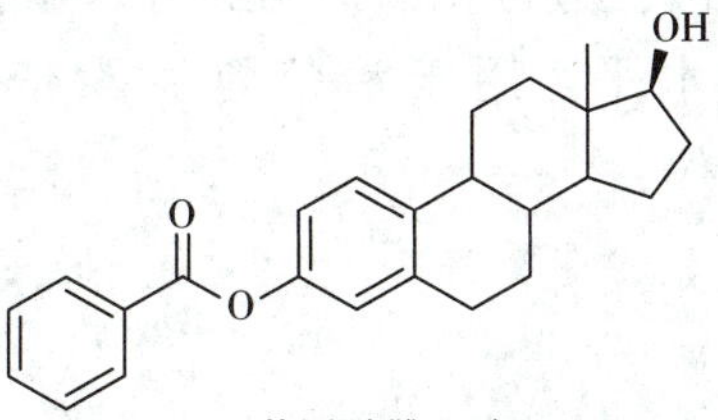

苯甲酸雌二醇 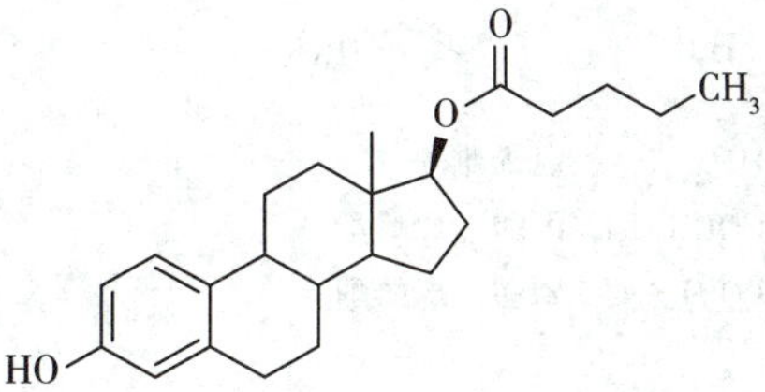　　戊酸雌二醇

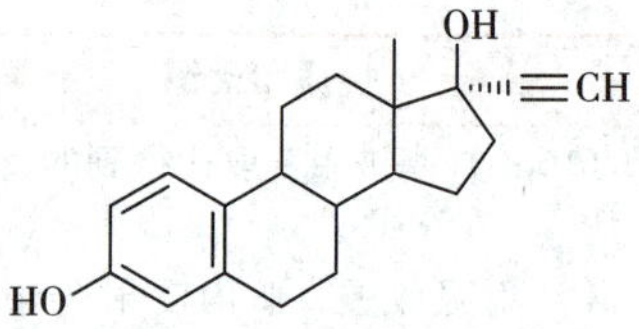

炔雌醇 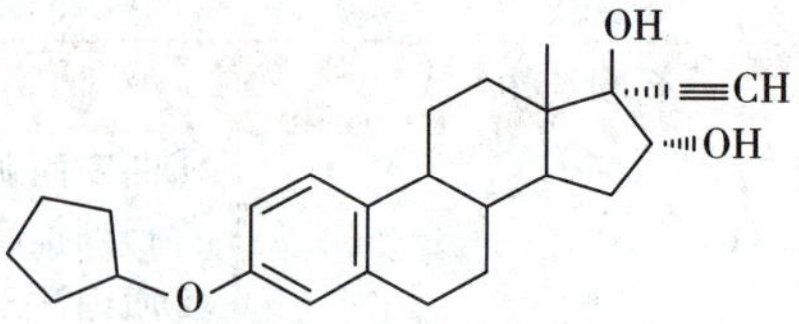　　尼尔雌醇

在非甾体的雌激素激动剂药物主要有反式己烯雌酚（diethylstilbestrol）及其衍生物。反式己烯雌酚满足了多采纳 Schueler（1946 年）提出的假说，即在一个大体积刚性和惰性的雌二醇母环上，两端的两个能形成氢键的基团（酮基、酚性或醇性羟基）间的距离应是 1.45nm，只有符合这样的条件才具有雌激素活性。顺式己烯雌酚相应的距离为 0.72nm，没有雌激素的活性。

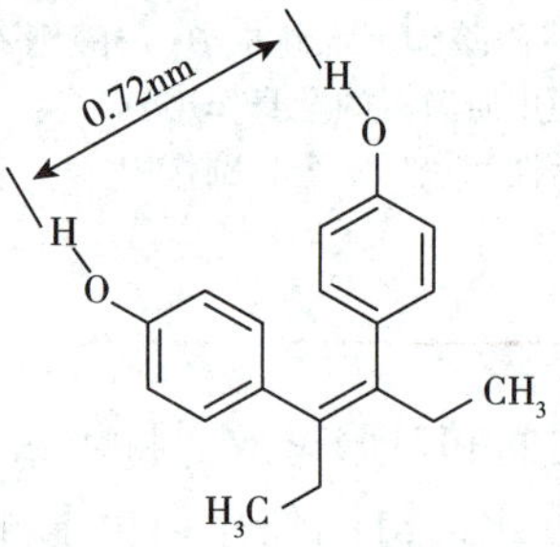

顺式己烯雌酚 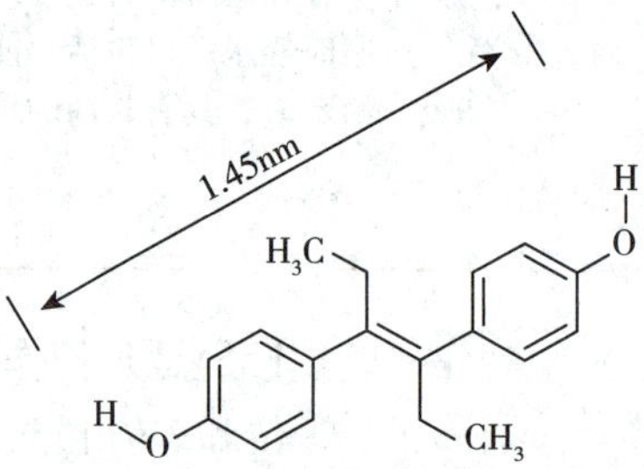　　反式己烯雌酚 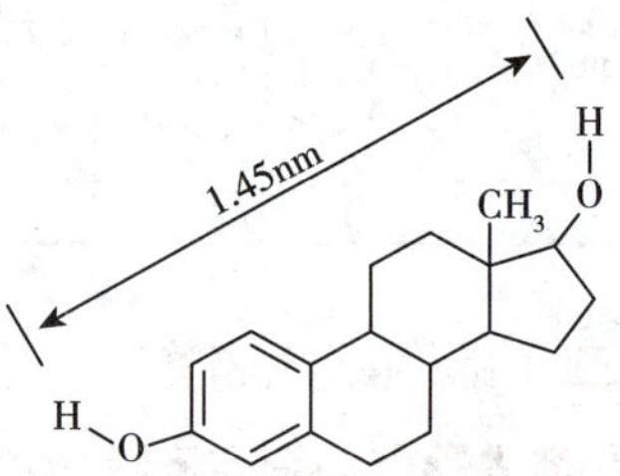　　雌二醇

反式己烯雌酚的药理作用与雌二醇相同，但活性更强。在肝脏中失活很慢，口服有效，临床治疗作用除与雌二醇相同外，有时作为事后应急避孕药。

将反式己烯雌酚的酚羟基酯化得到丙酸己烯雌酚（diethylstilbestrol dipropionate）已成为药品，它的油针剂吸收慢，注射一次可延效 2～3 天。磷酸己烯雌酚（diethylstilbestrol dipropionate）是水溶性化合物，可用于口服，亦可供静脉注射。作用快，耐受性好。特点是对前列腺癌具有选择性，进入癌细胞后受磷酸酶的作用，释放出己烯雌酚而显效。

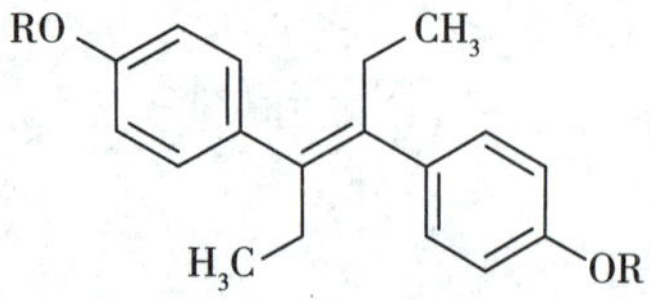

R = H　己烯雌酚

$R = COCH_2CH_3$　丙酸己烯雌酚

$R = PO_3H_2$　磷酸己烯雌酚

2. 雌激素受体调控剂　雌激素受体调控剂可分为三类：选择性雌激素受体调节剂、选择性雌激素受体下调剂和芳构化酶抑制药。

（1）选择性雌激素受体调节剂　研究发现雌激素药物在妇女体内不同的雌激素靶组织具有选择性的调节作用。深入的研究揭示，雌激素受体具有不同的亚型（ERα，ERβ）。其分布和作用不同。且通过两种不同雌激素受体构型的改变，可能改变配体的活性。

常用的选择性雌激素受体调节剂见表 6－29。

（2）芳构化酶抑制药　芳构化酶属细胞色素 P450 酶系中的一员，可将雄烯二酮和睾酮转化为雌酮和雌二醇，是雌激素生物合成的关键酶。芳构化酶抑制药可以显著降低体内雌激素水平，用于治疗雌激素依赖型疾病如乳腺癌。

表 6-29　常用的选择性雌激素受体调节剂

药物名称	药物结构	性质和代谢
氯米芬（clomiphene）		①非甾体化合物，*E*-异构体不太容易被吸收，且比 *Z*-异构体消除更迅速；在体内顺式结构药物，血浆药物浓度达峰时间较迟，消除较慢，给药后 2 小时，顺式和反式的血药浓度为 1∶1，24 小时后则为 6∶1 ②治疗不孕症
他莫昔芬（tamoxifen）		①药用 *Z*-异构体 ②口服 20mg 后，T_{max} 为 4～7 小时，血药峰浓度为 0.14μg/ml；给药 4 天或更长时间后可由于肠肝循环出现第二次高峰；$t_{1/2}$ 为 5～7 天；本药在肝内代谢，给药后由 CYP3A4 进行脱甲基化得到其主要的代谢物 *N*-脱甲基他莫昔芬，还可被 CYP2D6 代谢得到次要的代谢物 4-羟基他莫昔芬，与雌激素受体的亲和力比他莫昔芬更高，对人体乳腺癌细胞的生长抑制作用是他莫昔芬的 100 倍 ③用于治疗雌激素依赖型的乳腺癌
雷洛昔芬（raloxifen）		①口服后迅速吸收，口服剂量约 60% 被吸收；进入循环前被大量葡糖醛化；绝对生物利用度为 2%；血浆蛋白结合率为 98%～99%；在体内代谢为雷洛昔芬-4-葡糖苷酸、雷洛昔芬-6-葡糖苷酸和雷洛昔芬-4，6-葡糖苷酸；雷洛昔芬通过肠肝循环维持雷洛昔芬的水平；$t_{1/2}$ 为 27.7 小时 ②临床上主要用于治疗女性绝经后骨质疏松症
托瑞米芬（toremifene）		①非类固醇类三苯乙烯衍生物 ②用于治疗绝经后妇女雌激素受体阳性或不详的转移性乳腺癌

甾体芳构化酶抑制药的代表药物有依西美坦（exemestane）和福美司坦（formestane）。非甾体芳构化酶抑制药有阿那曲唑（anastrozole）和来曲唑（letrozole）。两者结构中均含有三氮唑环，可与芳构化酶蛋白的血红素基的铁原子配位结合，为芳构化酶的高度选择性的竞争性抑制药。

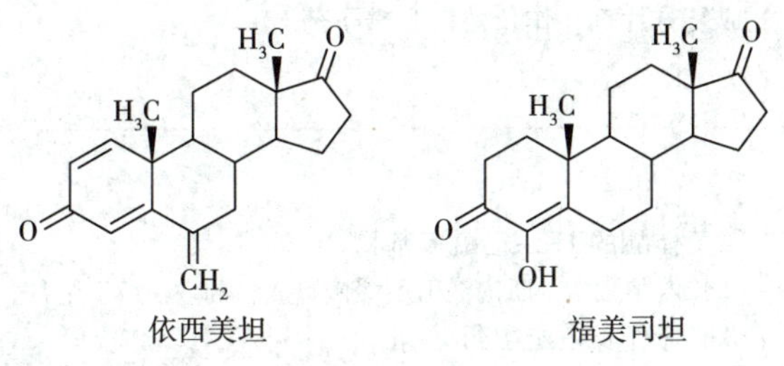

依西美坦　　福美司坦

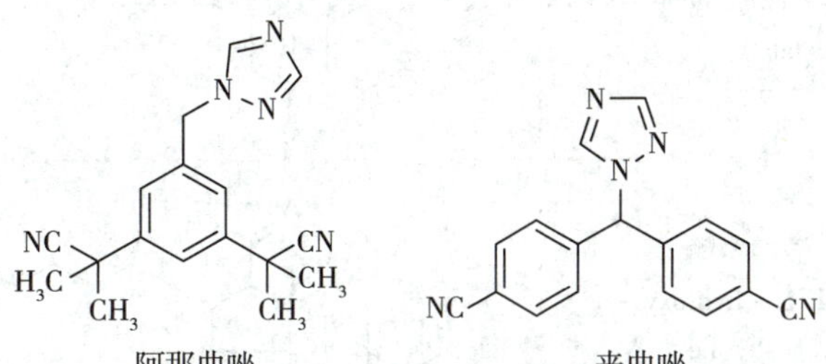

阿那曲唑　　来曲唑

（三）孕激素类药物

天然孕激素的基本结构为孕甾烷（progestin），其结构为 Δ^4-3-20-二酮孕甾烷，是含有 21 个碳原子的甾体化合物。天然孕激素主要由黄体合成和分泌，体内含量极少，最强效的内源性孕激素是黄体酮（progesterone）。除天然孕激素外，现在临床上治疗用的孕激素多为由黄体酮或睾酮衍生而得。从化学结构来看，黄体酮与睾酮甾核 A 环上的 Δ^4-3 酮结构一样，但 17*β* 位前者是乙酰基而后者是羟基。

天然孕激素黄体酮在肝脏中代谢快，主要途径是6-位羟基化、16-位和17-位氧化，故口服无效，可从防止黄体酮的代谢角度出发，对黄体酮进行结构修饰。黄体酮的结构专属性很高，使活性增强的结构变化基本局限于17-位和6-位。在黄体酮的6-位引入双键、卤素或甲基及17位酯化，因立体障碍可使黄体酮代谢受阻，可极大地延长体内半衰期，得到可以口服的醋酸甲羟孕酮（medroxyprogesterone acetate）、醋酸甲地孕酮（megestrol acetate）等。

常用的黄体酮类孕激素见表6－30。

表6－30 常用的黄体酮类孕激素

药物名称	药物结构	性质和代谢
黄体酮（progesterone）	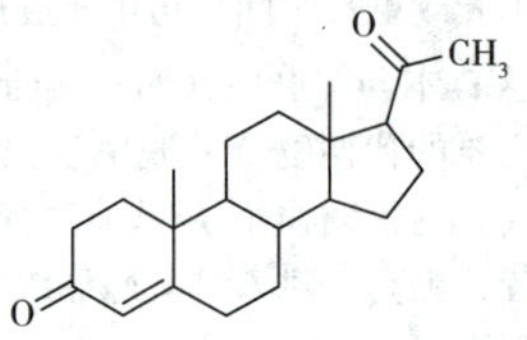	①为天然孕激素 ②口服后迅速从胃肠道吸收，并在肝内迅速代谢而失活，故不能口服；肌内注射后迅速吸收，血中 $t_{1/2}$ 仅数分钟，并在肝内代谢；主要与葡萄糖醛酸结合，约12%代谢为孕烷二醇 ③用于保胎，无排卵型或黄体功能不足引起的功能失调性子宫出血
醋酸甲羟孕酮（medroxy progesterone acetgate）	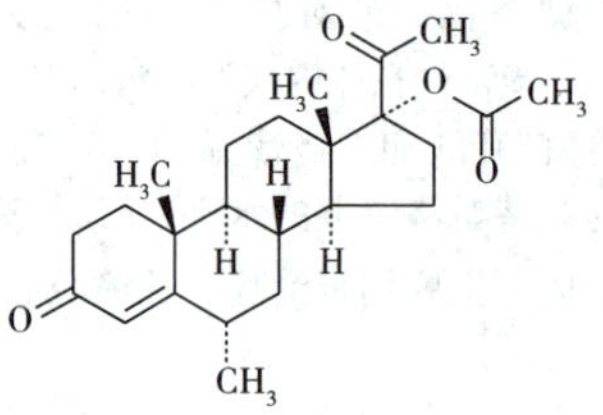	①黄体酮的17α-乙酰氧基和6α-甲基化物 ②口服制剂之间的吸收差异很大；1000mg 的平均 C_{max} 为 145～315nmol/L，而 500mg 的平均 C_{max} 为 33～178nmol/L；T_{max} 为1～3小时，滞后时间为0.5小时。口服500mg的AUC为543.4～1981.1(nmol·L)/h；表观分布容积为(20±3)L；血浆蛋白结合率为86%；主要代谢物6β-羟基、2β-羟基甲羟孕酮乙酸酯 ③临床主要单独或与环戊丙酸雌二醇成复方作长效避孕药
醋酸甲地孕酮（megestrol acetate）	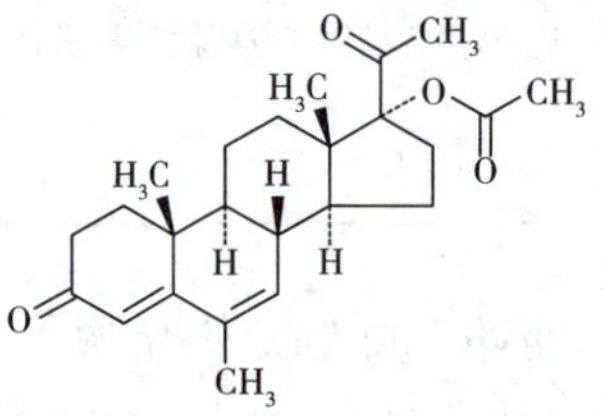	①醋酸甲羟孕酮的6－位双键化物 ②为高效孕激素，口服时活性是黄体酮的75倍；注射时活性为黄体酮的50倍；口服吸收良好；$t_{1/2}$ 为34小时 ③主要作短效口服避孕药，也用于治疗妇科疾病
醋酸氯地孕酮（chlomadinone acetate）	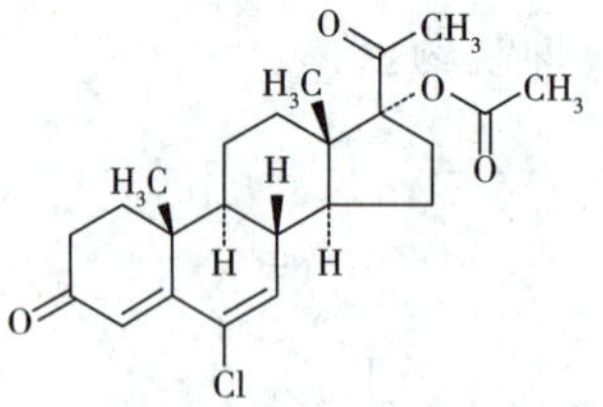	①醋酸甲地孕酮分子中6－甲基被氯原子替代物 ②为口服强效孕激素，主要与长效雌激素炔雌醚配伍成复方片剂，作长效口服避孕药
己酸羟孕酮（17α－hydroxy－progesterone caproate）	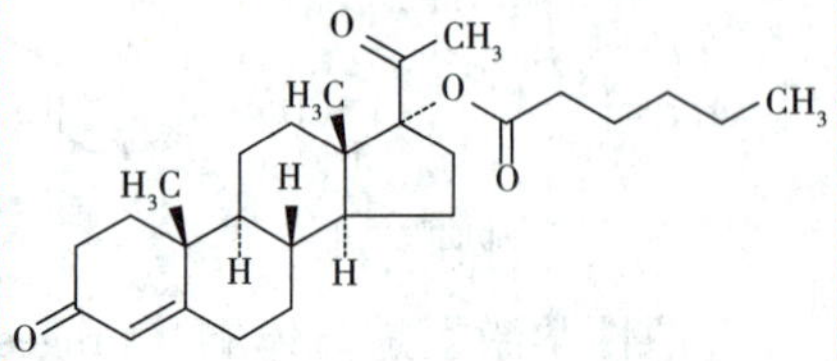	①黄体酮的17α-己酰氧基物 ②长效孕激素，肌内注射后缓慢释放，药效持续1个月 ③临床作长效避孕药

在对睾酮进行结构改造时，发现在其结构中引入17α-乙炔基，并去除19-甲基可得到具有孕激素样作用的炔诺酮（norethisterone）。为可口服的孕激素，抑制排卵作用强于黄体酮。在炔诺酮的18位延长一个甲基得到炔诺孕酮（norgestrel），活性比炔诺酮增强十倍以上，其

右旋体是无效的，左旋体才具有活性，称左炔诺孕酮（levonorgestrel）。

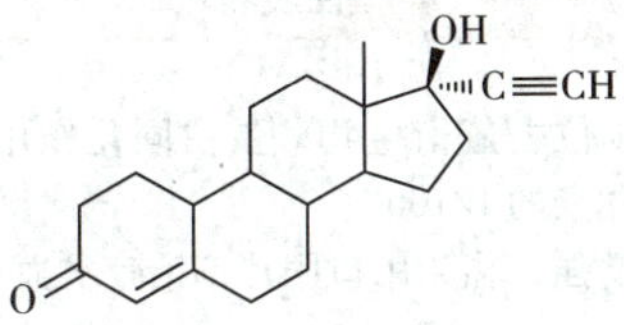

炔诺酮

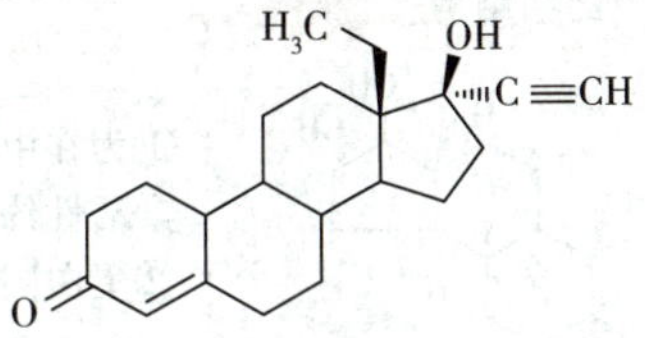

左炔诺孕酮

（四）雄性激素及蛋白同化激素类药物

雄激素的化学结构雄甾烷类，3 位和 17 位带有羟基或羰基。天然雄激素有睾酮（testosterone）和雄烯二酮，其中睾酮作用最强。雄烯二酮的活性远远低于睾酮，但其可以转化为睾酮，被认为是睾酮的体内贮存形式。天然的雄激素在体内易被代谢，特别是 5α-还原酶可将 4、5 位双键还原，3-羟甾脱氢酶可将 3-羰基还原为 3-羟基，17β-羟甾脱氢酶可将 17β-羟基氧化为羰基，加之消化道细菌也会催化其降解。

药用的雄激素为以增加作用时间或可口服的目的对睾酮的修饰物质，通常将 17 位的羟基进行酯化，可增加脂溶性，减慢代谢速度。或在 17α 位引入烷基，因空间位阻使代谢受阻，故可口服。将睾酮的 17-OH 进行丙酸酯化制成的前药丙酸睾酮（testosterone propionate），肌内注射后在体内缓慢吸收，并逐渐水解释放出原药睾酮，使药物作用时间大大延长，注射一次可持续作用 2 ~ 4 天。在睾酮的 17α 位引入甲基，增大 17 位的代谢位阻，得到可口服的甲睾酮（methyltestosterone）。继续延长 17α-烷烃基的长度均导致活性下降。

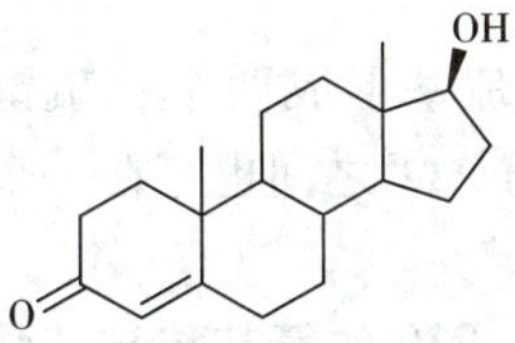

睾酮 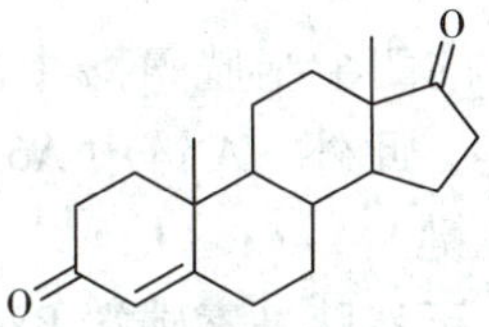　　雄烯二酮 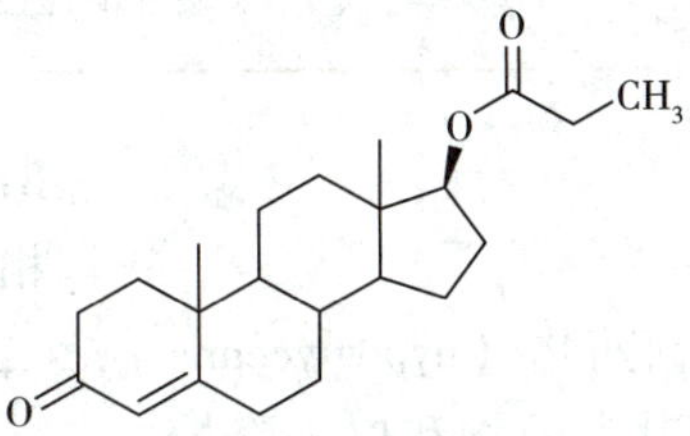　　丙酸睾酮 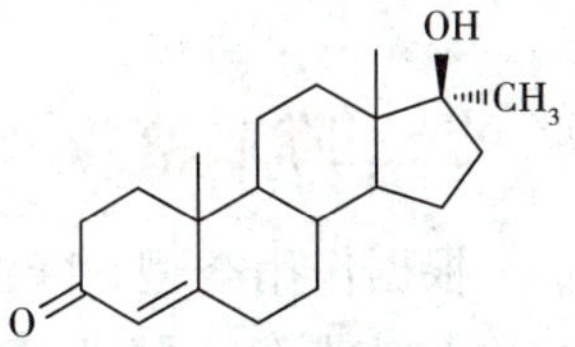　　甲睾酮

蛋白同化激素是对雄性激素的化学结构进行修饰获得。将睾酮 19 位甲基去除，得到苯丙酸诺龙（nandrolone phenylpropionate），可显著降低雄性激素作用，提高蛋白同化作用。对睾酮的 A 环进行结构修饰，引入 2 位羟甲烯基，并且辅以引入 17α 位甲基，得到更强效的口服蛋白同化激素羟甲烯龙（oxymetholone），其蛋白同化作用为甲睾酮的 4 倍，雄激素活性仅为后者的五分之二。在睾酮的 A 环并合上吡唑环，17α 位引入甲基得到司坦唑醇（stanozolol）。其蛋白同化作用为甲睾酮的 30 倍，雄激素活性仅为后者的四分之一。

常用的蛋白同化激素见表 6-31。

表 6-31　常用的蛋白同化激素

药物名称	药物结构	性质和代谢
苯丙酸诺龙（nandrolone phenylpropionate）	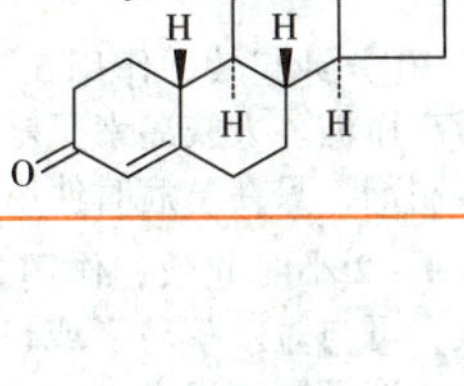	①去掉睾酮的 19 位甲基，17 位与苯丙酸成酯 ②蛋白同化激素作用为丙酸睾酮的 12 倍；雄激素活性作用为丙酸睾酮的 1/2；肌内注射 100mg 后，T_{max} 为 1 ~ 2 小时，作用可维持 1 ~ 2 周 ③临床主要用于治疗转移性乳腺癌及蛋白质大量分解的严重消耗性疾病，也可用于治疗骨质疏松

续表

药物名称	药物结构	性质和代谢
美雄酮（methan drostenolone）	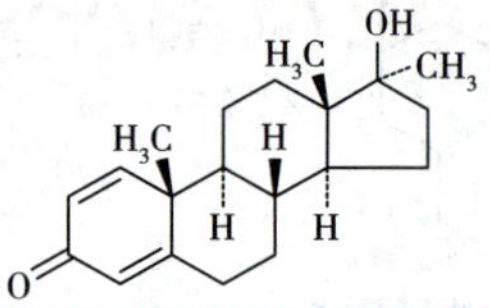	①为在甲睾酮的1位去氢衍生物，蛋白同化作用与丙睾丸素相同，雄激素活性约为丙睾丸素的1/100 ②蛋白同化作用增强，临床用口服片剂治疗贫血或严重体重丢失
氯司替勃（clostebol）	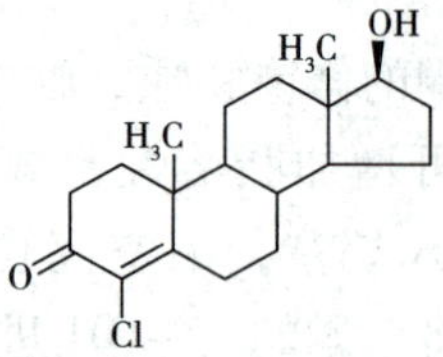	①睾酮的4位氯代衍生物 ②肌内注射，雄激素活性较小，作用持久，可维持3周 ③主要用于慢性消耗性疾病、营养不良、骨质疏松
羟甲烯龙（oxymetholone）	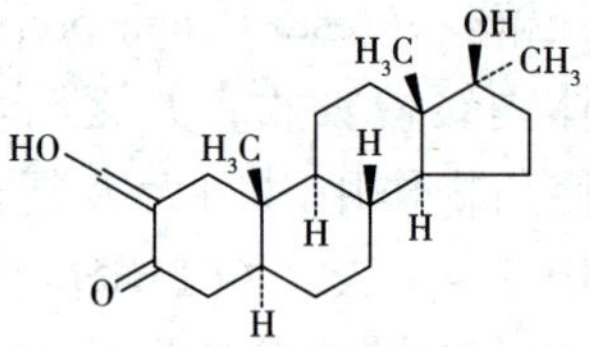	①为甲睾酮2位羟甲烯基取代衍生物 ②蛋白同化作用为甲睾酮的4倍，雄激素活性为甲睾酮的0.39倍 ③用于骨质疏松、慢性消耗性疾病、年老体弱、重病及术后体弱消瘦、儿童发育不全、再生障碍性贫血、白细胞减少症、高脂血症等
司坦唑醇（stanozolol）	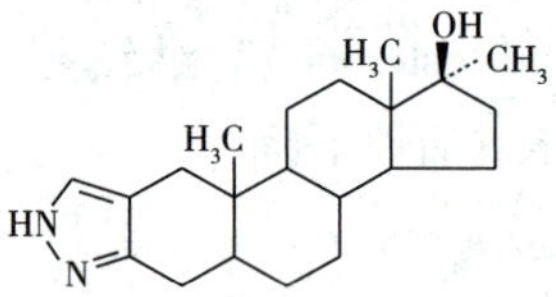	①甲睾酮的A环并杂环衍生物 ②促蛋白同化激素，蛋白同化作用为甲睾酮的30倍，雄激素活性为甲睾酮的1/4 ③用于慢性消耗性疾病、骨质疏松、重病及手术后体弱消瘦

二、降血糖药物

根据作用类型，降血糖药物（hypoglycemic drugs）主要分为胰岛素及其类似物和口服降糖药（oral hypoglycemic drugs）两大类。

（一）胰岛素及其类似物

人胰岛素为多肽类激素，由51个氨基酸残基排列成A、B两条肽链，A链有21个氨基酸，B链有30个氨基酸，其中，A7和B7、A20和B19的四个半胱氨酸中的巯基形成两个二硫键相连。此外，A链中A6与A11之间也存在一个二硫键。

天然胰岛素碳端B26～B30的氨基酸与其受体的结合不起关键性作用，但对它的修饰可改变其聚合的倾向。其作用与胰岛素相似，但吸收速度和作用时间有较大变化。胰岛素及类似物的化学和作用特点见表6－32。

表6－32　胰岛素及类似物的化学和作用特点

分类	药物名称	化学结构	性质和代谢
速效胰岛素	格鲁辛胰岛素（insulin glulisine）	B3位的谷氨酰胺被赖氨酸取代，B26的赖氨酸被谷氨酸取代	本品于餐前15～20分钟、皮下或静脉注射，速效，用于控制餐时高血糖
	门冬胰岛素（insulin aspart）	B28脯氨酸由门冬氨酸取代	本品于餐前30分钟注射，控制餐后血糖；与胰岛素合用控制晚间或晨起血糖
	赖脯胰岛素（insulin lispro）	B28脯氨酸和B29的赖氨酸的顺序交换	本品吸收较人胰岛素快3倍，速效，餐前注射即可
短效胰岛素	普通胰岛素（regular insulin）	动物或人胰岛素	本品30分钟起效，作用5～8小时。用于控制餐后高血糖。人胰岛素是唯一可静脉注射的胰岛素制剂，只在急症时使用
长效胰岛素	甘精胰岛素（insulin glargine）	A21门冬酰氨被甘氨酸取代，B30的苏氨酸后加两个精氨酸	本品1～2小时起效，作用24小时，一日给药一次，可与短效胰岛素或口服降糖药合用，适用于中度糖尿病患者

（二）口服降糖药

口服降糖药主要有促胰岛素分泌药、胰岛素增敏药、α-葡萄糖苷酶抑制药、醛糖还原酶抑制药、二肽基肽酶-4抑制药和钠-葡萄糖协同转运蛋白2抑制药。

1. 促胰岛素分泌药 按化学结构，促胰岛素分泌药可以分为磺酰脲类和非磺酰脲类。

（1）磺酰脲类促胰岛素分泌药

1）磺酰脲类促胰岛素分泌药的基本结构与构效关系

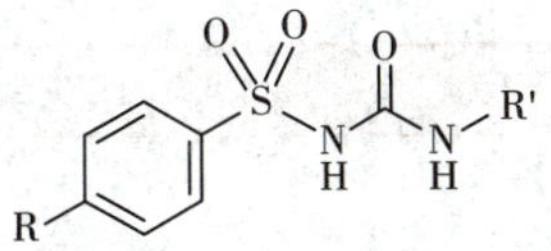

磺酰脲类促胰岛素分泌药的基本结构

磺酰脲类促胰岛素分泌药具有苯磺酰脲的基本结构，不同药物的苯环上及脲基末端带有不同的取代基。这些取代基导致药物的作用强度及持续时间存在差别。磺酰脲类促胰岛素分泌药的构效关系如图6-27所示。

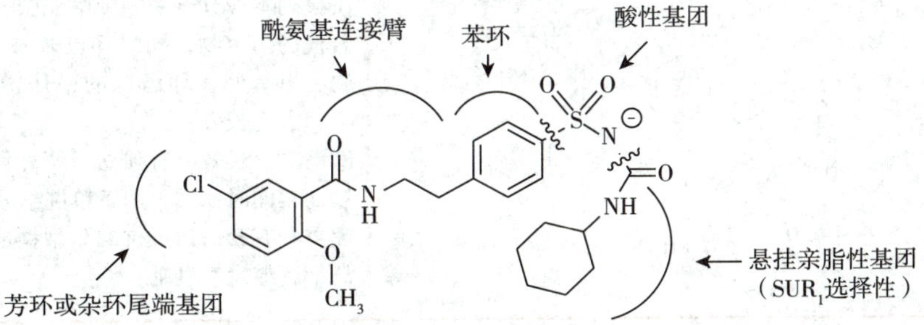

图6-27 磺酰脲类促胰岛素分泌药的构效关系

构效关系研究表明，磺酰脲类促胰岛素分泌药结构中的磺酰脲基团为酸性基团，这对促胰岛素活性是必需的，在酸性基团上连接亲脂性基团（pendant lipophilic group）取代基，可大大增强与SUR_1受体的亲和力，并且提高对SUR_1受体相对于SUR_{2A}和SUR_{2B}亚型的选择性。

2）常用的磺酰脲类促胰岛素分泌药（表6-33）

表6-33 常用的磺酰脲类促胰岛素分泌药

药物名称	化学结构	性质和代谢
甲苯磺丁脲（tolbutamide）	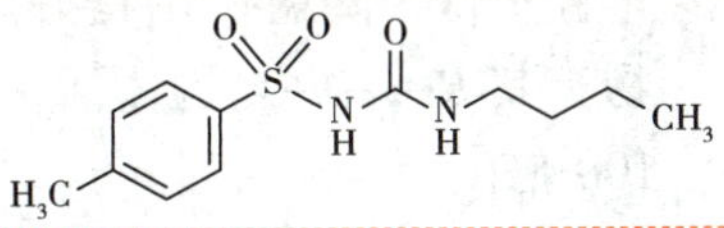	受体亲和力小，服药剂量大，作用时间过长，药物相互作用较多，存在严重而持久的低血糖反应等缺点
格列齐特（gliclazide）	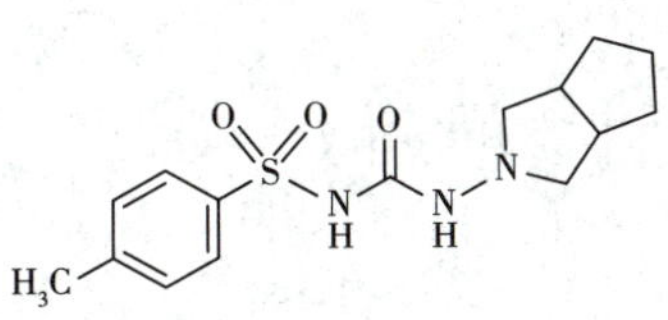	①甲苯磺丁分子中脲上丁基被八氢环戊烷并［C］吡咯环取代的衍生物 ②吸收较快，口服T_{max}为2~6小时，持续时间可达24小时；$t_{1/2}$为10~12小时；血浆蛋白结合率为85%~87%；作用维持时间为24小时 ③用于糖尿病伴有肥胖症或伴有血管病变者
格列本脲（glibenclamide）	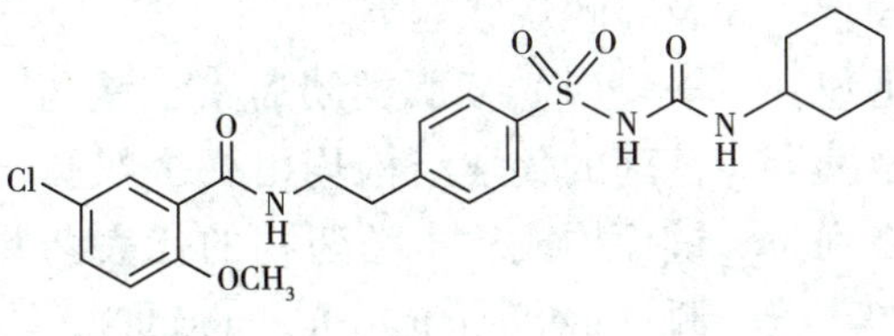	①甲苯磺丁分子中脲上丁基被环己基，甲基被取代苯甲酰胺乙基取代的衍生物 ②口服吸收迅速完全，T_{max}为2~6小时；血浆蛋白结合率约为99%；表观分布容积为0.3L/kg；$t_{1/2}$为6~12小时；代谢物4-反式羟基格列本脲具有15%活性 ③适用于单用饮食控制疗效不满意的轻、中度非胰岛素依赖型糖尿病，患者胰岛β细胞有一定的分泌胰岛素功能，并且无严重的并发症

续表

药物名称	化学结构	性质和代谢
格列吡嗪（glipizide）	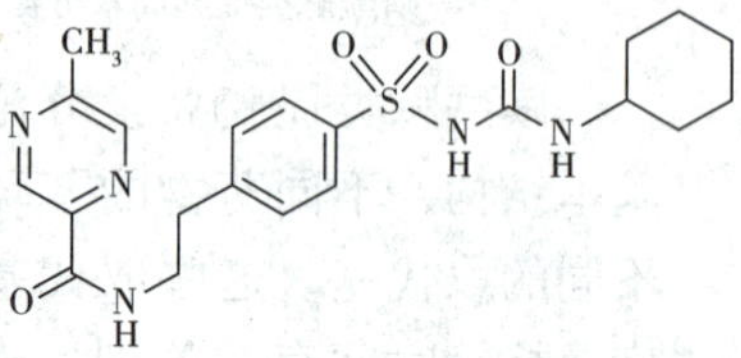	①格列本脲分子中的苯甲酰胺基被吡嗪甲酰基取代的衍生物 ②降血糖作用迅速而强，为甲苯磺丁脲的1000倍；口服30分钟后即可见血糖明显下降，与食物同服，吸收可延迟30~40分钟，T_{max}为1~2小时，维持降血糖作用时间长达10小时以上；$t_{1/2}$为2~4小时；血浆蛋白结合率为92%~99% ③主要用于单用饮食控制治疗未能达到良好效果的轻、中度非胰岛素依赖型患者
格列美脲（glimepiride）	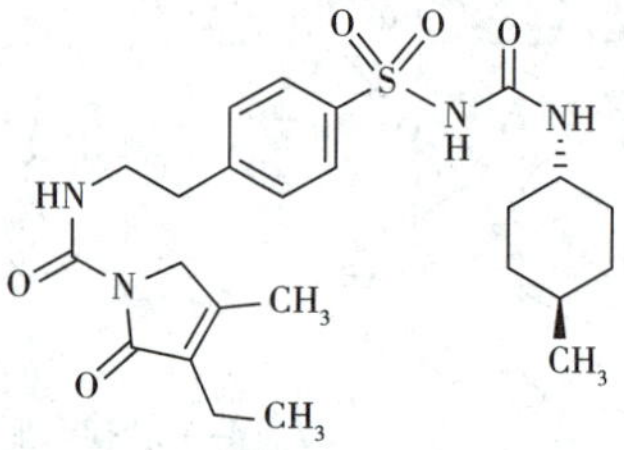	①格列本脲分子中的苯甲酰胺基被二氢吡咯甲酰基替代的衍生物，同时环己基被4-甲基环己基取代物，甲基处在环己烷的平伏键上，占据主代谢位点，因而长效 ②高效、长效，有独立于胰岛素的胰外作用，可与胰岛素同时使用，用于单纯饮食控制无效，尤其是超重和有胰岛素抵抗的2型糖尿病患者，可克服胰岛细胞继发性衰竭

（2）非磺酰脲类促胰岛素分泌药　非磺酰脲类促胰岛素分泌药是一类具有氨基羧酸结构的新型口服降糖药。该类药物与磺酰脲类的区别在对K^+-ATP通道具有“快开”和“快闭”作用，显著较其他口服降糖药起效迅速，作用时间短，使胰岛素的分泌达到模拟人体生理模式——餐时胰岛素迅速升高，餐后及时回落到基础分泌状态，被称为“餐时血糖调节剂”。

瑞格列奈（repaglinide）是氨甲酰甲基苯甲酸的衍生物，分子结构中含有一手性碳原子，其活性有立体选择性，*S*-(+)-构型的活性是*R*-(-)-构型的100倍，临床上使用其*S*-(+)-异构体。瑞格列奈的优势构象与格列本脲及格列美脲相似，这种优势构象是产生药效的基础。

那格列奈（nateglinide）为D-苯丙氨酸衍生物，其降糖作用是其前体D-苯丙氨酸的50倍。由于其基本结构为氨基酸，决定了该药的毒性很低，降糖作用良好。那格列奈为手性药物，其*R*-(-)-异构体活性高出*S*-(+)-异构体100倍。

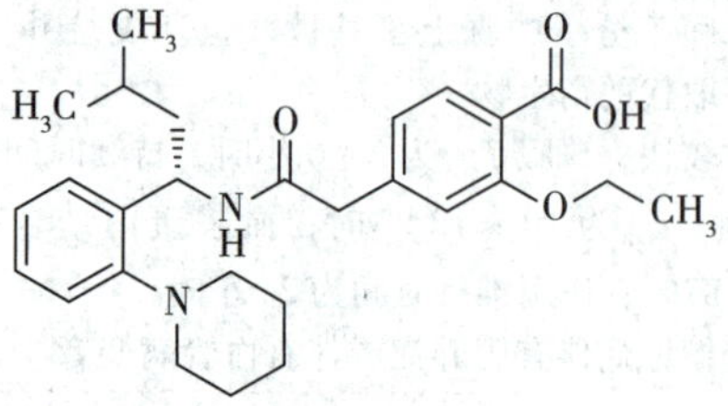

瑞格列奈 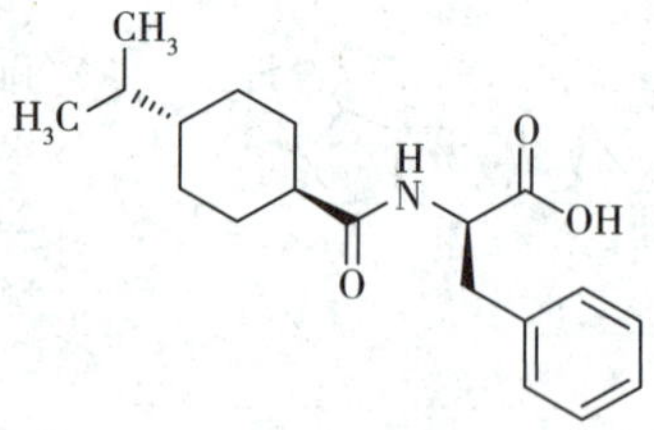　　那格列奈 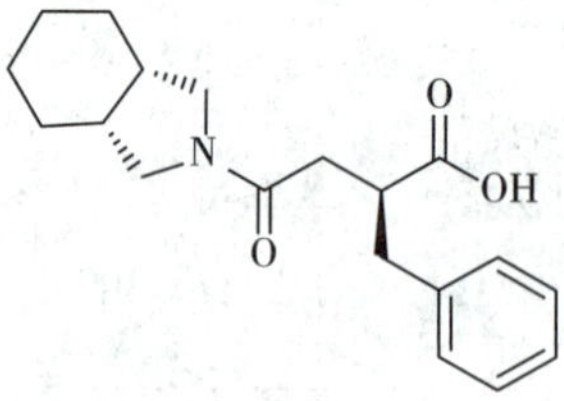　　米格列奈

米格列奈（mitiglinide）的降血糖作用较瑞格列奈和那格列奈更强，给药后起效更为迅速而作用时间更短。血糖可促进米格列奈刺激胰岛素释放的作用，在有葡萄糖存在时，米格列奈促进胰岛素分泌量比无葡萄糖时约增加50%，临床上主要用于降低餐后高血糖。

2. 胰岛素增敏药　胰岛素增敏药有双胍类及噻唑烷二酮类。

（1）双胍类胰岛素增敏药　双胍类口服降糖药的化学结构均由一个双胍母核连接不同侧链而构成。本类药物的代表药物是盐酸二甲双胍（metformin hydrochloride），二甲双胍具有高于一般脂肪胺的强碱性，其pK_a值为12.4。其盐酸盐的1%水溶液的pH值为6.68，呈近中性。二甲双胍吸收快，半衰期较短（1.5～2.8小时），很少在肝脏代谢，也不与血浆蛋白结合，几乎全部以原型由尿排出。因此肾功能损害者禁用。

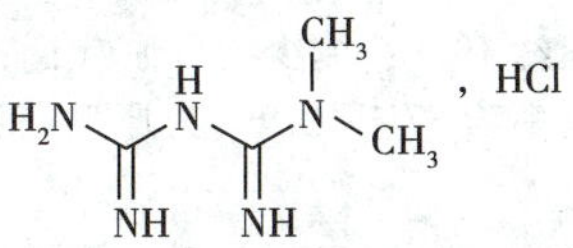

盐酸二甲双胍

（2）噻唑烷二酮类胰岛素增敏药

该类药物结构上均具有噻唑烷二酮的部分，也可看作是苯丙酸的衍生物，主要有马来酸罗格列酮（rosiglitazone maleate）和盐酸吡格列酮（pioglitazone hydrochloride），可使胰岛素对受体靶组织的敏感性增加，减少肝糖的产生。增强外周组织对葡萄糖的摄取。起作用的靶点为细胞核的过氧化酶－增殖体活化受体。

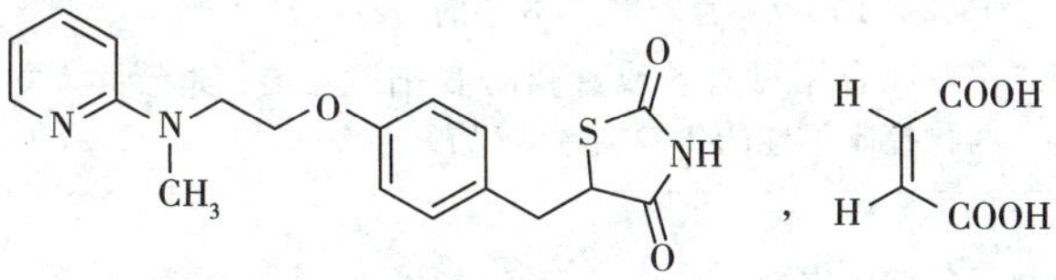

马来酸罗格列酮

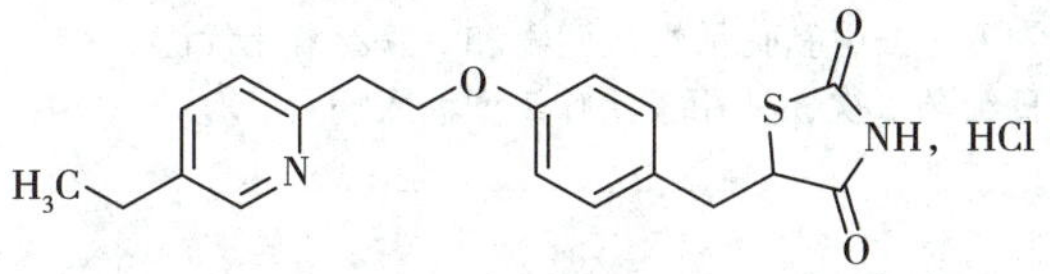

盐酸吡格列酮

3. α－葡萄糖苷酶抑制药　α－葡萄糖苷酶抑制药的化学结构均为单糖或多糖类似物，主要有阿卡波糖（acarbose）、米格列醇（miglitol）和伏格列波糖（voglibose），可竞争性地与α－葡萄糖苷酶结合，抑制该酶的活性，从而减慢糖类水解产生葡萄糖的速度，并延缓葡萄糖的吸收。此类药物对1、2型糖尿病均适用。

阿卡波糖是一种假四糖，由不饱和环己多醇，氨基糖及两个分子右旋葡萄糖组成。不饱和环己多醇和氨基糖是抑制α－葡萄糖苷酶的活性部位。该药在小肠上部黏膜细胞刷缘处与碳水化合物竞争α－葡萄糖苷酶的活性位点，竞争并可逆地抑制了α－葡萄糖苷酶，其作用延长了碳水化合物的消化时间，也减缓了葡萄糖吸收速度，使餐后血糖降低。

伏格列波糖是氨基糖类似物，作用特点是对小肠上皮绒毛膜刷状缘上的双糖水解酶抑制作用非常强，而对α－淀粉酶几乎无抑制作用。

米格列醇是α－葡萄糖苷酶强效抑制药，为葡萄糖类似物，可以显著性地降低HbA1c，餐后及空腹血糖水平。

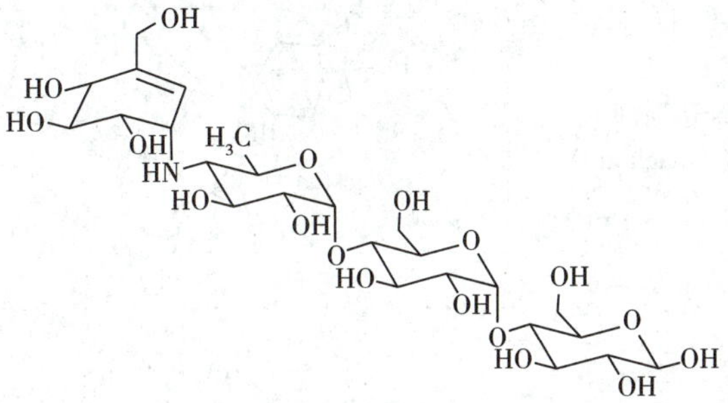

阿卡波糖

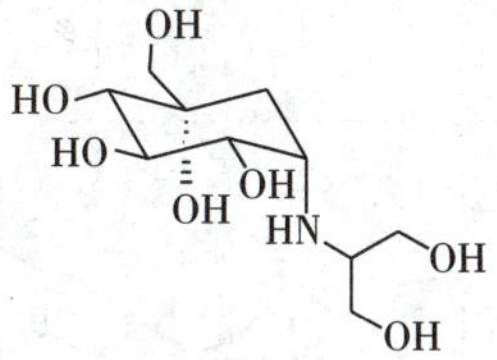

伏格列波糖

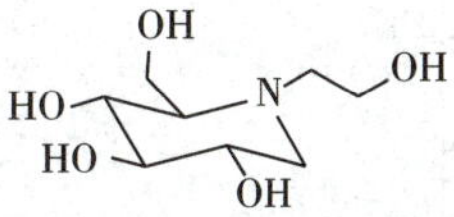

米格列醇

4. 二肽基肽酶－4抑制药　二肽基肽酶－4（dipeptidyl peptidase－4，DPP－4）是以二聚体形式存在的高特异性丝氨酸蛋白酶，它以胰高血糖素样肽－1（GLP－1）和葡萄糖促胰岛素多肽（GIP）为天然底物，能快速降解体内的GLP－1和GIP使之失活。DPP－4抑制药（也称为列汀类药物）通过竞争性结合DPP－4活化部位，降低酶的催化活性，从而抑制其对GLP－1和GIP的降解失活，增加患者的GLP－1水平，进而发挥降糖活性。

常用的二肽基肽酶－4抑制药见表6－34。

表 6-34　常用的二肽基肽酶-4 抑制药

药物名称	化学结构	性质和代谢
磷酸西他列汀（sitagliptin phosphate）	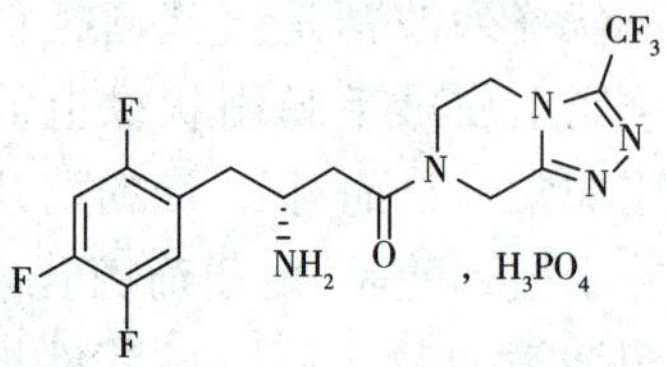	①芳香 β-氨基酰胺衍生物 ②口服 T_{max} 为 1～4 小时，血药峰浓度 950nmol，AUC 为 8.52（mmol·h）/L，绝对生物利用度约为 87%，血浆蛋白结合率为 38%，分布容积约 198L；极少在肝脏代谢；肾清除率约 350ml/min，肾排泄率为 87%（79% 为原型药）；$t_{1/2}$ 为 12.4 小时 ③配合饮食控制和运动，用于改善 2 型糖尿病患者的血糖控制
维达列汀（vildagliptin）	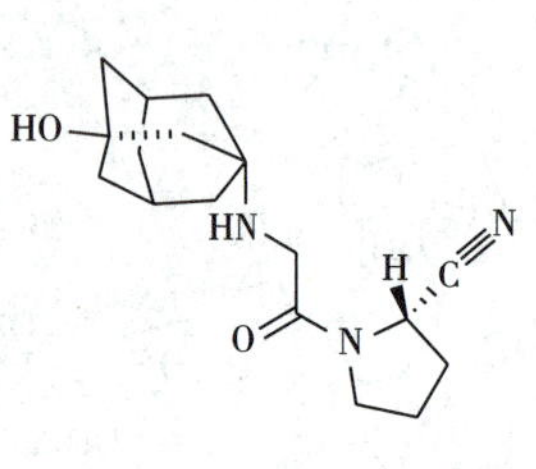	①含有金刚烷片段的甘氨酰胺衍生物 ②空腹口服吸收迅速，T_{max} 为 1.7 小时；食物可轻微延迟本品达峰时间（2.5 小时），但不改变 AUC；与食物同服，C_{max} 降低 19%；绝对生物利用度为 85%；血浆蛋白结合率低（9.3%），平均分布在血浆和红细胞间；口服消除半衰期约为 3 小时 ③治疗 2 型糖尿病
沙格列汀（saxagliptin）	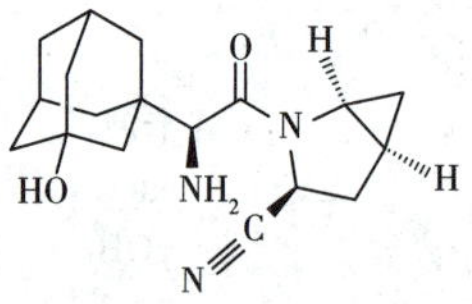	①含有羟基金刚烷的 α-氨基酰胺衍生物，其羟基的引入增加化合物对微粒体的稳定性，提高的化学稳定性 ②T_{max} 为 <2 小时；$t_{1/2}$ 为 2.2～3.8 小时 ③与二甲双胍合用可有效改善胰岛 β 细胞功能，适于运动、饮食、药物控制不佳的 2 型糖尿病患者
阿格列汀（alogliptin）	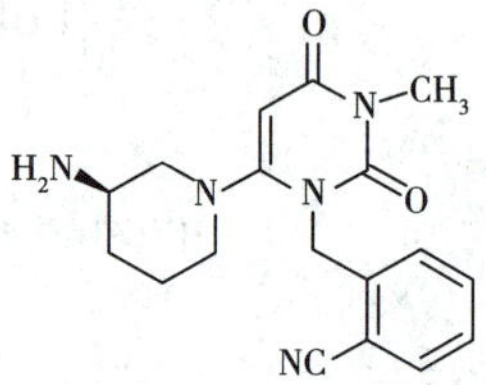	①嘧啶二酮的衍生物 ②生物利用度约为 100%；血浆蛋白结合率为 20%；不经过广泛代谢，给药剂量的 60%～71% 以原型通过尿液排泄；代谢产物为 N-去甲基化活性代谢物和 N-乙酰化代谢产物 ③一日给药 1 次，适用于治疗 2 型糖尿病
利格列汀（linagliptin）	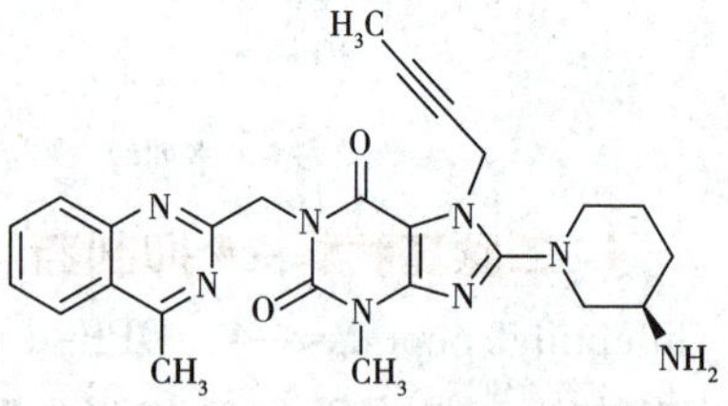	①含有黄嘌呤结构 ②口服 5mg 剂量，AUC 为 139(nmol·h)/L，C_{max} 为 8.9nmol/L ③一日给药 1 次，利格列汀与二甲双胍和磺脲类药物联合使用，配合饮食控制和运动，可用于成人 2 型糖尿病患者的血糖控制

5. 钠-葡萄糖协同转运蛋白-2 抑制药　钠-葡萄糖协同转运蛋白-2（SGLT2）是一类在小肠黏膜（SGLT1）和肾近曲小管（SGLT2）中发现的葡萄糖转运基因家族，它们的作用是在肾脏中对血糖进行重吸收。SGLT2 是一种低亲和力的转运系统，其在肾脏中特异性的表达并且在近曲小管的肾脏中对血糖重吸收发挥作用。通过抑制肾脏中的血糖重吸收，增加尿糖的排出对糖尿病进行治疗。

第一个被评价的 SGLT 抑制药是从苹果树根皮中分离到的根皮苷（phlorizin）。为了克服根皮苷选择性差和口服利用率低的缺点，通过将根皮苷分子结构中的糖基部分转变为碳酸酯前药的形式，同时对芳香性糖配基进行结构修饰，开发了活性较好 O-糖苷类 SGLT2 抑制药舍格列净（sergliflozin）和瑞格列净（remogliflozin）。舍格列净对 SGLT2 的选择性较 SGLT1 高出 296 倍。瑞格列净对 SGLT2 是 SGLT1 的 365 倍。舍格列净和瑞格列净连接有 O-葡萄糖苷，使其容易遭到胃肠道 β-葡萄糖苷酶的水解。此外，通过临床研究发现舍格列净和瑞格列净的药动学稳定性较差。

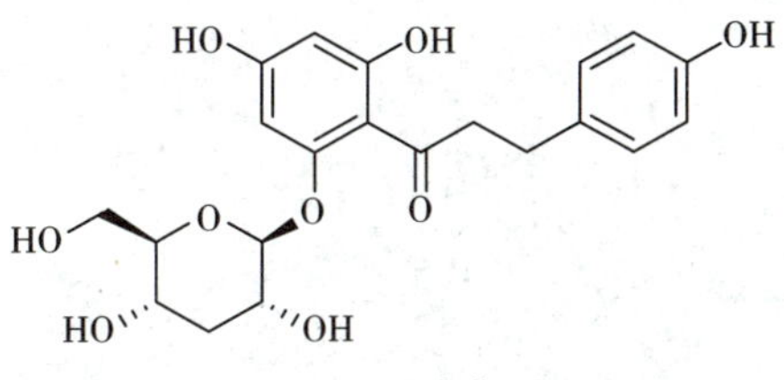

根皮苷

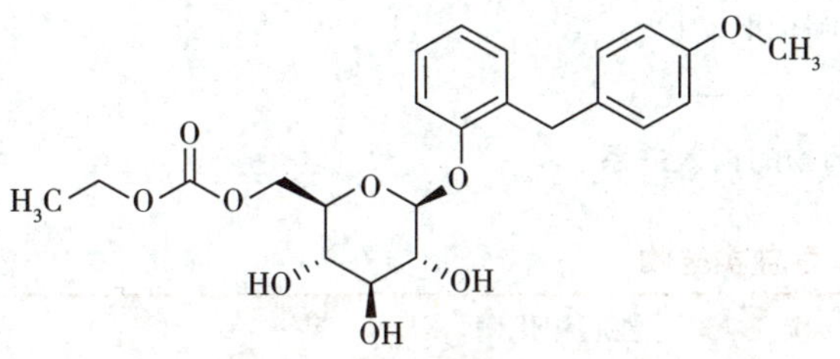

舍格列净

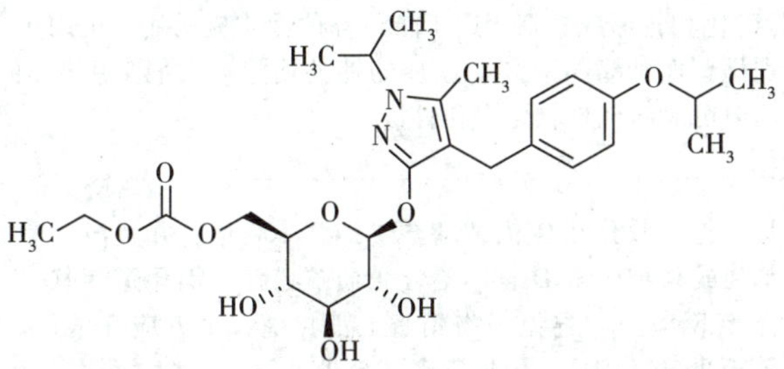

瑞格列净

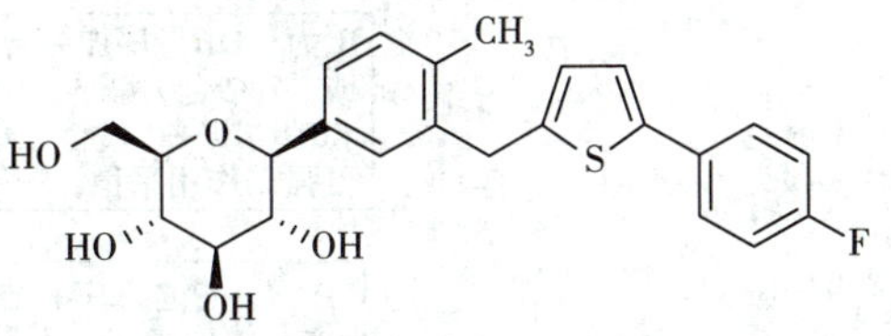

卡格列净

达格列净

恩格列净

考虑到 O-糖苷的稳定性，制备了稳定性强的C-糖苷类似物，如达格列净（dapagliflozin）、卡格列净（canagliflozin）、恩格列净（empagliflozin）和伊格列净（ipragliflozin）等。

卡格列净对SGLT2的选择性约是SGLT1的400倍。将卡格列净分子中的噻吩基团用烷基苯基醚取代得到达格列净（dapagliflozin），具有高效的SGLT2亲和力和较长的半衰期，对SGLT2的选择性是SGLT1的3000倍。此外，达格列净对SGLT2的抑制活性是根皮苷的32倍。达格列净单用或与二甲双胍、吡格列酮、格列美脲、胰岛素等药物联用，能够显著降低2型糖尿病患者的糖化血红蛋白A1c（HbA1c）和空腹血糖。达格列净常见的不良反应主要有低血糖、生殖器感染及尿路感染等。恩格列净（empagliflozin）是将在达格列净分子的乙基醚改为3-四氢呋喃醚，该药对SGLT2的选择性约是SGLT1的2700倍，降血糖效果显著。通过临床研究发现恩格列净能够显著降低了心血管死亡风险，具有较高的安全性。

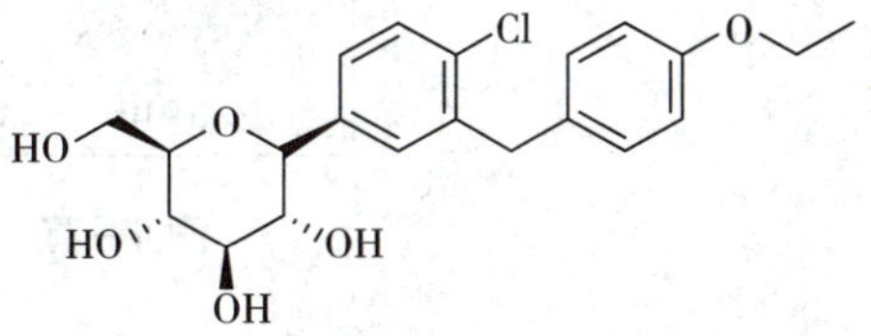

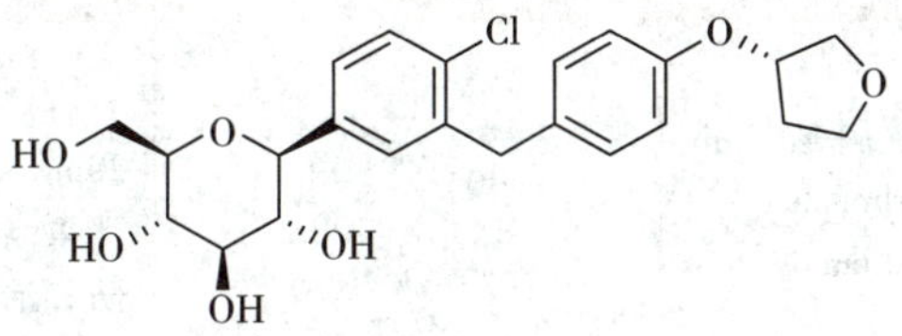

三、调节骨代谢与形成药物

（一）双膦酸盐类药物

1. 双膦酸盐类药物的结构与构效关系　双膦酸盐是焦磷酸盐的类似物，焦磷酸盐结构中心的氧原子被碳原子及其侧链取代，即为双膦酸盐类。其结构通式中 R_1 多为羟基，R_2 可为烷基或取代烷基，烷基末端还可带有芳杂环。双膦酸可与钠离子形成单钠、二钠、三钠和四钠盐，临床药用多为单钠和二钠盐。

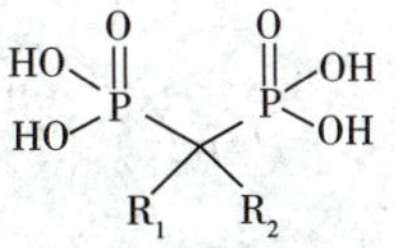

双膦酸盐类结构通式

双膦酸盐口服吸收较差，空腹状态生物利用度范围为0.7%～6%。食物，特别是含钙或其他多价阳离子的，易与双膦酸盐形成复合物，会减少药物吸收。大约50%的吸收剂量沉积在骨组织中，并将保存较长时间。药物不在体内代谢，以原型从尿液排出。肾功能不全者慎用。

双膦酸盐类药物的构效关系如图6-28所示。

2. 常用药物

常用的双膦酸盐类抗骨吸收药物见表6-35。

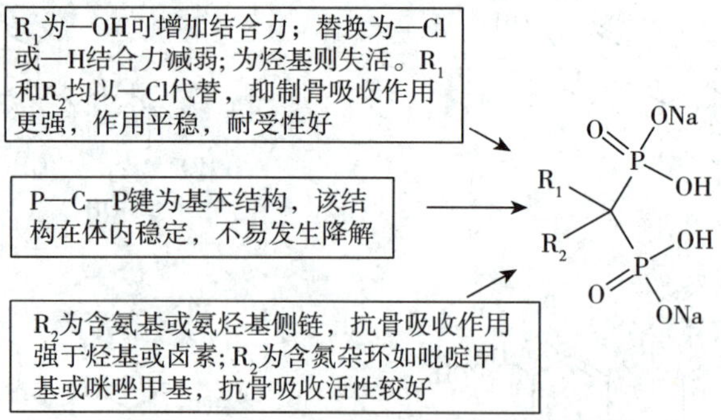

R_1为—OH可增加结合力；替换为—Cl或—H结合力减弱；为烃基则失活。R_1和R_2均以—Cl代替，抑制骨吸收作用更强，作用平稳，耐受性好

P—C—P键为基本结构，该结构在体内稳定，不易发生降解

R_2为含氨基或氨烃基侧链，抗骨吸收作用强于烃基或卤素；R_2为含氮杂环如吡啶甲基或咪唑甲基，抗骨吸收活性较好

图 6-28 双膦酸盐类药物的构效关系

表 6-35 常用的双膦酸盐类药物

药物名称	化学结构	性质和代谢
依替膦酸二钠 (etidronate disodium)	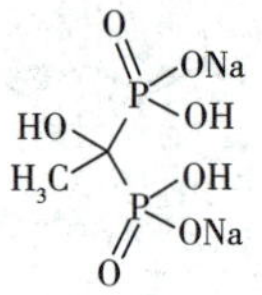	具有双向作用，小剂量（每日 5mg/kg）时抑制骨吸收，大剂量（每日 20mg/kg）时抑制骨矿化和骨形成。临床用于防治各种骨质疏松症，也用于严重高钙血症、特别是恶性肿瘤相关高钙血症的辅助治疗。大剂量用于预防和治疗异位骨化，但可能出现骨软化症和骨折
阿仑膦酸钠 (alendronate sodium)	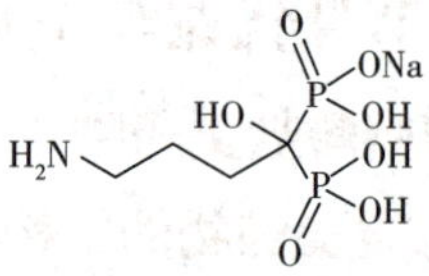	为氨基双膦酸盐，其抗骨吸收作用较依替膦酸二钠强 100 倍，并且没有骨矿化抑制作用。可单独或与维生素 D 合用治疗骨质疏松症。消化道症状是口服本品最常见的不良反应。为避免药物刺激上消化道，患者应在清晨、空腹时服药（早餐前至少 30 分钟），用足量水（至少 200ml）整片吞服，然后身体保持立位（站立或端坐）30～60 分钟。服药前后 30 分钟内不宜进食、饮用高钙浓度饮料及服用其他药物
利塞膦酸钠 (risedronate sodium)	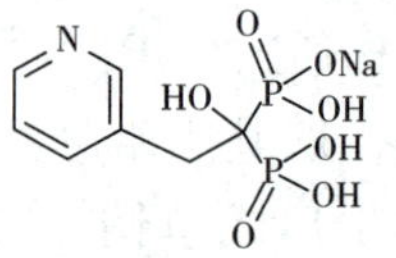	主要用于防治绝经后骨质疏松症。最常出现的不良反应为关节痛和胃肠功能紊乱。为降低消化道反应的危险，应遵守同阿仑膦酸钠一样的服药注意事项
唑来膦酸钠 (oledronate disodium)	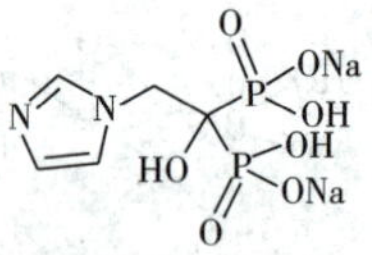	为第三代双膦酸盐类药物，直接作用于成骨细胞，增加骨吸收抑制药的分泌，抑制破骨细胞介导的骨吸收而降低血钙水平。疗效更强，剂量更小；以原型经肾脏排泄，药效持续时间久
米诺膦酸钠 (minodronate sodium)	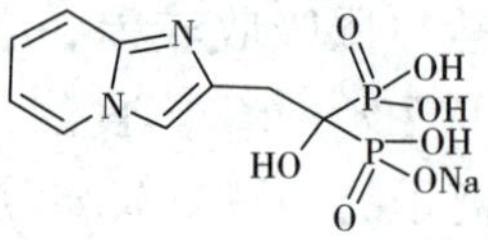	为第三代双膦酸盐类药物，在破骨细胞内阻止焦磷酸法尼酯（farnesyl pyrophosphate）合成酶，抑制破骨细胞的骨吸收功能，从而降低骨代谢

（二）促进钙吸收药物

维生素 D_3 可促进小肠黏膜、肾小管对钙、磷的吸收，促进骨代谢，维持血钙、血磷的平衡。维生素 D_3 须在肝脏和肾脏两次羟基化，先在肝脏转化为骨化二醇 25-(OH)D_3，然后再经肾脏代谢为骨化三醇 [1α,25-$(OH)_2$ D_3]，才具有活性。由于老年人肾中 1α-羟化酶活性几乎消失，无法将维生素 D_3 活化。临床常用的药物有阿法骨化醇（alfacalcidol）和骨化三醇（calcitriol）。阿法骨化醇稳定性较好，可在体内可进一步转化为骨化三醇。

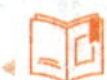

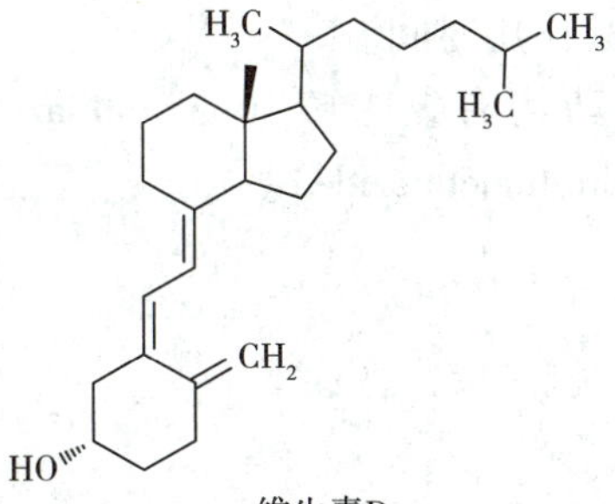

维生素D_3 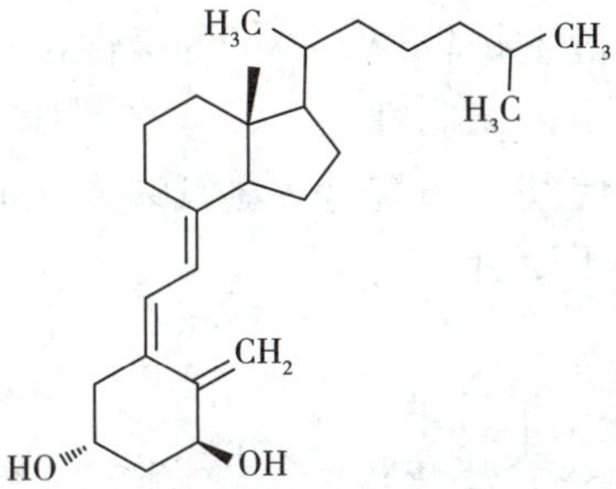　　阿法骨化醇 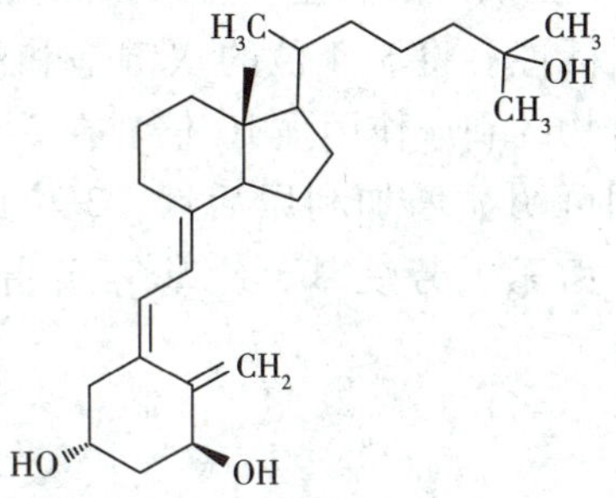　　骨化三醇

第八节　泌尿系统疾病药物

一、利尿药

大多数利尿药会影响原尿的重吸收，也会影响K^+、Na^+、Cl^-等各种电解质的浓度和组成比例。也有些利尿药作用于某些酶和受体，间接影响原尿的重吸收，导致尿量增加和肾脏加快对尿的排泄。

利尿药可分为：碳酸酐酶抑制剂、Na^+-K^+-$2Cl^-$协转运抑制剂、Na^+-Cl^-协转运抑制剂、阻滞肾小管上皮Na^+通道药物、盐皮质激素受体拮抗剂。

（一）碳酸酐酶抑制剂

碳酸酐酶抑制剂（carbonic anhydrase inhibitors）为催化二氧化碳和水生成碳酸的一种酶。碳酸可解离为H^+及HCO_3^-，而H^+在肾小管腔中可与Na^+交换，使Na^+被吸收。碳酸酐酶被抑制时，可使H_2CO_3形成减少，造成肾小管内可与Na^+交换的H^+减少，管腔中Na^+、HCO_3^-重吸收少，结果使Na^+排出量增加而产生利尿作用，由于排Na^+的同时也有HCO_3^-排除，故尿液呈碱性，血液pH值下降（高氯血酸中毒）及钾排出增加。

乙酰唑胺（acetazolamide）是第一个应用于临床的碳酸酐酶抑制剂，虽较磺胺的利尿作用强2~3倍，但其利尿作用还是较弱，加之增加HCO_3^-的排出而造成代谢性酸血症，且长期服用会产生耐受性，目前很少单独作为利尿药物使用。但乙酰唑胺具有使房水生成减少的作用，可降低青光眼患者的眼内压，因此现主要用于治疗青光眼。

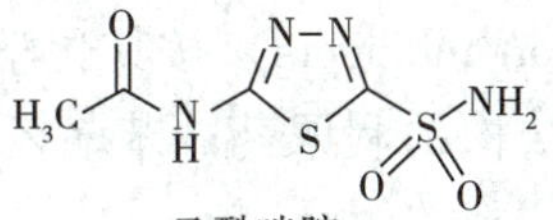

乙酰唑胺

乙酰唑胺的磺酰胺基的氢离子能离解，故乙酰唑胺呈现弱酸性，pK_a 7.2，可形成钠盐，乙酰唑胺抑制碳酸酐酶的能力是磺胺药物的1000倍。乙酰唑胺可口服使用，使用时间长达8~12小时。

（二）Na^+-Cl^-协转运抑制剂

Na^+-Cl^-协转运抑制剂（Na^+-Cl^- contransport inhibitors）分子中多含有噻嗪核，又被称为噻嗪类利尿药。它亦有微弱碳酸酐酶抑制活性，Cl^-和HCO_3^-排除均衡，不易引起酸碱平衡混乱，为最常用的利尿药物和抗高血压药物。

结构与活性关系研究表明：苯并噻嗪类药物为弱酸类化合物，2位上的氢由于受到1位磺酰胺基的强吸电作用而显酸性，7位的磺酰胺基也能为整个分子贡献酸性，但小于1位的贡献。这些酸性的质子可形成水溶性盐以制备注射剂。6位的吸电子基团有利于利尿作用，氯原子和三氟甲基为佳，三氟甲基由于其脂溶性大于氯，因此比氯取代有更长的作用时间。若以甲基、甲氧基等功电子基团置换时，其利尿作用明显减少。

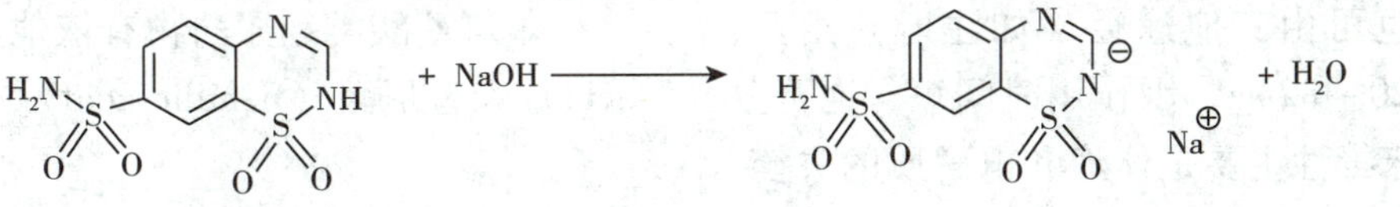

7 位的磺酰胺基被置换或除去，则或降低或失去活性。将 3,4 位的双键饱和的衍生物较原化合物的利尿作用强 10 倍。在 3 位引入亲脂性基团可明显增加利尿活性，3 位以烷基、环烷基、卤素、芳烷基、巯基等亲脂基团取代时，可增加作用时间，2 位烷基取代也可减少整个分子的极性延长其作用时间。

本类代表药物有氯噻嗪（chlorothiazide）、氢氟噻嗪（hydroflumethiazide）。

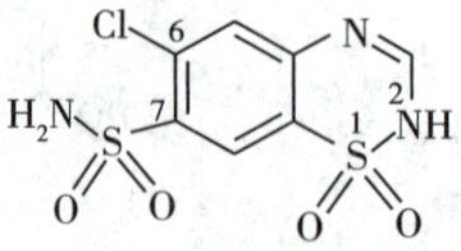

氯噻嗪

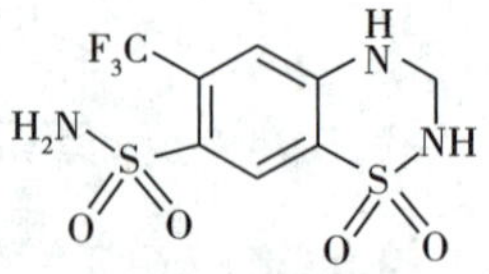

氢氟噻嗪

（三）$Na^+-K^+-2Cl^-$ 协转运抑制剂

$Na^+-K^+-2Cl^-$ 协转运抑制剂（$Na^+-K^+-2Cl^-$ cotransport inhibitors）按其化学结构可分为含磺酰氨基结构的利尿药、苯氧乙酸类利尿药和 4-噻唑啉酮类利尿药。

含磺酰氨基结构的利尿药主要有呋塞米（furosemide）、布美他尼（bumetanide）、托拉塞米（torasemide）。

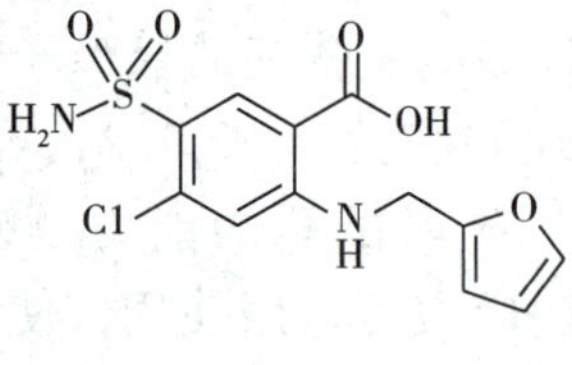

呋塞米

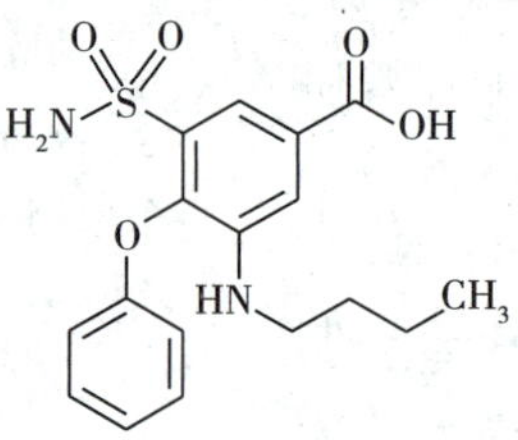

布美他尼

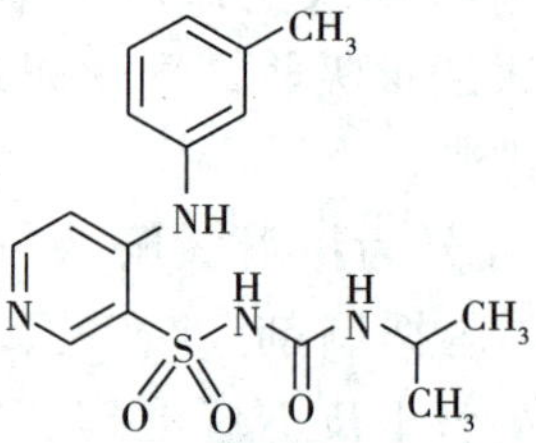

托拉塞米

虽然从化学结构来看，呋塞米是 5-磺酰胺取代的邻氨基苯甲酸的衍生物，但是呋塞米完全没有碳酸酐酶的抑制作用，它的主要活性作用部位是在肾脏髓质升支部位，有很强的抑制重吸收的作用，也能影响近曲小管和远曲小管，这类药物起效快，但作用时间短。氯原子和磺酰胺基的取代，是其化学结构特点，分子中拥有游离羧基，所以呋塞米的酸性比噻嗪类强。呋塞米大多以原型排泄，53.1% ~ 58.5% 以原药排泄，17.8% ~ 21.3% 与葡萄糖醛酸结合。仅有少量的代谢物，多发生在呋塞米的呋喃环上，呋塞米的促 NaCl 排泄，其作用为噻嗪类利尿药的 8 ~ 10 倍。作用时间则较短，为 6 ~ 8 小时，呋塞米不但有排泄 Na^+ 和 Cl^- 的作用，而且还有排泄 K^+、Ca^{2+}、Mg^{2+} 和 CO_3^{2-} 的作用。能有效治疗心因性水肿，肝硬化引起的腹水、肾性浮肿。还有温和的降低血压的作用。呋塞米口服有效，也可由其他途径（如注射）给药，每日剂量为 20 ~ 82mg，因作用时间短，也可分次给药，临床毒性主要是体液和电解质的失衡，高尿酸症和胃肠道反应。

布美他尼为高效利尿药，为用苯氧基替代了此类其他药物中的氯原子或三氟甲基，由苯氧基引起的吸电子效应与氯原子或三氟甲基类似，同时将 6 位的氨基移至 5 位，这些微小变化虽不能改变呋塞米的作用靶点，但却极大地增加其利尿作用，布美他尼为呋塞米的 40 ~ 60 倍。4 位的苯氧基被苯氨基或苯硫基取代同样也显示较好的利尿作用。但其 5 位的丁胺基若被在呋塞米中的呋喃甲基取代时则效果不佳。

托拉塞米是对呋塞米进一步结构修饰得到的高效利尿药物，将呋塞米结构中的磺酰胺基用磺酰硫脲取代，其作用与其他高效利尿药类似，但与呋塞米等药物相比不同之处在于它不作用于近曲小管，因此不增加磷酸盐和碳酸盐的分泌，故被美国 FDA 推荐用于治疗高血压、充血性心肌衰竭和肝硬化伴随的水肿。

苯氧乙酸类利尿药物有依他尼酸（etacrynic acid）和替尼酸（tienillic acid）。

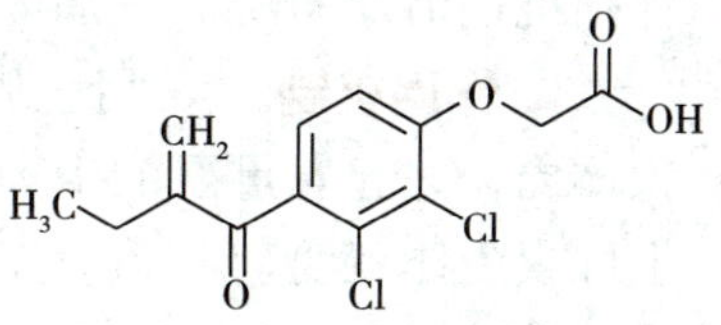

依他尼酸 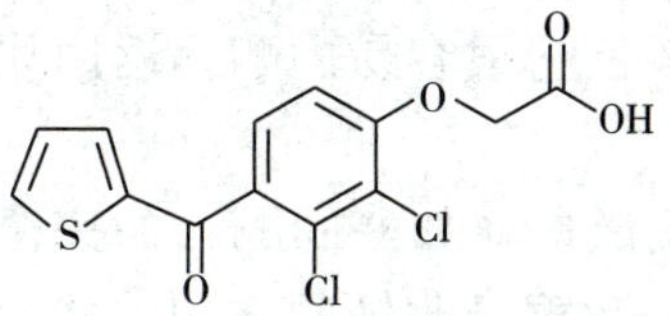　　替尼酸

依他尼酸为强利尿药，利尿作用强而迅速，时间较短。替尼酸为依他尼酸的衍生物，它为第一个不升高血浆中尿酸水平的利尿药，并伴有降压作用，但对肝脏有损伤作用。

依他尼酸虽为高效利尿药物，在其苯环的2,3位引入氯原子或甲基可增强活性，烯基末端上的氢原子对药物有重要作用，这使得分子具有一定的酸性，在肾脏能和巯基进行烷化反应。而分子中的亲脂部分可提供对酶的亲和力。

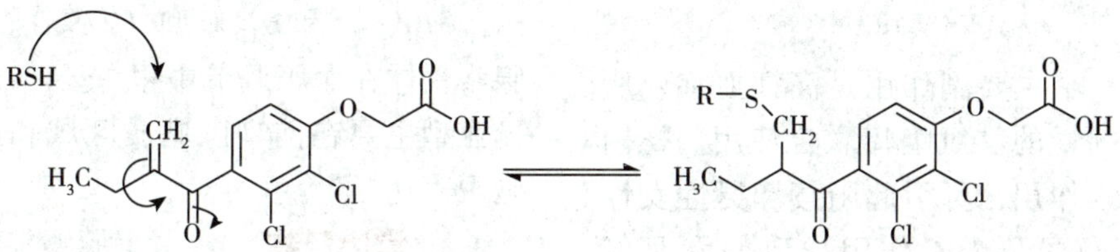

依他尼酸因分子中具有α、β不饱和酮结构，在水溶液中不稳定。

（四）阻滞肾小管上皮 Na^+ 通道药物

阻断肾小管上皮 Na^+ 通道药物（blocking agents of luminal sodium channels）具有排钠保钾作用，会产生高血钾的副作用。代表药物为氨苯喋啶（triamterene）和阿米洛利（amiloride）。

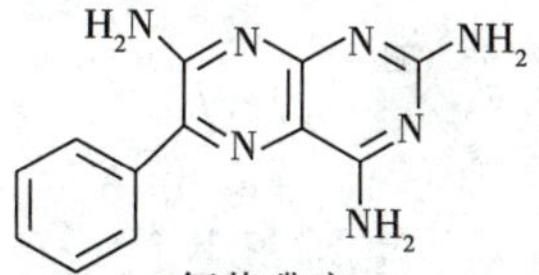

氨苯喋啶 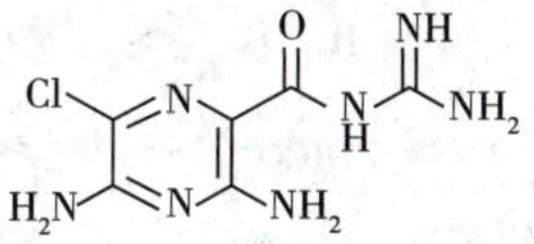　　阿米洛利

口服后氨苯喋啶约有50%吸收，在30分钟内显效，代谢产物亦有利尿活性。阿米洛利是喋啶的开环衍生物，所以阿米洛利也有同氨苯喋啶相似的保钾排钠的利尿作用，但阿米洛利在作用时间、代谢方面都强于氨苯喋啶，且副作用小。

（五）盐皮质激素受体拮抗剂

肾远曲小管和集合管上皮的胞浆含盐皮质激素受体，醛固酮从肾小管基膜进入胞浆，与盐皮质激素受体结合，形成复合物进入胞核，与相应的DNA片段结合，引起多基因表达，使原来处于静止状态的 Na^+ 通道及 Na^+ 泵激活，并使线粒体酶活性增加，加速 Na^+ 的转运，加强肾小管腔内的负压，驱动 H^+ 和 K^+ 分泌进管腔。盐皮质激素受体拮抗剂竞争性抑制醛固酮和盐皮质激素受体的结合，而发挥保钾利尿作用。盐皮质激素受体拮抗剂（mineralocorticoid receptor antagonists）主要有螺内酯（spironolactone）。

口服后，大约为70%螺内酯立即被吸收，但在肝脏很容易被代谢，脱去乙酰巯基，生成坎利酮和坎利酮酸。

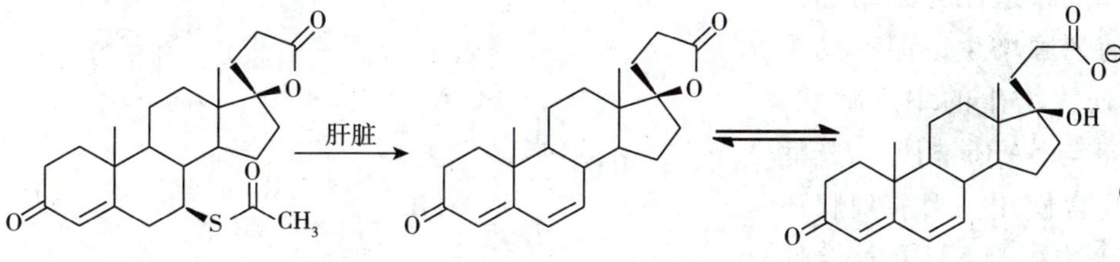

螺内酯　　坎利酮　　坎利酮酸 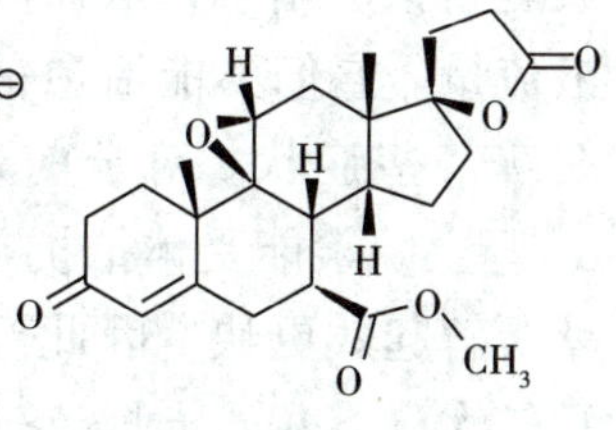　　依普利酮

坎利酮为活性代谢物，也是醛固酮受体的拮抗剂，所以有研究认为是螺内酯的体内活性

形式。坎利酮的内酯环易水解为阴离子形式，这是一种无活性物，但它很容易内酯化返回坎利酮。

螺内酯是盐皮质激素（如醛固酮）的完全拮抗剂，有抑制排钾和重吸收钠的作用，从而具有利尿作用。醛固酮的蛋白受体有两种构象形式，仅有一种构象能与醛固酮分子结合而有活性。螺内酯能与非活性构象形式的醛固酮受体键合，而阻止受体向活性构象翻转，从而抑制钠离子和氯离子的重吸收，同时大大减少了水的重吸收。螺内酯的作用部位主要在远曲小管和集尿管。

螺内酯的一个主要副作用是高钾血症，所以有时与固定剂量的氢氯噻嗪联合使用。螺内酯还有抗雄激素作用，可引起阳痿和男性女性化，同时还有微弱孕激素作用导致妇女月经不调。

依普利酮（eplerenone）是一种新型选择性醛固酮受体拮抗剂，它只作用于盐皮质激素受体，而不作用于雄激素和孕酮受体。依普利酮可以单独或与其他抗高血压药物联合用于高血压的治疗，副作用明显低于螺内酯。

二、良性前列腺增生治疗药

良性前列腺增生症（BPH）是一种中老年男性常见的疾病，增生的前列腺挤压尿道，导致一系列排尿障碍的下尿路症状（LUTSs）。

BPH 的药物治疗主要有 α_1 肾上腺素能拮抗剂和 5α-还原酶抑制剂（5ARIs）。

（一）α_1 肾上腺素能受体拮抗剂

α_1 肾上腺素能受体拮抗剂通常是 LUTSs 和前列腺增生的一线治疗药物，通过放松膀胱颈和前列腺的肌肉来治疗交感神经系统的肾上腺素能紧张度增加，从而降低尿道压力并增加尿液流量。它们不能治愈前列腺增生，但有助于缓解某些症状。对于前列腺增生的中度症状，α_1 肾上腺素能受体拮抗剂与 5ARIs 相比，其症状缓解起效更快，因此经常使用。当前列腺体积较大（>40g）时，它们也可与 5ARIs 联合使用，因为 α_1 肾上腺素能受体拮抗剂不会减少前列腺体积。大约 60% 的男性在 α_1 肾上腺素能受体拮抗剂治疗的前2～3 周内症状明显改善。

1. 作用机制　α_1 肾上腺素受体广泛分布于人体内，并起着重要的生理作用。有三种 α_1 肾上腺素受体亚型（α_{1A}、α_{1B} 和 α_{1D}）。这些受体中的两种（α_{1A} 和 α_{1D}）已被证明介导平滑肌收缩。α_{1A} 肾上腺素受体在前列腺和尿道组织中表达，而 α_{1D} 肾上腺素受体主要在膀胱的逼尿肌和脊髓的骶骨区中表达。在前列腺增生中，α_1 肾上腺素能受体拮抗剂拮抗肾上腺素能受体激活，引起前列腺平滑肌松弛，并缓解 LUTSs 症状。绝大多数 α_1 肾上腺素受体在前列腺中都有表达 α_{1A}（70%）和 α_{1D} 亚型（27%）。已知 α_{1B} 肾上腺素受体在血压调节中很重要。α_{1A} 肾上腺素受体亚型主要在前列腺基质区域和尿道平滑肌细胞中表达。

2. 常用药物　α_1 肾上腺素能受体拮抗剂中的阿夫唑嗪（alfuzosin）、坦索罗辛（tamsulosin）和西洛多辛（silodosin）为治疗前列腺增生的一线药物，而多沙唑嗪（terazosin）和特拉唑嗪（doxazosin）可以治疗前列腺增生，也用于治疗高血压。α_1 肾上腺素能受体拮抗剂哌唑嗪不适用于 BPH 的治疗。

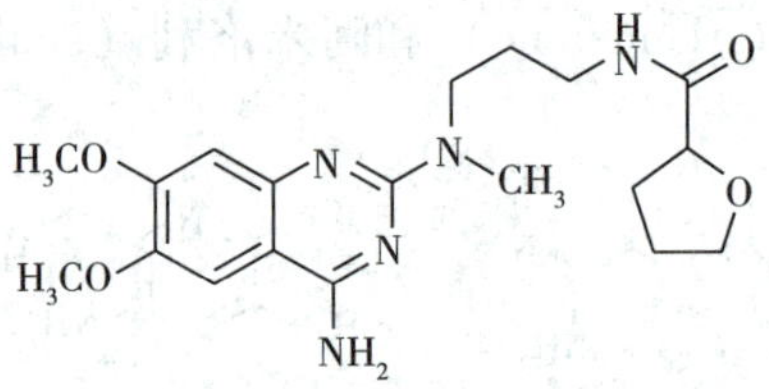

阿夫唑嗪

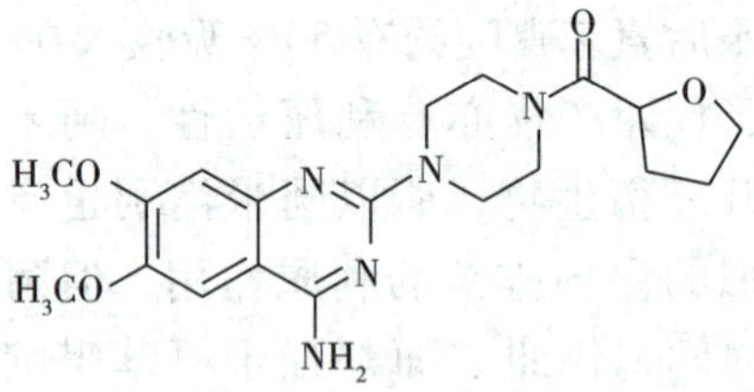

特拉唑嗪

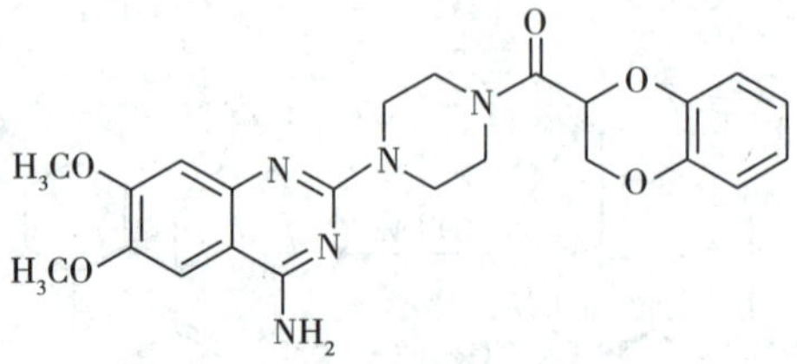

多沙唑嗪

阿夫唑嗪、特拉唑嗪和多沙唑嗪是非选择性 α_1 肾上腺素能受体拮抗剂，均带有4-氨基-

6,7-二甲氧基喹唑啉环母核结构。只是在喹唑啉环的2位取代基不同，既具有哌嗪环（特拉唑嗪和多沙唑嗪）或开链类似物（阿夫唑嗪）。第一个选择性喹唑啉 α_1 肾上腺素能受体拮抗剂是哌唑嗪，由于每天多剂量和显著的心血管副作用，不推荐用于前列腺增生。

缺少哌嗪环的阿夫唑嗪是治疗BPH的一线尿选择性药物，它比特拉唑嗪和多沙唑嗪具有更少的心血管效应，所以对治疗高血压无效。阿夫唑嗪通过7-*O*-脱甲基和*N*-脱烷基（主要由CYP3A4）在肝脏代谢为无活性代谢物。在中度或重度肝功能不全的患者中，清除率的降低会导致其血浆浓度增加3～4倍，这可能需要减少剂量。

多沙唑嗪在CYP3A4的催化下，通过7-*O*-去甲基化、苯并二氧六环的羟基化和哌嗪环氧化为肝脏中的活性代谢物而被广泛代谢。肾功能不全患者的消除半衰期与健康志愿者无显著差异。

特拉唑嗪同样通过7-*O*-脱甲基和*N*-脱烷基代谢为四种代谢物：6-和7-*O*-脱甲基特拉唑嗪、特拉唑嗪的哌嗪衍生物和哌嗪化合物的二胺代谢物。特拉唑嗪和多沙唑嗪需要剂量滴定，以尽量减少直立性高血压和头晕。

坦索罗辛对 α_{1A} 肾上腺素能受体具有尿选择性，为治疗前列腺增生的一线药物，但由于对血管 α_{1B} 肾上腺素能受体的敏感性较低，对治疗高血压无效。食物减少坦索罗辛的口服吸收；因此，应该空腹服用。坦索罗辛被CYP3A4脱去*O*-乙基形成酚代谢物，这些代谢物在肾脏排泄前和通过*O*-去甲基化与葡糖苷酸或硫酸盐结合3′-羟基化为儿茶酚代谢物，也与葡糖苷酸和硫酸盐共轭。由于芳基磺酰胺的存在，严重磺胺过敏患者应避免使用坦索罗辛。

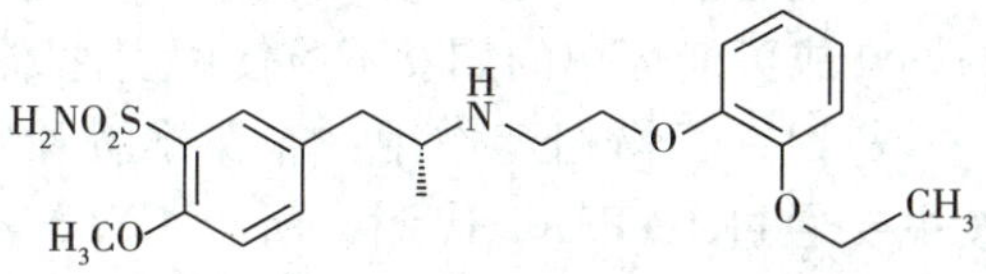

坦索罗辛

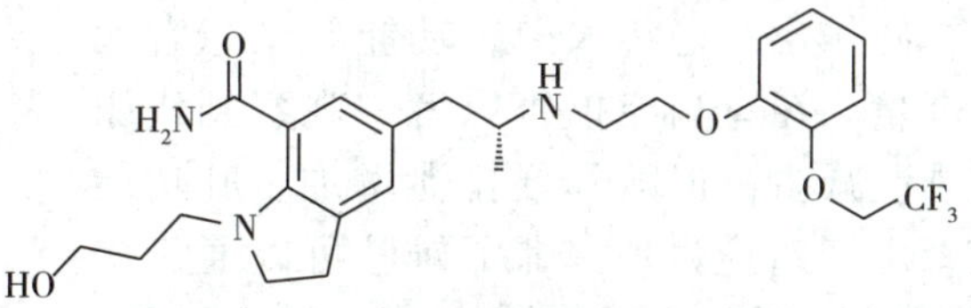

西洛多辛

西洛多辛是最具尿选择性的 α_1 肾上腺素受体拮抗剂，与 α_{1B} 和 α_{1D} 肾上腺素受体相比，其与 α_{1A} 的结合能力分别高出160倍和50倍。西洛多辛通过葡萄糖醛酸化、乙醇和乙醛脱氢酶及CYP3A4进行广泛的代谢。西洛多辛的葡糖苷酸缀合物（通过醇的直接葡糖苷酸化形成）具有活性，比母体药物具有更长的半衰期（24小时），并且达到比西洛多辛高4倍的血浆暴露量（AUC）。

（二）5α-还原酶抑制剂

5α-还原酶抑制剂（5ARIs）通过抑制前列腺内二氢睾酮（DHT）的产生来发挥作用，从而减小前列腺的大小。

1. 常用药物 非那雄胺对5AR2的选择性是5AR1的30倍，而度他雄胺对5AR2的抑制剂的效力是5AR1的大约2倍。

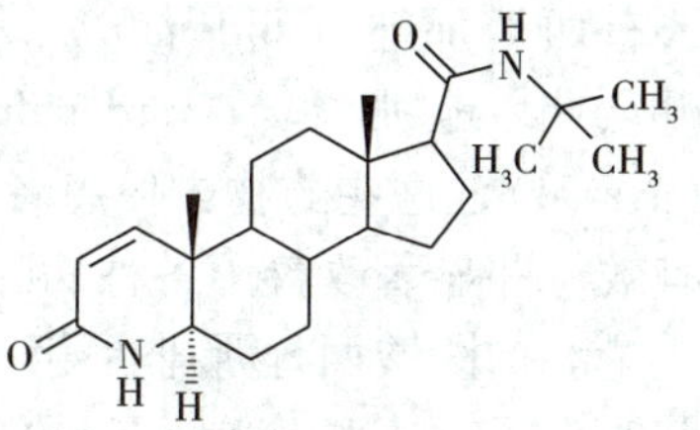

非那雄胺

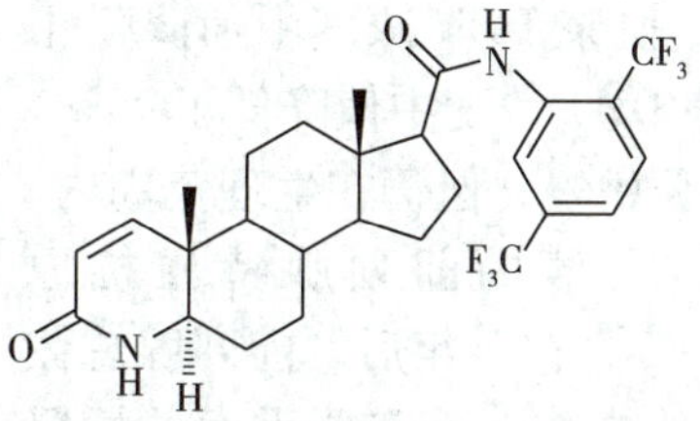

度他雄胺

非那雄胺对5AR2同工酶的选择性抑制使血浆DHT浓度迅速降低，服用1mg口服片剂后24小时内达到65%的抑制率。在稳定状态下，非那雄胺抑制血浆中约70%的DHT水平，抑制前列腺中高达85%～90%的DHT水平。前列腺中剩余的DHT可能是5AR1的结果。睾酮和17*β*-

雌二醇的平均循环水平保持在其生理浓度范围内。长期使用非那雄胺可以减少临床上有意义的前列腺增生终点，如急性尿潴留或手术。非那雄胺对前列腺较大（>40g）的男性有效较好。非那雄胺对变应性鼻炎没有副作用，也没有雄激素、抗雄激素、雌激素、抗雌激素或促孕作用。

非那雄胺的平均口服生物利用度为65%，且不受食物影响。约90%的非那雄胺与血浆蛋白结合。研究发现非那雄胺可穿过血-脑屏障，但在精液中未检测到（<0.2ng/ml）。非那雄胺在肝脏中大量代谢，主要通过CYP3A4代谢为两种主要代谢物：叔丁基侧链的单羟基化，其通过醛中间体进一步代谢为第二种代谢物，即一元羧酸。18～60岁男性的平均终末半衰期为5～6小时，70岁以上男性的平均终末半衰期约为8小时。口服一定剂量的非那雄胺后，约40%的剂量以代谢物的形式从尿液排出，约57%随粪便排出。老年人及肾功能不全患者无需调整剂量。在肾功能损害患者中观察到代谢物的尿排泄减少，但随粪便排泄增加。肝功能异常患者用药时应谨慎。非那雄胺可以通过皮肤吸收，妊娠期妇女或可能怀孕的妇女不应接触。

与非那雄胺相似，度他雄胺不仅是5AR2的竞争性抑制剂，也是5AR1同工酶的竞争性抑制剂，与5AR1同工酶形成稳定的酶-NADP加合物复合物，抑制睾酮转化为DHT。与非那雄胺相比，度他雄胺对5AR1和5AR2亚型存在共同抑制，导致血浆DHT进一步降低。对5AR1和5AR2双重抑制在更大程度上降低了循环中的DHT，并且在治疗BPH和其他DHT依赖性疾病状态（如前列腺癌）中显示出优势。每日0.5mg给药2周后，血浆DHT浓度中值降低了90%，1年后，血浆DHT浓度中值降低了94%。血浆睾酮中值增加了19%，但仍在生理范围内。在服用6个月时，血清的前列腺特异抗原（PSA）降低了约50%，在2年后，前列腺总体积降低了25%。度他雄胺在不需要手术的情况下，改善了生活质量和峰值尿流率，并减少了急性尿潴留。

度他雄胺的主要副作用是勃起功能障碍、性欲降低、男性乳房发育症和射精障碍。但长期使用（>4年）并没有显示出性副作用的增加。

度他雄胺的血浆浓度峰值出现在2～3小时内，生物利用度大约为60%，并且在食物中的吸收没有明显减少。度他雄胺与血浆蛋白的结合率高达99%。度他雄胺在精液中的浓度平均约为3ng/ml，对性伴侣的DHT血浆水平没有显著影响。度他雄胺在人体内被CYP3A4广泛代谢为三种主要代谢产物：4′-羟基度他雄胺和1,2-二氢度他雄胺（其效力不及母体药物），以及6′-羟基度他雄胺，其作为5AR1和5AR2的抑制剂与母体药物相当。度他雄胺及其代谢物（40%）主要以度他雄胺相关代谢物的形式随粪便排泄。度他雄胺的终末消除半衰期约为5周。由于其半衰期长，在停止治疗后的4～6个月内仍可检测到血浆浓度。老年患者无需调整剂量；肾功能损害患者无需调整剂量。与非那雄胺一样，度他雄胺可以通过皮肤吸收。因此，妊娠期妇女或可能怀孕的妇女不应使用度他雄胺。

药物-药物相互作用：非那雄胺和度他雄胺主要通过CYP3A4代谢，所以CYP3A4抑制剂，如利托那韦、酮康唑、维拉帕米、地尔硫䓬、西咪替丁和环丙沙星，可能会增加药物的血药浓度，并可能导致药物相互作用。临床药物相互作用研究表明，度他雄胺与坦索罗辛或特拉唑嗪、华法林、地高辛和考来烯胺之间没有药代动力学或药效学相互作用。

三、性功能障碍改善药

磷酸二酯酶抑制剂是目前治疗勃起功能障碍（erectile dysfunction，ED）的一线治疗药物。目前，口服磷酸二酯酶5抑制剂（PDE5Is）主要有西地那非（sildenafil）、他达拉非（tadalafil）、伐地那非（vardenafil）和阿伐那非（avanal），这些药物方便患者使用、安全且临床有效，并显著改善了各种病因的ED患者的生活质量。枸橼酸西地那非是第一个PDE5Is，它彻底改变了对多种病因引起的男性勃起功能障碍的治疗。伐地那非、他达拉非和阿伐那非被称为第二代PDE5Is，副作用比西地那非更小。

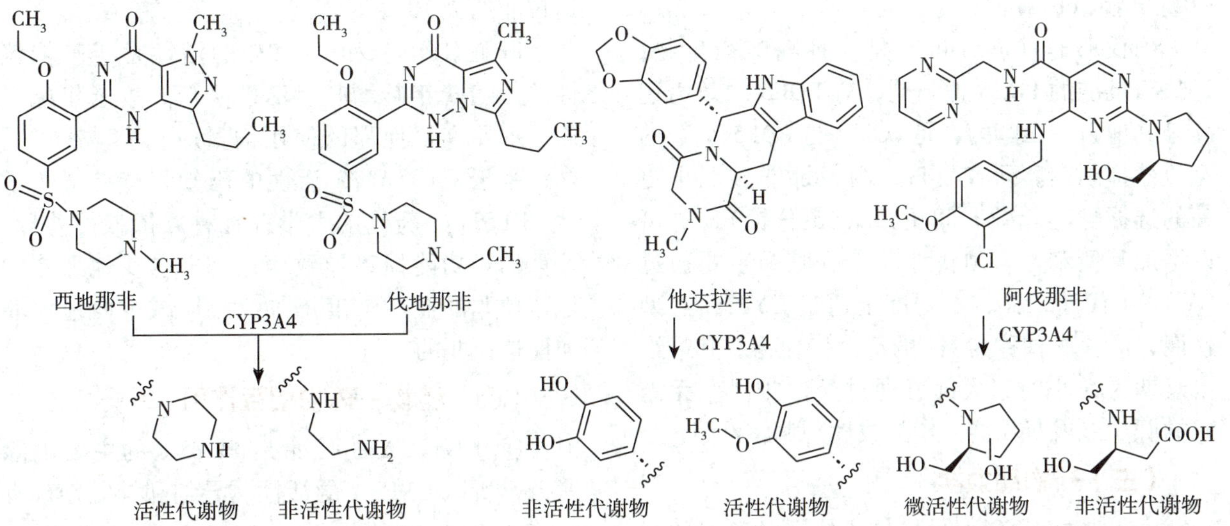

西地那非 伐地那非 他达拉非 阿伐那非

CYP3A4 CYP3A4 CYP3A4

活性代谢物 非活性代谢物 非活性代谢物 活性代谢物 微活性代谢物 非活性代谢物

（一）结构 - 活性关系

PDE5Is 是 cGMP 的非水解竞争性抑制剂。西地那非和伐地那非的修饰嘌呤环被认为是模拟 cGMP 的鸟嘌呤环系统，当与 PDE 结合时，其他取代基充当 cGMP 的核糖和磷酸。在抑制 PDE5 和 11 种其他 PDE 同工酶方面，PDE5 抑制剂具有化学相似性和明显的选择性差异，这导致了影响化合物疗效的药代动力学差异。这三种药物的明显区别在于模拟 cGMP 嘌呤环的杂环系统。对西地那非和伐地那非之间效力差异的结构 - 活性关系分析显示，哌嗪部分上的甲基/乙基在抑制 PDE5 的效力差异中起非常小的作用，而杂环系统的差异在伐地那非的较高效力中起关键作用，体外抑制值（IC_{50}）的比较显示，每种药物在纳摩尔范围内抑制 PDE5，伐地那非表现出更高的效力（伐地那非 > 他达拉非 > 西地那非 > 阿伐那非）。在已确定每种药物对 PDE 的选择性中，较低的 PDE5/PDE6 选择性比率表明，在治疗剂量下，西地那非更有可能抑制 PDE6，PDE6 被认为是在西地那非的高剂量或血浆水平下观察到的短暂色觉异常的原因。

（二）常用药物

西地那非是第一个选择性 PDE 抑制剂，西地那非的体外代谢研究表明，主要代谢物为 *N*-去甲基西地那非和次要代谢物为哌嗪环的氧化开环，CYP3A4 是介导 *N*-去甲基化的主要细胞色素，抑制 CYP3A4 的药物可能损害西地那非的生物转化和清除。口服西地那非后吸收迅速（92%），但因首过消除的存在，其口服生物利用度大约为 38%。在高脂肪餐后服用，西地那非可能需要更长时间才能起效。

伐地那非是第二个上市的药物，其优势在于其起效时间不会因饱食而缩短。其作为 PDE5 抑制剂的效力（平均 IC_{50} = 0.084nmol/L）是西地那非的约 20 倍，是他达拉非的 48 倍，对人 PDE5 的选择性大于 PDE2、PDE3 和 PDE4，对 PDE1 的选择性中等（ > 1000 倍）。根据疗效和耐受性，剂量可减少（5mg）或增加（20mg）。它可以与食物一起服用，脂肪餐对其效果存在影响。伐地那非也有 10mg 口腔崩解片剂型，其吸收速度比口服片剂更快，并且提供更高的全身暴露量。伐地那非最大剂量为 10mg/d（口腔崩解片）或 20mg/d（口服片剂）。

他达拉非是第三个上市的药物，可以在饱腹时服用而不会减缓起效。与持续作用时间约 4 小时的西地那非和伐地那非相比，它的作用持续时间更长，可达 48 小时。与西地那非和伐地那非相比，他达拉非半衰期更长，导致反应期延长。但是由于他达拉非的半衰期长，因此即使在口服给药后 5 天，在血浆中也能检测到他达拉非。这表明如果定期和短时间间隔服用他达拉非，可能会因累积，导致过量使用 PDE5I 的副作用风险增加。苯环上的 3,4-亚甲二氧基取代对于增加其作为 PDE5Is 的效力是重要的。哌嗪二酮环上链的优化没有导致 IC_{50} 的显著变化。他达拉非是一种高效的 PDE5 抑制剂

(IC_{50} = 4nmol/L)。

阿伐那非（avanafil）是一种嘧啶衍生物，是最新批准的 PDE5 抑制剂，对 PDE5 的效力远高于其他磷酸二酯酶，是 cGMP 与 PDE5 结合的竞争性抑制剂。研究发现，阿伐那非显示出更高的选择性，起效时间更短（15 分钟），这可以增加其便利性。阿伐那非在肝脏中主要通过 CYP3A4 代谢，在较小程度上通过 CYP2C 亚型代谢，产生一种称为 M4 的活性代谢物。其最终半衰期为 5 小时，大部分通过粪便排泄。无需根据肝功能或肾功能、年龄或性别调整剂量。

（三）药物动力学

由于通过 CYP3A 异构体家族在肠道中进行广泛的系统前代谢和肝脏首过消除，PDE5 抑制剂的口服生物利用度有限。口服后可迅速吸收，并在 15～60 分钟内达到血浆浓度峰值。阿伐那非起效最快，允许患者在性活动前 15 分钟服用该药物。快速吸收和亲脂性被认为是其快速起效和获得性满足的先决条件。西地那非、伐地那非和他达拉非吸收迅速，但它们的平均生物利用度有显著差异，伐地那非约为 15%，而西地那非和他达拉非为 40%。给予高脂肪膳食对他达拉非的吸收率和吸收程度没有显著影响，但确实降低了其他三种药物的吸收率，这与他们计算的亲脂性一致。PDE5 抑制剂蛋白结合率高（94%），游离血浆浓度分数仅为 4%～6%。PDE5Is 的消除半衰期和作用持续时间相似（5 小时），但他达拉非的作用持续时间较长（<36 小时），半衰期为 18 小时，表明其主要通过肝脏 CYP3A4 代谢为儿茶酚代谢物，系统前代谢最少。

PDE5 抑制剂的主要消除途径是肝脏代谢，未代谢药物的肾脏排泄占消除途径的 1% 或更少。CYP3A4 是四种 PDE5 抑制剂的主要药物代谢酶。然而，CYP2C9、CYP2C19 和 CYP2D6 也有助于西地那非的代谢，CYP2C9 有助于伐地那非的代谢。西地那非和伐地那非都具有活性代谢物，其血浆浓度高，可提高其母体药物分子的总体疗效和安全性。

PDE5 抑制剂分布量及全身清除率的差异显著，导致了它们消除半衰期的明显差异：西地那非、伐地那非和阿伐那非为 3～5 小时，而他达拉非约为 18 小时。

肝脏 CYP3A 和 CYP2C 的活性是年龄依赖性的，随着年龄增长，活性降低。故老年患者西地那非和伐地那的使用剂量应相应减少。同样，基于 CYP3A4/5 活性的已知种族差异，预计 PDE5Is 的药代动力学存在种族依赖性差异。严重的肾功能损害导致西地那非、伐地那非和他达拉非的血药浓度增加，故应减少西地那非和他达拉非的剂量。

（四）药物－药物相互作用

通过 CYP3A 的代谢是 PDE5Is 的主要消除途径，所以 CYP3A 的活性诱导剂和抑制剂都有可能干扰药物的消除。CYP3A4 的强抑制剂（利托那韦、茚地那韦、沙奎那韦、红霉素和酮康唑）增加了西地那非、伐地那非、他达拉非和阿伐那非的血浆水平。CYP3A 肠道代谢的选择性抑制剂葡萄柚汁也增加了西地那非和伐地那非的血浆浓度，但不增加他达拉非的血浆浓度。葡萄柚汁可能会增加阿伐那非的暴露量。利托那韦是一种强 CYP3A4 和 CYP2C9 抑制剂，它导致伐地那非的 AUC（49 倍）、C_{max}（13 倍）和半衰期（26 小时），以及阿伐那非的 AUC（2 倍和 13 倍）和半衰期（9 小时）增加，这很可能是同时抑制 CYP3A4 和 CYP2C9（两者的主要代谢途径）的结果。利托那韦对西地那非的作用远不如对伐地那非显著（11 倍），因为其他代偿性 CYP 介导的代谢途径仍然存在。利托那韦使他达拉非（CYP3A4）的血浆水平增加了大约 3 倍。

第九节　抗感染药物

一、抗生素类抗菌药物

抗生素类抗菌药物包括β-内酰胺类、大环内酯类、四环素类药物。

（一）β-内酰胺类抗生素

β-内酰胺抗生素是指分子中含有由四个原子组成的β-内酰胺环的抗生素。β-内酰胺环是该类抗生素发挥生物活性的必需基团，与细菌作用时，β-内酰胺环开环与细菌发生酰化作用，抑制细菌的生长。而同时也是该类抗生素不稳定的基团，因为β-内酰胺是由四个原子组成，环的张力比较大，使其化学性质不稳定，易发生开环导致失活。

β-内酰胺抗生素的作用机制是抑制细菌细胞壁的合成。细菌细胞壁的主要功能是维持细菌正常的外形，抵抗外界渗透压变化，允许所需要的物质通过等。β-内酰胺抗生素通过抑制细菌细胞壁的合成，导致细菌细胞破裂而死亡。由于哺乳动物的细胞不存在细胞壁，故β-内酰胺抗生素的毒性较小。

黏肽是细菌细胞壁的主要成分，末端含有D-丙氨酰-D-丙氨酸的结构，在黏肽转肽酶（peptidoglycan transpeptidase）的催化下，致使末端的D-丙氨酰-D-丙氨酸水解与其他糖肽链发生转肽反应，形成高聚物转化成交联结构，从而合成细菌细胞壁。β-内酰胺抗生素的结构与黏肽D-丙氨酰-D-丙氨酸的末端结构类似，空间构象也相似，使转肽酶识别错误，β-内酰胺抗生素与黏肽转肽酶发生共价结合，抑制该酶的活性，不能催化糖肽链的交联反应，使细菌无法合成细胞壁。

依据与β-内酰胺环稠合环的结构不同，可将β-内酰胺抗生素分为青霉素类、头孢菌素类和单环β-内酰胺类。

青霉素类　　头孢菌素类　　单环β-内酰胺类

1. 青霉素类抗生素

（1）青霉素类抗生素的结构特征及构效关系

1）青霉素结构特征：含有四元的β-内酰胺环与五元的四氢噻唑环骈合的结构，具有较大的分子张力。在酸性或碱性条件下，均可以使青霉素的β-内酰胺环发生裂解，生成青霉酸、青霉醛和青霉胺。因此，青霉素不能和碱性药物（如氨基糖苷类抗生素等）合用。某些酶（如耐药菌产生β-内酰胺酶）也是使青霉素的β-内酰胺环发生裂解，产生对β-内酰胺抗生素的耐药。青霉素遇到胺和醇时，胺和醇中亲核基团也会向β-内酰胺环进攻，生成青霉酰胺和青霉酸酯。

2）青霉素类抗生素的构效关系（图6-29）

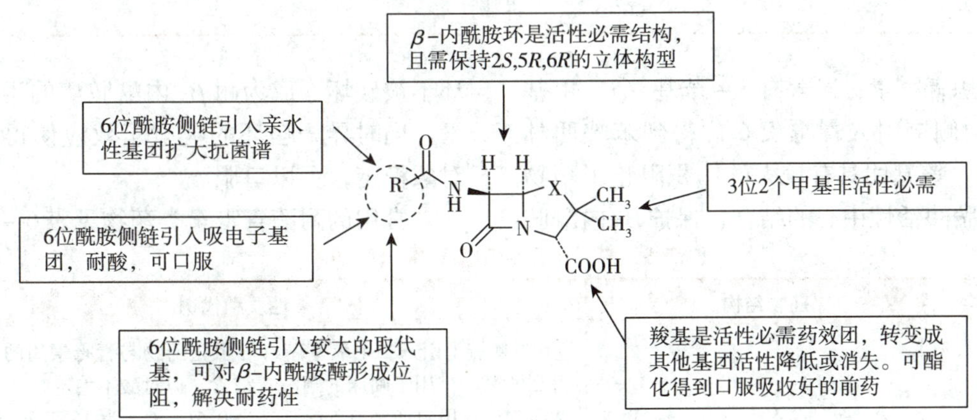

图6-29　青霉素类抗生素的构效关系

（2）常用药物

1）天然青霉素

青霉素（benzylpenicillin）通常是指青霉素G，也被称为苄基青霉素，是第一个在临床使用的抗生素。临床上常用青霉素钠（benzylpenicillin sodium）或青霉素钾（benzylpenicillin potassium）。青霉素钠盐的刺激性较钾盐小，临床使用较多。但由于钠盐的水溶液在室温下不稳定，易分解。因此，在临床上使用其粉针剂，需现配现用。青霉素的钠或钾盐经注射给药后，能够被快速吸收，同时也很快以游离酸的形式经肾脏排出，$t_{1/2}$只有30分钟，为了延长青霉素在体内的作用时间，可将青霉素和丙磺舒合用，以降低青霉素的排泄速度。

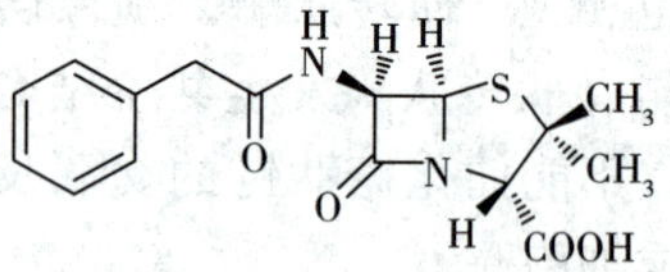

青霉素

青霉素类药物的母核结构中有3个手性碳原子，其立体构型为2*S*，5*R*，6*R*。其母核的2位存在羧基，可以与碱金属离子成盐，可供注射用；6位上存在氨基，可与不同羧酸形成酰胺，酰胺基团的变化可影响青霉素类药物的抗菌谱。

青霉素在生物合成中产生的杂质蛋白，以及生产、贮存过程中产生的杂质青霉噻唑高聚物是引起其过敏反应的根源。由于青霉噻唑基是青霉素类药物所特有的结构，因此青霉素类药物的这种过敏反应是交叉过敏反应。

2）半合成青霉素药物：针对青霉素不耐酸、不能口服、抗菌谱窄、不耐β-内酰胺酶等特点，对青霉素的母核6-氨基青霉烷酸（6-APA）进行化学改造，在6位接上不同酰基侧链，分别合成了耐酸、可口服的青霉素，耐β-内酰胺酶的青霉素及广谱青霉素。

① 耐酸青霉素：将青霉素6位侧链改为具有吸电子作用的苯氧乙酰氨基得到耐酸的非奈西林（pheneticillin）等，可以口服使用，这源于其侧链上的苯氧基，减弱羰基氧原子上孤对电子进攻β-内酰胺环的能力。

常用的耐酸青霉素类药物见表6-36。

表6-36　常用的耐酸青霉素类药物

药物名称	药物结构	性质和代谢
非奈西林（pheneticillin）	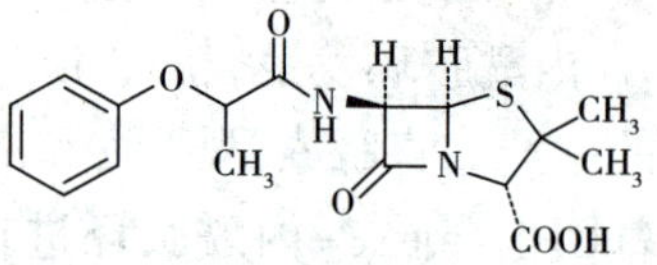	①苯氧乙酸侧链，6位侧链苯氧甲基的碳上引入甲基，耐酸性更强，可口服 ②主要用于治疗肺炎、咽炎、扁桃体炎、中耳炎及皮肤软组织等轻度至中度感染病症
阿度西林（azidocillin）	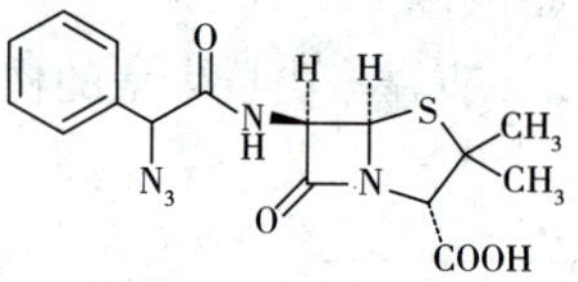	①6位侧链引入吸电子的叠氮基团，对酸稳定，口服吸收良好，其抗菌作用与用途类似青霉素V ②主要用于呼吸道、软组织等感染，对流感嗜血杆菌的活性更强

② 耐酶青霉素：以含有3-苯基-5-甲基异噁唑结构侧链引入青霉素6位得到苯唑西林（oxacillin），该基团具有较大的体积阻止了药物与β-内酰胺酶活性中心的结合，保护β-内酰胺环不被破坏，成为耐β-内酰胺酶的半合成青霉素。同时异噁唑环的吸电子效应使得苯唑西林对酸稳定，可以口服。

常用的耐酶青霉素类药物见表6-37。

表6-37　常用的耐酶青霉素类药物

药物名称	药物结构	性质和代谢
甲氧西林（methicillin）	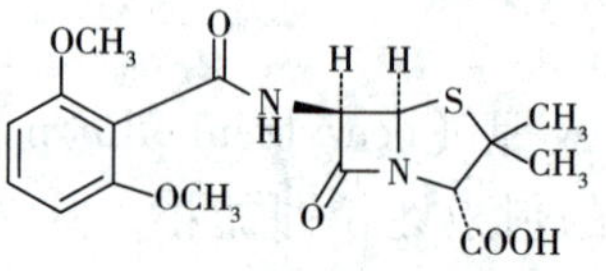	①6位侧链上引入二甲氧基苯，可阻止药物与青霉素酶的相互作用，得到的第一个用于临床的耐酶青霉素，但对酸不稳定 ②肌内注射甲氧西林0.5g，T_{max}为0.5h，C_{max}为16.7μg/ml；剂量加倍，血药浓度亦倍增；3小时内静脉滴注甲氧西林钠250mg，滴注结束时的平均血药浓度为9.7μg/ml，2h后0.16μg/ml；该药物难以透过正常血-脑屏障；血浆蛋白结合率为93%；正常健康人$t_{1/2}$为0.5~0.7小时，8~15天和20~21天新生儿的$t_{1/2}$分别为1.6和1.2天，所以成人不宜口服，儿童可以口服 ③主要用于治疗金黄色葡萄球属所致的败血症、心内膜炎、肺炎、脑膜炎、脑脓肿、心包炎、尿路感染、皮肤软组织感染、骨髓炎、假膜性肠炎等

续表

药物名称	药物结构	性质和代谢
苯唑西林（oxacillin）	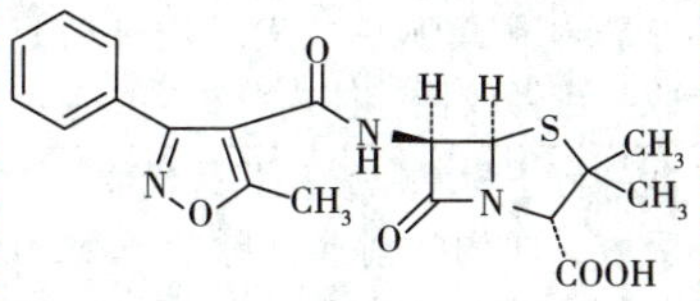	①用3-苯基、5-甲基异噁唑取代甲氧西林的二甲氧基苯得到的药物。异噁唑5位甲基靠近β-内酰胺环的羰基，可保护β-内酰胺环不被β-内酰胺酶分解；苯环与异噁唑环形成共轭，具吸电子作用，提高药物耐酸活性，故具有耐酶、耐酸双重功效 ②肌内注射0.5g，T_{max}为0.5小时，C_{max}为16.7μg/ml；耐酸，可口服，吸收良好，30%～33%可在肠道吸收；空腹口服本品1g，T_{max}为0.5～1.0小时，C_{max}约为11.7μg/ml；3小时内静脉滴注苯唑西林钠250mg，滴注结束时的平均血药浓度为9.7μg/ml，2小时后为0.16μg/ml；难以透过正常血－脑屏障；血浆蛋白结合率为93% ③主要用于耐青霉素葡萄球菌所致的各种感染，如败血症、呼吸道感染、脑膜炎、软组织感染等，也可用于化脓性链球菌或肺炎球菌与耐青霉素葡萄球菌所致的混合感染

③广谱青霉素：青霉素N（penicillin N）含有D-α-氨基己二酸单酰胺的侧链，对革兰阳性菌的作用远低于青霉素G，但对革兰阴性菌的效用则优于青霉素G。进一步研究证实，青霉素N侧链含有的氨基是产生对革兰阴性菌活性的重要基团。因此，在青霉素的侧链导入α-氨基，得到了氨苄西林和阿莫西林等广谱青霉素。

将青霉素6位酰胺侧链引入苯甘氨酸，得到氨苄西林（ampicillin），苯甘氨酸α位的氨基在生理条件下具有较大的极性，使其具有抗革兰阴性菌活性，因此，氨苄西林为可口服的广谱的抗生素，但口服生物利用度较低。为克服此缺点，将氨苄西林结构中苯甘氨酸的苯环4位引入羟基得到阿莫西林（amoxicillin），口服后迅速吸收，75%～90%可自胃肠道吸收，口服0.25g和0.5g后C_{max}分别为3.5～5.0ml/L和5.5～7.5mg/L，T_{max}为1～2小时。本品在多数组织和体液中分布良好。血浆蛋白结合率为17%～20%。$t_{1/2}$为1～1.3小时。

氨苄西林和阿莫西林水溶液不太稳定，在室温放置24小时生成无抗菌活性的聚合物。其主要原因是6位酰胺侧链中游离的氨基具有亲核性，可以直接进攻β-内酰胺环的羰基，而使β-内酰胺开环发生聚合反应。阿莫西林的聚合反应的速度比氨苄西林快4.2倍。因此，氨苄西林和阿莫西林水溶液中若含有磷酸盐、山梨醇、硫酸锌、二乙醇胺等时，会发生分子内成环反应，生成2,5-吡嗪二酮。

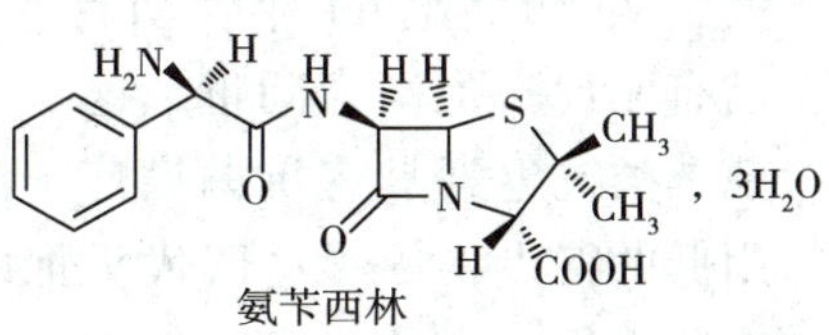

, $3H_2O$

氨苄西林

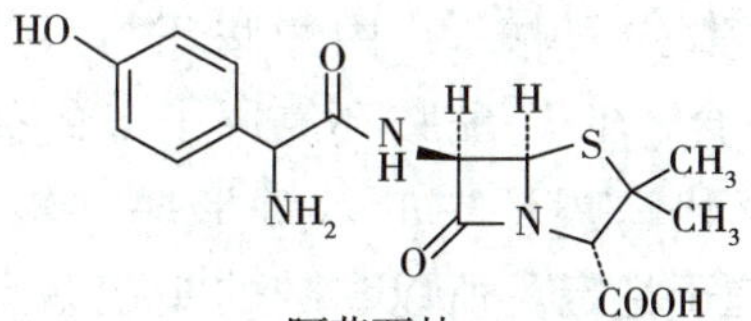

阿莫西林

将氨苄西林或羟氨苄西林侧链氨基，以脂肪酸、芳香酸、芳杂环酸酰化时，可显著扩大抗菌谱，尤其对铜绿假单胞菌有效。例如，在氨苄西林侧链的氨基上引入极性较大的哌嗪酮酸基团得到哌拉西林（piperacillin），具有抗假单孢菌活性。对铜绿假单胞菌、变形杆菌、肺炎杆菌等作用强。

常用的广谱青霉素类药物见表6－38。

表 6－38　常用的广谱青霉素类药物

药物名称	药物结构	性质和代谢
羧苄西林（carbenicillin）	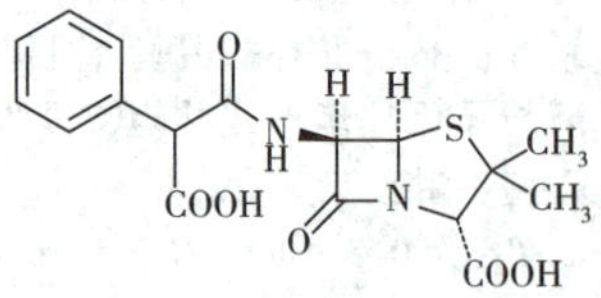	①将氨苄西林分子氨基以羧基替代物 ②对胃酸不稳定，不能口服给药；肌内注射 1g 后，T_{max} 为 1 小时，C_{max} 为 20～30μg/ml；以每小时 1g 的速度静脉滴注，平均血药浓度为 150μg/ml；血浆蛋白结合率为 50% ③主要用于铜绿假单胞菌、大肠埃希菌等引起的感染，口服不吸收，毒性较低，体内分布广
磺苄西林（sulbenicillin）	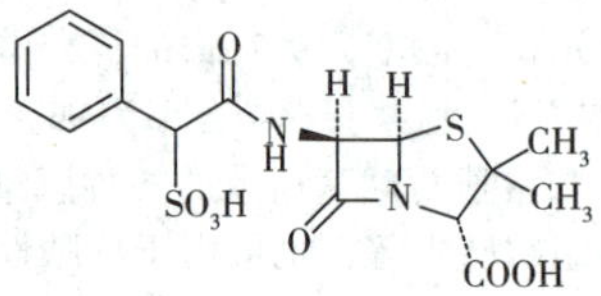	①将氨苄西林分子氨基以磺酸基替代物 ②口服不吸收，肌内注射或静脉给药后，吸收迅速；肌内注射 1g，T_{max} 为 0.5 小时，C_{max} 约为 30μg/ml。$t_{1/2}$ 为 2.5～3.2 小时 ③主要用于铜绿假单胞菌、变形杆菌、大肠埃希菌等敏感菌引起的感染
哌拉西林（piperacillin）	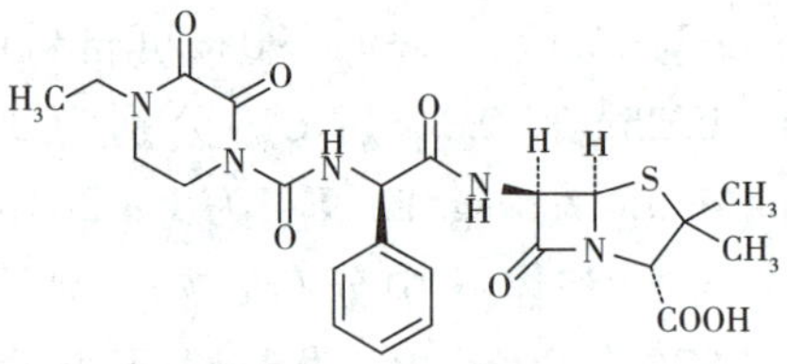	①在氨苄西林 6 位侧链的氨基上引入极性较大的哌嗪酮酸基团的衍生物 ②口服不吸收；肌内注射 2g，T_{max} 为 0.5 小时，C_{max} 约为 36μg/ml，于 30 分钟内静脉滴注 4g，即时血药浓度 > 200μg/ml，1 小时为 100μg/ml；$t_{1/2}$ 约为 1 小时；体内分布较广，周围器官均可达有效浓度，在胆汁和前列腺液中有较高浓度 ③抗假单胞菌，对革兰阳性菌的作用与氨苄西林相似

2. 头孢菌素类抗生素

（1）头孢菌素结构特征与构效关系　头孢菌素的基本母核为β-内酰胺环与六元的氢化噻嗪环骈合得到，β-内酰胺环的张力小于青霉素类抗生素。在青霉素分子中，四元的β-内酰胺环与五元的四氢噻唑环并合，β-内酰胺环氮原子上的孤对电子不能与β-内酰胺环的羰基共轭，因此，β-内酰胺环张力较大、化学稳定性较差。在头孢菌素分子中，β-内酰胺环与六元的氢化噻嗪环并合，β-内酰胺环氮原子上的孤对电子可以与氢化噻嗪环中的双键形成共轭，使β-内酰胺环趋于稳定。所以多数的头孢菌素类抗生素均具有耐酸的性质。与青霉素母核的“四元环并五元环”稠环体系相比，头孢菌素为“四元环并六元环”稠环体系，所以β-内酰胺环分子内张力较小，稳定性高于青霉素。

与青霉素相似，头孢菌素 7 位的酰胺基是抗菌谱的决定性基团，对扩大抗菌谱提高抗菌活性有至关重要的作用，特别是 7 位酰胺基为（Z）-2-（2-氨基噻唑-4-基）-2-（甲氧亚氨基）乙酰胺时，抗菌谱广和抗菌强度高并具有较好的稳定；7α-氢原子若被α-甲氧基取代可增加药物对β-内酰胺酶的稳定性；噻嗪环中的硫原子对抗菌活性有较大的影响，若用氧原子或碳原子取代得到氧头孢或碳头孢，扩大药物的抗菌作用。3 位取代基可明显地改变抗菌活性和药物动力学性质。

头孢菌素类的构效关系如图 6－30 所示。

半合成头孢菌素类为发展最快的一类抗生素，从 20 世纪 60 年代初首次用于临床以来，已有四代头孢菌素问世，这是由于半合成头孢菌素类抗生素具有抗菌谱广、活性强、毒副作用低的特点，尽管这四代头孢菌素在结构上没有独立性、有所交叉，但它们在抗菌活性，抗菌谱及药代动力学等方面还是有比较鲜明的特点。

（2）常用药物

1）第一代头孢菌素：耐青霉素酶，但不耐β-内酰胺酶，主要用于耐青霉素酶的金黄色葡萄球菌等敏感革兰阳性球菌和某些革兰阴性球菌的感染。常用的第一代头孢菌素见表 6－39。

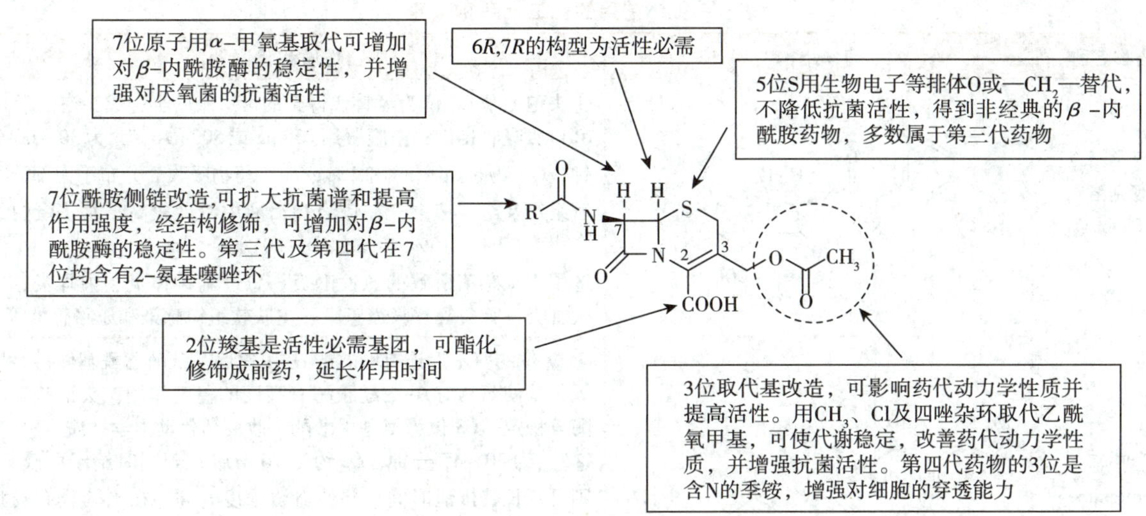

图6-30　头孢菌素类的构效关系

表6-39　常用的第一代头孢菌素

药物名称	药物结构	性质和代谢
头孢氨苄（cefalexin）		①侧链为苯甘氨酸，母核为7-ADCA，耐酸；对耐药金黄色葡萄球菌有良好抗菌作用 ②口服吸收良好；空腹口服该品0.5g后T_{max}为1小时，平均血药浓度为18mg/L，$t_{1/2}$为0.6～1.0小时；加服丙磺舒可提高血药浓度，$t_{1/2}$可延长至1.8小时 ③主要用于敏感菌所致的呼吸道感染、泌尿道感染、妇产科感染、皮肤及软组织感染、淋病等
头孢唑林（cefazolin）		①侧链为四氮唑乙酰基，3位甲基上连有5-甲基-2-巯基-1,3,4-噻二唑 ②用于注射：肌内注射1g，1小时血药浓度为64μg/ml；静脉注射1g，30分钟时血药浓度为106μg/ml；$t_{1/2}$为1.8h ③用于敏感菌所致的呼吸道、泌尿生殖系、皮肤软组织、骨和关节、胆道等感染
头孢拉定（cefradine）		①将头孢氨苄中的苯核用1,4-环己二烯替代的药物 ②口服后吸收迅速，空腹口服0.5g后T_{max}为1小时，C_{max}为11～18mg/L，$t_{1/2}$为1小时；静脉注射0.5g，5分钟后血药浓度为46μg/ml；肌内注射0.5g，T_{max}为1～2小时，C_{max}为6μg/ml；在组织体液中分布良好，血浆蛋白结合率为6%～10% ③与头孢氨苄抗菌作用相似，对β-内酰胺酶稳定，毒性较小。口服吸收比肌内注射快且安全，血药浓度较高

2）第二代头孢菌素：对多数β-内酰胺酶稳定，抗菌谱较第一代广，对革兰阴性菌的作用较第一代强，但抗革兰阳性菌的作用则较第一代低。常用的第二代头孢菌素见表6-40。

表 6-40　常用的第二代头孢菌素

药物名称	药物结构	性质和代谢
头孢克洛（cefaclor）	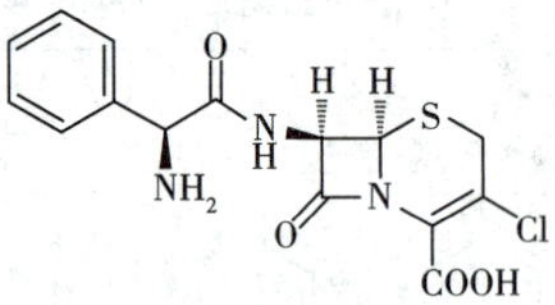	①头孢氨苄 C3 位为氯替代得到的可口服的半合成头孢菌素 ②口服吸收良好；空腹服用 250mg 或 500mg，T_{max} 为 30~60 分钟，C_{max} 为 6.0μg/ml 和 12μg/ml；药物吸收后分布于大部分器官组织及组织液中；在唾液和泪液中浓度较高，血浆蛋白结合率为 22%~26%；$t_{1/2}$ 为 30~60 分钟 ③用于敏感菌所致的急性咽炎、急性扁桃体炎、中耳炎、支气管炎、肺炎等呼吸道感染、皮肤软组织感染和尿路感染等
头孢呋辛（cefuroxime）	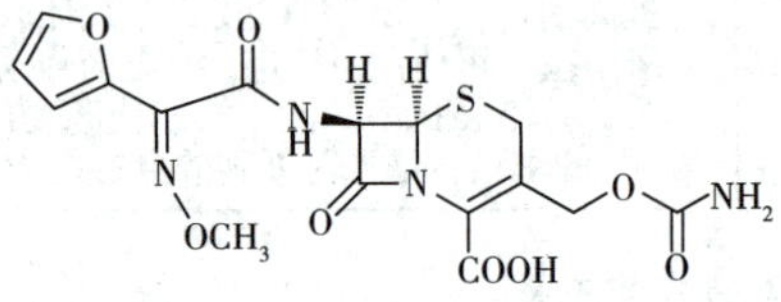	①C7 位的氨基上连有顺式的 α-甲氧肟基呋喃乙酰基侧链，甲氧肟基使药物对 β-内酰胺酶有高度的稳定作用；头孢呋辛对酶较稳定，C3 位为氨基甲酸酯，改变药代动力学性质 ②T_{max} 为 30~45 分钟，$t_{1/2}$ 约为 70 分钟；若同时给予丙磺舒，则可延长其排泄时间，并使血清浓度升高；在当脑膜有炎症时，头孢呋辛可通过血-脑屏障 ③用于敏感的革兰阴性菌所致的下呼吸道、泌尿系等感染，不良反应较少
头孢呋辛酯（cefuroxime axetil）	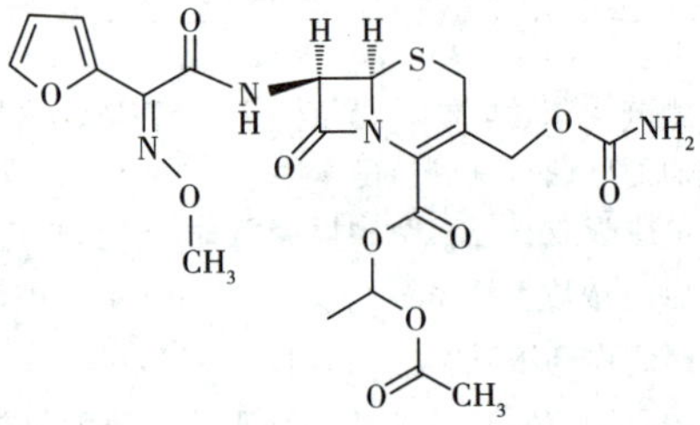	①头孢呋辛的极性较大，而将其分子中的羧基与 1-乙酰氧基乙醇成酯，提高了脂溶性，成为可以口服的药物 ②脂溶性强，口服吸收良好，吸收后迅速在肠黏膜和门脉循环中被非特异性酯酶水解为头孢呋辛；分布至全身细胞外液；血浆蛋白结合率约为 50%；餐后口服该品 250mg 和 500mg 后，T_{max} 为 2.5~3 小时，C_{max} 分别为 4.1mg/L 和 7.0mg/L；绝对生物利用度分别为 37% 和 52%；饮用牛奶可使该品的药-时曲线下面积增高；$t_{1/2}$ 为 1.2~1.6 小时 ③用于敏感的革兰阴性菌所致的下呼吸道、泌尿系等感染，不良反应较少
氯碳头孢（loracarbef）	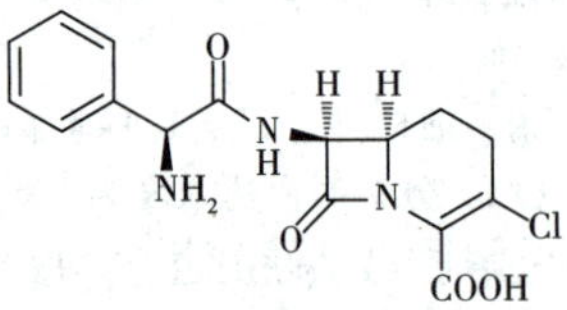	①本品为碳头孢结构，相当于头孢克洛结构中的—S—被—CH_2—取代得到的化合物，药物的稳定性和对 β-内酰胺酶的稳定性增加，具有广谱和长效的特点 ②口服后 T_{max} 为 30~60 分钟；口服给药 200mg 和 400mg 的 C_{max} 分别为 7~8μg/ml 和 14~15.4μg/ml；生物利用度为 90%；血浆蛋白结合率为 25%；$t_{1/2}$ 为 1 小时 ③用于敏感菌所引起的肺炎、急性支气管炎、咽喉炎、扁桃体炎、肾盂肾炎、中耳炎、皮肤及软组织感染

3）第三代头孢菌素：在 7-位的氨基侧链上以 2-氨基噻唑-α-甲氧亚胺基乙酰基居多，对多数 β-内酰胺酶高度稳定性，抗菌谱更广，对革兰阴性菌的活性强，但对革兰阳性菌的活性比第一代差，部分药物抗铜绿假单胞菌活性较强。常用的第三代头孢菌素见表 6-41。

表 6-41　常用的第三代头孢菌素

药物名称	药物结构	性质和代谢
头孢噻肟（cefotaxime）	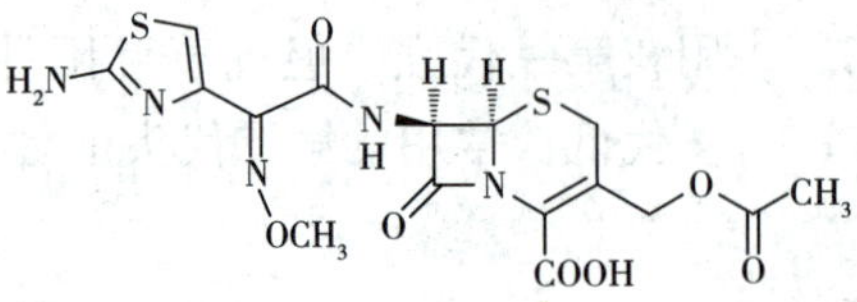	①肠道中不吸收；肌内注射 0.5g，T_{max} 为 0.5 小时，C_{max} 为 12μg/ml；静脉注射 2g，C_{max} 为 215μg/ml；对组织穿透力强，体内分布广泛，血浆蛋白结合率为 30%~50%；在肝内代谢为去乙酰头孢噻肟；肌内注射和静脉注射的 $t_{1/2}$ 分别为 0.92~1.35 小时和 0.84~1.25 小时 ②耐酶，广谱，对革兰阴性菌有较强抗菌活性，尤其对肠杆菌活性强

续表

药物名称	药物结构	性质和代谢
头孢哌酮（cefoperazone）	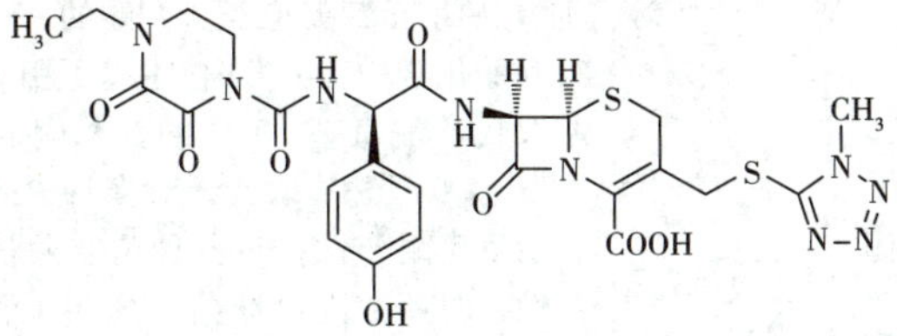	①在C3位甲基上用甲基四氮唑巯基取代乙酰氧基，可提高其抗菌性并显示良好的药代动力学性质，在血中浓度较高；在其C7位将头孢羟氨苄的氨基上引入乙基哌嗪二酮侧链，扩展其抗菌谱 ②用于各种敏感菌所致的呼吸道、泌尿道、腹膜、胸膜、皮肤和软组织、骨和关节、五官等部位的感染，还可用于败血症和脑膜炎等
头孢他啶（ceftazidime）	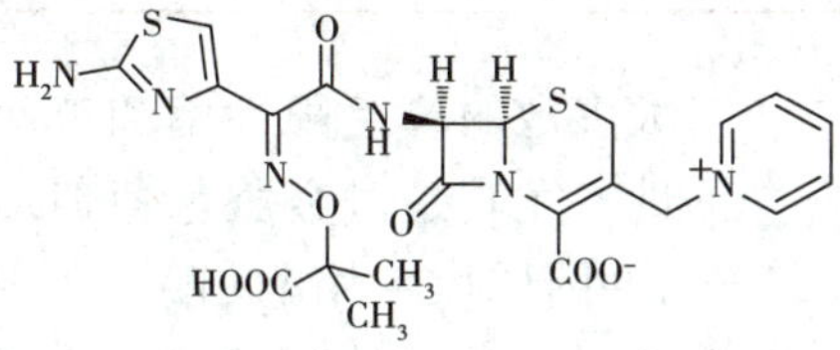	①在头孢噻肟的C3位甲基上引入吡啶取代乙酰氧基，对革兰阳性菌作用弱，对革兰阴性菌作用突出，且对铜绿假单胞菌的作用极强 ②口服不吸收，静脉或肌内注射该品后迅速广泛分布于体内组织及体液中，在体内几乎不发生代谢生物转化，主要以呈高度活性的原型药物随尿液排泄；血浆蛋白结合率为10%～17%；$t_{1/2}$为2小时；静脉注射和静脉滴注该品1.0g后C_{max}分别为120.5mg/L和105.7mg/L ③用于革兰阴性菌所致的下呼吸道、皮肤软组织等感染，口服不吸收
头孢克肟（cefixime）	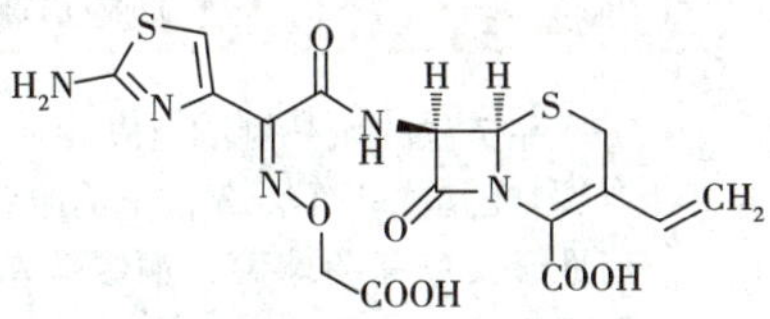	①本品7位的氨基侧链上引入乙酸基，在C3位为乙烯基，不与其他头孢菌素形成交叉过敏，口服后血药浓度高，具有良好的生物利用度 ②口服吸收约40%～50%；血浆蛋白结合率为65%；$t_{1/2}$为3～4小时 ③用于敏感菌所致的肺炎、支气管炎、泌尿道炎等
头孢曲松（ceftriaxone）	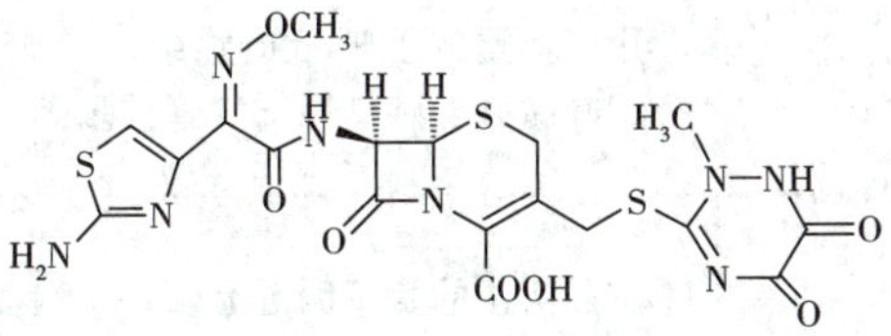	①本品是在C3位上引入酸性较强的杂环6-羟基-1,2,4-三嗪-5-酮，以钠盐的形式注射给药，可广泛分布于全身组织和体液，可以透过血-脑屏障，在脑脊液中达到治疗浓度 ②蛋白结合率为95%；$t_{1/2}$为5.8～8.7小时 ③用于敏感菌所致的肺炎、支气管炎、腹膜炎、胸膜炎，以及皮肤和软组织、尿路、胆道、骨及关节、五官、创面等部位的感染
头孢泊肟酯（cefpodoxime proxetil）	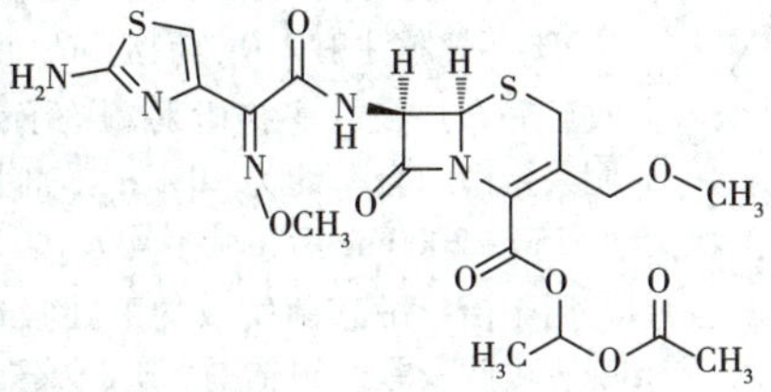	①头孢泊肟的前药，头孢泊肟口服的吸收率仅有9.4%，成酯后口服吸收率提高到58.1% ②抗菌谱广，抗菌作用强，且组织分布广泛，半衰期长；对β-内酰胺酶稳定，耐受性良好，可口服 ③临床主要用于敏感菌所致的肺炎、急性支气管炎、咽喉炎、扁桃体炎、肾盂肾炎、膀胱炎、淋病性尿道炎及皮肤软组织感染等

续表

药物名称	药物结构	性质和代谢
拉氧头孢（latamoxef）	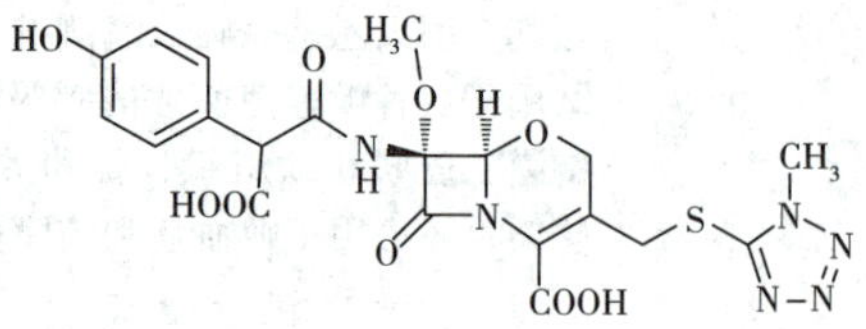	①本品属于氧头孢类，4位的—S—被—O—取代得到的化合物，另C3位甲基上引入甲基四氮唑巯基取代乙酰氧基，7位的氨基侧链上以α-羧基-4-羟基苯乙酰基取代，对多种β-内酰胺酶稳定，较少发生耐药性；对各种革兰阴性菌有较强抗菌活性，对革兰阳性球菌作用弱于青霉素，血药浓度维持较久 ②用于敏感菌所致肺炎、气管炎、胸膜炎、腹膜炎，以及皮肤和软组织、骨和关节、耳鼻咽喉、创面等部位的感染，还可用于败血症和脑膜炎

4）第四代头孢菌素：是在第三代的基础上在3位引入季铵基团，如硫酸头孢匹罗（cefpirone sulfate）和盐酸头孢吡肟（cefepime hydrochloride）。这些含有正电荷的季铵基团能使头孢菌素类药物迅速穿透细菌的细胞壁并与细菌细胞1个或多个青霉素结合蛋白（PBPs）结合，对大多数的革兰阳性菌和革兰阴性菌产生高度活性，尤其是对金黄色葡萄球菌等革兰阳性球菌，并且对β-内酰胺酶（尤其是超广谱质粒酶和染色体酶）作用稳定，穿透力强。常用的第四代头孢菌素见表6-42。

表6-42 常用的第四代头孢菌素

药物名称	药物结构	性质和代谢
头孢匹罗（cefpirome）	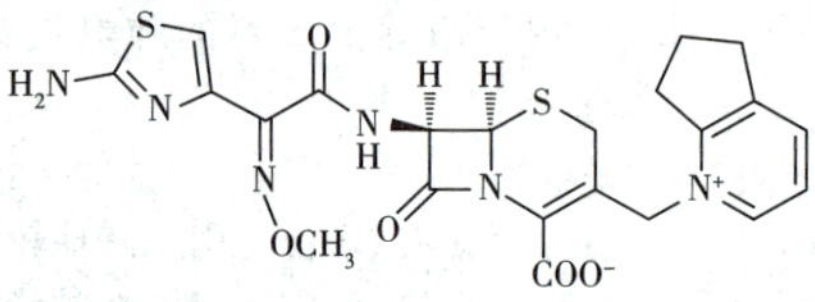	①本品7位的氨基侧链上以α-（2-氨基噻唑）-α-甲氧亚胺基乙酰基取代，3位上为吡啶鎓离子衍生物，对耐药性金黄色葡萄球菌、铜绿假单胞菌、肠杆菌及柠檬酸菌等感染均有较好疗效 ②静脉注射和静脉滴注1g后，C_{max}分别为86.7mg/L和59.7mg/L；在体内分布广泛，血药浓度能超过主要敏感菌的最低抑菌浓度（MIC）；$t_{1/2}$约2小时 ③用于严重的下呼吸道感染，如支气管炎、大叶性肺炎、肺脓肿、感染性支气管扩张等
头孢吡肟（cefepime）	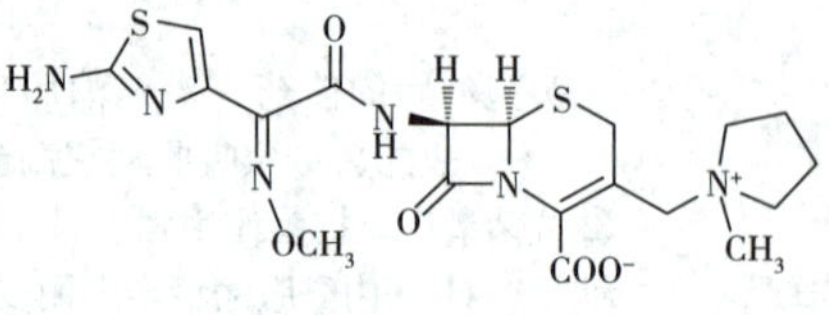	①本品7位的氨基侧链上以α-（2-氨基噻唑）-α-甲氧亚胺基乙酰基取代，3位上甲基四氢吡咯鎓盐衍生物，对革兰阳性菌、革兰阴性菌和需氧菌均有很强的活性，杀菌力较第三代强，对β-内酰胺酶稳定 ②静脉或肌内给药后吸收迅速；绝对生物利用度为100%；静脉注射2.0g药物，C_{max}为193μg/ml；药物吸收后分布广泛，头孢吡肟稳态分布容积约为20L/kg；血浆蛋白结合率约为20%；单剂量肌内注射或静脉注射250~2000mg后，其平均$t_{1/2}$为2.0小时 ③用于治疗敏感菌所致的下呼吸道感染，泌尿系统感染、皮肤及软组织感染、腹腔感染和妇产科感染

续表

药物名称	药物结构	性质和代谢
头孢噻利（cefoselis）	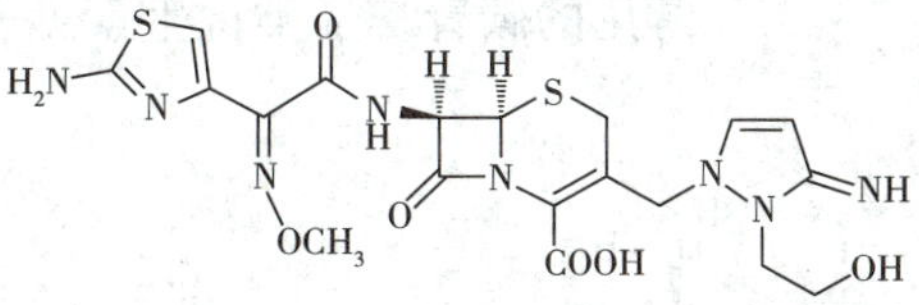	①本品7位的氨基侧链上以α-(2-氨基噻唑)-α-甲氧亚胺基乙酰基取代，3位为2-羟乙基-3-氨基吡唑基鎓盐，对甲氧西林耐药性金黄色葡萄球菌及假单胞菌有良好的抗菌活性，耐头孢噻肟和头孢他啶的肺炎杆菌高度敏感 ②在人体内迅速且分布广泛，能在多种组织、体液中达到较高浓度，给老年人静脉注射头孢噻利1g，给药结束时的C_{max}为53.5～82.1mg/L；给药3小时后，唾液中的药物浓度为0.67mg/L；胆汁中的药物浓度为12.3～16.1mg/L，头孢噻利通过肾小球的滤过作用排泄，静脉注射给药1g，$t_{1/2}$为2.10小时，尿中药物的回收率为91.0%；肾清除率为91.9ml/min ③用于细菌性肺炎、慢性支气管炎、急性支气管炎、脓胸、皮肤和软组织感染、产科及妇科感染等

3. 其他β-内酰胺类抗生素

（1）氧青霉烷类　代表药物为克拉维酸（clavulanic acid）。克拉维酸是由β-内酰胺环和氢化异噁唑环骈合而成，张力比青霉素要大得多，因此易接受β-内酰胺酶中亲核基团（如羟基、氨基）的进攻，进行不可逆的烷化，使β-内酰胺酶彻底失活。所以克拉维酸是一种“自杀性”的酶抑制药。临床上使用克拉维酸和阿莫西林组成的复方制剂，可使阿莫西林增效130倍，用于治疗耐阿莫西林细菌所引起的感染。克拉维酸也可与其他β-内酰胺类抗生素联合使用，可使头孢菌素类增效2～8倍。

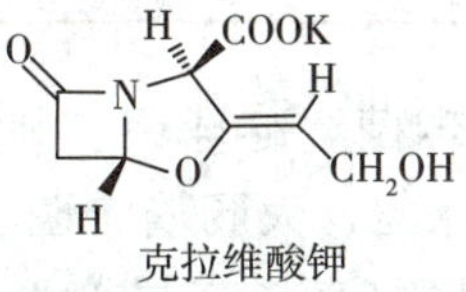

克拉维酸钾

（2）青霉烷砜类　具有青霉烷酸的基本结构，但分子结构中的S被氧化成砜，为不可逆竞争性β-内酰胺酶抑制药。舒巴坦钠（sulbactam Sodium）是此类结构药物的代表，为广谱的、不可逆竞争性β-内酰胺酶抑制药。其活性比克拉维酸低，但稳定性却强得多。

将氨苄西林与舒巴坦以1∶1的形式以次甲基相连形成双酯结构的前体药物，称为舒他西林（sultamicillin）。舒他西林口服后可迅速吸收，在体内非特定酯酶的作用下使其水解，给出较高血清浓度的氨苄西林和舒巴坦。舒巴坦-头孢哌酮（sulbactam and cefoperazone）复方制剂可增强头孢哌酮对β-内酰胺酶的稳定性，联合后的抗菌作用是单独头孢哌酮的4倍。他唑巴坦（tazobactam）是在舒巴坦结构中甲基上氢1,2,3-三氮唑取代得到的衍生物，为青霉烷砜另一个不可逆β-内酰胺酶抑制药，其抑酶谱的广度和活性都强于克拉维酸和舒巴坦。

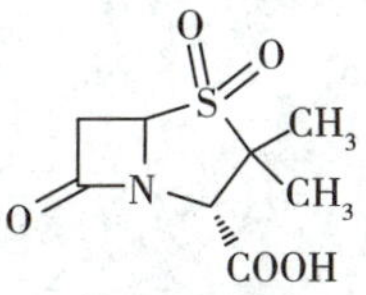

舒巴坦钠 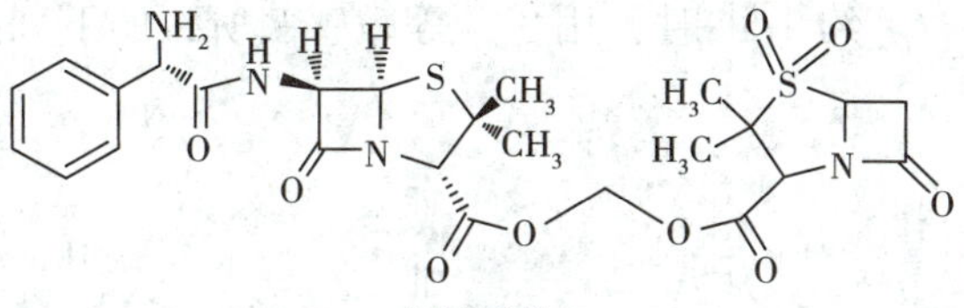　　舒他西林 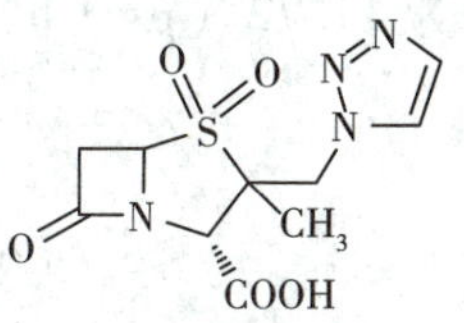　　他唑巴坦

（3）碳青霉烯类　是β-内酰胺环与另一个二氢吡咯环并在一起，和青霉素结构不同的是用亚甲基取代了噻唑环的硫原子，由于次甲基的夹角比硫原子小，加之C-2与C-3间的双键存在使二氢吡咯环成一个平面结构；亚胺培南（imipenem）对大多数β-内酰胺酶高度稳定，对脆弱拟杆菌、铜绿假单胞菌有高效。但亚胺培南单独使用时，在肾脏受肾脱氢肽酶代谢而

分解失活。在临床上亚胺培南通常与肾脱氢肽酶抑制药西司他丁钠（cilastatin sodium）合并使用。西司他丁作为肾脱氢肽酶抑制药，保护亚胺培南在肾脏中不被肾脱氢肽酶破坏，同时也阻止亚胺培南进入肾小管上皮组织，因而减少亚胺培南排泄，并减轻药物的肾毒性。美罗培南（meropenem）为4位上带有甲基的广谱碳青霉烯类抗生素，对肾脱氢肽酶稳定，使用时不需并用肾脱氢肽酶抑制药。并对许多需氧菌和厌氧菌有很强的杀菌作用，其作用达到甚至超过第三代头孢菌素类。而且具有血药浓度高、组织分布广等药代动力学特性，更重要的是它结构稳定，其溶液于37℃和4℃下放置2天，抗菌活性也不下降。

常用的碳青霉烯类抗生素见表6－43。

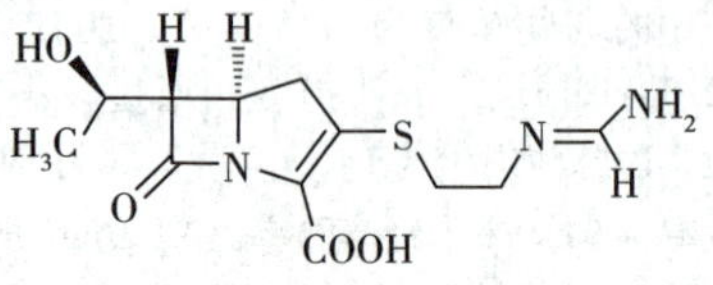

亚胺培南

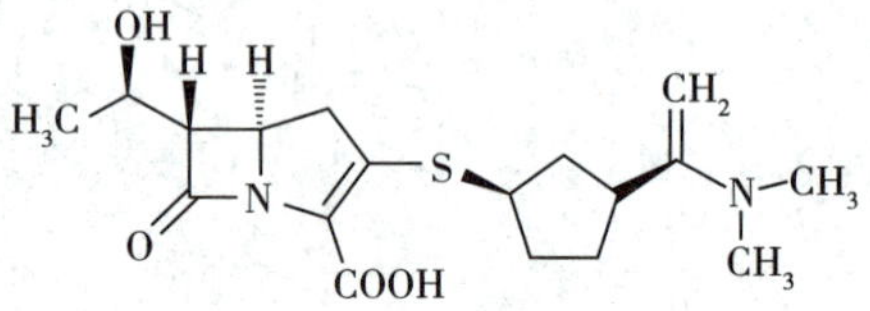

美罗培南

表6－43　常用的碳青霉烯类抗生素

药物名称	药物结构	性质和代谢
比阿培南（biapenem）	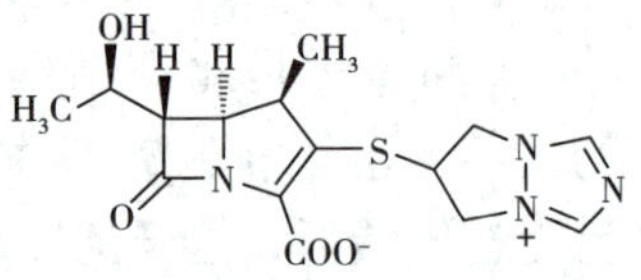	①溶于水，不溶于一般有机溶剂；对肾脱氢肽酶比美罗培南更稳定，不需合用肾脱氢肽酶抑制药；抗革兰阴性菌，特别是抗铜绿假单胞菌的活性比亚胺培南强 ②用于敏感菌引起的急性重度感染，较轻度感染只用于其他抗菌药无效的患者
厄他培南（ertapenem）	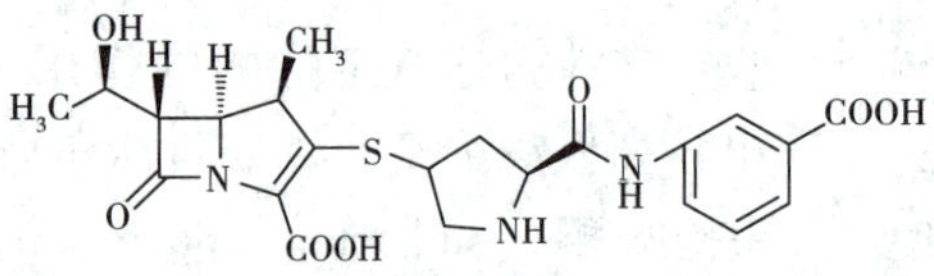	①与青霉素结合蛋白（PBP）结合，干扰细菌细胞壁的合成，导致细菌生长繁殖受抑制，少数出现细胞溶解 ②静脉滴注2g后，T_{max}为30分钟，C_{max}为255.9mg/L；血浆蛋白结合率为92%～95% ③对各种β-内酰胺酶，包括青霉素酶、头孢菌素酶及超广谱酶稳定，但能被金属酶水解，用于敏感菌中度以上的感染

法罗培南（faropenem）不属于碳青霉烯类，是青霉烯结构的药物。口服吸收效果好，抗菌作用不受食物的影响，注射后在血清和间质液中浓度较高；口服300mg，C_{max}达6.24μg/ml，AUC为11.72（μg·h）/ml；$t_{1/2}$约1小时。用于治疗由葡萄球菌、链球菌、肺炎球菌、肠球菌、卡他莫拉克菌、大肠埃希菌、柠檬酸杆菌、克雷伯杆菌、肠杆菌、奇异变形杆菌、流感嗜血杆菌、消化链球菌、痤疮丙酸杆菌、拟杆菌等敏感菌所致的下列感染性疾病。

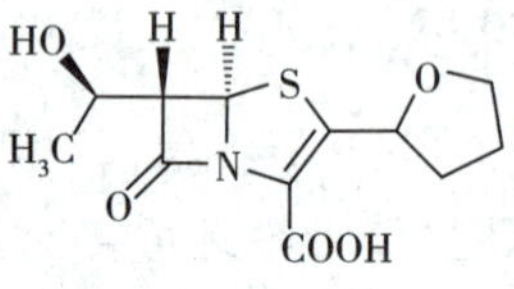

法罗培南

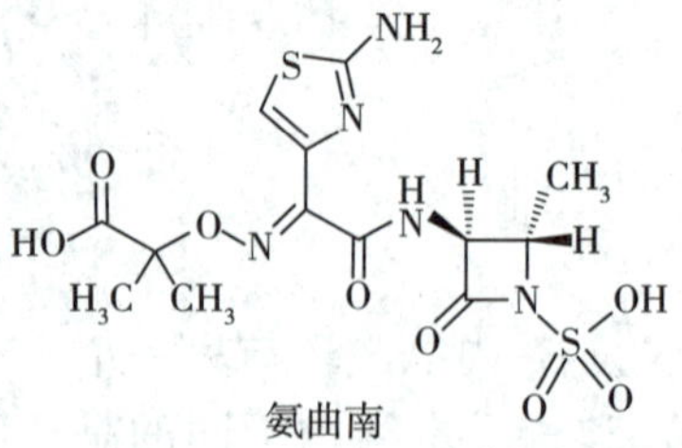

氨曲南

（4）单环β-内酰胺类　氨曲南（aztreonam）是全合成单环β-内酰胺抗生素。在氨曲南的N原子上连有强吸电子磺酸基团，更有利于β-内酰胺环打开。C-2位的α-甲基可以增加氨曲南对β-内酰胺酶的稳定性。氨曲南对需氧的革兰阴性菌包括铜绿假单胞菌有很强的活性，对需氧的革兰阳性菌和厌氧菌作用较小，对各种β-内酰胺酶稳定，能透过血-脑屏障，副反应少。临床用于呼吸道感染、尿路感染、软组织感染、败血症等，疗效良好。值得注意的是，氨曲南耐受性好，副作用发生率低。此外，其未发生过敏性反应，与青霉素类和头孢菌素类抗生素不发生交叉性过敏反应。

（二）大环内酯类抗生素

大环内酯类抗生素是由链霉菌产生一类显弱碱性抗生素，其分子结构特征为含有一个内酯结构的十四元或十六元大环。通过内酯环上羟基与去氧氨基糖或6-去氧糖缩合成碱性苷。这类药物主要有红霉素（erythromycin）、麦迪霉素（midecamycin）和螺旋霉素（spiramycin）等。

1. 大环内酯类抗生素的结构特点　大环内酯类抗生素的基本结构特点是其分子中都含有一个12~20元内酯环母核，大环内酯环上的羟基通过糖苷键与1~2个脱氧糖或脱氧氨基糖相连。临床上使用的大环内酯类抗生素按环的大小主要分为14元和16元环两大系列。14元环系列主要包括红霉素A（erythromycin A）及其一代、二代和三代半合成衍生物，16元环系列主要包括麦迪霉素（midecamycin）、螺旋霉素（spiramycin）、天然柱晶白霉素（leucomycin），以及它们的半合成酰化衍生物等。

大环内酯类抗生素都含有脱氧氨基糖，是一类弱碱性抗生素，pK_a约为8。游离的大环内酯类抗生素不溶于水，易溶于有机溶剂，其葡萄糖酸盐和乳糖酸盐的水溶解度较大，其他盐如硬脂酸盐和十二烷基硫酸盐的水溶性降低。化学性质不稳定，在酸性条件下易发生苷键的水解，遇碱其内酯环易破裂。

大环内酯类抗生素在生物合成过程中往往产生结构近似、性质相仿的多种成分。当菌种或生产工艺不同时，常使产品中各成分的比例有明显不同，影响产品的质量。

2. 大环内酯类抗生素的作用靶点　大环内酯类抗生素作用于敏感细菌的50S核糖体亚基，通过阻断转肽作用和mRNA转位而抑制细菌的蛋白质合成。具体来说，在蛋白质生物合成过程中，当氨酰-tRNA结合到核糖体A位并与P位上的肽链形成肽键时，大环内酯类抗生素如红霉素能够阻断肽酰-tRNA从核糖体A位到P位的转位，从而抑制细菌蛋白质的合成。16元环系列的大环内酯类抗生素则通过抑制肽酰基转移反应达到抑制细菌蛋白质合成的目的。研究还表明，所有的大环内酯类抗生素能与细菌核糖体50S亚基的L22蛋白结合，在肽链延伸过程中促使肽酰tRNA从核糖体上解离，从而抑制肽链的延长。

3. 红霉素的结构及其化学稳定性　红霉素A是由红霉内酯（erythronolide）与去氧氨基糖（desosamine）和克拉定糖缩合而成的碱性苷。红霉内酯环为14原子的大环，无双键，偶数碳原子上共有六个甲基，9位上有一个羰基，C-3、C-5、C-6、C-11、C-12共有五个羟基，内酯环的C-3通过氧原子与克拉定糖相连，C-5通过氧原子与去氧氨基糖连接（图6-31）。

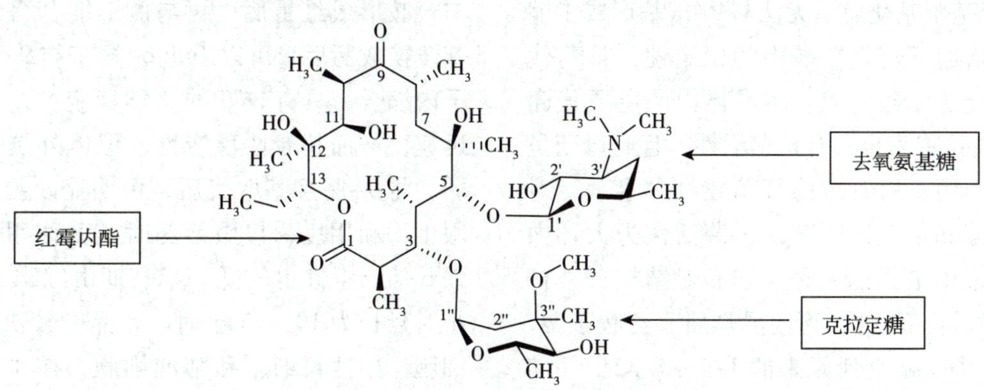

图6-31　红霉素的结构特征

红霉素（erythromycin）是由红色链丝菌（*Streptomyces erythreus*）产生的抗生素，包括红霉素A、B和C。红霉素通常即指红霉素A，其他两个组分B和C则被视为杂质。红霉素水溶性较小，只能口服，但在酸中不稳定，易被胃酸破坏。为了增加其在水中的溶解性，用红霉素与乳糖醛酸成盐，得到的盐可供注射使用。

为了增加红霉素的稳定性和水溶性，可将红霉素5位氨基糖上的2″-羟基与各种酸制成各种酯，如可配制混悬剂供儿童服用红霉素碳酸乙酯（erythromycin ethylcarbonate），在酸中较稳定并适于口服的依托红霉素（erythromycin estolate）；可使红霉素苦味消失的琥乙红霉素（erythromycin ethylsuccinate），到体内水解后释放出红霉素。

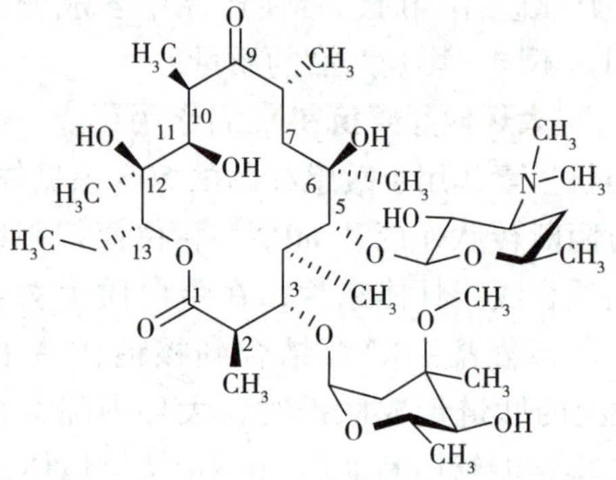

红霉素

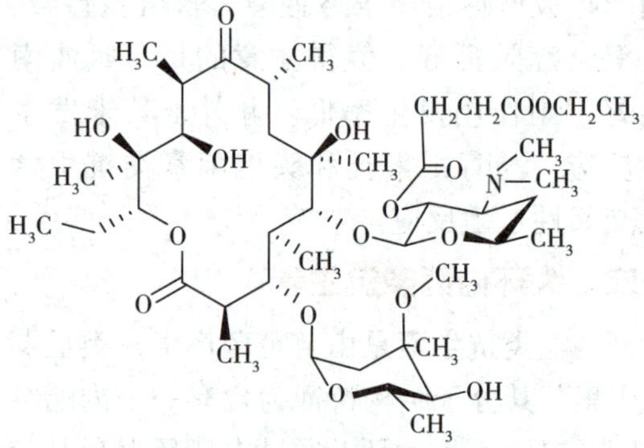

琥乙红霉素

4. 红霉素类常用药物 由于红霉素结构存在多个羟基及在其9位上有一个羰基，因此在酸性条件下不稳定，C-9羰基与C-6和C-12羟基易发生分子内脱水环合，形成螺环酮，同时脱水和水解生成红霉胺和克拉定糖失去抗菌活性。该螺环酮化合物是产生胃肠道反应的主要原因。因此，将C-6羟基和C-9羰基进行修饰，便得到一系列新红霉素半合成衍生物的药物。

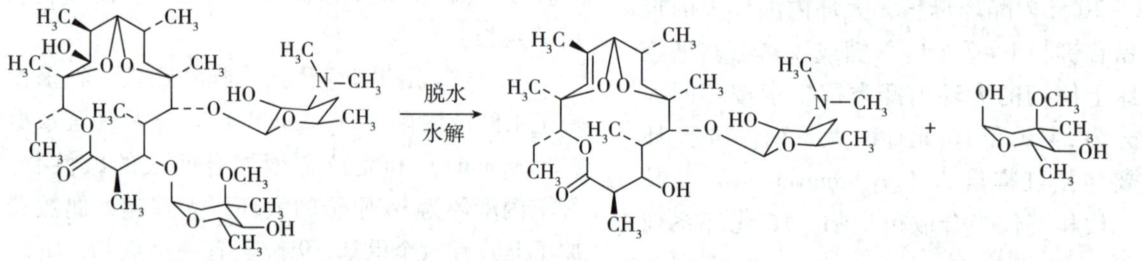

脱水 水解

螺环酮

红霉胺

克拉定糖

克拉霉素（clarithromycin）是红霉素6-羟基经甲基化得到甲氧基，故称6-*O*-甲基红霉素。6-羟基甲基化后，无法与9-羰基形成半缩酮，不仅增加了药物在酸中的稳定性，且药代动力学性能优于红霉素。本品体内的主要代谢物14-羟克拉霉素也具有抗菌活性，且与母药呈协同抗菌作用，故对流感杆菌较红霉素强，对革兰阴性菌和革兰阳性菌的抗菌活性为大环内酯类抗生素中最强的一种。本品对结核分枝杆菌也有良好抗菌活性，可使异烟肼、乙胺丁醇、利福平的MIC减小到原来的1/4～1/32，并使耐药菌株恢复敏感。

罗红霉素（roxithromycin）是将9-酮羰基与羟胺形成红霉肟，再与侧链缩合得到。9-羰基改换成肟后，可以阻止6-羟基与9-羰基的分子内缩合，具有较好的化学稳定性，口服吸收迅速，增加其酸性稳定性，但体外抗菌活性较弱，将9-肟羟基取代后，可明显改善药物的口服生物利用度，口服给药时抗菌作用比红霉素强6倍，毒性也较低。半衰期由红霉素的2～3小时延长为10～13小时。本品能较快进入巨噬细胞、中性粒细胞和肺泡细胞，在血液和组织

内浓度高，特别在肺组织中的浓度比较高，适用于敏感菌引起的上下呼吸道感染，耳鼻喉科、皮肤软组织感染，以及支原体、衣原体、军团菌的感染。由于本品脂溶性高，若与牛奶同服有助吸收。

阿奇霉素（azithromycin）为将红霉素肟经贝克曼重排后得到扩环产物，再经还原、*N*-甲基化等反应，将氮原子引入到大环内酯骨架中制得第一个环内含氮的15元环大环内酯类抗生素。其在大环内酯环的9α-位上杂入一个甲氨基，阻止了分子内部亲核性进攻形成半酮缩醇的反应，与红霉素相比，对胃酸的稳定性增强较大。同时由于分子中的*N*-甲基，分子具有更强的碱性，具有独特的药代动力学性质，口服生物利用度高，半衰期长达68～76小时，为红霉素的32倍。吸收后可被转运到感染部位，达到很高的组织浓度，使组织内浓度明显高于血药浓度，其血药浓度为红霉素的2～10倍，组织浓度更高，为血药浓度的12～50倍。

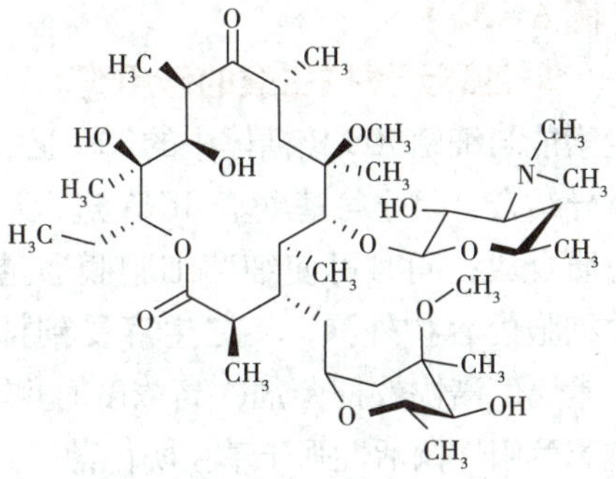

克拉霉素

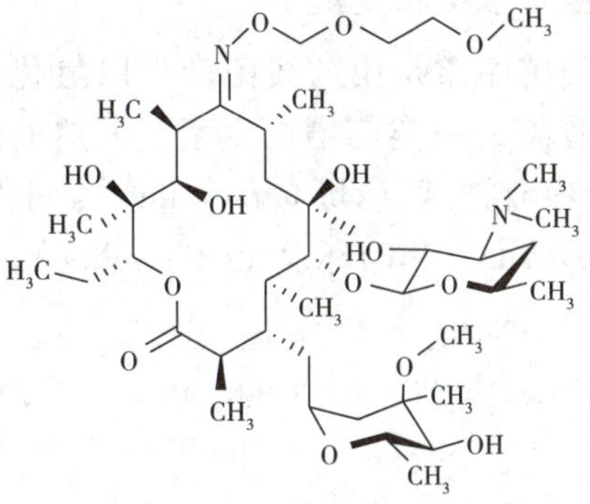

罗红霉素

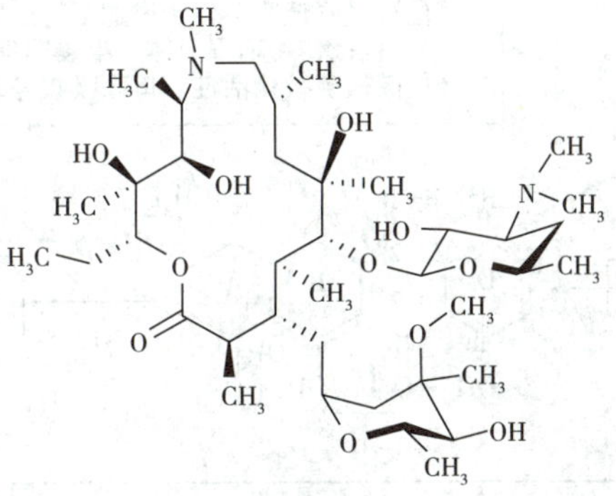

阿奇霉素

地红霉素（dirithromycin）是红霉素9-酮羰基形成肟，进一步还原、胺化形成9-红霉胺，再将红霉胺与2-(2-甲氧基乙氧基）乙醛进行反应，使9-氨基和11-羟基与醛基反应形成草嗪环。本品抗菌谱与红霉素相似，对衣原体、支原体有强抗菌作用，对流感杆菌活性较差。本品对酸稳定，口服迅速吸收，在细胞内可以保持较高的和长时间的药物浓度，半衰期长达32.5小时。服用抗酸药或组胺H_2受体拮抗剂后立即服用本品，可增加本品的吸收。

氟红霉素（flurithromycin）是在内酯环的8-位引入氟原子，由于氟原子的电负性较强，使羰基的活性下降，降低与6-羟基的加成反应活性，同时阻止了C-8与C-9之间不可逆的脱水反应，所以对胃酸比红霉素稳定，在血液、组织体液及细胞内药物浓度高且持久，半衰期长，对肝脏几乎没有损伤。

泰利霉素（telithromycin）是由红霉素修饰得到的第一个酮内酯（ketolides）类抗生素。具有耐酶耐酸两大特点。其不仅在C-3位用酮基取代L-克拉定糖，还将6位修饰成对酸稳定的甲氧基，11,12位扩展形成氨基甲酸内酯，增加了对酸的稳定性。口服吸收良好，生物利用度约为57%，不受食物影响，半衰期为10～14小时。抗菌谱类似红霉素，具有广谱抗菌活性。

地红霉素　　氟红霉素　　泰利霉素

（三）四环素类抗生素

四环素类抗生素是由放线菌产生以氢化并四苯为基本骨架的一类广谱抗生素。天然的四环素类药物有金霉素（chlotetracycline）、土霉素（oxytetracycline）和四环素（tetracycline）。

R′=H，R″=OH　土霉素
R′=Cl，R″=H　金霉素
R′=H，R″=H　四环素

1. 四环素类抗生素的结构特征与构效关系（图6－32）

2. 四环素类抗生素的作用靶点　四环素类抗生素能与细菌70S核糖体中的30S亚单位上的A位特异结合，阻止氨基酰基tRNA进入该位而阻断蛋白质合成；同时可使细菌细胞膜通透性增大，导致细胞内容物外漏，使之生存受到抑制。本类抗生素属广谱快效抑菌剂，高浓度时也具杀菌作用，抗革兰阳性菌活性强于革兰阴性菌。

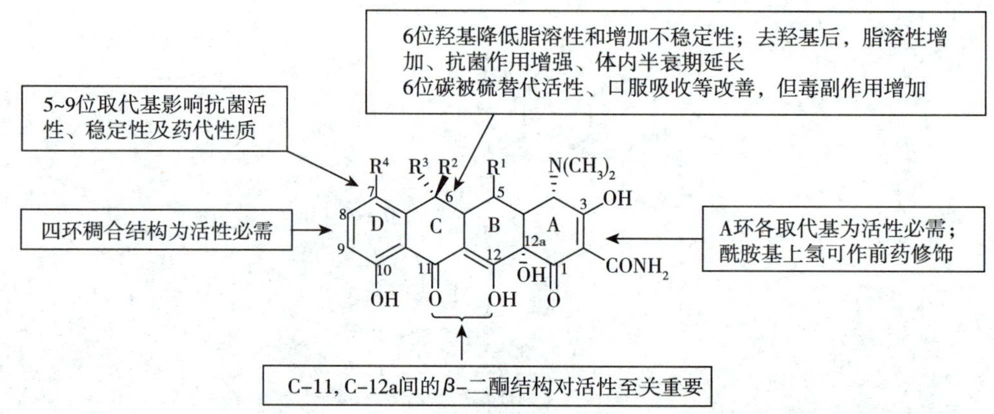

图6－32　四环素类抗生素的结构特征与构效关系

3. 四环素类抗生素的化学稳定性　在四环素类抗生素结构中都含有酸性的酚羟基和烯醇羟基及碱性的二甲氨基，因此，该类药物均为二性化合物，即具有三个pK_a值，分别为2.8～3.4、7.2～7.8、9.1～9.7，利用4位α-二甲氨基的碱性，制备了在临床上使用的盐酸盐；药物等电点为pH 5。

四环素类抗生素在干燥条件下其固体比较稳定，但遇日光可变色。在酸性及碱性条件都均不稳定，可发生下列变化：

（1）在酸性条件下，四环素类抗生素生成无活性橙黄色脱水物。另外，在pH 2～6条件下，C-4上二甲胺基易发生可逆差向异构化反应，生成差向异构体，其活性极低且毒性较大。土霉素由于存在C-5羟基与C-4二甲氨基之间形成氢键，4位差向异构化难于四环素。而金霉素由于C-7氯原子的空间排斥作用，使4位异构化反应比四环素更易发生。

（2）在碱性条件下，四环素类抗生素会发生分子内亲核进攻，导致C环破裂，生成具有内酯结构的异构体。

四环素类药物的脱水产物、差向异构体、

内酯结构异构体的抗菌活性均减弱或消失。

四环素类药物分子中含有多个羟基、烯醇羟基及羰基，在近中性条件下能与多种金属离子形成不溶性螯合物。与钙或镁离子形成不溶性的钙盐或镁盐，与铁离子形成红色螯合物；与铝离子形成黄色螯合物。由于四环素类药物能和钙离子形成螯合物，在体内该螯合物呈黄色，可沉积在骨骼和牙齿上，儿童服用会发生牙齿变黄，妊娠期妇女服用后其产儿可能发生牙齿变色、骨骼生长抑制。

4. 四环素类常用药物

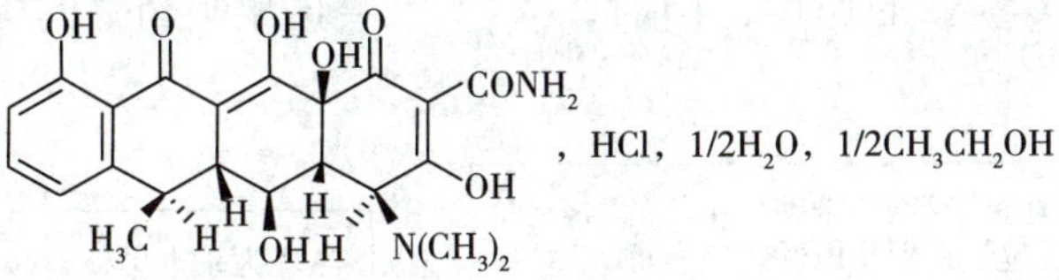

, HCl, $1/2H_2O$, $1/2CH_3CH_2OH$

盐酸多西环素

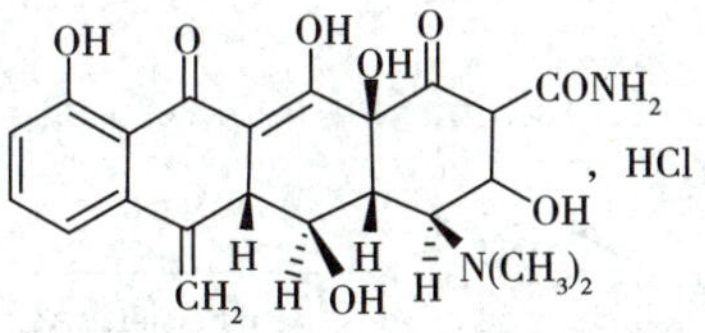

, HCl

盐酸美他环素

, HCl

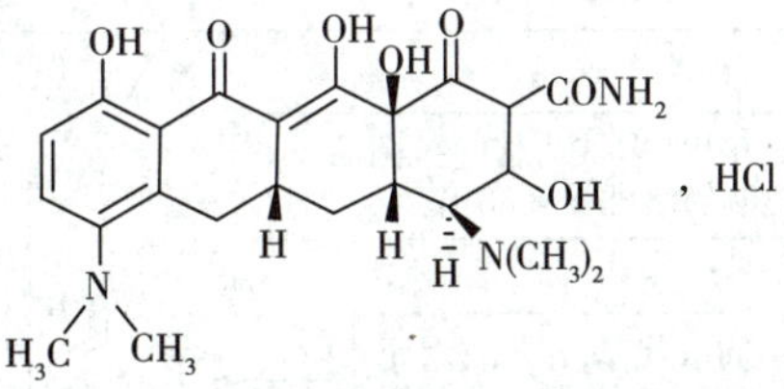

盐酸米诺环素

盐酸多西环素（doxycycline hydrochloride）与土霉素的差别仅在6位的羟基被除去，因而稳定性有较大的提高。盐酸美他环素（methacycline hydrochloride）为土霉素6位甲基与6位羟基脱水衍生物，因除去了其不稳定的羟基，而稳定性较好。

盐酸米诺环素（minocycline hydrochloride）为四环素脱去6位甲基和6位羟基，同时在7位引入二甲氨基得到的衍生物，由于脱去6位羟基，盐酸米诺环素对酸很稳定，不会发生脱水和重排形成内酯环的产物。

二、合成抗菌药物

（一）氟喹诺酮类抗菌药

1. 喹诺酮类药物的作用机制　喹诺酮类抗菌药物在细菌中的作用靶点是ⅡA型拓扑异构酶。已经证实在大肠埃希菌中ⅡA型拓扑异构酶有两种亚型：拓扑异构酶Ⅱ（DNA Gyrase，又称DNA螺旋酶）和拓扑异构酶Ⅳ，这两种酶都是细菌生长所必需的酶，任何一种酶受到抑制都会导致细菌生长抑制而死亡。拓扑异构酶Ⅱ能同时断裂并连接双股DNA链，形成拓扑异构酶Ⅱ-DNA复合物，这一过程通常需要能量辅因子ATP。喹诺酮类抗菌药以DNA螺旋酶和拓扑异构酶Ⅳ为靶点，通过与上述两酶形成稳定的DNA螺旋酶（或拓扑异构酶Ⅳ）-DNA-药物三重复合物，抑制了酶的活性，干扰了DNA的复制，从而抑制细菌细胞的生长和分裂。近年来发现，喹诺酮类抗菌药对革兰阳性菌主要作用于拓扑异构酶Ⅳ，对革兰阴性菌则主要作用于DNA螺旋酶。

2. 喹诺酮类药物基本结构与构效关系

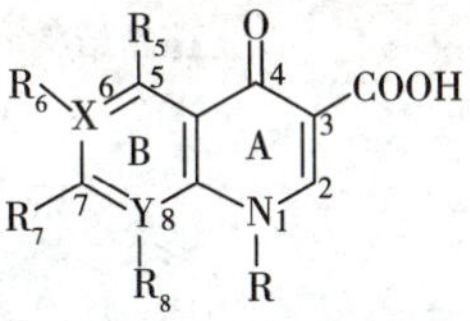

喹诺酮类抗菌药是一类具有1,4-二氢-4-氧代喹啉（或氮杂喹啉）-3-羧酸结构的化合物。结构中的A环（1,4-二氢-4-氧代喹啉环）及环上其他取代基的存在和性质都将对药效学、药动学、毒性有较大的影响。

6位引入的氟原子增加喹诺酮药物与靶酶DNA螺旋酶作用和增加进入细菌细胞的通透性，因而使得抗菌活性增加；氟原子使药物与细菌DNA螺旋酶的结合力增大2~17倍，同时由于氟原子的亲脂性，药物对细菌细胞壁的穿透能力也增加了1~70倍；7位通常引入哌嗪或甲基哌嗪基，为抗菌活性重要药效团。哌嗪基能与

DNA 螺旋酶 B 亚基之间产生相互作用，增加对 DNA 螺旋酶的亲和力，哌嗪基团的碱性使得整个分子的碱性和水溶性增加，从而使其抗菌活性增加。

喹诺酮类抗菌药分子中的关键药效团是 3 位羧基和 4 位羰基，该药效团与 DNA 螺旋酶和拓扑异构酶Ⅳ结合起至关重要的作用，同时，在体内 3 位羧基可与葡萄糖醛酸形成结合物，这是该类药物主要代谢途径之一。3 位羧基和 4 位羰基还极易和钙、镁、铁、锌等金属离子螯合，不仅降低了药物的抗菌活性，也是造成因体内的金属离子流失，引起妇女、老年人和儿童缺钙、贫血、缺锌等副作用主要原因。

喹诺酮类药物的构效关系如图 6－33 所示。

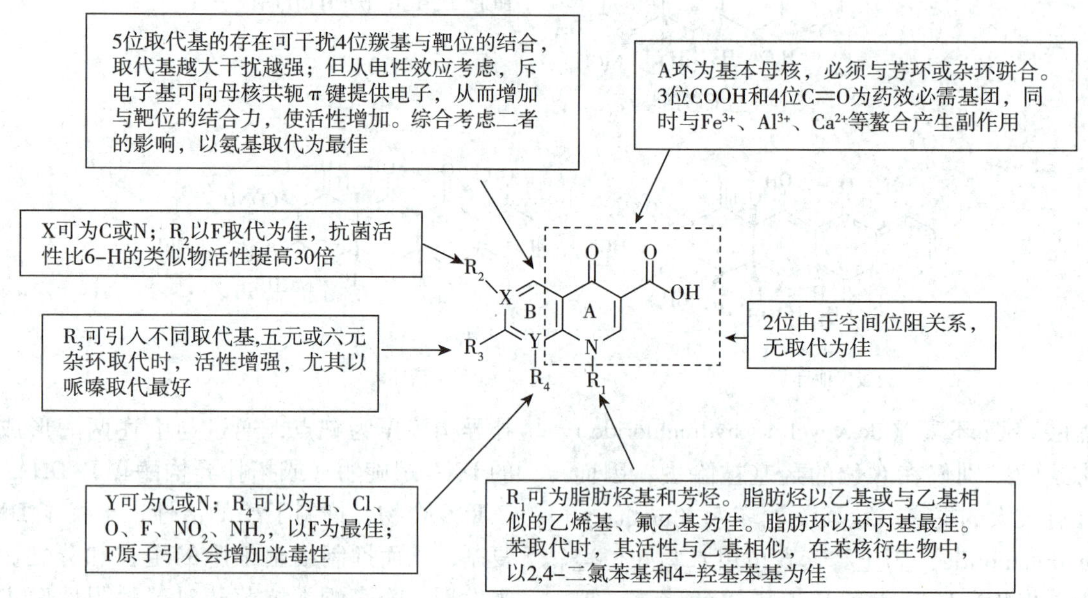

图 6－33　喹诺酮类药物的构效关系

3. 常用的喹诺酮药物（表 6－44）

表 6－44　常用的喹诺酮药物

药物名称	药物结构	性质和代谢
盐酸诺氟沙星（norfloxacin hydrochloride）	[结构式] F, HN, N, O, OH, CH$_2$CH$_3$, HCl	①首个在喹诺酮分子引入氟原子的药物 ②口服吸收迅速但不完全，为给药量的 30% ~40%；广泛分布于各组织，血浆蛋白结合率为 10% ~15%；$t_{1/2}$ 为 3 ~4 小时；口服 800mg，T_{max} 为 1 ~2 小时，C_{max} 为 2.5mg/L ③主要用于敏感菌所致的泌尿生殖道感染、消化系统感染和呼吸道感染等
盐酸环丙沙星（ciprofloxacin hydrochloride）	[结构式] F, HN, N, O, OH, HCl，H$_2$O	①诺氟沙星分子中 1 位乙基被环丙基取代得到的药物。在 1 位的环丙基可明显改善药物的药代动力学性质，所需抑菌浓度降低 ②口服 250mg 的 C_{max} 为 1.45mg/L，生物利用度为 49% ~70%；静脉滴注本品 100mg 后，C_{max} 为(2.53 ±1.03)mg/L；消除 $t_{1/2}$ 为 3.3 ~4.9 小时 ③临床用途较诺氟沙星为广，除尿路感染、肠道感染、淋病等外，尚可用于治疗由流感杆菌、大肠埃希菌、肺炎杆菌、奇异变形杆菌、普通变形杆菌、普罗菲登菌、摩根杆菌、铜绿假单胞菌、阴沟肠杆菌、弗劳地枸橼杆菌、葡萄球菌属（包括耐甲氧西林菌株）等引起的骨和关节感染、皮肤软组织感染和肺炎、败血症等

续表

药物名称	药物结构	性质和代谢
盐酸左氧氟沙星 (levofloxicin hydrochloride)	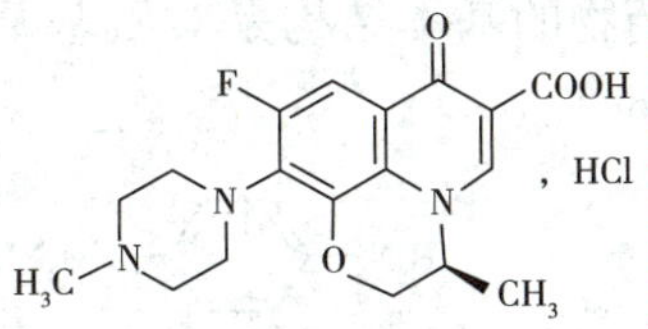	①本品为将喹诺酮1位和8位成环得到含有手性吗啉环的药物，药用左旋体；左旋体的抗菌作用是右旋异构体的8～128倍。临床上也用外消旋体氧氟沙星（ofloxacin）。与氧氟沙星相比，左氧氟沙星活性为氧氟沙星的2倍、水溶性为氧氟沙星的8倍，更易制成注射剂；在已上市的喹诺酮类抗菌药中毒副作用最小 ②口服后吸收完全；单剂量口服0.2g后，C_{max}为1.6mg/L，T_{max}为1小时，$t_{1/2}$约为6小时，血浆蛋白结合率为30%～40% ③适用于敏感菌引起的泌尿生殖系统感染、呼吸道感染、胃肠道感染、伤寒、骨和关节感染、皮肤软组织感染和败血症等全身感染
盐酸洛美沙星 (lomefloxacin hydrochloride)	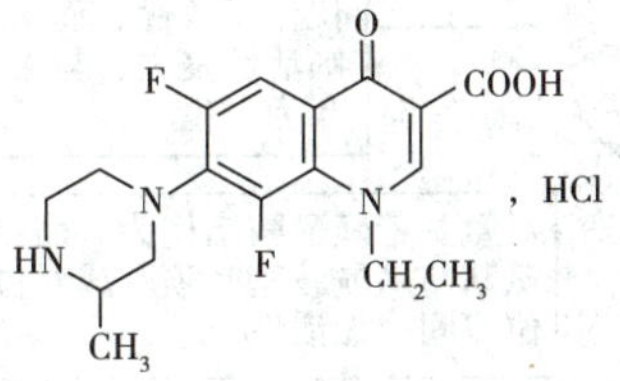	①本品是在喹诺酮类药物的6位和8位同时引入2个氟原子，并在7位引入3-甲基哌嗪得到的药物。8位氟原子可提高口服生物利用度，达到95%～98%；7位的取代基为体积较大的3-甲基哌嗪，可以使其消除半衰期增至7～8小时，可一天给药一次；但8位氟原子取代可增加其光毒性 ②体内分布广，组织穿透性好；$t_{1/2}$为6～7小时；通过肾脏以原药形式从尿中排泄，在48分钟内约70%～80%从尿中排出 ③适用于敏感细菌引起的呼吸道感染、泌尿生殖系统感染及腹腔、胆道、肠道、伤寒等感染
加替沙星 (gatifloxacin)	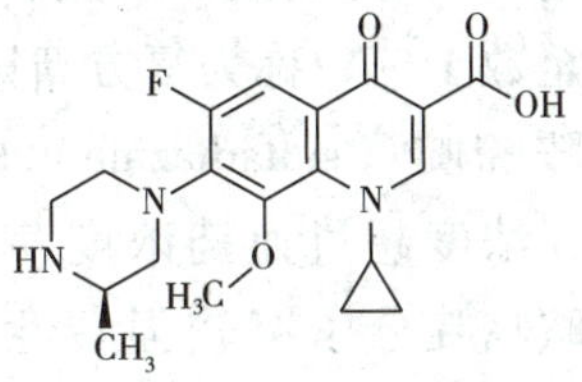	①本品具有广谱的抗革兰阴性和阳性菌的活性；8位有甲氧基取代，但其光毒性较小；7位的3-甲基哌嗪取代后，引入手性中心，但其*R*-对映体和*S*-对映体抗菌活性相同 ②口服吸收良好，其绝对生物利用度为96%；T_{max}为1～2小时，C_{max}和AUC随剂量成比例增加；每日1次，每次口服400mg，其平均稳态血药峰浓度和谷浓度分别为4mg/L和0.4mg/L；无酶诱导作用，不改变自身和其他合用药物的清除代谢；平均$t_{1/2}$为7～14小时 ③主要用于由敏感病原体所致的各种感染性疾病
莫西沙星 (moxifloxacin)	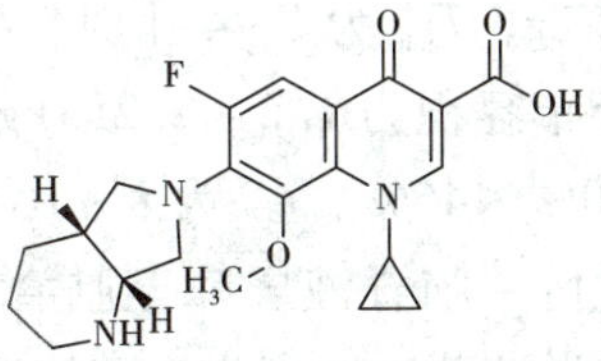	①本品8位有甲氧基取代，对革兰阳性菌、革兰阴性菌、厌氧菌、抗酸菌和非典型微生物如支原体、衣原体、军团菌有广谱抗菌活性，对*β*-内酰胺类和大环内酯类抗生素耐药的细菌亦有效；7位的二氮杂环取代能阻止活性流出，该活性流出为氟喹诺酮耐药机制 ②口服吸收快，绝对生物利用度约为91%；在50～200mg单次剂量和每日600mg连服10天的药代动力学呈线性关系；口服400mg后，T_{max}为0.5～4小时，C_{max}为3.1mg/L；单剂量静脉给药400mg，T_{max}为1小时，C_{max}为4.1mg/L，与口服相比平均增加26%；药物暴露的AUC约为39(mg·h)/L，与绝对生物利用度约为91%的口服［35(mg·h)/L］相比略高； ③用于治疗成人患有上呼吸道和下呼吸道感染，如急性窦炎、慢性支气管炎急性发作、社区获得性肺炎，以及皮肤和软组织感染
依诺沙星 (enoxacin)	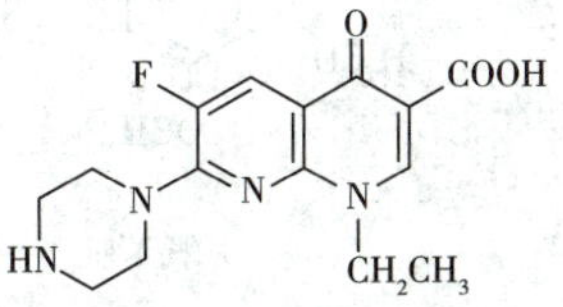	①本品母核为萘啶酸环，生物利用度提高 ②口服生物利用度为98%，口服T_{max}为1～2小时，但$t_{1/2}$为3～6小时，需要一日给药2次；单次口服0.1g，C_{max}为3.06～3.22mg/L；口服吸收后，体内分布较广，血浆蛋白结合率为18%～57% ③用于对其敏感的革兰阴性菌和革兰阳性菌引起的感染，如泌尿、肠道、呼吸道、外科、眼科、妇产科、皮肤科及五官科等感染性疾病

（二）磺胺类抗菌药

磺胺类药物作用的靶点是细菌的二氢叶酸合成酶（DHFAS），使其不能充分利用对氨基苯甲酸合成叶酸。抗菌增效剂甲氧苄啶（trimethoprim，TMP）是二氢叶酸还原酶可逆性抑制药，阻碍二氢叶酸还原为四氢叶酸，影响辅酶F的形成，从而影响微生物DNA、RNA及蛋白质的合成，抑制了其生长繁殖。当磺胺类药物和抗菌增效剂甲氧苄啶一起使用时，磺胺类药物能阻断二氢叶酸的合成，而甲氧苄啶又能阻断二氢叶酸还原成四氢叶酸。二者合用，可产生协同抗菌作用，使细菌体内叶酸代谢受到双重阻断，抗菌作用增强数倍至数十倍。

1. 磺胺类药物的基本结构与构效关系　磺胺类药物的基本结构是对氨基苯磺酰胺（sulfanilamide）。

H_2N—⌬—SO_2NH_2

磺胺类药物的构效关系如图6－34所示。

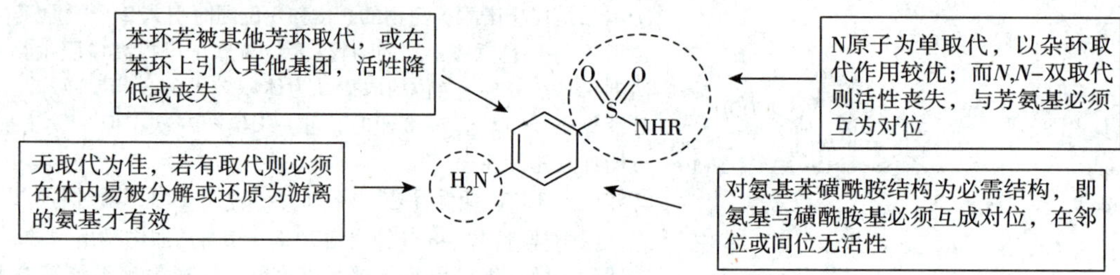

图6－34　磺胺类药物的构效关系

对氨基苯磺酰胺为必需结构，芳氨基上的取代基对抑菌活性有较大的影响。须在体内被酶分解或还原为游离的氨基才有效，磺酰氨基上*N*-单取代化合物多可使抑菌作用增强，而以杂环取代时抑菌作用较优。*N*,*N*-双取代化合物一般丧失活性。磺胺类药物的酸性离解常数（pK_a）与抑菌作用强度有密切的关系，当pK_a值在6.5～7.0时，抑菌作用最强。

2. 常用药物　磺胺甲噁唑（sulfamethoxazole），又名新诺明（sinomin），磺胺甲基异噁唑（SMZ）。磺胺甲噁唑抗菌谱广，抗菌作用强，对多数革兰阳性菌和革兰阴性菌具有抗菌活性。磺胺甲噁唑的作用特点是吸收及排泄缓慢，一次给药后有效药物浓度可维持10～24小时。可与抗菌增效剂甲氧苄啶（trimethoprim，TMP）按5∶1比例配伍合用，其抗菌作用可增强数倍至数十倍，称为复方新诺明。

磺胺嘧啶（sulfadiazine）的特点是可进入脑脊液，浓度超过血药浓度一半可达到治疗浓度。磺胺嘧啶分子有较强酸性，可以制成钠盐和银盐，磺胺嘧啶银盐可预防和治疗重度烧伤的感染。

甲氧苄啶（trimethoprim）为抗菌增效剂，口服后吸收完全，约可吸收给药量的90%以上。口服0.1g，T_{max}为1～4小时，C_{max}约为1mg/ml；表观分布容积为1.2～2.2L/kg，血浆蛋白结合率为30%～46%，$t_{1/2}$为8～10小时。甲氧苄啶可透过血－脑脊液屏障至脑脊液中，脑膜无炎症时脑脊液药物浓度为血药浓度的30%～50%，有炎症时可达50%～100%。

磺胺甲噁唑　　　磺胺嘧啶　　　甲氧苄啶

（三）抗真菌药

1. 多烯类抗真菌药　多烯类抗真菌药主要用于深部真菌感染，此类药物与真菌细胞膜上的甾醇结合，损伤膜的通透性，导致细菌细胞内钾离子、核苷酸、氨基酸等外漏，破坏正常代谢而起抑菌作用。除支原体外，细胞上缺少甾醇的细菌不受多烯类药物作用。游离甾醇和细胞膜上甾醇竞争多烯类药物，而使多烯类药物作用减弱。

其主要代表药物有制霉菌素 A1（nystatin A1）、那他霉素（natamycin，pimaricin）、两性霉素 B（amphotericin B）、哈霉素（hamycin）和曲古霉素（hachimycin trichomycin）。常用的是两性霉素 B，其结构中有氨基和羧基，故兼有酸碱两性。两性霉素 B 通过对真菌细胞膜通透性的影响而导致一些药物易于进入细胞而产生协同作用。本品消除缓慢，一次静脉滴注给药后，有效血药浓度可维持 24 小时以上，半衰期为 18 ~ 24 小时。静脉滴注后少量自肾排出，每日约排出给药量的 5%，7 天内尿中约排出给药量的 40%。本品静脉滴注后，少量可达脑脊液。

2. 唑类抗真菌药　唑类抗真菌药是目前临床上治疗真菌感染药物的主流药物，该类药物具有代谢稳定，既可口服又可注射，对浅部真菌和深部真菌都有疗效等优点。

甾醇是构成真菌和哺乳动物细胞膜的重要成分，同时对细胞膜上酶和离子转运蛋白的功能执行起着重要的作用。真菌与哺乳动物之间的区别是哺乳动物细胞膜的甾醇是胆固醇，而真菌中则是麦角甾醇。

羊毛甾醇　—CYP去甲基酶→　14-去甲基羊毛甾醇　→　麦角甾醇

唑类药物作用靶点

所有的唑类药物都通过抑制 14α-去甲基化来抑制麦角甾醇的生物合成。唑类药物的 N 原子可以与真菌细胞色素 P450 酶的辅基亚铁血红蛋白上的亚铁离子形成络合键，唑类抗真菌药的其余部分与辅基蛋白结合并相互作用，抑制了细胞色素 P450 酶的脱 14α-甲基过程，其结果是使聚集到真菌细胞膜的甾醇依然带有甲基基团。这些甾醇没有正常的麦角甾醇所具有的准确的形状和物理特性，导致膜的渗透性改变，发生泄漏，并使膜中蛋白的功能失常，从而导致真菌细胞死亡。

（1）唑类药物的基本结构与构效关系　唑类药物主要有咪唑和三氮唑两类结构。唑类药物的化学结构特征是有一个五元芳香杂环，该环含有两个或三个氮原子，含有两个氮原子为咪唑类，三个氮原子为三氮唑类。唑环通过 N1 连接到一个侧链上，该侧链至少含一个芳香环。

$$\text{N-(CH}_2)_n\text{-C(R}_1\text{)(Ar)-R}_2 \qquad n=0,\ 1;\quad X=N,\ CH$$

1）分子中的氮唑环（咪唑或三氮唑）是必需的，咪唑环的 3 位或三氮唑的 4 位氮原子与血红蛋白铁原子形成配位键，竞争抑制酶的活性，当被其他基团取代时，活性丧失。比较咪唑和三氮唑类化合物可以发现三氮唑类化合物的治疗指数明显优于咪唑类化合物。

2）氮唑上的取代基必须与氮杂环的1位上的氮原子相连。

3）Ar基团上取代基中苯环的4位取代基有一定的体积和电负性，苯环的2位有电负性取代基，对抗真菌活性有利。

4）R_1、R_2上取代基结构类型变化较大，其中活性最好的有两大类：①R_1、R_2形成取代二氧戊环结构，成为芳乙基氮唑环状缩酮类化合物，代表性的药物有酮康唑、伊曲康唑。该类药物的抗真菌活性较强，但由于体内治疗时肝毒性较大，而成为目前临床上首选的外用药。②R_1为醇羟基，代表性药物为氟康唑，该类药物体外无活性，但体内活性非常强，是治疗深部真菌病的首选药。

5）该类化合物的立体化学：氮唑类抗真菌药对立体化学要求十分严格，情况是在3-三唑基-2-芳基-1-甲基-2-丙醇类化合物中，1*R*，2*R*-立体异构与抗真菌活性有关。

咪唑类药物的代表药物为噻康唑（tioconazole）、益康唑（econazole）、酮康唑（ketoconazole）等。此类药物化学结构特点多数可以看作为乙醇取代物，其中羟基多为醚化，C-1与芳核直接相连，C-2与咪唑基联结，因而C-1是手性碳，此类药物应具有旋光性，但临床使用的药物多数为消旋体。

（2）常见的唑类抗真菌药物（表6-45）

表6-45　常见的唑类抗真菌药物

药物名称	药物结构	性质和代谢
酮康唑（ketoconazole）	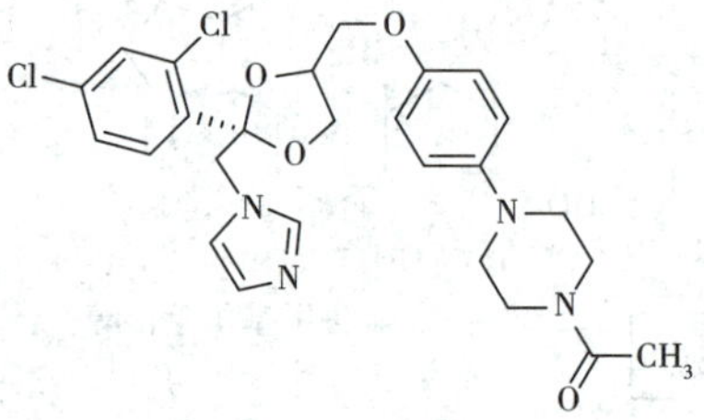 Cl, Cl, O, O, O, N, N, N, N, CH$_3$, O	①分子中含有乙酰哌嗪和缩酮结构，使该药吸收后在体内广泛分布，并增加代谢稳定性，以改善口服生物利用度和维持血浆药物浓度 ②在胃酸内溶解易吸收；胃酸酸度降低时，可使吸收减少。吸收后在体内广泛分布，可穿过血-胎盘屏障；血浆蛋白结合率为90%；口服本品200mg后，C_{max}为（3.6±1.65）mg/L，T_{max}为1~4小时；进餐后服用本品的生物利用度约为75%；$t_{1/2}$为6.5~9小时 ③适用于全身真菌感染
伏立康唑（voriconazole）	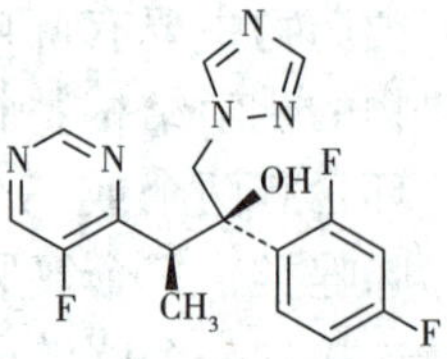 N, N, N, N, N, N, N, OH, F, F, CH$_3$, F	①为改善氟康唑水溶性设计得到的药物，为广谱抗真菌药物，但伏立康唑是CYP2C19、CYP2C9和CYP3A4的抑制药，因此药物相互作用发生率高于氟康唑 ②伏立康唑的代谢具有饱和性，所以其药代动力学呈非线性；伏立康唑的药代动力学个体间差异很大；口服本品吸收迅速而完全，给药后T_{max}为1~2小时；口服后绝对生物利用度约为96%；胃液pH值改变对本品吸收无影响；主要代谢产物为*N*-氧化物，口服200mg后终末半衰期约为6小时 ③治疗侵袭性曲霉病、耐药的念珠菌引起的严重侵袭性感染、AIDS进行性的并可能威胁生命的真菌感染

续表

药物名称	药物结构	性质和代谢
硝酸咪康唑(miconazole nitrate)	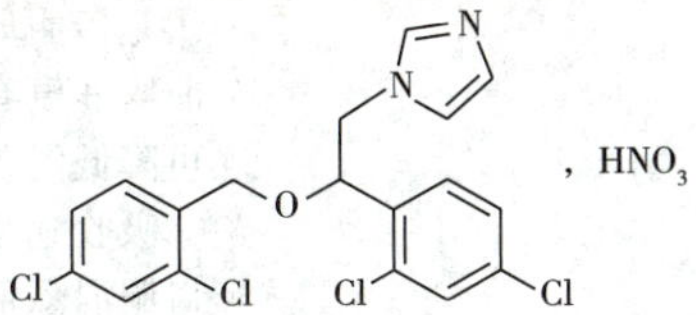 [结构式] , HNO_3	①分子中含有双2,4-二氯苯基，具有弱碱性，pK_a为6.65 ②皮肤癣菌、酵母菌念珠菌等引起的皮肤感染
噻康唑(tioconazole)	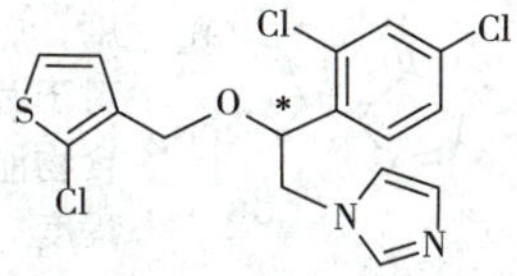 [结构式]	①咪唑类广谱抗真菌药，对表皮癣菌、白念珠菌、酵母菌等均有抗菌活性，对毛发癣菌病、花斑糠疹和皮肤念珠菌病等病原菌有效 ②主要剂型是栓剂和软膏剂 ③用于阴道真菌感染，如白念珠菌、其他念珠菌属及阴道毛滴虫引起的感染
氟康唑(fluconazol)	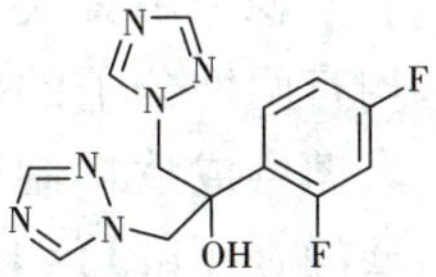 [结构式]	①结构中含有两个弱碱性的三氮唑环和一个亲脂性的2,4-二氟苯基，使其具有一定的水溶解度。这种结构使氟康唑口服吸收可达90%，且不受食物、抗酸药、组胺H_2受体拮抗剂类抗溃疡药物的影响；作用强，可透过血-脑屏障，是治疗深部真菌感染的首选药 ②单次口服100mg，平均C_{max}为4.5～8mg/L；表观分布容积接近于体内水分总量；本品血浆蛋白结合率低（11%～12%），在体内广泛分布，少量在肝脏代谢，主要自肾排泄，以原型自尿中排出给药量的80%以上；$t_{1/2}$为27～37小时 ③主要用于念珠菌病、隐球菌病、球孢子菌病等
伊曲康唑(itraconazole)	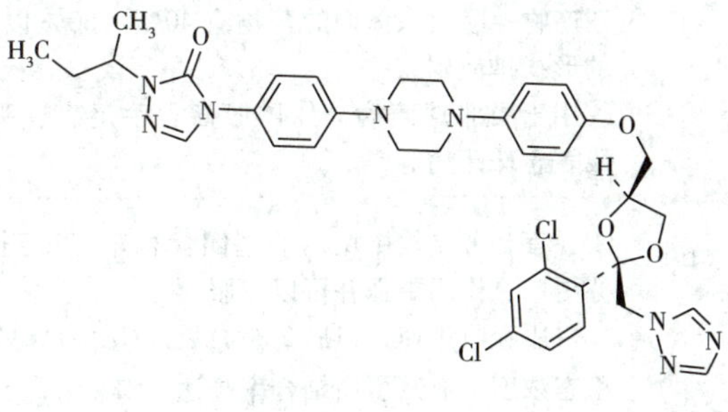 [结构式]	①结构中含有1,2,4-三氮唑和1,3,4-三氮唑，且这两个唑基分别在苯基取代哌嗪的两端，这使得伊曲康唑脂溶性比较强，在体内某些脏器组织中浓度较高；在体内代谢产生羟基伊曲康唑，活性比伊曲康唑更强，但半衰期比伊曲康唑更短 ②绝对口服生物利用度为55%，血浆蛋白结合率为99.8%；在肝脏广泛代谢为多种代谢物，包括主要代谢物羟基依曲康唑；$t_{1/2}$为21小时 ③抗菌谱与氟康唑相似；临床用于深部真菌感染和浅表真菌感染，可治疗曲霉病

续表

药物名称	药物结构	性质和代谢
泊沙康唑（posaconazole）	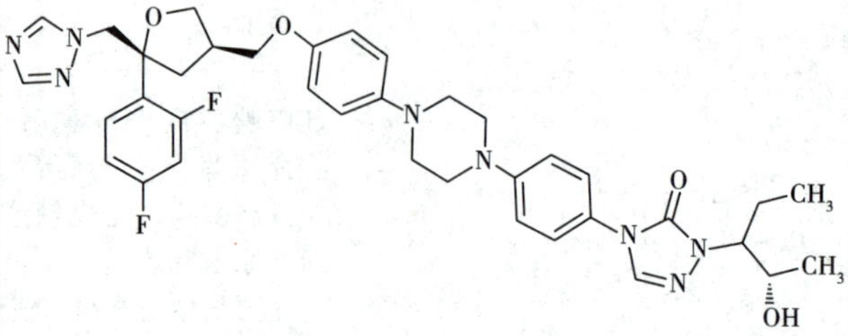	①是伊曲康唑的衍生物，比氟康唑和伊曲康唑更有效预防侵袭性曲霉菌感染并可降低侵袭性真菌感染相关的病死率 ②吸收速度和消除速度符合单室模型，口服混悬剂不同剂量间相对生物利用度有显著不同，分次使用（每12小时或每6小时服用1次）能显著提高生物利用度，血浆蛋白结合率为98%～99%；相对于片剂，混悬剂的生物利用度增加，食物能明显提高本药的吸收速度和吸收程度 ③适用于念珠菌属、隐球菌属真菌引起的真菌血症，呼吸、消化道、尿路真菌病，腹膜炎、脑膜炎等

3. 其他抗真菌药物 包括烯丙胺类，如萘替芬（naftifine）、特比萘芬（terbinafine）；苯甲胺类，如布替萘芬（butenafine）；棘白菌素类，如卡泊芬净（caspofungin）、米卡芬净（micafungin）、阿尼芬净（anidulafungin）；嘧啶类，如氟胞嘧啶（fluorocytosine）等。

烯丙胺类药物能特异性地抑制角鲨烯环氧化酶，此酶为麦角甾醇合成的关键酶，从而阻止麦角甾醇合成，角鲨烯堆积于膜内，导致胞膜脆性增加而破裂，细胞死亡，主要用于浅表真菌感染的治疗。

苯甲胺类药物作用机制与烯丙胺类一样，抑制角鲨烯环氧化酶。

棘白菌素类药物为天然或半合成的脂肽，均有两性分子的六肽环，连接脂类侧链，为葡聚糖合成酶抑制药，非竞争性地抑制真菌细胞壁的β-(1,3)-D-葡聚糖的合成，导致真菌细胞壁渗透性改变，细胞溶解死亡而发挥杀菌作用。

常用的其他抗真菌药物见表6-46。

表6-46 常用的其他抗真菌药物

药物名称	药物结构	性质和代谢
萘替芬（naftifine）	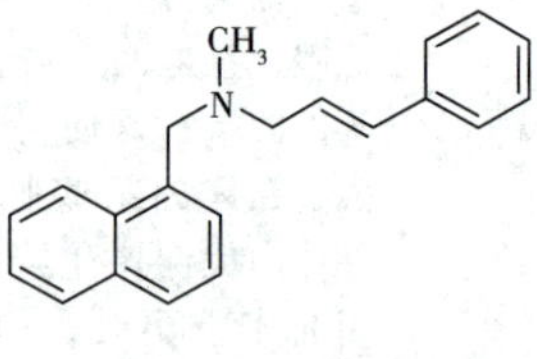	①烯丙胺类药物，具有较高的广谱抗真菌活性，局部使用治疗皮肤癣菌病的效果优于克霉唑和益康唑 ②健康人完整皮肤外用1%盐酸萘替芬软膏，3%～6%被吸收到体内；萘替芬在体内通过苯环及*N*-去烷基化，至少可转化成3种代谢产物；吸收入体内的药物有40%～60%以原型药物和代谢产物的形式排泄到尿中 ③用于局部真菌病，如体股癣、手足癣、头癣、甲癣、花斑癣、浅表念珠菌病等
特比萘芬（terbinafine）	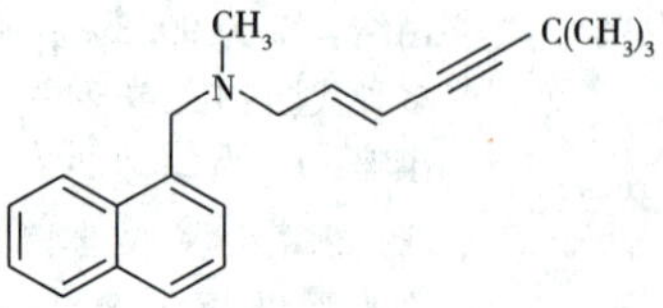	①在萘替芬结构中用乙炔基团代替苯环得到的，抗真菌谱比萘替芬更广，作用更强并可以口服 ②口服吸收迅速，口服2小时后，C_{max}为0.97μg/ml，10～14天达稳态浓度，血浆蛋白结合率高达99%；$t_{1/2}$为1小时 ③适用于治疗各种浅部真菌感染
布替萘芬（butenafine）	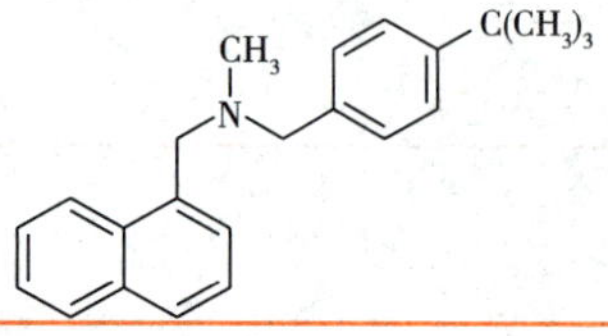	①苯甲胺类抗真菌药物，因在体内潴留时间比较长，24小时后仍可保持较高浓度，局部应用后，经皮肤角质层渗透迅速，是安全有效的优良药物 ②抗菌谱比较广，主要用于浅表真菌感染的治疗

三、抗病毒药物

病毒性感染疾病是严重危害人民生命健康的传染病，据不完全统计，在人类传染病中，病毒性疾病高达60% ~65%。病毒没有完整的酶系统、核糖体、线粒体或其他细胞器，因此无法独立进行繁殖，必须寄生在宿主活细胞内，利用宿主的核酸、蛋白质、酶等作为自身繁殖的必需物质和能源。病毒在寄生细胞内的增殖称为复制。

根据病毒的复制过程，可分为DNA病毒和RNA病毒。DNA病毒在进入宿主细胞后，在宿主的细胞核中将病毒的DNA通过宿主细胞的多聚酶（polymerase）转录成mRNA，然后mRNA翻译合成病毒特定的蛋白。RNA病毒在宿主细胞中依赖成熟病毒粒子中的酶合成自己的mRNA，或依赖病毒的RNA自身作为mRNA进行复制，然后mRNA翻译合成各种病毒蛋白。

但是在RNA病毒中，有一类病毒称为逆转录病毒（retroviruses），以RNA为模板，在逆转录酶的催化下合成DNA链。新合成的DNA链又称为前病毒DNA，在细胞核被病毒整合酶整合进入宿主基因组，利用宿主细胞已有的基因翻译合成病毒蛋白。这些病毒与获得性免疫缺陷综合征（acquired immunodeficiency syndrome，AIDS，又称艾滋病）及T-细胞白血病有关。

根据病毒在体内的复制过程，病毒被分为非逆转录病毒和逆转录病毒。抗病毒药物也分为抗非逆转录病毒药物和抗逆转录病毒药物。

（一）抗非逆转录病毒药物

1. 干扰病毒核酸复制的药物

（1）核苷类抗病毒药物　核苷是由碱基和糖两部分组成。由天然五种碱基（A、C、T、U、G）中的一种与核糖或去氧核糖所形成的各种核糖核苷或脱氧核糖核苷称天然核苷。若通过化学修饰改变天然碱基或糖基中的基团后形成核苷称为人工合成核苷。核苷类似物类抗病毒药物依据其结构可以分为核苷类和开环核苷类。

本类药物作用机制是基于代谢拮抗的原理，模拟天然核苷的结构，竞争性地作用于酶活性中心，嵌入正在合成的病毒DNA或RNA链中，终止DNA或RNA链的延长，从而最终抑制病毒复制。由于它们是DNA或RNA病毒合成中基本原料的类似物，故往往具有通用性，即具有广谱的抗病毒活性，同样，它们的毒性和副作用也较大。

基于代谢拮抗的原理，设计出的核苷类抗病毒药物主要有嘧啶核苷类化合物和嘌呤核苷类化合物核苷类抗病毒药物。核苷类药物通常需要在体内转变成三磷酸酯的形式而发挥作用，这是此类药物共有的作用机制。

（2）开环核苷类抗病毒药物　由于腺苷类药物在体内易被脱氨酶转化成脱氨化合物而丧失活性，在寻找腺苷脱氨酶抑制药的过程中，通过对糖基进行修饰发现了一些开环的核苷类抗病毒药物有较好的抗病毒活性。常用的开环核苷类抗病毒药物见表6-47。

表6-47　常用的开环核苷类抗病毒药物

药物名称	药物结构	性质和代谢
阿昔洛韦 （acyclovir，ACV）		①本品为开环的鸟苷类似物，可以看成是在糖环中失去C-2′和C-3′的嘌呤核苷类似物，其在被磷酸化时专一性的在相应于羟基的位置上磷酸化，并掺入到病毒的DNA中；由于该化合物不含有其他羟基，是链中止剂，从而使病毒的DNA合成中断 ②口服吸收差，15% ~30%；在肾、肝和小肠中浓度高，脑脊液中浓度约为血中浓度的一半；每4小时口服200mg和400mg，5天后的C_{max}分别为0.6mg/L和1.2mg/L，该品血浆蛋白结合率低（9% ~33%），$t_{1/2}$分别为3.0小时和3.5小时 ③在体内比较稳定，仅约15%在肝脏代谢为无活性的9-羧甲氧基甲基鸟嘌呤和少量的8-羟基化合物 ④治疗各种疱疹病毒感染的首选药

续表

药物名称	药物结构	性质和代谢
更昔洛韦（ganciclovir，GCV）	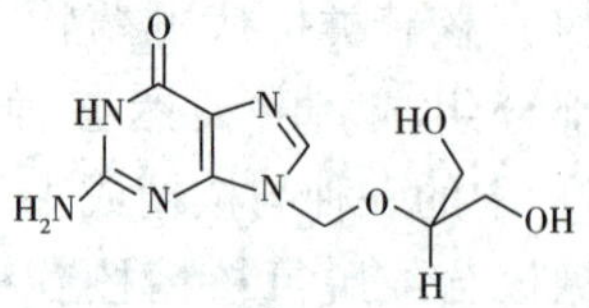	①本品分子中的侧链比阿昔洛韦多一个羟甲基，可以看成是具有 C3′-OH 和 C5′-OH 的开环脱氧鸟苷衍生物，更昔洛韦对巨细胞病毒（CMV）的作用比阿昔洛韦强 ②主要是通过肾小球滤过作用以原型排出；肾功能正常的患者，以 5mg/kg 体重的剂量持续注射 1 小时后，$t_{1/2}$ 为 2.9 小时 ③预防及治疗免疫功能缺陷患者的 CMV 感染，如艾滋病患者，接受化疗的肿瘤患者，使用免疫抑制药的器官移植患者
喷昔洛韦（penciclovir，PCV）	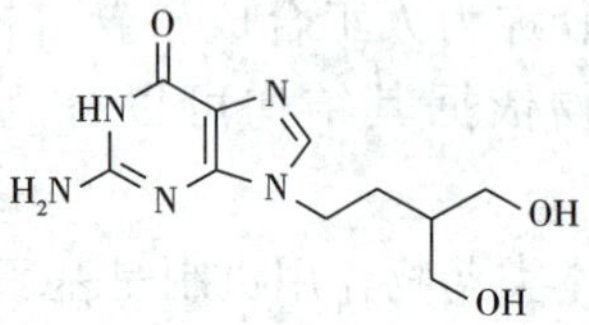	①本品为更昔洛韦侧链上的氧原子被生物电子等排体碳原子取代所得的药物 ②生物利用度较低；只能用作外用药；体外对 HSV-1 和 HSV-2有抑制作用 ③用于口唇或面部单纯疱疹、生殖器疱疹
泛昔洛韦（famciclovir，FCV）	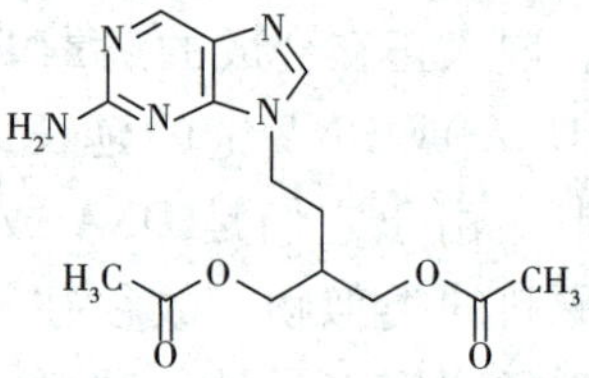	①喷昔洛韦 6-脱氧衍生物的二乙酰基酯，是喷昔洛韦的前体药物 ②泛昔洛韦口服后在胃肠道和肝脏中迅速被代谢产生喷昔洛韦，生物利用度可达 77%；口服吸收好，$t_{1/2}$ 约为 2 小时 ③对 VZV、HSV-1、HSV-2 和 HBV 均有较强抑制作用
伐昔洛韦（valaciclovir，VACV）	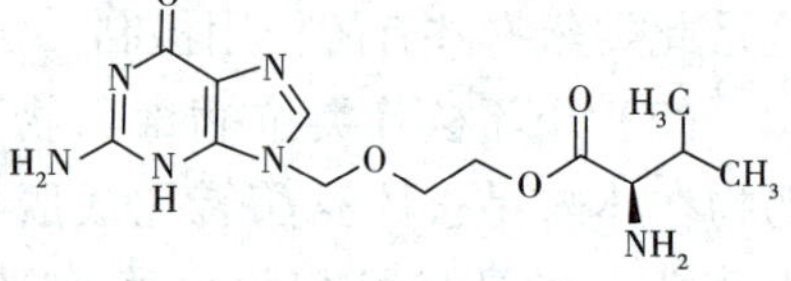	①为阿昔洛韦（ACV）的前药，进入人体后迅速分解为 L-缬氨酸和阿昔洛韦。前者在体内参与正常生理生化代谢，后者发挥抗病毒作用；由于该品是 ACV 的氨基酸酯，没有游离羟基提供给磷酸化，因而在未转化为 ACV 之前，无抗病毒活性 ②本品水溶性好，口服后在肠道吸收快，并在体内迅速转化为 ACV；服用该品 250～2000mg，入血药量及 C_{max} 与剂量呈线性关系；口服时生物利用度为 67% ±13%，ACV 仅 10%～30%；血浆蛋白结合率很低，易透过生物膜；口服后母体 ACV 的 $t_{1/2}$ 为 3 小时 ③VACV 在体内转化为 ACV 后，部分经肝脏代谢，其代谢产物主要从尿中排出，其中 ACV 占 46%～59%，8-羟基阿昔洛韦占 25%～30%，9-羟基甲氧基甲基鸟嘌呤占 11%～12% ④用于水痘、带状疱疹及 HSV-Ⅰ、HSV-Ⅱ，包括初发和复发的生殖器疱疹
6-脱氧阿昔洛韦（6-deoxyacyclovir）	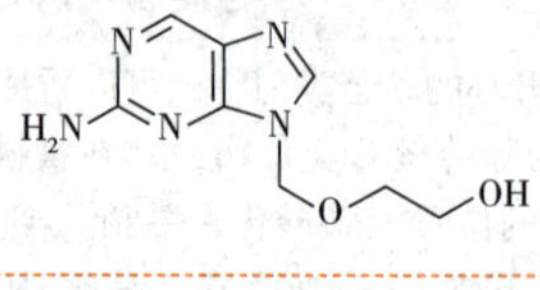	①阿昔洛韦的前药，可在黄嘌呤氧化酶的作用下被快速代谢为阿昔洛韦，优势在于水溶性得到了提高 ②用于治疗水痘-带状疱疹病毒感染
替诺福韦酯（tenofovir disoproxil）	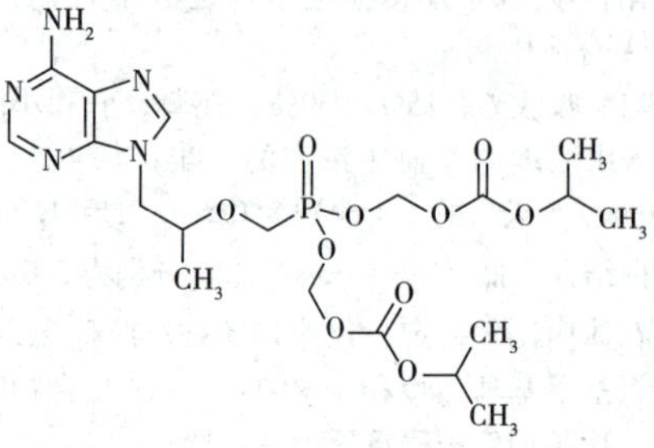	①本品为替诺福韦的磷酸酯类前药，进入细胞后即释放出一磷酸核苷，提高了生物利用度。在鸟嘌呤环的 6 位接上氨基也可改善药物的药代动力学性质，如脂溶性、溶解度、口服生物利用度等 ②临床应用于 HIV 及 HBV 感染

续表

药物名称	药物结构	性质和代谢
阿德福韦酯(adefovir dipivoxil)	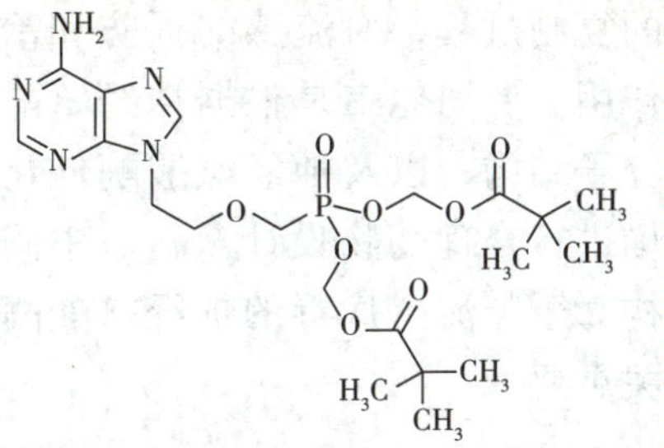 [结构式]	①阿德福韦的磷酸酯类前药 ②用于治疗 HBV 活动复制期，并伴有 ALT 或 AST 持续升高或肝脏组织学活动性病变的肝功能代偿的成年慢性乙型肝炎患者

(3) 非核苷类抗病毒药物　利巴韦林(ribavirin)，又名：三氮唑核苷，病毒唑（virazole)，为广谱抗病毒药。从化学结构看利巴韦林可视为磷酸腺苷（AMP）和磷酸鸟苷(GMP) 生物合成前体氨基咪唑酰氨核苷（AICAR）的类似物。利巴韦林三磷酸酯抑制 mRNA 的5′-末端鸟嘌呤化和末端鸟嘌呤残基的 N7 甲基化，并且与 GTP 和 ATP 竞争抑制 RNA 聚合酶。与鸟苷的空间结构有很大的相似性，若将本品的酰胺基团旋转后和腺苷的空间结构也有很大的相似性。

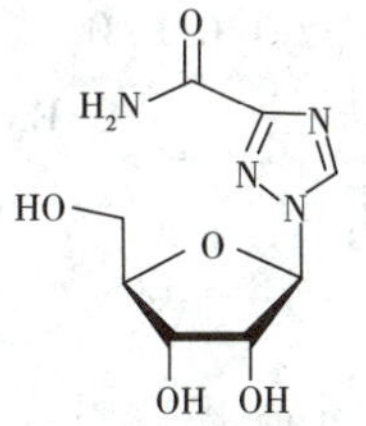

利巴韦林

2. 干扰病毒进入宿主细胞和病毒释放的药物

(1) 金刚烷胺类药物　盐酸金刚烷胺(amantadine hydrochloride) 是 M_2 蛋白抑制药，M_2蛋白为流感病毒囊膜上的一种跨膜蛋白，以二硫键连接成同型四聚体，大量存在于感染宿主细胞表面。M_2蛋白具有离子通道的活性，在流感病毒进入宿主细胞、复制、脱壳、转录、翻译、成熟、释放等过程中起着主要作用。M_2蛋白抑制药主要通过干扰 M_2蛋白离子通道活性，改变宿主细胞表面电荷，抑制病毒穿入宿主细胞，抑制病毒蛋白加工和 RNA 的合成，干扰病毒的脱壳和成熟病毒的颗粒释放，从而抑制了病毒的增殖，同时还能阻断病毒的装配，不能形成完整的病毒。金刚烷胺结构为一种对称的饱和三环癸烷，形成稳定的刚性笼状结构，因此，代谢性质稳定。具有生物碱性质。口服后很容易吸收。口服 100mg 在 1～8 小时内，血药浓度为 0.3μg/ml。如果每 12 小时服用 100mg，48 小时后，组织中药物浓度达到最高。肾功能正常的患者，$t_{1/2}$为 15～20 小时。本品可通过血-脑屏障，分布于唾液、鼻分泌物和乳汁中。大约 90% 的药物未经改变通过肾脏排出。

盐酸金刚乙胺（rimantadine hydrochloride）是盐酸金刚烷胺的衍生物，抗 A 型的流感病毒的活性比盐酸金刚烷胺强 4～10 倍，而中枢神经的副作用也比较低。

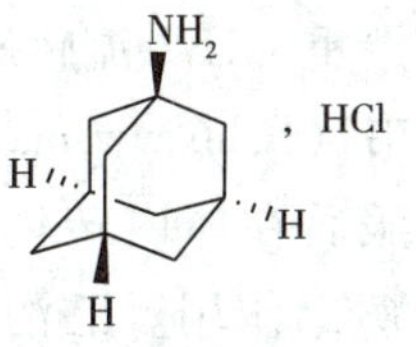

盐酸金刚烷胺 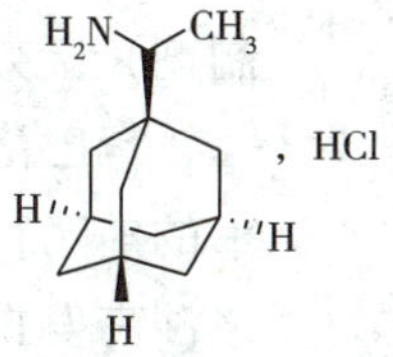　　盐酸金刚乙胺 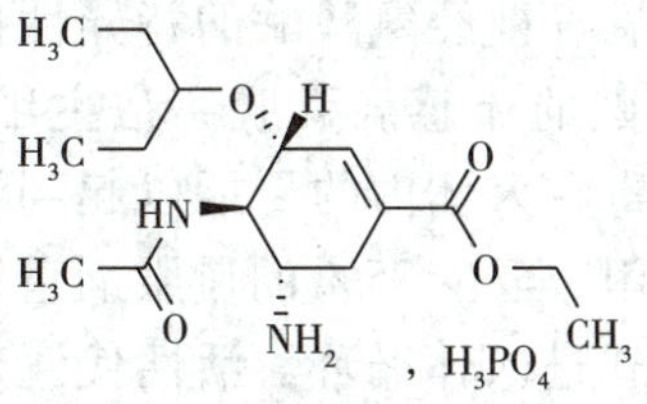　　磷酸奥司他韦

(2) 干扰素（interferon，IFN）　是一类具有高活性、多功能的诱生蛋白。只有在诱生剂诱生的情况下，才能活化产生。其分子量为 20000～160000 道尔顿，都是糖蛋白，有特异的抗病毒活性。本品分为 α、β、γ 三种。α-干扰素由人白细胞分泌（白细胞、非 T 淋巴细胞），

又称人白细胞干扰素；α-干扰素由人成纤维母细胞产生，又称人成纤维母细胞干扰素；β-干扰素由人T淋巴细胞产生，又称人淋巴细胞干扰素，γ-干扰素也被称为免疫干扰素。本品在极低的浓度就可发挥作用。该药口服无法达到可检测的血清浓度，需注射给药。肌内注射5～8小时后，达到最大血药浓度。

（3）神经氨酸酶（NA）抑制药　奥司他韦（oseltamivir）是流感病毒的神经氨酸酶（NA）抑制药，通过抑制NA，能有效地阻断流感病毒的复制过程，对流感的预防和治疗发挥重要的作用。奥司他韦是根据神经氨酸酶天然底物的分子结构，以及神经氨酸酶催化中心的空间结构进行合理药物设计获得。中间过渡状态的结构对于与流感病毒的神经氨酸酶的抑制活性至关重要。

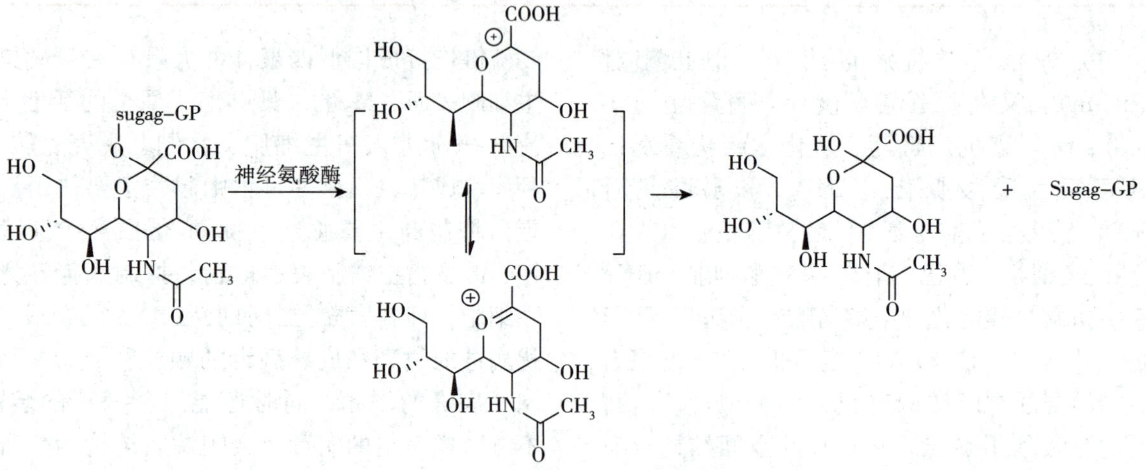

神经氨酸酶

Sugag-GP

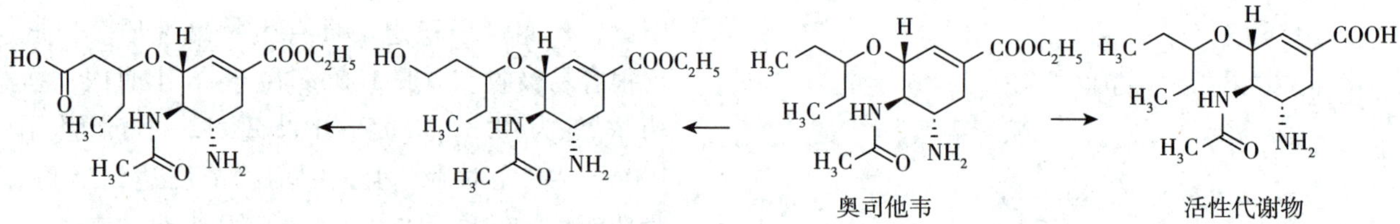

奥司他韦　　活性代谢物

构效关系研究表明，在神经氨酸C-6水溶性取代基被3-戊氧基侧链取代后，与NA的结合更大，并且脂溶性加大。用全碳环替代正离子氧环使其稳定性更高，并将羧基乙酯化后制成前药更有利于口服吸收，得到奥司他韦。口服后，在胃肠道迅速被吸收，经肝脏和肠壁酯酶作用下将酯基水解，迅速转化为奥司他韦羧酸盐。它是流感病毒神经氨酸酶的特异性抑制药。可以抑制成熟的流感病毒脱离宿主细胞，从而抑制流感病毒在人体内的传播以起到治疗流行性感冒的作用。至少75%的口服剂量以活性代谢产物的形式进入体循环。活性代谢产物的血浆浓度与服用剂量成比例，且不受进食影响，T_{max}为2～3小时，其在体内可以定向分布至肺、支气管、鼻窦、中耳等部位。$t_{1/2}$为6～10小时。奥司他韦用于甲型流感和乙型流感。

帕拉米韦（peramivir）将奥司他韦分子中六元碳环换为五元碳环，引入与神经氨酸酶作用更强的胍基基团。对于患有急性无并发症流感的13岁或以上成人和青少年患者，帕拉米韦的推荐剂量为单次600mg剂量，静脉输注15～30分钟。对于2～12岁的患者，急性无并发症流感的推荐剂量为单次12mg/kg剂量（最大剂量为600mg），静脉输注15～30分钟。帕拉米韦可用于其他抗病毒药物（包括神经氨酸酶抑制剂）无效的严重H1N1流感病例。

玛巴洛沙韦（baloxavir marboxil）是巴洛沙韦的前药，口服后在体内转化为活性代谢物巴洛沙韦发挥抗病毒作用。巴洛沙韦与奥司他韦作用的靶点不同。巴洛沙韦属于病毒RNA聚合酶抑制剂，通过抑制帽依赖性核酸内切酶（CEN）活性阻断病毒mRNA合成，且直接在病毒复制阶段进行阻断。

帕拉米韦　　玛巴洛沙韦　　代谢活化　　巴洛沙韦

流感病毒的遗传物质携带在 RNA 中，其帽依赖性核酸内切酶的主要作用是帮助基因组复制，即帮助流感病毒复制子代。CEN 是一种金属酶，其活性需要二价阳离子，并且是流感病毒生命周期中的关键步骤。玛巴洛沙韦进入受感染的细胞后被代谢形成酚结构的巴洛沙韦，巴洛沙韦是一种有效的金属离子螯合剂，螯合了 CEN 所需的金属阳离子，从而抑制酶促反应，使病毒基因组无法复制，在病毒刚进入细胞就阻断病毒的繁殖。

玛巴洛沙韦具有口服活性，单剂量给药时，耐受性良好，具有良好的安全性。根据体重给药。该药物半衰期长（79 小时），血浆中约有 93% 的蛋白结合。主要通过 UDP – 葡萄糖醛酸转移酶 UGT1A3 介导的结合进行代谢，也是 CYP3A4 的底物。巴洛沙韦在粪便中排泄（80.1%）。由于巴洛沙韦是一种有效的金属离子螯合剂，含多价阳离子制剂可降低巴洛沙韦的血浆浓度，不应与含多价阳离子泻药或抗酸药、或含有铁、锌、硒、钙、镁的口服补充剂一起使用，应避免与乳制品、钙强化剂一同饮用。玛巴洛沙韦用于治疗甲型和乙型流感。

（二）抗逆转录病毒药物

与逆转录病毒（retroviruses）相关的疾病主要有获得性免疫缺陷综合征，又称艾滋病（AIDS），及 T 细胞白血病。

1. 逆转录酶抑制药　逆转录酶（reverse transcriptase，RT）是艾滋病病毒复制过程中的一个重要酶，在人类细胞中无此酶存在，而在动物的研究过程中发现对该酶具有抑制作用的抑制剂，从而使研究以逆转录酶为作用靶点的抗艾滋病药物成为可能，逆转录酶抑制剂药物主要分为核苷类和非核苷类。

（1）核苷类逆转录酶抑制药

1）核苷类逆转录酶抑制药的构效关系（图 6 – 35）

核苷类逆转录酶抑制药物同样也需要在体内转变成三磷酸酯的形式而发挥作用。

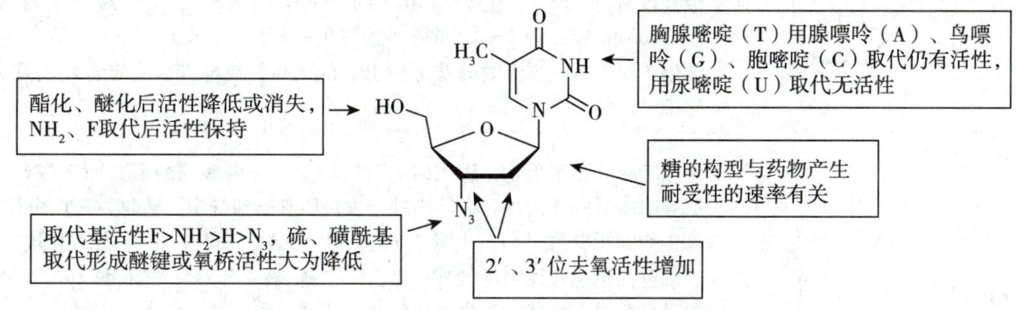

图 6 – 35　核苷类逆转录酶抑制药的构效关系

2）常用药物（表6－48）

表6－48　常用的核苷类逆转录酶抑制药

药物名称	药物结构	性质和代谢
齐多夫定（zidovudine）	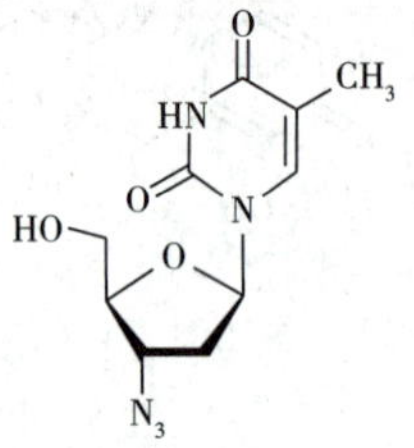	①为脱氧胸腺嘧啶核苷的类似物，在其脱氧核糖部分的3位上以叠氮基取代，又名：叠氮胸苷。掺入DNA中后，阻止3′,5′-双磷酸酯键的形成，引起DNA链断裂；对能引起艾滋病病毒和T细胞白血病的RNA肿瘤病毒有抑制作用 ②口服后可迅速吸收，T_{max}为0.5～1.5小时；药物剂量与药动学参数不相关；$t_{1/2}$约为1小时，口服生物利用度为65% ③为抗逆转录酶病毒药物，主要用于治疗艾滋病及重症艾滋病相关综合征
司他夫定（stavudine）	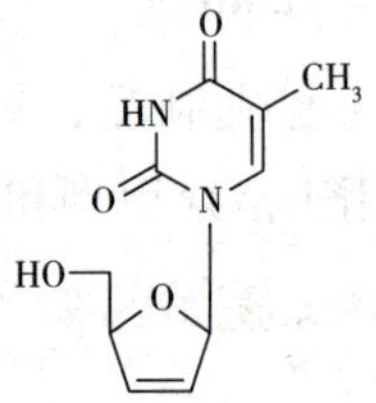	①为脱氧胸腺嘧啶核苷的脱水产物，引入2′,3′－双键，是不饱和的胸苷衍生物；对酸稳定，口服吸收良好；适用于对齐多夫定、扎西他滨等不能耐受或治疗无效的艾滋病及其相关综合征 ②在0.03～4mg/kg剂量范围内，C_{max}和AUC与剂量呈正比；每隔6、8或12小时重复给药，均无显著的积蓄；口服后吸收迅速，T_{max}为1小时；在0.01～11.4μg/ml的浓度范围内，司他夫定与血浆蛋白的结合微弱 ③与其他抗病毒药物联合使用，用于治疗HIV-1感染
拉米夫定（lamivudine）	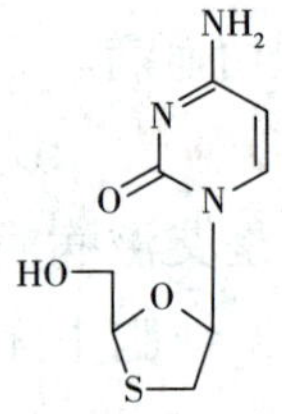	①双脱氧硫代胞苷化合物，有β-D-(+)及β－L－(－)二种异构体，两种异构都具有较强的抗HIV-1的作用，但其β－L－(－)－异构体对胞苷－脱氧胞苷脱氨酶的脱氨基作用有拮抗作用 ②口服后吸收良好，口服0.1g，T_{max}约1小时，C_{max}为1.1～1.5μg/ml；生物利用度为80%～85%；$t_{1/2}$为5～7小时；在治疗剂量范围内，拉米夫定的药动学呈线性关系，血浆蛋白结合率低 ③临床上可单用或与AZT合用治疗病情恶化的晚期HIV感染患者。还具有抗乙型肝炎病毒的作用
恩曲他滨（emtricitabine）	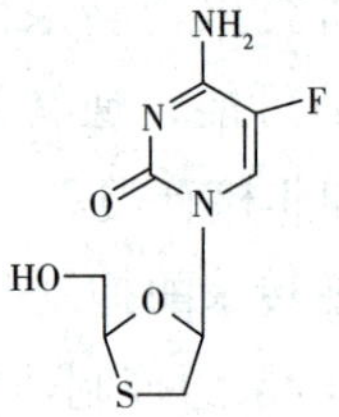	①在拉米夫定尿嘧啶碱基的5位以氟取代得到衍生物 ②吸收好，清除快，剂量范围内其药代动力学呈剂量依赖性，T_{max}为1.25～1.61小时；$t_{1/2}$为7.5～8小时，三磷酸盐的细胞内$t_{1/2}$约为39小时 ③与其他抗逆转录病毒药物联合用于成人HIV－1感染的治疗
扎西他滨（zalcitabine）	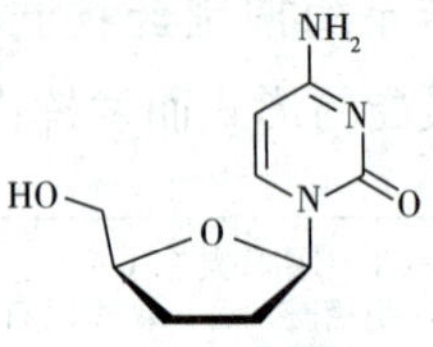	①作用机制与齐多夫定相同，在细胞内转化为有活性的三磷酸代谢物，从而竞争性抑制逆转录酶活性，并可能中止病毒DNA的延长；与齐多夫定联用时，有加合和协同的抗病毒作用；可有效抑制病毒的复制和疾病的发展 ②口服吸收良好，$t_{1/2}$较短为1.2小时，有一定量通过血－脑屏障（20%），主要经肾排泄（70%）；生物利用度约为88%，表现为线性药动学特性，口服0.25mg/kg，T_{max}为1～2小时，C_{max}为0.45～1.5μmol/L ③用于对齐多夫定无效的艾滋病患者的治疗，或与齐多夫定合用治疗晚期HIV感染
去羟肌苷（didanosine）	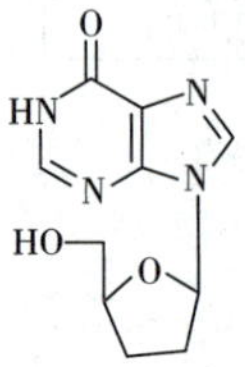	①嘌呤核苷类衍生物，进入体内后需转变成三磷酸酯的形式而发挥作用；去羟肌苷除本身的作用外，在体内部分去羟肌苷三磷酸酯可转化为去羟肌苷 ②生物利用度为30%～40%，T_{max}为0.5～1.5小时；蛋白结合率低（<5%），在细胞内迅速代谢为活性成分2，3－二脱氧腺苷－5－三磷酸（ddATP）；然后通过肝脏进一步代谢产生次黄嘌呤、黄嘌呤和尿酸；$t_{1/2}$为30分钟 ③在临床上主要用于治疗那些不能耐受齐多夫定或对齐多夫定治疗无效的晚期HIV感染的患者

（2）非核苷类逆转录酶抑制药　非核苷类逆转录酶抑制药直接与病毒逆转录酶催化活性部位的P疏水区结合，使酶蛋白构象改变而失活，从而抑制HIV-1的复制，但易产生耐药性。另外，非核苷类逆转录酶抑制药不抑制细胞DNA聚合酶，因而毒副作用小。常用的非核苷类逆转录酶抑制药见表6-49。

表6-49　常用的非核苷类逆转录酶抑制药

药物名称	药物结构	性质和代谢
奈韦拉平（nevirapine）	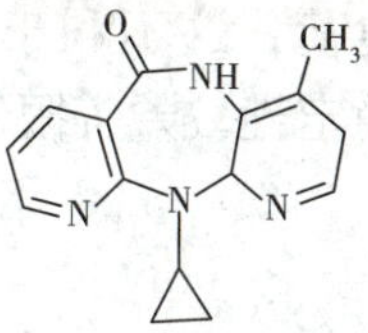	①专一性HIV-1非核苷类逆转录酶抑制药。与核苷类抑制药合用有加和作用，一旦和病毒接触后，很快诱导产生抗药性，在用药1~2周即失去抗病毒作用 ②与核苷类抑制药联合使用治疗晚期HIV感染的成年患者
依法韦仑（efavirenz）	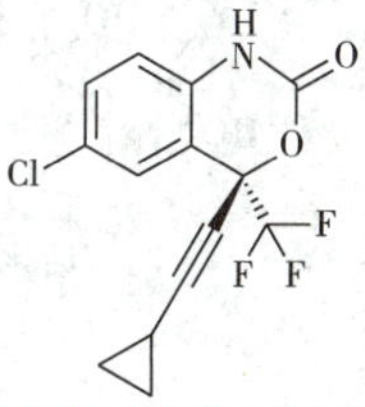	①非竞争性地抑制HIV-1的逆转录酶，而对HIV-2逆转录酶和人细胞DNA的α、β、γ、δ合成酶没有抑制作用。对耐药病毒菌株也有效 ②在临床上，与其他抗病毒药联合应用，用于HIV-1感染的艾滋病成人、青少年和儿童的联合治疗
地拉韦定（delavirdine）	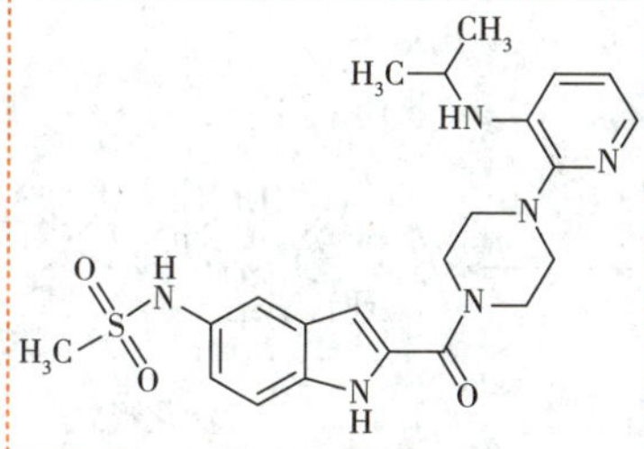	①双芳杂环取代的哌嗪类化合物。在体外与核苷类药物和蛋白酶抑制药有协同作用，对其他药物耐药的病毒菌株也具有活性，但与奈韦拉平有交叉耐药性 ②临床上与核苷类逆转录酶抑制药或蛋白酶抑制药联用治疗进展性HIV

2. HIV蛋白酶抑制药　HIV蛋白酶抑制药（HIV protease inhibitors，PIs）是治疗艾滋病的另一类药物。HIV蛋白酶属于天冬氨酸蛋白酶类（aspartic proteinase），其作用机制是能水解断裂苯丙氨酸-脯氨酸和酪氨酸-脯氨酸的肽键，而蛋白酶抑制药作为底物类似物，可竞争性地抑制HIV-1蛋白酶的活性，导致蛋白前体不能裂解，最终不能形成成熟病毒体。

常用的HIV蛋白酶抑制药见表6-50。

表6-50　常用的蛋白酶抑制药

药物名称	药物结构	性质和代谢
沙奎那韦（saquinavir）	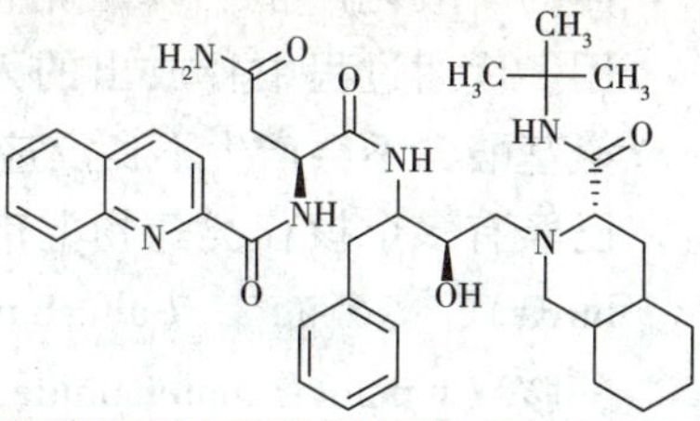	①属于拟多肽衍生物，是第一个上市用于治疗HIV感染的高效、高选择性的HIV蛋白酶抑制药，作用于HIV繁殖的后期。餐后2小时内服用 ②临床上与其他药物合用治疗严重的HIV感染
利托那韦（ritonavir）	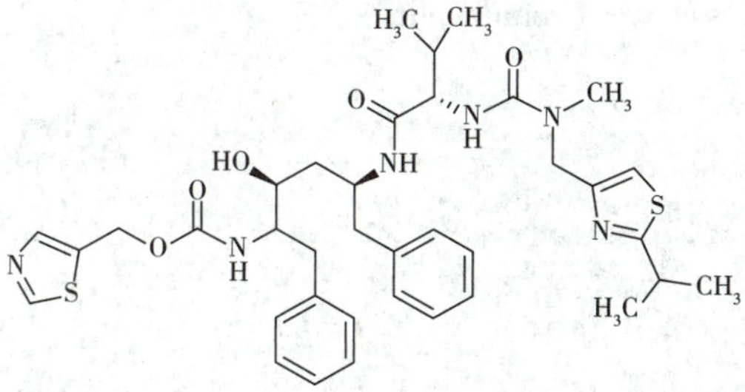	①对齐多夫定敏感的，以及齐多夫定与沙奎那韦耐药的HIV一般均有效 ②临床上单独或与抗逆转录病毒的核苷类药物合用治疗晚期或非进行性的艾滋病患者

（三）前药技术修饰核苷类药物的结构特征及应用

核苷类药物在肿瘤、感染性疾病（病毒如HSV、HIV、HBV、HCV或真菌感染）等领域应用广泛。其作用靶点多为DNA聚合酶或RNA逆转录酶，核苷类药物一般模拟天然核苷的结构，竞争性地作用于酶活性中心，嵌入正在合成的DNA或RNA链中，干扰核酸代谢。

核苷类药物进入细胞后在酶的作用下经三步磷酸化，得到具有生物活性的三磷酸衍生物而发挥药效，其中单磷酸化是限速步骤，直接影响到核苷类药物有效性。早期的设计是将核苷类药物修饰为一磷酸类似物来绕过了限速反应步骤，但带来新的问题，即分子中磷酸基存在两个负电荷，这不利于过膜吸收，加上磷氧键的代谢稳定性较差等限制了其应用。

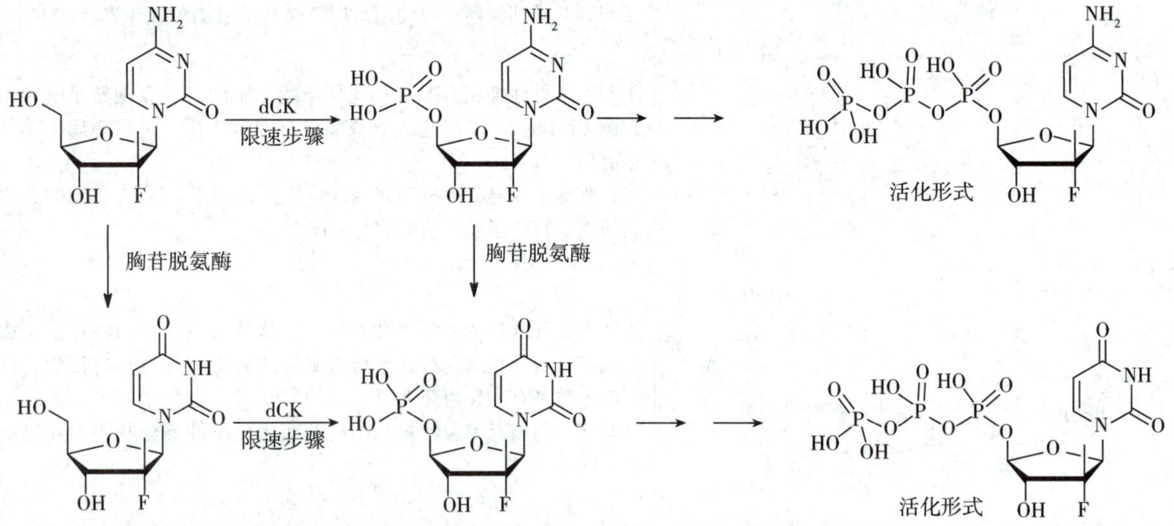

dCK 限速步骤

胸苷脱氨酶

活化形式

ProTide前药技术是核苷类药物领域应用最成功的前药技术之一。其设计原理是将核苷膦酸/磷酸类药物分别通过磷酯键/磷酰胺键（芳基模块/氨基酸酯基模块）与极性基团连接形成磷酯/磷酰胺前药，通过掩蔽极性基团来降低分子极性增加透膜性，当前药吸收进入体内后再经特定酶水解释放原型药物。

对核苷的一磷酸类似物用前药的形式暂时性掩蔽电荷，形成中性分子以利于吸收。掩蔽作用即不能过于牢固，也需要有稳定性。利用肝细胞中含有组氨酸三元体核苷结合蛋白（HINT1）具有水解核苷酸磷酰胺键的功能，而且含磷酰胺键药物的化学稳定性强，经消化道吸收后进入肝脏，可被肝细胞HINT1水解P-N键释放出一磷酸尿苷。

因此，将一磷酸核苷的一个磷酸的负电荷与丙氨酸异丙酯的氨基形成磷酰胺，另一个磷酸的负电荷与（取代的）苯酚形成磷酯形式作暂时性掩蔽。进入体内后，磷酰胺键被肝细胞中的组氨酸三元体核苷结合蛋白（HINT1）水解，磷酸酯键被酯酶水解，释放出一磷酸核苷绕过了一磷酸化的限速反应步骤，直接进入后面的磷酸化产生三磷酸化核苷，产生抗病毒作用。代谢过程中释放出的丙氨酸异丙酯为天然氨基酸，不会产生不良反应。采用ProTide技术已经有多个核苷类药物上市，索磷布韦（sofosbuvir）、奥磷布韦（alfosbuvir）、替诺福韦艾拉酚胺（tenefovir alafenamide，TAF）和瑞德西韦（remdesivir）。

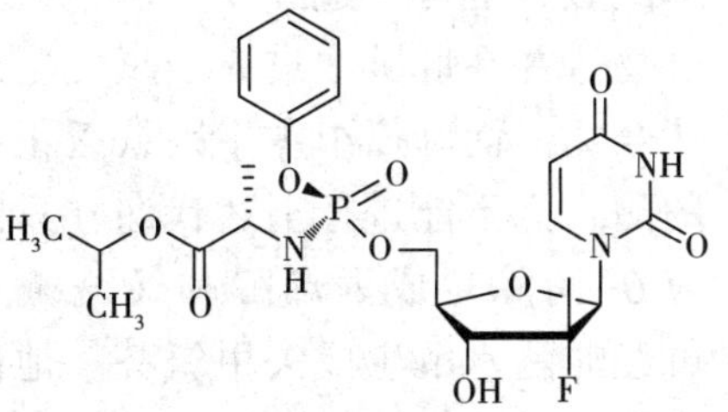

索磷布韦

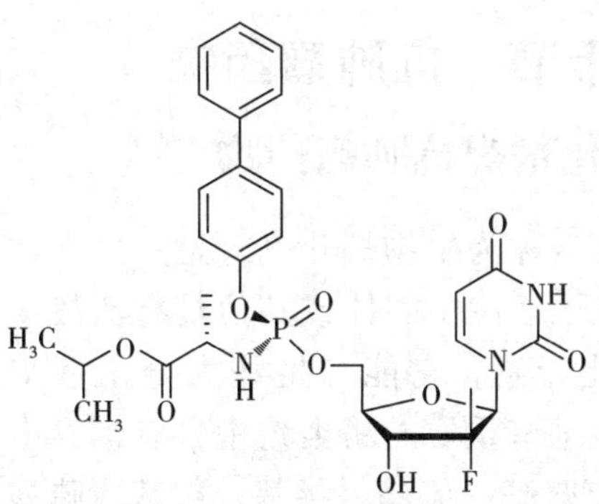

奥磷布韦

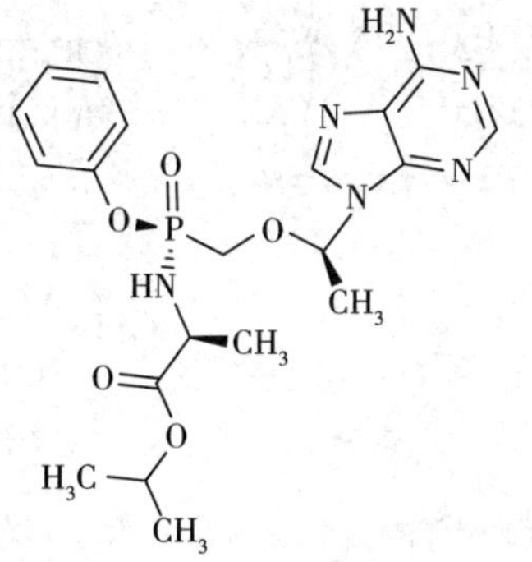

替诺福韦艾拉酚胺

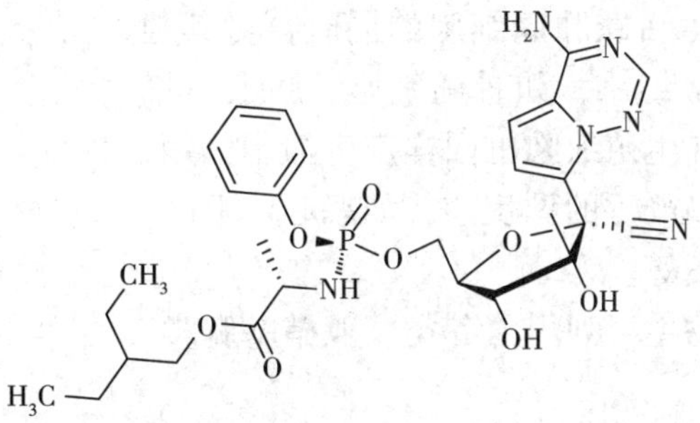

瑞德西韦

索磷布韦用于治疗 HCV 感染，是全球首个获批上市的 ProTide 药物。口服后经肝脏代谢为 2′-脱氧-2′-α-氟-β-甲基尿苷-5′-单磷酸，后经磷酸化形成活性三磷酸代谢物，从而对 HCV NS5B 聚合酶产生竞争性抑制作用。索磷布韦是具有 *S*p 构型的单一异构体，对野生型 HCV 的抑制活性（90% 效应浓度 EC_{90}=0.42μmol/L）约是其 *R*p 异构体（EC_{90}=7.5μmol/L）的 18 倍，对 S282T 及 S96T 耐药株的抑制活性［EC_{90}（S282T）= 7.8μmol/L，EC_{90}(S96T) =0.11μmol/L］分别是其 *R*p 异构体［EC_{90}（S282T）> 100μmol/L，EC_{90}（S96T) = 1.3μmol/L］的 13 倍和 12 倍。此外，在原代人肝细胞中，*S*p 异构体产生三磷酸代谢物的水平比 *R*p 异构体高 14%。索磷布韦具有疗效显著、安全性高、耐药屏障高等特点，可用于 1 ~ 6 型 HCV 感染的治疗，其中对 2 型和 3 型 HCV 感染患者的治愈率可高达 90%。

奥磷布韦是国内首个自主研发的 HCV NS5B 聚合酶抑制剂。奥磷布韦的体外抗病毒活性（半数效应浓度 EC_{50} =10.4 ~38.4nmol/L）是索磷布韦的 2 ~ 3 倍。其具有良好的药代动力学性质，能够与其他抗 HCV 药物联合使用。

替诺福韦艾拉酚胺是用于治疗 HIV-1 感染的前药。研究发现，其对 HIV-1 的抑制效果（EC_{50}=0.005μmol/L）明显强于相应的 *R*p 异构体（EC_{50} = 0.06μmol/L），以及其母体化合物（EC_{50}=5μmol/L）。替诺福韦艾拉酚胺具有更强的血浆稳定性，能够在淋巴组织中特异性积聚，并在细胞中经 CTSA 代谢、磷酸化产生具有逆转酶抑制活性的二膦酸代谢物（TFV-DP），可以有效改善因血浆高 TFV 水平而引起的骨密度降低和肾毒性问题。

瑞德西韦一种病毒 RNA 依赖性 RNA 聚合酶（RdRp）抑制剂，对埃博拉病毒（ebolavirus，EBOV）、SARS 冠状病毒（SARS-CoV）和中东呼吸综合征冠状病毒（MERS-CoV）等均具有体外抑制活性。瑞德西韦对 SARS-CoV-2 具有良好的抑制作用（EC_{50} = 0.77μmol/L，SI > 129.87）。

第十节 抗肿瘤药物

一、烷化剂类抗肿瘤药物

烷化剂又被称为生物烷化剂，是一类在体内能形成缺电子活泼中间体或其他具有活泼亲电性基团的化合物，它能与生物大分子（如DNA、RNA或某些重要的酶类）中含有丰富电子的基团（如氨基、巯基、羟基、羧基、磷酸基等）发生共价结合，使其丧失活性或使DNA分子发生断裂。烷化剂属于细胞毒类药物，在抑制和毒害增生活跃肿瘤细胞的同时，对其他增生较快的正常细胞，如骨髓细胞、肠上皮细胞、毛发细胞和生殖细胞也同样产生抑制作用，因而会产生许多严重的副反应，如恶心、呕吐、骨髓抑制、脱发等。

烷化剂药物主要列出氮芥类、亚硝基脲类、金属铂配合物。

1. 氮芥类 氮芥类药物是β-氯乙胺类化合物的总称，其中β-氯乙胺是产生烷基化的关键药效基团。氮芥类药物结构可分为两部分：烷基化部分和载体部分。载体部分可以改善该类药物在体内的吸收、分布等药物动力学性质，提高其选择性和抗肿瘤活性。

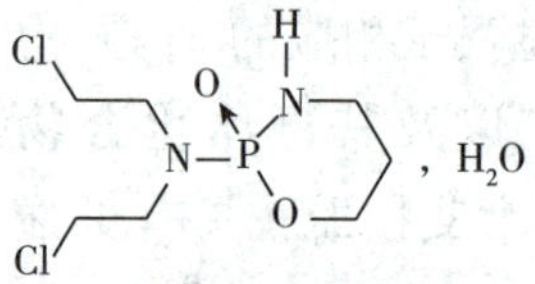

$\cdot H_2O$

环磷酰胺 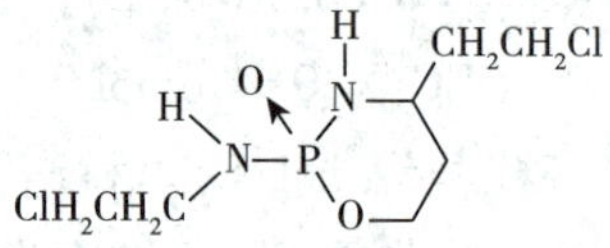　　异环磷酰胺

环磷酰胺（cyclophosphamide）是在氮芥的氮原子上连有一个吸电子的环状磷酰胺内酯（载体部分），借助肿瘤细胞中磷酰胺酶的活性高于正常细胞，使其在肿瘤组织中能被磷酰胺酶催化裂解成活性的磷酰氮芥、去甲氮芥等发挥作用。另外磷酰基吸电子基团的存在，可使氮原子上的电子云密度降低，降低了氮原子的亲核性，也降低了氯原子的烷基化能力，使毒性降低。

环磷酰胺属于前药，在体外对肿瘤细胞无效，只有进入体内后，经过活化才能发挥作用。环磷酰胺在肝脏中被细胞色素P450氧化酶氧化生成4-羟基环磷酰胺，4-羟基环磷酰胺可经过进一步氧化代谢为无毒的4-酮基环磷酰胺；也可经过互变异构生成开环的醛基化合物。并在肝脏中进一步氧化生成无毒的羧酸化合物。而肿瘤组织中因缺乏正常组织所具有的酶，则不能进行上述代谢，只能经非酶促反应β-消除生成丙烯醛和磷酰氮芥。磷酰氮芥可经非酶水解生成去甲氮芥。他们均为强的烷化剂。

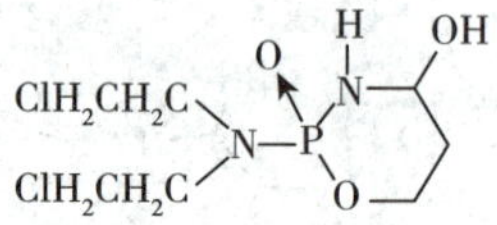

4-羟基环磷酰胺 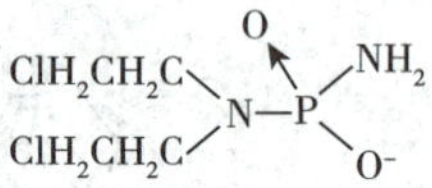　　磷酰氮芥

$H_2C{=}CHCHO$　　$H{-}N(CH_2CH_2Cl)_2$

丙烯醛　　去甲氮芥

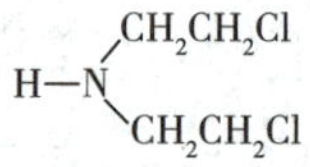

异环磷酰胺（fosfamide）是在环磷酰胺结构的基础上，将环外氮原子上的一个氯乙基移至环中氮原子上得到的。异环磷酰胺也是前体药物，在体内经酶代谢活化后发挥作用。其代谢途径和环磷酰胺基本相同，但异环磷酰胺经代谢可产生单氯乙基环磷酰胺，具有神经毒性。异环磷酰胺的抗瘤谱与环磷酰胺不完全相同，其主要毒性为骨髓抑制、出血性膀胱炎、尿道出血等，须和尿路保护剂美司钠（巯乙磺酸钠）一起使用，以降低毒性。

2. 亚硝基脲类 将β-氯乙基与N-亚硝基脲相连，即得亚硝基脲类抗肿瘤药物。由于N-亚硝基的存在，使得该氮原子与相邻羰基之间的键变得不稳定，在生理pH值环境下易发生分解，生成亲核性试剂与DNA的碱基和磷酸酯基发生烷基化，引起DNA链间交联和单链破裂达到治疗的作用。在亚硝基脲类药物的上述作用机制中，亚硝基所表现出的化学性质，也决定了其化学的稳定性。亚硝基脲药物在酸性和碱性溶液中相当不稳定，分解时可放出氮气和二氧化碳。

常用的亚硝基脲类抗肿瘤药物见表6－51。

表 6-51　常用的亚硝基脲类抗肿瘤药物

药物名称	药物结构	性质和代谢
卡莫司汀（carmustine）	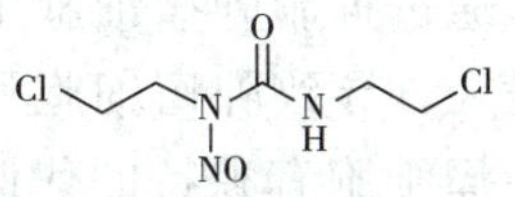	①具有β-氯乙基亚硝基脲的结构单元，在生理条件下经过 OH^- 离子的作用形成异氰酸盐和重氮氢氧化物；异氰酸盐使蛋白质氨甲酰化，重氮氢氧化物生成正碳离子使生物大分子烷化；异氰酸盐还可抑制 DNA 聚合酶，抑制 DNA 修复和 RNA 合成；属于周期非特异性药，与一般烷化剂无完全交叉耐药 ②脂溶性高，可透过血 - 脑屏障，在脑脊液中的浓度为在血浆中浓度的 50% ~70%；主要在肝脏代谢，代谢物在血浆中停留数日，仍有抗癌作用，且与蛋白结合后缓慢释放，作用持久 ③适用于脑瘤、转移性脑瘤及其他中枢神经系统肿瘤，以及恶性淋巴瘤等治疗，并且其他抗肿瘤药物合用时可增强疗效。但有迟发性和累积性骨髓抑制的副作用
洛莫司汀（lomustine）	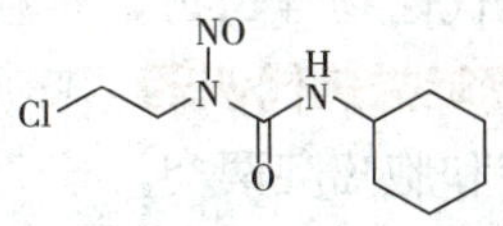	①以环己烷取代卡莫司汀分子中的一个氯乙基，脂溶性强，可进入脑脊液 ②用于脑部原发肿瘤及继发肿瘤；与氟尿嘧啶合用治疗胃癌及直肠癌；亦用于治疗霍奇金淋巴瘤
司莫司汀（semustine）	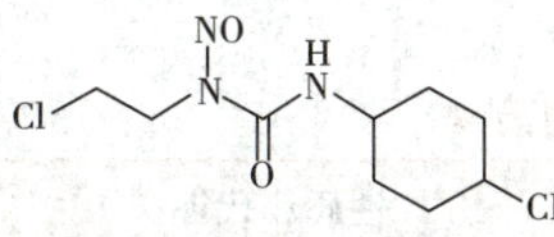	①在洛莫司汀的环己基上引入甲基得到的药物 ②抗肿瘤疗效优于卡莫司汀和洛莫司汀，毒性较低，临床用于脑瘤、肺癌和胃肠道肿瘤

3. 金属铂配合物　金属铂配合物的抗肿瘤生物活性研究起始于 20 世纪 60 年代，当时美国生理学家 Rosenberg 等在研究电磁场作用下微生物的生长情况时，发现在氯化铵介质中的铂电极周围大肠埃希菌停止分裂繁殖。经研究确认顺-二氯·二氨合铂（Ⅱ）和顺-四氯·二氨合铂（Ⅳ）对细胞繁殖有抑制作用。1978 年，美国 FDA 批准顺铂为睾丸肿瘤和卵巢癌的治疗药。由于发现顺铂对动物肿瘤有强烈的抑制活性，引起人们对金属配合物抗肿瘤研究的重视，合成了大量的金属化合物，其中金属铂的配合物引起极大关注。对金属化合物的研究成为抗肿瘤药研究中较为活跃的领域之一。

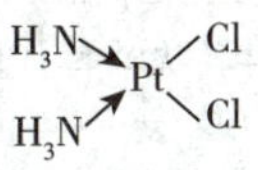

顺铂 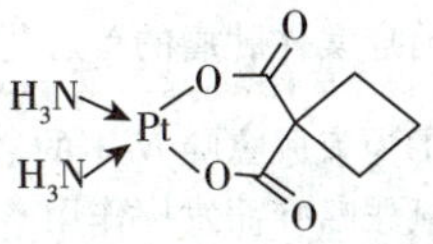　　卡铂 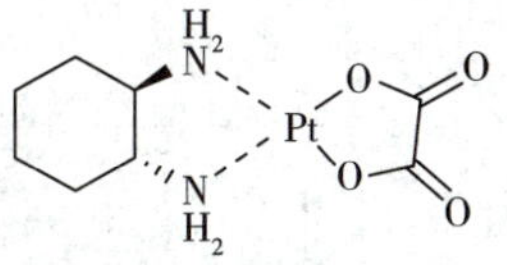　　奥沙利铂

顺铂（cisplatin）的作用机制是使肿瘤细胞 DNA 复制停止，阻碍细胞分裂。金属铂配合物进入肿瘤细胞后水解成水合物，该水合物在体内与 DNA 的两个鸟嘌呤碱基铂配合物作用，N-7 络合成一个封闭的五元螯合环，从而破坏了两条多核苷酸链上嘌呤基和胞嘧啶之间的氢键，扰乱了 DNA 的正常双螺旋结构，使其局部变性失活而丧失复制能力。反式铂配合物则无此作用。

顺铂的水溶性差，且仅能注射给药并伴有严重的肾脏、胃肠道毒性，耳毒性及神经毒性，为了克服顺铂的缺点，用不同的胺类（乙二胺、环己二胺等）及各种酸根（无机酸、有机酸）与铂（Ⅱ）螯合，合成了一系列铂的配合物。

卡铂（carboplatin）是第二代铂配合物。其理化性质、抗肿瘤活性和抗瘤谱与顺铂类似。

卡铂的药动学和顺铂有三点不同。①血清蛋白结合率：卡铂仅 24%，而顺铂在 90% 以上；②可超滤的非结合型铂半衰期：卡铂为 6 小时，而顺铂很短，血中浓度迅速降低；③尿排泄量：一日中尿排泄量；卡铂为 6.5%，而顺铂为 16% ~35%，因此二者的肾脏毒性有明显差异。

奥沙利铂（oxaliplatin）为草酸根（1*R*,2*R*-环己二胺）合铂，奥沙利铂结构中的手性1*R*,2*R*-环己二胺配体通过嵌入在DNA大沟中，从而影响错配修复（MMR）和复制分流（细胞通过损伤的DNA位置合成DNA的能力），可用于对顺铂和卡铂耐药的肿瘤株。奥沙利铂性质稳定，在水中的溶解度介于顺铂和卡铂之间，也是第一个对结肠癌有效的铂类烷化剂。奥沙利铂对大肠癌、非小细胞肺癌、卵巢癌及乳腺癌等多种动物和人肿瘤细胞株有显著的抑制作用。

在对大量铂类化合物抗肿瘤活性研究中，总结出这类化合物的构效关系：①取代顺铂中氯的配位体要有适当的水解速率，而且，双齿配位体较单齿配位体活性高；②烷基伯胺或环烷基伯胺取代顺铂中的氨，可明显增加治疗指数；③中性配合物要比离子配合物活性高；④平面正方形和八面体构型的铂配合物活性高。

二、抗代谢抗肿瘤药物

干扰DNA合成的药物，又称为抗代谢抗肿瘤药物，通过抑制肿瘤细胞生存和复制所必需的代谢途径，导致肿瘤细胞死亡。由于目前尚未发现肿瘤细胞有独特的代谢途径，所以抗代谢药物的选择性较小，并且对增殖较快的正常组织如骨髓、消化道黏膜等也呈现毒性。临床上常用的有嘧啶类抗代谢物、嘌呤类抗代谢物、叶酸类抗代谢物等药物。

1. 嘧啶类抗代谢药　嘧啶类抗代谢物主要有尿嘧啶和胞嘧啶两类。

常用的尿嘧啶和胞嘧啶类抗肿瘤药物见表6－52。

表6－52　常用的嘧啶类抗肿瘤药物

药物名称	药物结构	性质和代谢
氟尿嘧啶 (fluorouracil)	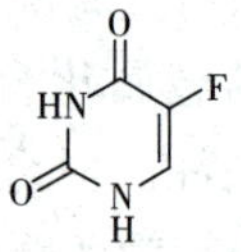	①结构中含有两个氮原子，故有两个pK_a值，分别是8.0和13.0；氟尿嘧啶必须在体内经核糖基化和磷酰化等生物转化作用后，才具有细胞毒性；氟尿嘧啶在细胞内转化为有效的脱氧核糖尿苷酸后，抑制胸腺嘧啶核苷酸合成酶，导致肿瘤细胞缺少胸苷酸，干扰DNA的合成；氟尿嘧啶同样可以干扰RNA的合成 ②氟尿嘧啶静脉用药后，广泛分布于体液中，并在4小时内从血中消失；它在被转换成核苷酸后，被分裂活跃的组织及肿瘤所优先摄取；氟尿嘧啶容易进入脑脊液中；约20%以原型从尿排泄，其余大部分在肝中由对尿嘧啶一般代谢的机制所代谢 ③氟尿嘧啶抗瘤谱比较广，对绒毛膜上皮癌及恶性葡萄胎有显著疗效，对结肠癌、直肠癌、胃癌、乳腺癌和头颈部癌等有效，是治疗实体肿瘤的首选药物
替加氟 (tegfur)	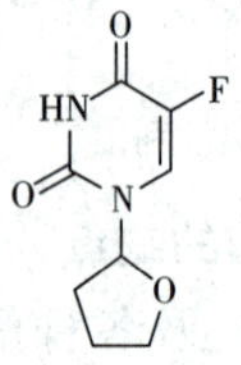	①为氟尿嘧啶*N*-1的氢被四氢呋喃替代的衍生物，在体内转化为氟尿嘧啶而发挥作用 ②口服后吸收良好，给药后2小时对DNA、RNA和蛋白质合成的抑制作用达最高峰，持续时间亦较长，为12～20小时；$t_{1/2}$为5小时 ③作用特点和适应证与氟尿嘧啶相似，但毒性较低
卡莫氟 (carmofur)	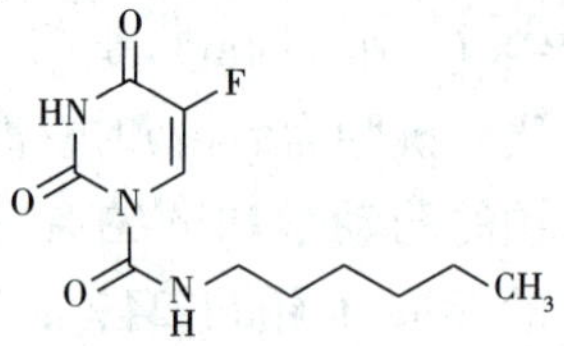	①在体内缓缓释放出氟尿嘧啶，抗瘤谱广，化疗指数高 ②临床上可用于胃癌、结直肠癌、乳腺癌的治疗，特别是对结肠癌、直肠癌的疗效较高

续表

药物名称	药物结构	性质和代谢
盐酸阿糖胞苷（cytarabine hydrochloride）	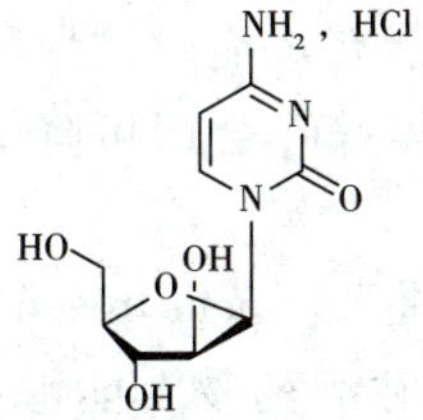 NH_2，HCl	①盐酸阿糖胞苷是胞嘧啶的衍生物，以阿拉伯糖替代核糖，阿拉伯糖的2位羟基可产生空间障碍，妨碍嘧啶碱基绕着糖苷键的旋转，使阿糖胞苷酸的碱基不能像脱氧核苷酸那样正常地堆积起来，发挥抗癌作用 ②静脉注射后呈双消除相，$t_{1/2}$为1～3小时，大多数在肝脏代谢；鞘内注射后，脑脊液中的$t_{1/2}$约为2小时 ③用于急性淋巴细胞白血病及非淋巴细胞白血病的诱导缓解期或维持巩固期、慢性粒细胞白血病的急变期
吉西他滨（gemcitabin）	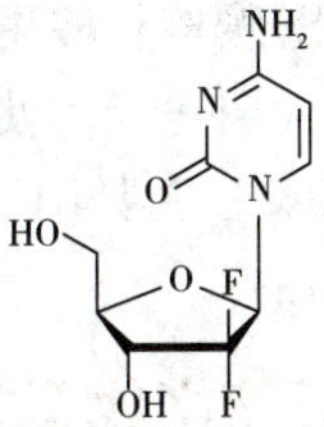	①吉西他滨是用两个氟原子取代胞嘧啶核苷糖基C－2′位的氢和羟基的衍生物；在体内被磷酸化生成活性代谢物三磷酸类似物，掺入DNA和RNA中抑制DNA和RNA的合成 ②$t_{1/2}$较阿糖胞苷长为19小时 ③用于治疗乳腺癌、胰腺癌和非小细胞肺癌
卡培他滨（capecitabine）	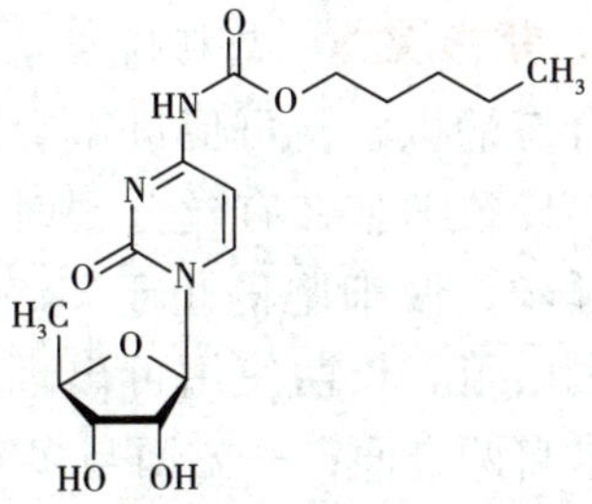	①是5-氟尿嘧啶（5-FU）的前体药物；卡培他滨进入体内后，在人体肝脏酯酶的作用下转化为5′-脱氧-5-氟胞苷（5′-DFCR），该代谢物再在肿瘤组织中特有的胞嘧啶脱氨酶作用下转化为5′-脱氧-5-氟尿苷（5′-DFUR）；5′-DFUR经胸腺嘧啶磷酸化酶水解成活性成分5-FU，因而卡培他滨比5-FU的疗效/毒性比高 ②结肠癌辅助化疗

2. 嘌呤类抗代谢药 腺嘌呤和鸟嘌呤是DNA和RNA的重要组分，次黄嘌呤是腺嘌呤和鸟嘌呤生物合成的重要中间体。嘌呤类抗代谢物有次黄嘌呤和鸟嘌呤的衍生物，以及腺嘌呤核苷拮抗物。

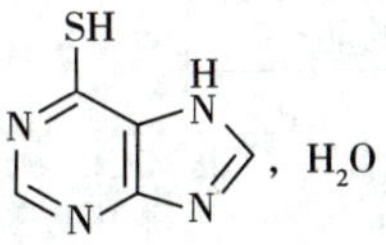

，H_2O

巯嘌呤 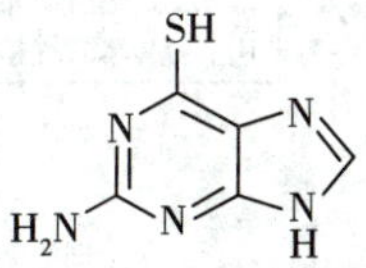　　巯鸟嘌呤

巯嘌呤（mercaptopurine）为黄嘌呤6位羟基以巯基取代得到的衍生物。巯嘌呤在体内经酶促转变为有活性的6-硫代次黄嘌呤核苷酸（即硫代肌苷酸），抑制腺酰琥珀酸合成酶，阻止次黄嘌呤核苷酸（肌苷酸）转变为腺苷酸（AMP）；还可抑制肌苷酸脱氢酶，阻止肌苷酸氧化为黄嘌呤核苷酸，从而抑制DNA和RNA的合成。巯嘌呤可用于各种急性白血病的治疗，对绒毛膜上皮癌、恶性葡萄胎也有效。

巯鸟嘌呤（thioguanine）是对鸟嘌呤进行结构改造得到的衍生物。在体内转化为硫代鸟嘌呤核苷酸，阻止嘌呤核苷酸的相互转换，影响DNA和RNA的合成。

3. 叶酸类抗代谢药 叶酸类抗代谢药主要有甲氨蝶呤（methotrexate）、亚叶酸钙（leucovorin calcium）和培美曲塞（pemetrexed）。

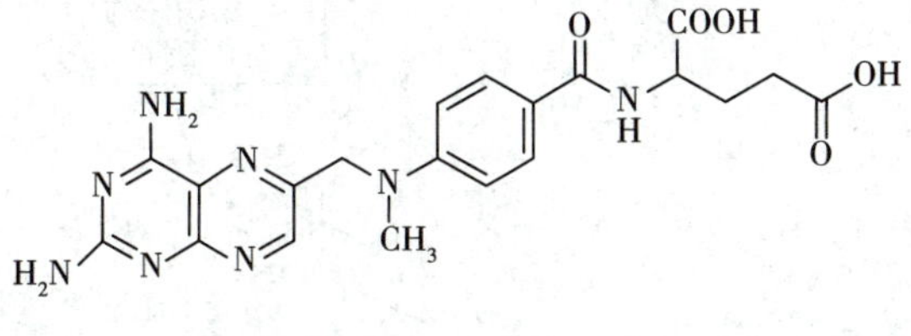

甲氨蝶呤

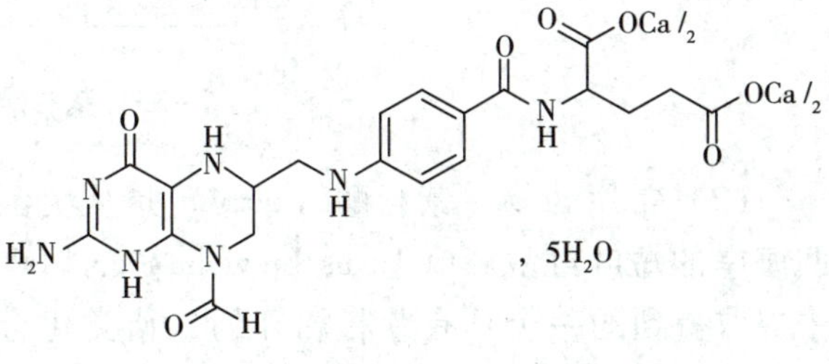

，$5H_2O$

亚叶酸钙

培美曲塞

甲氨蝶呤（methotrexate）为二氢叶酸还原酶的抑制剂，对二氢叶酸还原酶的亲和力比二氢叶酸强1000倍，几乎是不可逆地和二氢叶酸还原酶结合，使二氢叶酸不能转化为四氢叶酸，从而影响辅酶F的生成，干扰胸腺嘧啶脱氧核苷酸和嘌呤核苷酸的合成，抑制DNA和RNA的合成，阻碍肿瘤细胞的生长。甲氨蝶呤结构中的N1位和2位氨基与二氢叶酸还原酶中的天门冬氨酸的羧基形成较强的结合形式，从而较强地抑制二氢叶酸还原酶的作用，此外发现甲氨蝶呤对胸腺嘧啶合成酶也有抑制作用，对所有细胞的核酸代谢都产生致命作用。甲氨蝶呤主要用于治疗急性白血病、绒毛膜上皮癌和恶性葡萄胎，对头颈部肿瘤、乳腺癌、宫颈癌、消化道癌和恶性淋巴瘤也有一定的疗效。甲氨蝶呤在强酸性溶液中不稳定，酰胺基会水解，生成谷氨酸及蝶呤酸而失去活性。由于甲氨蝶呤是二氢叶酸还原酶抑制剂，阻断二氢叶酸转变为四氢叶酸。当使用甲氨蝶呤剂量过大引起中毒时，可用亚叶酸钙（leucovorin calcium）解救。亚叶酸钙是四氢叶酸钙甲酰衍生物的钙盐，系叶酸在体内的活化形式，在体内可转变为四氢叶酸，能有效地对抗甲氨蝶呤引起的毒性反应，与甲氨蝶呤合用可降低毒性，不降低肿瘤活性。

培美曲塞（pemetrexed）是具有多靶点抑制作用的抗肿瘤药物，能够抑制胸苷酸合成酶、二氢叶酸还原酶和甘氨酰胺核苷酸甲酰转移酶、氨基咪唑甲酰胺核苷酸甲酰基转移酶等的活性，影响了叶酸代谢途径，使嘧啶和嘌呤合成受阻。培美曲塞临床上主要用于非小细胞肺癌和耐药性间皮瘤的治疗。

三、天然产物类抗肿瘤药物

1. 紫杉烷类　紫杉烷类抗肿瘤药主要作用于聚合态的微管，可促进微管形成并抑制微管解聚，导致细胞在有丝分裂时不能形成纺锤体和纺锤丝，使细胞停止于G_2/M期，抑制细胞分裂和增殖。长期使用可出现耐药性，其原因主要来自两方面：一方面与多药耐药的P-糖蛋白相关，药物进入细胞后被P-糖蛋白从细胞内泵出；另一方面是与微管蛋白突变相关。

（1）紫杉烷类肿瘤药物的构效关系（图6-36）

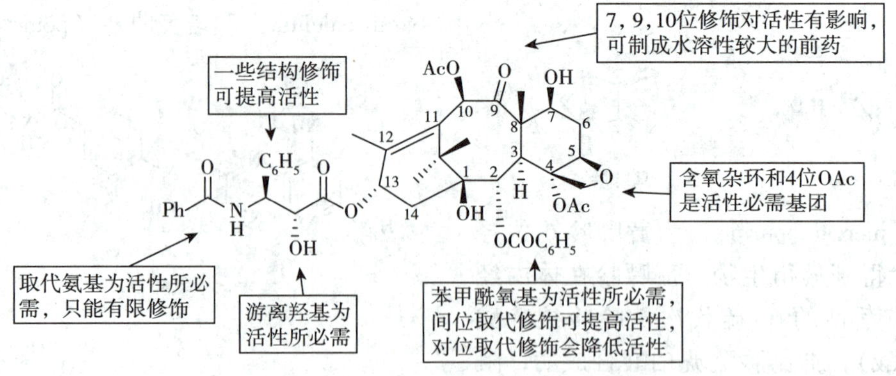

图6-36　紫杉烷类肿瘤药物的构效关系

（2）常用药物　紫杉醇（taxol）是从美国西海岸的短叶红豆杉（Taxus breviolia）的树皮中提取得到的一个具有紫杉烯环的二萜类化合物，属有丝分裂抑制剂或纺锤体毒素。紫杉醇由于水溶性小，其注射剂通常加入表面活化剂，如聚环氧化蓖麻油（cremophor）等助溶，常会引起血管舒张，血压降低及过敏反应等副作用。紫杉醇临床为广谱抗肿瘤药物，主要用于治疗卵巢癌、乳腺癌及非小细胞肺癌，为治疗难治性卵巢癌及乳腺癌的有效药物之一。

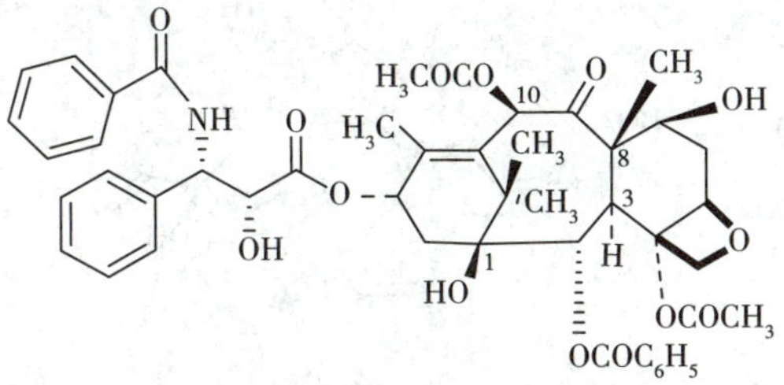

紫杉醇

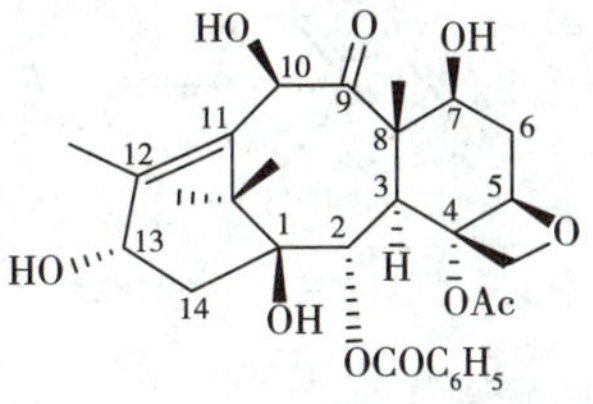

10-去乙酰浆果赤霉素

多烯他赛（docetaxel）是由10-去乙酰基浆果赤霉素进行半合成得到的又一个紫杉烷类抗肿瘤药物，结构上与紫杉醇有两点不同：一是10位碳上脱乙酰基，二是13位的侧链上，用特丁氧羰基取代苯甲酰基对3′-氨基进行修饰。

多烯他赛的水溶性比紫杉醇好，毒性较小，且抗肿瘤谱更广，对除肾癌、结、直肠癌以外的其他实体瘤都有效。

卡巴他赛（cabazitaxel）是在多烯他赛结构上，将C-10位和C-7位进行双甲基化得到的药物。用于治疗激素难治性前列腺癌。与其他紫杉烷类化合物相比，它可以更广泛地渗透到CNS中。卡巴他赛的血浆蛋白结合率为80%。卡巴他赛在肝脏中广泛代谢（>95%），主要由CYP3A4/5同工酶（80%～90%）代谢，产生20种不同的代谢产物，如卡巴他赛的活性脱甲基衍生物、多西紫杉醇。主要用于前列腺癌。

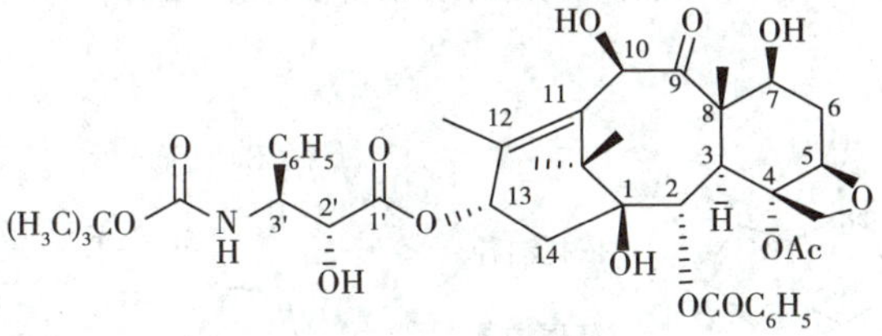

多烯他赛

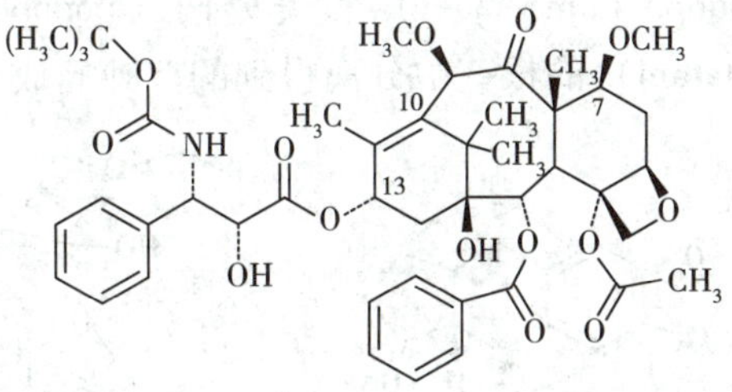

卡巴他赛

2. 喜树碱类 喜树碱是从中国特有珙桐科植物喜树（*Camptotheca accuminata* Decaisene）中分离得到含五个稠和环的内酯生物碱。不溶于水，也几乎不溶于有机溶剂，这给临床应用带来了困难。喜树碱有较强的细胞毒性，对消化道肿瘤（如胃癌、结肠直肠癌）、肝癌、膀胱癌和白血病等恶性肿瘤有较好的疗效。但毒性比较大，主要为尿频、尿痛和尿血等。

喜树碱（camptothecin）及其衍生物属于拓扑异构酶Ⅰ的抑制剂。

羟基喜树碱（hydroxycamptothecin）是从喜树中又分离得到的另一个化合物，其天然含量低于喜树碱，但抗肿瘤活性更高，毒性较小。羟基喜树碱临床主要用于肠癌、肝癌和白血病的治疗，毒性比喜树碱低，很少引起血尿和肝肾功能损伤。但是羟基喜树碱和喜树碱一样，不溶于水，微溶于有机溶剂。

20世纪80年代后期发现喜树碱类药物的作用靶点是DNA拓扑异构酶Ⅰ，而使DNA复制和转录受阻，最终导致DNA的断裂，重新引起重视，设计和合成了一些水溶性较大，毒性较低的衍生物。

盐酸伊立替康（irinotecan hydrochloride）是在7-乙基-10-羟基喜树碱（SN-38）结构中引入羰酰基哌啶基哌啶侧链，可与盐酸成盐，得到水溶性药物。在体内（主要是肝脏）伊立替康经代谢生成SN-38而起作用，属前体药物。盐酸伊立替康主要用于小细胞、非小细胞肺癌、结肠癌、卵巢癌、子宫癌、恶性淋巴瘤等的治疗。主要副作用是中性粒细胞减少和腹泻。

盐酸拓扑替康（topotecan hydrochloride）是在羟基喜树碱的羟基邻位引入二甲氨基甲基得到的另一个半合成水溶性喜树碱衍生物。盐酸拓扑替康主要用于转移性卵巢癌的治疗。对小细胞肺癌、乳腺癌、结肠癌、直肠癌的疗效也比较好。

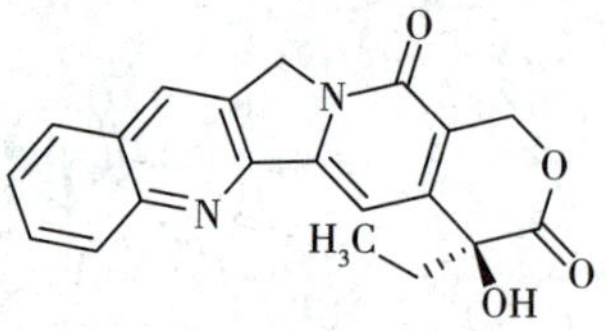

喜树碱 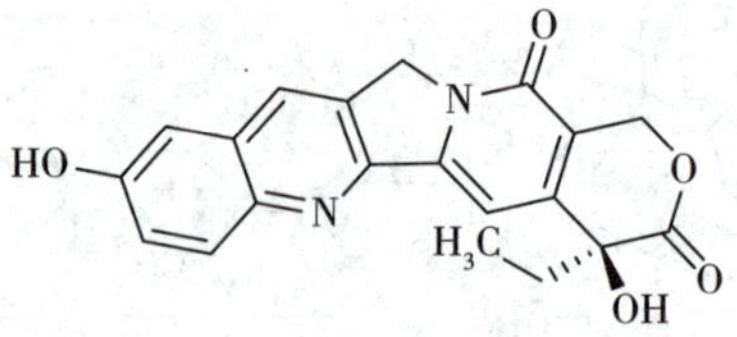　　羟基喜树碱

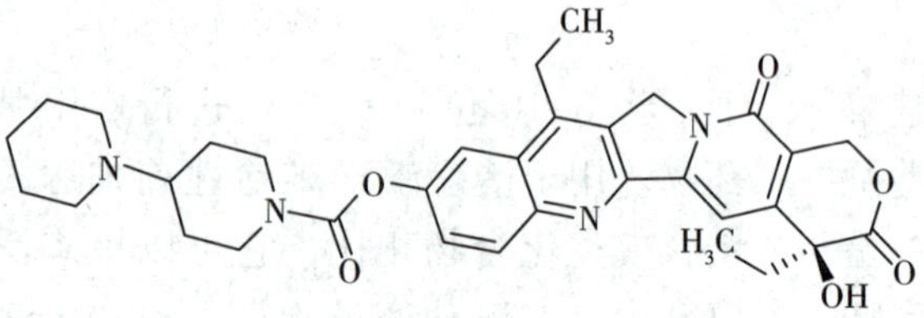

伊立替康 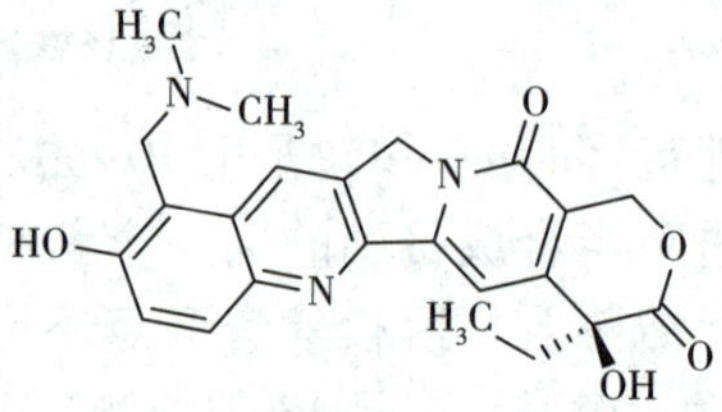　　拓扑替康

3. 鬼臼毒素类　生物碱类药物是表鬼臼毒素的衍生物依托泊苷（etoposide）和替尼泊苷（teniposide）。

鬼臼毒素（podophyllotoxin）是喜马拉雅鬼臼（podophyllum emodi）和美鬼臼（podophyllum peltatum）的根茎中分离得到的抗肿瘤成分，有较强的细胞毒作用。其作用靶点是拓扑异构酶Ⅱ。由于毒性反应严重，不能用于临床。经对鬼臼毒素的结构进行改造，得到表鬼臼毒素，在表鬼臼毒素基础上得到依托泊苷（足叶乙苷，etoposide，VP-16）和替尼泊苷（teniposide，VM-26），其作用靶点是拓扑异构酶Ⅱ。

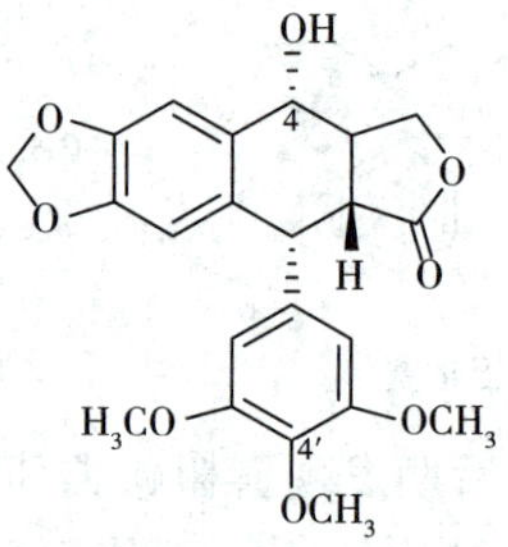

鬼臼毒素

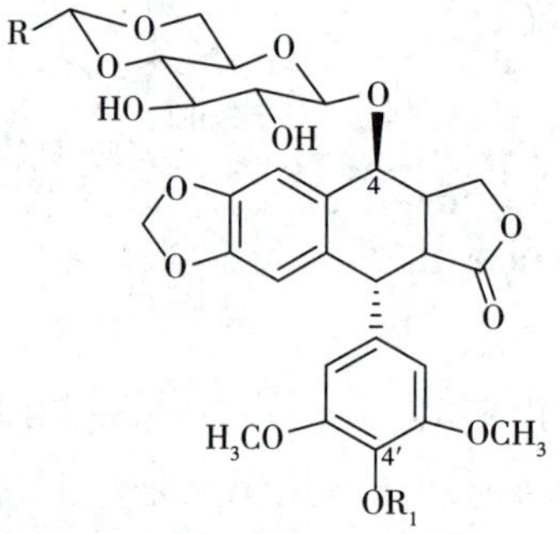

	R	R_1
依托泊苷	Me	H
替尼泊苷	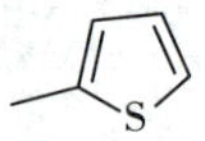 2-噻吩基	H
依托泊苷磷酸酯	Me	P=O(ONa)

依托泊苷（etoposide）是在鬼臼毒素的结构基础上通过4′-脱甲氧基4-差向异构化得到4′-脱甲氧基表鬼臼毒素，再经数步反应制得。鬼臼毒素4位差向异构化得到的表鬼臼毒素可以明显地增强对细胞增殖的抑制作用，而毒性比鬼臼毒素低。因此目前临床使用及研究中的鬼臼毒素的衍生物均为表鬼臼毒素的结构。

依托泊苷为细胞周期特异性抗肿瘤药物，作用于DNA拓扑异构酶Ⅱ，形成药物-酶-DNA稳定的可逆性复合物，阻碍DNA修复。实验发现此复合物可随药物的清除而逆转，使损伤的DNA得到修复，降低了细胞毒作用。因此，延长药物的给药时间，可能提高抗肿瘤活性。

依托泊苷在同类药物中毒性较低，对小细胞肺癌、淋巴瘤、睾丸肿瘤等疗效较为突出，对卵巢癌、乳腺癌、神经母细胞瘤亦有效，是临床上常用的抗肿瘤药物之一。

依托泊苷在使用时都存在水溶性差的问题。为了解决这一问题，实际使用中，都要加入增加水溶性的辅助物质。但是这些增溶后的产品在使用中往往会引起低血压和高过敏性。依托泊苷磷酸酯（etoposide phosphate）是在依托泊苷的4′位酚羟基上引入磷酸酯结构，得到的衍生物，其水溶性得到增加。依托泊苷磷酸酯实际为前药，无论以何种形式给药，在给药几分钟后迅速水解生成依托泊苷发挥作用，未见明显的低血压及过敏反应，其剂量限制性毒性为中性粒细胞减少。

替尼泊苷（teniposide），又名 VM-26，作用机制同依托泊苷，即作用于 DNA 拓扑异构酶Ⅱ，导致双链或单链破坏使细胞不能通过 S 期。本品的代谢主要是由胆汁中与葡萄糖醛酸或硫酸盐结合排除。临床上用途基本与依托泊苷相似。

依托泊苷和替尼泊苷相同剂量时，替尼泊苷的活性大于依托泊苷，但依托泊苷的化疗指数较高，对单核细胞白血病有效，完全缓解率也高，对小细胞肺癌有显著疗效，为小细胞肺癌化疗首选药物。替尼泊苷脂溶性高，可通过血-脑屏障，为脑瘤首选药物。

4. 抗肿瘤抗生素类 抗肿瘤抗生素主要是蒽醌类抗生素，代表药物有阿霉素（doxorubicin）和柔红霉素（daunorubicin）等。抗肿瘤抗生素作用机制主要是：直接作用于 DNA 或嵌入 DNA 的双链中，形成 DNA 拓扑异构酶Ⅱ稳定复合物，抑制拓扑异构酶Ⅱ的活性，阻止拓扑异构酶Ⅱ催化的 DNA 双链断裂-再链接的过程，抑制肿瘤生长。为细胞周期非特异性药物。

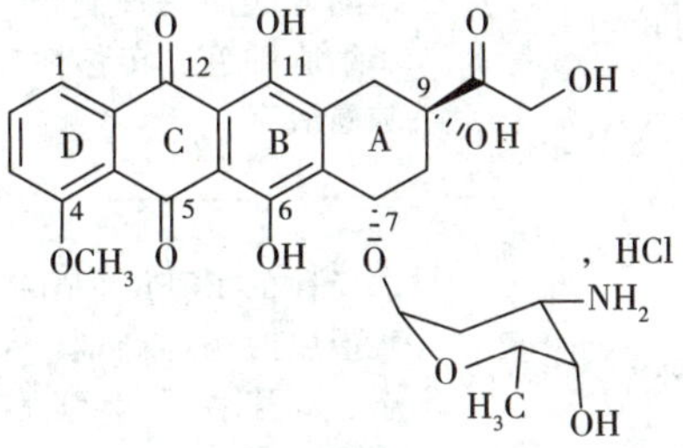

盐酸多柔比星

盐酸多柔比星（doxorubicin hydrochloride），又名阿霉素，是由 *Streptomyces peucetium* var. caesius 产生的蒽环糖苷抗生素，临床上常用其盐酸盐。由于结构为共轭蒽醌结构，为橘红色针状结晶。盐酸多柔比星易溶于水，水溶液稳定，在碱性条件下不稳定易迅速分解。多柔比星的结构中具有脂溶性蒽环配基和水溶性柔红糖胺，又有酸性酚羟基和碱性氨基，易通过细胞膜进入肿瘤细胞，因此有很强的药理活性。多柔比星是广谱的抗肿瘤药物，临床上主要用于治疗乳腺癌、甲状腺癌、肺癌、卵巢癌、肉瘤等实体瘤。

蒽醌类抗肿瘤抗生素的毒性主要为骨髓抑制和心脏毒性。可能是醌环被还原成半醌自由基，诱发了脂质过氧化反应，引起心肌损伤。

四、靶向抗肿瘤药物

靶向抗肿瘤药物是指利用肿瘤组织或细胞所具有特异性结构分子作为靶点，使用某些能与这些靶分子特异性结合的抗体、配体等达到直接治疗或导向治疗目的。近 20 年来，发展起来的蛋白激酶抑制剂是靶向抗肿瘤药物的重要药物。

蛋白质氨基酸侧链的可逆性磷酸化是酶和信号蛋白活性调节非常重要的机制。蛋白激酶和蛋白磷酸酶参与可逆性磷酸化过程，在调节代谢、基因表达、细胞生长、细胞分裂和细胞分化等方面起关键性作用。

蛋白酪氨酸激酶（protein tyrosine kinase，PTK）是一类重要的蛋白激酶，在体内发挥重要作用，其功能的失调会引发一系列疾病，超过 50% 的原癌基因和癌基因产物都具有蛋白酪氨酸激酶活性，它们的异常表达将导致细胞增殖调节发生紊乱，进而导致肿瘤的产生。此外，蛋白酪氨酸激酶的异常表达还与肿瘤的侵袭和转移，肿瘤新生血管的生成，肿瘤的化疗抗性密切相关。蛋白酪氨酸激酶已经成为药物作用的靶点，通过设计蛋白激酶的抑制剂而干扰细胞信号传导通路，寻找有效的肿瘤治疗药物。

蛋白酪氨酸激酶家族非常庞大，因此，酪氨酸激酶抑制剂的种类和结构的差异也较大。

第一个上市的蛋白酪氨酸激酶抑制剂是甲磺酸伊马替尼（imatinib mesylate），在体内外均可在细胞水平上抑制“费城染色体”的 Bcr-Abl 酪氨酸激酶，能选择性抑制 Bcr-Abl 阳性细胞系细胞、Ph 染色体阳性的慢性粒细胞白血病和急性淋巴细胞白血病患者的新鲜细胞的增殖和诱导其凋亡。此外，甲磺酸伊马替尼还可抑制血小板衍化生长因子（PDGF）受体、干细胞因子（SCF），c-Kit 受体的酪氨酸激酶，从而抑制由 PDGF 和干细胞因子介导的细胞行为。甲磺酸伊马替尼用于治疗费城染色体阳性的慢性粒细胞白血病和恶性胃肠道间质肿瘤。

但是在用伊马替尼治疗的过程中，一些患者逐渐出现了对伊马替尼的耐药性。其主要原因是由于患者体内的表达 Abl 激酶的基因发生点突变，导致Abl激酶的氨基酸改变，从而使伊马替尼与Abl激酶相互作用时的构型发生变化，产生耐药性。

常见的酪氨酸激酶抑制剂见表6－53。

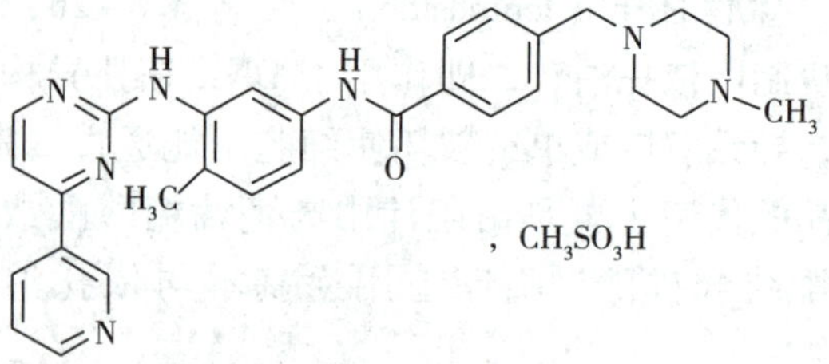

, CH_3SO_3H

甲磺酸伊马替尼

表6－53　常见的酪氨酸激酶抑制剂

名称	药物结构	靶点	用途
尼洛替尼(nilotinib)	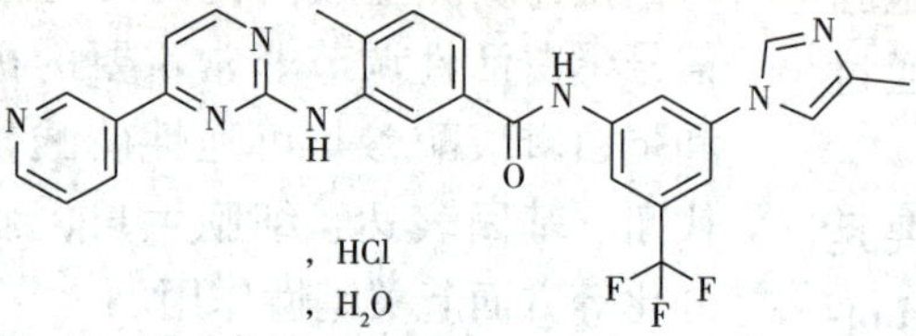 , HCl , H_2O	Bcr－Abl	慢性粒细胞白血病，对表达Bcr－Abl耐伊马替尼的细胞，如K562、KBM5等有很好的抑制活性
达沙替尼(dasatinib)	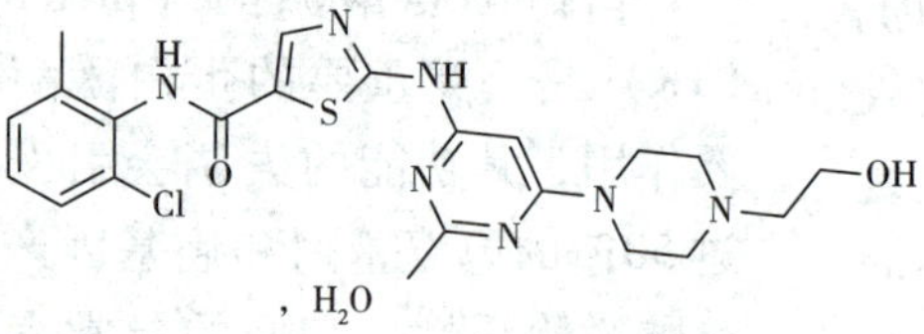 , H_2O	多种构型酪氨酸蛋白激酶Abl	用于对包括甲磺酸伊马替尼在内的治疗方案耐药或不能耐受的慢性髓细胞样白血病
吉非替尼(gefitinib)	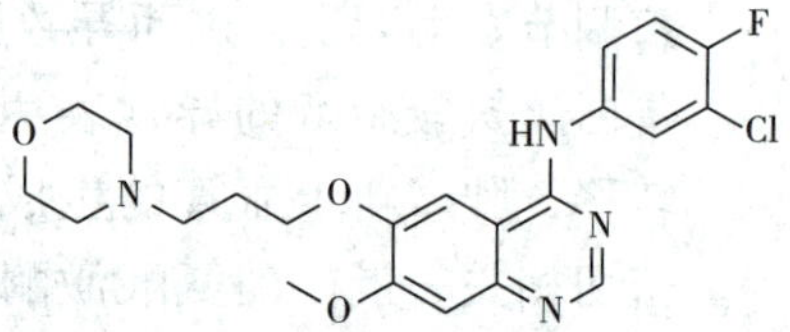	ErbB－1	第一个选择性表皮生长因子受体酪氨酸激酶抑制剂，用于非小细胞肺癌、转移性非小细胞肺癌治疗
厄洛替尼(erlotinib)	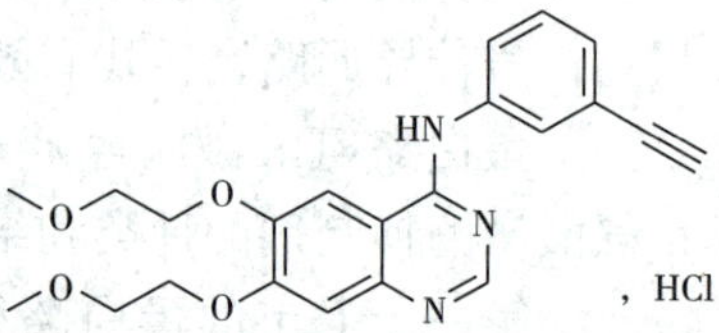 , HCl	EGFR	选择性的EGFR（ErbB1）酪氨酸蛋白激酶抑制剂，用于胰腺癌、转移性非小细胞肺癌的治疗
奥希替尼(osimertinib)	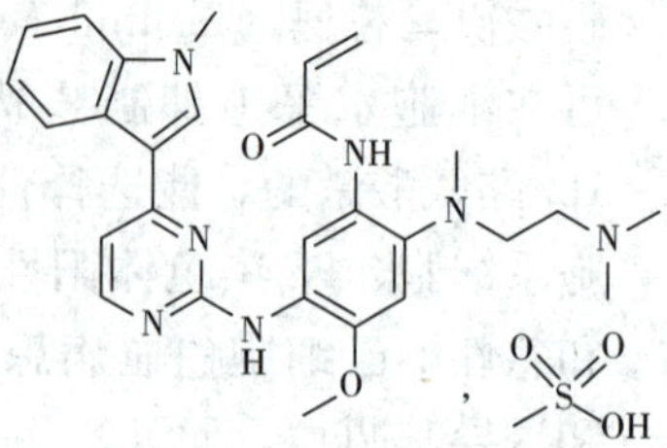	EGFR	第三代口服、不可逆的选择性EGFR突变抑制剂，用于非小细胞肺癌（NSCLC）的治疗
舒尼替尼(sunitinib)	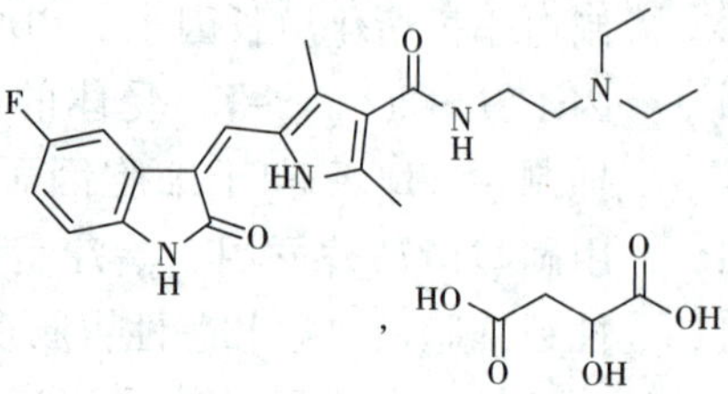	PDGFR/VEGFR	甲磺酸伊马替尼治疗失败或不能耐受的胃肠间质瘤（GIST），不能手术的晚期肾细胞癌（RCC）

续表

名称	药物结构	靶点	用途
索拉非尼（sorafenib）	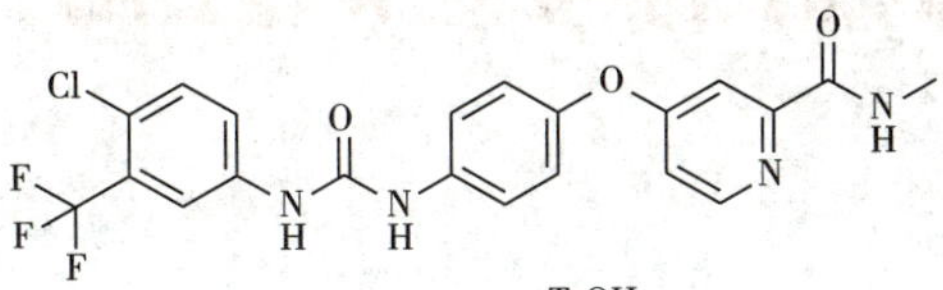 , p-TsOH	RAF/PDGFR/VEGFR	口服的、作用于多个激酶靶点的抗肿瘤药物，用于晚期肾细胞癌的治疗，能够获得明显而持续的治疗作用；对晚期的非小细胞肺癌、肝细胞癌、黑色素瘤也有较好的疗效
阿帕替尼（apatinib）	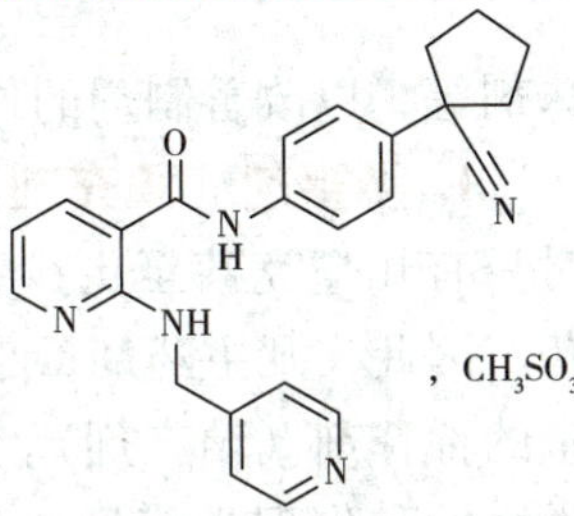 , CH_3SO_3H	VEGFR－2	国内企业研发的抗肿瘤药物，用于晚期胃癌（AGC）的治疗
克唑替尼（crizotinib）	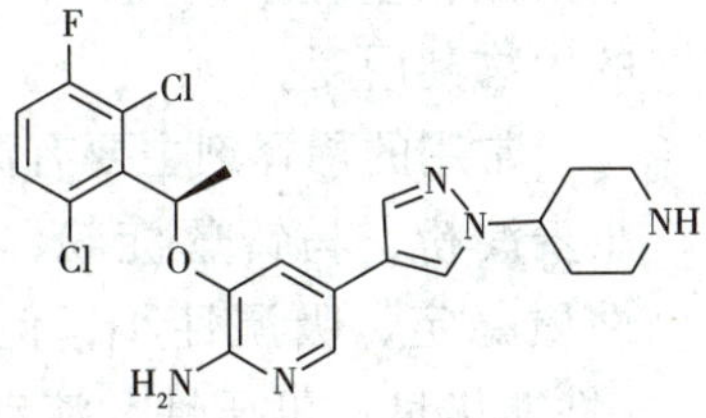	ALK/C－MET	国内企业研发的抗肿瘤药物，用于ALK阳性的转移性非小细胞肺癌的治疗
埃克替尼（icotinib）	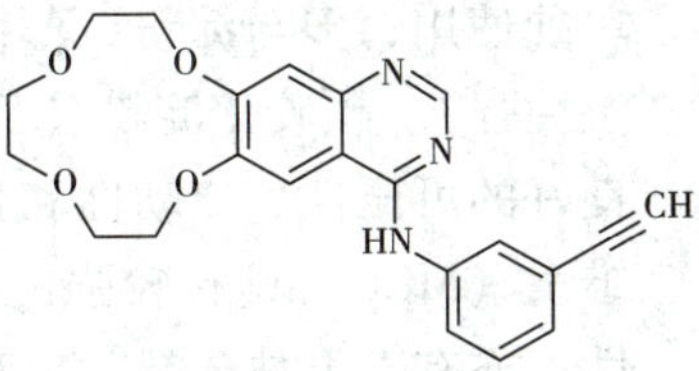	EGFR	用于局部晚期或转移的非小细胞肺癌治疗

（孙铁民　尤启冬）

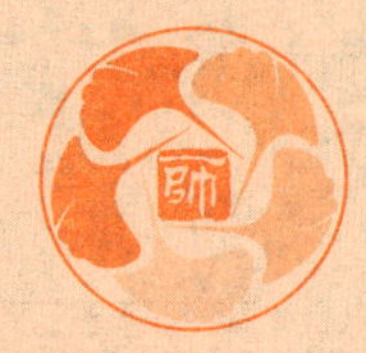

第七章　口服制剂与临床应用

第一节　口服固体制剂

一、口服固体制剂的一般要求

1. 口服固体制剂的分类　口服固体制剂是指一类经口服用后在胃肠道内吸收而作用于全身或保留在消化道内起局部作用的固体制剂产品。

口服固体制剂包括：散剂、颗粒剂、胶囊剂、片剂及包衣片剂、滴丸剂和膜剂等。

2. 口服固体制剂的特点　口服固体制剂的优势在于其服用方便，顺应性好，易携带，安全性高，适合多种药物，临床使用广泛。

但口服制剂中的药物需经胃肠道吸收后才能发挥作用，因此药物起效较慢，一般不宜用于急救，也不适用于昏迷、呕吐等不能口服的患者；且药物易受胃肠内容物的影响；易被消化液破坏或在消化道中难以吸收的药物也不宜制成口服制剂。

3. 口服固体制剂的作用　口服固体制剂服用后，在胃肠道经崩解（散剂除外）、药物溶出后，药物发挥局部治疗作用，或经胃肠道黏膜吸收进入血液，进而发挥全身治疗作用，因此，口服固体制剂的崩解和溶出是保证其质量、药效与治疗作用非常重要的指标。

二、口服固体制剂的常用辅料

固体制剂通常由主药和辅料两大类物质组成。辅料亦称赋形剂，系指固体制剂内除主药外一切附加物料的总称。

（一）常用辅料的分类及其作用

根据辅料的性质和功能不同，常将固体制剂的辅料分成：稀释剂（填充剂）、黏合剂、崩解剂、润滑剂，也可根据需要加入着色剂和矫味剂等，以改善制剂的外观和口味。

1. 稀释剂（填充剂）　一些药物的剂量有时只有几毫克甚至更少，不适于成型及临床给药。因此，凡主药剂量小于50mg时需加入一定量的稀释剂（填充剂）。理想的稀释剂应具有化学惰性和生理学惰性，且不影响药物有效成分的生物利用度。

常用的稀释剂主要有淀粉（包括玉米淀粉、小麦淀粉、马铃薯淀粉，玉米淀粉最为常用；性质稳定、吸湿性小，但可压性较差）、乳糖（性能优良，可压性、流动性好）、糊精（较少单独使用，多与淀粉、蔗糖等合用）、蔗糖（吸湿性强）、预胶化淀粉（又称可压性淀粉，具有良好的可压性、流动性和自身润滑性）、微晶纤维素（MCC，具有较强的结合力与良好的可压性，亦有“干黏合剂”之称）、无机盐类（包括磷酸氢钙、硫酸钙、碳酸钙等，性质稳定）和甘露醇（常用于咀嚼片，兼有矫味作用）等。

2. 润湿剂和黏合剂　润湿剂和黏合剂是在制粒时添加的辅料。润湿剂系指本身没有黏性，而通过润湿物料诱发物料黏性的液体。常用的润湿剂有纯化水和乙醇，其中首选纯化水。黏合剂系指依靠本身所具有的黏性赋予无黏性或黏性不足的物料以适宜黏性的辅料，常用的黏合剂有淀粉浆（常用黏合剂之一，常用浓度为8%～15%，价廉、性能较好）、甲基纤维素（MC，水溶性较好）、羟丙基纤维素（HPC，可作粉末直接压片黏合剂）、羟丙基甲基纤维素（HPMC，溶于冷水）、羧甲基纤维素钠（CMC-Na，适用于可压性较差的药物）、乙基纤维素（EC，不溶于水，但溶于乙醇）、聚维酮（PVP，吸湿性强，可溶于水和乙醇）、明胶、聚乙二醇（PEG）等。

3. 崩解剂　崩解剂系指促使片剂在胃肠液

中迅速破裂成细小颗粒的辅料。除缓释片、控释片、咀嚼片等有特殊要求的片剂外，一般均需加入崩解剂。常用的崩解剂有：干淀粉（适于水不溶性或微溶性药物）、羧甲基淀粉钠（CMS-Na，高效崩解剂）、低取代羟丙基纤维素（L-HPC，吸水迅速膨胀）、交联羧甲基纤维素钠（CCMC-Na）、交联聚维酮（PVPP）和泡腾崩解剂（碳酸氢钠和枸橼酸组成的混合物，也可用柠檬酸、富马酸与碳酸钠、碳酸钾、碳酸氢钾）等。

4. 润滑剂　广义的润滑剂按作用不同可分为三类：助流剂、抗黏剂和狭义润滑剂。

（1）助流剂　降低颗粒间的摩擦力，改善粉体流动性，有助于减少重量差异。

（2）抗黏剂　防止压片时发生黏冲，保证压片操作顺利进行，改善片剂外观。

（3）润滑剂（狭义）　降低物料与模壁间的摩擦力，保证压片与推片等操作顺利进行。

常用的润滑剂（广义）有硬脂酸镁（MS）、微粉硅胶、滑石粉、氢化植物油、聚乙二醇类、十二烷基硫酸钠等。

5. 其他辅料

（1）着色剂　主要用于改善片剂的外观，使其便于识别。

（2）芳香剂和甜味剂　主要用于改善片剂的口味，如口崩片和咀嚼片。常用的芳香剂包括各种芳香油、香精等；甜味剂包括阿司帕坦、蔗糖等。

（二）常用辅料的特点与要求

固体制剂的辅料应符合药用要求，并具备如下特点：①较高的化学稳定性，不与主药发生任何物理化学反应；②对人体无毒、无害、无不良反应；③不影响主药的疗效和相关质量检测。

三、口服散剂和颗粒剂

（一）口服散剂

1. 口服散剂的分类　散剂系指原料药物或与适宜的辅料经粉碎、均匀混合制成的干燥粉末状制剂。散剂可分为口服散剂和局部用散剂。口服散剂是经口服给药的散剂。口服散剂在中药制剂中的应用也较多。口服散剂一般溶于或分散于水、稀释液或其他液体中服用，也可直接用水送服。

按照不同的分类方法，散剂可分为：

（1）按药物组成数目分类　主要分为单散剂与复散剂。单散剂是指只由一种药物组成的散剂，如蒙脱石散、口服酪酸梭菌活菌散等；复散剂是指由两种或两种以上药物组成的散剂，如复方胰酶散、复方磺胺嘧啶散等。

（2）按剂量分类　主要分为单剂量包装散剂与多剂量包装量散剂。单剂量包装散剂是指将散剂分装成单独剂量后再由患者按包服用，是内服散剂常用形式；多剂量包装散剂是指按医嘱由患者分取剂量的散剂，常见于外用散剂。

（3）按药物性质分类　可分为含剧毒药散剂如九分散；含液体药物散剂如蛇胆川贝散、紫雪散等；含共熔组分散剂如白避瘟散。

2. 口服散剂的特点　口服散剂的特点包括：①一般为细粉，粒径小、比表面积大、易分散、起效快；②制备工艺简单，剂量易于控制，便于特殊群体如婴幼儿与老年人服用；③包装、贮存、运输及携带较方便；④对于中药散剂，其包含各种粗纤维和不能溶于水的成分，完整保存了药材的药性。但是，由于散剂的分散度较大，往往对制剂的吸湿性、化学活性、气味、刺激性、挥发性等性质影响较大，故对光、湿、热敏感的药物一般不宜制成散剂。

3. 散剂的质量要求、包装与贮藏

（1）质量要求　口服散剂在生产和贮藏期间应符合下列要求：①供制散剂的药物均应粉碎。除另有规定外，口服散剂应为细粉，儿科用和局部用散剂应为最细粉。②散剂应干燥、疏松、混合均匀、色泽一致。制备含有毒性药、贵重药或药物剂量小的散剂时，应采用配研法混匀并过筛。③散剂可单剂量包（分）装和多剂量包装，多剂量包装者应附分剂量的用具。含有毒性药的口服散剂应单剂量包装。④散剂中可含或不含辅料。口服散剂需要时亦可加矫味剂、芳香剂、着色剂等。

此外，口服散剂的质量检查项目还有：①中药散剂中一般含水量不得过9.0%；②除中药散剂外，散剂在105℃干燥至恒重，减失重量不得过2.0%。

（2）包装与贮藏　单剂量包装散剂目前多采用铝塑包装；多剂量包装散剂可采用塑料瓶/盒、玻璃瓶等包装。由于散剂中的粒子比表面积大，散剂吸湿性和风化性均较显著，散剂吸湿后可出现潮解、结块、变色、分解、霉变等系列不稳定现象，严重影响用药安全，因此散剂的包装与贮存重点都在防潮。包装时可加内盖或干燥剂。另外，复方散剂包装应填满、压紧，以免在运输过程中因为密度不同而造成组分分层，影响其均匀性。

除另有规定外，散剂应密闭贮存，含挥发性原料药或易吸湿性原料药的散剂应密封贮存。除防潮、防挥发外，温度、微生物及光照等对散剂的质量均有一定的影响，应予以重视。

4. 口服散剂的临床应用与注意事项　内服散剂一般为细粉，需过80～100目筛，以便儿童及老年人服用，服用时不宜过急，单次服用剂量适量，服药后不宜过多饮水，以免药物过度稀释导致药效差等。

口服散剂应温水送服，服用后半小时内不可进食，服用剂量过大时应分次服用以免引起呛咳；服用不便的中药散剂可加蜂蜜调和送服或装入胶囊吞服。对于温胃止痛的散剂不需用水送服，应直接吞服以利于延长药物在胃内的滞留时间。

5. 散剂的典型处方分析

（1）六一散

【处方】滑石粉，甘草。

【注解】甘草应粉碎成细粉与滑石粉混合。

（2）蛇胆川贝散

【处方】蛇胆汁，川贝母。

【注解】蛇胆汁和川贝母分别为液体和固体主药成分，制备时将干燥川贝母粉碎为细粉，与蛇胆汁吸附混匀，干燥粉碎过筛。

（二）口服颗粒剂

1. 颗粒剂的分类　颗粒剂系指药物与适宜的辅料混合制成的具有一定粒度的干燥颗粒状制剂。颗粒剂既可直接吞服，又可冲入水中饮服。口服颗粒剂是指经口服给药的颗粒剂。口服颗粒剂在中药制剂中的应用也较多。

颗粒剂可分为可溶颗粒（通称为颗粒）、混悬颗粒、泡腾颗粒、肠溶颗粒、缓释颗粒和控释颗粒等。

（1）混悬颗粒　指难溶性固体药物与适宜辅料混匀制成一定粒度的干燥颗粒剂。临用前加水或其他适宜的液体振摇，即可分散成混悬液供口服。

（2）泡腾颗粒　指含有碳酸氢钠和有机酸，遇水可放出大量气体而呈泡腾状的颗粒剂。泡腾颗粒中的药物应易溶于水，加水产生气泡后应能溶解。

（3）肠溶颗粒　指采用肠溶材料包裹颗粒或其他适宜方法制成的颗粒剂。肠溶颗粒耐胃酸，而在肠液中释放活性成分或控制药物在肠道内定位释放，可防止药物在胃内分解失效，避免对胃的刺激。

（4）缓释颗粒　指在规定的释放介质中缓慢地非恒速释放药物的颗粒剂。

（5）控释颗粒　指在规定的释放介质中缓慢地恒速释放药物的颗粒剂。

2. 颗粒剂的特点　与散剂相比，颗粒剂具有以下特点：①分散性、附着性、团聚性、引湿性等较小；②服用方便，并可加入添加剂如着色剂和矫味剂，提高患者服药的顺应性；③通过采用不同性质的材料对颗粒进行包衣，可使颗粒具有防潮、缓释、肠溶等性质；④通过制成颗粒剂，可有效防止复方散剂各组分因粒度或密度差异而产生不均匀性。

3. 颗粒剂的质量要求、包装与贮藏

（1）质量要求　颗粒剂在生产与贮藏期间应符合下列规定：①药物与辅料应均匀混合。含药量小或含剧毒药物的颗粒剂，应根据药物的性质采用适宜方法使药物分散均匀。②凡属挥发性药物或遇热不稳定的药物在制备过程应注意控制适宜的温度条件，凡遇光不稳定的药物应遮光操作。③除另有规定外，挥发油应均匀喷入干燥颗粒中，密闭至规定时间或用包合等技术处理后加入。④根据需要颗粒剂可加入适宜的辅料，如稀释剂、黏合剂、分散剂、着色剂及矫味剂等。⑤为防潮、掩盖药物的不良气味等，也可对颗粒包薄膜衣。必要时，包衣颗粒应检查残留溶剂。⑥颗粒剂应干燥、颗粒均匀、色泽一致，无吸潮、软化、结块、潮解等现象。⑦颗粒剂的微生物限度应符合要求。

⑧根据原料药物和制剂的特性，颗粒剂的溶出度、释放度、含量均匀度等应符合要求。⑨除另有规定外，颗粒剂应密封，置干燥处贮存，防止受潮。

此外，颗粒剂的质量检查项目还有：①颗粒剂一般不能通过一号筛与能通过五号筛颗粒及粉末总和不得过15%；②除另有规定外，中药颗粒剂中一般水分含量不得过8.0%；③一般化学药品和生物制品颗粒剂照干燥失重测定法测定于105℃干燥至恒重，含糖颗粒应在80℃减压干燥，减失重量不得超过2.0%；④除混悬颗粒及已规定检查溶出度或释放度的颗粒剂可不进行溶化性检查外，可溶性颗粒剂应全部溶化或轻微浑浊，泡腾颗粒剂5分钟内颗粒均应完全分散或溶解在水中，均不得有异物，中药颗粒还不得有焦屑。

（2）包装与贮藏　颗粒剂包装形式主要有单剂量袋装、多剂量袋装、多剂量瓶装，袋装的包装材料一般选用双层铝塑复合膜；瓶装常用玻璃瓶、塑料瓶。

颗粒剂吸湿性较强，除另有规定外，颗粒剂宜密封，置干燥处贮存，防止受潮。

4. 颗粒剂的临床应用与注意事项　适宜于老年人和儿童用药，以及有吞咽困难的患者使用。普通颗粒剂冲服时应使药物完全溶解，充分发挥有效药物成分的治疗作用；肠溶、缓释、控释颗粒剂服用时应保证制剂释药结构的完整性。可溶型、泡腾型颗粒剂应加温开水冲服，切忌放入口中用水送服；混悬型颗粒剂冲服如有部分药物不溶解也应该一并服用；中药颗粒剂不宜用铁质或铝制容器冲服，以免影响疗效。

5. 颗粒剂的典型处方分析

（1）板蓝根颗粒

【处方】板蓝根，蔗糖，糊精。

【注解】板蓝根为主药，糊精、蔗糖为稀释剂、其中蔗糖也可作为矫味剂。

（2）利福昔明干混悬颗粒剂

【处方】利福昔明，羧甲基纤维素钠，微晶纤维素，果胶，枸橼酸钠，蔗糖。

【注解】本品为混悬型颗粒剂。利福昔明为主药。微晶纤维素、羧甲基纤维素钠、果胶为助悬剂，助悬剂可增加溶液黏度、降低药物微粒的沉降速度，从而增加混悬型颗粒剂的漂浮性能，延长药物在胃肠道内的滞留时间，使药物吸收时间延长。枸橼酸钠为絮凝剂，絮凝剂可增加溶液中电解质浓度，适当改变溶液电位，使药物微粒不易聚结成块且分散良好。蔗糖为稀释剂，也兼具矫味剂的作用。

（3）维生素C泡腾颗粒剂

【处方】本处方由酸性颗粒部分和碱性颗粒部分组成，其中，酸性颗粒部分包括维生素C，枸橼酸，柠檬黄，纯化水，95%乙醇；碱性颗粒部分包括碳酸氢钠，蔗糖，糖精钠，柠檬黄，食用香料，纯化水。

【注解】维生素C为主药，枸橼酸、碳酸氢钠为泡腾崩解剂，柠檬黄为着色剂，蔗糖为稀释剂，糖精钠和食用香料为矫味剂，纯化水和95%乙醇为润湿剂。

四、口服肠内营养粉剂

肠内营养粉剂是一种通过肠道提供营养的特殊配方食品，主要用于无法正常进食或需要额外营养支持的患者。通常含有碳水化合物、蛋白质、脂肪、维生素、矿物质和其他必需的营养物质，且易被消化和吸收。多数肠内营养粉剂是粉末状，少数为颗粒状，因此，外观更像散剂和颗粒剂。

1. 肠内营养粉剂的分类　根据需求和病情需要，肠内营养粉剂可分为：

（1）标准型　含有均衡的蛋白质、碳水化合物和脂肪，适用于大多数患者。

（2）高蛋白型　适用于需要更多蛋白质的患者，如烧伤、术后恢复者。

（3）低脂型　针对脂肪吸收不良或胰腺疾病的患者。

（4）纤维增强型　含有膳食纤维，帮助患者维持肠道健康。

2. 肠内营养粉剂的特点

（1）易于消化和吸收　肠内营养粉剂的配方经过特殊设计，包含易吸收营养成分，通常使用经分解后的蛋白质、碳水化合物和脂肪，减少胃肠道负担，适合消化功能较弱的患者。

（2）营养成分全面　肠内营养粉剂含有各种必需的营养素，如蛋白质、碳水化合物、脂肪、维生素、矿物质和微量元素，能够提供均衡的营养，满足人体代谢需求。

(3) 配方种类丰富，满足不同个体需求 如标准型适用于大多数患者；高蛋白型适合有较高蛋白质需求的人群（如手术后恢复、烧伤或肌肉消耗严重的患者）；低脂型适合脂肪代谢障碍的患者；纤维增强型含有膳食纤维，有助于促进肠道健康，防止便秘。

(4) 免疫支持 某些肠内营养粉剂添加了免疫增强成分，如谷氨酰胺、鱼油或特定氨基酸，可帮助提高患者的免疫功能，特别是免疫功能低下或正在康复的患者。

(5) 服用方便 肠内营养粉剂可通过口服或管饲使用，对于无法正常进食的患者尤为适用。可直接溶于水或其他液体，易于调配和服用。

(6) 特定疾病配方 针对糖尿病、肾脏疾病或肝脏疾病等特定病症，肠内营养粉剂可能会有特殊的成分调整，减少某些不利的营养物质（如减少糖分、调节蛋白质或钾含量），以满足特定患者的需求。

(7) 可长期储存和便于携带 肠内营养粉剂通常为干粉形式，便于储存，且便携性好，适合居家或医院内使用。

3. 肠内营养粉剂的质量要求 肠内营养粉剂的质量要求高，以确保其安全性、有效性和对不同患者的适用性。具体的质量要求如下：

(1) 营养成分的准确性和均衡性 肠内营养粉剂应严格遵守配方标准，保证标示的营养成分含量与实际含量相符。肠内营养粉剂应包含足够的蛋白质、碳水化合物、脂肪、维生素和矿物质，以满足患者日常所需的营养要求。对于不同疾病或身体状态的患者，营养粉剂中的成分应根据需求调整（如高蛋白、低脂、低糖配方等），且必须经临床验证，确保适合特定患者使用。

(2) 原材料符合质量要求 所使用的蛋白质、脂肪、碳水化合物及添加的维生素、矿物质等原料须符合国家食品安全标准。尤其是蛋白质原料，应优选生物利用度高、过敏风险低的高质量蛋白质，如乳清蛋白、植物蛋白等。生产过程中应避免污染源，原料应无农药残留、重金属污染和微生物污染。所有原材料须具备完整的可追溯体系，以确保产品的安全性和质量的可控性。

(3) 理化性质稳定 在调配时，肠内营养粉剂应具有良好的溶解性和分散性，确保可以方便溶于水或其他液体中，便于管饲或口服使用。肠内营养粉剂产品应具备良好的储存稳定性，不易受湿气、温度或光线的影响，保证在保质期内其营养成分不受损失或降解。

(4) 生产控制 肠内营养粉剂须在符合GMP标准的无菌环境中生产，确保产品无致病微生物（如大肠埃希菌、沙门菌等）的污染。污染物限量应符合食品中污染物的国家标准，如重金属（铅、汞、砷等）和有害物质的含量应在规定限值内，以确保产品的安全性。

(5) 严格的包装和标签规范 肠内营养粉剂的包装应采用食品级材料，具有良好的密封性和防潮、防污染性能，避免产品在运输和储存过程中变质或受污染。标签应清楚标明营养成分表、使用方法、生产日期、有效期、储存条件及适用人群等信息，并通过国家相关认证，如NMPA（国家药品监督管理局）批准文号。

(6) 安全性评估与临床验证 所有产品上市前都应进行严格的安全性评估，确保无毒性或不良反应。对特定人群的肠内营养粉剂（如糖尿病患者专用、肾脏疾病患者专用等）应经过临床验证，确保其对特定疾病患者的效果和安全性。肠内营养粉剂作为一种特殊医学用途食品，其质量要求高，须满足营养支持的效果和安全性的双重标准。

4. 肠内营养粉剂的包装与贮藏 肠内营养粉剂的包装与贮存非常关键，以确保产品的安全性、有效性和长久保存。以下是其包装和贮存方面的要求和注意事项：

(1) 包装要求 包装材料为食品级材料，具有良好的密封性和防潮性。可采用充氮包装，延长产品的保质期。小包装设计，便于携带和使用。标签规范。

(2) 贮藏要求 应在干燥环境下储存，避免潮湿。避光储存。常温存放。

开封后，肠内营养粉剂应尽可能放在密封容器中或用原包装的密封条封好，防止空气中的

湿气和细菌进入。干燥且阴凉处存放。标记开封日期，在规定的时间内（通常为1～2个月）用完，以确保其营养价值和安全性。运输过程中，防潮防撞，必要时须进行温度控制。

5. 肠内营养粉剂的临床应用与注意事项 肠内营养粉剂广泛应用于无法通过正常饮食获取足够营养的患者，可通过口服或管饲方式提供营养支持。

（1）临床应用　主要应用于营养不良或消瘦的患者、术后暂时性无法正常进食的康复患者、肿瘤患者、消化功能障碍患者、吞咽困难/消化吸收能力差或进食量不足的老年或婴幼儿患者。

（2）注意事项　需对患者自身状况及过敏史进行评估，确定配方的组成；根据患者进食能力确定摄入方式进食速度；及时清洗用具，确保清洁；对于患有肾脏疾病或糖尿病等特殊患者，需关注配方的组成，以减轻肾脏负担、控制血糖；使用过程中，应对营养状况监测，观察可能出现的诸如腹泻、便秘、恶心、呕吐等胃肠道不良反应；不能用于严重肠道梗阻或穿孔、严重腹泻或呕吐和急性胰腺炎的患者。

6. 肠内营养粉剂的典型处方分析　肠内营养粉剂的配方须根据患者的病理需求进行设计，重点考虑患者对蛋白质、脂肪、碳水化合物和微量元素的摄入要求，保证既满足营养需求，又不增加患者的器官负担。典型的肠内营养粉剂的配方组成及其适用人群如下：

（1）标准型肠内营养粉剂　配方组成（每100g）：蛋白质，15～20g；脂肪，10～15g；碳水化合物，60～70g；膳食纤维，5～10g；维生素和矿物质，人体所需的微量元素。提供热量为400～450Kcal。

适用于术后康复期、轻中度营养不良的患者或需短期额外营养补充的健康人群。

（2）高蛋白型肠内营养粉剂　配方组成（每100g）：蛋白质，25～30g；脂肪，10～15g；碳水化合物，45～55g；膳食纤维，5～10g；维生素和矿物质，人体所需的微量元素。提供热量为400～450Kcal。

适用于术后创伤恢复期、高代谢状态患者（如烧伤、肿瘤），或需增加蛋白质摄入以促进康复的患者。

（3）低脂型肠内营养粉剂　配方组成（每100g）：蛋白质，15～20g；脂肪，5～8g；碳水化合物，70～75g；膳食纤维，5g；维生素和矿物质，人体所需的微量元素。提供热量为350～400Kcal。

适用于脂肪吸收障碍、胆囊炎、慢性胰腺炎、肝硬化等需限制脂肪摄入的患者。

（4）糖尿病患者专用肠内营养粉剂　配方组成（每100g）：蛋白质，15～20g；脂肪，10～15g；碳水化合物，40～50g；膳食纤维，7～10g；维生素和矿物质，含镁、铬等控制血糖的微量元素及人体所需的微量元素。提供热量为350～400Kcal。

针对糖尿病或高血糖风险的患者，在提供营养的同时，可有效控制血糖水平。

（5）肾脏疾病患者专用肠内营养粉剂　配方组成（每100g）：蛋白质，5～10g（低蛋白配方）；脂肪，10～15g；碳水化合物，60～70g；钾、磷、钠，低含量；维生素和矿物质，含钙、铁等基础营养成分，适当降低电解质水平。提供热量为400～450Kcal。

适用于慢性肾脏疾病、透析患者及肾功能受损的患者。

五、口服片剂

（一）口服片剂的分类

片剂系指原料药物或与适宜的辅料制成的圆形或异形的片状固体制剂。中药还有浸膏片、半浸膏片和全粉片等。口服片剂是指供口服给药的片剂。多数口服片剂中的药物是经胃肠道吸收而发挥作用，也有的是在胃肠道局部发挥作用。

口服片剂以普通片为主，另有分散片、咀嚼片、泡腾片、缓释片、控释片、口崩片等。

1. 普通片　即普通压制片，是指将药物与辅料混合压制而成，一般用水吞服，应用最广。一般未包衣的片剂多属此类。

2. 咀嚼片　系指于口腔中咀嚼后吞服的片剂。咀嚼片一般选择甘露醇、山梨醇、蔗糖等水溶性辅料作填充剂和黏合剂。咀嚼片的硬度应适宜。

3. 分散片　系指在水中能迅速崩解并均匀分散的片剂，分散片中的药物应是难溶性的，分散片可加水分散后口服，也可将分散片含于口中吮服或吞服。

4. 可溶片　系指临用前能溶解于水的非包衣片或薄膜包衣片剂。可溶片应溶解于水中，溶液可呈轻微乳光。可供口服、外用、含漱等用。

5. 泡腾片　系指含有碳酸氢钠和有机酸，遇水可产生气体而呈泡腾状的片剂。泡腾片中的药物应是易溶性的，加水产生气泡后应能溶解。有机酸一般用枸橼酸、酒石酸、富马酸等。泡腾片不得直接吞服。

6. 阴道片与阴道泡腾片　系指置于阴道内使用的片剂。阴道片和阴道泡腾片的形状应易置于阴道内，可借助器具将其送入阴道。阴道片在阴道内应易溶化、溶散或融化、崩解并释放药物，主要起局部消炎杀菌作用，也可给予性激素类药物。具有局部刺激性的药物，不得制成阴道片。

7. 口崩片　系指在口腔内不需要用水即能迅速崩解或溶解的片剂。一般适合于小剂量原料药物，常用于吞咽困难或不配合服药的患者。可采用直接压片和冷冻干燥法制备。口崩片应在口腔内迅速崩解或溶解、口感良好、容易吞咽，对口腔黏膜无刺激性。

8. 肠溶片　系指用肠溶性包衣材料进行包衣的片剂。肠溶片可防止药物在胃内降解失效、减少药物对胃的刺激、或控制药物在肠道内的定位释放；为治疗结肠部位疾病等，可对片剂包结肠定位肠溶衣。除说明书标注可掰开服用外，一般不得掰开服用。

9. 缓释片　系指在规定的释放介质中缓慢地非恒速释放药物的片剂。与相应的普通片剂相比，具有服药次数少、作用时间长、不良反应少的特点。除说明书标注可掰开服用外，一般应整片吞服。

10. 控释片　系指在规定的释放介质中缓慢地恒速释放药物的片剂。与相应的缓释片相比，血药浓度更加平稳。除说明书标注可掰开服用外，一般应整片吞服。

11. 多层片　由两层或多层（配方或色泽不同）组成的片剂，制成多层片的目的系避免各层药物的接触，减少配伍变化，调节各层药物释放、作用时间等，也有改善外观的作用。可上下分层或里外分层。

（二）口服片剂的特点

1. 片剂的优点

（1）以片数为剂量单位，剂量准确、服用方便。

（2）受外界空气、水分、光线等影响较小、化学性质更稳定。

（3）生产机械化、自动化程度高，生产成本低、产量大。

（4）种类较多，可满足不同临床需要，如速效（分散片）、长效（缓释片）等，应用广。

（5）运输、使用、携带方便。

2. 片剂的缺点

（1）幼儿、老年患者及昏迷患者等不易吞服。

（2）制备工序较其他固体制剂多，技术难度更高。

（3）某些含挥发性成分的片剂，贮存期内含量会下降。

（三）片剂的质量要求、包装与贮藏

1. 质量要求　片剂的质量要求包括：①硬度适中，普通片的硬度在50N以上为宜。②脆碎度反映片剂的抗磨损和抗振动能力，小于1%为合格。③符合片重差异的要求，含量准确，具体要求见表7-1。④色泽均匀，外观光洁。⑤符合崩解度或溶出度的要求，普通片剂的崩解时限是15分钟；分散片、可溶片为3分钟；舌下片、泡腾片为5分钟；薄膜衣片为30分钟；肠溶片要求在盐酸溶液中2小时内不得有裂缝、崩解或软化现象，在pH 6～8磷酸盐缓冲液中1小时内全部溶解并通过筛网等。⑥小剂量的药物或作用比较剧烈的药物，应符合含量均匀度的要求。⑦符合有关卫生学的要求。

表7-1　片重差异限度

片剂的平均重量（g）	片重差异限度（%）
<0.30	±7.5
≥0.30	±5.0

2. 包装与贮藏

（1）片剂的包装　片剂的包装一般有多剂量和单剂量两种形式。

1）多剂量包装　指几十、几百片合装在一个容器中。常用的容器有塑料瓶（盒）、玻璃瓶（管）及由软性薄膜、纸塑复合膜、金属箔复合膜等制成的药袋。

①塑料瓶（盒）：为广泛应用的包装容器，主要原料为聚乙烯、聚氯乙烯和聚苯乙烯等。其主要特点是质地轻，不易破碎，易制成各种形状。但对环境的隔离作用不如玻璃制品，在化学上也并非完全惰性，组分中的某些成分（如稳定剂、增塑剂等）有可能溶出进入药品，或与片剂中某些成分（如挥发性物质或油类）发生化学反应或对这些成分有吸附作用。另外，塑料容器可因高温、蒸汽及药物的作用等变形或硬化。

②玻璃瓶（管）：为广泛应用的包装容器，密封性好，不透蒸汽和空气，具有化学惰性，不易变质，价格低廉，有色玻璃有避光作用。缺点是重量较大、容易破碎。

2）单剂量包装　系将每一片剂分别包装，可提高对产品的保护作用，使用方便，外形亦美观。①泡罩式：用底层材料（无毒铝箔）和热成型塑料薄板（无毒聚氯乙烯硬片）经热压形成的水泡状包装。泡罩透明，坚硬而美观。②窄条式：由两层膜片（铝塑复合膜、双纸塑料复合膜等）经黏合或加压形成的带状包装，较泡罩式简便，成本稍低。

（2）片剂的贮藏　片剂宜密封贮存，防止受潮、发霉、变质。除另有规定外，一般应将包装好的片剂放在阴凉（20℃以下）、通风、干燥处贮存。对光敏感的片剂，应避光；受潮后易分解变质的片剂，应在包装容器内放入干燥剂（如干燥硅胶等）。

有些片剂的硬度在贮存期间可能逐渐改变而影响片剂的崩解和溶出，这往往是由于片剂中黏合剂等辅料固化所致。此类片剂久贮后，必须重新检查崩解时限、溶出度，合格后再使用。

某些含挥发性物质（如硝酸甘油等）的片剂，贮存期间挥发性成分可能在片剂间转移或被包装材料吸附而影响片剂含量的均一性，这类片剂应用前也应再作含量检查。

糖衣片受到光和空气作用易变色，在高温、高湿环境中易发生软化、熔化和粘连，所以在包装容器中，应尽量减少空气的残留量，贮存时一般应避光、密封、置干燥阴凉处。

（四）口服片剂制备过程中的常见问题及原因

1. 裂片　片剂发生裂开的现象称为裂片，主要有顶裂和腰裂两种形式，裂开的位置分别发生在药片的顶部（或底部）和中间。产生裂片的处方因素有：①物料中细粉太多，压缩时空气不能及时排出，导致压片后气体膨胀而裂片；②物料的塑性较差，结合力弱。产生裂片的原因除处方因素外，还有工艺因素。

2. 松片　片剂硬度不够，稍加触动即散碎的现象称为松片。主要原因是黏性差，压缩压力不足等。

3. 崩解迟缓　崩解迟缓或崩解超限系指片剂崩解时间超过《中国药典》规定的崩解时限。影响崩解的主要原因是：①片剂的压力过大，导致内部空隙小，影响水分渗入；②增塑性物料或黏合剂使片剂的结合力过强；③崩解剂性能较差。

4. 溶出超限　溶出超限系指片剂在规定的时间内未能溶解出规定的药量。主要原因是：片剂不崩解，颗粒过硬，药物的溶解度差等。

5. 含量不均匀　主要原因是片重差异超限、药物与辅料的混合度差、可溶性成分迁移等。小剂量药物更易出现含量不均匀的问题。

（五）口服片剂的临床应用与注意事项

片剂使用方便，剂量准确，适用于大多数患者，但临床上也会出现不合理用药的情况，需注意：①只有刻痕片和分散片可掰分使用，其他片剂均不适宜掰分服用，尤其是糖衣片、肠溶片、缓释片和控释片。药物掰分服用不仅会导致药物含量发生差异，也会增加毒副作用和危险性，影响药物疗效。②剂型对疗效的发挥在一定条件下有积极作用。片剂粉碎或联合其他药物外用是不正确的，不仅对治疗无益处，且会增加药物的相互作用，危险性增加。

1. 服药方法　口服片剂的服用方法与剂型有关。肠溶片可减少药物对胃肠道刺激及胃酸和蛋白酶对药物的破坏，因此需整片服用，不可嚼服和掰开服用。有些药物由于本身性质原因也不可嚼服，例如普罗帕酮片可引起局部麻醉，因此不能嚼服。而咀嚼片嚼服有利于更快发挥药效，提高药物生物利用度。糖衣片不宜在口中久含，以免糖衣溶解后露出里面过苦的药物引起恶心，且糖尿病患者不宜服用此类制剂。咀嚼片、泡腾片要求水溶后或嚼碎后服用，比整片吞服起效快。

2. 服药次数及时间　为了更好地发挥药物疗效、减轻或避免不良反应的发生，必须严格按照医嘱或药品使用说明书上规定的服药次数和时间服用药物。如驱虫药需在半空腹或空腹时服用，抗酸药、胃肠解痉药多数需在餐前服用，也可在症状发作时服用。需餐前服用的药物还有收敛药、肠道抗感染药、利胆药、盐类泻药、催眠药、缓泻药等。

3. 服药溶剂　服药溶剂最好是白开水，水有加速药物在胃肠道的溶解、润滑保护食管、冲淡食物和胃酸对药物的破坏，以及减少胃肠道刺激的作用。选用其他常见液体服药时应慎重。茶叶中含有鞣酸、咖啡因及其他植物成分，可能会与一些药物发生相互作用。乙醇及含乙醇类饮料对中枢神经系统有抑制作用。果汁富含果酸，可导致许多药物提前分解和溶化，不利于药物在小肠内吸收，以致使药效下降。可乐和咖啡都有兴奋神经中枢和刺激胃酸分泌作用。

4. 服药姿势　最好采用坐位或站位服药，服药后，稍微活动一下再卧床休息。躺服会使药物黏附于食管，不仅影响疗效还可能引起咳嗽或局部炎症等反应。

（六）片剂的包衣

1. 包衣的目的　①掩盖药物的苦味或不良气味，改善用药顺应性，方便服用；②防潮、避光，以增加药物的稳定性；③可用于隔离药物，避免药物间的配伍变化；④改善片剂的外观，提高流动性和美观度；⑤控制药物在胃肠道的释放部位，实现胃溶、肠溶或缓控释等目的。

2. 常见包衣的类型　包衣的基本类型包括糖包衣、薄膜包衣和压制包衣等，其中前两种在实际生产中最为常用。薄膜包衣又分为胃溶型、肠溶型和水不溶型三种。为保证包衣过程的顺利进行，用于包衣的片芯要求具有适当的硬度和适宜的厚度与弧度。

（1）糖包衣　糖包衣主要包括隔离层、粉衣层、糖衣层。隔离层是在片芯外起隔离作用的衣层，防止水分透入片芯。常用材料有玉米朊、邻苯二甲酸醋酸纤维素及明胶浆等。粉衣层是用于消除片芯边缘棱角的衣层，常用材料包括滑石粉、蔗糖、明胶、阿拉伯胶或蔗糖的水溶液等。糖衣层是在粉衣层外包蔗糖衣膜，使其表面光滑、细腻，用料主要是适宜浓度的蔗糖水溶液。最后一层是有色糖衣层，即在蔗糖水溶液中加入适宜适量的色素。

（2）薄膜包衣　薄膜包衣材料通常由高分子材料、增塑剂、释放调节剂、着色剂与遮光剂等组成。

薄膜包衣可用高分子包衣材料，包括胃溶型（普通型）、肠溶型和水不溶型三大类。①胃溶型：系指在水或胃液中可溶解的材料，主要有羟丙基甲基纤维素（HPMC）、羟丙基纤维素（HPC）、丙烯酸树脂Ⅳ号、聚乙烯吡咯烷酮（PVP）和聚乙烯缩乙醛二乙氨乙酸（AEA）等；②肠溶型：系指在胃中不溶，可在 pH 较高的水及肠液中溶解的成膜材料，主要有醋酸纤维素酞酸酯（CAP）、丙烯酸树脂类（Ⅰ、Ⅱ、Ⅲ号）、羟丙甲纤维素酞酸酯（HPMCP）等；③水不溶型：系指在水中不溶解的高分子薄膜材料，主要有乙基纤维素（EC）、醋酸纤维素等。

增塑剂系指用来改变高分子薄膜的物理机械性质，使其更柔顺，增加可塑性的物质。主要有水溶性增塑剂（如丙二醇、甘油、聚乙二醇等）和非水溶性增塑剂（如甘油三醋酸酯、乙酰化甘油酸酯、邻苯二甲酸酯等）。

致孔剂可调节包衣膜遇水性介质时的微孔孔径大小，进而调整药物释放的速度，致孔剂一般为水溶性物质，用于改善水不溶性薄膜衣的释药速度。常见的致孔剂有蔗糖、氯化钠、表面活性剂和 PEG 等。

还可使用着色剂和遮光剂，着色剂可增加片剂的识别性，改善片剂外观，常用的材料有水溶性色素、水不溶性色素和色淀等。

遮光剂可增加药物对光的稳定性，常用材料为二氧化钛等。

（七）口服片剂的典型处方分析

1. 伊曲康唑片

【处方】伊曲康唑，淀粉，糊精，淀粉浆，羧甲基淀粉钠，硬脂酸镁，滑石粉。规格为每片含伊曲康唑 50mg。

【注解】伊曲康唑为主药，淀粉、糊精为填充剂，淀粉浆为黏合剂，羧甲基淀粉钠为崩解剂，硬脂酸镁和滑石粉为润滑剂。

2. 甲氧氯普胺口崩片

【处方】包括喷雾干燥颗粒处方和片剂处方。其中，喷雾干燥颗粒处方组成为：交联聚乙烯吡咯烷酮（PVPP），微晶纤维素（MCC），甘露醇，阿司帕坦；片剂处方组成为：喷雾干燥颗粒，甲氧氯普胺，硬脂酸镁。规格为每片含甲氧氯普胺 10mg。

【注解】本片剂的制备是先制备喷雾干燥颗粒，之后再与药物混合，压片的方式。处方各成分的作用是：喷雾干燥颗粒中 PVPP 与 MCC 为崩解剂，甘露醇为填充剂，阿司帕坦为甜味剂；片剂处方中，甲氧氯普胺为主药，硬脂酸镁为润滑剂。该喷雾干燥颗粒与药物混合直接压片所制得口崩片的崩解性能优于物理混合粉末直接压制得到的口崩片，表明喷雾干燥技术在口崩片预处理上具有良好的应用前景。

3. 阿奇霉素分散片

【处方】阿奇霉素，羧甲基淀粉钠，乳糖，微晶纤维素，甜蜜素，2% HPMC 水溶液，滑石粉，硬脂酸镁。规格为每片含阿奇霉素 250mg。

【注解】阿奇霉素为主药，羧甲基淀粉钠为崩解剂（内外加法），乳糖和微晶纤维素为填充剂，甜蜜素为矫味剂，2% HPMC 水溶液为黏合剂，滑石粉和硬脂酸镁为润滑剂。该分散片遇水迅速崩解，均匀分散为混悬状，适合大剂量难溶性药物的剂型设计；且服用方便、崩解迅速、吸收快和生物利用度高。

4. 维生素 C 泡腾片

【处方】维生素 C，葡萄糖酸钙，碳酸氢钠，柠檬酸，苹果酸，富马酸，碳酸钙，无水乙醇，甜橙香精。规格为每片含维生素 C 100mg。

【注解】采用非水制粒法压片，有利于酸源、碱源充分接触，加速片剂崩解。维生素 C 和葡萄糖酸钙为主药，碳酸氢钠、碳酸钙和柠檬酸、苹果酸、富马酸为泡腾崩解剂，甜橙香精为矫味剂，无水乙醇为润湿剂。本品口感好，患者顺应性高。

5. 盐酸西替利嗪咀嚼片

【处方】盐酸西替利嗪，甘露醇，乳糖，微晶纤维素，预胶化淀粉，硬脂酸镁，苹果酸，阿司帕坦，8% 聚维酮乙醇溶液。规格为每片含盐酸西替利嗪 5mg。

【注解】盐酸西替利嗪为主药，甘露醇、微晶纤维素、预胶化淀粉、乳糖为填充剂，甘露醇兼有矫味的作用，苹果酸、阿司帕坦为矫味剂，聚维酮乙醇溶液为黏合剂，硬脂酸镁为润滑剂。

6. 吲哚美辛肠溶片

【处方】包括片芯和包衣液。其中，片芯处方组成为：吲哚美辛，糊精，淀粉，蔗糖，硬脂酸镁，十二烷基硫酸钠，乳糖，聚维酮 K30，乙醇溶液；包衣液的处方组成为：丙烯酸Ⅱ号树脂，邻苯二甲酸酯，无水乙醇。规格为每片含吲哚美辛 250mg。

【注解】吲哚美辛为主药，糊精、淀粉、蔗糖和乳糖为稀释剂，硬脂酸镁为润滑剂，十二烷基硫酸钠为表面活性剂，增加药物的溶解性能，聚维酮 K30 为黏合剂，丙烯酸Ⅱ号树脂为肠溶衣材料，邻苯二甲酸酯为增塑剂，无水乙醇为溶剂。按片芯处方将原、辅料粉碎，以乙醇溶液为润湿剂通过普通湿法制粒，压片得片芯。以乙醇作溶剂溶解丙烯酸Ⅱ号树脂和邻苯二甲酸酯，对片芯进行包衣，使药物在肠液中崩解吸收，减少药物对胃的刺激性。

六、口服胶囊剂

（一）胶囊剂的分类

胶囊剂系指原料药物或与适宜辅料充填于空心胶囊或密封于软质囊材中制成的固体制剂。胶囊剂主要供口服用。

胶囊剂可分为硬胶囊和软胶囊（胶丸）。根据释放特性不同还有缓释胶囊、控释胶囊、肠溶胶囊等。

1. 硬胶囊统称为胶囊 系指采用适宜的制剂技术，将原料药物或加适宜辅料制成的均匀粉末、颗粒、小片、小丸、半固体或液体等，充填于空心胶囊中的胶囊剂。

2. 软胶囊 系指将一定量的液体原料药物直接包封，或将固体原料药物溶解或分散在适宜的辅料中制备成溶液、混悬液、乳状液或半固体，密封于软质囊材中的胶囊剂。可用滴制法或压制法制备。软质囊材一般是由胶囊用明胶、甘油或其他适宜的药用材料单独或混合制成。

3. 肠溶胶囊 系指用肠溶材料包衣的颗粒或小丸充填于胶囊而制成的硬胶囊，或用适宜的肠溶材料制备而得的硬胶囊或软胶囊。肠溶胶囊不溶于胃液，但能在肠液中崩解而释放活性成分。

4. 缓释胶囊 系指在规定的释放介质中缓慢地非恒速释放药物的胶囊剂。缓释胶囊应符合缓释制剂的有关要求并应进行释放度检查。

5. 控释胶囊 系指在规定的释放介质中缓慢地恒速释放药物的胶囊剂。控释胶囊应符合控释制剂的有关要求并应进行释放度检查。

（二）胶囊剂的特点

1. 胶囊剂的优点

（1）掩盖药物的不良嗅味，提高药物稳定性　药物在胶囊壳的保护下，免于空气、光线等的干扰，掩蔽药物的不良嗅味，保护药物，维持药物的稳定性。

（2）起效快、生物利用度高　药物以粉末或颗粒状态直接填装于囊壳中，不同于片剂等剂型，胶囊剂未经机械挤压等过程，使该制剂在目标位置迅速分散、释放和吸收，快速起效，提高生物利用度。

（3）液态药物固体剂型化　可把难以制成丸剂、片剂等固体制剂的液态药物或含油量高的药物充填于软质胶囊中，制成方便携带、服用方便的软胶囊。

（4）药物缓释、控释和定位释放　将药物制成缓释、控释的颗粒，按需装入胶囊中，起到缓释、控释的作用；肠溶胶囊壳装载药物，可在小肠处定位释放；可制成定位在直肠或阴道的腔道给药的胶囊剂。

2. 胶囊剂的局限性 除上述胶囊剂的优点外，从药物稳定性、制备工艺和经济效应方面考虑，胶囊剂还存在一些局限性。

（1）胶囊壳多以明胶为原料，受温度和湿度影响较大。以湿度为例，相对湿度较低，易导致胶囊壳龟裂、减重；相对湿度较高，胶囊壳易变形、增重。因此胶囊壳在制备、贮存时应妥善处理。

（2）生产成本相对较高。胶囊剂是把药物制备成粉末、颗粒、小片、小丸等后，填充于囊壳中。相比于上述几种剂型，其增加了制备的工艺程序和生产成本。

（3）婴幼儿和老年人等特殊群体，口服此剂型的制剂有一定困难。

（4）胶囊剂对内容物有一定要求，一些药物不适宜制备成胶囊剂。例如：①会导致囊壁溶化的水溶液或稀乙醇溶液药物；②会导致囊壁软化的风化性药物；③会导致囊壁脆裂的强吸湿性的药物；④会导致明胶变性的醛类药物；⑤会导致囊材软化或溶解的含有挥发性、小分子有机物的液体药物；⑥会导致囊壁变软的O/W型乳剂药物。

（三）胶囊剂的质量要求、包装与贮藏

1. 质量要求 与其他普通制剂质量要求类似，胶囊剂的溶出度、释放度、含量均匀度和微生物限度等应符合要求。必要时，内容物包衣的胶囊剂应检查残留溶剂。

由于胶囊剂自身特点，对其进行质量控制时，还应考虑以下几点：

（1）胶囊剂应外观整洁，不得有黏结、变形、渗漏或囊壳破裂现象，且不能有异臭。

（2）中药硬胶囊应做水分检查，除另有规定外，中药硬胶囊水分含量不得过9.0%。硬胶囊内容物为液体或半固体者不检查水分。

（3）胶囊剂需要进行装量差异的检查，根据胶囊剂装量差异检查法，求出每粒内容物的装量与平均装量。每粒装量与平均装量相比较（有标示装量的胶囊剂，每粒装量应与标示装量比较），超出装量差异限度的不得多于2粒，且

不得有1粒超出限度1倍，装量差异限度要求见表7－2。凡规定检查含量均匀度的胶囊剂，一般不再进行装量差异的检查。

（4）胶囊剂需要进行崩解时限的检查，按照崩解时限检查法检查，均应符合规定，详见表7－3。凡规定检查溶出度或释放度的胶囊剂，不再进行崩解时限的检查。

表7－2　胶囊剂装量差异限度要求

平均装量或标示装量	装量差异限度
0.30g以下	±10%
0.30g及0.30g以上	±7.5%（中药±10%）

表7－3　胶囊剂崩解时限限度要求

分类	取样量	装置与方法	指标
硬胶囊	除另有规定外，取供试品6粒，若有不合规定的，另取供试品6粒复试	同片剂	应在30分钟内全部崩解
软胶囊			应在1小时内全部崩解（可改在人工胃液中）
肠溶胶囊			盐酸溶液中检查2小时（不加挡板），不得有裂缝或崩解现象；取出吊篮，用少量水洗涤；人工肠液中检查（加挡板），1小时应全部崩解
结肠肠溶胶囊			盐酸溶液中检查2小时（不加挡板），不得有裂缝或崩解现象；取出吊篮，用少量水洗涤；pH 6.8磷酸盐缓冲液检查3小时（不加挡板），不得有裂缝或崩解现象；取出吊篮，用少量水洗涤；pH 7.8磷酸盐缓冲液检查（加挡板），1小时应全部崩解

2. 包装与贮藏　胶囊剂易受温度、湿度的影响，一般高温、高湿（相对湿度>60%）对胶囊剂可产生不良的影响，不仅会使胶囊吸湿、软化、粘连、膨胀、内容物团聚，而且会造成微生物滋生。过分干燥的贮存环境可使胶囊壳失水而脆裂，因此，必须选择适当的包装容器与贮藏条件。胶囊剂的包装通常采用密封性能良好的玻璃瓶、透湿系数较小的塑料瓶、泡罩式和窄条式包装。

除另有规定外，胶囊剂应密封贮存，其存放环境温度不高于30℃，湿度应适宜，防止受潮、发霉、变质。

（四）胶囊剂的临床应用与注意事项

胶囊剂服用方便，疗效确切，适用于大多数患者。服用时的最佳姿势为站立服用、低头咽，且须整粒吞服。所用的水一般是温度不能超过40℃的温开水，水量在100ml左右较为适宜，避免由于胶囊药物质地轻，悬浮在会咽上部，引起呛咳。

干吞胶囊剂易导致胶囊的明胶吸水后附着在食管上，造成局部药物浓度过高危害食管，造成黏膜损伤甚至溃疡。服用胶囊剂时，送服水温度不宜过高。温度过高，会使以明胶为主要原料的胶囊壳软化，甚至破坏，影响药物在体内的生物利用度。

胶囊剂一般应整粒吞服，避免被掩盖的异味散发，确保服用剂量准确，在提高患者顺应性的同时，发挥最佳药效。尤其在服用缓释、控释胶囊剂时，胶囊壳有时会起到缓释或控释的作用，整体服用才会发挥最佳药效，若剥去囊壳会造成突释等不良效果。缓释、控释胶囊剂的缓释、控释工艺若主要由胶囊中的小丸实现，一般可打开胶囊直接服用小丸，但小丸不能碾碎。胶囊内若装有不等速释放的药物颗粒，同时用不同颜色做标志，为保持药物浓度稳定及作用持久，服用时要连同胶囊一起服用。

（五）胶囊剂的典型处方分析

1. 克拉霉素胶囊

【处方】克拉霉素，淀粉，低取代羟丙基纤维素，微粉硅胶，硬脂酸镁，淀粉浆（10%）。规格为每粒胶囊含克拉霉素250mg。

【注解】处方中克拉霉素为主药，淀粉为稀释剂和崩解剂，低取代羟丙基纤维素为崩解剂，有较大的吸湿速度和吸水量，增加膨胀性。微粉硅胶、硬脂酸镁为润滑剂，其中微粉硅胶主要用于改善克拉霉素颗粒的流动性，硬脂酸镁起润滑作用。淀粉浆为黏合剂。

2. 硝苯地平软胶囊

【处方】包括内容物处方组成和囊皮组成。其中，内容物处方组成包含：硝苯地平，PEG 400。囊皮处方组成包含：明胶，甘油，纯化水。规格为每粒胶囊含硝苯地平5mg。

【注解】硝苯地平软胶囊制备采用压制法。硝苯地平系光敏性药物，生产中应避光。因为主药不溶于植物油，因而采用PEG 400作为分散介质。PEG 400易吸湿，使胶丸壁硬化，故在囊材中加入甘油（增塑剂兼有保湿作用），使囊壁干燥后仍保留水分约5%。

3. 奥美拉唑肠溶胶囊

【处方】包括丸芯处方、隔离层包衣液处方和包衣液处方。其中，丸芯处方组成包含：奥美拉唑，甘露醇，十二烷基硫酸钠，交联聚乙烯吡咯烷酮，磷酸氢二钠，微晶纤维素（28～32目空白丸核），15%羟丙基甲基纤维素水溶液；隔离层包衣液处方组成包含：滑石粉，25%羟丙基甲基纤维素水溶液；包衣液处方组成包含：Eudragit L30D-55水分散体，滑石粉，纯化水。规格为每粒胶囊含奥美拉唑20mg。

【注解】本奥美拉唑肠溶胶囊的制备过程是以微晶纤维素空白丸心为起点，采用层层加药，包隔离衣，包肠溶衣的制备过程。奥美拉唑属苯并咪唑类，具有亚磺酰基，在酸性和中性介质中非常不稳定。因此将奥美拉唑制备成肠溶制剂可避免药物口服后被胃酸破坏而失效。在处方中选取的包衣材料为Eudragit L30D－55，由于包衣液的pH在4左右，因此选用含滑石粉的羟丙基甲基纤维素混悬液作为隔离材料进行包衣。丸芯处方中甘露醇为稀释剂；十二烷基硫酸钠为表面活性剂；磷酸氢二钠为pH调节剂，可增加奥美拉唑的稳定性；交联聚维酮可加速奥美拉唑在肠中的溶出速率；羟丙基甲基纤维素为黏合剂；滑石粉作为包隔离衣用辅料及包肠溶衣时的抗黏剂。

七、口服滴丸剂

（一）口服滴丸剂的分类

滴丸剂系指原料药物与适宜的基质加热熔融混匀，滴入不相混溶、互不作用的冷凝介质中制成的球形或类球形制剂。滴丸剂是丸剂中的一个亚剂型，主要供口服用。

根据不同滴丸剂的各自特点及用途一般有如下几种。

1. 速释滴丸　此类滴丸是利用固体分散体的技术进行制备。当基质溶解时，药物以微细结晶、无定形微粒或分子形式在体内释出，所以溶解快、吸收快、作用快、生物利用度高。

2. 缓释/控释滴丸　缓释滴丸是使滴丸中的药物在较长时间内缓慢溶出，而达长效；控释滴丸是使药物在滴丸中以恒定速度溶出，其作用可达数日甚至更多，如氯霉素控释滴丸。

3. 溶液滴丸　由于片剂所用的润滑剂、崩解剂多为水不溶性，通常不可配制成澄明溶液。而滴丸采用水溶性基质来制备，在水中可溶解为澄明溶液，如氯己定滴丸可用于饮用水消毒。

4. 包衣滴丸　同片剂、丸剂一样可包糖衣、薄膜衣等，如联苯双酯滴丸。

5. 装载于硬胶囊的滴丸　硬胶囊中可装入不同溶出度的滴丸，以组成所需溶出度的滴丸胶囊，如联苯双酯的硬胶囊滴丸。

6. 含脂质体的滴丸　是将脂质体在不断搅拌下加入熔融的聚乙二醇4000中形成混悬液，倾倒于模型中冷凝成型。

7. 肠溶滴丸　采用在胃中不溶解的基质制备而成，如酒石酸锑钾滴丸是用明胶溶液作基质成丸后，用甲醛处理，使明胶在胃液中不溶解，在肠中溶解。

8. 干压包衣滴丸　以滴丸为中心，压上其他药物组成的衣层，融合了两种剂型的优点，如镇咳祛痰的喷托维林氯化钾干压包衣。

（二）滴丸剂的特点

滴丸剂具有以下特点：

（1）设备简单、操作方便、工艺周期短、生产率高。

（2）工艺条件易于控制，质量稳定，剂量准确，受热时间短，易氧化及具挥发性的药物溶于基质后，可增加其稳定性。

（3）基质容纳液态药物的量大，故可使液态药物固形化。

（4）用固体分散技术制备的滴丸具有吸收迅速、生物利用度高的特点。

（5）五官科制剂多为液态或半固态剂型，

作用时间不持久，制成滴丸剂可起到延效作用，是耳、眼科用药的新剂型。

（三）口服滴丸剂的质量要求、包装与贮藏

1. 质量要求　滴丸剂制成成品后，应进行性状检查，确保大小均匀，色泽一致；一般还应进行丸重差异、圆整度和溶散时限的检查；小剂量滴丸剂还应进行含量均匀度的检查。此外，根据药物性质与使用的要求，可将滴丸包糖衣或薄膜衣。除另有规定外，应密封贮存，防止受潮变质。

2. 包装与贮藏　滴丸剂一般用玻璃瓶、瓷瓶或塑料瓶包装。除另有规定外，丸剂应密封贮存，防止受潮、发霉、虫蛀、变质。

（四）口服滴丸剂的常用基质

1. 水溶性基质　常用的有聚乙二醇类（PEG 6000、PEG 4000 等）、硬脂酸钠、甘油明胶、泊洛沙姆、聚氧乙烯单硬脂酸酯（S－40）等。

2. 脂溶性基质　常用的有硬脂酸、单硬脂酸甘油酯、氢化植物油、虫蜡、蜂蜡等。

（五）口服滴丸剂的临床应用与注意事项

滴丸剂舌下含服的较多，一般含服 5～15 分钟就能起效。部分滴丸剂含调释剂，可明显延长药物的半衰期，达到长效的目的，可供口服。滴丸技术适用于含液体药物，以及主药体积小或有刺激性的药物。

常见的口服滴丸剂因药物性质不同，注意事项也不同。例如，清开灵滴丸，风寒感冒者不适用，高血压、心脏病患者慎服；穿心莲内酯滴丸，脾胃虚寒大便溏者慎用；麝香通心滴丸，含有毒性药材蟾酥，须按说明书规定剂量服用。

（六）口服滴丸剂的典型处方分析

1. 联苯双酯滴丸

【处方】联苯双酯，PEG 6000，吐温 80。

【注解】联苯双酯为主药，PEG 6000 为基质，吐温 80 为表面活性剂，处方中加入吐温 80 与 PEG 6000 的目的是与难溶性药物联苯双酯形成固体分散体，从而增加药物溶出度，提高生物利用度，在制备过程中采用液状石蜡作为冷凝液。

2. 元胡止痛滴丸

【处方】醋延胡索，白芷，PEG 6000。

【注解】醋延胡索和白芷为主药，PEG 6000 为基质，在制备中采用二甲硅油作为冷凝剂。

3. 复方丹参滴丸

【处方】丹参，三七，冰片，PEG 6000。

【注解】丹参、三七、冰片为主药，PEG 6000 为基质，在制备过程中采用液状石蜡作为冷凝剂。

4. 妇痛宁滴丸

【处方】当归油，聚乙二醇 6000，硬脂酸。

【注解】当归油为主药，聚乙二醇和硬脂酸为基质，在制备过程中采用二甲硅油作为冷凝剂。本品包肠溶衣，可减少当归油对胃的刺激。成膜材料选择丙烯酸树脂 L100，溶剂为 90% 乙醇。

八、口服膜剂

（一）口服膜剂的分类

膜剂系指原料药物与适宜的成膜材料经加工制成的膜状制剂。供口服或黏膜用。口服膜剂则是供口服给药的膜剂品种，药物主要经胃肠道吸收。

根据释药速度，膜剂可分为速释膜剂、缓释膜剂和恒释膜剂。根据膜剂的层数，膜剂可分为单层膜剂与多层膜剂。

（二）口服膜剂的特点

膜剂的优点包括：膜剂的生产工艺简单，成膜材料用量较小，药物吸收快，体积小，质量轻，应用、携带及运输方便。缺点是载药量小，只适合于小剂量的药物，膜剂的重量差异不易控制，收率不高。

（三）口服膜剂的质量要求、包装与贮藏

1. 质量要求　口服膜剂在质量要求上，除要求主药含量合格外，应符合下列质量要求：①成膜材料及其辅料应无毒、无刺激性、性质稳定、与药物不起作用。常用的成膜材料有聚乙烯醇、丙烯酸树脂类、纤维素类及其他天然高分子材料。②药物如为水溶性，应与成膜材

料制成具一定黏度的溶液；如为不溶性药物，应粉碎成极细粉，并与成膜材料等混合均匀。③膜剂外观应完整光洁，厚度一致，色泽均匀，无明显气泡。多剂量的膜剂，分格压痕应均匀清晰，并能按压痕撕开。④膜剂所用的包装材料应无毒性，易于防止污染，方便使用，并不能与药物或成膜材料发生理化作用。⑤除另有规定外，膜剂应密封贮存，防止受潮、发霉、变质。

2. 包装与贮藏　膜剂所用包装材料应无毒性，易于防止污染，方便使用，并不能与药物或成膜材料发生理化作用。生产时，用聚乙烯薄膜、涂塑铝箔或金属箔等材料封装膜剂。膜剂应密封贮存，防止受潮、发霉、变质。

（四）口服膜剂的临床应用与注意事项

膜剂经口服后通过胃肠道吸收，起全身作用。药物分散在可溶性或水不溶性成膜材料中所形成的单层膜剂，临床应用较多。多层膜剂可解决药物之间配伍禁忌问题，也可制备成缓释和控释膜剂。如复方养阴生肌双层膜，底层为缓释层，外层为速释层。夹心膜剂通过不同材料的膜来控制药物释放速度，属于控释膜剂。

但膜剂载药量小，不适用于剂量较大的药物。

常见的口服膜剂因药物性质不同，注意事项也不同。例如，地西泮膜剂，严重慢性阻塞性肺部病变和急性或隐性闭角型青光眼患者不适宜。

（五）口服膜剂的典型处方分析

地西泮膜剂

【处方】包括内层含药膜和外层避光包衣膜。其中，内层含药膜的处方组成为：地西泮微粉，PVA（17－88），纯化水；外层避光包衣膜的处方组成为：PVA（17－88），甘油，二氧化钛，糖精，食用蓝色素，纯化水。

【注解】内层含药膜处方中地西泮为主药，PVA（17－88）为成膜材，纯化水为溶剂；上下两层为避光包衣膜处方中PVA（17－88）为成膜材料，甘油为增塑剂，二氧化钛为遮光剂，食用蓝色素为着色剂，糖精为矫味剂，纯化水作为溶剂，在制备过程中采用液状石蜡作为脱膜剂。鉴于主药地西泮难溶于水，为使其均匀分散在成膜材料PVA（17-88）溶液中，故将地西泮微粉化。

九、口服缓控释固体制剂

（一）口服缓控释固体制剂的分类、特点、质量要求与包装贮藏

调释制剂系指与普通制剂相比，通过技术手段调节药物的释放速率、释放部位或释放时间的一大类制剂。

调释制剂可分为缓释、控释和迟释制剂等。其中，缓释、控释制剂与普通制剂比较，药物治疗作用更持久、毒副作用可能降低、用药次数减少，可提高患者用药顺应性。迟释制剂可延迟释放药物，从而发挥肠溶、结肠定位或脉冲释放等功能。

缓释制剂系指在规定的释放介质中，按要求缓慢地非恒速释放药物，与相应的普通制剂比较，给药频率减少一半或有所减少，且能显著增加患者用药顺应性的制剂。

控释制剂系指在规定的释放介质中，按要求缓慢地恒速释放药物，与相应的普通制剂比较，给药频率减少一半或有所减少，血药浓度比缓释制剂更加平稳，且能显著增加患者用药顺应性的制剂。

1. 分类

（1）按照剂型进行分类　可为缓释颗粒剂、控释颗粒剂；缓释胶囊剂、控释胶囊剂；缓释片剂、控释片剂。

（2）按照释药机制进行分类　可分为骨架型（凝胶骨架、溶蚀性骨架、不溶性骨架）、膜控型、渗透泵型等缓释或控释制剂。

2. 特点　与普通制剂相比，缓释制剂或控释制剂主要特点在于活性药物释放缓慢，吸收入血后可维持较长时间的有效治疗血药浓度。

其优点表现为：

（1）使用方便　对半衰期短的或需要频繁给药的药物，可以减少服药频率，大大提高了患者的顺应性，使用方便。

（2）控制或调控药物释放速度　使血药浓度平稳，避免峰谷现象，有利于降低药物的毒副作用，特别是治疗指数低的药物。

(3) 毒副作用小　减少血药浓度的峰谷波动，故可减少某些药物的毒副作用，减少耐药性的发生。

(4) 临床疗效佳　缓释制剂或控释制剂可发挥药物的最佳治疗效果。

(5) 可定时、定位释药　某些缓释、控释制剂可按要求定时、定位释放，更加适合疾病的治疗。

其不足表现为：

(1) 临床用药时，剂量调整的灵活性不佳。

(2) 长期服用可能造成体内药物蓄积。

(3) 某些首过消除强的药物，其缓释制剂或控释制剂的生物利用度可能会低于普通制剂。

3. 质量要求　口服缓释制剂或控释制剂是以控制或调控药物释放速度为目的而制备的制剂产品，药物释放度测定方法及其限度确定是口服缓释制剂或控释制剂质量研究的重要内容。应建立释放度测定方法并进行相关验证。应考察至少3批产品批与批之间体外药物释放度的重现性，并考察同批产品体外药物释放度的均一性。如制备工艺中使用有机溶剂（如包衣工艺中采用的有机溶剂），应测定并规定残留溶剂限度。此外，其质量研究项目还应包括性状、鉴别、重（装）量差异、含量均匀度、有关物质、微生物限度、含量测定等。在稳定性考察时应重点考察释放度的变化，分析产生变化的原因及对体内释放行为的可能影响，必要时修改、完善处方工艺。

4. 包装贮藏　口服缓释制剂或控释制剂多为口服固体制剂，如颗粒剂、胶囊剂和片剂，其包装和贮存应满足相应制剂的要求，此外，重点关注可能影响药物释放性能的因素，如包装的密闭性、避光性等，如外界温度、湿度或光线的影响等。

（二）缓控释制剂的释药原理与常见剂型

1. 释药原理　缓释制剂或控释制剂药物释放的原理主要包括溶出、扩散、溶蚀、渗透压驱动等。

(1) 控制溶出速度　药物释放受到药物溶出速度的限制，因此可用降低药物溶出速度的方法制成缓释制剂或控释制剂。例如控制药物的粒径大小，药物比表面积减小，溶出速度减慢；将药物制成适当的盐或其他衍生物，药物溶解度减小，溶出速度减慢；用缓慢溶解的材料包衣，与慢溶解材料混合以其为载体制成骨架型制剂。通过化学反应将药物制成溶解度小的盐或成酯，可减少其溶解度与溶出速度达到缓释或控释目的。如将青霉素制成普鲁卡因盐或二苄基乙胺盐，药效作用明显延长。醇类或羧酸类药物经酯化后水溶性减少，药效延长。包衣衣膜的厚度也会影响药物的释放速度。溶出过程服从 Noyes - Whitney 方程，即药物的溶出速度与溶出速率常数、粒子比表面积、药物的饱和溶解度及溶出介质中药物的浓度之差、溶解药物的扩散系数成正比，与扩散层厚度成反比。

(2) 控制扩散速度　依据其控释原理，控制扩散为主的缓释制剂或控释制剂可分为贮库型（通过包衣膜扩散）与骨架型（通过骨架扩散）。

1) 贮库型：贮库型主要依赖于半透膜的控释作用。药物组成的芯即贮库，周围由聚合物膜包围，通常所用的膜是不溶性的聚合物。膜的性质决定药物从系统中的释放速度。根据包衣膜的特性又可分为水不溶性包衣膜、含水通道包衣膜两种。

药物在水不溶性包衣膜中扩散过程，可用 Fick's 第一定律描述，药物释放速度与制剂表面积、药物扩散系数、药物在膜与囊心之间的分配系数、膜内外药物的浓度差成正比，与包衣层厚度成反比。若上述参数可保持恒定时，则释放速度就是常数，系零级释放过程。若其中一个或多个参数改变，就是非零级过程。实际上保持上述所有参数不变是很困难的。

除上述通过包衣膜扩散外，还有通过水性孔道扩散，即通过不连续膜的扩散，在膜材中加有适量的致孔剂，与 Fick's 第一定律相比，此公式无“药物在膜与囊心之间的分配系数”参数，此时药物释放接近零级，当包衣制剂与水性介质接触，致孔剂溶解，形成水溶液填充的微孔，溶解的药物通过这些孔道扩散出来。

贮库型释药系统通常含有很多包衣单元

(颗粒)，如微丸和微片。常规制剂不同，贮库型制剂中的颗粒足够多，可尽可能减少或消除任何单个缺陷成分对总体释放的影响。也可将具有不同释放速率的颗粒混合，以获得特定的药物释放曲线。此外，在调节剂量强度方面也具有很好的灵活性，可根据临床需要调整服用剂量。

2）骨架型：骨架型主要依赖骨架本身的控释作用。药物均匀地分散在聚合物骨架中，释放介质向骨架核心方向扩散，骨架最外层的药物暴露在释放介质中，首先溶解，然后扩散出骨架，此过程会持续进行，使骨架内药物不断向外扩散，直至释放完全。此时要求骨架内药物溶出速度必须大于溶解的药物离开骨架的扩散速度。药物释放是通过骨架中许多弯弯曲曲的孔道扩散进行，符合 Higuchi 方程。该方程描述药物的释放量与 $t^{1/2}$ 成正比。影响药物释放的因素包括：药物在骨架中的起始浓度、孔隙度、孔道弯曲程度、形成骨架的聚合物、药物的溶解度等。可制备药物微囊化制剂、包衣制剂、不溶性骨架制剂控制药物的释放。

此类制剂易于制备，而且高分子量的药物也可应用，但不易达到零级释放。

(3) 通过溶蚀作用　溶蚀是溶出限速和扩散限速相结合的过程。当溶解与扩散相结合时，需同时考虑药物从制剂中扩散和骨架材料本身的溶解过程。由于聚合物溶解，药物扩散途径长度可能发生变化，只有当表面积不改变时的表面溶蚀可以是零级释放，但是实际上总要改变。溶胀是另一种溶解与扩散相结合的情况，当药物溶解在骨架聚合物中，与水接触，药物将溶解并从溶胀的骨架中扩散，释放速度取决于聚合物的溶胀速度、药物溶解度和在骨架中溶解的药量，由于聚合溶胀在药物释放之前，所以这种系统通常不易发生突释。

(4) 通过渗透压驱动作用　利用渗透压原理制成的控释制剂，能均匀恒速地释放药物。口服渗透泵片的片芯由水溶性药物、水溶性聚合物或其他辅料制成，外层用水不溶性的聚合物包衣，形成半透膜，水可渗过此膜，但药物不能。在片面上用激光开一细孔。当与水接触后，水即通过半透膜进入片芯，使药物溶解成为饱和溶液，由于膜内外渗透压的差别，药物饱和溶液由细孔持续以恒速流出，直到片芯内的药物溶解完全。该释放过程为零级过程。

2. 常见剂型　依据药物释放的原理，可制备骨架型、膜控型和渗透泵型缓释制剂或控释制剂。

(1) 骨架型缓释制剂或控释制剂

1）亲水凝胶骨架型：该骨架材料遇水形成凝胶，最后完全溶解，药物释放完全。常用的亲水凝胶骨架材料有羟丙基甲基纤维素(HPMC)、羧甲基纤维素钠（CMC－Na)、甲基纤维素（MC)、聚乙烯吡咯烷酮（PVP)、卡波姆、海藻酸盐、脱乙酰壳多糖（壳聚糖）等。

2）不溶性骨架型：所制备的骨架材料是水不溶性材料，骨架为不溶性骨架。当不溶性骨架遇水，药物溶解，药物自骨架孔道扩散释放，其中孔道扩散是限速步骤。常用的不溶性骨架材料有聚甲基丙烯酸酯（Eudragit RS，Eudragit RL)、乙基纤维素（EC)、聚乙烯、无毒聚氯乙烯、乙烯－醋酸乙烯共聚物、硅橡胶等。

3）溶蚀型骨架型：由可溶蚀材料制备的骨架，可延滞水溶性药物的溶解、释放。常用的溶蚀性骨架材料主要是蜡纸材料，如动物脂肪、蜂蜡、巴西棕榈蜡、氢化植物油、硬脂醇、单硬脂酸甘油酯等。

(2) 膜控型缓释制剂或控释制剂　膜控型缓释制剂或控释制剂是将一种或多种包衣材料对颗粒、微丸或片剂进行包衣，以达到控制药物释放的目的。包衣液通常由包衣材料、增塑剂、致孔剂和溶剂组成。目前有乙基纤维素水分散体和聚丙烯酸树脂水分散体两种水分散体包衣材料，可避免包衣过程中有机溶剂的使用。

1）微孔膜包衣型：通常采用水不溶性包衣材料，主要有乙基纤维素（EC)、聚丙烯酸树脂（Eudragit RL－100、Eudragit RS－100、Eudragit E30D)、醋酸纤维素（CA)、乙烯－醋酸乙烯共聚物等。包衣液中加入少量致孔剂，如聚乙二醇（PEG）类、聚乙烯醇（PVA)、聚乙烯吡咯烷酮（PVP)、十二烷基硫酸钠、糖和盐等水溶性物质，也可将部分药物加入包衣液，既可起致孔剂作用，又可产生速释部分的作用。

2）肠溶膜包衣型：包衣液中添加肠溶性包衣材料，利用其在胃肠道 pH 条件下溶解性能的差异，调控药物的释放速度。采用肠溶性包衣材料主要有如丙烯酸树脂 L 和 S 型（Eudragit L100、Eudragit S100）、醋酸纤维素酞酸酯（CAP）、醋酸羟丙基甲基纤维素琥珀酸酯（HPMCAS）和羟丙基甲基纤维素酞酸酯（HPMCP）等。

（3）渗透泵片　利用渗透压驱动原理制备口服渗透泵片，可在体内恒速释放药物，现有不少上市产品。渗透泵片的组成一般包括主药、渗透剂或渗透压活性物质、推动剂、半渗透膜材。渗透剂是产生渗透压的主要物质，其用量与释药时间有关。常用的渗透剂主要是氯化钠，还有葡萄糖或乳糖等。推动剂又称助渗剂，能吸水膨胀，产生推动力，最常用的推动剂为高分子量的聚环氧乙烷和高分子量的 PVP。半通透性膜材常用醋酸纤维素，常用二醋酸纤维素。渗透泵片需在半渗透膜上激光打孔，口服给药后胃肠道的水分通过半透膜进入片芯，使药物溶解成饱和溶液或混悬液，同时渗透剂溶解而产生较大的渗透压，形成膜内-膜外较大渗透压差，驱动药物通过激光打孔形成的小孔持续释放，其流出量与渗透进入膜内的水量相等，直至片芯药物释放完全。

除常规的渗透泵片外，难溶性药物可选择制备成单室双层渗透泵片，即半透膜的片剂由双层片组成，药层由药物与部分助渗剂组成，渗透层由渗透剂与部分助渗剂组成，双层片外包以半透膜，并在药层用激光打孔。此外还有双室渗透泵片，此类片剂的药室以聚合物膜隔成两室，适合于两种有配伍禁忌的药物，但因工艺复杂，应用不多。

（三）体外释放行为评价

药物的体外释放行为受制剂本身因素和外界因素的影响。制剂本身因素包括主药的性质（如溶解度、晶型、粒度分布等）、制剂的处方与工艺等，外界因素包括释放度测定的仪器装置、释放介质、转速等。体外释放度试验是在模拟体内消化道条件下（如温度、介质的 pH 值、搅拌速率等），测定制剂的药物释放速率，并最后制订出合理的体外药物释放度标准，以监测产品的生产过程及对产品进行质量控制。

结合体内外相关性研究，释放度可以在一定程度上预测产品的体内行为。对于释放度方法可靠性和限度合理性的评判，可结合体内研究数据进行综合分析。

（1）仪器装置　仪器装置的选择，应考虑具体的剂型及可能的释药机制。除另有规定外，缓释、控释和迟释制剂的体外药物释放度试验可采用溶出度测定仪进行。如采用其他特殊仪器装置，需提供充分的依据。

（2）温度　体外释放度试验应控制在 37℃ ±0.5℃，以模拟体温。

（3）释放介质　释放介质的选择依赖于药物的理化性质（如溶解性、稳定性、脂水分配系数等）、生物药剂学性质及吸收部位的生理环境（如胃、小肠、结肠等）。一般推荐选用水性介质，包括水、稀盐酸（0.001～0.1mol/L）或 pH 3～8 的醋酸盐或磷酸盐缓冲液等；对难溶性药物通常不宜采用有机溶剂，可加适量的表面活性剂（如十二烷基硫酸钠等）；必要时可考虑加入酶等添加物。

由于不同 pH 条件下药物的溶解度，缓释、控释辅料的性质（如水化、溶胀、溶蚀速度等）可能不同，建议对不同 pH 值条件下的释放行为进行考察。释放介质的体积一般应符合漏槽条件。

（4）取样时间点　体外释放速率试验应能反映出受试制剂释药速率的变化特征，且能满足统计学处理的需要。释药全过程的时间不应低于给药的间隔时间，且累积释放百分率要求达到 90% 以上。除另有规定外，通常将释药全过程的数据作累积释放百分率-时间的释药曲线图，以制订出合理的释放度检查方法和限度。

缓释制剂从释药曲线图中至少选出 3 个取样时间点，第一点为开始 0.5～2 小时的取样时间点，用于考察药物是否有突释；第二点为中间的取样时间点，用于确定释药特性；最后的取样时间点，用于考察释药是否基本完全。控释制剂取样点不得少于 5 个。

（5）转速　在不同转速下的释放行为可能不同，故应考察不同转速对其释放行为的影响。

一般不推荐过高或过低转速。

(6) 释药模型的拟合 缓释制剂的释药数据可用一级方程和 Higuchi 方程等拟合。控释制剂的释药数据可用零级方程拟合。

(7) 其他 多于一个活性成分的产品，要求对每一个活性成分均按以上要求进行释放度测定。如在同一种方法下不能有效测定每个成分的释放行为，则需针对不同成分，选择建立不同的测定方法。对于不同规格的产品，可以建立相同或不同的测定方法。

(四) 缓控释制剂的临床应用与注意事项

1. 临床应用 口服缓释制剂或控释制剂，通常是每 12 小时或 24 小时给药一次，患者具有较好的用药顺应性。目前已有众多缓释制剂或控释制剂产品应用于临床，这些药物包括：抗心律失常药、抗心绞痛药、降压药、抗组胺药、支气管扩张药、抗哮喘药、解热镇痛药、抗精神失常药、抗溃疡药、铁盐、氯化钾等。

2. 注意事项

(1) 服药方法 部分缓释制剂与控释制剂的药物释放速度和释放部位是由制剂表面或夹层的包衣膜控制，如膜控型制剂，只有保持膜的完整性才能使药物按设定的速度和部位释放达到缓释、控释的目的。如将表面膜破坏后，造成药物从断口瞬时释放，既达不到控释的目的，还会增加不良反应。临床使用中有部分医生对于病情较轻的患者或儿童采用 1/2、2/3 片服药，如盐酸曲马多缓释片，每次 1/2 片，每天服用 1 次，这样既达不到持久的镇痛效果，反而增加不良反应。可分剂量服用的缓释、控释制剂通常外观有一分刻痕，服用时也要保持半片的完整性。所有的缓释制剂或控释制剂一般均要求患者不要压碎或咀嚼，以免破坏剂型的原本调释作用。

(2) 服药次数及时间 为了更好地发挥药物疗效、减轻或避免不良反应的发生，必须严格按照医嘱或药品使用说明书上规定的服药次数和时间服用药物。缓释制剂或控释制剂的剂量远大于普通制剂，用药次数过多或增加给药剂量使血药浓度不稳定而带来安全隐患，临床用药调查也表明此类制剂用药次数过多的差错率占品种的 60% 以上；相反若用药次数不够则使药物的血药浓度过低，达不到应有的疗效。如缓释制剂每日仅用 1 ~ 2 次，故服药时间最好放在清晨起床后或傍晚睡觉前，以适应人体生物钟规律变化。

(五) 缓控释制剂的典型处方分析

1. 盐酸二甲双胍缓释片

【处方】盐酸二甲双胍，羧甲基纤维素，羟丙基甲基纤维素 K100M，羟丙基甲基纤维素 E5M，微晶纤维素，硬脂酸镁。规格为每片含盐酸二甲双胍 500mg。

【注解】本品为亲水凝胶骨架片。盐酸二甲双胍为主药，羟丙基甲基纤维素 K100M 和羟丙甲纤维素 E5M 为亲水凝胶骨架材料，羧甲基纤维素钠和微晶纤维素为填充剂，硬脂酸镁为润滑剂。

2. 依托度酸缓释片

【处方】依托度酸，羟丙基甲基纤维素，乙基纤维素，乳糖，磷酸二氢钠。规格为每片含依托度酸 400mg。

【注解】本品为不溶性骨架片。依托度酸为主药，乙基纤维素为不溶性骨架材料，羟丙基甲基纤维素为黏合剂，乳糖和磷酸二氢钠为骨架的致孔剂。

3. 硝酸甘油缓释片

【处方】硝酸甘油，硬脂酸，十六醇，聚乙烯吡咯烷酮（PVP），微晶纤维素，微粉硅胶，乳糖，滑石粉，硬脂酸镁。规格为每片含硝酸甘油 2. 6mg。

【注解】本品为溶蚀型骨架片。硝酸甘油为主药，硬脂酸和十六醇为溶蚀型骨架材料，聚乙烯吡咯烷酮（PVP）具有黏合剂作用，微晶纤维素和乳糖为填充剂，微粉硅胶、滑石粉和硬脂酸镁为润滑剂。

4. 茶碱微孔膜缓释小片

【处方】包括片芯处方和包衣液处方。其中，片芯处方组成包括：茶碱，5% CMC 乙醇液，硬脂酸镁；包衣液 1 处方组成包括：乙基纤维素，聚山梨酯 20；包衣液 2 处方组成包括：Eudragit RL100，Eudragit RS100。

【注解】本品为膜控缓释小片。茶碱为主药，CMC 乙醇液为黏合剂，硬脂酸镁为润滑剂，乙基纤维素为其中一种包衣材料，聚山梨酯 20

为致孔剂，Eudragit RL100 和 Eudragit RS100 共同构成处方中另一种包衣材料。与相应的普通制剂比较，本品给药频率减少一半或有所减少，能显著增加患者用药顺应性。

5. 复方盐酸伪麻黄碱缓释胶囊

【处方】盐酸伪麻黄碱，马来酸氯苯那敏，糖丸，乙基纤维素水分散体，聚乙烯吡咯烷酮（PVP），枸橼酸三乙酯，滑石粉，硬脂酸钙。

【注解】本品为膜控缓释胶囊。盐酸伪麻黄碱和马来酸氯苯那敏为主药，聚乙烯吡咯烷酮为黏合剂，滑石粉和硬脂酸钙为润滑剂，乙基纤维素水分散体为包衣材料，枸橼酸三乙酯为增塑剂，糖丸是药物的载体。

6. 硝苯地平渗透泵片

【处方】包括药物层、助推层、包衣液三个部分。其中，药物层处方组成包含：硝苯地平，氯化钾，聚环氧乙烷，HPMC，硬脂酸镁；助推层处方组成包含：聚环氧乙烷，氯化钠，硬脂酸镁；包衣液处方组成包含：醋酸纤维素，PEG 4000，三氯甲烷，甲醇。

【注解】本品为渗透泵片。硝苯地平为主药，氯化钾和氯化钠为渗透压活性物质，聚氧乙烷为助推剂，HPMC 为黏合剂，硬脂酸镁为润滑剂，醋酸纤维素为包衣材料，PEG 4000 为致孔剂，三氯甲烷和甲醇为包衣液溶剂。

第二节　口服液体制剂

一、口服液体制剂的一般要求

（一）口服液体制剂的分类

液体制剂系指药物分散在适宜的分散介质中制成的液体形态的制剂。口服液体制剂则是液体制剂中供内服用的品种，经胃肠道给药、吸收发挥全身治疗作用。

在液体制剂中，药物称为分散相，药物可以是固体、液体或气体，在一定条件下以分子、离子、小液滴、不溶性微粒、胶粒等形式分散于分散介质中形成液体分散体系。液体制剂的理化性质、稳定性、药效甚至毒性等均与药物粒子的大小有密切关系。一般药物在分散介质中的分散度越大体内吸收越快，呈现的疗效也越高。为改善药物的分散状态、提高产品的稳定性、掩盖其不良嗅味等，液体制剂中常加入增溶剂、助悬剂、防腐剂等附加剂。

口服液体制剂主要按分散系统进行分类：根据药物的分散状态，液体制剂可分为均相分散系统和非均相分散系统。在均相分散系统中药物以分子或离子状态分散，如低分子药物溶液剂和高分子药物溶液剂；在非均相分散系统中药物以微粒、小液滴、胶粒分散，如溶胶剂、乳剂、混悬剂。按分散系统分类见表 7－4。

表 7－4　液体制剂（按分散系统分类）

类型		分散相大小（nm）	特征
低分子溶液剂		<1	真溶液；无界面，热力学稳定体系；扩散快，能透过滤纸和某些半透膜
胶体	高分子溶液剂	1～100	真溶液；热力学稳定体系；扩散慢，能透过滤纸，不能透过半透膜
	溶胶剂		胶态分散形成多相体系；有界面，热力学不稳定体系；扩散慢，能透过滤纸而不能透过半透膜
混悬剂		>500	固体微粒分散形成多相体系，动力学和热力学均不稳定体系；有界面，显微镜下可见；为非均相系统
乳剂		>100	液体微粒分散形成多相体系，动力学和热力学均不稳定体系；有界面，显微镜下可见；为非均相系统

（二）口服液体制剂的特点

1. 口服液体制剂的优点　①药物以分子或微粒状态分散在介质中，分散程度高，吸收快，作用较迅速；②易于分剂量，使用方便，尤其适用于婴幼儿和老年患者；③药物分散于溶剂中，可减少某些药物的刺激性，通过调节液体制剂的浓度，避免固体药物（溴化物、碘化物等）口服后由于局部浓度过高引起胃肠道刺激作用。

2. 口服液体制剂的缺点　①药物分散度较大，易引起药物的化学降解，从而导致失效；②液体制剂体积较大，携带运输不方便；③非均相液体制剂的药物分散度大，分散粒子具有很大的比表面积，易产生一系列物理稳定性问题；④水性液体制剂易霉变，需加入防腐剂。

（三）口服液体制剂的质量要求、包装与贮藏

1. 口服液体制剂的质量要求　均相液体制剂应是澄明溶液；非均相液体制剂的药物粒子应分散均匀；应外观良好，口感适宜；制剂应稳定、无刺激性，不得有发霉、酸败、变色、异物、产生气体或其他变质现象；包装容器适宜，方便患者携带和使用；根据需要可加入适宜的附加剂，如抑菌剂、分散剂、助悬剂、增稠剂、助溶剂、润湿剂、缓冲剂、乳化剂、稳定剂、矫味剂及色素等，其品种与用量应符合国家标准的有关规定。除另有规定外，在制剂确定处方时，该处方的抑菌效力应符合抑菌效力检查法（《中国药典》四部通则 1121）的规定。

2. 口服液体制剂的包装与贮藏

（1）口服液体制剂的包装　液体制剂通常具有体积大、易流出、稳定性差、易被微生物污染等缺点。包装关系到产品的质量、运输和贮存。如果包装不当，则运输与贮存较为困难，且容易引起药物的变质或损失。因此，包装容器的选择（包括容器的材料、种类、形状及封闭的严密性等）极为重要。液体制剂包装的选择，除应符合《药品管理法》中有关包装的规定外，还应针对液体制剂的特点，特别注意所选包装的牢固性、密封性、化学稳定性、隔光性及对液体制剂运输与贮存的方便性等。

用于液体制剂的包装材料主要有：容器（如玻璃瓶、塑料瓶等）、瓶盖（如金属盖、塑料盖等）、硬纸盒、塑料盒、纸箱、木箱、标签、说明书等。口服液体制剂、乳剂、含醇制剂及含芳香挥发性成分制剂等，常采用琥珀色玻璃瓶包装；洗剂、滴眼剂等，较多使用塑料容器包装。另外，医院液体制剂的投药瓶上还应根据其用途贴上不同颜色的标签，习惯上内服液体制剂标签为白底蓝字或黑字，外用液体制剂标签为白底红字或黄字。

（2）液体制剂的贮藏　液体制剂（尤其是以水为溶剂者）在贮存中，易受外界因素（如温度、光线、空气、微生物等）的影响，发生溶解度降低、粒子聚结或水解、氧化等物理化学变化，而产生沉淀、变色、药物含量下降或酸败等现象。因此，液体制剂在贮存中，应注意控制贮存室的温度、光线及卫生条件等。

液体制剂一般应密闭贮存于洁净、阴凉干燥的地方；一些量小、对热敏感的液体制剂，可置于冰箱冷藏；对光敏感者，则应避光贮存。液体制剂的贮存期，可根据各种制剂项下的规定实施。医院液体制剂应尽量临时配制或减少生产批量，以缩短存放时间而有利于保证液体制剂的质量。

二、口服液体制剂的溶剂和附加剂

（一）口服液体制剂的常用溶剂和质量要求

1. 常用溶剂　液体制剂的常用溶剂按极性大小可分为：

（1）极性溶剂，如水、甘油、二甲基亚砜等。

（2）半极性溶剂，如乙醇、丙二醇、聚乙二醇等。

（3）非极性溶剂，如植物油、液状石蜡、油酸乙酯、乙酸乙酯等。

2. 质量要求　在液体制剂中，溶剂对药物主要起溶解和分散作用，对液体制剂的药理效应、稳定性亦有重要影响。理想的溶剂应符合以下要求：①毒性小、无刺激性、无不适的臭味；②化学性质稳定，不与药物或附加剂发生化学反应、不影响药物的含量测定；③对药物具有较好的溶解性和分散性。

（二）口服液体制剂的附加剂

因制备各种类型液体制剂的需要，需选择适宜附加剂，起到增溶、助溶、乳化、助悬、润湿，以及矫味（嗅）、着色等作用。

1. 增溶剂　增溶是指难溶性药物在表面活性剂作用下，增加难溶性药物溶解度并形成溶液的过程。具有增溶能力的表面活性剂称为增溶剂，被增溶的药物称为增溶质。增溶量为每1g增溶剂能增溶药物的克数。以水为溶剂的液体制剂，增溶剂的最适亲水亲油平衡值（简称HLB值）为15～18，常用增溶剂为聚山梨酯类、聚氧乙烯脂肪酸酯类等。

2. 助溶剂　难溶性药物与加入的第三种物质在溶剂中形成可溶性分子间的络合物、缔合物或复盐等，以增加药物在溶剂中的溶解度。这第三种物质称为助溶剂。助溶剂多为某些有机酸及其盐类如苯甲酸、碘化钾等，酰胺或胺类化合物如乙二胺等，一些水溶性高分子化合物如聚乙烯吡咯烷酮等。助溶剂可溶于水，多为低分子化合物，形成的络合物多为大分子。

3. 潜溶剂　潜溶剂系指能形成氢键以增加难溶性药物溶解度的混合溶剂。能与水形成潜溶剂的有乙醇、丙二醇、甘油、聚乙二醇等。如甲硝唑在水中的溶解度为10%（*W/V*），使用水–乙醇混合溶剂，则溶解度提高5倍。

4. 防腐剂　防腐剂（又称抑菌剂）系指具有抑菌作用，能抑制微生物生长繁殖的物质。理想的防腐剂应符合以下条件：物理化学性质稳定，不与制剂成分相互作用，不受温度、pH影响；安全，无过敏性、刺激性，不影响药物的药效，对人体无害；在水中的溶解度可达到最小抑菌浓度；抑菌谱广，对大多数微生物有较强的抑制作用等。

常用的防腐剂有：

（1）苯甲酸与苯甲酸钠　一般用量为0.25%～0.4%，水中的溶解度为0.29%，在pH 4的介质中作用最好。

（2）对羟基苯甲酸酯类　亦称尼泊金类，有甲、乙、丙、丁四种酯，无毒、无味、无臭，不挥发，性质稳定，抑菌作用强，特别对大肠埃希菌有很强的抑制作用。几种对羟基苯甲酸酯混合使用有协同作用，防腐效果更佳，如乙酯－丙酯（1∶1）、乙酯－丁酯（4∶1）。常用量为0.01%～0.25%。本品在水中溶解度较小，配制时先将水加热到80℃左右，加入尼泊金搅拌溶解或取尼泊金先溶于少量乙醇中，再加入溶液中，混合均匀。本品与苯甲酸［0.25%∶（0.05%～0.1%）］联合使用对防止霉变、发酵效果最佳。尼泊金类与聚山梨酯类配伍时，由于分子间络合作用，尼泊金类的溶解度增加，但游离型减少，防腐能力减低，因此在含聚山梨酯类的药液中不宜选用本类防腐剂。本品适用于内服液体制剂作防腐剂。

（3）山梨酸与山梨酸钾　常用浓度为0.15%～0.25%，对细菌和霉菌均有较强抑菌效力，需在酸性溶液中使用，在pH 4时防腐效果最好。在含有聚山梨酯的液体制剂中仍有较好的防腐效力。

（4）其他防腐剂　乙醇、甲酸、苯甲醇、甘油、桉油、桂皮油、薄荷油等均可作防腐剂使用。

5. 矫味剂　矫味剂系指药品中用以改善或屏蔽药物不良气味和味道，使患者难以觉察药物的强烈苦味（或其他异味如辛辣、刺激等）的药用辅料。矫味剂分为甜味剂、芳香剂、胶浆剂、泡腾剂等类型。

（1）甜味剂　常用甜味剂包括天然甜味剂与合成甜味剂两大类。

天然甜味剂主要有蔗糖、单糖浆、橙皮糖浆、桂皮糖浆等，不但能矫味，而且也能矫臭，山梨醇、甘露醇等也可作甜味剂。

合成甜味剂主要有糖精钠，甜度为蔗糖的200～700倍，易溶于水，常用量为0.03%，常与单糖浆、蔗糖和甜菊苷合用；阿司帕坦，为天门冬酰苯丙氨酸甲酯，为二肽类甜味剂，甜度比蔗糖高150～200倍，不致龋齿，适用于糖尿病、肥胖症患者。

（2）芳香剂　香料和香精统称为芳香剂，常用芳香剂分为天然香料、人工香料。天然香料包括由植物中提取的芳香性挥发油，如柠檬、薄荷挥发油等，以及它们的制剂，如薄荷水、桂皮水等；人造香料是在天然香料中添加一定量的溶剂调和而成的混合香料，如苹果香精、香蕉香精等。

（3）胶浆剂　胶浆剂具有黏稠、缓和的性质，可干扰味蕾的味觉而矫味，如阿拉伯胶、羧甲基纤维素钠、琼脂、明胶、甲基纤维素等的胶浆。如在胶浆剂中加入适量糖精钠或甜菊苷等甜味剂，则增加其矫味作用。

（4）泡腾剂 将有机酸与碳酸氢钠混合后，遇水产生大量二氧化碳，二氧化碳能麻痹味蕾起矫味作用。对盐类的苦味、涩味、咸味有所改善。

6. 着色剂 着色剂系指能够改善制剂的外观颜色从而识别制剂的品种、区分应用方法及减少患者厌恶感的一类附加剂。着色剂分为天然色素和合成色素两大类。

（1）天然色素 分为植物性和矿物性色素，可作内服制剂和食品的着色剂。常用的植物性色素中：黄色的有胡萝卜素、姜黄等；绿色的有叶绿酸铜钠盐；红色的有苏木等；棕色的有焦糖；蓝色的有乌饭树叶、松叶兰等。常用的矿物性色素是棕红色的氧化铁。

（2）合成色素 我国批准的合成色素有胭脂红、柠檬黄、苋菜红等，通常将其配成1%的贮备液使用。

（三）表面活性剂

表面活性剂系指具有很强的表面活性、加入少量就能使液体的表面张力显著下降的物质。

1. 表面活性剂的特点 表面活性剂的作用或特点是降低表面（界面）张力，该作用主要取决于其分子结构。

表面活性剂分子是一种既亲水又亲油的两亲性分子。亲水基团可以是解离的离子，也可以是不解离的亲水基团，如羧酸或磺酸及其盐，硫酸酯及其可溶性盐，磷酸酯基、氨基或胺基及其盐，羟基、酰胺基、羧酸酯基等；亲油基团一般是长度在8个碳原子以上的烃链，或者是含有杂环或芳香族基团的碳链。将表面活性剂加入水中，在低浓度时，表面活性剂主要浓集在气/液界面，形成亲水基团朝向水中、亲油基团朝向空气的定向排列单分子膜。此时，表面活性剂在溶液表面层的浓度大大高于其在溶液中的浓度，表面活性剂在溶液表面层聚集的现象称为分子吸附或正吸附。正吸附改变了溶液表面的性质，使表面张力降低，随之产生较好的润湿、乳化等作用。

2. 表面活性剂的分类 表面活性剂的分类方法有多种：①根据来源可分为天然、合成两大类。②根据溶解性可分为水溶性表面活性剂和油溶性表面活性剂。③具有较强表面活性的水溶性高分子，称为高分子表面活性剂，如海藻酸钠、羧甲基纤维素钠、甲基纤维素、聚乙烯醇、聚乙烯吡咯烷酮等。④根据分子组成特点和极性基团的解离性质，分为离子型表面活性剂和非离子型表面活性剂。根据离子型表面活性剂所带电荷，又可分为阳离子型表面活性剂、阴离子型表面活性剂和两性离子型表面活性剂，该分类方法在制剂中较为常用，下面将重点介绍。

（1）离子型表面活性剂

1）阴离子型表面活性剂：阴离子型表面活性剂的特征是起表面活性作用的部分是阴离子部分，带有负电荷，如高级脂肪酸盐、硫酸化物、磺酸化物等。该类表面活性剂有一定的刺激性，多用于外用制剂，很少用于口服。

2）阳离子型表面活性剂：阳离子型表面活性剂起表面活性作用的是阳离子部分，带有正电荷，又称为阳性皂。其分子结构的主要部分是一个五价氮原子，故又称为季铵化合物，其特点是水溶性大，在酸性与碱性溶液中均较稳定，具有良好的表面活性作用和杀菌、防腐作用，但与阴离子药物合用会产生结合而失去活性，甚至产生沉淀。此类表面活性剂由于其毒性较大，主要用于皮肤、黏膜和手术器材的消毒。常用品种有苯扎氯铵、苯扎溴铵。苯扎氯铵（商品名为洁尔灭）、苯扎溴铵（商品名为新洁尔灭）具有杀菌、渗透、清洁、乳化等作用。其中新洁尔灭水溶液的杀菌力很强，穿透性强，毒性较低，主要用作杀菌防腐剂。

3）两性离子型表面活性剂：两性离子型表面活性剂系指分子中同时具有正、负电荷基团的表面活性剂。这类表面活性剂随着介质的pH值的变化表现为不同的性质，pH值在等电点范围内表面活性剂呈中性；在等电点以上呈阴离子型表面活性剂的性质，具有很好的起泡、去污作用；在等电点以下则呈阳离子型表面活性剂的性质，具有很强的杀菌性。两性离子型表面活性剂有天然（卵磷脂类）、人工合成（氨基酸型和甜菜碱型）之分。其中天然的两性离子型表面活性剂，例如卵磷脂类可用于口服和注射。

（2）非离子型表面活性剂　非离子型表面活性剂系指在水溶液中不解离的一类表面活性剂，其分子的亲水基团是甘油、聚乙二醇和山梨醇等多元醇；其亲油基团是长链脂肪酸或长链脂肪醇，以及烷基或芳基，它们以酯键或醚键与亲水基团结合。该类表面活性剂毒性低、不解离、不受溶液 pH 的影响，能与大多数药物配伍，因而在制剂中应用较广，常用作增溶剂、润湿剂、乳化剂或助悬剂。

非离子型表面活性剂，如脂肪酸山梨坦类（司盘）、聚山梨酯（吐温）、蔗糖脂肪酸酯、聚氧乙烯脂肪酸酯、聚氧乙烯脂肪醇醚类、聚氧乙烯-聚氧丙烯共聚物（泊洛沙姆）等，均可用于口服液体制剂。

3. 表面活性剂的应用　表面活性剂应用广泛，常用于难溶性药物的增溶，油的乳化，混悬液的润湿和助悬，增加药物的稳定性，促进药物的吸收，是口服液体制剂中常用的附加剂。

（1）增溶剂　一些难溶性维生素、甾体激素、挥发油等许多难溶性药物在水中的溶解度很小，达不到治疗所需的浓度，此时可利用表面活性剂的增溶作用提高药物的溶解度。这种起增溶作用的表面活性剂称为增溶剂。

（2）乳化剂　一般来说，亲水亲油平衡值（HLB 值）在 3 ~ 8 的表面活性剂适用作 W/O 型乳化剂。HLB 值在 8 ~ 16 的表面活性剂可用作 O/W 型乳化剂。阳离子型表面活性剂由于其毒性和刺激性比较大，故不用作内服乳剂的乳化剂；阴离子型表面活性剂一般作为外用制剂的乳化剂；两性离子型表面活性剂，如卵磷脂等可用作内服制剂的乳化剂；非离子型表面活性剂不仅毒性低，而且相容性好，不易发生配伍变化，对 pH 值的改变及电解质均不敏感，可用于内服制剂。

（3）润湿剂　能起润湿作用的物质叫作润湿剂。表面活性剂作为润湿剂时，最适 HLB 值通常为 7 ~ 9，并且要在合适的温度下才能够起到润湿作用。

4. 表面活性剂的毒性　表面活性剂的毒性顺序为：阳离子型表面活性剂 > 阴离子型表面活性剂 > 非离子型表面活性剂。两性离子型表面活性剂的毒性和刺激性均小于阳离子型表面活性剂。非离子型表面活性剂口服一般认为无毒性，例如成人每天口服 4.5 ~ 6.0g 吐温 80，连服 28 天，有的人服用达 4 年之久，都未见明显的毒性反应。表面活性剂用于静脉给药的毒性大于口服。阳离子型表面活性剂和阴离子型表面活性剂不仅毒性较大，而且还具有较强的溶血作用。非离子型表面活性剂的溶血作用较轻微，聚山梨酯类的溶血作用通常比其他含聚氧乙烯基的表面活性剂更小。溶血作用的顺序为：聚氧乙烯烷基醚 > 聚氧乙烯芳基醚 > 聚氧乙烯脂肪酸酯 > 吐温 20 > 吐温 60 > 吐温 40 > 吐温 80。

（四）增加溶解度和溶出速度的方法

1. 溶解度及其影响因素

（1）溶解度　药物的溶解度系指在一定温度（气体在一定压力）下，在一定量溶剂中达到饱和时溶解的最大药量。

（2）影响溶解度的因素

1）药物分子结构与溶剂：药物在溶剂中溶解是药物分子与溶剂分子间相互作用的结果，即根据“相似相溶”原则，若药物分子间的作用力大于药物分子与溶剂分子间作用，则药物溶解度小，反之，则溶解度大。

2）温度：温度对溶解度的影响很大，溶解度与温度的关系如下。

$$\ln X = \frac{\Delta H_f}{R}\left(\frac{1}{T_f} - \frac{1}{T}\right)$$

式中，X 为溶解度（摩尔分数）；T_f 为药物熔点；T 为溶解时温度；ΔH_f 为摩尔溶解热；R 为气体常数。温度对溶解度的影响取决于溶解过程是吸热过程还是放热过程。$\Delta H_f > 0$ 为吸热过程，溶解度随温度升高而升高；如果 $\Delta H_f < 0$，为放热过程，溶解度随温度升高而降低。

3）药物的晶型：多晶型现象在有机药物中广泛存在，而结晶型药物因晶格排列不同可分为稳定型、亚稳定型、无定型。稳定型药物溶解度小，无定型药物溶解度大。例如新生霉素在酸性水溶液中形成无定型，其溶解度比结晶型大 10 倍，溶出速度快，吸收快。药物结晶过程中，因溶剂分子加入而使晶体的晶格发生改变，得到的结晶称溶剂化物，该现象称伪多晶现象。如果溶剂为水则称水化物。溶剂化物和非溶剂化物的熔点、溶解度及溶出速度等物理性质不同。多数情况下，溶解度和溶出速度的顺序排列为：水合化物 < 无水物 < 有机溶剂化物。

4）粒子大小：一般可溶性药物的溶解度与药物粒子大小无关；而对于难溶性药物，当药物粒子很小（≤0.1μm）时，药物溶解度随粒径减小而增加。

5）加入第三种物质：溶液中加入溶剂、药物以外的其他物质可能改变药物的溶解度，如加入助溶剂、增溶剂可以增加药物的溶解度，加入某些电解质可能因同离子效应而降低药物的溶解度，例如许多盐酸盐药物在0.9%氯化钠溶液中的溶解度比在水中低。

2. 溶出速度及其影响因素 药物的溶出速度是指单位时间药物溶解进入溶液主体的量。固体药物的溶出速度主要受扩散控制，可用Noyes－Whitney方程表示：

$$dC/dt = KS(C_s - C)$$

式中，dC/dt 为溶出速度，S 为固体的表面积，C_s 为溶质在溶出介质中的溶解度，C 为 t 时间溶液中溶质的浓度，K 为溶出速度常数。

同一重量的固体药物，其粒径越小，表面积越大；对同样大小的固体药物，孔隙率越高，表面积越大；温度升高，大多数药物溶解度增大、扩散增强、黏度降低，溶出速度加快。少数药物则会随着温度的增加，溶解度下降，溶出速度也会随之减慢。溶出介质的体积小，溶液中药物浓度高，溶出速度慢；反之则溶出速度快。

3. 增加药物溶解度和溶出速度的方法

（1）加入增溶剂 具有增溶作用的表面活性剂称为增溶剂。表面活性剂能增加难溶性药物在水中的溶解度，是由于表面活性剂在水中形成胶束。被增溶的物质，以不同方式与胶束相互作用，使药物分散于胶束中。

（2）加入助溶剂 常用助溶剂可分为三类。①某些有机酸及其钠盐：如苯甲酸钠、水杨酸钠、对氨基苯甲酸钠等；②酰胺化合物：如乌拉坦、尿素、烟酰胺、乙酰胺等；③无机盐：如碘化钾等。常见难溶性药物及其应用的助溶剂见表7－5。

表7－5 常见的难溶性药物及其应用的助溶剂

药物	助溶剂
碘	碘化钾，聚乙烯吡咯烷酮
咖啡因	苯甲酸钠，水杨酸钠，对氨基苯甲酸钠，枸橼酸钠，烟酰胺
可可豆碱	水杨酸钠，苯甲酸钠，烟酰胺
茶碱	二乙胺，其他脂肪族胺，烟酰胺，苯甲酸钠
盐酸奎宁	乌拉坦，尿素
核黄素	苯甲酸钠，水杨酸钠，烟酰胺，尿素，乙酰胺，乌拉坦
卡巴克络	水杨酸钠，烟酰胺，乙酰胺
氢化可的松	苯甲酸钠，邻、对、间羟苯甲酸钠，二乙胺，烟酰胺
链霉素	蛋氨酸，甘草酸
红霉素	乙酰琥珀酸酯，维生素C
新霉素	精氨酸

（3）制成盐类 某些难溶性弱酸、弱碱，可制成盐而增加其溶解度。选择盐型，除考虑溶解度外，还需考虑稳定性、刺激性等方面的变化。

（4）使用混合溶剂 混合溶剂是指能与水任意比例混合、与水分子能以氢键结合、能增加难溶性药物溶解度的溶剂，如乙醇、丙二醇、甘油、PEG 300、PEG 400与水组成混合溶剂。药物在混合溶剂中的溶解度，与混合溶剂的种类、混合溶剂中各溶剂的比例有关。在混合溶剂中各溶剂在某一比例中，药物的溶解度比在各单纯溶剂中的溶解度大，而且出现极大值，这种现象称为潜溶（cosolvency），这种溶剂称为潜溶剂。如苯巴比妥在90%乙醇中溶解度最大。

（5）制成共晶 药物共晶是药物活性成分与合适的共晶试剂通过分子间作用力（如氢键）而形成的一种新晶型，共晶可以在不破坏药物共价结构的同时改变药物的理化性质，包括提高溶解度和溶出速度。如将阿德福韦酯与糖精制成共晶后，可显著提高阿德福韦酯的溶出速度。共晶试剂目前多是药用辅料、维生素、氨基酸等，当共晶试剂的分子结构和极性与药物活性成分相似时，比较容易形成共晶。此外，提高温度、改变pH值可促进药物的溶解；应用微粉化技术可减小粒径，促进药物溶解；固体分散体、包合技术等新技术的应用也可促进药物的溶解。在选择增溶方法时应考虑对人体毒性、刺激性、疗效及溶液稳定性的影响。如苯巴比妥难溶于水，制成钠盐虽能溶于水，但因水解而沉淀和变色，若用PEG与水的混合溶剂，溶解度增大而且稳定，可供制成注射剂。

（6）制备固体分散体　固体分散体是药物以分子、胶态、微晶或无定型状态高度分散在适宜的固体载体中形成的固体分散体系，制备固体分散体的技术称为固体分散体制备技术，该技术是提高难溶性药物溶解度的有效技术手段之一。

药物固体分散体的发展依赖于载体材料的应用与发展，其发展历程包括结晶固体分散体，无定形固体分散体，含表面活性的固体分散体，缓释、控释或肠溶固体分散体等。

制备主要分为非溶剂法（包括：熔融法、热熔挤出法、KinetiSol法、微波法及3D打印技术等）和溶剂法（包括：成膜法、喷雾干燥法、喷雾冷冻干燥法、超速喷雾干燥法、超临界流体法、静电纺丝法、激光熔融静电纺丝法及溶液电喷雾技术等）两大类型。其中，喷雾干燥技术与热熔挤出技术是目前采用固体分散体技术上市产品主要采取的制备技术方法。

制备固体分散体的常用载体材料包括：聚乙烯吡咯烷酮（PVP）、羟丙基甲基纤维素（HPMC）、聚乙二醇（PEG）、羟丙基纤维素（HPC）、硅酸铝镁、介孔二氧化硅、多孔淀粉、介孔碳酸镁、羟基磷灰石及蒙脱石、泊洛沙姆、十二烷基硫酸钠（SDS）、聚乙二醇羟基硬脂酸酯（Solutol HS 15）、聚乙烯己内酰胺-聚醋酸乙烯酯-聚乙二醇接枝共聚物（Soluplus）和2-甲基丙烯酰乙氧基磷酰胆碱单体与甲基丙烯酸丁酯单体嵌段共聚物（Poly[MPC-coBMA], pm）等，此外，还包括缓释、控释载体材料［乙基纤维素（EC）］、羟丙基甲基醋酸纤维素琥珀酸酯（HPMCAS）、卡波姆（Carbopol）、聚甲基丙烯酸羟乙酯（PHEMA）等）或肠溶性载体材料［邻苯二甲酸羟丙基甲基纤维素（HP 55），醋酸纤维素酞酸酯（CAP），丙烯酸树脂类（Acrylic resins）和羧甲基乙基纤维素（CMEC）等］。

目前已有数十个采用固体分散体制备技术制备的片剂或胶囊剂上市产品，如伊曲康唑、布洛芬、维拉帕米、依曲韦林、罗沙康唑、依维莫司、他克莫司、硝苯地平、瑞舒伐他汀、非诺贝特、维耐托克等。

（7）包合技术　包合物系指一种化合物分子全部或部分包合于另一种化合物分子空腔中而形成的络合物。包合物由主分子和客分子组成。主分子是包合材料，具有适宜的空腔结构，有利于将客分子包合于其中，所以包合物又称为分子胶囊；被包合到主分子空间中的小分子物质（药物），称为客分子。包合物形成主要取决于主分子和客分子的立体结构和两者的极性。包合物的稳定性依赖于两种分子间范德瓦耳斯力的强弱，如分散力、偶极子间引力、氢键、电荷迁移力等，有时单一作用力起作用，多数为几种作用力的协同作用。主分子和客分子进行包合作用时，相互之间不发生化学反应，不存在离子键、共价键或配位键等化学键的作用，包合作用是一种物理过程。影响包合作用的因素包括主客体之间疏水亲脂相互作用、主客体空间匹配效应及氢键与释出高能水分子。

制备包合物所采用的技术称为包合技术。

常用的包合材料为环糊精及其衍生物。环糊精常见的有α、β和γ三种，分别由6、7、8个葡萄糖通过α-1,4-糖苷键连接所组成。水溶性环糊精衍生物有甲基β-CD、羟丙基β-CD、糖基β-CD，衍生化后均易溶解于水，可提高难溶性药物的溶解度，促进药物的吸收；疏水性环糊精衍生物有乙基β-CD，常用作水溶性药物的包合材料，以降低水溶性药物的溶解度，使其具有缓释性。其中HP-β-CD和SBE-β-CD获批用于静脉注射。

包合物的制备方法有共沉淀法、捏合法、超声法、冷冻干燥法、喷雾干燥法。

包合物的验证方法包括相溶解度法、差示热分析法、X射线衍射法、红外分光光度法、核磁共振法、紫外-可见分光光度法、扫描电子显微镜法、圆二色谱法、薄层色谱法等。

包合技术应用的目的是：①增加药物溶解

度，提高生物利用度；②液体药物固体化，提高药物稳定性；③防止挥发性成分挥发；④掩盖药物不良气味及味道；⑤调节药物释药速度；⑥降低药物刺激性与毒副作用。

三、口服溶液剂

（一）口服溶液剂的分类、特点与质量要求

口服溶液剂系指原料药物溶解于适宜溶剂中制成的供口服的澄明液体制剂。口服溶液剂的药物一般为不挥发性的化学药物，溶剂多为水，也可用不同浓度乙醇或油为溶剂。根据需要可加入增溶剂、助溶剂、防腐剂等附加剂。

1. 分类 按照包装形式，口服溶液剂可分为单剂量口服溶液剂和多剂量口服溶液剂。

2. 特点

（1）药物为小分子药物，以分子或离子状态存在于溶液中，有利于药物在胃肠道吸收，起效快，生物利用度高。

（2）可通过量杯或滴管等工具准确量取，易调整剂量，适合儿童、老年人等需要个体化剂量的患者。

（3）服用方便，适于吞咽困难的患者及老年与儿童患者服用。

（4）可通过添加甜味剂、香料、着色剂等改善药物的口感，掩盖不良味道，增加患者的服药顺应性。

（5）适用于水溶性和难溶性药物，且可通过配方调整，适用于不同的患者群体。

（6）液体剂型，药物在溶液中可能会发生水解、氧化或其他化学反应，导致有效成分失效，保质期通常比固体剂型短，稳定性较差，易污染，须添加防腐剂。

（7）外观澄明。

（8）相较于片剂、胶囊等固体剂型体积大，不易携带，且对储存温度和条件要求较高。

3. 质量要求 口服溶液剂在生产与贮藏期间均应符合下列有关规定：①应澄清，具有原料药物的气味，不得有霉败、异臭、变色、浑浊及沉淀等；②为保证质量，配制时可适当加入 pH 调节剂、黏度调节剂、抗氧剂、防腐剂、缓冲剂、矫味剂及着色剂等；③所加入的添加剂均不得影响主药的性能，也不得干扰药品检验；④应符合药品卫生标准的有关规定；⑤应密闭，置阴凉处保存。

（二）口服溶液剂的临床使用与注意事项

口服溶液剂适用于多种疾病的治疗，尤其是儿童、老年人或吞咽困难的患者。其临床应用和注意事项如下。

1. 临床应用

（1）适用于儿童给药，常用于治疗感冒、咳嗽、发热、消化不良等常见疾病。

（2）适用于吞咽困难的老年患者，常用于高血压、糖尿病、心血管疾病、消化系统疾病等的治疗。

（3）对于需要迅速起效的药物，如止痛药、退热药、镇咳药等，口服溶液剂因吸收快、起效迅速，常用于急性疾病的缓解。

2. 注意事项

（1）需精确的量取和服用，建议使用药品附带的量具（如滴管、量杯等），避免用家用勺子等工具，以确保每次服用的剂量准确。

（2）某些口服溶液剂对温度、光照等条件敏感，应按药品说明书要求储存。常见要求包括置于阴凉干燥处或冷藏保存，并注意瓶盖密闭，避免挥发或受污染。

（3）有些患者对口服溶液剂中含有的某些辅料（如香料、色素、防腐剂等）过敏，患者使用前应仔细阅读药品说明书，了解其含有的成分，或咨询医生。

（4）口服溶液剂通常包装颜色鲜艳、口感良好，易吸引儿童。家长应妥善保管药品，避免儿童误服，或因口感好而自行增加剂量，应遵循医嘱，按时按量服用。

（5）某些口服溶液剂可能与其他液体（如牛奶、果汁）相互作用，影响药效。服药时应避免混合，直接用水送服为宜，具体情况可参考药品说明书或咨询医生。

（6）口服溶液剂开封后稳定性可能会下降，通常需在一定时间内用完。药品开封后应注明日期，并在有效期内使用，过期药品应丢弃。

（三）口服溶液剂的典型处方分析

1. 对乙酰氨基酚口服液

【处方】对乙酰氨基酚，聚乙二醇 400

(PEG 4000)，L-半胱氨酸盐酸盐，单糖浆，甜蜜素，香精，8%羟苯丙酯：羟苯乙酯（1：1）乙醇溶液，纯化水。规格为每100ml含对乙酰氨基酚3g。

【注解】对乙酰氨基酚为主药，半胱氨酸可降低对乙酰氨基酚过量引起的肝损伤，单糖浆、甜蜜素为矫味剂，香精为芳香剂，羟苯丙酯和羟苯乙酯为防腐剂，聚乙二醇400为助溶剂和稳定剂，纯化水为溶剂。对乙酰氨基酚在pH 5～7的溶液中稳定，故制备其口服液时需加入适量的枸橼酸，调节溶液的pH为5.5左右，同时可使口服液口感更好，易于儿童服用。为加快药物的溶解，配制时应适当加热，但温度不得超过55℃，温度过高，对乙酰氨基酚易分解。

2. 地高辛口服液

【处方】地高辛，β-环糊精，羟苯乙酯，纯化水。规格为每100ml含地高辛5mg。

【注解】地高辛为主药，β-环糊精为增溶剂，羟苯乙酯为防腐剂，纯化水为溶剂。地高辛是不溶于水的强心苷类药物，不能直接用水作溶剂制成口服液，β-环糊精可通过其包合作用或增溶作用明显提高地高辛的溶解度。

四、口服混悬剂

（一）口服混悬剂的分类、特点与质量要求

口服混悬剂系指难溶性固体原料药物分散在液体介质中制成的供口服的混悬液体制剂。

干混悬剂系指难溶性固体原料药物与适宜辅料制成的粉状物或颗粒状物，使用时加水振摇即可分散成混悬液。非难溶性药物也可根据临床需求制备成干混悬剂。

混悬剂中药物微粒一般在0.5～10μm之间，根据需要药物粒径也可小于0.5μm或大于10μm，甚至达50μm。混悬剂属于热力学、动力学均不稳定体系，所用分散介质大多为水，也可用植物油等分散介质。

1. 混悬剂的分类　根据是否含有分散介质，可分为混悬剂和浓混悬剂或干混悬剂。

2. 混悬剂的特点

（1）有助于难溶性药物制成液体制剂，并提高药物的稳定性。混悬剂中的药物以固体微粒形式存在，可提高药物的化学稳定性。

（2）相比于固体制剂更便于服用。混悬液属于粗分散体，可掩盖药物的不良气味。

（3）产生长效作用，混悬剂中的难溶性药物的溶解度低，从而导致药物的溶出速度缓慢，达到长效作用。

3. 混悬剂的质量要求

（1）沉降容积比　沉降容积比是指沉降物的容积与沉降前混悬液的容积之比。通过测定混悬剂的沉降容积比，可评价混悬剂的稳定性，进而评价助悬剂及絮凝剂的效果。将一定量混悬剂置于刻度量筒内，混合均匀，测定混悬剂在沉降前原始高度为H_0，静置一定时间，观察沉降面不再改变时沉降物的高度H，按下式计算沉降容积比F：

$$F=\frac{H}{H_0}$$

F值在0～1，F值愈大混悬剂就愈稳定。以F值为纵坐标，沉降时间为横坐标作图，得沉降曲线，根据沉降曲线的形状可判断混悬剂处方的优劣。沉降曲线比较平和，降低缓慢可认为处方设计优良，但不适用于较浓的混悬剂。

（2）重新分散性　优良的混悬剂在贮存后再振摇，沉降物应能很快重新分散，从而保证服用时的均匀性、分剂量的准确性。

（3）微粒大小　混悬剂中微粒的大小，直接关系到混悬液的稳定性，还会影响混悬剂的药效及生物利用度。所以测定混悬剂中微粒大小及分布情况，是评价混悬剂稳定性的重要指标。

（4）絮凝度　絮凝度是比较混悬剂絮凝程度的重要参数，用下式表示：

$$\beta=\frac{F}{F_\infty}$$

式中，F为絮凝混悬剂的沉降容积比，F_∞为无絮凝混悬剂的沉降容积比，β为由絮凝所引起的沉降物容积增加的倍数。如$\beta=5.0$，说明絮凝混悬剂的沉降容积比是无絮凝剂混悬剂沉降容积比的5倍。β值愈大，絮凝效果愈好，混悬剂的稳定性愈高。以絮凝度评价絮凝剂的效果，对于预测混悬剂的稳定性具有重要价值。

（5）流变学　主要是用旋转黏度计测定混

悬液的流动曲线，由流动曲线的形状确定混悬液的流动类型，以评价混悬液的流变学性质。若混悬液的流动类型为触变流动、塑性触变流动或假塑性触变流动，能有效地减缓混悬剂微粒的沉降速度。

（二）口服混悬剂常用稳定剂的性质、特点与应用

为提高混悬剂的物理稳定性，在混悬剂制备时常加入稳定剂，包括润湿剂、助悬剂、絮凝剂或反絮凝剂等。

1. 润湿剂 润湿剂是指能增加疏水性药物微粒被水润湿能力的附加剂。润湿剂的作用主要是吸附于微粒表面降低界面张力，提高疏水性药物的亲水性，使之容易被润湿、分散。常用的润湿剂是HLB值在7~11之间的表面活性剂，如泊洛沙姆、聚山梨酯类、脂肪酸山梨坦类等。疏水性药物配制混悬剂时，须加润湿剂。

2. 助悬剂 助悬剂是指能增加混悬剂中分散介质的黏度，降低药物微粒的沉降速度或增加微粒亲水性的附加剂。助悬剂的种类主要包括：

（1）低分子助悬剂 如甘油、糖浆等，内服混悬剂使用糖浆兼有矫味作用，外用混悬剂常加甘油。

（2）高分子助悬剂 分天然高分子助悬剂与合成高分子助悬剂两类。常用的天然高分子助悬剂有果胶、琼脂、白芨胶、西黄蓍胶、阿拉伯胶或海藻酸钠等。在使用天然高分子助悬剂时应加入防腐剂（如尼泊金类、苯甲酸类或酚类）。合成或半合成高分子助悬剂有纤维素类（如甲基纤维素、羧甲基纤维素钠、羟丙基甲基纤维素）、聚乙烯吡咯烷酮、聚乙烯醇等。

3. 絮凝剂或反絮凝剂 混悬剂中如果加入适量的电解质，可使ζ电位降低到一定程度，即微粒间的排斥力稍低于吸引力，此时微粒呈疏松的絮状聚集体，经振摇又可恢复成均匀的混悬剂，这个现象称为絮凝，所加入的电解质称为絮凝剂。为了保证混悬剂的稳定性，一般控制ζ电位在20~25mV，使其能发生絮凝。

如加入电解质后使ζ电位升高，阻碍微粒之间的碰撞聚集，这个过程称为反絮凝，能起反絮凝作用的电解质称为反絮凝剂，适宜的反絮凝体系也有利于混悬剂的稳定性。同一电解质可因用量不同，在混悬剂中可起絮凝作用（降低ζ电位）或起反絮凝剂作用（升高ζ电位）。如枸橼酸盐、枸橼酸氢盐、酒石酸盐、酒石酸氢盐、磷酸盐和一些氯化物（如三氯化铝）等，既可作絮凝剂亦可作反絮凝剂。通常阴离子的絮凝作用大于阳离子，离子的价数越高，絮凝、反絮凝作用越强。

（三）口服混悬剂的临床应用与注意事项

混悬剂主要适用于难溶性药物制成液体制剂，属于粗分散体系，所用分散介质大多数为水，也可用植物油。

（1）使用前需要摇匀后才可服用，以便使药物的质量均匀，保证每次服用剂量。

（2）混悬剂应放在低温避光的环境中保存，避免其发生不可逆的变化。

（四）口服混悬剂的典型处方分析

1. 布洛芬口服混悬剂

【处方】布洛芬，羟丙基甲基纤维素，山梨醇，甘油，枸橼酸，纯化水。规格为每100ml含布洛芬2g。

【注解】布洛芬为主药，甘油为润湿剂，羟丙基甲基纤维素为助悬剂，山梨醇为甜味剂，枸橼酸为pH调节剂，纯化水为分散介质。布洛芬口服易吸收，但受饮食影响较大，而混悬剂因颗粒分布均匀，受食物影响小，对胃肠刺激小，尤其易于分剂量给药，患者顺应性好。

2. 复方磺胺甲噁唑混悬液

【处方】磺胺甲噁唑，枸橼酸钠，琼脂，甲氧苄啶，单糖浆，羟苯乙酯，纯化水。规格为每100ml含磺胺甲噁唑4g和甲氧苄啶0.8g。

【注解】磺胺甲噁唑和甲氧苄啶为主药，琼脂和单糖浆为助悬剂，单糖浆兼有矫味剂的作用，枸橼酸钠为絮凝剂，羟苯乙酯为防腐剂，纯化水为分散介质。

五、口服乳剂

口服乳剂系指用两种互不相溶的液体将药物制成的供口服等胃肠道给药的水包油型液体制剂。

分散的液滴状液体称为分散相（内相），包在外面的液体称为分散介质（外相）。液体分散相分散于不相混溶介质中形成乳剂的过程称为“乳化”。

（一）口服乳剂的分类、特点与质量要求

1. 口服乳剂的分类　油相（O）、水相（W）和乳化剂是构成乳剂的基本成分，三者缺一不可。其中乳化剂在乳剂的形成与稳定中发挥着极其重要的作用。此外，为增加乳剂的稳定性，乳剂中还可加入辅助乳化剂与防腐剂、抗氧剂等附加剂。

（1）按分散系统的组成分类　乳剂可分为单乳与复乳两类。①单乳包括水包油型乳剂（O/W 型）与油包水型乳剂（W/O 型）两种。前者指外相为“水”，内相为“油”的乳剂；后者指外相为“油”，内相为“水”的乳剂。②复乳系指在 W/O 型或 O/W 型乳的基础上进一步乳化而形成，常以 W/O/W 或 O/W/O 表示，可通过二步法乳化完成。

（2）按乳滴大小分类　乳剂可分为普通乳、亚微乳、纳米乳，一般属于 O/W 型乳剂。①普通乳剂，粒子直径大小在 1～100μm 之间，呈乳白色不透明液体。比表面积和表面自由能很高，属于热力学不稳定系统，受热等因素的影响易出现破乳分层的现象。普通乳在临床上可供内服，也可外用。②亚微乳，粒径在 0.1～0.6μm 之间，稳定性不如纳米乳，可热压灭菌，但灭菌时间太长或重复灭菌也会分层，属于热力学不稳定系统。且亚微乳多作为胃肠外给药的载体，尤其用于静脉注射乳剂（粒径控制在 0.25～0.4μm）。③纳米乳，粒径在 10～100nm 之间，其乳滴多为球形，大小比较均匀，透明或半透明，属于热力学稳定系统，经热压灭菌或离心也不能使之分层。常用作脂溶性药物和对水解敏感药物的载体。

2. 口服乳剂的特点　①乳剂中液滴的分散度很大，药物吸收快、药效发挥快及生物利用度高；②O/W 型乳剂可掩盖药物的不良气味并可加入矫味剂；③减少药物的刺激性及毒副作用；④可增加难溶性药物的溶解度，如纳米乳，提高药物的稳定性，如对水敏感的药物；⑤油性药物制成乳剂后，其分剂量准确，使用方便。

但乳剂也存在一些不足，因其大部分属热力学不稳定系统，在贮藏过程中易受环境因素影响，出现分层、破乳或酸败等现象。

3. 口服乳剂的质量要求　口服乳剂一般要求乳剂分散相液滴大小均匀，粒径符合规定，外观乳白（普通乳、亚微乳）或半透明、透明（纳米乳），无分层现象；无异嗅味，内服口感适宜；有良好的流动性；具有一定的防腐能力，在贮存与使用中不易霉变。

（二）乳化剂与乳剂的不稳定表现

1. 乳化剂　乳化剂是指乳剂制备时，除油相与水相外，尚需要加入的能促使分散相乳化并保持稳定的物质，它是乳剂的重要组成部分，在乳剂的形成、稳定及药效的发挥等方面均具有重要的作用。

（1）乳化剂的作用　①有效地降低界面张力，有利于形成乳滴并使液滴荷电形成双电层，使乳剂保持一定的分散度和稳定性；②能增加乳剂的黏度，无刺激性，无毒副作用；③在乳剂的制备过程中不必消耗更多的能量。

（2）乳化剂的分类　乳化剂种类很多，可分为高分子化合物、表面活性剂、固体粉末三类。

（1）高分子化合物乳化剂　特点是亲水性强，黏度较大，可形成多分子乳化膜，稳定性较好。但由于其表面活性都很小，制备乳剂时耗能较大，且用量大。常用于制成 O/W 型乳剂，但易被微生物污染变质，所以使用时需新鲜配制或添加适当的防腐剂。常见的有阿拉伯胶、西黄蓍胶、明胶、杏树胶、果胶等。

（2）表面活性剂类乳化剂　这类乳剂中有较强的亲水基和亲油基，乳化能力强，能显著降低两相间的界面张力，并形成单分子膜。但稳定性不如高分子化合物乳化剂，故通常使用混合乳化剂形成复合凝聚膜，以增加乳剂的稳定性。由于表面活性剂的种类多，且具有良好的乳化能力，目前应用十分广泛。

（3）固体粉末乳化剂　为不溶性细微的固体粉末，乳化时吸附在油水界面形成固体微粒膜，不受电解质的影响，若与非离子型表面活性剂合用效果更好。常用的如硅皂土、氢氧化镁、氢氧化铝、二氧化硅、白陶土等，能被水

更多润湿，可用于制备 O/W 型乳剂；而氢氧化钙、氢氧化锌、硬脂酸镁等，能被油更多润湿，可用于制备 W/O 型乳剂。

2. 乳剂的不稳定表现 乳剂属于热力学不稳定的非均相分散体系，制成后在放置过程中常出现分层、合并、破裂、絮凝、转相、酸败等不稳定的现象。

（1）分层 又称乳析，是指乳剂放置后出现分散相粒子上浮或下沉的现象。分层的主要原因是由于分散相和分散介质之间的密度差造成的。

（2）絮凝 指乳剂中分散相的乳滴由于某些因素的作用使其荷电减少，ζ 电位降低，出现可逆性的聚集现象。若絮凝状态进一步发生变化也可引起乳剂的合并或破裂。

乳剂中的电解质和离子型乳化剂是产生絮凝的主要原因。同时絮凝与乳剂的黏度、相容积比及流变性有密切的关系。

（3）转相 又称为转型，是指由于某些条件的变化而改变乳剂类型的现象。由 O/W 型转变成 W/O 型或发生相反的变化。转相通常是由于乳化剂性质发生改变引起的，如油酸钠本来为 O/W 型乳化剂，加入足量的氯化钙，可使乳剂转变成 W/O 型乳剂。另外，向乳剂中加入相反类型的乳化剂也可使乳剂转相。转相时两种乳化剂的量比称为转相临界点，只有大于临界点才发生转相。

（4）合并与破裂 合并是指乳剂中乳滴周围的乳化膜出现部分破裂导致液滴合并变大的现象。破裂是指液滴合并进一步发展，最后使得乳剂形成油相和水相两相的现象。破裂是一个不可逆过程。

乳剂破裂的原因主要包括：①微生物的污染，可引起乳剂的破裂；②温度过高或过低，如温度高于 70℃，或降至冷冻温度，许多乳剂可能会破裂；③向乳剂中加入可与乳化剂发生作用的物质，引起乳化剂性质的变化而导致乳剂的破裂。

（5）酸败 是指乳剂受外界因素及微生物的影响，使其中的油、乳化剂等发生变质的现象，可加入抗氧剂与防腐剂等防止或延缓酸败的发生。

（三）口服乳剂的临床应用与注意事项

口服乳剂生物利用度较高。乳剂中的油脂可促进胆汁的分泌，油脂性药物可通过淋巴系统转运，这些作用都有助于药物的吸收。O/W 型乳剂中的油相有很大的表面积，能提高油相中药物在胃肠道中的分配速度，有利于药物的溶解吸收。另外，乳剂中含有的乳化剂，可改变胃肠道黏膜的性能，亦可促进药物的吸收。

乳剂在服用前需摇匀，不可仅服上清液，保证每次服用的有效药物相当。乳剂应放在低温避光的环境处保存，避免其发生不可逆的变化。

（四）口服乳剂的典型处方分析

1. 鱼肝油乳剂

【处方】 鱼肝油，阿拉伯胶细粉，西黄蓍胶细粉，糖精钠，挥发杏仁油，羟苯乙酯，纯化水。规格为每 100ml 含鱼肝油 50ml。

【注解】 鱼肝油为主药和油相，阿拉伯胶为乳化剂，西黄蓍胶为稳定剂，糖精钠和杏仁油为矫味剂，羟苯乙酯为防腐剂，纯化水为水相分散介质。

2. 榄香烯口服乳剂

【处方】 榄香烯，大豆磷脂，胆固醇，大豆油，纯化水。规格为每 100ml 含榄香烯 1g。

【注解】 榄香烯为主药，是温莪术（郁金）提取物，并与大豆磷脂、胆固醇、大豆油组成油相，其中大豆磷脂为乳化剂，纯化水为水相分散介质。

六、其他口服溶液型液体制剂

口服溶液型液体制剂还包括糖浆剂、芳香水剂、醑剂、酊剂、醚剂、合剂、高分子溶液剂和溶胶剂等。上述制剂的共同点是药物呈溶解状态，制剂外观澄清，均可口服给药。区别点在于所使用的药物类型和/或溶剂种类不同。

（一）糖浆剂

糖浆剂系指含有原料药物的浓蔗糖水溶液。供口服使用。

1. 糖浆剂的特点 糖浆剂中的药物可以是化学药物也可以是药材的提取物。蔗糖能掩盖某些药物的苦味、咸味及其他不适臭味，使其容易服用，但糖浆剂易被真菌和其他微生物污染，使糖浆剂浑浊或变质。

2. 糖浆剂的质量要求　糖浆剂在生产与贮藏期间均应符合下列有关规定：①含蔗糖量应不低于45%（g/ml）。②将药物用新煮沸过的水溶解（饮片应按各品种项下规定的方法提取、纯化、浓缩至一定体积），加入单糖浆；如直接加入蔗糖配制，则需煮沸，必要时滤过，并自滤器上添加适量新煮沸过的水至处方规定量。③根据需要可加入适宜的附加剂：如抑菌剂，其抑菌效力应符合抑菌效力检查法的规定；如防腐剂，山梨酸和苯甲酸的用量不得过0.3%（其钾盐、钠盐的用量分别按酸计），羟苯酯类的用量不得过0.05%；如需加入其他附加剂，其品种与用量应符合国家标准的有关规定，且不应影响成品的稳定性，并应避免对检验产生干扰；必要时可加入适量的乙醇、甘油或其他多元醇作稳定剂。④除另有规定外，糖浆剂应澄清。在贮存期间不得有发霉、酸败、产生气体或其他变质现象，药材提取物糖浆剂允许有少量摇之易散的沉淀。⑤一般应检查相对密度、pH值等。⑥除另有规定外，糖浆剂应密封，置阴凉干燥处贮存。

3. 糖浆剂的临床使用与注意事项　糖浆剂以其味甜易服而深受广大患者尤其是儿童的青睐。但若服用不当，会引起一些不良后果，因此在服用糖浆剂时应注意以下几点：①不宜饭前、睡前服用，因糖分可抑制消化液分泌，饭前服用使食欲减退；若睡前服用，糖分遗留在口腔内，久之易形成龋齿。②不宜口对瓶直接服用，一方面口腔内的细菌污染药液，易使药品变质，另一方面口对瓶服药，很难掌握服用剂量。③止咳糖浆剂服用后不宜立即饮水，此类药物对支气管黏膜有一种特殊的“安抚”作用，可治疗或减轻咳嗽。如果服用后立即饮水，将冲淡药物浓度，失去此类药物的“安抚”作用，降低疗效。④有禁忌者忌服，糖浆剂含糖量大都在80%以上，服用后可使血糖浓度升高，因此糖尿病患者忌服，以防血糖升高加重病情或并发酮症酸中毒。患有化脓性感染的患者也应忌服，因为血糖升高后可造成患处感染加重或经久不愈。

4. 糖浆剂的典型处方分析

（1）复方磷酸可待因糖浆

【处方】磷酸可待因，盐酸异丙嗪，维生素C，焦亚硫酸钠，苯甲酸钠，蔗糖，乙醇，纯化水。规格为每100ml含磷酸可待因200mg和盐酸异丙嗪125mg。每100ml含蔗糖65g。

【注解】磷酸可待因和盐酸异丙嗪为主药，维生素C和焦亚硫酸钠为抗氧化剂，苯甲酸钠为防腐剂，蔗糖为矫味剂，乙醇和纯化水为溶剂。复方磷酸可待因糖浆是新型镇咳抗组胺药，内含磷酸可待因和盐酸异丙嗪，经临床研究两药联用，疗效协同作用明显，而毒副作用未见增强。

（2）硫酸亚铁糖浆

【处方】硫酸亚铁，枸橼酸，薄荷醑，蔗糖，纯化水。规格为每100ml含硫酸亚铁4g。每100ml含蔗糖82.5g。

【注解】硫酸亚铁为主药，蔗糖和薄荷醑为矫味剂，枸橼酸为抗氧化剂，纯化水为溶剂。硫酸亚铁易被氧化，蔗糖在酸性溶液中，部分可以转化为具有还原性的果糖和葡萄糖，防止硫酸亚铁的氧化变色。

（二）芳香水剂

芳香水剂系指芳香挥发性药物（多为挥发油）的饱和或近饱和水溶液，亦可用水与乙醇的混合溶剂制成浓芳香水剂。露剂系指含挥发性成分的饮片用水蒸气蒸馏法制成的芳香水剂。

1. 芳香水剂的特点　芳香水剂中含有的药物为芳香挥发性药物，药物浓度达饱和或近饱和，溶剂为水。

2. 芳香水剂的质量要求　芳香水剂在生产与贮藏期间均应符合下列有关规定：芳香水剂应为澄明水溶液，须具有与原有药物相同的气味，不得有异臭、沉淀和杂质，一般应检查pH值。一般浓度很低，可作矫味、矫臭和分散剂使用。芳香水剂大多易分解、变质甚至霉变，所以不宜大量配制和久贮。

3. 芳香水剂的典型处方分析

（1）薄荷水

【处方】薄荷油，纯化水。规格为每100ml含薄荷油0.2ml。

【注解】①薄荷油在水中溶解度为0.05%；②在制备过程中，滑石粉作为薄荷油的分散剂与薄荷油共研使其被吸附在滑石粉颗粒周围，加水振摇时，易使挥发油均匀分布于水中以增加溶解速度。同时，滑石粉还具有吸附作用，过量的挥发油过滤时因吸附在滑石粉表面而被滤除，起到助滤作用，所以，滑石粉不宜过细。需要说明的是滑石粉在制备过程中使用，而成品中不含滑石粉，故未在处方组成中列出滑石粉。

（2）金银花露

【处方】金银花（水蒸气蒸馏物），纯化水。

【注解】金银花为主药，纯化水为溶剂。金银花洗净润湿，加水适量，水蒸气蒸馏法收集馏液即得。

（三）醑剂

醑剂系指挥发性药物的浓乙醇溶液。挥发性药物多数为挥发油。凡用以制备芳香水剂的药物一般都可制成醑剂。

1. 醑剂的特点 醑剂中的药物为挥发性药物，多数为挥发油，溶剂是高浓度的乙醇。醑剂与芳香水剂主要的区别是溶剂的不同。

2. 醑剂的质量要求 醑剂在生产与贮藏期间均应符合下列有关规定：①醑剂中药物浓度一般为5%～20%，乙醇的浓度一般为60%～90%。当醑剂与水性制剂混合，或制备过程中与水接触时，会因乙醇浓度降低而发生浑浊。②由于醑剂中的挥发油易氧化、酯化或聚合，久贮会变色，甚至出现黏性树脂物沉淀，故应贮于密闭容器中，且不易久贮。

3. 醑剂的典型处方分析

薄荷醑

【处方】薄荷油，90%乙醇。规格为每100ml含薄荷油10ml。

【注解】薄荷油为主药，90%乙醇为溶剂。

（四）酊剂

酊剂系指将原料药物用规定浓度的乙醇提取或溶解而制成的澄清液体制剂，也可用流浸膏稀释制成。供口服或外用。

酊剂中的药物浓度除另有规定外，含剧毒药品的酊剂，每100ml相当于原药物10g，其他酊剂每100ml相当于原药物20g。

1. 酊剂的特点 酊剂中的药物可以是提取物或流浸膏，也可以是原料药物。溶剂为规定浓度的乙醇水溶液。与芳香水剂和醑剂相比，药物种类不同，溶剂不同。

2. 酊剂的质量要求 酊剂在制备与贮藏过程中应注意：①不同浓度的乙醇对药材中各成分的溶解性不同，制备时应根据有效成分的溶解性选择适宜浓度的乙醇，以减少杂质含量，酊剂中乙醇的最低含量为30%（V/V）；②酊剂久贮会发生沉淀，可过滤除去，再测定乙醇含量、有效成分含量并调整至规定标准，仍可使用。

3. 酊剂的典型处方分析

（1）颠茄酊

【处方】颠茄草粗粉，85%乙醇，纯化水。规格为每100ml含相当于颠茄草粗粉10g。

【注解】颠茄为抗胆碱药，可解除平滑肌痉挛，抑制胆碱分泌。颠茄草粗粉为主药，主要有效成分为莨菪碱，85%乙醇和纯化水为溶剂。

（2）橙皮酊

【处方】橙皮粗粉，60%乙醇。规格为每100ml含相当于橙皮粗粉10g。

【注解】干橙皮和鲜橙皮的含油量差异极大，本品规定用干橙皮。橙皮粗粉为主药，60%乙醇为溶剂。

（五）酏剂

酏剂系指药物溶解于稀醇中，形成澄明香甜的口服溶液剂。酏剂中含有芳香剂（香精、挥发油等）、甜味剂（单糖浆或甘油）和乙醇。

1. 酏剂的特点 酏剂中含有适宜的矫味剂，口感好。溶剂为乙醇稀溶液。相比于醑剂和酊剂，乙醇浓度最低。

2. 酏剂的质量要求 酏剂中的乙醇含量以能使药物溶解即可，一般在5%～40%（V/V）之间。酏剂中含的药物一般具有强烈的药性和不良的味道。酏剂稳定，味道适口，本身有一定防腐性。

3. 酏剂的典型处方分析

地高辛酏剂

【处方】地高辛，乙醇，单糖浆，磷酸氢二

钠，磷酸二氢钠，对羟基苯甲酸乙酯醇溶液，纯化水。规格为每100ml含地高辛5mg。

【注解】地高辛为主药，乙醇和纯化水为溶剂，对羟基苯甲酸乙酯为防腐剂，单糖浆为矫味剂，磷酸二氢钠和磷酸氢二钠组成缓冲系统作为pH调节剂。

（六）合剂

合剂系指饮片用水或其他溶剂，采用适宜的方法提取制成的口服液体制剂（单剂量灌装者也可称“口服液”）。

1. 合剂在生产与贮藏期间应符合下列规定

（1）饮片应按各品种项下规定的方法提取、纯化、浓缩制成口服液体制剂。

（2）根据需要可加入适宜的附加剂。除另有规定外，在制剂确定处方时，如需加入抑菌剂，该处方的抑菌效力应符合抑菌效力检查法的规定。山梨酸和苯甲酸的用量不得超过0.3%（其钾盐、钠盐的用量分别按酸计），羟苯酯类的用量不得超过0.05%，如加入其他附加剂，其品种与用量应符合国家标准的有关规定，不影响成品的稳定性，并应避免对检验产生干扰。必要时可加入适量的乙醇。

（3）合剂若加蔗糖，除另有规定外，含蔗糖量一般不高于20%（g/ml）。

（4）除另有规定外，合剂应澄清。在贮存期间不得有发霉、酸败、异物、变色、产生气体或其他变质现象，允许有少量摇之易散的沉淀。

（5）一般应检查相对密度、pH值等。

（6）除另有规定外，合剂应密封，置阴凉处贮存。

2. 合剂的典型处方分析

玉屏风口服液

【处方】黄芪，防风，白术（炒）。

【注解】以上三味，酌情粉碎，采用适宜的方法，水提醇沉，合并煎液，过滤，浓缩，加单糖浆，加适量纯化水，搅拌均匀，过滤，灌装，灭菌即得。

（七）高分子溶液剂

高分子溶液剂系指高分子化合物（如胃蛋白酶、聚乙烯吡咯烷酮、羧甲基纤维素钠等）以单分子形式分散于分散介质中形成的均相体，属热力学稳定体系。

1. 高分子溶液剂的分类　根据溶剂的不同可以分为亲水性高分子溶液剂和非水性高分子溶液剂。其中亲水性高分子溶液剂以水为溶剂；非水性高分子溶液剂以非水溶液为溶剂。

2. 高分子溶液剂的特点　①荷电性：溶液中的高分子化合物会因解离而带电，有的带正电，有的带负电，有时电荷会受pH的影响。因为在溶液中带电荷，所以有电泳现象，用电泳法可测得高分子化合物所带电荷的种类。②渗透压：高分子溶液的渗透压较高，大小与浓度有关。③黏度：高分子溶液是黏稠性流体，黏稠与高分子化合物的分子量有关。④高分子的聚结特性：高分子化合物中的大量亲水基，能与水形成牢固的水化膜，阻滞高分子的凝聚，使高分子化合物保持在稳定状态。当溶液中加入电解质、脱水剂时水化膜发生变化，出现聚集沉淀。⑤胶凝性：一些高分子水溶液，如明胶水溶液，在温热条件下呈黏稠流动的液体，当温度降低时则形成网状结构，成为不流动的半固体称为凝胶，这个过程称为胶凝，凝胶失去水分形成干燥固体，称为干胶。⑥高分子溶液的陈化现象：高分子溶液在放置过程中也会自发地聚集而沉淀，称为陈化现象。陈化现象受光线、空气、盐类、pH值、絮凝剂（如枸橼酸钠）、射线等因素的影响。

3. 高分子溶液剂的典型处方分析

胃蛋白酶合剂

【处方】胃蛋白酶，单糖浆，5%羟苯乙酯乙醇液，橙皮酊，稀盐酸，纯化水。规格为每100ml含胃蛋白酶2g。

【注解】胃蛋白酶为主药，单糖浆、橙皮酊为矫味剂，5%羟苯乙酯为防腐剂，稀盐酸为pH调节剂，纯化水为溶剂。本品一般不宜过滤，因为胃蛋白酶带正电荷，而润湿的滤纸或棉花带负电荷，过滤时易吸附胃蛋白酶。

（八）溶胶剂

溶胶剂系指固体药物以多分子聚集体形式分散在水中形成的非均相液体制剂，也称为疏水胶体，药物微粒在1～100nm之间，胶粒是多分子聚集体，有极大的分散度，属热力学不稳定体系。目前临床应用较少，但溶胶性质在药剂学中非常重要。

1. 溶胶剂的特点　①胶粒间有相互聚结，从而降低其表面能的趋势，具有结构不稳定性；但带相同表面电荷的胶粒之间的静电斥力使胶粒不易聚结，具有静电稳定性，这是溶胶剂稳定的主要因素。②溶胶剂中的胶粒在分散介质中有布朗运动，使其在重力场中不易沉降，具有动力学稳定性，但又会促使胶粒相互碰撞，增加聚结的机会，一旦聚结变大，布朗运动减弱，动力学稳定性降低，导致聚沉发生。③光学性质，具有 Tyndall 效应，从侧面可见到浑浊发亮的圆锥形光束，这是由于胶粒的光散射所致。溶胶剂的浑浊程度用浊度表示，浊度愈大表明光散射愈强。溶胶剂的颜色与光线的吸收和散射有密切关系，不同溶胶剂对特定波长的吸收，使溶胶剂产生不同的颜色，氯化金溶胶呈深红色，碘化银溶胶呈黄色，蛋白银溶胶呈棕色。④由于双电层离子有较强水化作用而在胶粒周围形成水化膜，ζ 电位越高，扩散层越厚，水化膜越厚在一定程度上增大了胶粒的稳定性。

2. 溶胶剂的基本性质　溶胶是热力学不稳定体系，影响其稳定性的因素如下：

（1）双电层结构　溶胶剂双电层之间的电位差称为 ζ 电位。ζ 电位可表示溶胶剂胶粒之间的斥力，ζ 电位愈大斥力愈大，胶粒愈不宜聚结，溶胶剂愈稳定。

（2）水化膜　由于双电层中离子的水化作用，使胶粒外形成水化膜。胶粒的电荷愈多，扩散层就愈厚，水化膜也就愈厚，溶胶愈稳定。

（3）添加剂的影响　①电解质的作用：ζ 电位由于电解质加入产生很大变化如使扩散层变薄，较多的离子进入吸附层，使吸附层中的较多电荷被中和，从而胶粒的电荷变少，使水化膜也变薄，胶粒易合并聚集。②高分子化合物对溶胶的保护作用：保护作用是指溶胶中加入高分子溶液到一定浓度时，能显著地提高溶胶的稳定性，使其不易发生聚集，形成的溶液称为保护胶体。其原理是由于足够数量的高分子物质被吸附在溶胶粒子的表面，形成类似高分子粒子的表面结构，因而稳定性增高。但如加入溶胶的高分子化合物的量太少，则反而降低溶胶的稳定性，甚至引起聚集，这种现象称为敏化作用。③溶胶的相互作用：胶粒带有相反电荷的溶胶互相混合，也会发生沉淀，其与电解质作用的不同之处在于，两种溶胶的用量应恰使电荷相反的胶粒所带的总电荷相等时，才会完全沉淀，否则可能仅发生不完全沉淀，甚至不沉淀。

3. 溶胶剂的典型处方分析

氢氧化铝凝胶

【处方】明矾，碳酸钠，纯化水，薄荷油，苯甲酸钠，糖精钠。

【注解】取明矾、碳酸钠分别在热水中溶解滤过；然后将明矾液缓缓加入碱液中，控制 pH 值在 7.5～8.5，温度约 50℃，明矾在水中水解生成氢氧化铝胶状沉淀；反应结束后将沉淀置于滤布袋中，用水洗涤至无 SO_4^{2-}，而后分出氢氧化铝颗粒分散于适量纯化水中，使氢氧化铝的含量为 3.6%～4.4%，加入剩余辅料即得。薄荷油和糖精钠为矫味剂，苯甲酸钠为防腐剂，纯化水为溶剂。

（张　烜　周建平　殷婷婕）

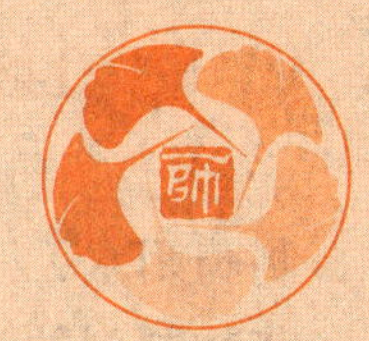

第八章　注射剂与临床应用

第一节　注射剂的质量控制

一、注射剂的一般要求

灭菌制剂指用某一物理、化学方法杀灭或除去制剂中所有活的微生物的一类药物制剂。

无菌制剂指在无菌环境中采用无菌操作法或无菌技术制备不含任何活的微生物的一类药物制剂。

注射剂指原料药物或与适宜的辅料制成的供注入体内的无菌制剂。

1. 注射剂的分类　根据《中国药典》通则，注射剂可分为注射液、注射用无菌粉末与注射用浓溶液。

（1）注射液　系指原料药物或与适宜的辅料制成的供注入体内的无菌液体制剂。包括溶液型、乳状液型或混悬型等注射液。可用于皮下注射、皮内注射、肌内注射、静脉注射、静脉滴注等。其中，供静脉滴注用的大容量注射液（除另有规定外，一般不小于100ml，生物制品一般不小于50ml）也称输液。中药注射剂一般不宜制成混悬型注射液。

（2）注射用无菌粉末　系指原料药物或与适宜辅料制成的供临用前用无菌溶液配制成注射液的无菌粉末或无菌块状物。可用适宜的注射用溶剂配制后注射，也可用静脉输液配制后静脉滴注。

（3）注射用浓溶液　系指原料药物与适宜辅料制成的供临用前稀释后静脉滴注用的无菌浓溶液。注射用浓溶液稀释后应符合注射剂的要求。生物制品一般不宜制成注射用浓溶液。

2. 注射剂的特点

（1）药效迅速、剂量准确、作用可靠。

（2）可适用于不宜口服给药的患者。

（3）可适用于不宜口服的药物。

（4）也可发挥局部定位作用。

（5）注射给药不方便，注射时易引起疼痛。

（6）易发生交叉污染，安全性要求高。

（7）制造过程复杂，对生产的环境及设备要求高，生产费用大，成本高。

3. 注射剂的质量要求

（1）pH值　注射剂的pH值应和血液pH值相等或相近。一般控制在4～9的范围内。也可根据具体品种确定，同一品种的pH值允许差异范围不超过±1.0。

（2）渗透压　对供静脉注射且用量大的注射剂应与血浆渗透压相同或略偏高。

（3）稳定性　注射剂应具有必要的物理稳定性和化学稳定性，以确保产品在贮存期内安全、有效。

（4）安全性　注射剂须对机体无毒性、无刺激性，降压物质须符合规定，确保安全。

（5）澄明　溶液型注射剂应澄明，不得含有可见的异物或不溶性微粒。

（6）无菌　注射剂内不应含有任何活的微生物。

（7）无热原　注射剂内应无热原，热原检查须符合规定。

二、常见溶剂与附加剂

1. 制药用水　《中国药典》所收载的制药用水分为饮用水、纯化水、注射用水和灭菌注射用水。制药用水的原水通常为饮用水（天然水经净化处理所得的水，除另有规定，可作为饮片的提取溶剂）。

（1）纯化水　纯化水为饮用水经蒸馏法、离子交换法、反渗透法或其他适宜方法制得的制药用水，不含任何附加剂。可作为配制普通药物制剂的溶剂或实验用水，口服、外用制剂配制用溶剂或稀释剂。纯化水不得用于注射剂的配制与稀释。

（2）注射用水　为纯化水经蒸馏所得的水，可作为注射剂、滴眼剂等的溶剂或稀释剂及容器的清洗溶剂。

（3）灭菌注射用水　为注射用水按照注射剂生产工艺制备所得，不含任何添加剂。临床应用的灭菌注射用水一般按药品批准文号管理，主要用于注射用灭菌粉末的溶剂或注射剂的稀释剂。灭菌注射用水灌装规格应该适应临床需要，避免大规格、多次使用造成的污染。

注射用水的质量：除一般蒸馏水的检查项目，如 pH 值、氨、氯化物、硫酸盐与钙盐、硝酸盐与亚硝酸盐、二氧化碳、易氧化物、不挥发物及重金属等均应符合规定外，还须通过细菌内毒素（热原）检查和无菌检查。

2. 注射用油　常用的有大豆油、茶油、麻油等植物油。其他的植物油如花生油、玉米油、橄榄油、棉籽油等经过精制后也可供注射用。注射用大豆油的质量要求应符合《中国药典》的相关规定。

3. 其他注射用溶剂

（1）乙醇　本品与水、甘油、挥发油等可任意混溶，可供静脉或肌内注射。小鼠静脉注射的半数致死量（LD_{50}）为 1.97g/kg，皮下注射为 8.28g/kg。采用乙醇为注射溶剂浓度可达 50%。但乙醇浓度超过 10% 时可能会有溶血作用或疼痛感。如氢化可的松注射液、乙酰毛花苷 C 注射液中均含有一定量的乙醇。

（2）丙二醇　本品与水、乙醇、甘油可混溶，能溶解多种挥发油，小鼠静脉注射的 LD_{50} 为 5～8g/kg，腹腔注射为 9.7g/kg，皮下注射为 18.5g/kg。复合注射用溶剂中常用的含量为 10%～60%，皮下或肌内注射时有局部刺激性。其对药物的溶解范围广，可作为注射溶剂，供静脉注射或肌内注射。如苯妥英钠注射液中含 40% 丙二醇。

（3）聚乙二醇（PEG）　本品与水、乙醇相混溶，化学性质稳定，PEG 300、PEG 400 均可用作注射用溶剂。有报道 PEG 300 的降解产物可能会导致肾脏病变，因此 PEG 400 更常用，其对小鼠腹腔注射的 LD_{50} 为 4.2g/kg，皮下注射为 10g/kg。如塞替派注射液以 PEG 400 为注射溶剂。

（4）甘油　本品与水或醇可任意混溶，但在挥发油和脂肪油中不溶，小鼠皮下注射的 LD_{50} 为 10ml/kg，肌内注射为 6ml/kg。由于黏度和刺激性较大，不单独作注射剂溶剂用。常用浓度为 1%～50%，但大剂量注射会导致惊厥、麻痹、溶血。常与乙醇、丙二醇、水等组成复合溶剂，如普鲁卡因注射液的溶剂为 95% 乙醇（20%）、甘油（20%）与注射用水（60%）。

4. 注射剂的附加剂　注射剂中除主药外，还可根据制备及医疗的需要添加其他物质，以增加注射剂的有效性、安全性与稳定性，这类物质统称为注射剂的附加剂。附加剂主要用于：①增加药物溶解度；②增加药物稳定性；③调节渗透压；④抑菌；⑤调节 pH 值；⑥减轻疼痛或刺激。选择的附加剂及其使用的浓度应对机体无毒性，与主药无配伍禁忌，不影响主药的疗效与含量测定。常用的附加剂见表 8－1。

表 8－1　注射剂常用的附加剂

附加剂种类	附加剂名称	使用浓度（溶液总量%）
抗氧剂	焦亚硫酸钠	0.1～0.2
	亚硫酸氢钠	0.1～0.2
	亚硫酸钠	0.1～0.2
	硫代硫酸钠	0.1
金属离子螯合剂	乙二胺四乙酸二钠（EDTA·2Na）	0.01～0.05

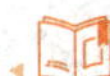

续表

附加剂种类	附加剂名称	使用浓度（溶液总量%）
缓冲剂	醋酸，醋酸钠	0.22，0.8
	枸橼酸，枸橼酸钠	0.5，4.0
	乳酸	0.1
	酒石酸，酒石酸钠	0.65，1.2
	磷酸氢二钠，磷酸二氢钠	1.7，0.71
	碳酸氢钠，碳酸钠	0.005，0.06
助悬剂	羧甲基纤维素	0.05 ~ 0.75
	明胶	2.0
	果胶	0.2
增溶剂、润湿剂或乳化剂	聚氧乙烯蓖麻油	1 ~ 65
	聚山梨酯 20（吐温 20）	0.01
	聚山梨酯 40（吐温 40）	0.05
	聚山梨酯 80（吐温 80）	0.04 ~ 4.0
	聚乙烯吡咯烷酮	0.2 ~ 1.0
	聚乙二醇 - 40 - 蓖麻油	7.0 ~ 11.5
	卵磷脂	0.5 ~ 2.3
	脱氧胆酸钠	0.21
	泊洛沙姆 188（普朗尼克 F - 68）	0.21
抑菌剂	苯酚	0.25 ~ 0.5
	甲酚	0.25 ~ 0.3
	氯甲酚	0.05 ~ 0.2
	苯甲醇	1 ~ 3
	三氯叔丁醇	0.25 ~ 0.5
	硝酸苯汞	0.001 ~ 0.002
	尼泊金类	0.01 ~ 0.25
局麻剂（止痛剂）	盐酸普鲁卡因	0.5 ~ 2
	利多卡因	0.5 ~ 1.0
等渗调节剂	氯化钠	0.5 ~ 0.9
	葡萄糖	4 ~ 5
	甘油	2.25
填充剂	乳糖	1 ~ 8
	甘露醇	1 ~ 10
	甘氨酸	1 ~ 10
保护剂	乳糖	2 ~ 5
	蔗糖	2 ~ 5
	麦芽糖	2 ~ 5
	人血红蛋白	0.2 ~ 2

三、热原

热原是微生物产生的一种内毒素，它是能引起恒温动物体温异常升高的致热物质。大多数细菌都能产生热原，其中致热能力最强的是革兰阴性杆菌。霉菌甚至病毒也能产生热原。

含有热原的注射剂，特别是大体积注入人体时，30～90分钟潜伏期后，出现发冷、寒战、体温升高、身体疼痛、发汗、恶心呕吐等不良反应，有时体温可升至40℃左右，严重者还会出现昏迷、虚脱，甚至危及生命，临床上称为“热原反应”。

1. 热原的性质

（1）水溶性　由于磷脂结构上连接有多糖，所以热原能溶于水。

（2）不挥发性　热原本身没有挥发性，但因溶于水，在蒸馏时，可随水蒸气雾滴进入蒸馏水中，故蒸馏水器均应有完好的隔沫装置，以防止热原污染。

（3）耐热性　热原的耐热性较强，一般经60℃加热1小时不受影响，100℃也不会发生热解，但在120℃下加热4小时能破坏98%左右，在180～200℃干热2小时或250℃ 30～45分钟或650℃ 1分钟可彻底破坏热原。可见，在通常采用的注射剂灭菌条件下，热原不能被完全破坏。

（4）可滤过性　热原体积较小，在1～5nm之间，一般滤器均可通过，不能被截留去除，但活性炭可吸附热原，纸浆滤饼对热原也有一定的吸附作用。

（5）其他性质　热原能被强酸、强碱、强氧化剂如高锰酸钾、过氧化氢及超声波破坏。热原在水溶液中带有电荷，也可被某些离子交换树脂所吸附。

2. 热原的污染途径　热原是微生物的代谢产物，热原的污染途径与微生物的污染直接相关。

（1）溶剂带入　这是注射剂被热原污染的主要途径。如注射用水在制备时操作不当或蒸馏水器结构不合理，或贮存时间较长都有可能使蒸馏水中带有热原。因此，注射剂的配制，要注意溶剂的质量，最好是新鲜制备的溶剂。

（2）原辅料带入　原辅料本身质量不符合要求，特别是用生物方法制造的辅料易滋生微生物，贮存时间过长或包装不符合要求甚至破损，均易受到微生物污染而导致热原产生。有些药品如葡萄糖、乳糖、右旋糖酐等，都容易产生热原，应用时应当注意。

（3）容器或用具带入　制备无菌制剂时所用的用具、管道、装置、灌装容器，如果未按GMP要求认真清洗处理，均易使药液污染而导致热原产生。因此，在相关工艺过程中涉及的用具、器皿、管道及容器，均应严格按GMP要求认真清洗处理，合格后方能使用，以防止热原污染。

（4）制备过程带入　制备过程中洁净度不符合无菌制剂的要求，操作时间过长，产品灭菌不及时或不合格，工作人员未严格执行操作规程，这些因素都会增加微生物的污染机会而产生热原。因此，在无菌制剂制备的各个环节，都必须严格按GMP规定操作，并尽可能缩短生产周期。

（5）使用过程带入　由于注射或输注的器具污染而造成的不良后果。输液在临床使用时所用的相关器具，须无菌、无热原，这也是防止热原反应发生所不能忽视的环节。

3. 热原的除去方法　根据热原的基本性质和可能被污染的途径，除去热原的方法包括以下几种。

（1）除去药液中热原的方法　①吸附法：活性炭是常用的吸附剂，用量一般为溶液体积的0.1%～0.5%。活性炭的吸附作用强，除吸附热原外，还有脱色、助滤作用。②其他方法：采用两次以上湿热灭菌法，或适当提高灭菌温度和时间，处理含有热原的葡萄糖或甘露醇注射液亦能得到热原合格的产品。微波也可破坏热原。

（2）除去溶剂中热原的方法　①离子交换法：热原分子上含有磷酸根与羧酸根，带有负电荷，因而可被弱酸性阳离子交换树脂吸附。②凝胶滤过法：也称分子筛滤过法，是利用凝胶物质作为滤过介质，当溶液通过凝胶柱时，分子量较小的成分渗入到凝胶颗粒内部而被阻滞，分子量较大的成分则沿凝胶颗粒间隙随溶剂流出。例如用二乙氨基乙基葡聚糖凝胶（分子筛）制备无热原去离子水。③超滤法：一般用3～15nm超滤膜除去热原。本法利用高分子薄膜的选择性与渗透性，在常温条件下，依靠一定的压力和流速，达到除去溶液中热原的目的。④反渗透法：本法通过三醋酸纤维素膜或聚酰胺膜除去热原，是较新发展起来的效果好、具有较高的实用价值的方法。

（3）除去容器或用具上热原的方法　①高温法：对于耐高温的容器或用具，如玻璃器皿，洗涤干燥，经180℃加热2小时或250℃加热30分钟，可破坏热原。②酸碱法：对于耐酸碱的玻璃容器、瓷器或塑料制品，用强酸强碱溶液处理，可有效破坏热原，常用的酸碱液为重铬酸钾硫酸洗液、硝酸硫酸洗液或稀氢氧化钠溶液。

上述方法可除去药液或溶剂、容器或用具上的热原，应根据实际情况合理选用。

四、无菌

1. 相关概念

（1）无菌系指在任一指定物、介质或环境中，不得存在任何活的微生物。

（2）灭菌系指用物理或化学方法杀灭或除去所有致病和非致病微生物繁殖体和芽孢的手段。

无菌物品系指物品中不含任何活的微生物，但对于任何一批无菌物品而言，绝对无菌既无法保证也无法用试验来证实。一批物品的无菌特性只能通过物品中活微生物的概率来表述，即非无菌概率（简称为PNSU）或无菌保证水平（简称为SAL）。已灭菌物品达到的非无菌概率可通过验证确定。

注射剂作为无菌或灭菌制剂，应采用适宜的灭菌法进行灭菌以保障注射剂的无菌。

2. 灭菌法　灭菌法是指杀灭或除去所有微生物繁殖体和芽孢的方法或技术。

灭菌法可分为物理灭菌法、化学灭菌法和无菌操作三类。

（1）物理灭菌法　包括干热灭菌法、湿热灭菌法、辐射灭菌法和过滤除菌法。

1）干热灭菌法：包括火焰灭菌法和干热空气灭菌法。其中，干热空气灭菌法是指将物品置于干热灭菌柜、隧道灭菌器等设备，利用干热空气达到杀灭微生物或消除热原物质的方法。适用于耐高温但不宜用湿热灭菌法灭菌的物品，如玻璃器具、金属制容器、纤维制品、陶瓷制品、原料药、辅料等均可采用本法灭菌。干热灭菌温度范围一般为160～190℃，当用于除热原时，温度范围一般为170～400℃，无论采用何种灭菌条件，均应保证灭菌后物品的PNSU≤10^{-6}。

2）湿热灭菌法：指将物品置于灭菌设备内利用饱和蒸汽、蒸汽–空气混合物、蒸汽–空气–水混合物、过热水等手段使微生物菌体中的蛋白质、核酸发生变性而杀灭微生物的方法。该法灭菌能力强，为灭菌中最有效、应用最广泛的灭菌方法。药品、容器、培养基、无菌衣、胶塞及其他遇高温和潮湿性能稳定的物品，均可采用本法灭菌。湿热灭菌法主要包括热压灭菌法和流通蒸汽灭菌法。其中，流通蒸汽不能有效杀灭细菌孢子，一般可作为不耐热无菌产品的辅助处理手段。热压灭菌法是指采用高压饱和水蒸气加热灭菌的方法。其特点表现为可杀灭细菌繁殖体和芽孢，灭菌效果可靠。常用灭菌温度为121℃，以F_0为标准，也称终端灭菌，对于耐热品首选过度杀灭，F_0大于12分钟，对于不耐热品，F_0一般不低于8分钟。其中，F_0是指相当于121℃下热压灭菌杀死容器中全部微生物所需要的时间，也称为标准灭菌时间。同时，无论采用何种灭菌条件，均应保证灭菌后物品的PNSU≤10^{-6}。

3）辐射灭菌法：指利用电离辐射杀灭微生物的方法。常用的辐射射线有^{60}Co或^{137}Cs衰变产生的γ射线、电子加速器产生的电子束和X射线装置产生的X射线。能够耐辐射的医疗器械、生产辅助用品、药品包装材料、原料药及成品等均可用本法灭菌。

4）过滤除菌法：指采用物理截留去除气体或液体中微生物的方法。常用于气体、热不稳定溶液的除菌。过滤除菌工艺开发时，应根据待过滤介质属性及工艺目的选择合适的过滤器。除菌级过滤器的滤膜孔径选用0.22μm（或更小孔径或相同过滤效力），过滤器的孔径定义来自过滤器对微生物的截留能力，而非平均孔径的分布系数。

（2）化学灭菌法　包括气体灭菌法、汽相

灭菌法、液相灭菌法。

1）气体灭菌法：指用化学灭菌剂形成的气体杀灭微生物的方法。最常用的化学灭菌剂是环氧乙烷，一般与80%～90%的惰性气体混合使用，在充有灭菌气体的高压舱室内进行。本法适用于不耐高温、不耐辐射物品的灭菌，如医疗器械、塑料制品和药品包装材料等，干粉类产品不建议采用该法灭菌。

2）汽相灭菌法：指通过分布在空气中的灭菌剂杀灭微生物的方法。常用的灭菌剂包括过氧化氢（H_2O_2）、过氧乙酸（CH_3CO_3CH）等。汽相灭菌法适用于密闭空间的内表面灭菌。

3）液相灭菌法：指将被灭菌物品完全浸泡于灭菌剂中达到杀灭物品表面微生物的方法。具备灭菌能力的灭菌剂包括：甲醛、过氧乙酸、氢氧化钠、过氧化氢、次氯酸钠等。

（3）无菌操作　系指在整个操作中，利用或控制一定条件，使产品避免被微生物污染的一种操作方法或技术。特别强调整个制备过程控制在无菌条件下进行的一种操作方法。要求所有器具和材料、整个操作环境，均需灭菌处理，操作须在无菌环境中进行。该法适用于一些不耐热药物无菌制剂的制备。目前，当制剂产品无法实施终端灭菌时，可滤膜除菌结合无菌操作的工艺，也称非终端灭菌。

五、注射剂的配伍

1. 注射剂的配伍及配伍禁忌　临床采用多种注射剂配伍联合用药时，既要保证各种药物作用的有效性，又要防止发生配伍禁忌。输液作为一种特殊注射剂，常与其他注射液配伍，有时会发生输液与某些注射液的配伍变化，如出现浑浊、沉淀、结晶、变色、水解、效价下降等现象。

（1）血液　由于其成分复杂，与药物的注射液混合后可能引起溶血、血细胞凝集等现象。另外由于血液不透明，发生浑浊和沉淀时不易观察。

（2）甘露醇　20%甘露醇注射液为过饱和溶液，若加入某些药物如氯化钾、氯化钠等溶液，会引起甘露醇结晶析出。

（3）静脉注射用脂肪乳　加入其他药物配伍应慎重，有可能引起粒子的粒径增大，或产生破乳。

2. 注射剂配伍变化的主要原因

（1）溶剂组成的改变　某些含有非水溶剂的制剂与输液配伍，由于溶剂的改变使药物析出。如地西泮注射液（含乙醇、丙二醇及聚乙二醇，总量达50%）与5%葡萄糖、0.9%氯化钠或0.167mol/L乳酸钠注射液配伍时，易析出沉淀。

（2）pH值的改变　凡两种药物溶液中pH值相差较大，发生配伍变化的可能性也大。pH值的变化可引起沉淀析出与变色。如新生霉素注射液（pH值通常为6.0～7.5）与5%葡萄糖（pH值通常为3.5～6.5），如诺氟沙星注射液（pH值通常为3.5～4.5）与氨苄西林注射液（pH值通常为8.0～10.0）配伍会发生沉淀；磺胺嘧啶钠、谷氨酸钠（钾）、氨茶碱等碱性药物可使肾上腺素注射液（pH值通常为2.2～5.0）变色。此外，各种输液都规定了不同pH值范围，配伍时不仅要注意制剂的pH值，还要注意其范围。如葡萄糖注射液的pH值为3.2～5.5，若青霉素G与其配伍后pH值为4.5，其效价4小时损失10%；若pH为3.6，1小时即损失10%，4小时损失40%。

（3）缓冲容量　某些药物在含有缓冲剂的注射液中或在具有缓冲能力的弱酸性溶液中析出。如5%硫喷妥钠10ml加入生理盐水或林格液500ml中不发生变化，但加入含乳酸盐的葡萄糖注射液会析出沉淀。

（4）离子作用　有些离子能加速药物的水解反应，如乳酸根离子会加速氨苄西林钠和青霉素G的水解。

（5）直接作用　某些药物可直接与输液中的一种成分反应。如四环素与含钙盐的输液在中性或碱性条件下，会产生不溶性螯合物。除Ca^{2+}外，四环素还能与Fe^{3+}形成红色、Al^{3+}形成黄色、Mg^{2+}形成绿色的螯合物。

（6）盐析作用　胶体分散体系加入至含有电解质的输液中，会因盐析作用而产生凝聚。如两性霉素B注射液，只能加入5%葡萄糖注射液中静脉滴注。如果在大量电解质的输液中则能被电解质盐析出来，以致胶体粒子凝聚而产生沉淀。

（7）配合量　配合量的多少会影响药物的浓度，而药物在一定浓度下出现沉淀或降解速度增加。如重酒石酸间羟胺注射液与氢化可的松琥珀酸钠注射液，在等渗氯化钠或5%葡萄糖注射液中各为100mg/L时，观察不到变化。但浓度为300mg/L氢化可的松琥珀酸钠与200mg/L重酒石酸间羟胺混合时则出现沉淀。另外，大多数药物在溶液中的降解属一级反应速度过程，其降解速度随浓度增加而加快。如氨苄西林钠1g、2g和3g，室温时在5%葡萄糖注射液中降解速度为3g＞2g＞1g。

（8）混合顺序　药物制剂配伍时的混合次序极为重要，可改变混合顺序来克服某些药物配伍时产生沉淀的现象。如规格为1g的氨茶碱注射液（pH值通常为8.6～9.0）与规格为300mg的烟酸注射液（pH值通常为6.0～7.5）配伍，先将氨茶碱用输液稀释至100ml，再慢慢加入烟酸可得澄明溶液，若两种药物先混合再稀释则会析出沉淀。

（9）反应时间　许多药物在溶液中反应很慢，但个别药物注射液混合后几小时出现沉淀，应在规定时间内输完。如磺胺嘧啶钠注射液与葡萄糖输液混合后，约在2小时出现沉淀。

（10）氧与二氧化碳的影响　有些药物制成注射液时，需在安瓿内充入惰性气体，以排除氧气，防止药物氧化；也有些药物受二氧化碳的影响，如苯妥英钠注射液（pH值通常为12左右）、硫喷妥钠注射液（pH值通常为10～11）因吸收二氧化碳导致pH值下降，也有析出沉淀的可能。

（11）光敏感性　如两性霉素B、磺胺嘧啶钠、维生素B_2、四环素、雌性激素等对光敏感药物应避光。

（12）成分的纯度　由于药物的纯度不够，某些制剂在配伍时会发生异常现象。如氯化钠原料中含有微量的钙盐，当与25%枸橼酸钠注射液配伍时往往产生枸橼酸钙的悬浮微粒而浑浊。中药注射液中未除尽的高分子杂质也能在长久贮存过程中，或与输液配液配伍时出现浑浊或沉淀。

注射剂配伍变化的影响因素众多且复杂，不仅要考虑药物本身的理化性质，还应考虑注射剂中常加入的各种附加剂，如缓冲剂、助溶剂、抗氧剂等，它们之间或它们与药物之间往往会发生反应而出现配伍变化。另外，注射剂中有极小一部分产品为油性溶液或混悬液，由于油水不相混溶，所以这些注射液与水性溶液配伍后一般情况下得不到均匀的分散体系，通常不宜配伍使用。

六、注射剂的包装与贮藏

1. 包装　包装对保证注射剂在运输和贮存过程中的质量具有重要作用。经印字后的安瓿即可放入纸盒内，盒外应贴标签，标明注射剂名称、内装支数、每支装量及主药含量、批号、制造日期与失效日期、制造厂家名称及商标、卫生主管部门批准文号、应用范围、用量禁忌、贮藏方法等。盒内应附详细说明书，以方便使用者及时参考。

2. 贮藏　注射剂要严格按照新修订的《药品经营质量管理规范》（GSP）中对药品贮存的规定进行贮存。

3. 容器处理　注射剂容器一般是指由硬质中性玻璃制成的安瓿或容器（如青霉素小瓶等），亦有塑料容器。

（1）安瓿　安瓿的式样分有颈安瓿与粉末安瓿。有颈安瓿可分1ml、2ml、5ml、10ml和20ml等不同容积规格。粉末安瓿系供分装注射用粉末或结晶性药物之用。

1）安瓿的材质和产品质量的关系：安瓿应可耐受高温灭菌，并能在不同环境下长期贮藏。

玻璃质量能影响注射剂的稳定性，如导致pH值改变、沉淀、变色、脱片等。故应满足以下质量要求：①应无色透明，以便检查药液的可见异物、杂质及变质情况；②应有优良的耐热性和低的膨胀系数，使之不易冷爆破裂；③熔点低，易于熔封；④不得有气泡、麻点及砂粒；⑤应有足够的物理强度，能耐受热压灭菌时产生的较高压力差和生产流通过程中造成的破损；⑥对需要遇光的药物，可采用琥珀色玻璃安瓿，适用于光敏药物。琥珀色安瓿含氧化铁，若药液中含有的成分能被铁离子催化，则不适用。

安瓿的玻璃材质主要有中硼酸硅盐玻璃、含钡玻璃与含锆玻璃。①中硼酸硅盐玻璃：有良好的化学稳定性，适合于近中性或弱酸性注射剂，如各种输液、葡萄糖注射液、注射用水等；②含钡玻璃：耐碱性好，适用于碱性较强的注射液，如磺胺嘧啶钠注射液（pH 10～10.5）；③含锆玻璃：系含少量锆的中性玻璃，耐酸、碱，可用于乳酸钠、碘化钠、磺胺嘧啶钠、酒石酸锑钠等。

2）安瓿的检查与洗涤：安瓿须按《中国药典》要求进行系列的物理和化学检查。物理检查内容主要包括安瓿外观、尺寸、应力、清洁度、热稳定性等；化学检查内容主要有容器的耐酸、碱性和中性检查等。目前国内药企常用的洗涤方法有甩水洗涤法和加压喷射气水洗涤法。

3）安瓿的干燥与灭菌：安瓿洗涤后，一般置于120～140℃烘箱内干燥。需无菌操作或低温灭菌的安瓿在180℃干热灭菌1.5小时。生产中多采用隧道式烘箱，温度为200℃左右，有利于安瓿的烘干、灭菌连续化。近年来远红外线加热技术被应用到安瓿干燥中，温度可达250～300℃。具有效率高、质量好、干燥速度快和节约能源等特点。

（2）玻璃瓶　玻璃瓶是传统的输液容器，其质量应符合国家标准。玻璃瓶具有透明、耐压不变形、热稳定性好等优点，但口部密封性差、易碎。一般情况下，清洗玻璃瓶用硫酸重铬酸钾清洁液洗涤效果较好，有很强的消灭微生物及热原的能力，还能对瓶壁游离碱起中和作用。碱洗法是用2%氢氧化钠溶液（50～60℃）冲洗，也可用1%～3%碳酸钠溶液，碱液与玻璃接触时间不宜过长（数秒钟内），避免碱液对玻璃的腐蚀。

（3）橡胶塞　橡胶塞对输液的质量会有很大的影响，故对其有严格的质量要求：①富有弹性及柔软性；②针头刺入和拔出后可立即闭合并能耐受多次穿刺而无碎屑脱落；③具有耐溶性，不会增加药液中的杂质；④可耐受高温灭菌；⑤有高度的化学稳定性；⑥对药物或附加剂的作用应达最低限度；⑦无毒性、无溶血作用。橡胶塞组成复杂，且目前使用的橡胶塞并不能满足上述要求，必须加强对其处理，以减少对药液的污染。

橡胶塞的处理：酸碱法处理。水洗pH值呈中性。再用纯水煮沸30分钟，用注射用水洗净备用。

（4）塑料瓶　医用聚丙烯塑料瓶，亦称PP瓶，现已广泛使用。此种输液瓶具有耐腐蚀、质轻无毒、耐热性好、机械强度高、化学稳定性好等优点。且还有装入药液后口部密封性好、无脱落物、生产过程中受污染的概率减少、使用方便、一次性使用等优点。目前，新型输液生产设备已将制瓶、灌装、密封三位一体化，在无菌条件下完成大输液的自动化生产，精简了输液的生产环节，有利于对产品质量的控制。

（5）塑料袋　软塑料袋具有重量轻、运输方便、不易破损、耐压等优点，在生产中可减少药液污染，提高工效。因此，1970年起，欧美国家开始用PVC软塑料袋替代塑料瓶。但在使用中发现其对人体会产生毒害作用。在20世纪90年代以后，PVC输液软塑料袋被禁止生产。

目前上市的非PVC新型输液软塑料袋是当今输液体系中较理想的输液形式，代表国际最新发展趋势。

七、注射剂的药液配制

1. 投料计算　配制前，应计算原料的用量。含结晶水的药物应注意其换算。投料量可按下式计算：

原料（附加剂）用量＝实际配液量×成品含量%

实际配液量＝实际灌注量＋实际灌注时损耗量

若在制备或贮存过程中药物含量易发生下降，应谨慎酌情增加投料量，应开展相应研究，提供相关依据。

2. 配液用具的选择与处理　配置用具的材料有：玻璃、耐酸碱搪瓷、不锈钢等。配置用具使用前要用硫酸清洗液或其他洗涤剂洗净，并用新鲜注射用水荡洗或灭菌后备用。操作完毕后立即清洗干净。操作过程一般在带有搅拌器的夹层锅中进行，便于加热和冷却。

3. 配液方法　分为浓配法和稀配法两种。①浓配法：系指将全部药物用部分处方量溶剂配成浓溶液，过滤后稀释至所需浓度的方法，此法优点是可滤除溶解度小的一些杂质；②稀配法：系指将全部药物用处方量的全部溶剂一次性加入，配成所需浓度后过滤的方法，此法适用于优质原料。

配液中应注意：①在洁净的环境中进行配制，所用器皿、原料和附加剂尽可能无菌，以减少污染；②应严格称量和校准剧毒药注射液，并防止交叉污染；③应注意对不稳定药物的调配顺序，先加稳定剂或通惰性气体等，有时要控制温度并进行避光操作；④对于不易滤清的药液可加0.1%～0.3%活性炭处理，小量注射剂可用纸浆混炭处理。应注意活性炭对药物的吸附作用。

4. 灌装与封口

（1）注射剂的滤过　注射剂过滤目的是除去各种不溶性微粒。生产中多采用微孔滤膜二级过滤。

（2）注射剂的灌封　灌封包括灌装注射剂和封口两步，灌注后应立即封口，以免污染。灌封要做到剂量准确，药液不沾瓶口。注入容器的量要比标示量稍多，以补偿在给药时的药液损失，保证用药剂量。

封口方法有拉封和顶封两种。拉封封口比较严密，是目前常用的封口方法。

工业化生产多采用全自动灌封机，灌注药液分五步：①移动齿档送安瓿；②下降灌注针头；③向安瓿中灌注药液；④灌注针头上升，安瓿离开进入封口工位，同时灌注器吸入药液；⑤灌好药液的安瓿在封口工位进行熔封。上述步骤必须按顺序协调进行。药液的容量是由容量调节螺旋上下移动而完成的。我国已有割瓶、洗涤、灌装、封口联动机，生产效率高。

灌装药液时应注意：①剂量准确，可按《中国药典》要求适当增加药液量，以保证注射用量不少于标示量；②药液不沾瓶口，活塞中心常设有毛细孔来防止灌注器针头“挂水”，应调节灌装速度，速度过快时药液易溅至瓶壁；③通惰性气体时要避免药液溅至瓶颈，并要将安瓿内空气除尽。一般采用先充惰性气体，灌装药液后再充一次，其效果更好。

5. 灭菌与检漏

（1）灭菌　注射剂在灌封后都需要进行灭菌，注射剂从配制到灭菌通常不超过12小时，须尽快完成以减少细菌繁殖。目前大都采用热压灭菌法，常用的灭菌条件为121℃ 15分钟或116℃ 40分钟。灭菌后应通过实验确认是否符合无菌要求。无菌操作结合过滤除菌生产的注射剂可不进行热压灭菌。

（2）安瓿检漏　灭菌后应立即进行安瓿的漏气检查，有下列几种检查方法：①灭菌后减压到常压开锅门，放进冷水降温，然后关紧锅门抽气，抽气完毕开启色水阀，使色液（0.05%曙红或亚甲蓝）进入锅内直至淹没安瓿时止，开启气阀使锅内压力恢复常压，此时色液被吸入漏气空瓶中，再将色液抽回贮器，开启锅门、用水淋洗安瓿后，清晰可见带色的漏气安瓿，便可剔除。②灭菌后，趁热立即放颜色水于灭菌锅内，安瓿遇冷导致内部压力收缩，颜色水即从漏气的毛细孔进入而被检出。③深色注射液的检漏，可将安瓿倒置进行热压灭菌，由于安瓿内气体膨胀，药液会从漏气细孔挤出，药液减少或成空安瓿可被剔除。

第二节　普通注射剂

注射剂可分为注射液、无菌注射用粉末及注射用浓溶液，其中注射液又包括溶液型、乳状液型或混悬型等注射液。因此，本节针对溶液型注射剂（包括输液）、乳状液型注射剂、混悬型等注射剂、无菌注射用粉末及注射用浓溶液等相关内容进行介绍。

一、溶液型注射液

溶液型注射液是指药物溶解于适宜溶剂中制成稳定的、可供注射给药的澄清液体制剂，包括水溶液、胶体溶液和油溶液。

（一）溶液型注射液的临床应用及注意事项

1. 临床应用　注射液在临床上的主要给药方式有皮内注射、皮下注射、肌内注射及静脉注射等。通常在以下情况需使用注射液：①患者存在吞咽困难或明显的吸收障碍（如呕吐、严重腹泻、胃肠道病变、手术后不能进食），一般使用注射液；②口服生物利用度低的药物，如口服吸收较差的庆大霉素，除治疗胃肠道相关疾病外，一般使用注射液；③患者疾病严重、病情进展迅速的紧急情况下，注射液能较快地发挥药效；④没有合适的口服剂型的药物，如氨基酸类或胰岛素制剂。

2. 注意事项 ①若某些注射液并非直接注入给予机体，需配制后方能使用，鉴于药物配成溶液后的稳定性受到很多因素影响，此时，一般提倡临用前配制以保证疗效和减少不良反应，且应注意配制后pH值对注射液稳定性的影响。当其他给药途径能够达到治疗效果时就尽量不要注射给药。②应尽可能减少注射次数，应积极采取序贯疗法（即紧急情况下先用注射剂，病情控制后马上改为口服给药）。③应尽量减少注射液联合使用的种类，以避免不良反应和配伍禁忌的出现。在不同注射途径的选择上，能够肌内注射就不静脉注射。④应严格把握注射剂量和疗程。

（二）溶液型注射液的典型处方分析

1. 维生素C注射液

【处方】维生素C，依地酸二钠，碳酸氢钠，亚硫酸氢钠，注射用水。规格为100mg/ml。

【注解】维生素C是主药，显强酸性，由于注射时刺激性大，会产生疼痛，故加碳酸氢钠或碳酸钠，中和部分维生素C成钠盐，以避免疼痛；同时由于碳酸氢钠的加入调节了pH值，可增强本品的稳定性。维生素C易被氧化，依地酸二钠是金属离子螯合剂，可螯合金属离子，防止维生素C被氧化。亚硫酸氢钠是还原剂（抗氧剂），可防止维生素C被氧化。注射用水为溶剂。

2. 苯妥英钠注射液

【处方】苯妥英钠，丙二醇，乙醇，注射用水。规格为500mg/ml。

【注解】苯妥英钠是主药，为避免药物溶液水解后析出游离的苯妥英结晶，处方中加入40%丙二醇、10%乙醇和50%注射用水作为混合溶剂，以延缓苯妥英钠的水解作用。同时为避免药物溶液吸收二氧化碳引起水解，需采用新鲜煮沸并放冷的注射用水溶解。

3. 硫酸阿托品注射液

【处方】硫酸阿托品，氯化钠，盐酸溶液，注射用水。规格为5mg/ml。

【注解】硫酸阿托品是抗胆碱药，处方中氯化钠除维持注射液等渗外，亦可防止硫酸阿托品水解。使用0.1mol/L盐酸溶液调节注射液pH在4.0~4.5之间，便于增加本品的稳定性。硫酸阿托品为主药，氯化钠为渗透压调节剂，盐酸溶液为pH调节剂，注射用水为溶剂。

4. 己烯雌酚注射液

【处方】己烯雌酚，苯甲醇，注射用油。规格为5mg/ml。

【注解】本品为注射用油为溶剂的油溶性注射剂。己烯雌酚为主药，注射用油为溶剂，苯甲醇为抑菌剂。

二、输液

输液是指由静脉滴注输入体内的大容量（除另有规定外，一般不小于100ml）注射液。它是注射液的一种给药形式，也称大容量注射液，通常包装于玻璃或塑料的输液瓶或塑料袋中，不含防腐剂或抑菌剂。

（一）输液的分类和特点

1. 输液的分类

（1）电解质输液　是用于补充体内水分、电解质，纠正体内酸碱平衡等，如氯化钠注射液、复方氯化钠注射液、乳酸钠注射液等。

（2）营养输液　是用于不能口服吸收营养的患者，主要用来补充供给体内热量、蛋白质和人体必需的脂肪酸和水分等，如葡萄糖注射液、氨基酸输液、脂肪乳注射液等。

（3）胶体输液　是一类与血液等渗的胶体溶液，由于胶体溶液中的高分子不易通过血管壁，可使水分较长时间在血液循环系统内保持，产生增加血容量和维持血压的效果。胶体输液有多糖类、明胶类、高分子聚合物等，如右旋糖酐、淀粉衍生物、明胶、聚维酮等。

（4）含药输液　是含有治疗药物的输液，如氧氟沙星葡萄糖输液。

2. 输液的特点 ①输液能够补充营养、热量和水分，纠正体内电解质代谢紊乱；②维持血容量以防治休克；③调节体液酸碱平衡；④解毒用，以稀释毒素、促使毒物排泄；⑤抗生素、强心药、升压药等多种注射液加入输液中静脉滴注，起效迅速，疗效好，且可避免高浓度药液静脉推注对血管的刺激。

（二）输液的质量要求

输液的质量要求与注射剂基本上是一致的。但由于输液的注射量大，直接注入血液循环，因而质量要求更严格。无菌、热原及细菌内毒素、不溶性微粒等检查项目须符合规定，pH 值与血液相近；渗透压应为等渗或偏高渗；不得添加任何抑菌剂，并在贮存过程中质量稳定；使用安全，不引起血液的一般检测或血液常规检测指标出现任何的变化，不引起变态反应，不损害肝、肾功能。

按照《中国药典》大容量注射液项下质量要求，逐项检查。主要有：可见异物、不溶性微粒检查、热原与细菌内毒素检查、无菌检查、含量测定、pH 值测定等。检查方法应按《中国药典》或有关规定执行。

（1）可见异物检查　可见异物按《中国药典》方法检查，应符合规定。若发现有崩盖、歪盖、松盖、漏气、隔离薄膜脱落的成品，也应及时挑出剔除。

（2）不溶性微粒检查　由于肉眼只能检出 50μm 以上的粒子。《中国药典》还规定在可见异物检查符合规定后，还应对≥100ml 的静脉滴注用注射液进行不溶性微粒检查。按照《中国药典》通则中的不溶性微粒检查法检查，应符合规定。

（3）热原、细菌内毒素与无菌检查　热原、细菌内毒素和无菌检查须符合规定。

（4）有效成分的含量、药液的 pH 值及渗透压须严格检查。

（三）输液存在的主要问题及解决方法

1. 输液存在的问题

（1）染菌问题　由于输液生产过程中严重污染、灭菌不彻底、瓶塞松动、漏气等原因，致使输液出现浑浊、霉团、云雾状、产气等染菌现象，也有一些外观并无太大变化。如果使用这种输液，会引起脓毒症、败血病、热原反应，甚至死亡。

（2）热原问题　关于热原的污染途径和防止办法在注射剂中已有详述，但使用过程中的污染引起的热原反应，所占比例不容忽视，如输液器等的污染。因此尽量使用全套或一次性输液器，包括插管、导管、调速、加药装置、末端滤过、排除气泡及针头等，并在输液器出厂前进行灭菌，能为使用过程中避免热原污染创造有利条件。

（3）可见异物与不溶性微粒的问题　输液中的微粒包括炭黑、碳酸钙、氧化锌、纤维素、纸屑、黏土、玻璃屑、细菌、真菌、真菌芽孢和结晶体等。若输液中如含有大量肉眼看不见的微粒、异物，其对人体的危害是潜在的、长期的，可引起变态反应、热原反应等较大的微粒，可造成局部循环障碍，引起血管栓塞；微粒过多，会造成局部堵塞和供血不足，组织缺氧，产生水肿和静脉炎；异物侵入组织，由于巨噬细胞的包围和增殖而引起肉芽肿。

微粒产生的原因如下。①原料与附加剂质量问题：原料与附加剂质量对可见异物和不溶性微粒的检查结果影响较显著，因此，原辅料的质量须严格控制；②胶塞与输液容器质量问题：胶塞与输液容器质量不好，在贮存中有杂质脱落而污染药液；③工艺操作中的问题：如生产车间空气洁净度差，输液瓶、胶塞等容器和附件洗涤不净，滤器选择不当，滤过方法不好，灌封操作不合要求，工序安排不合理等；④医院输液操作及静脉滴注装置的问题：无菌操作不严、静脉滴注装置不净或不恰当的输液配伍都可引起输液的污染；⑤还有胶塞的硅油污染问题等。

2. 解决方法　①按照输液用的原辅料质量标准，严格控制原辅料的质量；②提高胶塞及输液容器质量；③尽量减少制备生产过程中的污染，严格灭菌条件，严密包装；④合理安排工序，加强工艺过程管理，采取单向层流净化空气，及时除去制备过程中新产生的污染微粒，采用微孔滤膜滤过和生产联动化等措施，以提高输液的质量；⑤在输液器中安置终端过滤器（0.8μm 孔径的薄膜），可解决使用过程中微粒污染问题。

（四）输液的临床应用与注意事项

1. 临床应用　静脉输液速度随临床需求而改变，例如静脉滴注氧氟沙星注射液速度宜慢，24～30 滴/分，否则易发生低血压；复方氨基酸滴注速度过快可致恶心呕吐；林可霉素类滴注时间要维持1小时以上等。

2. 注意事项 由于药物配成溶液后的稳定性受很多因素影响，所以一般提倡临用前配制以保证疗效和减少不良反应。

规范临床合理科学配伍用药，以降低患者与护理人员在多药“配伍试验”中的风险；规范和加强治疗室输液配制和病房输液过程的管理；加强输液器具管理，避免使用包装破损、密闭不严、漏气污染和超过使用期的输液器。

（五）输液的典型处方分析

葡萄糖注射液

【处方】注射用葡萄糖，1%盐酸，注射用水。规格分别为5g/100ml，10g/100ml，25g/100ml和50g/100ml。

【注解】葡萄糖为主药，注射用水为溶剂，盐酸为pH调节剂，配制时用盐酸调节pH值至3.8～4.0，同时严格控制灭菌温度和受热时间，使成品稳定。

（六）营养输液

由于某种原因，患者一切所需营养完全由非胃肠途径输入体内，这种疗法称为胃肠外的全营养液，它对于某些疾病的治疗，有着重要的意义，特别对于不能口服的危重患者，起到挽救生命的作用。糖、脂肪、蛋白质是人体的三大营养成分，而营养输液就是根据这种需要考虑的，主要有糖的输液、静脉注射脂肪乳剂、复方氨基酸输液等。

1. 复方氨基酸输液 氨基酸是构成蛋白质的成分，也是生物合成激素和酶的原料，在生命体内具有特殊的生理作用。

复方氨基酸输液的典型处方分析

【处方】L-赖氨酸盐酸盐，L-缬氨酸，L-精氨酸盐酸盐，L-苯丙氨酸，L-组氨酸盐酸盐，L-苏氨酸，L-半胱氨酸盐酸盐，L-色氨酸，L-异亮氨酸，L-蛋氨酸，L-亮氨酸，甘氨酸，亚硫酸氢钠，注射用水。规格为12种氨基酸注射液。

【注解】氨基酸均为主药，亚硫酸氢钠是还原剂（抗氧剂），可防止主药被氧化，注射用水为溶剂。

2. 静脉注射脂肪乳剂 静脉注射脂肪乳剂的原料与乳化剂的选择，以及需符合的条件详见“第二节 普通注射剂中乳状液型注射剂”的介绍，此处列举一例静脉注射用脂肪乳作为营养输液。

静脉注射用脂肪乳的典型处方分析

【处方】精制大豆油，精制大豆磷脂，注射用甘油，注射用水。规格为每100ml含5g大豆油。

【注解】精制大豆油是油相，也是主药，精制大豆磷脂是乳化剂，注射用甘油是等渗调节剂，注射用水为溶剂。

3. 维生素和微量元素 对于静脉营养，维生素、微量元素是不可缺少的，它们是某些辅酶的组成部分，在物质代谢中起着重要的作用。经研究，有人提出此种营养液中需维生素13种，其中水溶性的9种，脂溶性的4种。为了满足机体生理上的需要，全静脉营养输液中还需含有微量元素。据报道，人体需14种微量元素。

（七）血浆代用液及举例

血浆代用液在有机体内有代替血浆的作用，但不能代替全血，对于血浆代用液的质量，除符合注射剂有关质量要求外，血浆代用液应不妨碍血型试验，不妨碍红细胞的携氧功能，在血液循环系统内，可保留较长时间，易被机体吸收，不得在脏器组织中蓄积。羟乙基淀粉注射液又名706代血浆，是将淀粉经酸水解后再在碱性条件下与环氧乙烷反应（羟乙基化）而成。引入羟乙基使水解淀粉在输入血管后不易被水解，而在血液循环系统中，以原型保持较长时间，其平均分子量以2.5万～4.5万为宜，过大则易在体内蓄积，过小则易从血管中排出。

血浆代用液的典型处方分析

右旋糖酐注射液

【处方】右旋糖酐，氯化钠，注射用水。规格为每1ml含60mg右旋糖酐。

【注解】右旋糖酐是一种葡萄糖聚合物，是目前最佳的血浆代用液之一。氯化钠为渗透压调节剂，注射用水为溶剂。

三、乳状液型注射液

乳状液型注射液是以脂溶性药物为原料，加入乳化剂和注射用水经乳化制成的油/水

（O/W）型或复合（W/O/W）型的可供静脉注射给药的乳状液。

静脉注射用冻干乳：乳状液型注射液存在贮存稳定性较差，磷脂易氧化降解等缺陷，而经真空冷冻干燥后，冻干乳含水量降低（1%～3%），可在真空或保护气条件下长期保存，且不易被氧化。

（一）乳状液型注射液的特点与质量要求

1. 乳状液型注射液的特点　①乳剂中液滴的分散度很大，药物吸收快、药效发挥快及生物利用度高；②减少药物的刺激性及毒副作用；③可增加难溶性药物的溶解度；④静脉注射乳剂，可使药物具有靶向作用，提高疗效。

2. 乳状液型注射液的质量要求　注射用乳剂除应符合注射剂各项规定外，还须符合：①静脉用乳状液型注射液中90%的乳滴粒径应在1μm以下，不得有大于5μm的乳滴。②成品耐受高压灭菌，在贮存期内乳剂稳定，成分不变。③无副作用，无抗原性，无降压作用与溶血作用。

3. 原料与乳化剂的选择　①原料一般选用植物油，如大豆油、麻油、红花油等，所用油须符合《中国药典》的要求。②常用的乳化剂有卵磷脂、大豆磷脂及泊洛沙姆F－68（普朗尼克F－68）等。常用卵磷脂，但由于卵磷脂极不稳定，－20℃条件下保存有效期仅6个月，应现购现用。③稳定剂常用油酸钠。

（二）乳状液型注射液的临床应用与注意事项

乳状液型注射液在贮藏过程中稳定性易受影响，出现分层、破乳或酸败等现象；乳状液型注射液中加入其他药物配伍应慎重，有可能引起粒子的粒径增大，或产生破乳；乳状液型注射液，不得有相分离现象，不得用于椎管注射。

（三）乳状液型注射液的典型处方分析

1. 罗拉匹坦乳状液型注射液

【处方】罗拉匹坦，精制大豆油，注射用卵磷脂，泊洛沙姆，油酸钠，注射用甘油，注射用水。规格为每1ml含0.5mg罗拉匹坦。

【注解】罗拉匹坦为主药，精制大豆油为油溶剂。卵磷脂和泊洛沙姆为乳化剂，油酸钠为稳定剂，甘油为渗透压调节剂，注射用水为分散介质。油酸钠可使乳滴表面带负电，从而相互排斥，不易聚集，维持良好的稳定性。罗拉匹坦乳状液型注射液，用于预防成人原发性和反复发作性成纤维细胞癌的迟发性化疗相关的恶心呕吐。

2. 氟比洛芬酯乳状液型注射液

【处方】氟比洛芬酯，精制大豆油，注射用卵磷脂，二油酰基磷脂酰丝氨酸，甘氨酸，pH调节剂，注射用水。规格为每1ml含10mg氟比洛芬酯。

【注解】氟比洛芬酯为氟比洛芬的前体药物；精制大豆油为油溶剂；卵磷脂为乳化剂、二油酰基磷脂酰丝氨酸作为稳定剂，可维持注射剂质量；甘氨酸为渗透压调节剂；pH调节剂将初乳pH值调至6.0～7.0，可有效防止药物水解损失，注射用水为分散介质。

四、混悬型注射液

混悬型注射液是将不溶性固体药物以微粒状态分散于液体介质中制成的一类供肌内注射用的混悬液。

（一）混悬型注射液的特点与质量要求

1. 混悬型注射液的特点　①药物的结晶状态与粒径大小会影响药物吸收的快慢，微粉化可减小颗粒粒径，增加药物的溶出速度；②长效混悬型注射液给药后可在局部形成贮库，缓慢释放药物，以达到长效目的；③无适当溶剂可溶解的不溶性固体药物、需制成长效制剂或高含量的药物，常制成水或油的混悬型注射液。

2. 混悬型注射液的质量要求

混悬型注射液除应符合注射剂各项规定外，还须符合：①混悬型注射液中原料药物粒径应控制在15μm以下，含15～20μm（间有个别20～50μm）者，不应超过10%；②混悬型注射液中若有可见沉淀，振摇后应分散均匀；③肌内混悬型注射液，所用的分散介质有水、复合溶剂或油等，容量一般为2～5ml。

（二）混悬型注射液的临床应用与注意事项

混悬型注射液临用前需充分分散混匀，保

证剂量的准确性；混悬型注射液不得用于静脉注射或椎管内注射。

（三）混悬型注射液的典型处方分析

1. 黄体酮混悬型注射液

【处方】黄体酮，聚乙二醇 4000（PEG 4000），吐温 80，氯化钠，注射用水。规格为每 1ml 含 15mg 黄体酮。

【注解】黄体酮为主药，注射液通过混悬剂形式解决了难溶性药物给药问题。注射剂所用辅料少，载药量大，可显著改善其生物利用度，达到一周或更久的缓释效果，减少给药次数，且生物相容性好，刺激性小，同时提高患者顺应性。PEG 4000 为初级稳定剂，用于增加制剂稳定性；吐温 80 为次级稳定剂；氯化钠为渗透压调节剂，注射用水为分散介质。

2. 罗替戈汀混悬型注射液

【处方】罗替戈汀，吐温 20，聚乙二醇 4000（PEG 4000），磷酸二氢钠，甘露醇，柠檬酸，注射用水。规格为每 1ml 含 10mg 罗替戈汀。

【注解】罗替戈汀为主药；吐温 20 为润湿剂，用于润湿药物微粒的表面；PEG 4000 为助悬剂，用于增加分散介质的黏度，以降低微粒的沉降速度；磷酸二氢钠为 pH 调节剂；甘露醇为渗透压调节剂；柠檬酸为稳定剂，用于提高注射剂稳定性，注射用水为分散介质。本品通过肌内或皮下注射，罗替戈汀于体内形成药物库，从而缓慢释放，达到长效治疗效果，能够维持两周或更长时间，同时减少给药次数，提高了患者顺应性。通过控制药物平均粒径实现药物缓慢或平稳释放。

五、注射用无菌粉末

注射用无菌粉末又称粉针，是指药物制成的供临用前用适宜的无菌溶液配制成注射液的无菌粉末或无菌的块状物，可用适宜的注射用溶剂配制后注射，也可用静脉输液配制后静脉滴注。

（一）注射用无菌粉末的分类和特点

1. 注射用无菌粉末的分类　根据生产工艺的不同，将注射用无菌粉末分为两类：

（1）注射用无菌粉末直接分装制品　将通过喷雾干燥法或灭菌溶剂法精制所得无菌药物粉末在无菌条件下直接分装所得，主要用于抗生素类药品，如青霉素等。

（2）注射用冻干无菌粉末制品　将灌装药液经冷冻干燥后所得，尤其是用于生物制品，如辅酶类等。

2. 注射用无菌粉末的特点　注射用无菌粉末在临用前需经灭菌注射用水或生理盐水等溶解后才可注射，主要适用于水中不稳定药物，尤其是对湿热敏感的抗生素和生物制品。

（二）注射用无菌粉末的质量要求

注射用无菌粉末质量应符合以下规定：①粉末无异物，配成溶液后可见异物检查合格；②粉末细度或结晶度需适宜，便于分装；③无菌、热原或细菌内毒素等检查须合格；④冻干制品是完整块状物或海绵状物；⑤冻干品外形饱满，色泽均一，多孔性好，水溶解后能快速恢复冻干前状态；⑥不溶性微粒、装量差异、含量均匀度等检查符合规定。

（三）注射用冻干无菌粉末制品的常见问题及产生原因

1. 含水量偏高　造成该问题可能的原因是：装入液层过厚、真空度不够、干燥时供热不足、干燥时间不够、冷凝器温度偏高等。

2. 喷瓶　造成该问题可能的原因是：预冻温度过高或时间太短、产品冻结不实、升华供热过快、局部过热等，可使部分内容物熔化为液体，在高真空条件下从已干燥的固体界面下喷出。

3. 产品外观不饱满或萎缩　造成该问题可能的原因是：冻干过程首先形成的外壳结构较致密，水蒸气很难升华出去，致使部分药品潮解，引起外观不饱满和体积收缩。一般黏度较大的样品更易出现这类情况。

（四）注射用无菌粉末的临床应用与注意事项

1. 临床应用　适用于水溶液中不稳定的药物，特别是对湿热十分敏感的抗生素类药物（如青霉素 G、先锋霉素类）及酶（如胰蛋白酶、辅酶 A 等）或血浆等生物制品，一般药剂

学稳定化技术较难得到满意的注射剂产品时，可考虑制成固体形态的注射剂。

2. 注意事项　注射用无菌粉末生产须在无菌环境中进行，尤其是一些关键工序如灌封等需采用较高的层流洁净措施来确保环境的洁净度。另外需严格控制原料质量、处理方法和环境。为防止其吸潮变质，需检查橡胶塞的密封率，若是铝盖则在压紧后进行密封。

（五）注射用无菌粉末的典型处方分析

1. 注射用辅酶A（无菌冻干制剂）

【处方】辅酶A，水解明胶，甘露醇，葡萄糖酸钙，半胱氨酸。规格为含56.1单位辅酶A。

【注解】处方中辅酶A为主药，水解明胶、甘露醇、葡萄糖酸钙为填充剂，半胱氨酸为稳定剂。辅酶A为白色或微黄色粉末，有吸湿性，易溶于水，不溶于丙酮、乙醚、乙醇，易被空气、过氧化氢、碘、高锰酸盐等氧化成无活性的二硫化物，故在制剂中加入半胱氨酸等抗氧剂，用甘露醇、水解明胶等作为赋形剂。辅酶A在冻干工艺中易丢失效价，故投料量应酌情增加。

2. 注射用细胞色素C（无菌冻干制剂）

【处方】细胞色素C，葡萄糖，亚硫酸钠，亚硫酸氢钠，氢氧化钠，注射用水。规格为含15mg细胞色素C。

【注解】细胞色素C为主药，葡萄糖为填充剂；细胞色素C易被空气等氧化，故在制剂中加入亚硫酸钠、亚硫酸氢钠等抗氧剂；制备时通过氢氧化钠调节pH值为7.0～7.2。处方中注射用水为溶剂，冻干过程中逐步至完全除去。

六、注射用浓溶液

注射用浓溶液是指原料药物与适宜辅料制成的供临用前稀释后静脉滴注用的无菌浓溶液。

（一）注射用浓溶液的特点与质量要求

1. 注射用浓溶液的特点　①适用于水溶液中不稳定和/或水溶液中溶解度低的药物；②注射用浓溶液可解决水的引入导致的药物异构化或者有关物质增多的问题；③可扩大药物在临床上的适用范围。

2. 注射用浓溶液的质量要求　注射用浓溶液稀释后应符合注射液的要求。

（二）注射用浓溶液的典型处方分析

丹参酮ⅡA磺酸钠注射用浓溶液

【处方】丹参酮ⅡA磺酸钠（以 $C_{18}H_{17}NaO_6S$ 计），吐温80，丙二醇。规格为每1ml含40mg丹参酮ⅡA硫酸钠。

【注解】丹参酮ⅡA磺酸钠为主药，吐温80为增溶剂，丙二醇为溶剂。将水溶性差的丹参酮ⅡA制成注射用浓溶液，提高了丹参酮ⅡA的稳定性，扩大了丹参酮类化合物的临床应用范围，使用更方便、更安全；丹参酮ⅡA及其衍生物浓溶液可添加适量的抗氧化剂和稳定剂，提高其制剂中的稳定性；该制备方法强调避光操作，降低配置过程药物的降解。

第三节　微粒制剂

一、微粒制剂的一般要求

微粒制剂，也称微粒给药系统，系指药物或与适宜载体（一般为生物可降解材料），经过一定的分散包埋技术制得具有一定粒径（微米级和纳米级）的微粒组成的固态、液态或气态的药物制剂。

1. 微粒制剂的分类　根据药剂学分散系统分类原则，将直径在 10^{-4}～10^{-9}m 范围的分散相构成的分散体系统称为微粒分散体系，其中分散相粒径在1～500μm范围内统称为粗（微米）分散体系的MDDS，主要包括微囊、微球、亚微乳等；粒径小于1000nm属于纳米分散体系的MDDS，主要包括脂质体、纳米乳、纳米粒、聚合物胶束等。此外，微囊、微球、亚微乳、脂质体、纳米乳、纳米粒、聚合物胶束等均可作为药物载体。

2. 微粒制剂的特点　微粒制剂是一大类新型药物制剂，具有掩盖药物的不良气味与口味、液态药物固态化、减少复方药物的配伍变化，提高难溶性药物的溶解度，或提高药物的生物利用度，或改善药物的稳定性，或降低药物不良反应，或延缓药物释放、提高药物靶向性等作用与特点。

二、脂质体

脂质体是指将药物包封于类脂质双分子层内而形成的微小囊泡，又称类脂小球、液晶微囊。目前国外上市的品种有：阿霉素、柔红霉素、两性霉素 B、阿糖胞苷、长春新碱、伊立替康、紫杉醇、表阿霉素、庆大霉素、甲肝疫苗、免疫疫苗。国产上市品种有：盐酸多柔比星、两性霉素 B、紫杉醇等。

（一）脂质体的分类

1. 按结构分类 按脂质体结构可分为单室脂质体和多室脂质体。

（1）小单室脂质体 粒径一般在 20～80nm 之间，单层双分子膜构成的脂质体。通常小单室脂质体也可称为纳米脂质体。

（2）大单室脂质体 粒径一般在 100～1000nm 之间，单层双分子膜构成的脂质体。

（3）多室脂质体 粒径一般在 1～5μm 之间，含有多层类脂质同心双分子层的脂质体。

2. 按性能分类 按脂质体性能可分为常规脂质体和特殊性能脂质体。

（1）常规脂质体 系指一类由磷脂和胆固醇组成，含有脂质双层包围水相的内囊泡结构的脂质体，其理化性质（如粒径大小、脂质成分、表面电荷、脂质双层的流动性和脂质双层数）能大范围改变。

（2）特殊性能脂质体 系指含有功能性材料或经过功能化修饰以更好发挥其特殊性能的一类脂质体，主要包括以下几种。①温敏脂质体：为具有稍高于体温的相变温度的脂质体，其药物的释放对温度具有敏感性；②pH 敏感脂质体：指对 pH 值（特别是低 pH 值）敏感的脂质体；③免疫脂质体：类脂膜表面被抗体修饰的具有抗体－抗原特异性结合（靶向）作用的脂质体。另外还有超声波敏感脂质体、光敏脂质体、磁性脂质体、配体（多肽或多糖等）修饰的脂质体等。

3. 按荷电性分类 脂质体按其荷电性可分为中性脂质体、负电性脂质体、正电性脂质体。

（二）脂质体的性质与特点

1. 脂质体的理化性质

（1）相变温度 脂质体的物理性质与介质温度有密切关系，当升高温度时脂质体双分子层中疏水链可从有序排列变为无序排列，从而引起系列变化，如膜的厚度减小，流动性增加等。转变时的温度称为相变温度，它取决于磷脂的种类。脂质体膜可由两种以上磷脂组成，它们各有特定的相变温度，在一定条件下它们可同时存在于不同的相。

（2）荷电性 酸性脂质如磷脂酸（PA）和磷脂酰丝氨酸（PS）等的脂质体荷负电，含碱基（氨基）脂质如十八胺等的脂质体荷正电；不含离子的脂质体显电中性，脂质体表面电性与其包封率、稳定性、靶器官分布及对靶细胞作用有关。

2. 脂质体的特点 脂质体作为一种具有多种功能的药物载体，可包封水溶性和脂溶性两种类型的药物。药物被脂质体包封后具有以下特点：

（1）靶向性和淋巴定向性 药物脂质体静脉注射后，主要聚集在肝、脾、肺、骨髓、淋巴结等网状内皮系统中，因而脂质体可用于治疗肿瘤和防止肿瘤扩散转移，治疗肝寄生虫病、利什曼病等单核-吞噬细胞系统疾病。脂质体经肌内、皮下或腹腔注射后，首先进入局部淋巴结中。

（2）细胞亲和性与组织相容性 脂质体是具有类似生物膜结构的泡囊，有细胞亲和性与组织相容性，长时间吸附于靶细胞周围，使药物能充分向靶细胞组织渗透，脂质体也可通过融合进入细胞内，经溶酶体消化释放药物。如将抗结核药物制备成脂质体，可将药物载入细胞内杀死结核菌，提高疗效。

（3）降低药物毒性 药物制备成脂质体后，大部分药物可选择性富集于网状内皮系统中，特别是在肝、脾和骨髓等单核-巨噬细胞较丰富的器官中，而在心脏、肾脏的累积量较少，因此对心、肾有毒性的药物或对正常细胞有毒性的抗肿瘤药比较适合于制备成脂质体，可明显降低药物的毒性。

（三）常见新型脂质体

1. 前体脂质体 将脂质吸附在极细的水溶性载体如氯化钠、山梨醇等聚合糖类（增加脂质分散面积）制成前体脂质体，遇水时脂质溶胀，载体溶解形成多层脂质体，其中载体的大小直接影响脂质体的大小和均匀性。前体脂质体是用前与稀释剂水合即可溶解或分散重组成脂质体，因此可避免长期分散在介质中的脂质体之间可能出现的相互聚集，提高脂质体的稳定性。

2. 长循环脂质体 聚乙二醇（PEG）修饰可增加脂质体的柔顺性和亲水性，从而降低与单核－巨噬细胞的亲和力，延长循环时间，称为长循环脂质体。长循环脂质体有利于对肝脾以外的组织或器官的靶向作用。同时，将抗体或配体结合在 PEG 的末端，既可保持长循环，又可保持对靶点的识别。

3. 免疫脂质体 脂质体表面联接抗体，对靶细胞进行识别，提高脂质体的靶向性。如在丝裂霉素（MMC）脂质体上结合抗胃癌细胞表面抗原的单克隆抗体制成免疫脂质体，其体内对胃癌靶细胞 M85 杀伤作用比游离 MMC 提高 4 倍。

4. 温敏脂质体 在相变温度时，脂质体的类脂质双分子层从胶态过渡到液晶态，脂质膜的通透性增加，药物释放速度增大，利用该原理制备温敏脂质体。例如将二棕榈酸磷脂（DPPC）和二硬脂酸磷脂（DSPC）按一定比例混合，制备甲氨蝶呤温敏脂质体，荷 Lewis 肺癌小鼠尾静脉注入后，用微波加热肿瘤部位至 42℃，病灶部位的放射性强度明显高于非温敏脂质体对照组。

5. pH 敏感脂质体 由于肿瘤间质的 pH 值比周围正常组织细胞的 pH 值低，选用对 pH 敏感的类脂材料，如二棕榈酸磷脂或十七烷酸磷脂为膜材制备成载药脂质体。当脂质体进入肿瘤部位时，由于 pH 值的降低导致脂肪酸羧基脂质化成六方晶相的非相层结构，从而使膜融合，加速释药。

（四）脂质体的组成、结构和膜材料

1. 脂质体的组成与结构 脂质体由类脂质双分子层膜所构成（图 8－1），其双分子层厚度约为 4nm。类脂质膜的主要成分为磷脂和胆固醇，而磷脂与胆固醇亦是共同构成细胞膜的基础物质。由于结构上类似生物膜，故脂质体又被称为“人工生物膜”。磷脂具有两亲性，结构中含有一个磷酸基和一个季铵盐基，均为亲水性基团，另外还有两个较长的烃基为疏水链。胆固醇亦属于两亲物质，其结构中亦具有疏水与亲水两种基团，其疏水性较亲水性强。

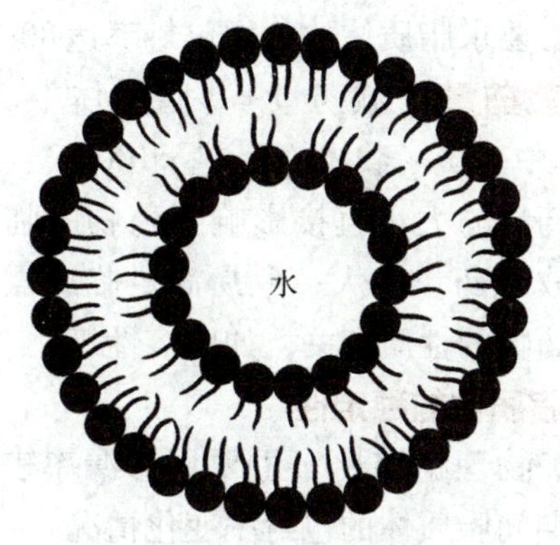

图 8－1 脂质体结构示意图

脂质体形成时，磷脂分子的两条疏水链指向内部，亲水基在膜的内、外两个表面上，构成一个双层封闭小室，小室中水溶液被磷脂双层包围而独立，磷脂双室形成泡囊又被水相介质分开。脂质体可以是单层的封闭双层结构，亦可是多层的封闭双层结构。在电镜下，脂质体的外形常见有球形、椭圆形等，直径在几十纳米到几微米之间。

2. 脂质体的膜材料 脂质体的膜材主要由磷脂与胆固醇构成。磷脂包括天然的卵磷脂、大豆磷脂及合成磷脂等，均可用作脂质体双分子层基本材料。胆固醇具有调节膜流动性的作用，是脂质体的“流动性缓冲剂”。

3. 脂质体的制备方法 制备脂质体较为常用的方法有薄膜分散法、溶剂注入法和逆向蒸发法等被动载药方法，以及 pH 梯度法、硫酸铵梯度法等主动包载方法。

（五）脂质体的质量要求

脂质体的粒径大小及其分布、包封率、载药量和稳定性等可直接影响脂质体在体内的分布与代谢，最终影响疗效及毒副作用，因此需要密切关注并加以严格控制。除应符合《中国药典》

有关制剂通则规定外，还需控制以下项目：

1. 形态、粒径及其分布 脂质体的形态可采用扫描或透射电镜等观察，应提供照片，其粒径大小可采用扫描电镜、激光散射法或激光衍射法测定。根据给药途径不同其粒径要求不同。如注射给药脂质体的粒径通常应小于200nm，且分布均匀，呈正态分布，跨距小。

2. 包封率 包封率＝［脂质体中的药量/（介质中的药量＋脂质体中的药量）］×100%。

通常要求脂质体的药物包封率达80%以上。

3. 载药量 载药量＝［脂质体中药物量/（脂质体中药量＋载体总量）］×100%。

载药量的大小直接影响到药物的临床应用剂量，故载药量愈大，愈易满足临床需要。载药量与药物的性质有关，如脂溶性等。

4. 脂质体的稳定性

（1）物理稳定性　主要用渗漏率表示，即在贮存期间脂质体的包封率变化情况。

渗漏率＝（贮存后渗漏到介质中的药量/贮存前包封的药量）×100%。

（2）化学稳定性　①磷脂氧化指数：氧化指数＝A_{233nm}/A_{215nm}；一般规定磷脂氧化指数应小于0.2。②磷脂量的测定：基于每个磷脂分子中仅含1个磷元素，采用化学法将样品中磷脂转变为无机磷后测定磷摩尔量（或重量），即可推算出磷脂量。③防止氧化的措施：防止氧化的一般措施有充入氮气，添加抗氧剂，例如生育酚、金属离子螯合剂等；也可直接采用氢化饱和磷脂。

（六）脂质体的作用机制和应用

1. 脂质体的作用机制 脂质体具有靶向作用，可提高药效，降低不良反应，其作用机制是由于其结构与细胞膜组成相似，亲和性好，能显著增强细胞摄取，延缓和克服耐药性。脂质体与细胞之间存在吸附、脂交换、内吞、融合、渗漏和扩散等相互作用，该作用与粒径大小、表面性质、给药途径密切相关。

脂质体的靶向性主要由不同部位的网状内皮系统决定，主要用于肿瘤的治疗。其优点是可以通过包裹不同化学性质和大小的物质使药物既能有选择性杀伤肿瘤细胞和抑制肿瘤细胞的繁殖，又能减轻药物的毒副作用，是理想的抗肿瘤药物的载体。

脂质体静脉给药后，优先集中于网状内皮组织，主要被肝、脾摄取，肌内注射大部分集中于淋巴结。此外，脂质体还可承载治疗网状内皮系统疾病的其他药物，达到自然靶向的作用。

2. 脂质体作为药物载体的应用

（1）抗肿瘤药物的载体　脂质体作为抗肿瘤药物载体，具有能增加与肿瘤细胞的亲和力、克服耐药性、增加肿瘤细胞对药物的摄取量、减少用药剂量、提高疗效、减少毒副作用的特点。美国FDA已批准上市的脂质体有阿霉素、两性霉素B、柔红霉素脂质体等。

（2）其他药物的载体　脂质体还可作为抗寄生虫药物、抗生素类药物、抗结核药物、解毒药物、免疫增强剂类药物、激素类药物、酶类药物及基因治疗药物等的载体，相关研究备受关注，也取得了一些研究进展。

（七）脂质体存在的问题

1. 靶向性问题 一般脂质体主要靶向集中在网状内皮系统，要达到特异靶向性，需要在脂质体上结合抗体、糖链或使脂质体在受到热、光及靶器官特定的pH作用后才释放药物。

2. 稳定性问题 稳定性涉及磷脂原料，以及脂质体生产和贮藏的稳定性。

（1）脂质体对某些水溶性药物包封率较低，药物易从脂质体中渗漏出来。可采用制成前体药物的方法或用大豆甾醇等强化材料修饰脂质膜，以改善包封率和稳定性，同时所处理的脂质体具有了主动靶向性。

（2）用常规方法制得的脂质体易于聚集和融合，可采用膜修饰方法使膜带电子或制成聚合膜脂质体。

（3）脂质体存在贮存稳定性差，静脉注射给药后因血中蛋白、酶等因素作用造成其破裂及包封药物的快速渗漏等不足，使其临床应用受到极大限制。

（八）脂质体的典型处方分析

1. 注射用紫杉醇脂质体

【处方】紫杉醇，卵磷脂，胆固醇，赖氨

酸，葡萄糖。规格为每支含30mg紫杉醇。

【注解】紫杉醇为主药，卵磷脂和胆固醇为材料，赖氨酸和葡萄糖为冻干保护剂。以卵磷脂与胆固醇为脂质体制备材料，脂质体作为药物载体，具有靶向性，可增强药物治疗作用又可以减低药物毒性。

2. 注射用两性霉素B脂质体

【处方】两性霉素B，氢化大豆卵磷脂（HSPC），胆固醇，二硬脂酰磷脂酰甘油（DSPG），α-维生素E，蔗糖，六水琥珀酸二钠。规格为每支含两性霉素B 50mg。

【注解】两性霉素B为主药；氢化大豆卵磷脂与二硬脂酰磷脂酰甘油为脂质体制备材料；胆固醇用于改善脂质体膜流动性；提高制剂稳定性；维生素E为抗氧剂，蔗糖和六水琥珀酸二钠为冻干保护剂。

3. 阿霉素脂质体

【处方】阿霉素，氢化大豆卵磷脂（HSPC），胆固醇，MPEG－DSPE，硫酸铵，蔗糖，注射用水。规格为每1ml含20mg阿霉素。

【注解】阿霉素作为主药；HSPC和胆固醇是脂质体的组成材料；MPEG－DSPE使脂质体发挥长循环的作用，增加脂质体的稳定性，延长脂质体在体内循环时间，有利于阿霉素药效的发挥。采用硫酸铵梯度法制备脂质体，蔗糖溶液用于替换未被包载进入脂质体的硫酸铵，之后加阿霉素溶液，孵育，阿霉素进入脂质体，与内水相的硫酸铵形成硫酸阿霉素，完成阿霉素的主动包载。

三、微球

微球是指药物溶解或分散在高分子材料基质中形成的微小球状实体，属于基质型骨架微粒。微球粒径范围一般为1～250μm，而粒径在0.1～1μm之间的称亚微球，粒径在10～100nm之间的称纳米球（nanosphere）。在制剂上多数产品为冻干的流动性粉末，亦有混悬剂，主要供注射或口服。目前微球的研究用药多为抗肿瘤药，也有抗生素、抗结核药、抗寄生虫药、平喘药、疫苗等。市售品有醋酸戈舍瑞林、醋酸亮丙瑞林、醋酸奥曲肽、生长激素、双羟萘酸曲普瑞林、米诺环素、阿巴瑞克、利培酮、纳曲酮、醋酸兰瑞肽、地塞米松、艾塞那肽微球制剂。

静脉注射给药是微球被动靶向的给药方式，主要是通过控制微球的粒径来实现药物的靶向性。注入静脉内的微球混悬液随着血流运输，首先与肺部毛细血管网接触，肺部毛细血管网的直径为3～11μm，因此粒径大于3μm的微球将被肺有效截获；而3μm以下的微球会很快被网状内皮系统的巨噬细胞清除，故主要集中于肝、脾等网状内皮系统丰富的组织，最终到达肝脏的枯否细胞的溶酶体中。粒径达12μm以上的微球可暂时或永久地阻滞于毛细血管床；而小于0.1μm的微球可以透过血管细胞的间隙离开体循环。现已证实，大小合适的微球静脉注射后可以产生良好的靶向作用，而且安全。

（一）微球的分类、特点与质量要求

1. 微球的分类 根据靶向性原理，可分为四类：

（1）普通注射微球 1～15μm微球静脉或腹腔注射后，可被网状内皮系统巨噬细胞所吞噬。

（2）栓塞性微球 注射于癌变部位的动脉血管内，微球随血流可以阻滞在瘤体周围的毛细血管内，甚至可使小动脉暂时栓塞，既可切断肿瘤的营养供给。也可使载药的微球滞留在病变部位，提高局部浓度，延长作用时间，因此，栓塞性微球一般粒径较大，视栓塞部位不同，粒径大小为30～800μm不等。

（3）磁性微球 在制备微球过程中将磁性微粒包入其中，用空间磁场在体外定位，使其具有靶向性。

（4）生物靶向性微球 微球经表面修饰后从而具有生物靶向性，带负电荷的微球可大量被肝摄取，而带正电荷的微球则首先聚集于肺，疏水性微球可被网状内皮系统巨噬细胞所摄取。

2. 微球的特点

（1）缓释性 药物包封于微球后，通过控制药物的释放速度，达到延长药物疗效的作用。

（2）靶向性 静脉注射的微球，粒径小于1.4μm者全部通过肺循环，7～14μm的微球主要停留在肺部，而3μm以下的微球大部分在肝、脾停留。

（3）降低毒副作用　由于微球的粒径在制备中可以加以控制而达到靶向目的，随之可使药物到达靶区周围，很快达到所需的药物浓度，可以降低用药剂量，减少药物对人体正常组织的毒副作用。

3. 微球的质量要求

（1）粒径大小及粒度分布　微球粒径大小分布不一，微球靶向（栓塞）作用很大程度上取决于粒子大小，微球粒子大小分布是极其重要的质量指标之一。检测方法有：显微镜法、电子显微镜法、激光散射法和库尔特计数法等。微球的外观、粒径及其分布的要求是：形态为球形、圆整、表面光滑，粒径分布在较窄范围内。粒径分布的表示法有：质量分布、体积分布、数目分布等。

粒径的分布还可以采用跨度（Span）评价，其定义公式如下：

$$\text{Span}=(D_{90\%}-D_{10\%})/D_{50\%}$$

式中，$D_{90\%}$、$D_{10\%}$、$D_{50\%}$分别指一定体积百分率的微球的粒径，Span 越大，粒径分布越广。

（2）载药量　载药量是指单位重量或单位体积微球所负载的药量，其中能释放的药量为有效载药量。除药物与基质发生不可逆结合外，载药量可看成是微球的含药量。通常微球的载药量比脂质体高，白蛋白微球中水溶性药物的含量可达冷冻干燥载体重量的35%，水不溶性药物使用微型混悬或乳化方法也可达到高的载药量。

（3）有机溶剂残留　残留在微球中的有机溶剂可导致毒副作用，需控制微球中残留有机溶剂量。

（4）体外释放度　微球体外释放度的测定，目前没有统一规范的方法，特别是动脉栓塞微球，与口服药物在胃肠道的情况不同，模拟更为困难。目前常用的方法有：连续流动系统、动态渗析系统、桨法等。大多数微球体外释药规律符合 Higuchi 方程，但有些微球释药机制不很清楚，影响因素也很多。

（二）微球的载体材料和用途

1. 微球的载体材料　作为埋植型或注射型缓释微球制剂的可生物降解的骨架材料主要有两大类。

（1）天然聚合物　如淀粉、白蛋白、明胶、壳聚糖、葡聚糖等。

（2）合成聚合物　如聚乳酸（PLA）、聚丙交酯、聚乳酸-羟乙酸（PLGA）、聚丙交酯-乙交酯（PLCG）、聚己内酯、聚羟丁酸等。

2. 药物在微球中的分散状态　药物在微球中的分散状态通常有三种情况：①溶解在微球内；②以结晶状态镶嵌在微球内；③吸附或镶嵌在微球表面。药物在微球中的分散状态可直接影响到微球的形态、载药量，以及体内外释放情况和疗效。如药物吸附于微球表层、包裹不完全或表面吸附，便产生突释效应，微球将无法将突释的药物输送到特定部位，降低药物疗效。

3. 微球的用途

（1）抗肿瘤药物载体　抗肿瘤药物制成微球制剂，可提高药物对肿瘤细胞的靶向性，使药物主要浓集在肿瘤部位，长时间滞留缓慢释放，延长药效同时减少全身毒副作用，还可利用现代新技术如介入疗法，将药物微球栓塞在肿瘤动脉末梢血管处，一方面切断癌细胞的血液供应，另一方面可使药物缓慢释放，提高局部浓度，从而杀死肿瘤细胞，以达到治疗目的。如阿霉素明胶微球、丝裂霉素明胶微球、顺铂聚乳酸微球、甲氨蝶呤明胶微球、阿霉素聚乳酸微球等，为治疗晚期癌症提供有效途径。

（2）蛋白多肽类药物载体　采用生物可降解聚合物，特别是 PLGA 为骨架材料，包裹多肽、蛋白质药物制成可注射微球剂，使在体内达到缓释目的。目前已上市的有注射用亮丙瑞林、奥曲肽、生长激素、曲普瑞林等生物技术药物的微球制剂或埋植剂。

（3）疫苗载体　采用微球技术将疫苗或佐剂包裹在可生物降解的聚合物中，通过一次接种疫苗，使疫苗在体内连续释放数周甚至数月，由此产生持续的高抗体水平，或相当于疫苗多次注射的脉冲模式释药，以达到完全免疫、提高接种率、减少接种费用。目前，进行研究的疫苗控释制剂主要是微球或其他微粒制剂，包括类毒素疫苗如白喉、破伤风、气性坏疽、霍乱等，病毒疫苗如乙肝疫苗等，核酸疫苗及人工合成疫苗等。

(4) 局部麻醉药实现长效缓释　由于微球技术的发展，长效局部麻醉制剂的研制方向已转向各种形式的局部麻醉药微球的制备，例如聚乳酸、聚乙醇酸及聚乳酸-2-乙醇酸共聚物微球的研制。局部麻醉药微球可降低进入血液循环中的药量而且释药时间更长（>24 小时），可以达到缓释和降低不良反应的作用。

(三) 微球的临床应用与注意事项

1. 临床应用　作为药物输送载体，可载带抗肿瘤药物、疫苗、激素类药物、蛋白多肽类药物等，可作为诊断与影像增强剂，如作为超声造影剂，还可作为动脉栓塞剂，阻断肿瘤血供，实现抗肿瘤治疗作用。

2. 注意事项　微球可通过皮下注射、动脉注射、口服等不同给药途径进行给药，因此要依照说明书要求正确给予微球。须关注制备微球材料的生物相容性和可降解性，这些安全性指标对于微球临床使用是非常重要的。微球的粒径大小与分布直接影响其体内的分布、药物释放速度和药效，因此须对微球粒径进行严格控制。

(四) 微球存在的问题

微球载药量有限，对用药量大的药物不易制成微球注射剂。载体材料和药物本身性质，以及制备工艺（如成球方法的选择、溶剂、药物与材料的比例、附加剂、搅拌速度等）会影响微球质量。微球产业化问题，如无菌或灭菌条件，突释现象的控制，有机溶剂残留等。

(五) 微球的典型处方分析

注射用利培酮微球

【处方】利培酮，PLGA。

【注解】利培酮为主药，PLGA 为生物可降解载体材料。利培酮是抗精神病药物的代表药，注射用利培酮微球具有长效缓释作用，可减少用药次数，便于临床用药。

四、微囊

微囊系指将固态或液态药物（称为囊心物）包裹在天然的或合成的高分子材料（称为囊材）中而形成的微小囊状物，称为微型胶囊，简称微囊，粒径在 1~250μm。制备微型胶囊的过程简称为微囊化，这种技术称为微型包囊技术。微囊可进一步制成片剂、胶囊、注射剂等制剂，用微囊制成的制剂称为微囊化制剂。

(一) 微囊的分类、特点、质量要求

1. 微囊的分类　根据微囊的粒径，分为微囊（粒径在 1~250μm）、亚微囊（粒径在 0.1~1μm）和纳米囊（粒径在 10~100nm）。

2. 微囊的特点

(1) 提高药物的稳定性　如易氧化药物 β-胡萝卜素、易水解药物阿司匹林，制成微囊化制剂后能够在一定程度上避免光线、湿度和氧的影响，防止药物的分解，提高药物的化学稳定性；挥发油等制成微囊能够防止其挥发，提高了制剂的物理稳定性。

(2) 掩盖药物的不良臭味　如大蒜素、鱼肝油、氯贝丁酯等药物制成微囊化制剂后，可有效地掩盖药物的不良臭味。

(3) 防止药物在胃内失活，减少药物对胃的刺激性　例如尿激酶、红霉素易在胃内失活，氯化钾对胃的刺激性较大，微囊化可克服这些副作用。

(4) 控制药物的释放　用缓释、控释微囊化材料将药物制成微囊后，可延缓药物的释放，延长药物作用时间，达到长效目的，如复方甲地孕酮微囊注射剂、美西律微囊骨架片等。

(5) 使液态药物固体化　便于制剂的生产、贮存和使用，如油类、香料和脂溶性维生素。

(6) 减少药物的配伍　如阿司匹林与氯苯那敏配伍后，阿司匹林的降解加速，分别包囊后可以避免这种配伍变化。

(7) 使药物浓集于靶区　抗肿瘤药物制成微囊型靶向制剂，可将药物浓集于肝或肺部等靶区，提高疗效，降低毒副作用。

3. 微囊的质量要求

(1) 微囊的囊形　微囊形态应为圆球形或类球形的密封囊状物，可采用光学显微镜、电子显微镜观察形态并提供照片。

(2) 粒径　不同微囊制剂对粒径的要求不同，如供肌内注射用的微囊粒径应符合混悬注射剂的规定；用于静脉注射应符合静脉注射的规定；供口服胶囊或片剂，粒径可在数十至数百微米之间。

（3）载药量与包封率　微囊中所含药物的重量百分率称为载药量，一般通过溶剂提取法测定药量，载药量可通过下式计算：

微囊的载药量 =（微囊内的药量/微囊的总重量）×100%

对处于液态介质中的微囊，可采用离心或滤过等方法分离微囊，再计算载药量和包封率，包封率可由下式计算：

包封率 =［（微囊内的药量/（微囊内封药量 + 介质中的药量）］×100%

微囊内药量占投药量的百分比率称为药物的收率，即药物的包封产率；微囊重量占投药量和投材料量的百分比率称为微囊的收率，这两种收率一般用于评价制备工艺，而对微囊质量评价意义不大。

（4）微囊中药物释放量　为有效控制微囊中药物的释放规律、起效部位，须进行释放速率的测定。一般采用桨法进行测定，亦可将试样置薄膜透析管内用转篮法测定。如条件允许，可采用流通池法测定。

（二）载体材料和用途

1. 囊心物　微囊的囊心物是指除主药外可以加入的附加剂，如稳定剂、稀释剂及控制释放速率的阻滞剂、促进剂、改善囊膜可塑性的增塑剂等。囊心物可以是固体，也可以是液体。通常将主药与附加剂混匀后进行微囊化，亦可先将主药单独微囊化，然后再加入附加剂。

2. 囊材　常用的囊材可分为天然的、半合成或合成的高分子材料三大类。

（1）天然高分子囊材　天然高分子囊材是最常用的囊材与载体材料，稳定、无毒、成膜性好。①明胶：明胶是氨基酸与肽交联形成的直链聚合物，通常是分子量在 15000～25000 之间，不同分子量的混合物。因制备时水解方法的不同，明胶分酸法明胶（A 型）和碱法明胶（B 型）。两者的成囊性无明显差别，可生物降解，几乎无抗原性，根据药物对酸碱性的要求选用 A 型或 B 型，用于制备微囊的浓度一般为 2%～10%。②阿拉伯胶：由糖苷酸及阿拉伯酸的钾、钙、镁盐所组成。一般不单独用，常与明胶配合使用，用于制备微囊的浓度为 2%～10%。③海藻酸盐：采用稀碱从褐藻中提出的多糖类化合物。能溶于不同温度的水中，不溶于乙醇、乙醚及其他有机溶剂。可与甲壳素或聚赖氨酸合用作复合材料。因海藻酸钙不溶于水，故海藻酸钠可用 $CaCl_2$ 固化成囊。④壳聚糖：由甲壳素脱乙酰化后得到的一种天然聚阳离子多糖，可溶于酸或酸性水溶液，无毒、无抗原性，在体内能被溶菌酶等酶解，具有优良的生物降解性和成膜性，在体内可溶胀成水凝胶。

（2）半合成高分子囊材　半合成高分子囊材多系纤维素衍生物，如羧甲基纤维素、醋酸纤维素酞酸酯。其特点是毒性小、黏度大、成盐后溶解度增大。①羧甲基纤维素盐：属阴离子型的高分子电解质，如羧甲基纤维素钠（CMC-Na）常与明胶配合作复合囊材，常用浓度为 0.1～0.5。②醋酸纤维素酞酸酯（CAP）：略有醋酸味，在强酸中不溶解，但在 pH 6 以上的水溶液中溶解，用作囊材时可单独使用，浓度为 3% 左右。也可与明胶配合使用。③乙基纤维素：不同程度地溶于有机溶剂，适用于多种药物的微囊化，遇强酸易水解，故对强酸性药物不适宜，用作囊材时，可加入增塑剂改善其可塑性。④甲基纤维素（MC）：在水中溶胀成澄清或微混浊的胶体溶液，可与明胶、CMC-Na、PVP 等配合作复合囊材，用作囊材浓度为 1%～3%。⑤羟丙基甲基纤维素（HPMC）：能溶于冷水成为黏性胶体溶液，长期贮存稳定，pH 4.0～8.0。几乎不溶于无水乙醇、乙醚或丙酮。

（3）合成高分子囊材　合成高分子囊材有非生物降解和生物降解两类，非生物降解且不受 pH 值影响的囊材有聚酰胺、硅橡胶等。非生物降解但可在一定 pH 条件下溶解的囊材有聚丙烯酸树脂、聚乙烯醇等。聚酯类是应用最广的可生物降解的合成高分子，如聚碳酯、聚氨基酸、聚乳酸（PLA）、丙交酯 - 乙交酯共聚物（PLGA）、聚乳酸 - 聚乙二醇嵌段共聚物等。其中，PLA 和 PLGA 是被美国 FDA 批准的可降解材料，且已有产品上市。

（三）微囊中药物的释放

药物微囊化可控制药物的释放，以满足临床对剂型要求定时定量释放药物。

1. 微囊中药物释药机制　微囊中药物释药机制通常有以下三种过程。

（1）药物透过囊壁扩散　微囊进入体内后，体液向微囊中渗透而逐渐使微囊中药物溶解透过囊壁扩散，属于物理过程。

（2）囊壁的消化降解　微囊进入胃肠道后，囊壁受胃肠道酶的消化，囊膜逐渐被溶化而使药物释放出来，属于生化过程。

（3）囊壁的破裂或溶解　微囊囊壁溶解，或因外力或摩擦引起囊壁的裂缝和破裂，而使药物释放，属于物理化学过程。

2. 影响微囊中药物释放速率的因素

（1）药物的理化性质　囊材相同时，药物在介质中的溶解度愈小，释放愈慢。

（2）囊材的类型及组成　不同的囊材形成的囊壁具有不同的孔隙率和降解性能，常用囊材形成的囊壁释药速率依次如下：明胶＞乙基纤维素＞苯乙烯－马来酸酐共聚物＞聚酰胺。

（3）微囊的粒径　囊膜材料和厚度相同时，微囊粒径越小表面积越大，释药越快。

（4）囊壁的厚度　囊材相同时，囊壁越厚释药越慢。

（5）工艺条件　不同工艺条件制得微囊，其释药速率也不相同。

（6）释放介质　释放介质的 pH 值或离子强度通常会影响囊壁的溶解或降解速度，因而会影响释药速率。

（四）微囊的典型处方分析

复方甲地孕酮微囊注射液

【处方】甲地孕酮，戊酸雌二醇，阿拉伯胶粉，明胶，羧甲基纤维素钠（钠含量 6.98%～8.5%，黏度 300～600 厘泊），硫柳汞（注射用）。

【注解】复方甲地孕酮微囊注射液的囊材是明胶和阿拉伯胶；复方甲地孕酮微囊注射液，系由甲地孕酮与戊酸雌二醇二者配伍，其配伍最适量为 3∶1，即甲地孕酮 15mg，戊酸雌二醇 5mg，微囊化后制成微囊注射液，甲地孕酮和戊酸雌二醇为主药。甲地孕酮与戊酸雌二醇配伍为囊心物，用明胶和阿拉伯胶作囊材，以复凝聚法包囊，羧甲基纤维素钠作助悬剂，硫柳汞作抑菌剂。微囊化药物可提高药物稳定性，控制药物释放，延长药效维持时间，减少给药次数。

五、其他微粒制剂

（一）纳米粒及白蛋白结合型纳米粒

纳米粒系指药物或与载体辅料经纳米化技术分散形成的粒径＜500nm 的固体粒子。纳米粒的粒径多在 10～100nm 范围。药物可溶解或被包裹于载体材料中形成纳米粒。载体材料通常是高分子材料，是制备纳米粒的关键因素之一，其应具有生理相容性、生物降解性、靶向性、细胞渗透性及良好的载药能力等性质。目前多使用天然或合成的可生物降解的高分子化合物，如白蛋白、海藻酸盐、壳多糖、脱乙酰壳多糖、聚乳酸/聚乙醇酸、聚氰基丙烯酸酯等。常见的制备方法包括液中干燥法、凝聚法、聚合法等。

以白蛋白作为药物载体形成的纳米粒称白蛋白纳米粒，也称白蛋白结合型。目前已有两款白蛋白纳米粒被批准上市，紫杉醇白蛋白纳米粒（紫杉醇白蛋白结合型）和西罗莫司白蛋白纳米粒（西罗莫司白蛋白结合型）。

紫杉醇白蛋白纳米粒（紫杉醇白蛋白结合型）是抗肿瘤药物纳米粒的经典实例。注射用紫杉醇白蛋白纳米粒（abraxane）于 2005 年在美国上市，平均粒径约 130nm。该制剂避免了传统紫杉醇注射剂所用的增溶剂聚氧乙烯蓖麻油可能导致的过敏反应和特殊的输注装置等。

纳米粒的典型处方分析

紫杉醇白蛋白纳米粒

【处方】紫杉醇，白蛋白。

【注解】紫杉醇为主药，白蛋白为载体材料。以有机溶剂溶解紫杉醇，与白蛋白水溶液高压均质化，去除有机溶剂，冷冻干燥，得紫杉醇白蛋白纳米粒。

（二）亚微乳及纳米乳

亚微乳系指将药物溶于脂肪油/植物油中通常经磷脂乳化分散于水相中形成 100～600nm 粒径的 O/W 型微粒载药分散体系，粒径在 50～100nm 之间的称纳米乳。

纳米乳由油、水、乳化剂和助乳化剂组成，具有各向同性、外观澄清的热力学稳定体系。

在一定条件下纳米乳可自发形成，无须外力做功；在较大的温度范围内能保持热力学稳定，经热压灭菌或离心后仍不分层；纳米乳内部同时存在的亲水、亲油区域，能显著增加药物的溶解度；为促进曲率半径很小的乳滴的形成，处方中除了加入乳化剂外还需要加入助乳化剂。

亚微乳稳定性介于纳米乳与普通乳之间，热压灭菌时间太长或两次灭菌会分层。通常要用高压均质机制备，外观不透明或呈乳剂。

亚微乳及纳米乳的给药途径包括口服、鼻腔、眼部、皮肤及静脉注射。对于静脉注射给药途径而言，普通乳剂、亚微乳和纳米乳注射剂产品在称谓上并未见明显的界限，多以乳状注射液或脂肪乳注射液命名，如丁酸氯维地平乳状注射液、丙泊酚乳状注射液、丙泊酚中/长链脂肪乳注射液等。也有文献认为所有静脉注射乳剂产品均是纳米乳。

纳米乳注射液的典型处方分析

（1）前列地尔乳状液型注射液

【处方】前列地尔，注射用大豆油，泊洛沙姆188，注射用卵磷脂，注射用水。规格为每1ml含5μg前列地尔。

【注解】前列地尔乳状液型注射液增加了药物的溶解度和稳定性，可改变药物在体内的分布，提高药物的疗效。前列地尔为主药，因其水溶性差，不易制备普通注射剂。采用乳化手段，将前列地尔包封入纳米乳滴，使其可选择性地在创伤部位蓄积，达到靶向作用，即减少药物用量，又在一定程度上降低血管刺激性，并增强药物稳定性。注射用大豆油为油相，泊洛沙姆188和注射用卵磷脂为乳化剂，注射用水为溶剂。

（2）16-妊娠双烯醇酮乳状液型注射液

【处方】16-妊娠双烯醇酮，大豆油，蛋黄卵磷脂E-80，维生素E，泊洛沙姆，注射用甘油，注射用水。

【注解】16-妊娠双烯醇酮是主药，大豆油为溶解主药的溶剂，蛋黄卵磷脂E-80是乳化剂，泊洛沙姆是助乳化剂，维生素E是抗氧剂，甘油为等渗调节剂。作为给药载体，脂肪亚微乳可保护被包封药物16-妊娠双烯醇酮，载药量高、稳定性好、延长药物作用时间、降低毒副作用、使药物具有缓控释和靶向等作用。

（三）纳米晶

药物纳米晶指小于1μm的药物晶体颗粒。药物纳米晶可以以固体颗粒分散于液体介质形成纳米混悬液，此外，药物纳米晶也可通过干燥等手段得到固态纳米晶，因此，药物纳米晶既可制备成液体状态的混悬剂供口服、注射或眼用等给药途径，也可制备固态药物纳米晶进而进行进一步固体制剂的制备。药物纳米晶仅需添加少量稳定剂或保护剂，理论载药量可接近100%。药物纳米晶粒径小和比表面积大，可提高难溶药物的溶解度和溶解速率，但药物纳米晶的表面自由能高，易出现热力学及动力学不稳定现象，包括晶体聚集、沉降及ostwald熟化。可加入适量稳定剂以解决药物纳米晶的稳定性问题。常见的稳定剂包括聚乙烯醇、聚乙烯吡咯烷酮、羟丙基纤维素、羟丙基甲基纤维素、环糊精、透明质酸、壳聚糖、泊洛沙姆和聚山梨酯80等。药物纳米晶可显著改善难溶性药物的口服吸收，是解决难溶性药物研发的有效策略。就生产而言，药物纳米晶易于工业化生产。纳米晶制备技术主要包括自上而下（top-down）技术、自下而上（bottom-up）技术及组合技术三种。

目前，国外已有近20个纳米晶制剂品种批准上市，其中，多数为口服产品如雷帕霉素、地尔硫草和非诺贝特等，也包括肌内注射用药物纳米晶如棕榈酸帕利哌酮纳米晶和月桂酰阿立派唑纳米晶，眼用药物纳米晶产品奈帕芬胺和氯替泼诺，显示出用于多种给药途径的可能。

棕榈酸帕利哌酮纳米晶的制备方法如下：将棕榈酸帕利哌酮加入乙醇中，加热溶解，采用不同冷却梯度冷却至室温，得结晶，再次加热，再经梯度冷却。每次梯度冷却后，过滤并分离晶体，加入聚山梨酯20与注射用水的混合溶液，混悬液无菌研磨，过40μm滤器无菌过滤，与含柠檬酸、磷酸氢二钠、磷酸二氢钠、氢氧化钠和聚乙二醇4000的无菌水溶液混合直至均一，即得棕榈酸帕利哌酮纳米晶注射液。本纳米晶注射液用于精神分裂症急性期和维持期的治疗，每3个月给药一次，属长效注射剂。

（四）脂质纳米粒

脂质纳米粒（简称为LNP）是由脂质材料

构成的纳米粒，作为药物递送系统，目前主要用于核酸药物（如 siRNA 和 mRNA）的递送。

制备脂质纳米粒的材料包括：可电离脂质、胆固醇、辅助脂质和 PEG 化磷脂等四种。

脂质纳米粒的制备方法包括薄膜水化法、挤出法、均质法和微流控法等。微流控法是目前已上市脂质纳米粒产品采用的制备方法，该方法相对简便快速，条件温和，易实现生产放大。

2018 年，美国 FDA 批准首款 siRNA 产品 Patisiran，是第一个用于治疗成人淀粉样变性的 siRNA 药物，也是第一个以 LNP 为载体的上市产品。2020 年，美国 FDA 紧急批准（紧急使用授权）Moderna 和 Pfizer – BioNTech 制备的 COVID – 19 mRNA 疫苗产品，2021 年，美国 FDA 批准 Pfizer – BioNTech 制备的 COVID – 19 mRNA 疫苗产品上市，上述 mRNA 疫苗均是以 LNP 为载体。

第四节 生物技术药物注射剂

现代生物技术飞速发展，特别是分子克隆、基因重组及生物工程和细胞大规模培养等关键技术的突破，使得越来越多的生物技术药物进入临床应用，用于诊断、治疗和预防疾病的发生。最早期的生物技术药物主要是一些蛋白或多肽类分子，也被称为生物工程药物。但是随着技术的发展、研究的深入，具有不同结构和更广阔应用范围的生物技术药物被不断开发出来，基因工程药物、细胞工程药物、重组病毒等的药物也都陆续上市，并且表现出了极大的前景。

（一）生物技术药物的分类

1. 按化学结构分类

（1）多肽/蛋白类药物　如胸腺五肽、奥曲肽、人血白蛋白、神经生长因子等。

（2）多糖类药物　如肝素、多糖疫苗等。

（3）核酸类药物　如小干扰 RNA（siRNA）、mRNA、辅酶 A、三磷酸腺苷（ATP）等。

2. 按作用类型分类　已上市的生物技术药物产品主要包括以下几个类型。

（1）细胞因子类药物/激素类药物　已上市产品包括重组人粒细胞刺激因子非格司亭、重组人红细胞生成素阿法依泊汀、胰岛素等。

（2）单抗类药物　如已上市的利妥昔单抗、曲妥珠单抗、阿达木单抗贝伐珠单抗等；PD – 1/PD – L1 单抗类药物，如已上市的纳武单抗、帕博利珠单抗。

（3）双特异性抗体类药物　双特异性抗体是指一个抗体分子可与两个不同抗原或同一抗原的两个不同抗原表位结合。与单抗相比，具有疗效显著、作用全面及副作用小等优点，目前，全球已批准的多特异性抗体，如针对 CD19 和 CD3 的双抗 blincyto、hembibra 等。

（4）抗体-药物偶联物类药物　抗体-药物偶联物（简称为 ADC）是指将具有高效细胞毒性的药物与单克隆抗体偶联，利用抗体特异性靶向作用，将连接的药物靶向递送至作用部位。具有增强抗体治疗活性、提高药物靶向性、降低药物的毒副作用，是一种新型的靶向药物。目前已上市的 ADC 药物包括：Adcetris、Kadcyla、Besponsa、Mylotarg、Polivy、Padcev、Enhertu、Trodelvy、Zynlonta、Elahere 及 Blossom 等，国内已批准上市的 ADC 药物有爱普草单抗注射液、注射用维迪西妥单抗等。

（5）siRNA 类药物　已上市的 siRNA 药物包括以脂质纳米粒为载体的 Onpattro，通过 *N*-乙酰半乳糖胺修饰的 siRNA 药物如 Givlaari 和 Oxlumo 等。

（6）疫苗类药物　本部分主要指由 mRNA 构建的疫苗，目前已上市的 mRNA 疫苗主要包括以脂质纳米粒为载体的 mRNA 疫苗，如 2020 年美国 FDA 紧急批准（紧急使用授权）Moderna 和 Pfizer–BioNTech 制备的 COVID–19 mRNA 疫苗产品，2021 年美国 FDA 批准 Pfizer – BioNTech 制备的 COVID–19 mRNA 疫苗产品上市。

（7）嵌合抗原受体修饰类药物　嵌合抗原受体治疗技术已逐步成熟且相关产品已上市，嵌合抗原受体 T 细胞治疗（简称为 CAR–T）属细胞治疗领域，是通过对患者自身获取、纯化、修饰、扩增及回输，借助免疫作用治疗疾病。

其治疗流程主要包括：从患者获取足够量的白细胞，纯化得到T细胞，体外活化上述T细胞，将CAR基因导入T细胞，扩增CAR-T细胞，纯化并去除残存的患者淋巴细胞，CAR-T回输患者体内。目前，美国FDA已批准上市的CAR-T产品，如Kymriah、Yecarta、Tecartus、Breyanzi、Abecma、Carvykti等；国内批准上市的CAR-T产品，如阿基伦赛（Yescarta）等。在CAR-T研究的基础上，有关CAR-NK、CAR-Treg相关研究也逐步受到关注。

（二）生物技术药物的特点

由生物技术药物的定义可看出，分子量大是其物理化学性质的一大特点。即便是分子量较小的多肽类药物，其分子量也在1000D（道尔顿）左右，至于分子量较大的抗体类药物，其分子量可达到150kD，甚至分子量更大的还有重组病毒、细胞等。由巨大分子量所带来的直接挑战就是大多数生物技术药物都难以自由地透过体内屏障，这个问题一方面表现在生物技术药物通过口服、透皮或黏膜吸收的生物利用度很低，另一方面表现在难以作用于中枢神经系统、脑组织中和各类细胞内的药物靶点，难以透过体内屏障，所以基本上采用注射给药方式，这就大大限制了药物的应用和患者的顺应性。

生物技术药物的另一个特点是药物的结构和性质大多与体内的内源性生物分子相似，因此生物分子的结构和功能对温度、pH值、离子强度及酶等条件极为敏感，很容易被降解或失活的特点对于生物技术药物来说，是其在研发过程中所应该注意并避免的。此外，与小分子药物相比，生物技术药物的结构非常复杂，分析方法也有独特的要求，这更为药剂学研究增加了难度。

（三）生物技术药物注射剂的临床应用与注意事项

1. 临床应用　生物技术药物的研究已逐渐成为创新药物研究的主流，而目前生物技术药物制剂主要是以注射剂为主，包括注射液和冻干粉针，如伊那西普冻干粉针剂、英夫利昔单抗冻干粉针剂、贝伐珠单抗注射液、利妥昔单抗注射液、阿达木单抗注射液、阿法依伯汀注射液、曲妥珠单抗冻干粉针剂、甘精胰岛素注射液、培非司亭注射液等。

2. 注意事项

（1）溶液的pH值和缓冲盐　由于多肽和蛋白质分子在溶液中的稳定性与溶液的pH值密切相关，所以在制剂研究中需要选择最能保证蛋白稳定性的溶液pH值范围及缓冲体系。

（2）加入小分子稳定剂和抗氧化剂　组成蛋白质的部分氨基酸易被氧化，可加甘露醇、山梨醇、蔗糖、葡萄糖等稳定剂，也可加EDTA等金属离子螯合剂抑制氧化发生。

（3）使用表面活性剂　为防止蛋白的变性，可在制剂中添加少量的表面活性剂分子，如吐温80等。

（四）生物技术药物注射剂的典型处方分析

1. 胰岛素注射液

【处方】 中性胰岛素，氯化锌，甘油，间甲酚，氢氧化钠，盐酸，注射用水。规格为每1ml含胰岛素40IU。

【注解】 中性胰岛素为主药，氯化锌为金属离子螯合剂，与胰岛素反应生成水不溶的锌螯合物，甘油为等渗调节剂，氢氧化钠和盐酸为pH调节剂，间甲酚为抑菌剂，注射用水为溶剂。

2. 注射用重组人白介素-2

【处方】 重组人白介素-2，甘露醇，人血清白蛋白，聚山梨酯80，磷酸盐缓冲液，注射用水。

【注解】 本品为采用冻干工艺制备的粉针。重组人白介素-2和人血清白蛋白为主药；磷酸盐缓冲液为pH调节剂；甘露醇为冻干保护剂；聚山梨酯80为稳定剂，防止蛋白质凝聚与变性。

第五节　中药注射剂

中药注射剂是指采用现代科学技术和方法，从中药或天然药物的单方或复方中提取的有效物质制成的无菌溶液、混悬液或临用前配成溶液的灭菌粉末供注入体内的制剂。1941 年第一个中药注射剂——柴胡注射液问世，开辟了中药注射剂临床应用之先河。中药注射剂是现代药物制剂技术与传统中药相结合的产物，是我国特有的药物剂型。

（一）中药注射剂的处方设计与质量要求

在制备注射剂时，所使用到的药材一般应固定其品种、药用部位、产地、产地加工、采收期等。以炮制品入药的应明确详细的炮制方法。注射剂的处方组成分为单方和复方，处方组成宜少而精，可以是有效成分、有效部位、净药材等，所用辅料一般应具有法定药用辅料标准。处方设计的目的是为了解决药用成分的溶解性、制剂稳定性及适应性等问题，应尽量依照种类少、含量低、质量优的原则。

中药注射剂质量应符合以下规定。①性状：包括色泽等。中药注射剂由于受药材或其提取物的影响，允许有一定的色泽，但同一批号成品的色泽必须保持一致，在不同批号的成品之间，应控制在一定的色差范围内。②鉴别：处方中全部药味均应作主要成分的鉴别，也可选用能鉴别处方药味的特征图谱。③检查：除应符合现行版《中国药典》制剂通则“注射剂”项下要求外，还应建立色泽、pH 值、重金属（汞、铅、镉、铜）、砷盐、炽灼残渣、总固体、草酸盐、钾离子、树脂、蛋白质、鞣质、降压物质、异常毒性检查，以及刺激、过敏、溶血与凝聚试验等检查项目，注射用无菌粉末应检查水分。此外，有效成分注射剂应对主成分以外的其他成分的种类及含量进行必要的控制。④重金属及其有害元素残留量：中药注射剂按《中国药典》规定的铅、镉、砷、汞、铜测定法测定，按各品种项下每日最大使用量计算，铅不得超过 12μg，镉不得超过 3μg，砷不得超过 6μg，汞不得超过 2μg，铜不得超过 150μg。⑤含量测定：有效成分制成的注射剂，主药成分含量应不少于 90%。多成分制成的注射剂，所测成分应大于总固体量的 80%，注射剂中含有多种结构类型成分的，应分别采用 HPLC 和/或 GC 等定量方法测定各主要结构类型成分中至少一种代表性成分的含量，此外，应对未测定的其他成分进行研究。处方中含有毒性成分或已上市单一成分药品的，应测定其含量。注射剂质量标准中含量测定指标均应规定其含量的上下限。

（二）影响中药注射剂疗效和安全性的因素

注射剂的疗效受诸多因素影响，与原料的质量、组方的配伍、用药剂量、提纯与纯化方法等因素密切相关。

1. 原料质量 中药原药材存在来源、产地、采收、加工炮制等多方面的差异，从而导致中药有效成分含量有差异，从而使注射剂的质量产生差异，因此应从控制原料质量入手保证中药注射剂的疗效。

2. 剂量与工艺 中药注射剂由于经过提取纯化后有效成分含量偏小，这可能是造成某些中药注射剂疗效不显著的原因。需采用新技术、新方法提高中药注射剂中的有效成分含量，并进一步通过增溶、助溶或其他增加溶解度的方法提高相关成分的溶解度，以保证临床疗效的发挥。

注射剂易发生的安全性问题有刺激性、澄明度等。刺激性与有效成分本身的刺激性、杂质、药液 pH 值及渗透压不当等因素有关。澄明度问题与杂质未除尽、药液 pH 值改变、有效成分水溶性小等因素有关。

（三）中药注射剂的临床应用与注意事项

（1）选用中药注射剂应严格掌握适应证，合理选择给药途径。一般要求能口服给药的，不选用注射给药；能肌内注射给药的，不选用静脉注射或滴注给药。必须选用静脉注射或滴注给药的应加强监测。

（2）辨证施药，严格掌握功能主治。严格按照药品说明书规定的功能主治使用，禁止超功能主治用药。

（3）严格掌握注射剂用法用量及疗程。按照药品说明书推荐剂量、调配要求、给药速度、疗程使用药品。不得超剂量、过快滴注和长期连续用药。

（4）中药注射剂应单独使用，不得与其他药品混合配伍使用。谨慎联合用药，如确需联合使用其他药品时，应谨慎考虑与中药注射剂的间隔时间及药物相互作用等问题。

（5）用药前应仔细询问患者过敏史，对过敏体质者应慎用。

（6）老年人、儿童、肝肾功能异常患者等特殊人群和初次使用中药注射剂的患者应慎用并加强监测。长期使用时，在每个疗程间应有一定的时间间隔。

（7）加强用药监护。用药期间应密切观察用药反应，特别是用药开始30分钟。若发现异常，应立即停药，采用积极救治措施，救治患者。

（8）中药注射剂常见的不良反应。大部分非单体中药注射剂成分复杂、作用靶点多、有效成分不明确，其不良反应具有多发性、临床表现的多样性、不可预知性。含有绿原酸（金银花、鱼腥草、茵陈、栀子等）的中药注射剂可诱发类过敏反应；含有动物蛋白（水蛭、地龙等）的中药注射剂、中药注射剂辅料（渗透压调节剂、表面活性剂和助溶剂等）可诱发过敏反应；含有毒性中药材（蟾酥、鸦胆子等）的中药注射剂有心脏毒性和消化系统毒性的报道。

（四）中药注射剂的典型处方分析

1. 复方柴胡注射液

【处方】北柴胡，细辛，氯化钠，吐温80，注射用水。

【注解】处方中北柴胡、细辛为主药；吐温80是增溶剂，增加挥发油在水中的溶解度；氯化钠起到调节等渗的作用；注射用水为溶剂。

2. 注射用双黄连（冻干）

【处方】连翘，金银花，黄芩。

【注解】本品为金银花、连翘、黄芩提取物制成的无菌水溶液经冷冻干燥制备而成的无菌粉末。临用前，先以适量灭菌注射用水充分溶解，再用生理盐水或15%的葡萄糖注射液500ml稀释，静脉滴注使用。本品与氨基糖苷类（庆大霉素、卡那霉素、链霉素）及大环内酯类（红霉素、白霉素）等配伍时易产生浑浊或沉淀，勿配伍使用。

（张　炬　周建平　丁　杨）

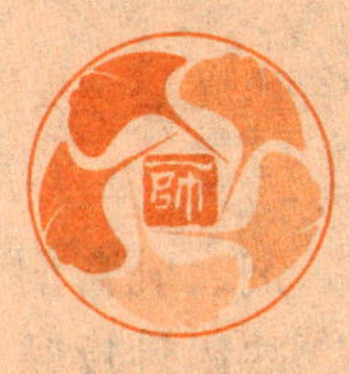

第九章　皮肤和黏膜给药途径制剂与临床应用

第一节　皮肤给药制剂

皮肤给药制剂系指药物经皮肤给药起局部作用或吸收进入体循环而起全身治疗作用的制剂。

一、皮肤给药制剂的一般要求

（一）皮肤给药制剂的分类

皮肤给药途径制剂分为局部作用的传统制剂和现代经皮给药系统（简称为TDDS）。传统制剂包括软膏剂、乳膏剂、糊剂、凝胶剂、贴膏剂、涂膜剂、搽剂、洗剂、涂剂、酊剂、气雾剂、喷雾剂等，TDDS一般指贴剂。

（二）皮肤给药制剂的特点

（1）产生局部作用的皮肤给药制剂　可直接作用于疾病部位，发挥局部治疗作用。

（2）产生全身治疗作用的贴剂　①避免肝脏的首过消除和胃肠因素的干扰；②避免药物对胃肠道的副作用；③可长时间维持恒定的血药浓度，避免峰-谷现象，降低药物的不良反应；④减少给药次数，患者可自主用药，特别适合于儿童、老年人及不易口服给药的患者，提高患者的用药顺应性；⑤发现副作用时可随时中断给药；⑥可通过给药面积调节给药剂量，提高治疗剂量的准确性。

（三）局部治疗用皮肤给药制剂的应用原则

1. 皮肤疾病急性期　表现为红色斑丘疹、红肿和水疱为主，可伴有不同程度的水肿和渗出。无渗液时，用洗剂或粉雾剂，有安抚、冷却、止痒及蒸发作用，可改善皮肤的血液循环，消除患处的肿胀与炎症。不能使用糊剂及软膏剂，因为会阻滞水分蒸发，增加局部的温度，使皮疹加剧。有大量渗液时，用溶液湿敷促使其炎症消退，如3%硼酸洗剂有散热、消炎、清洁作用。

2. 皮肤疾病亚急性期　表现为炎症趋向消退，但未完全消退。若皮肤糜烂，有少量渗液时，可选择外用糊剂；如有皮损呈丘疹或小片增厚无渗液时，可选择乳膏剂、洗剂与软膏剂。有痂皮时先涂以软膏剂软化后拭去，再外用药物更易吸收。

3. 皮肤疾病慢性期　皮肤表现为皮肤增厚、角化、干燥和浸润。浸润增厚为主时，可选用乳膏剂及软膏剂；苔藓样变为主时，可选用软膏剂、酊剂等，其中酊剂既能保护滋润皮肤，还能软化附着物，促使药物渗透到皮肤深部而起作用。

二、软膏剂、乳膏剂与糊剂

软膏剂系指原料药物与油脂性或水溶性基质混合制成均匀的半固体外用制剂。因原料药物在基质中分散状态不同，分为溶液型软膏剂和混悬型软膏剂。溶液型软膏剂为原料药物溶解（或共熔）于基质或基质组分中制成的软膏剂；混悬型软膏剂为原料药物细粉均匀分散于基质中制成的软膏剂。

乳膏剂系指原料药物溶解或分散于乳状液型基质中形成的均匀的半固体制剂。乳膏剂因基质不同，可分为水包油型（O/W型）乳膏剂和油包水型（W/O型）乳膏剂。

糊剂系指大量的原料药物固体粉末（一般25%以上）均匀地分散在适宜的基质中所组成的半固体外用制剂。根据基质的不同，糊剂可分为含水凝胶性糊剂和脂肪糊剂。

（一）软膏剂、乳膏剂与糊剂的特点和质量要求

1. 软膏剂、乳膏剂与糊剂的特点　软膏

剂、乳膏剂与糊剂具有热敏性和触变性的特点。热敏性反映遇热熔化而流动，触变性反映施加外力时黏度降低，静止时黏度升高，不利于流动。软膏剂、乳膏剂可长时间黏附或铺展于用药部位，主要使药物在局部发挥润滑皮肤、保护创面和治疗作用，用于抗感染、消毒、止痒、止痛和麻醉等局部疾病的治疗；也可通过皮肤吸收后发挥全身治疗作用，如硝酸甘油软膏。糊剂含大量吸湿、收敛性粉末，其稠度较软膏剂高，吸水能力较强，一般不妨碍皮肤的正常功能，具有收敛、消毒、吸收分泌液的作用。

2. 软膏剂、乳膏剂与糊剂的质量要求　良好的软膏剂、乳膏剂与糊剂应：①选用的基质应根据各剂型的特点、药物的性质，以及疗效、稳定性及安全性而定，基质应均匀、细腻，涂于皮肤或黏膜上无刺激性；混悬型软膏剂中不溶性固体药物及糊剂的固体成分应预先粉碎成细粉，确保粒度符合规定。②具有适当的黏稠度，不融化，且不易受季节变化影响。③性质稳定，有效期内应无酸败、异臭、变色、变硬等变质现象，乳膏剂不得出现油水分离及胀气现象。④必要时可加入防腐剂、抗氧剂、增稠剂、保湿剂及透皮促进剂；保证其有良好的稳定性、吸水性与药物的释放性、穿透性。⑤无刺激性、过敏性；无配伍禁忌；用于烧伤、创面与眼用乳膏剂应无菌。⑥软膏剂应避光密封贮存；乳膏剂应避光密封置25℃以下贮存，不得冷冻；糊剂应避光密闭置25℃以下贮存，不得冷冻。

（二）常用基质与附加剂种类与作用

1. 软膏剂常用基质与附加剂种类与作用

软膏剂基质可分为油脂性基质和水溶性基质。油脂性基质包括烃类、动植物油脂、类脂及硅酮类物质，这类基质的特点是润滑、无刺激性，涂于皮肤能形成封闭性油膜，促进皮肤水合作用，对皮肤有保护软化作用，能与较多药物配伍，适用于表皮增厚、角化、皲裂等慢性皮损和某些感染性皮肤病的早期，不适用于有渗出液的皮肤损伤。常用的油脂性基质有凡士林、石蜡、液状石蜡、硅油、蜂蜡、硬脂酸、羊毛脂等。水溶性基质主要有聚乙二醇、卡波姆、甘油、明胶等，此类基质无油腻性，能与水性物质或渗出液混合，易洗除，药物释放快，多用于湿润糜烂创面，有利于分泌物的排除。软膏剂可根据需要加入抗氧剂、防腐剂、保湿剂、透皮促进剂等附加剂。

2. 乳膏剂常用基质与附加剂种类与作用

乳膏剂主要组分有水相、油相和乳化剂。常用的油相基质有：硬脂酸、石蜡、蜂蜡、高级脂肪醇、凡士林、液状石蜡、植物油等。常用的乳化剂可分为水包油型（O/W 型）和油包水型（W/O 型）。O/W 型乳化剂有钠皂、三乙醇胺皂类、脂肪醇硫酸（酯）钠类（十二烷基硫酸钠）和聚山梨酯类等；W/O 型乳化剂有钙皂、羊毛脂、单硬脂酸甘油酯、脂肪醇等。乳膏剂基质应均匀、细腻，涂于皮肤或黏膜上应无刺激。乳膏剂可根据需要加入保湿剂、抑菌剂、增稠剂、抗氧剂及透皮促进剂等。

3. 糊剂常用基质和附加剂　糊剂可分为含水凝胶性糊剂和脂肪糊剂，其水溶性基质和脂溶性基质与软膏基质相似，常用的固体粉末如淀粉等。

（三）软膏剂、乳膏剂与糊剂的临床应用与注意事项

1. 临床应用　油脂性基质软膏剂主要用于：①保护、滋润皮肤，并对皮肤有保温作用。②保护创面、促进肉芽生长、恢复上皮和消炎收敛作用，适用于分泌物不多的浅表性溃疡。③防腐杀菌、软化痂皮。忌用于糜烂渗出性及分泌物较多的皮损。水溶性基质软膏剂多用于润湿及糜烂创面，也常用作腔道黏膜给药途径制剂。

乳膏剂适用于各种急、慢性炎症性皮肤病，如湿疹、皮炎、皮肤瘙痒症等。水包油型乳膏剂较适用于炎热天气或油性皮肤使用，油包水型乳膏剂较适用于寒冷季节或干性皮肤使用。

糊剂多用于痂皮脓疱性、鳞屑性皮肤病，以及亚急性或慢性炎症性皮肤损害。

2. 注意事项　避免接触眼睛及黏膜（如口、鼻黏膜）；用药部位如有烧灼感、红肿等情况应停药，并将局部药物洗净；在药物性状发生改变时禁止使用等。

软膏剂、乳膏剂应在外用后多加揉擦，对

局限性苔藓化肥厚皮损可采用封包疗法，以促进药物吸收，提高疗效。贴敷或封包时间不宜过久，以免因皮肤被浸软，易招致皮肤不适或继发毛囊炎。对广泛性皮损，药物的浓度应适当减低，以免发生刺激现象。用药要考虑患者年龄、性别、皮损部位，以及是否为儿童、妊娠期及哺乳期妇女禁用的药品。在皮肤病患处使用，用药量和用药次数应适宜，用药疗程应根据治疗效果确定，不宜长期用药，糜烂及有较多渗出液的皮损忌用。糊剂不宜用于毛发较长、较多处，如必须使用，应剪去毛发或在糊剂中加入20%软皂，也不宜于渗液较多处使用。

软膏剂、乳膏剂用于烧伤治疗，如为非无菌制剂的，应在标签上标明“非无菌制剂”；产品说明书中应注明“本品为非无菌制剂”，同时在适应证下应明确“用于程度较轻的烧伤（I°或浅II°）”；注意事项下规定“应遵医嘱使用”。

（四）软膏剂、乳膏剂与糊剂的典型处方分析

1. 冻疮软膏

【处方】樟脑，薄荷脑，硼酸，羊毛脂，液状石蜡，凡士林。

【注解】樟脑、薄荷脑和硼酸为主药，羊毛脂、液状石蜡和凡士林为软膏基质。本品采用油脂性基质软膏，加适量羊毛脂可增加药物在皮肤内的扩散。处方中樟脑与薄荷脑共研即可液化，又因其均易溶于液状石蜡，加入少量液状石蜡有助于分散均匀，加入过100目的硼酸，混合均匀。液状石蜡可使软膏更细腻。待基质温度降至50℃再加入药物，可防止樟脑、薄荷脑遇热挥发。

2. 水杨酸乳膏

【处方】水杨酸，硬脂酸甘油酯，硬脂酸，白凡士林，液状石蜡，甘油，十二烷基硫酸钠，羟苯乙酯，纯化水。

【注解】①本品为O/W型乳膏，液状石蜡、硬脂酸和白凡士林为油相成分，十二烷基硫酸钠及硬脂酸甘油酯（1∶7）为混合乳化剂，其HLB值为11，接近本处方中油相所需的HLB值12.7，制得的乳膏剂稳定性较好。②在O/W型乳膏剂中加入白凡士林可克服应用上述基质时干燥的缺点，有利于角质层的水合而有润滑作用。③甘油为保湿剂，羟苯乙酯为防腐剂，纯化水为水相。④水杨酸为主药，加入水杨酸时，基质温度宜低，以免水杨酸挥发损失，且若温度过高，当本品冷凝后常会析出粗大药物结晶。还应避免与铁或其他重金属器皿接触，以防水杨酸变色。

3. 氧化锌糊

【处方】氧化锌，淀粉，羊毛脂，凡士林。

【注解】氧化锌为主药，淀粉为固体粉末，羊毛脂和凡士林为油溶性基质。①由于本品中固体粉末成分占50%，在体温下软化而不熔化，可在皮肤中保留较长时间，吸收分泌液而呈现干燥，大量粉末在基质中形成孔隙，有利于保持皮肤的正常生理状态，可用于亚急性皮炎与湿疹。处方中的羊毛脂可使成品细腻，也有吸收分泌物的作用。②处方中固体成分多，硬度大，故采用热熔法配制，氧化锌与淀粉加入前需干燥，以免结块，加入时基质温度不能超过60℃，以防淀粉糊化（淀粉糊化温度为68～72℃）后降低其吸水性。冬季时可用5%液状石蜡代替部分凡士林调节硬度。

三、凝胶剂

凝胶剂系指原料药物与能形成凝胶的辅料制成的具凝胶特性的稠厚液体或半固体制剂。除另有规定外，凝胶剂限局部用于皮肤及体腔黏膜给药如鼻腔、阴道和直肠。

（一）凝胶剂的分类、基质与特点

1. 凝胶剂的分类

（1）凝胶剂根据分散系统可分为单相凝胶与两相凝胶，单相凝胶又可分为水性凝胶与油性凝胶。

（2）凝胶剂根据形态不同还可分为：①乳胶剂，即乳状液型凝胶剂；②胶浆剂，为高分子基质如西黄蓍胶制成的凝胶剂；③混悬型凝胶剂，系小分子无机药物（如氢氧化铝）的胶体粒子以网状结构分散于液体中形成，属两相凝胶，具有触变性，静止时形成半固体而搅拌或振摇时成为液体。

2. 凝胶剂的基质　凝胶剂基质属单相分散系统，有水性与油性之分。水性凝胶基质一般

由水、甘油或丙二醇与纤维素衍生物、卡波姆和海藻酸盐、西黄蓍胶、明胶、淀粉等构成；油性凝胶基质由液状石蜡与聚乙烯或脂肪油与胶体硅或铝皂、锌皂等构成。在临床上应用较多的是水性凝胶剂。

3. 凝胶剂的特点　凝胶具有良好的生物相容性，对药物释放具有缓释、控释作用，制备工艺简单且形状美观，易于涂布使用，局部给药后易吸收、不污染衣物，稳定性较好。

（二）凝胶剂的质量要求

（1）混悬型凝胶剂中胶粒应分散均匀，不应下沉、结块。

（2）凝胶剂应均匀、细腻，在常温时保持胶状，不干涸或液化。

（3）凝胶剂根据需要可加入保湿剂、抑菌剂、抗氧剂、乳化剂、增稠剂和透皮促进剂等。抑菌剂的抑菌效力应符合抑菌效力检查法的规定。

（4）凝胶剂一般应检查 pH 值。

（5）凝胶剂基质与药物间均不应发生相互作用。

（6）除另有规定外，凝胶剂应避光，密闭贮存，并应防冻。

（三）凝胶剂的临床应用与注意事项

1. 临床应用　根据给药途径不同，凝胶剂的具体使用方法也不同。凝胶剂在临床上的合理使用需掌握正确的方法并严格按照说明书使用。例如，混悬型凝胶剂给药前要充分摇匀，否则有效成分可能分布不均，会影响给药剂量，从而影响药效发挥。凝胶剂是常用于无渗出的急、慢性皮肤损害的外用制剂，如加入维甲酸制成的凝胶，可用于治疗银屑病、痤疮等疾病。外用凝胶剂，适量涂患处，一日 2～3 次。

2. 注意事项

（1）皮肤破损处不宜使用。

（2）避免接触眼睛和其他黏膜（如口、鼻等）。

（3）用药部位如有烧灼感、瘙痒、红肿等情况应停药，并将局部药物洗净，必要时向医师咨询。

（4）如正在使用其他药品，使用本品前请咨询医师或药师。

（5）根据药品说明书规定的用药途径和部位正确使用凝胶剂。

（6）皮肤外用凝胶剂使用前需先清洁皮肤表面患处，按患处面积使用剂量，用手指轻柔反复按摩直至均匀涂展开。

（7）当凝胶剂性质发生改变时禁止使用。

（四）凝胶剂的典型处方分析

吲哚美辛凝胶

【处方】　吲哚美辛，交联型聚丙烯酸钠（SDB-L400），聚乙二醇 4000（PEG 4000），甘油，苯扎溴铵，纯化水。

【注解】　吲哚美辛为主药，PEG 4000 为透皮吸收促进剂，SDB-L400 是一种高吸水性树脂材料，表观密度 0.6～0.8cm，粒径 38～200μm 的 SDB-L400 在 90 秒内吸水量为自重的 200～300 倍，膨胀成胶状半固体，具有保湿、增稠、皮肤浸润等作用，甘油为保湿剂，苯扎溴铵为防腐剂。

四、贴剂

贴剂或称经皮给药系统（简称为 TDDS 或 TTS）系指药物与适宜的材料制成的供贴敷在皮肤上的，可产生全身性或局部作用的一种薄片状柔性制剂。贴剂可用于完整皮肤表面，也可用于有患疾或不完整的皮肤表面。用于完整皮肤表面，能将药物输送透过皮肤进入血液循环系统起全身作用的贴剂称为透皮贴剂。透皮贴剂通过扩散起作用，其释放速度受到药物浓度影响。

（一）贴剂的特点

1. 贴剂的优点

（1）避免口服给药可能发生的肝首过消除及胃肠灭活，药物可长时间持续扩散进入血液循环，提高治疗效果。

（2）维持恒定有效的血药浓度，增强治疗效果，减少胃肠给药的副作用。

（3）延长作用时间，减少用药次数，改善患者用药顺应性。

（4）患者可自行用药，适用于婴幼儿、老年人和不宜口服给药及需长期用药的患者。

（5）发现副作用可随时中断给药。

2. 贴剂的局限性

（1）起效慢，不适合于须迅速起效的药物。

（2）大面积给药时，可能会对皮肤产生刺激性和过敏性。

（3）存在皮肤的代谢与贮库作用。

（4）药物吸收的个体差异和给药部位的差异较大。

（二）贴剂的质量要求

1. 材料及辅料　贴剂所用材料及辅料应符合国家标准有关规定，并应考虑到对贴剂局部刺激性和药物性质的影响。

2. 外观　应完整光洁，有均一的应用面积，冲切口应光滑，无锋利的边缘。

3. 残留溶剂测定　使用有机溶剂涂布的贴剂应照《中国药典》残留溶剂测定方法检查，应符合规定。

4. 黏附力测定　贴剂为贴敷于皮肤表面的制剂，首先要求对皮肤具有足够的黏附力，以利于通过皮肤将药物输送到体内循环系统中。通常压敏胶与皮肤作用的黏附力可用三个指标来衡量，即初黏力、持黏力与剥离强度。①初黏力表示压敏胶与皮肤轻轻地快速接触时表现出对皮肤的黏结能力，即通常所谓的手感黏性；②持黏力表示压敏胶内聚力的大小，即压敏胶抵抗持久性剪切力所引起蠕变破坏的能力；③剥离强度表示压敏胶黏结力的大小。

5. 释放度测定　除另有规定或来源于动植物多组分且难以建立测定方法的贴剂外，照《中国药典》释放度测定方法测定，应符合规定。

6. 含量均匀度测定　除另有规定或来源于动、植物多组分且难以建立测定方法的贴剂外，照《中国药典》含量均匀度测定方法测定，应符合规定。

7. 贮存条件　除另有规定外，贴剂应密封贮存。

（三）贴剂的基本结构与类型

1. 贴剂的基本结构　贴剂通常由含有活性物质的支撑层和背衬层及覆盖在药物释放表面上的保护层组成。根据需要，贴剂可使用药物贮库、控释膜和黏附材料。贴剂大致可分为以下五层：

（1）背衬层　主要由不易渗透的铝塑复合膜、玻璃纸、尼龙或醋酸纤维素等材料制成，用来防止药物的挥发和流失。

（2）药物贮库层　由厚为0.01～0.7mm的聚乙烯醇或聚醋酸乙烯酯或其他高分子材料制成的一层膜。治疗药物被溶解在一定的溶液中，制成过饱和混悬液存放在这层膜内，药物能透过这层膜缓慢地向外释放。

（3）控释膜　具有一定的渗透性，利用其渗透性和膜的厚度来控制药物的释放速率，是膜控型透皮贴剂的关键组成部分。

（4）胶黏膜　由无刺激性和无过敏性的黏合剂组成，如天然树胶、合成树脂等。

（5）保护层　是一种可剥离衬垫膜，起防粘和保护制剂的作用，通常为防粘纸、塑料或金属材料，当除去时，应不会引起贮库及粘贴层等的剥离。贴剂的保护层，活性成分不能透过，通常水也不能透过。

2. 贴剂的类型　按结构不同，贴剂可分为三种：黏胶分散型、周边黏胶骨架型与贮库型。

（1）黏胶分散型贴剂　将药物分散在压敏胶中，铺于背衬材料上，加防黏层而成，与皮肤接触的表面都可以输出药物。

（2）周边黏胶骨架型贴剂　将含药的骨架涂上压敏胶，贴于背衬材料上，加防黏层即成。

（3）贮库型贴剂　是利用高分子包裹材料将药物和透皮吸收促进剂包裹成贮库，主要利用包裹材料的性质控制药物的释放速率。药物分散或溶解在半固体基质中组成药物贮库。

（四）贴剂的处方组成

1. 骨架材料　一些天然与合成的高分子材料都可以作为聚合物骨架材料，如疏水性的聚硅氧烷与亲水性的聚乙烯醇。

2. 控释膜材料　贴剂中的控释膜可分为均质膜和微孔膜。用作均质膜的高分子材料主要有乙烯－醋酸乙烯共聚物和聚硅氧烷等。微孔膜有聚丙烯拉伸微孔膜等。

3. 压敏胶　压敏胶即压敏性胶黏材料，系指一类在轻微压力下（例如指压）即可实现粘贴同时又容易剥离的胶黏材料，起着保证释药面与皮肤紧密接触的作用，有时又作为药物的贮库或载体材料，用于调节药物的释放速率。贴剂用压敏胶的基本要求：具有生物相容性，能适应柔软、伸缩性强及多皱褶的皮肤表面，无刺激性和致敏性；具有足够强的黏附力和内聚强度，黏性至少应能耐受体温、高湿度或水分的浸润而不发生变化，也不因人体的正常运动、衣物摩擦发生脱落。压敏胶有聚异丁烯类、聚丙烯酸类和硅橡胶类三类。

4. 背衬材料、防黏材料与药库材料

（1）背衬材料　常用的背衬材料是多层复合铝箔，其他可使用的背衬材料包括聚对苯二甲酸二乙酯、高密度聚乙烯、聚苯乙烯等。

（2）防黏材料　常用防黏材料有聚乙烯、聚苯乙烯、聚丙烯、聚碳酸酯等高聚物的膜材。

（3）药库材料　可用单一材料，也可用多种材料配制的油膏、软膏、水凝胶、乳剂、溶液等，如卡波姆、羟丙基甲基纤维素、聚乙烯醇等均较为常用，各种压敏胶和骨架膜材也同时可作为药库材料。

（五）贴剂的临床应用与注意事项

临床使用贴剂时，应仔细阅读产品说明书，并按每种产品说明书中推荐的皮肤部位使用，并注意轮换用药部位，避免对皮肤的刺激性。贴剂使用时应注意：①给药部位应为清洁、干燥、几乎无毛发的皮肤，避免使用皮肤洗剂；②贴剂使用前不可撕破或割破单位剂量；③透皮贴剂应贴在不被衣服经常摩擦或移动的位置；④透皮贴剂应根据产品说明书所示的推荐使用时间，到时应立即除去；⑤如果对透皮贴剂有过敏、不能耐受或有较强的皮肤刺激时，应当暂时中断使用；⑥贴剂不可切割使用。

（六）贴剂的典型处方分析

可乐定控释贴剂

【处方】贮库层和胶黏层，其中贮库层包括：可乐定，聚异丁烯 MML-100，聚异丁烯 LM-MS，液状石蜡，庚烷，液态二氧化硅；胶黏层包括：可乐定，聚异丁烯 MML-100，聚异丁烯 LM-MS，液状石蜡，庚烷，液态二氧化硅。

【注解】本品为贮库型透皮贴剂。可乐定为主药，聚异丁烯为压敏胶和贮库材料，液状石蜡与液态二氧化硅为贮库材料，庚烷为溶剂。

五、贴膏剂

贴膏剂系指将原料药物与适宜的基质制成膏状物、涂布于背衬材料上供皮肤贴敷，可产生全身性或局部作用的一种薄片状柔性制剂。

（一）贴膏剂的分类、基质和特点

1. 贴膏剂的分类与基质　贴膏剂包括凝胶贴膏（原巴布膏剂或凝胶膏剂）和橡胶贴膏。凝胶贴膏系指原料药物与适宜的亲水性基质混匀后涂布于背衬材料上制成的贴膏，常用基质有聚丙烯酸钠、羧甲基纤维素钠、明胶、甘油和微粉硅胶等。橡胶贴膏系指原料药物与橡胶等基质混匀后涂布于背衬材料制成的贴膏剂，常用基质有橡胶、热可塑性橡胶、松香、松香衍生物、凡士林、羊毛脂和氧化锌等。

2. 贴膏剂的特点　与橡胶贴膏相比，凝胶贴膏具有良好的皮肤生物相容性、透气性、无致敏性，以及刺激性、载药量大、释药性能好、血药浓度平稳、使用方便及生产过程不使用有机溶剂的特点。

（二）贴膏剂的质量要求

（1）贴膏剂所用材料及辅料应符合国家标准有关规定，并应考虑到对贴膏剂局部刺激性和药物性质的影响。

（2）根据需要可加入透皮促进剂、表面活性剂、稳定剂、保湿剂、防腐剂、抗过敏剂或抗氧剂。

（3）膏料应涂布均匀，膏面应光洁，色泽一致，无脱膏、失黏现象；背衬面应平整、洁净、无漏膏现象。涂布中若使用有机溶剂，必要时应检查有机溶剂残留量。

（4）除另有规定或来源于动植物多组分且难以建立测定方法的贴膏剂外，贴膏剂的含量均匀度、释放度、黏附力等应符合要求。

（5）除另有规定外，贴膏剂应密封贮存。

（三）贴膏剂的临床应用与注意事项

1. 临床应用　贴膏剂可用在皮肤上，起固定敷料，保护创伤的作用。用于全身治疗作用，主要是通络止痛、祛风散寒，多用于治疗跌打损伤、风湿痹痛等。局部治疗作用主要用于：

①神经性皮炎、慢性湿疹、结节性痒疹、局限性银屑病、扁平苔藓等病症。②局限性、孤立性、角化性皮肤病，如鸡眼、疣、胼胝等。使用时以洗涤剂或稀乙醇轻拭皮肤，待皮肤干燥后，局部敷贴。可根据患部面积大小，任意剪用。

2. 注意事项 禁用于急性、亚急性炎症及糜烂渗出性皮肤病，以及水疱、结痂和溃疡性病变等。多毛部位不宜使用。

（四）贴膏剂的典型处方分析

伤湿止痛膏

【处方】伤湿止痛用流浸膏，水杨酸甲酯，颠茄流浸膏，芸香浸膏，薄荷脑，冰片，樟脑，贴膏基质。

【注解】本品为橡胶贴膏。其中，伤湿止痛用流浸膏、水杨酸甲酯、颠茄流浸膏和芸香浸膏为主药，薄荷脑、冰片和樟脑具有促进药物透皮吸收作用，贴膏基质为基质。其制备方法：7味中药粉碎成粗粉，用90%乙醇制成相对密度约为1.05的流浸膏；按处方量称取各药，另加3.7～4.0倍重的由橡胶、松香、羊毛脂、凡士林、液状石蜡等制成的贴膏基质，制成涂料，进行涂膏，切段，盖衬，切成小块，即得。

六、皮肤用其他液体制剂

（一）搽剂

搽剂系指原料药用乙醇、油或适宜的溶剂制成的溶液、乳状液或混悬液，供无破损皮肤揉擦用的液体制剂。

搽剂具有收敛、保护、镇痛、杀菌等作用。起镇痛、抗刺激作用的搽剂，多用乙醇作为分散介质，使用时用力揉搓，可增加药物的渗透性。起保护作用的搽剂多用油、液状石蜡为分散介质，搽用时有润滑作用，无刺激性。

搽剂在生产与贮藏期间均应符合下列有关规定：①搽剂常用的溶剂有水、乙醇、液状石蜡、甘油或植物油等。②搽剂在贮藏时，乳状液若出现油相与水相分离，经振摇后应能重新形成乳状液；混悬液若出现沉淀物，经振摇应易分散，并具有足够的稳定性，以确保给药剂量的准确。易变质的搽剂应在临用前配制。③搽剂用时可加在绒布或其他柔软物料上，轻轻涂裹患处，所用的绒布或其他柔软物料应洁净。④除另有规定外，以水或稀乙醇为溶剂的一般应检查相对密度、pH值；以乙醇为溶剂的应检查乙醇量；以油为溶剂的应无酸败等变质现象，并应检查折光率。⑤搽剂应稳定，根据需要可加入抑菌剂或抗氧剂。抑菌剂的抑菌效力应符合抑菌效力检查法的规定。⑥为避免溶剂蒸发，可采用非渗透的容器或包装材料。聚苯乙烯制成的塑料容器，不适合搽剂。⑦除另有规定外，搽剂应遮光，密闭贮存。

搽剂的典型处方分析

复方苯海拉明搽剂

【处方】盐酸苯海拉明，苯佐卡因，薄荷脑，樟脑，乙醇，纯化水。

【注解】本搽剂为绿色溶液，在该复方制剂中，盐酸苯海拉明为抗组胺药，可缓解组胺所致的变态反应，苯佐卡因属于局部麻醉药，有止痛、止痒作用；薄荷脑和樟脑具有促进药物透皮吸收作用，此外还有消炎、止痒、止痛作用，乙醇和纯化水为溶剂。

（二）涂剂

涂剂系指含原料药物的水性或油性溶液、乳状液、混悬液，供临用前用消毒纱布或棉球等柔软物料蘸取涂于皮肤或口腔与喉部黏膜的液体制剂，也可为临用前用无菌溶剂制成溶液的无菌冻干制剂，供创伤面涂抹治疗用。涂剂大多为含甘油溶液，甘油能使药物滞留于口腔、喉部的黏膜，有滋润作用，对喉头炎、扁桃体炎等起辅助治疗作用，如复方碘涂剂。此外，也可选用乙醇、植物油等作为制备涂剂的溶剂。

涂剂在生产与贮藏期间均应符合下列有关规定：①涂剂大多为消毒或消炎药物的甘油溶液，也可用乙醇、植物油等作溶剂。以油为溶剂的应无酸败等变质现象，并应检查折光率。如所用原料药物为生物制品原液，则其原液、半成品和成品的生产及质量控制应符合相关品种项下的要求。②涂剂在贮藏时，乳状液若出现油相与水相分离，经振摇后应能重新形成乳状液；混悬液若出现沉淀物，经振摇应易分散，并具足够稳定性，以确保给药剂量的准确。易变质的涂剂应在临用前配制。③涂剂应稳定，根据需要可加入抑菌剂或抗氧剂。抑菌剂的抑菌效力应符合抑菌效力检查法的规定。④除另有规定外，应遮光，密闭贮存，对热敏感的品种，应置2～8℃避光贮藏和运输。⑤为避免溶剂蒸发，可采用非渗透的容器或包装。⑥除另有规定外，涂剂在启用后最多可使用4周。⑦涂剂用于烧伤治疗如为非无菌制剂的，应在标签上标明"非无菌制剂"；产品说明书中应注明"本品为非无菌制剂"，同时在适应证下应明确"用于程度较轻的烧伤（Ⅰ°或浅Ⅱ°）"；注意事项下规定"应遵医嘱使用"。

涂剂的典型处方分析

地塞米松涂剂

【处方】地塞米松，二甲基亚砜，甘油，乙醇，纯化水。

【注解】本品具有止痒、消炎、抗过敏和抑制角化异常作用。处方中地塞米松为主药，二甲基亚砜具有促进药物透皮吸收作用，甘油为保湿剂，乙醇和纯化水为溶剂。

（三）涂膜剂

涂膜剂系指原料药溶解或分散于含有膜材料溶剂中，涂搽患处后形成薄膜的外用液体制剂。

涂膜剂在生产与贮藏期间均应符合下列有关规定：①涂膜剂用时涂布于患处，有机溶剂迅速挥发，形成薄膜保护患处，并缓慢释放药物起治疗作用。涂膜剂一般用于无渗出液的损害性皮肤病等。②涂膜剂常用的成膜材料有聚乙烯醇、聚乙烯吡咯烷酮、乙基纤维素和聚乙烯醇缩甲乙醛等；增塑剂有甘油、丙二醇、乙酸甘油酯等；溶剂为乙醇等。必要时可加其他附加剂，但所加附加剂对皮肤或黏膜应无刺激性。③涂膜剂应稳定，根据需要可加入抑菌剂或抗氧剂。抑菌剂的抑菌效力应符合抑菌效力检查法的规定。④除另有规定外，应采用非渗透性容器和包装，避光、密闭贮存。⑤除另有规定外，涂膜剂在启用后最多可使用4周。⑥涂膜剂用于烧伤治疗如为非无菌制剂的，应在标签上标明"非无菌制剂"；产品说明书中应注明"本品为非无菌制剂"，同时在适应证下应明确"用于程度较轻的烧伤（Ⅰ°或浅Ⅱ°）"；注意事项下规定"应遵医嘱使用"。

涂膜剂的典型处方分析

痤疮涂膜剂

【处方】沉降硫，硫酸锌，氯霉素，樟脑醑，甘油，PVA（05-88），乙醇，纯化水。

【注解】沉降硫、硫酸锌、氯霉素、樟脑醑为主药，甘油为增塑剂，PVA为成膜材料，乙醇和纯化水为溶剂。使用时应避免接触眼睛和其他黏膜（如口、鼻等）；用药部位如有烧灼感、瘙痒、红肿等情况应停药，并将局部药物洗净。

（四）洗剂

洗剂系指含原料药的溶液、乳状液、混悬液，供清洗或涂抹无破损皮肤或腔道用的液体制剂。

洗剂在生产与贮藏期间均应符合下列有关规定：①洗剂在贮藏时，乳状液若出现油相与水相分离，但经振摇易重新形成乳状液；混悬液放置后的沉淀物，经振摇应易分散，并具足够的稳定性，以确保给药剂量的准确。易变质的洗剂应于临用前配制。②除另有规定外，以水或稀乙醇为溶剂的洗剂一般应检查相对密度、pH值。③除另有规定外，洗剂应密闭贮存。

洗剂的典型处方分析

复方硫黄洗剂

【处方】沉降硫黄，硫酸锌，樟脑醑，羧甲基纤维素钠，甘油，纯化水。

【注解】沉降硫黄、硫酸锌、樟脑醑为主药。硫黄为强疏水性药物，甘油为润湿剂，使硫黄能在水中均匀分散；羧甲基纤维素钠为助悬剂，可增加混悬液的动力学稳定性；樟脑醑为10%樟脑乙醇溶液，加入时应急剧搅拌，以免樟脑因溶剂改变而析出大颗粒；也可加聚山梨酯80作润湿剂，使成品质量更佳，但不宜用软肥皂，因为软肥皂能与硫酸锌生成不溶性的二价锌皂。

（五）冲洗剂

冲洗剂系指用于冲洗开放性伤口或腔体的无菌溶液。

冲洗剂在生产与贮藏期间均应符合下列有关规定：①原辅料的选择应考虑可能引起的毒性和局部刺激性。②冲洗剂可由原料药物、电解质或等渗调节剂按无菌制剂制备。冲洗剂也可以是注射用水，但在标签中应注明供冲洗用。通常冲洗剂应调节至等渗。③冲洗剂在适宜条件下目测应澄清，可见异物应符合规定。④冲洗剂的容器应符合注射剂容器的规定。⑤除另有规定外，冲洗剂应严封贮存。⑥冲洗剂开启后应立即使用，未用完的应弃去。⑦除另有规定外，冲洗剂应进行装量、无菌、细菌内毒素或热原检查。

冲洗剂的典型处方分析

生理盐水溶液

【处方】氯化钠，注射用水。

【注解】本品为冲洗剂，0.9%生理盐水。本品使用前仔细检查包装，应完好无损、密封良好，内装液体应澄清，无可见微粒。如不符合，禁止使用。本品仅供一次性使用，打开包装后应尽快使用，余液废弃。如有需要，可放置于接近体温的温度下水浴或者恒温箱内加热，但不能超过45℃。高渗透性脱水症、低钾血症、高钠血症、高氯血症、限制钠摄入的患者应慎用本品。本品用于手术、伤口、眼部、黏膜等冲洗。

第二节　黏膜给药制剂

黏膜给药制剂系指将药物与适宜的载体材料制成供人体腔道黏膜部位给药，起局部作用或吸收进入体循环而起全身治疗作用的制剂。

一、黏膜给药制剂的一般要求

（一）黏膜给药制剂的分类

按照黏膜给药的部位，黏膜给药制剂可分为吸入制剂、眼用制剂、直肠黏膜给药制剂、阴道黏膜给药制剂、口腔黏膜给药制剂、鼻用制剂、耳用制剂。

1. 吸入制剂　系指原料药物溶解或分散于合适介质中，以气溶胶或蒸汽形式递送至肺部发挥局部或全身作用的液体或固体制剂，可分为吸入气雾剂、吸入喷雾剂、吸入粉雾剂、吸入液体制剂、可转变为蒸汽的制剂，其中吸入喷雾剂和吸入液体制剂应为无菌制剂。吸入液体制剂包括吸入溶液、吸入混悬液、吸入用溶液（需稀释后使用的浓溶液）或吸入用粉末（需溶解后使用的粉末），吸入液体制剂使用前其pH值应在3～10。

2. 眼用制剂　系指直接用于眼部发挥治疗作用的无菌制剂，如滴眼液、眼用膜剂、眼膏剂和眼用凝胶剂等。

3. 直肠黏膜给药制剂　系指药物经肛门给药经直肠黏膜吸收发挥局部或全身治疗作用的制剂，如栓剂、灌肠剂。

4. 阴道黏膜给药制剂　系指将药物置于阴道内，通过阴道黏膜吸收发挥局部或全身治疗作用的制剂，如阴道片、阴道栓、阴道泡腾片、阴道凝胶剂等。

5. 口腔黏膜给药制剂　系指通过口腔黏膜吸收发挥局部或全身治疗作用的制剂，如溶液型或混悬型漱口剂、气雾剂、膜剂、舌下片、黏附片、贴片等。

6. 鼻用制剂　系指直接用于鼻腔，发挥局部或全身治疗作用的制剂，如滴鼻剂、洗鼻剂、鼻用喷雾剂、鼻用软膏剂、鼻用凝胶剂、鼻用粉雾剂等。

7. 耳用制剂　系指原料药物与适宜辅料制成的直接用于耳部发挥局部治疗作用或用于洗耳用途的制剂，如滴耳剂、洗耳剂，耳塞、耳用喷雾剂、耳用软膏剂、耳用乳膏剂、耳用凝胶剂、耳用丸剂，耳用散剂等。

（二）黏膜给药制剂的特点

（1）可有效避免药物的首过消除，提高药物生物利用度。

（2）实现药物局部定位给药，发挥局部或全身治疗作用。

（3）减少药物给药剂量、降低药物不良反应和提高药物治疗效果。

二、气雾剂

气雾剂系指原料药物或原料药物和附加剂与适宜的抛射剂共同装封于具有特制阀门系统的耐压容器中，使用时借助抛射剂的压力将内容物呈雾状物喷至腔道黏膜或皮肤的制剂。

（一）气雾剂的分类、特点和质量要求

1. 气雾剂的分类

（1）按分散系统分类　气雾剂可分为溶液

型、混悬型和乳剂型气雾剂。

1）溶液型气雾剂：药物（固体或液体）溶解在抛射剂中，形成均匀溶液，喷出后抛射剂挥发，药物以固体或液体微粒状态达到作用部位。

2）混悬型气雾剂：药物（固体）以微粒状态分散在抛射剂中，形成混悬液，喷出后抛射剂挥发，药物以固体微粒状态达到作用部位。

3）乳剂型气雾剂：药物溶液和抛射剂按一定比例混合形成O/W型或W/O型乳剂。O/W型乳剂以泡沫状态喷出，因此又称为泡沫气雾剂。W/O型乳剂，喷出时形成液流。

（2）按给药途径分类　气雾剂分为吸入气雾剂、非吸入气雾剂。

1）吸入气雾剂：系指使用时将内容物呈雾状喷出并吸入肺部的气雾剂，可发挥局部或全身治疗作用。

2）非吸入气雾剂：系指使用时直接喷到腔道黏膜（口腔、鼻腔、阴道等）的气雾剂。阴道黏膜用气雾剂，常用O/W型泡沫气雾剂，主要用于治疗微生物、寄生虫等引起的阴道炎，也可用于节制生育；鼻用气雾剂系指经鼻吸入沉积于鼻腔的制剂，揿压阀门可定量释放活性物质。

（3）按处方组成分类　气雾剂可分为二相气雾剂和三相气雾剂。

1）二相气雾剂：一般指溶液型气雾剂，由气-液两相组成。气相是由抛射剂所产生的蒸气，液相为药物与抛射剂所形成的均相溶液。

2）三相气雾剂：指混悬型和乳剂型气雾剂，由气-液-固，气-液-液三相组成。在气-液-固中气相是抛射剂所产生的蒸气，液相主要是抛射剂，固相是不溶性主药；在气-液-液中两种不溶性液体形成两相，即O/W型或W/O型。

（4）按给药定量与否分类　气雾剂还可分为定量气雾剂（简称为MDIs）和非定量气雾剂。定量气雾剂可通过使用定量阀门准确控制药物剂量，而非定量气雾剂阀门则使用连续阀。

2. 气雾剂的特点

（1）气雾剂的优点　①简洁、便携、耐用、方便、多剂量；②比雾化器容易准备，治疗时间短，吸收迅速，无首过消除；③良好的剂量均一性；④气溶胶形成与患者的吸入行为无关；⑤所有MDIs的操作和吸入方法相似；⑥高压下的内容物可防止病原体侵入。

（2）气雾剂的缺点　①若患者无法正确使用，就会造成肺部剂量较低和/或不均一；②通常不是呼吸触动，即使吸入技术良好，肺部沉积量通常较低；③阀门系统对药物剂量有所限制，无法递送大剂量药物；④大多数现有的MDIs没有剂量计数器。

3. 气雾剂的质量要求　气雾剂的一般质量要求：①无毒性、无刺激性。②抛射剂为适宜的低沸点液体。③定量气雾剂释出的主药含量应准确、均一，喷出的雾滴（粒）应均匀。④制成的气雾剂应进行泄漏检查，确保使用安全。⑤烧伤、创伤、溃疡用气雾剂应无菌。若为非无菌制剂的，应在标签上标明“非无菌制剂”；产品说明书中应注明“本品为非无菌制剂”，同时在适应证下应明确“用于程度较轻的烧伤（Ⅰ°或浅Ⅱ°）”；注意事项下规定“应遵医嘱使用”。⑥定量气雾剂应标明：每罐总揿次及每揿主药含量或递送剂量。⑦气雾剂应置凉暗处保存，并避免暴晒、受热、敲打、撞击。

（二）气雾剂的抛射剂与附加剂

1. 抛射剂　抛射剂是喷射药物的动力，有时兼有药物的溶剂作用。抛射剂多为液化气体，在常压下沸点低于室温。因此，需装入耐压容器内，有阀门系统控制，在阀门开启时，借抛射剂的压力将容器内药液以雾状喷出达到用药部位。抛射剂的喷射能力大小直接受其种类和用量影响，同时也要根据气雾剂用药的要求加以合理的选择。对抛射剂的要求是：①在常温下的蒸气压力大于大气压；②无毒、无致敏反应和刺激性；③惰性，不与药物发生反应；④不易燃、不易爆；⑤无色、无臭、无味；⑥价廉易得。但一个抛射剂不可能同时满足以上所有要求，应根据用药目的适当的选择。抛射剂一般可分为氯氟烷烃（俗称氟利昂，已不用）、氢氟烷烃、碳氢化合物及压缩气体四大类。

（1）氢氟烷烃　是目前最有应用前景的类氯氟烷烃的替代品，主要为HFA-134a（四氟乙

烷）和 HFA-227（七氟丙烷）。目前全球大部分市售的吸入气雾剂的抛射剂均为氢氟烷烃。

（2）碳氢化合物　主要品种有丙烷、正丁烷和异丁烷。此类抛射剂虽然稳定、毒性不大、密度低及沸点较低，但易燃、易爆，不宜单独应用，常与其他抛射剂合用。

（3）压缩气体　主要有二氧化碳、氮气、一氧化氮等。其化学性质稳定，不与药物发生反应，不燃烧。但液化后的沸点均较上述两类低得多，常温时蒸气压过高，对容器耐压性能的要求高。若在常温下充入此类非液化压缩气体，则压力容易迅速降低达不到持久喷射效果。

2. 潜溶剂　潜溶剂为提高难溶性药物的溶解度常使用的混合溶剂。在混合溶剂中各溶剂达到一定比例时，药物的溶解度出现极大值，这种现象称为潜溶，这种混合溶剂称为潜溶剂。常与水形成潜溶剂的有乙醇、丙二醇、甘油和聚乙二醇等。

3. 润湿剂　常用的润湿剂系指能够增加疏水药物微粒被水润湿能力的物质，以提高固体药物微粒在体系中的分散性。常用的润湿剂为表面活性剂。

（三）气雾剂的临床应用与注意事项

1. 临床应用　气雾剂可用于呼吸道吸入给药，或直接喷至腔道黏膜、皮肤给药，也可用于空间消毒。

2. 注意事项

（1）使用前应充分摇匀储药罐，使罐中药物和抛射剂充分混合。首次使用前或距上次使用超过 1 周时，先向空中试喷一次。

（2）患者吸药前需张口、头略后仰、缓慢地呼气，直到不再有空气可以从肺中呼出。垂直握住雾化吸入器，用嘴唇包绕住吸入器口开始深而缓慢吸气并按动气阀，尽量使药物随气流方向进入支气管深部，然后闭口并屏气 10 秒后用鼻慢慢呼气。如需多次吸入，休息 1 分钟后重复操作。

（3）吸入结束后用清水漱口，以清除口腔残留的药物。如使用激素类药物应刷牙，避免药物对口腔黏膜和牙齿的损伤。

（4）气雾剂药物使用耐压容器、阀门系统，有一定的内压。抛射剂多为液化气体，在常压沸点低于室温，常温下蒸气压高于大气压。气雾剂药物遇热和受撞击有可能发生爆炸，贮存时应注意避光、避热、避冷冻、避摔碰，即使药品已用完的小罐也不可弄破、刺穿或燃烧。

（四）气雾剂的典型处方分析

1. 丙酸倍氯米松气雾剂

【处方】丙酸倍氯米松，四氟乙烷，乙醇。

【注解】本品为溶液型气雾剂，丙酸倍氯米松为主药，四氟乙烷为抛射剂，乙醇为潜溶剂。

2. 异丙托溴铵气雾剂

【处方】异丙托溴铵，无水乙醇，HFA-134a，枸橼酸，纯化水。

【注解】本品为溶液型气雾剂。异丙托溴铵为主药；HFA-134a 为抛射剂；无水乙醇作为潜溶剂，增加药物和赋形剂在制剂中的溶解度，使药物溶解达到有效治疗量；枸橼酸调节体系 pH 值，抑制药物分解；加入少量水可降低药物因脱水引起的分解。

三、喷雾剂

喷雾剂系指原料药物或与适宜辅料填充于特制的装置中，使用时借助手动泵的压力、高压气体、超声振动或其他方法将内容物呈雾状物释出，直接喷至腔道黏膜或皮肤等的制剂。

（一）喷雾剂的分类和特点

1. 喷雾剂的分类　喷雾剂按内容物组成分为溶液型、乳状液型或混悬型。按给药定量与否，喷雾剂还可分为定量喷雾剂和非定量喷雾剂。按用药途径可分为吸入喷雾剂、鼻用喷雾剂及用于皮肤、黏膜的喷雾剂。

2. 喷雾剂的特点　①药物呈细小雾滴能直达作用部位，局部浓度高，起效迅速；②给药剂量准确，给药剂量比注射或口服小，因此毒副作用小；③药物呈雾状直达病灶，形成局部浓度，可减少疼痛，且使用方便。

（二）喷雾剂的质量要求

（1）喷雾剂应在相关品种要求的环境配制，如一定的洁净度、灭菌条件和低温环境等。

（2）根据需要可加入助溶剂、抗氧剂、抑菌剂、表面活性剂等附加剂。所加附加剂对皮肤或黏膜应无刺激性。抑菌剂的抑菌效力应符合抑菌效力检查法的规定。

(3) 喷雾剂装置中各组成部件均应采用无毒、无刺激性、性质稳定，与药物不起作用的材料制备。

(4) 溶液型喷雾剂的药液应澄清；乳状液型喷雾剂的液滴在液体介质中应分散均匀；混悬型喷雾剂应将药物细粉和附加剂充分混匀、研细，制成稳定的混悬液。

(5) 吸入喷雾剂应为无菌制剂，应进行微细粒子剂量、递送剂量均一性、每瓶总喷数和每喷药物含量的检查。

(6) 喷雾剂用于烧伤治疗如为非无菌制剂的，应在标签上标明“非无菌制剂”；产品说明书中应注明“本品为非无菌制剂”，同时在适应证下应明确“用于程度较轻的烧伤（Ⅰ°或浅Ⅱ°）”；注意事项下规定“应遵医嘱使用”。

（三）喷雾剂的临床应用与注意事项

1. 临床应用 喷雾剂多数是根据病情需要临时配制而成。喷雾剂的品种越来越多，既可作局部用药，亦可治疗全身性疾病。

2. 注意事项

(1) 喷雾剂用于呼吸系统疾病或经呼吸道黏膜吸收治疗全身性疾病，药物是否能达到或留置在肺泡中，亦或能否经黏膜吸收，主要取决于雾粒的大小。对肺的局部作用，其雾化粒子以3～10μm大小为宜，若要迅速吸收发挥全身作用，其雾化粒径最好为0.5～5μm大小。

(2) 鼻用喷雾剂用药前先擤鼻涕，并将药罐充分晃动5次以上。

（四）喷雾剂的典型处方分析

莫米松喷雾剂

【处方】莫米松糠酸酯，聚山梨酯80，注射用水。

【注解】莫米松糖酸酯为主药，聚山梨酯80为润湿剂，注射用水为分散介质。本品为混悬型喷雾剂，用于鼻腔给药。每揿可喷射莫米松糠酸酯混悬液0.1ml，含莫米松糠酸酯50μg。莫米松糠酸酯是一种皮质激素类抗变态反应药，用于治疗季节性或成年鼻炎，对过敏性鼻炎有较好的预防作用。处方中加入聚山梨酯有助于主药的润湿，但每次用药前应充分振摇。

四、吸入制剂

吸入制剂系指原料药物溶解或分散于适宜介质中，以气溶胶或蒸汽形式递送至肺部发挥局部或全身作用的液体或固体制剂。根据制剂类型，处方中可能含有抛射剂、共溶剂、稀释剂、抑菌剂、助溶剂和稳定剂等，所用辅料应不影响呼吸道黏膜或纤毛的功能。

（一）吸入制剂的分类、特点和质量要求

1. 分类 吸入制剂包括吸入气雾剂、吸入粉雾剂、吸入喷雾剂、吸入液体制剂和可转变成蒸气的制剂。

(1) 吸入气雾剂 吸入气雾剂系指原料药物或原料药物和附加剂与适宜抛射剂共同装封于具有定量阀门系统和一定压力的耐压容器中，形成溶液、混悬液或乳液，使用时借助抛射剂的压力，将内容物呈雾状物喷出而用于肺部吸入的制剂。可添加共溶剂、增溶剂和稳定剂。

(2) 吸入粉雾剂 吸入粉雾剂系指固体微粉化原料药物单独或与合适载体混合后，以胶囊、泡囊或多剂量贮库形式，采用特制的干粉吸入装置，由患者吸入雾化药物至肺部的制剂。

(3) 吸入喷雾剂 吸入喷雾剂系指通过预定量或定量雾化器产生供吸入用气溶胶的溶液、混悬液或乳液。使用时借助手动泵的压力、高压气体、超声振动或其他方法将内容物呈雾状物释出，可使一定量的雾化液体以气溶胶的形式在一次呼吸状态下被吸入。

(4) 吸入液体制剂 吸入液体制剂系指供雾化器用的液体制剂，即通过雾化器产生连续供吸入用气溶胶的溶液、混悬液或乳液，吸入液体制剂包括吸入溶液、吸入混悬液、吸入用溶液（需稀释后使用的浓溶液）和吸入用粉末（需溶解后使用的无菌药物粉末）。

(5) 可转变成蒸气的制剂 可转变成蒸气的制剂系指可转变成蒸气的溶液、混悬液或固体制剂。

2. 吸入制剂的特点 ①药物的作用部位在肺部；②药物吸收迅速，给药后起效快；③药物吸收后直接进入体循环，达到全身治疗的目的；④起局部作用的药物，给药剂量明显降低，不良反应小；⑤顺应性好，特别适用于原需进

行长期注射治疗的患者；⑥可用于胃肠道难以吸收的水溶性大的药物；⑦无胃肠道降解作用、无肝脏首过消除；⑧小分子药物尤其适用于呼吸道直接吸入或喷入给药；⑨大分子药物的生物利用度可通过吸收促进剂或其他方法的应用来提高。

此外，与含有抛射剂的吸入气雾剂相比，吸入粉雾剂、吸入喷雾剂、吸入液体制剂、可转变成蒸汽的制剂还具有以下优点：①患者主动吸入，不存在给药协同配合困难，但操作要求较高；②无抛射剂，可避免对环境的污染和呼吸道的刺激；③吸入粉雾剂的药物以胶囊或泡囊形式给药，剂量准确；④吸入喷雾剂的药物以借助雾化器将溶液或混悬液或乳液产生供吸入用的气溶胶形式给药；⑤吸入液体制剂的药物以借助雾化器将溶液或混悬液或乳液产生供连续吸入用的气溶胶形式给药；⑥可转变成蒸汽制剂的药物以借助热量将溶液或混悬液或固体产生供吸入用的蒸汽形式给药；⑦一般不含防腐剂及乙醇等，对病变黏膜无刺激性，但应关注处方原辅料对肺泡的损伤和过敏性；⑧给药剂量大，可用于多肽和蛋白质类药物的给药。

3. 质量要求

（1）吸入制剂的配方中若含有抑菌剂，除另有规定外，在制剂确定处方时，该处方的抑菌效力应符合抑菌效力检查法的规定。吸入喷雾剂和吸入液体制剂应为无菌制剂。

（2）配制粉雾剂时，为改善粉末的流动性，可加入适宜的载体和润滑剂。吸入粉雾剂中所有附加剂均应为生理可接受物质，且对呼吸道黏膜和纤毛无刺激性、无毒性。

（3）吸入制剂中所用给药装置使用的各接触药物的组成部件均应采用无毒、无刺激性、性质稳定的材料制备。直接接触药品的包装材料与原料药物应具有良好的相容性。

（4）可被吸入的气溶胶粒子应达一定比例，以保证有足够的剂量可沉积在肺部。吸入制剂中微细粒子剂量应采用相应方法进行表征。

（5）吸入制剂中原料药物粒度大小通常应控制在10μm以下，其中大多数应在5μm以下。

（6）吸入制剂应进行递送剂量均一性检查。多剂量吸入制剂应评价罐（瓶）内和罐（瓶）间的递送剂量均一性。

（7）吸入气雾剂生产中应进行泄漏检查。

（8）吸入气雾剂说明书应标明：①总揿次；②每揿主药含量及递送剂量；③临床最小推荐剂量的揿次。

（9）吸入喷雾剂说明书应标明：①总喷次；②递送剂量；③临床最小推荐剂量的喷次；④如有抑菌剂，应标明名称。

（10）贮库型吸入粉雾剂说明书应标明：①总吸次；②递送剂量；③临床最小推荐剂量的吸次。胶囊型和泡囊型吸入粉雾剂说明书应标明：①每粒胶囊或泡囊中药物含量及递送剂量；②临床最小推荐剂量的吸次；③胶囊应置于吸入装置中吸入，而非吞服。

（11）吸入用溶液使用前采用说明书规定溶剂稀释至一定体积。吸入用粉末使用前采用说明书规定量的无菌稀释液溶解稀释成供吸入用溶液。吸入液体制剂使用前其pH值应在3～10范围内；混悬液和乳液振摇后应具备良好的分散性，可保证递送剂量的准确性；除非制剂本身具有足够的抗菌活性，多剂量水性雾化溶液中可加入适宜浓度的抑菌剂，除另有规定外，在制剂确定处方时，该处方的抑菌效力应符合抑菌效力检查法的规定。

（12）吸入可转变成蒸汽的制剂前，通常将其加入到热水中，使其产生供吸入用的蒸汽。

（13）吸入气雾剂、吸入喷雾剂和吸入粉雾剂标签上的规格为每揿主药含量和/或递送剂量。

（二）吸入装置与一般要求

1. 吸入气雾剂

（1）吸入气雾剂的装置主要包括：耐压容器和阀门系统。耐压容器主要为金属容器和玻璃容器。玻璃容器化学性质稳定，但耐压和抗撞击能力差，需外裹适宜厚度的塑料防护层。金属容器包括铝、不锈钢等材质，耐压性能强，但有可能与药液发生相互作用，需在内壁涂聚乙烯或环氧树脂内层。阀门系统是控制药物和抛射剂从容器中喷出的主要部件，使用供吸入的定量阀门系统。阀门系统坚固、耐用和结构稳定等性能直接影响制剂产品的质量。阀门系统须对内容物惰性，阀门组件应精密加工。

（2）吸入粉雾剂的给药装置经历了第一代胶囊型、第二代泡囊型和第三代贮库型等几个阶段。胶囊型给药装置简单可靠、便于携带及可清洗，但仅单剂量给药，市售产品主要装置包括以金属刀片刺破胶囊的 Spinhaler、靠装置转动分裂胶囊的 Rotahaler、通过小针刺破胶囊的 ISF haler 和 Berotec haler 等。泡囊型给药装置可供多剂量使用，患者使用过程中无须重新安装泡囊，市售产品主要装置包括 Diskhaler 和 Diskus 等。贮库型给药装置可将多剂量贮存在装置中，使用时单位剂量的药物粉末进入吸入腔，在湍流气流作用下，药物粉碎，随气流沉积于肺部。市售产品主要装置如 Turbuhaler 等。

2. 吸入喷雾剂　吸入喷雾剂的普通给药装置通常由两部分组成，起喷射作用的喷雾装置和装药液的容器。通过手动泵或机械泵进行喷雾给药，手动泵产生的压力会低于含抛射剂气雾剂所产生的压力。新型雾化器可使液体产生雾化，形成雾化粒子，有利于吸入。根据工作原理，雾化器可分为三种即喷射雾化器、超声雾化器和振动筛雾化器。容器有塑料瓶和玻璃瓶两种。塑料瓶为不透明白色塑料、质轻、强度较高、便于携带。玻璃瓶多为棕色玻璃瓶、但强度差。对于不稳定药物溶液，可装封于特制安瓿瓶中，使用前打开，装安瓿泵，喷雾使用。

3. 吸入液体制剂　使用与吸入喷雾剂相似，雾化器是产生连续供吸入用气溶胶的动力系统。

（三）吸入制剂的临床应用与注意事项

吸入制剂是一种通过吸入方式给药的剂型，广泛应用于呼吸系统疾病的治疗，如哮喘、慢性阻塞性肺疾病（COPD）等。吸入制剂的临床应用和注意事项如下。

1. 临床应用

（1）哮喘　①急性发作：使用短效 β_2 受体激动剂（如沙丁胺醇）迅速缓解气道痉挛；②长期控制：使用吸入性糖皮质激素（如布地奈德）减少炎症反应，维持长期控制；③预防性用药：长期使用吸入性糖皮质激素或联合使用长效 β_2 受体激动剂（如福莫特罗），预防哮喘症状的复发。

（2）慢性阻塞性肺疾病（简称为 COPD）　①急性加重期：使用短效支气管扩张剂（如异丙托溴铵）缓解急性症状；②维持治疗：使用长效支气管扩张剂（如噻托溴铵）或吸入性糖皮质激素联合长效 β_2 受体激动剂，减少急性加重的发生频率。

（3）其他呼吸系统疾病　用于治疗其他需要气道扩张或消炎的呼吸系统疾病，如支气管扩张症、间质性肺病等。

2. 注意事项

（1）吸入技巧　吸入方式对药物发挥疗效至关重要。患者需经专业人员指导，确保准确使用吸入装置。如使用不当，药物可能无法到达肺部，降低治疗效果。

（2）口腔卫生　使用吸入性糖皮质激素后，应漱口，以防止口腔和咽喉部位的真菌感染（如鹅口疮）。

（3）用药顺应性　患者应严格按照医嘱用药，尤其是哮喘和 COPD 患者，需要坚持长期规范治疗，不能随意停药或更改剂量。

（4）可能出现的副作用　吸入糖皮质激素可能导致咽喉不适、声音嘶哑、口腔真菌感染等；吸入 β_2 受体激动剂可能引起心悸、震颤等症状，尤其是在过量使用时。

（5）剂量调整　医生可根据病情发展，调整吸入制剂的剂量或种类，患者应定期复查，确保治疗方案的最佳化。

（6）设备维护　吸入装置需定期清洁和更换，以确保其功能正常，避免因设备故障导致的剂量不足或其他问题。

（7）特殊人群　儿童可能需要使用特定设计的吸入装置，如带面罩的储雾罐，以确保药物的正确吸入，老年患者可能因手部力量不足或认知问题，需特别指导和监控其吸入技巧。

吸入制剂作为治疗呼吸系统疾病的重要手段，具有起效迅速、局部作用强、副作用相对较少的优势，但需要患者严格按照指导进行使用，以获得最佳的治疗效果。

（四）吸入制剂典型处方分析

色甘酸钠粉雾剂

【处方】色甘酸钠，乳糖。

【注解】本品为胶囊型粉雾剂，色甘酸钠为

主药，乳糖为载体。本品使用时需装入相应的装置中，供患者吸入使用。本品为抗变态反应药，可用于预防各种类型哮喘的发作。色甘酸钠在胃肠道仅吸收1%左右，而肺部吸收较好，吸入后10～20分钟血药浓度即可达峰。处方中的乳糖为载体。

五、眼用制剂

眼用制剂系指直接用于眼部发挥治疗作用的无菌制剂。

（一）眼用制剂的分类与质量要求

1. 眼用制剂的分类　眼用制剂可分为眼用液体制剂（滴眼剂、洗眼剂、眼内注射溶液）、眼用半固体制剂（眼膏剂、眼用乳膏剂、眼用凝胶剂）、眼用固体制剂（眼膜剂、眼丸剂、眼内插入剂）。眼用液体制剂也可以固态形式包装，另备溶剂，在临用前配成溶液或混悬液。

（1）滴眼剂　系指由原料药物与适宜辅料制成的供滴入眼内的无菌液体制剂。可分为溶液型、混悬液型或乳状液型。

（2）洗眼剂　系指由原料药物制成的无菌澄明水溶液，供冲洗眼部异物或分泌液、中和外来化学物质的眼用液体制剂。

（3）眼内注射溶液　系指由原料药物与适宜辅料制成的无菌液体，供眼周围组织（包括球结膜下、筋膜下及球后）或眼内注射（包括前房注射、前房冲洗、玻璃体内注射、玻璃体内灌注等）的无菌眼用液体制剂。

（4）眼膏剂　系指由原料药物与适宜基质均匀混合，制成溶液型或混悬型膏状的无菌眼用半固体制剂。

（5）眼用乳膏剂　系指由原料药物与适宜基质均匀混合，制成乳膏状的无菌眼用半固体制剂。

（6）眼用凝胶剂　系指原料药物与适宜辅料制成的凝胶状无菌眼用半固体制剂。

（7）眼膜剂　系指原料药物与高分子聚合物制成的无菌药膜，可置于结膜囊内缓慢释放药物的眼用固体制剂。

（8）眼丸剂　系指原料药物与适宜辅料制成的球形、类球形的无菌眼用固体制剂。

（9）眼内插入剂　系指原料药物与适宜辅料制成的适当大小和形状、供插入结膜囊内缓慢释放药物的无菌眼用固体制剂。

2. 眼用制剂的质量要求　眼用液体制剂的质量要求类似于注射剂，在pH值、渗透压、无菌和澄明度等方面都有相应要求。

（1）滴眼液中可加入调节渗透压、pH值、黏度及增加药物溶解度和制剂稳定的辅料，所用辅料不应降低药效或产生局部刺激。

（2）除另有规定外，滴眼剂、洗眼剂和眼内注射溶液应与泪液等渗。

（3）多剂量眼用制剂一般应加入适宜的抑菌剂，尽量选用安全风险小的抑菌剂，产品标签应标明抑菌剂种类和标示量。除另有规定外，在制剂确定处方时，该处方的抑菌效力应符合抑菌效力检查法。

（4）眼用半固体制剂的基质应过滤灭菌，不溶性药物应预先制成极细粉。眼膏剂、眼用软膏剂、眼用凝胶剂应均匀、细腻、无刺激性，并易涂抹于眼部，便于原料药物分散和吸收。除另有规定外，每个容器的装量应不超过5g。

（5）眼内注射溶液、眼内插入剂、供外科手术用和急救用的眼用制剂，均不得加入抑菌剂或抗氧剂或不适当的附加剂，且应采用一次性使用包装。

（6）除另有规定外，滴眼剂每个容器的装量不得超过10ml；洗眼剂每个容器的装量应不得超过200ml。包装容器应无菌、不易破裂，其透明度应不影响对可见异物的检查。

（7）眼用制剂贮存应密封遮光，启用后最多可用4周。

（二）眼用制剂的附加剂

为确保眼用溶液剂的安全、有效、稳定，满足临床用药需求，除主药外还可加入适当的附加剂。主要有以下几种。

1. 调整pH值的附加剂　结合药物的溶解度、稳定性、刺激性等多方面确定眼用溶液剂的pH值，为了避免刺激性和使药物稳定，常选用适当的缓冲液作溶剂，使眼用液体制剂的pH值稳定在一定的范围内。

常用的缓冲液有：

（1）磷酸盐缓冲液　以无水磷酸二氢钠和无水磷酸氢二钠各配成一定浓度的溶液，临用时二者按不同比例混合后得 pH 5.9～8.0 的缓冲液。

（2）硼酸缓冲液　将硼酸配成浓度为 1.9%（g/ml）的溶液，其 pH 值为 5，可直接用作溶液剂的溶剂。

（3）硼酸盐缓冲液　将硼酸和硼砂各配成一定浓度的溶液，临用时按不同比例混合得 pH 6.7～9.1 的缓冲液。缓冲溶液贮备液灭菌贮藏，并添加适量抑菌剂抑制微生物生长。

2. 调节渗透压的附加剂　一般眼用液体制剂渗透压在相当于 0.8%～1.2% 氯化钠浓度的范围内即可。滴眼剂处于低渗溶液时应调整成等渗溶液，但因治疗需要也可采用高渗溶液，而洗眼剂则应要求等渗。常用的调整渗透压的附加剂包括氯化钠、葡萄糖、硼酸、硼砂等。

3. 抑菌剂　眼用液体制剂属多剂量剂型，要保证在使用过程中始终保持无菌，必须添加适当的抑菌剂。常用的抑菌剂见表 9－1。

若单一的抑菌剂效果不理想，可采用复合抑菌剂增强抑菌效果，如少量的依地酸钠能增强其他抑菌剂对铜绿假单胞菌的抑制作用，适用于眼用液体制剂。

表 9－1　常用抑菌剂及其使用浓度

抑菌剂	浓度
三氯叔丁醇	0.35%～0.5%
对羟基苯甲酸甲酯与丙酯混合物	甲酯 0.03%～0.1%；丙酯 0.01%
氯化苯甲羟胺	0.01%～0.02%
硝酸苯汞	0.002%～0.004%
硫柳汞	0.005%～0.01%
苯乙醇	0.5%

4. 调整黏度的附加剂　适当增加滴眼剂的黏度，既可延长药物与作用部位的接触时间，又能降低药物对眼的刺激性，有助于药物发挥作用。常用的包括甲基纤维素、聚乙二醇、聚乙烯吡咯烷酮、聚乙烯醇等。

5. 其他附加剂　根据眼用液体制剂中主药性质可酌情添加增溶剂、助溶剂、抗氧剂等。

（三）眼用制剂的临床应用与注意事项

1. 临床应用

（1）尽量单独使用一种滴眼剂，若有需要需间隔 10 分钟以上再使用两种不同的滴眼剂。若同时使用眼膏剂和滴眼剂，需先使用滴眼剂。

（2）主要用于治疗眼部疾病，如氯霉素滴眼液主要用于结膜炎、沙眼、角膜炎和眼睑缘炎等眼部感染；如人工泪液主要用于干燥综合征患者起到滋润眼睛的作用。

2. 注意事项

（1）使用滴眼剂前后需要清洁双手，并将眼内分泌物和部分泪液用已消毒棉签拭去，从而避免减少药物浓度。

（2）眼用半固体制剂涂布之后需按摩眼球以便药物扩散。

（3）使用滴眼剂时需轻压泪囊区，以减少药物引发的全身效应。

（4）使用混悬液型滴眼剂前需充分混匀。

（5）制剂性状发生改变时禁止使用。

（6）眼用制剂应一人一用。

（四）眼用制剂的典型处方分析

1. 醋酸可的松滴眼液

【处方】醋酸可的松（微晶），吐温 80，硝酸苯汞，硼酸，羧甲基纤维素钠，注射用水。

【注解】本品为混悬液型滴眼液。①醋酸可的松为主药，微晶的粒径应在 5～20μm，过粗易产生刺激性，降低疗效，甚至会损伤角膜，吐温 80 为润湿剂。②羧甲基纤维素钠为助悬剂，配液前需精制。本滴眼液中不能加入阳离子型表面活性剂，因与羧甲基纤维素钠有配伍禁忌。③硼酸为 pH 与等渗调节剂，因氯化钠能使羧甲基纤维素钠黏度显著下降，促使结块沉降，改用 2% 的硼酸后，不仅改善降低黏度的缺点，且能减轻药液对眼黏膜的刺激性。本品 pH 值为 4.5～7.0。④硝酸苯汞为抑菌剂，注射用水为分散介质。

2. 氧氟沙星眼膏

【处方】氧氟沙星，卡波姆，氯化钠，硼酸，氢化硬化蓖麻油，羟苯乙酯，丙二醇，透明质酸钠，注射用水。

【注解】本品为凝胶型眼膏剂。氧氟沙星是主药，卡波姆是凝胶基质，氢化硬化蓖麻油可调节基质的稠度，氯化钠是渗透压调节剂，硼酸是 pH 调节剂，丙二醇是保湿剂，透明质酸钠也具有保湿作用，羟苯乙酯是防腐剂。氧氟沙

星在酸性条件下（pH 5.0～6.5）溶解，与辅料成分混合加热溶解（温度范围保持在60～80℃）是保证形成透明膏体的关键。

3. 薁磺酸钠眼用膜剂

【处方】 薁磺酸钠，聚乙烯醇，甘油，灭菌注射用水。

【注解】 薁磺酸钠是主药，聚乙烯醇是成膜材料，无毒、无刺激且不易被微生物污染。甘油是增塑剂，灭菌注射用水为溶剂。在膜剂制备过程中使用液状石蜡作为脱模剂。

六、耳用制剂

耳用制剂系指原料药物与适宜辅料制成的直接用于耳部发挥局部治疗作用或用于洗耳用途的制剂。

（一）耳用制剂的分类与质量要求

1. 耳用制剂的分类 耳用制剂可分为耳用液体制剂（滴耳剂、洗耳剂、耳用喷雾剂等）、耳用半固体制剂（耳用软膏剂、耳用乳膏剂、耳用凝胶剂、耳塞等）、耳用固体制剂（耳用散剂、耳用丸剂等）。耳用液体制剂也可以固态形式包装，另备溶剂，在临用前配成溶液或混悬液。

（1）滴耳剂 系指由原料药物与适宜辅料制成的水溶液，或由甘油或其他适宜溶剂制成的澄明溶液、混悬液或乳状液，供滴入外耳道用的液体制剂。

（2）洗耳剂 系指由原料药物与适宜辅料制成的澄明水溶液，用于清洁外耳道的液体制剂。通常是符合生理pH值范围的水溶液，用于伤口或手术前使用者应无菌。

（3）耳用喷雾剂 系指由原料药物与适宜辅料制成的澄明溶液、混悬液或乳状液，借喷雾器雾化的耳用液体制剂。

（4）耳用软膏剂 系指由原料药物与适宜基质均匀混合制成的溶液型或混悬型膏状的耳用半固体制剂。

（5）耳用乳膏剂 系指由原料药物与适宜基质均匀混合制成的乳膏状耳用半固体制剂。

（6）耳用凝胶剂 系指由原料药物与适宜辅料制成凝胶状的耳用半固体制剂。

（7）耳塞 系指由原料药物与适宜基质制成的用于塞入外耳道的耳用半固体制剂。

（8）耳用散剂 系指由原料药物与适宜辅料制成粉末状的供放入或吹入外耳道的耳用固体制剂。

（9）耳用丸剂 系指原料药物与适宜辅料制成的球形或类球形的用于外耳道或中耳道的耳用固体制剂。

2. 耳用制剂的质量要求

（1）耳用制剂的辅料应无毒性或局部刺激性。溶剂（如水、甘油、脂肪油等）不应对耳膜产生不利的压迫。除另有规定外，多剂量包装的水性耳用制剂，应含有适宜浓度的抑菌剂，如制剂本身有足够抑菌性能，可不加抑菌剂。用于伤口或手术前使用的耳用制剂应无菌，除另有规定外，应不含抑菌剂，并以单剂量供应。

（2）耳用制剂多剂量包装容器应配有完整的滴管或适宜材料组合成套，一般应配有橡胶乳头或塑料乳头的螺旋盖滴管。容器应无毒并清洗干净，且应与药物或辅料具有良好的相容性，容器的器壁要有一定的厚度且均匀，装量应不超过10ml或5g。单剂量包装的洗耳剂，应能保证从容器中可倾倒出足够体积的制剂。

（3）耳用溶液剂应澄清，不得有沉淀和异物；耳用混悬液放置后的沉淀物，经振摇应易分散，其最大粒子不得超过50μm；耳用乳液如发生油相与水相分离，振摇后应易恢复成乳液。

（4）用于手术、耳部伤口或耳膜穿孔的滴耳剂与洗耳剂，须为无菌制剂。

（5）除另有规定外，耳用制剂应密闭贮存。

（6）除另有规定外，多剂量包装的耳用制剂在开启后使用期最多不超过4周。

（二）耳用制剂的常用溶剂与附加剂

1. 常用溶剂 一般常以水、乙醇、甘油为溶剂；也有以丙二醇、聚乙二醇为溶剂。根据不同的治疗疾病选用合适的溶剂或使用混合溶剂。

2. 附加剂 ①抗氧剂：有依地酸二钠、亚硫酸氢钠等。②抑菌剂：有硫柳汞、对羟基苯甲酸酯的混合物等。③药物分散剂：患慢性中耳炎时，由于黏稠分泌物的存在，使药物很难达到中耳部。如在滴耳剂中加入溶菌酶、透明质酸酶等，可液化分泌物，促进药物分散，加速肉芽组织再生。

（三）耳用制剂的临床应用与注意事项

1. 临床应用 耳用制剂一般用于耳内的清洁、消毒、止痒、收敛、抗感染、抗炎、止痛及润滑等作用。

2. 注意事项 用药前应仔细阅读说明书，并检查耳用制剂的质量。从外观看，包装完好，没有过期失效，变质。对剂型要求：溶液型滴耳剂，应澄明，不浑浊，不沉淀，无颗粒和异物；混悬型滴耳剂，颗粒应细腻，分布均匀，振摇后数分钟内不应分层，放置后颗粒不结块。应严格按说明书要求贮藏和保管滴耳剂，以保证质量。滴耳剂产生的灼烧感或刺痛感不应长于几分钟，如疼痛时间长或有过敏等不良反应，应停药，请医生更换。含新霉素的滴耳剂应慎用。新霉素具有耳毒性，如耳部有皮肤破损或鼓膜穿孔，药液易被吸收，长期使用可能引起神经性耳聋，应禁止长时间使用。

（四）耳用制剂的典型处方分析

氧氟沙星滴耳液

【处方】 氧氟沙星，甘油，醋酸，70%乙醇。

【注解】 氧氟沙星为主药，醋酸为pH调节剂，甘油和70%乙醇为溶剂。氧氟沙星为两性物质，碱性较强，故加醋酸使其成盐溶解。若加碱使其成钠盐，也可溶解，但稳定性差，故应避免采用后法。外耳道的正常pH值为弱酸性，若其pH值升高至7以上，常与炎症有关。本品的pH值为4.5～6.0，有助于抑制炎症发展。

七、鼻用制剂

鼻用制剂系指直接用于鼻腔发挥局部或全身治疗作用的制剂。鼻用制剂应尽可能无刺激性，并不可影响鼻黏膜和鼻纤毛的功能。

（一）鼻用制剂的分类和特点

1. 鼻用制剂的分类 鼻用制剂可分为鼻用液体制剂（滴鼻剂和洗鼻剂），鼻用气溶胶制剂（鼻用气雾剂、鼻用粉雾剂和鼻用喷雾剂），鼻用半固体制剂（鼻用软膏剂、鼻用乳膏剂、鼻用凝胶剂），鼻用固体制剂（鼻用散剂和鼻用棒剂）。鼻用液体制剂也可以固态形式包装，配套专用溶剂，在临用前配成溶液或混悬液。

（1）滴鼻剂 系指由原料药物与适宜辅料制成的澄明溶液、混悬液或乳状液，供滴入鼻腔用的鼻用液体制剂。

（2）洗鼻剂 系指由原料药物制成符合生理pH值范围的等渗水溶液，用于清洗鼻腔的鼻用液体制剂，用于伤口或手术前使用者应无菌。

（3）鼻用气雾剂 系指由原料药物和附加剂与适宜抛射剂共同装封于耐压容器中，内容物经雾状喷出后，经鼻吸入沉积于鼻腔的制剂。

（4）鼻用喷雾剂 系指由原料药物与适宜辅料制成的澄明溶液、混悬液或乳状液，供喷雾器雾化的鼻用液体制剂。

（5）鼻用软膏剂 系指由原料药物与适宜基质均匀混合，制成溶液型或混悬型膏状的鼻用半固体制剂。

（6）鼻用乳膏剂 系指由原料药物与适宜基质均匀混合，制成乳膏状的鼻用半固体制剂。

（7）鼻用凝胶剂 系指由原料药物与适宜辅料制成凝胶状的鼻用半固体制剂。

（8）鼻用散剂 系指由原料药物与适宜辅料制成的粉末，用适当的工具吹入鼻腔的鼻用固体制剂。

（9）鼻用粉雾剂 系指由原料药物与适宜辅料制成的粉末，用适当的给药装置喷入鼻腔的鼻用固体制剂。

（10）鼻用棒剂 系指由原料药物与适宜基质制成棒状或类棒状，供插入鼻腔用的鼻用固体制剂。

2. 鼻用制剂的特点

（1）药物吸收迅速，起效快。

（2）药物由鼻腔毛细血管进入体循环，不经门静脉进入肝脏，可避免肝首过消除，可提高某些药物的生物利用度。

（3）给药方便，免除了药物对胃肠道的刺激，患者的顺应性好，适于急救、自救。

（4）一部分药物可经嗅觉神经绕过血－脑屏障直接进入脑组织，有利于中枢神经系统疾病的治疗。

（5）制剂可能会对鼻黏膜造成刺激。

（6）鼻腔给药的体积较小，限制了单次用

药剂量。

（二）鼻用制剂的质量要求

（1）鼻用制剂通常含有如调节黏度、控制pH值、增加药物溶解、提高制剂稳定性或能够赋形的辅料。除另有规定外，多剂量水性介质鼻用制剂应当添加适宜浓度的抑菌剂。在制剂确定处方时，该处方的抑菌效力应符合抑菌效力法的规定，制剂本身如有足够的抑菌性能，可不加抑菌剂。

（2）鼻用制剂多剂量包装容器应配有完整的滴管或适宜的给药装置。容器应无毒并清洗干净，不应与药物或辅料发生理化作用，容器的瓶壁要有一定的厚度且均匀，除另有规定外，装量应不超过10ml或5g。

（3）鼻用溶液应澄清，不得有沉淀和异物；鼻用混悬液可能含沉淀物，经振摇应易分散；鼻用乳状液若出现油相与水相分层，经振摇应易恢复成乳状液；鼻用半固体制剂应柔软细腻，易涂布。

（4）鼻用粉雾剂中药物及所用附加剂的粉末粒径大多应在30～150μm之间。鼻用气雾剂和鼻用喷雾剂喷出后的雾滴粒子绝大多数应不大于10μm。

（5）鼻用制剂应无刺激性，对鼻黏膜及其纤毛不应产生不良反应。如为水性介质的鼻用制剂应调节pH值与渗透压。

（6）除另有规定外，鼻用制剂应密闭贮存。

（7）除鼻用气雾剂、鼻用喷雾剂和鼻用粉雾剂外，多剂量包装的鼻用制剂在开启后使用期一般不超过4周。

（8）混悬型滴鼻剂应进行沉降体积比检查；单剂量包装的鼻用固体或半固体制剂应做装量差异检查；定量鼻用气雾剂、鼻用喷雾剂及多剂量贮库型鼻用粉雾剂应进行递送剂量均一性检查。

（三）鼻用制剂的临床应用与注意事项

1. 临床应用　主要用于鼻腔急、慢性鼻炎和鼻窦炎，如麻黄素滴鼻液等；过敏性鼻炎，如倍氯米松滴鼻液、左卡巴斯汀鼻喷剂、布地奈德鼻喷剂等；萎缩性鼻炎、干性鼻炎，如复方薄荷滴鼻剂、复方硼酸软膏等；用于镇痛与解热镇痛药、心血管疾病、激素代谢紊乱等疾病的治疗，如舒马曲坦鼻腔喷雾剂治疗急性偏头痛；布托啡诺鼻腔给药制剂可以用于无征兆局部刺激的止痛。

2. 注意事项　用药前应仔细阅读说明书，并检查制剂的质量，应符合要求。从外观看，包装完好，没有过期失效，霉坏变质。如使用某种滴鼻剂无效或发生过敏等不良反应，应停药。为避免滴鼻剂被污染，用同一容器给药的时间不应超过1周。为避免交叉感染，一支滴鼻剂（或一瓶鼻喷剂）仅供一位患者使用。

（四）鼻用制剂的典型处方分析

1. 盐酸麻黄碱滴鼻液

【处方】盐酸麻黄碱，氯化钠，羟苯乙酯，纯化水。规格为每1ml含盐酸麻黄碱10mg。

【注解】①盐酸麻黄碱为主药，氯化钠为渗透压调节剂，羟苯乙酯为防腐剂，纯化水为溶剂。②本品不宜长期使用，患有高血压、冠状动脉病和甲状腺功能亢进者及萎缩性鼻炎患者忌用。

2. 富马酸酮替芬喷鼻剂

【处方】富马酸酮替芬，亚硫酸氢钠，三氯叔丁醇，纯化水。

【注解】①富马酸酮替芬为主药；亚硫酸氢钠为抗氧剂，三氯叔丁醇为防腐剂，纯化水为溶剂。②本品采用手动泵喷雾瓶，剂量准确，药液分布面积广，起效快，可迅速缓解鼻塞、流涕等临床症状。

八、口腔黏膜给药制剂

口腔黏膜给药制剂系指通过口腔黏膜吸收发挥局部或全身治疗作用的制剂。

（一）口腔黏膜给药制剂的分类与特点

1. 口腔黏膜给药制剂的分类

（1）口腔用液体制剂　用于口腔、咽喉清洗、消炎的液体制剂，具有清洗、防腐、去臭、杀菌、消毒及收敛等作用，如复方硼砂漱口液。

（2）口腔用片（膜）剂　主要包括。①含片。系指含于口腔中缓慢溶化产生局部或全身作用的片剂。含片中的原料药物一般是易溶性的，主要起局部消炎、杀菌、收敛、止痛或局部麻醉等作用。如度米芬含片、西地碘含片等。②舌下片。系指置于舌下能迅速溶化，药物经舌下黏膜吸收发挥全身作用的片剂，如硝酸甘油舌下片。舌下片中的原料药物应易于直接吸收，主要适用于急症的治疗。③含漱片。系指临用前溶解于水中用于含漱的片剂，如复方硼砂片。④口腔贴片。系指粘贴于口腔，经黏膜吸收后起局部或全身作用的片剂，如硫酸吗啡颊贴片。⑤口腔贴膜。系指贴于口腔，药物溶出经黏膜吸收后起局部或全身作用的膜状柔软固体，如氨来占诺口腔贴膜。

（3）口腔用喷雾剂　用于口腔舌下发挥局部或全身作用的一类气溶胶制剂，如硝酸甘油舌下喷雾剂。

（4）口腔用软膏剂　药物与适于口腔黏膜应用的软膏基质混匀制得的口腔用软膏剂，如曲安奈德口腔软膏。

2. 口腔黏膜给药制剂的特点

（1）起效快，适用于急诊的治疗。

（2）口腔黏膜具有较强的对外界刺激的耐受性，不易损伤，修复功能强。

（3）给药方便，可随时进行局部调整，患者顺应性高。

（4）口腔黏膜处的酶活性较低，可避开肝首过消除及胃肠道的破坏。

（5）既可治疗局部病变，又可发挥全身治疗作用。

（二）口腔黏膜给药制剂的质量要求

（1）使用方便，容易给药和无口腔异物感。

（2）药物及辅料对口腔黏膜应无毒性和刺激性，包括不刺激唾液的分泌。

（3）口腔贴片应体积小，柔性好且黏附性强，能保证与黏膜紧密接触，能避免唾液对药物的影响，以及对舌和颊运动的干扰。

（4）含片按崩解时限检查法检查时不应在10分钟内全部崩解或溶化，按需要可加入矫味剂、芳香剂和着色剂；舌下片在5分钟内全部崩解或溶化。

（5）口腔贴片（膜），应进行释放度检查，并应符合释放度测定法的有关规定。

（6）含片和口腔贴片（膜）按需要可加入矫味剂、芳香剂和着色剂。

（三）口腔黏膜给药制剂的临床应用与注意事项

1. 临床应用

（1）口腔用片剂　含片含于口中使其溶化，不要咀嚼或吞下，并且在药物溶化后的一段时间内，不要吃食物或喝饮料。舌下片应置于舌下，使药物迅速起效，不可吞服。口腔贴片（膜）如需要发挥局部作用，贴在口腔黏膜的患处；如需发挥全身作用，需在给药部位保留较长时间，将贴片（膜）贴在口腔前部牙龈和口腔颊黏膜处是较为理想的给药部位。

（2）口腔用喷雾剂　①将喷雾剂瓶盖直接拔出。②使用前不要摇动喷剂，垂直拿住喷瓶，喷头向上。③在向口腔喷药之前，按动喷头数下，将药液喷向空中（按动喷头时，要迅速完全按下，然后放开）至喷出均匀喷雾。④将喷头上的喷嘴尽量靠近口腔，向舌下喷射，每次间隔30秒（剂量遵医嘱）。⑤注意：向口腔喷射时，必须尽量屏住呼吸，不要将药液吸入。

（3）口腔用软膏剂　①将药膏少量挤出，置于清洁的棉棒上。②小心涂于口腔患处，使完全覆盖而形成一薄层，以达最佳疗效，忌用大力擦患处，避免药物分解或颗粒化，而不能紧贴患处。③应在睡前使用，以便药物与患处整夜接触，如症状严重，有时一日需涂搽2~3次（以餐后为宜）。

2. 注意事项　患者用药前应仔细阅读药品标签和说明书，特别应注意用法与用量、禁忌证、注意事项、有效期、贮藏等项目，并要检查制剂质量。如片剂完整无裂缝，色泽均匀无斑点，没有吸湿潮解；膜剂外观完整光洁，厚度一致，色泽均匀，无明显气泡；喷雾剂装置好用，喷雾均匀。应严格按说明书要求贮藏和保管好各类制剂，以保证药品质量。用药过程中如发现过敏或刺激症状，应停药。

（四）口腔黏膜给药制剂的典型处方分析

1. 复方硼砂漱口液

【处方】硼砂，碳酸氢钠，液化苯酚，甘油，纯化水。

【注解】本品亦称朵贝尔溶液，采用化学反应法制备。硼砂与甘油反应生成硼酸甘油（酸性)；硼酸甘油再与碳酸氢钠反应生成甘油硼酸钠。甘油硼酸钠与液化苯酚具有消毒作用；含量测定后可加适量1%伊红着色，以警示不可内服，仅供含漱用。

2. 硝酸甘油舌下片

【处方】硝酸甘油，微晶纤维素，乳糖，聚乙烯吡咯烷酮，硬脂酸镁，含水乙醇。规格为每片含硝酸甘油0.3mg。

【注解】硝酸甘油为主药，微晶纤维素、乳糖作为稀释剂，聚乙烯吡咯烷酮为黏合剂，含水乙醇为溶剂，硬脂酸镁为润滑剂。由于硝酸甘油具有较强的挥发性，极易受温度、湿度等因素的影响。加入聚乙烯吡咯烷酮或PEG类可使硝酸甘油的蒸气压下降，挥发减慢，提高药物稳定性。

九、栓剂

栓剂系指药物与适宜基质等制成供腔道给药的固体外用制剂。栓剂因施用腔道的不同，分为直肠栓、阴道栓、尿道栓。直肠栓为鱼雷形、圆锥形或圆柱形等；阴道栓为鸭嘴形、球形或卵形等；尿道栓一般为棒状。

（一）栓剂的分类、特点与质量要求

1. 栓剂的分类

（1）按给药途径分类　分为直肠用、阴道用、尿道用栓剂等，如直肠栓、阴道栓、尿道栓等，其中最常用的是直肠栓和阴道栓。阴道栓可分为普通栓和膨胀栓。

阴道膨胀栓系指含药基质中插入具有吸水膨胀功能的内芯后制成的栓剂；膨胀内芯系以脱脂棉或黏胶纤维等经加工、灭菌制成。

（2）按制备工艺与释药特点分类　①双层栓：一种是内外层含不同药物，另一种是上下两层，分别使用水溶性或脂溶性基质，将不同药物分隔在不同层内，控制各层的溶化，使药物具有不同的释放速度。②中空栓：可达到快速释药的目的。中空部分填充各种不同的固体或液体药物，溶出速度比普通栓剂要快。③缓释、控释栓：微囊型、骨架型、渗透泵型、凝胶缓释型。

2. 栓剂的特点

（1）局部作用栓剂　局部作用的栓剂药物通常不需要吸收，将栓剂置入直肠或乙状结肠内，药物与直肠或结肠黏膜密切接触，并在病灶维持较高的药物浓度，可起到滑润、收敛、抗菌消炎、杀虫、止痒、局麻等作用，例如用于通便的甘油栓和用于治疗阴道炎的蛇黄栓均为局部作用的栓剂。

（2）全身作用栓剂　栓剂作用于全身的主要途径是直肠栓，通过与直肠黏膜接触发挥镇痛、镇静、兴奋、扩张支气管和血管、抗菌等作用，如吗啡栓、苯巴比妥钠栓等。

3. 栓剂的质量要求　①药物与基质应混合均匀，栓剂外形应完整光滑，无刺激性。②塞入腔道后，应能融化、软化或溶解，并与分泌液混合，逐渐释放出药物，产生局部或全身作用。③有适宜的硬度，以免在包装或贮存时变形。④供制备栓剂用的固体药物，应预先用适宜的方法制成细粉或最细粉。根据使用腔道和使用目的不同，制成各种适宜的形状。⑤栓剂所用内包装材料应无毒性，并不得与原料药物或基质发生理化作用。⑥阴道膨胀栓内芯应符合有关规定，以保证其安全性。⑦除另有规定外，栓剂应进行重量差异、融变时限的检查；阴道膨胀栓应进行膨胀值的检查；栓剂的微生物限度应符合规定。⑧除另有规定外，应在30℃以下密闭贮存和运输，防止因受热、受潮而变形、发霉、变质。生物制品原液、半成品和成品的生产及质量控制应符合相关品种要求。

（二）栓剂的常用基质与附加剂种类与作用

1. 基质的要求　栓剂基质不仅赋予药物成型，且可影响药物局部作用和全身作用。优良基质应符合以下要求：①在室温下应有适当的硬度，塞入腔道时不致变形或碎裂，在体温下易软化、融化或溶解，熔点与凝固点的差距小；②性质稳定，不与药物反应，不妨碍主药的作用与含量测定，贮藏中不发生理化性质的变化，影响其生物利用度，不易生霉变质等；③对黏膜无刺激性和无毒性，无致敏性，释放速率良好；④适用于热熔法及冷压法制备栓剂，易于脱模；⑤油脂性基质还应要求酸价在0.2以下，皂化价200~245，碘价低于7。

2. 基质的分类　基质主要分油脂性基质和水溶性基质两大类。

（1）油脂性基质

1）可可豆脂（cocoa butter）：是从植物可可树种仁中得到的一种固体脂肪，主要组分为硬脂酸、棕榈酸、油酸、亚油酸和月桂酸等的甘油酯。常温下为白色或淡黄色、脆性蜡状固体，无刺激性，可塑性好，相对密度为0.990～0.998，熔点30～35℃，10～20℃时易碎成粉末，是较适宜的栓剂基质，但由于其同质多晶型及含油酸具有不稳定性，已渐渐被半合成或合成油脂性基质取代。

2）半合成或全合成脂肪酸甘油酯：系由天然植物油经水解、分馏所得 C_{12}～C_{18} 游离脂肪酸，部分氢化后再与甘油酯化而成。这类基质具有适宜的熔点，不易酸败，为目前取代天然油脂的较理想的栓剂基质。

①椰油酯：系由椰油加硬脂酸再与甘油酯化而成。本品为白色块状物，具有油脂臭，不溶于水，熔点35.7～37.9℃，抗热能力较强，刺激性小。②棕榈酸酯：系由棕榈油酸加硬脂酸与甘油酯化而成，对直肠黏膜和阴道黏膜均无不良影响，抗热能力强，酸价和碘值低，为较好的半合成脂肪酸酯。③混合脂肪酸甘油酯：混合脂肪酸甘油酯为月桂酸与硬脂酸的甘油酯混合物，为白色或类白色蜡状固体，具有油脂臭味；在三氯甲烷、乙醚或苯中易溶，在石油醚中溶解，在水或乙醇中几乎不溶。规格有：34型（熔点33～35℃，皂化值225～235），36型（35～37℃，皂化值220～230），38型（37～39℃，皂化值215～230）与40型（39～41℃，皂化值215～230）。以38型应用较多。

（2）水溶性基质

1）甘油明胶：系用明胶、甘油与水制成，有弹性，不易折断，但塞入腔道后可缓慢溶于分泌液中，延长药物的疗效。其溶出速率可随水、明胶、甘油三者的比例改变而改变，甘油与水的含量越高，越易溶解。甘油能防止栓剂干燥，通常用水：明胶：甘油＝10：20：70的配比。以本品为基质的栓剂贮存时应注意在干燥环境中的失水性。本品也易滋长霉菌等微生物，故需加抑菌剂。明胶是胶原的水解物，凡与蛋白质能产生配伍变化的药物，如鞣酸、重金属盐等均不能用甘油明胶作基质。

2）聚乙二醇（简称为PEG）：为乙二醇的高分子聚合物总称，为结晶性载体，易溶于水，为难溶性药物的常用载体。PEG 1000、4000、6000三种的熔点分别为38～40℃、40～48℃、55～63℃。通常将两种或两种以上的不同分子量的聚乙二醇加热熔融、混匀，制得所要求的栓剂基质。本品不需冷藏，贮存方便，但吸湿性较强，对黏膜产生刺激性，加入约20%的水润湿或在栓剂表面涂鲸蜡醇、使用硬脂醇薄膜可减轻刺激。PEG基质不宜与银盐、奎宁、乙酰水杨酸、苯佐卡因、氯碘喹啉、磺胺类等药物配伍。

3）泊洛沙姆：本品为乙烯氧化物和丙烯氧化物的嵌段聚合物（聚醚）。为一种表面活性剂，易溶于水，能与许多药物形成空隙固溶体。本品的型号有多种，随聚合度增大，物态呈液体、半固体或蜡状固体，易溶于水，多用于制备液体栓剂，是目前研究最为深入的制备温敏原位凝胶的高分子材料。较常用的型号有泊洛沙姆188（商品名为普朗尼克F-68），熔点为52℃，具有表面活性作用，能促进药物的吸收；泊洛沙姆407（商品名为普朗尼克F-127），熔点为52～57℃，是目前栓剂基质中应用最为广泛的高分子材料。

栓剂一般采用揉捏法、冷压法和热熔法制备。搓捏法适宜于脂肪型基质小量制备；冷压法适宜于大量生产脂肪性基质栓剂；热熔法适宜于脂肪性基质和水溶性基质栓剂的制备。

3. 附加剂

（1）表面活性剂　在基质中加入适量的表面活性剂，往往能增加药物的亲水性，尤其对覆盖在直肠黏膜壁上的连续的水性黏液层有胶溶、洗涤作用，并形成有孔隙的表面，从而增加药物的穿透性。

（2）抗氧剂　当主药易被氧化时，应用抗氧剂，如叔丁基羟基茴香醚（BHA）、2,6-二叔丁基对甲酚（BHT）、没食子酸酯类等。

（3）防腐剂　当栓剂中含有植物浸膏或水性溶液时，可使用防腐剂或抑菌剂，如对羟基苯甲酸酯类。使用防腐剂时应验证其溶解度、有效剂量、配伍禁忌，以及直肠对其耐受性。

（4）硬化剂　若制得的栓剂在贮存或使用

时过软，可加入硬化剂，如白蜡、鲸蜡醇硬脂酸、巴西棕榈蜡等调节，但其效果十分有限。因为它们的结晶体系和构成栓剂基质的酸甘油酯大不相同，所得混合物明显缺乏内聚性，因而其表面异常。

（5）增稠剂　当药物与基质混合时，因机械搅拌情况不良，或因生理上需要时，栓剂制品中可适当加入增稠剂，常用作增稠剂的物质有氢化蓖麻油、单硬脂酸甘油酯、硬脂酸铝等。

（6）吸收促进剂　通过与阴道或直肠接触而起全身治疗作用的栓剂，可利用非离子型表面活性剂、脂肪酸、脂肪醇和脂肪酸酯类、尿素、水杨酸钠、羟甲基纤维素钠、环糊精类衍生物等作为药物的吸收促进剂，以增加药物的吸收。

（三）栓剂的临床应用与注意事项

1. 临床应用　阴道栓和直肠栓是外科常用药。

（1）阴道栓　用来治疗妇科炎症。阴道栓是一种外观类似球形、卵形或鸭嘴形供塞入阴道的固体，重量一般为 3～5g，熔点与体温接近。使用阴道栓时应注意：①先清洗阴道内外，清除过多的分泌物。用清水或润滑剂涂在栓剂的尖端部。②患者仰卧床上，双膝屈起并分开，露出会阴部，将栓剂尖端部向阴道口塞入，并用手以向下、向前的方向轻轻推入阴道深处。置入栓剂后患者应合拢双腿，保持仰卧姿势约20分钟。③在给药后 1～2 小时内尽量不排尿，以免影响药效。④最好在临睡前给药，以使药物充分吸收，并防止药栓遇热溶解后外流。月经期停用，有过敏史者慎用。

（2）直肠栓　常用于治疗痔疮，是一种外观似圆锥形或鱼雷形的固体，熔点与体温接近，塞入后能迅速熔化、软化或溶解，产生局部和全身的治疗作用。使用直肠栓时应注意：①使用前尽量排空大小便，并清洗肛门内外；②剥去栓剂外裹的铝箔或聚乙烯膜，在栓剂的顶端蘸少许凡士林、植物油或润滑油；③塞入时患者取侧卧位，小腿伸直，大腿向前屈曲，贴着腹部；④放松肛门，把栓剂的尖端向肛门插入，并用手指缓缓推进，深度距肛门口距离幼儿约2cm，成人约3cm，合拢双腿并保持侧卧姿势15分钟，以防栓剂被压出；⑤在用药后 1～2 小时内，尽量不要大小便，以保持药效。

（3）尿道栓　尿道栓使用与阴道栓类似，主要是使用腔道的不同。另外，因尿道栓剂可引起轻微的尿道损伤和出血，故应用抗凝治疗者应慎用。

2. 注意事项　除另有规定外，栓剂应在30℃以下密闭贮存和运输，防止因受热、受潮而变形、发霉、变质。栓剂受热易变形，气温高时，使用前最好置于冷水或冰箱中冷却后再剪开取用；本品性状发生改变时禁止使用；用药部位如有烧灼感、红肿等情况应停药，并将局部药物洗净；用药期间注意个人卫生，防止重复感染等。

（四）栓剂的典型处方分析

甲硝唑栓

【处方】甲硝唑细粉，磷酸二氢钠，碳酸氢钠，香果脂。

【注解】①甲硝唑为主药，香果脂为基质。②碳酸氢钠和磷酸二氢钠为泡腾剂，以便使主药深入阴道并均匀分布。也可根据情况使磷酸二氢钠稍过量，以降低阴道的 pH 值，恢复其自净能力，提高药效。③本品属于中空栓剂，药物分速效和缓释两部分。与普通栓剂相比，作用时间长，疗效好。

十、灌肠剂

灌肠剂系指以治疗、诊断或提供营养为目的的供直肠灌注用液体制剂，包括水性或油性溶液、乳剂和混悬液灌肠剂。

（一）灌肠剂的分类、特点与质量要求

1. 分类

（1）根据成分，灌肠剂可分为刺激性灌肠剂、润滑性灌肠剂、高渗性灌肠剂、等渗性灌肠剂和保留性灌肠剂。

（2）根据用途，灌肠剂可分为通便灌肠剂、清洁灌肠剂、药物灌肠剂、营养灌肠剂和解毒灌肠剂。

（3）根据给药方式，灌肠剂可分为清洁性灌肠剂和保留性灌肠剂。

2. 特点　灌肠剂可通过局部给予，药物易

被直肠吸收、较口服给药吸收快、生物利用度高，可避免药物的肝首过消除，以及药物被胃和小肠消化液和酶系的破坏，同时也可避免口服给药时药物对胃的刺激，灌肠剂亦可发挥局部作用，灌肠剂使用简便、类型多样、适用面广。此外，某些用于肠镜检查、肠道造影、治疗或术前肠道准备的产品，如复方氯化钠口服溶液，是在服用前经水稀释之后口服服用的。

3. 质量要求

（1）灌肠剂包括水性或油性溶液、乳剂和混悬液灌肠剂，因此，溶液型灌肠剂、乳剂型灌肠剂和混悬型灌肠剂应分别满足溶液剂、乳剂或混悬剂相应的质量要求。

（2）灌肠剂的 pH 值应与人体肠道环境的 pH 值（6.5～7.5）接近，以减少对肠道刺激。

（3）在渗透压方面，等渗性灌肠剂的渗透压应接近机体正常渗透压，以减少水、电解质失衡的风险；高渗性灌肠剂应严格控制其渗透压范围，避免给药部位过度吸水而导致出现脱水或不适。

（4）在黏度方面，液体灌肠剂需具有适当流动性，确保容易注入。润滑性灌肠剂需具有适当黏性，以防止药液流失。

（5）应符合《中国药典》规定的微生物限度要求。

（6）在安全性方面，灌肠剂不得过度刺激肠道，避免引起黏膜损伤，不得含有对人体有毒有害的物质，且应避免使用易引发过敏反应的物质，并明确标示可能的过敏原。

（二）灌肠剂的常用溶剂与附加剂

1. 常用溶剂　纯化水是最常用溶剂，安全无刺激，适用于水性灌肠剂。植物油，如橄榄油或芝麻油等，可用于油性灌肠剂，有润滑和软化作用。液状石蜡常用于针对严重便秘治疗时的润滑性灌肠剂。甘油作为溶剂既有润滑作用，又可刺激肠道蠕动。

2. 渗透压调节剂　多为无机盐，用以调节灌肠剂的渗透压。常用的渗透压调节剂包括氯化钠，磷酸盐类（如磷酸钠、磷酸氢二钠）等。

3. pH 调节剂　常用稀盐酸溶液、稀氢氧化钠溶液、磷酸盐缓冲液等，用以调节灌肠剂的 pH 值，保持灌肠剂的稳定性并减少对肠黏膜的刺激。

4. 黏度调节剂　多为高分子辅料，用以调整灌肠剂的流动性和黏稠度，便于注入和延长药物的局部作用时间，常用的黏度调节剂包括甲基纤维素、羧甲基纤维素钠、卡波姆等。

5. 防腐剂　灌肠剂多为液体制剂，需添加适量防腐剂，防止微生物污染及抑制微生物生长，常用防腐剂包括苯甲酸钠、山梨酸钾等。

6. 其他添加剂　香精或矫味剂可改善气味或口感，增加患者的可接受性；着色剂可用于标识产品；根据灌肠剂的类型，可添加增溶剂、乳化剂或润湿剂等，需注意用量，以减少潜在的刺激性。

（三）灌肠剂的临床应用与注意事项

1. 临床应用

（1）治疗便秘，用于缓解急性或顽固性便秘，尤其是因硬结粪便导致的排便困难。

（2）术前或检查前准备，在肠镜检查、腹部手术或其他需要清洁肠道的操作前使用。

（3）直肠或结肠疾病治疗，针对溃疡性结肠炎、克罗恩病等局部炎症，使用含药物的保留性灌肠剂。

（4）急性中毒的解毒，用于清除肠内毒物，减少毒物吸收，如活性炭灌肠。

（5）辅助治疗，作为治疗慢性便秘或肠道功能紊乱的辅助治疗措施。

2. 注意事项

（1）使用前，首先检查灌肠剂的有效期和包装完整性。

（2）严格按照说明书的要求进行使用，包括患者体位、给药方式、给药剂量，给予后观察等。

（3）不适用于肠梗阻、肠穿孔、急性腹痛、炎症性肠病急性期、肛裂或肛周感染患者。

（4）针对儿童、妊娠期妇女和老年人，应选择温和或专用灌肠剂，如等渗灌肠剂。

（5）使用高渗性灌肠剂，需及时补充水分，防止脱水或电解质紊乱。

（四）灌肠剂的典型处方分析

1. 刺激性灌肠剂

甘油灌肠剂

【处方】甘油和纯化水。

【注解】甘油润滑肠道，同时刺激肠黏膜促进排便。温和有效，用于轻中度便秘。使用时剂量需适当，避免过度刺激。

2. 润滑性灌肠剂

油性灌肠剂

【处方】植物油，缓冲液和纯化水。

【注解】本品润滑粪便并软化硬结便，适用于严重便秘或术后恢复期。起效较慢（通常需数小时），但作用温和，适合老年患者或长期便秘者。

3. 高渗性灌肠剂

磷酸钠灌肠剂

【处方】磷酸二氢钠，磷酸氢二钠，甘油和纯化水。

【注解】磷酸二氢钠和磷酸氢二钠是形成高渗溶液的物质，甘油具有润滑作用，纯化水为溶剂。高渗溶液通过渗透作用吸引肠道水分进入肠腔，软化粪便并刺激肠蠕动，迅速通便。起效迅速（5～10 分钟），常用于便秘和术前清洁。但可能会导致脱水和电解质紊乱，需慎用。

4. 等渗性灌肠剂

生理盐水灌肠剂

【处方】氯化钠和纯化水。

【注解】氯化钠是形成等渗溶液的物质，纯化水为溶剂。等渗溶液增加肠内容物的体积，通过机械性扩张刺激肠壁促进排便。作用温和，适合儿童、妊娠期妇女和老年患者。不易引起脱水或肠道不适。

5. 保留性灌肠剂

美沙拉嗪灌肠剂

【处方】美沙拉嗪，缓冲液，丙二醇，苯甲醇和纯化水。

【注解】美沙拉嗪为主药，缓冲液调节 pH 值，丙二醇增加药物溶解度，苯甲醇为防腐剂，纯化水为溶剂。美沙拉嗪通过直肠局部吸收，减少全身不良反应。主要用于治疗炎症性肠病（如溃疡性结肠炎）。使用时需长时间保留，通常 15～30 分钟。

（张　烜　沙先谊）